Cette bibliothèque, destinée avant tout, comme son nom l'indique, aux étudiants en médecine, renferme toutes les matières qui, au point de vue théorique et pratique, font l'objet de nos cinq examens du doctorat.

Les volumes sont publiés dans le format in-18 colombier (grand in-18), avec cartonnage toile et tranches de couleur. Ils comporteront de 450 à 500 pages et seront illustrés de nombreuses figures en noir. Pour quelques volumes, un certain nombre de figures seront tirées en couleur.

Le prix des volumes variera de 6 à 9 francs.

La Nouvelle Bibliothèque de l'étudiant en médecine comprend actuellement (le nombre pourra en être augmenté dans la suite) trente-six volumes, qui se répartissent comme suit :

PREMIER ET DEUXIÈME EXAMENS

Précis d'Anatomie descriptive, par L. TESTUT, professeur d'anatomie à la Faculté de médecine de Lyon. . . . . 1 vol.

Précis de Physiologie, par L. HÉDON, professeur de physiologie à la Faculté de médecine de Montpellier. . . . . 1 vol.

Précis d'Histologie, par F. TOURNEUX, professeur d'histologie à la Faculté de médecine de Toulouse . . . . 1 vol.

Précis d'Embryologie, par F. TOURNEUX, professeur d'histologie à la Faculté de médecine de Toulouse. . . . . 1 vol.

Précis de Chimie physiologique et pathologique, par L. HUGOUNENQ, professeur de chimie à la Faculté de médecine de Lyon. 1 vol.

Précis de Technique histologique et embryologique (guide de l'étudiant aux travaux pratiques d'histologie), par L. VIALLETON, professeur d'histologie à la Faculté de médecine de Montpellier. 1 vol.

TROISIÈME ET CINQUIÈME EXAMENS

Précis de Pathologie générale, par J. COURMONT, professeur agrégé, chef des travaux de pathologie expérimentale à la Faculté de médecine de Lyon . . . . 1 vol.

Précis de Pathologie externe, par E. FORGUE, professeur de clinique chirurgicale à la Faculté de médecine de Montpellier. . . 2 vol.

Précis d'Anatomie topographique, par L. TESTUT, professeur d'anatomie à la Faculté de médecine de Lyon. . . . . 1 vol.

Précis de Médecine opératoire (Manuel de l'Amphithéâtre), par M. POLLOSSON, professeur de médecine opératoire à la Faculté de médecine de Lyon. . . . . 1 vol.

Précis de Pathologie interne, par F. COLLET, professeur agrégé à la Faculté de médecine de Lyon . . . . 2 vol.

Précis de Pathologie exotique, par A. LE DANTEC, professeur agrégé à la Faculté de médecine de Bordeaux, répétiteur à l'École de Santé de la Marine . . . . 1 vol.

Précis d'Obstétrique, par Ch. MAYGRIER, professeur agrégé à la
Faculté de médecine de Paris, accoucheur de la Charité .   1 vol.

Précis de Gynécologie, par A. BOURSIER, professeur de clinique des
maladies des femmes à la Faculté de médecine de Bordeaux,
chirurgien des hôpitaux. . . . . 1 vol.

Précis d'Hydrologie médicale, par A. FLORENCE, professeur à la
Faculté de médecine de Lyon . . . . 1 vol.

QUATRIÈME EXAMEN

Précis de Thérapeutique, par X. ARNOZAN, professeur de thérapeutique à la Faculté de médecine de Bordeaux, médecin des hôpitaux . . . . 2 vol.

Précis d'Hygiène, par X*** . . . . 1 vol.

Précis de Médecine légale, par L. LANDE, professeur agrégé et chef
des travaux de médecine légale à la Faculté de médecine de Bordeaux, médecin expert des tribunaux . . . . 1 vol.

**Précis d'Histoire naturelle, appliquée à l'hygiène, à la médecine
légale et à la toxicologie**, par F. HEIM, professeur agrégé à la
Faculté de médecine de Paris . . . . 1 vol.

Précis de Matière médicale, par DE NABIAS, doyen de la Faculté de
médecine de Bordeaux . . . . 1 vol.

Précis de Physique biologique, par H. BORDIER, professeur agrégé
à la Faculté de médecine de Lyon . . . . 1 vol.

NOUVELLE BIBLIOTHÈQUE

DE

L'ÉTUDIANT EN MÉDECINE

PUBLIÉE SOUS LA DIRECTION DE

L. TESTUT

Professeur à la Faculté de Médecine de Lyon

MALADIES

DES VOIES URINAIRES

PRÉCIS

DES

MALADIES DES VOIES URINAIRES

PAR

A. POUSSON

Professeur agrégé à la Faculté de médecine de Bordeaux,
Chirurgien des Hôpitaux,
Chargé du Cours complémentaire des Maladies
des voies urinaires.

Avec 206 figures dans le texte,
DONT 25 TIRÉES EN COULEURS

PARIS
OCTAVE DOIN, ÉDITEUR
8, PLACE DE L'ODÉON, 8
1899

PRÉFACE

L'enseignement de l'urologie doit aujourd'hui prendre place à côté de celui de l'ophtalmologie, de la laryngologie, de la gynécologie ; mais cette spécialisation de quelques-unes des branches de l'art de guérir ne saurait faire oublier à ceux qui les cultivent le tronc commun, dont elles tirent leur origine. En effet l'évolution et les vicissitudes des spécialités montrent que ce n'est que du jour où elles sont sorties des mains d'empiriques ignorants ou de médecins à vue étroite pour être confiées à des hommes instruits, aux conceptions scientifiques larges, qu'elles ont pris leur essor et marché dans la voie du véritable progrès. Ce n'est pas à nous de rappeler la part que l'école de Necker, sous l'impulsion de son chef éminent, le professeur Guyon, a pris au développement de l'enseignement et de la pratique des affections des voies urinaires.

Nous nous sommes efforcé de résumer dans ce Précis, suivant un ordre simple et méthodique, tout ce que le concours des diverses branches des sciences médicales et l'union intime de leurs données nous ont appris en urologie.

En raison des immenses services que rendent l'asepsie

et l'antisepsie dans les interventions exploratrices et thérapeutiques si fréquemment exigées en clinique urinaire, nous y avons consacré notre premier chapitre. L'exposé de la technique du cathétérisme et de l'endoscopie complète la première partie.

Les quatre autres comprennent l'étude des affections de l'urètre, de la prostate, de la vessie, des uretères et des reins. Nous avons adopté, pour chacune d'elles, la même uniformité de plan, et le même esprit a présidé à notre rédaction.

Ne rapportant en ce qui concerne la pathogénie et l'étiologie que les faits les plus certains, nous nous sommes abstenu de toutes discussions sur les points encore en litige. Aussi bien la bactériologie a-t-elle éclairé d'un jour nouveau et éclatant certaines questions naguère des plus obscures. C'est ainsi que la fièvre urineuse, qui a donné lieu à des interprétations pathogéniques si variées, ne peut plus être considérée que comme l'expression symptomatique de l'infection de la totalité ou d'une partie de l'appareil urinaire. La pathogénie des urétrites, des cystites, des urétéropyélites et des néphrites, a également gagné en clarté. Nous avons présenté ce que nous savons des causes prochaines de ces infections dans un cadre qui reste ouvert et où trouveront aisément place les acquisitions nouvelles. La même préoccupation nous a guidé dans l'étude de la genèse des autres maladies. Pour si certaines qu'elles soient, nos connaissances à ce sujet sont loin d'être définitives : que d'inconnues, par exemple, ne reste-t-il pas à dégager pour avoir de la lithogénie une notion nette et immuable ?

Dans l'exposé de la symptomatologie, nous avons apporté

tous nos soins à la description des troubles fonctionnels, qui, rationnellement recueillis et judicieusement interprétés, conduisent, dans l'immense majorité des cas, au diagnostic. Nous ne saurions cependant nier l'utilité des explorations directes et des moyens, qui aujourd'hui nous permettent de porter nos investigations jusque dans la profondeur des organes ; aussi avons-nous fait une large part dans la description des signes physiques aux données fournies par l'endoscopie de l'urètre et de la vessie, l'examen des orifices des uretères et le cathétérisme de ces conduits. Mais, considérant que ces explorations constituent de véritables opérations, qui ne sauraient toujours laisser indifférentes les réactions d'un organe aussi sensible que le filtre rénal, nous nous sommes attachés à bien préciser leurs indications et leurs contre-indications.

Nous avons donné tout le développement compatible avec l'étendue de notre livre à la question du traitement, but suprême des efforts du clinicien et pour lequel le spécialiste trouve sa principale raison d'être. En effet, si par l'observation fréquente des mêmes faits pathologiques il arrive à discerner, avec plus de promptitude, les indications opératoires, la répétition des mêmes actes thérapeutiques augmente son habileté à les remplir. Au lieu de s'attaquer de front aux lésions, il apprend à les tourner, sauvegardant ainsi l'intégrité fonctionnelle des organes. C'est ainsi que dans les rétentions d'origine urétrale ou prostatique il parvient presque toujours, par d'ingénieux expédients et un outillage perfectionné, à rétablir le cours de l'urine par le canal et est rarement obligé de se résoudre à la ponction hypogastrique et à l'ouverture permanente de l'urètre ou la vessie : interventions sim-

plistes, qui sont comme un aveu d'impuissance de l'art.
Nous nous sommes appliqué à décrire en détail les opérations courantes de la petite chirurgie urinaire. Con-
traint d'exposer d'une façon plus concise les autres opérations, telles que l'urétrotomie interne et externe,
l'urétrorrhaphie et l'urétroplastie, la taille et la lithotritie, la néphrotomie et la néphrectomie, nous croyons
cependant que le futur praticien trouvera dans notre
description des éléments suffisants pour saisir les principes de ces interventions, juger les avantages de leurs
divers procédés et se familiariser avec leur technique.

Aux dessins d'instruments que l'on rencontre dans toutes
les publications, nous avons joint un certain nombre de
figures anatomiques et pathologiques originales dans le
but de rendre notre texte plus clair et nos démonstrations
plus précises.

Sans nous flatter qu'un chirurgien versé dans la pratique des affections des voies urinaires ne puisse relever
dans ce Précis des lacunes, nous espérons qu'il voudra
bien reconnaître que nous nous sommes constamment préoccupé d'écrire un livre, où l'étudiant, comme le médecin,
puisse trouver rapidement et sans effort les notions théoriques et pratiques actuellement acquises en urologie.

A. POUSSON.

Bordeaux, 1ᵉʳ novembre 1898.

PRÉCIS DES MALADIES
DES VOIES URINAIRES

PREMIÈRE PARTIE
PETITE CHIRURGIE URINAIRE

CHAPITRE PREMIER
DE L'ASEPSIE ET DE L'ANTISEPSIE
EN CHIRURGIE URINAIRE

L'analyse attentive et l'interprétation raisonnée des symptômes fonctionnels offerts par les malades atteints d'affections des organes urinaires doivent tenir la première place dans les préoccupations du clinicien en quête d'un diagnostic, et l'exploration instrumentale des voies de l'urine ne doit être le plus souvent faite que pour confirmer un jugement déjà porté. Mais tout en se mettant en garde contre les explorations hâtives et intempestives, on ne saurait cependant pas hésiter à y avoir recours aujourd'hui qu'une instrumentation perfectionnée nous permet de porter nos investigations même jusque dans le rein, à condition que *toutes ces manœuvres soient faites sous le couvert de l'antisepsie la plus rigoureuse*. Il en est de même de toutes les interventions thérapeutiques par les voies naturelles, qui tendent de jour en jour à prendre plus d'extension.

Ainsi, sans compter les opérations sanglantes, la méthode antiseptique rend à la chirurgie urinaire des services, qui ne sont pas moindres que ceux dont bénéficie la chirurgie générale. Pour cette raison il me paraît nécessaire de consacrer le premier chapitre de ce précis à exposer les moyens d'assurer l'asepsie de toutes les interventions exploratrices et curatives sur l'appareil urinaire sain et à réaliser l'antisepsie lorsqu'il est infecté. Afin de faire mieux comprendre le mode d'action des moyens propres à remplir ce double but, nous résumerons rapidement nos connaissances actuelles sur l'infection urinaire.

§ 1. — TOXICITÉ ET SEPTICITÉ DE L'URINE

A l'état normal tous les organes servant à la sécrétion et à l'excrétion de l'urine sont aseptiques ; le liquide urinaire lui-même, ainsi qu'il résulte de l'observation clinique de tous les temps, des recherches de laboratoire de PASTEUR, des expériences sur les animaux de TUFFIER, ne possède qu'un pouvoir *toxique*. Ce pouvoir, uniquement attribué d'abord par FELTZ et RITTER à sa richesse en sels (sels de potasse en particulier), serait dû en outre, d'après les travaux de A. GAUTIER et POUCHET, de CH. BOUCHARD et de ses élèves, aux ptomaïnes et toxines qu'il contient en tous temps et qui augmentent dans des proportions variables, mais toujours notables, dans certaines conditions physiologiques (veille, exercice physique, travail intellectuel, etc.), et dans les divers états pathologiques. Mais, comme l'a fait remarquer GUYON, pour que cette toxicité de l'urine devienne le point de départ d'accidents, il faut que ce liquide pénétrant dans l'intimité des tissus soit absorbé par leurs vaisseaux, car les effets tout différents du *contact* et de la *pénétration* de l'urine saine se vérifient journellement en clinique. C'est en régularisant la nutrition, en surveillant l'hygiène, que l'on peut espérer diminuer la toxicité des urines et nous n'avons pas à y insister ici.

Lorsque les voies urinaires sont infectées les urines deviennent *septiques*. Elles peuvent alors exceptionnellement ne déterminer aucune lésion et constituer la *bactériurie* (ROBERT, REINHOLD, ULTZMANN, STEINBECK, KROGIUS) ; mais le plus souvent véhiculant les germes pathogènes, pour la plupart desquels elles constituent un beau milieu de culture, elles propagent l'infection dans toute l'étendue de l'appareil urinaire et même aux organes voisins en y faisant irruption. Par contre, les modifications, que nous pouvons y apporter par l'administration des antiseptiques, constituent le plus puissant moyen que nous ayons de combattre cette infection. L'état d'asepticité et de septicité des urines domine ainsi de haut la question des infections urinaires.

1° Agents infectieux. — Lorsque nous nous occuperons des urétrites, des cystites, des urétéro-pyélonéphrites, nous verrons combien nombreux sont les microbes pathogènes susceptibles de coloniser dans les tissus des organes urinaires et de cultiver dans les urines : encore la liste est-elle loin d'être close. Qu'il suffise pour le moment de savoir qu'ils se rapportent tous à deux grandes catégories : la première comprend les microparasites des infections communes à tous les tissus, tels sont les *streptocoques*, les *staphylocoques*, les *organismes spécifiques* des diverses maladies infectieuses ; la seconde comprend ceux qui affectent pour l'appareil urinaire une prédilection marquée, mais non exclusive, tels sont le *bactérium coli commune*, dont le rôle serait prédominant, le *staphylococcus liquefaciens*, l'*urobacillus liquefaciens septicus*, etc.

2° Modes de pénétration des agents infectieux dans l'appareil urinaire. — Ils sont au nombre de quatre : 1° *voie sanguine* : les germes pathogènes charriés par le sang s'arrêtent dans les capillaires des organes urinaires et y colonisent ou bien sont déversés dans les urines qu'ils ensemencent ; 2° *migration à travers les tissus* (REYMOND, WREDEN) : les microorganismes des collections purulentes voisines et des réservoirs naturels (intestin) traversent les parois des conduits urinaires ; 3° *effraction* : ouverture des abcès dans ces mêmes conduits ; 4° *voies naturelles* : cheminement ou transport des microbes à travers l'urètre.

Au point de vue de la prophylaxie et de la thérapeutique de l'infection urinaire, ces quatre modes d'infection peuvent être ramenés à deux ; infection *secondaire* ou *indirecte*, ou encore mieux *endogène*, réunissant les trois premiers modes, et infection *primitive* ou *directe*, ou encore mieux *exogène* comprenant le dernier.

L'infection *endogène* est toujours *spontanée*, c'est-à-dire qu'elle se fait à l'insu du malade et des personnes lui donnant leurs soins.

L'infection *exogène* peut être *spontanée* ou *provoquée*. Chez la femme, la brièveté de l'urètre, le peu de résistance du sphincter vésical, l'ouverture du méat à la vulve, où pullulent un grand nombre d'organismes, rendent fréquente l'infection spontanée. Chez l'homme la longueur du canal, l'effacement de son calibre par l'accolement de ses parois, qui ne s'écartent que pendant la miction, la grande puissance du sphincter int\-urétral opposent une barrière infranchissable à la pénétration des germes extérieurs et retardent leur migration vers la vessie, aussi dans ce sexe l'infection est-elle le plus souvent provoquée par l'introduction d'instruments chargés de produits septiques ou qui refoulent dans le réservoir urinaire les agents infectieux du canal infecté.

L'urètre le plus normal se trouvant habité par de nombreux microbes, dont quelques-uns sont pathogènes (LUTSGARTEN et MANNABERG, LEGRAIN, TORKILD ROVSING, EMILE PETIT et MELVILLE WASSERMANN, MAX MELCHIOR), cette inoculation par le cathétérisme serait beaucoup plus fréquente si certaines conditions n'étaient nécessaires pour qu'elle se réalise.

3° Conditions de réceptivité de l'appareil urinaire à l'invasion microbienne. — Pour que les nombreux microbes pathogènes ayant pénétré dans les voies urinaires, par l'un des mécanismes que nous venons d'exposer, y cultivent et les infectent, il faut que ces organes, à l'instar de tous les autres d'ailleurs (BOUCHARD), remplissent certaines conditions bien mises en relief par GUYON. Seul l'*urobacillus liquefaciens septicus* en raison de son extrême virulence serait capable de provoquer la cystite sans circonstances adjuvantes (SCHNITZLER), tous les autres n'ont d'effet que si le terrain a été préparé. La congestion si fréquente dans l'appareil urinaire, lorsqu'il existe quelque affection d'un de ses départements, constitue l'élément qui favorise le plus habituellement l'ensemencement et la fructification des germes morbides. C'est par son intermédiaire que la rétention, les calculs, les néoplasmes, les traumatismes déterminent l'infection de la vessie et des reins. Les états constitutionnels et diathésiques ont aussi la part qui leur revient dans toutes les infections.

§ 2. — ASEPSIE ET ANTISEPSIE URINAIRES

1° Moyens de prévenir l'infection endogène. — Leur puissance est limitée, mais on ne saurait se soustraire à certaines précautions. Pour empêcher les germes circulant dans le sang de coloniser au sein des organes urinaires et en particulier dans le rein, on s'appliquera à éloigner les causes propres à les mettre en état d'opportunité morbide, par exemple, en recommandant aux malades d'éviter avec soin les refroidissements et en ayant soin de les soustraire aux ébranlements et aux traumatismes de l'appareil urinaire. Par l'administration de boissons abondantes, parmi lesquelles le lait et les eaux faiblement minéralisées tiennent le premier rang, on favorisera leur passage à travers le rein et leur élimination par les urines, mais il faudra se garder d'une médication trop énergique susceptible de congestionner et de surmener le filtre rénal. L'immigration des germes pathogènes de l'intestin sera combattue par l'antisepsie du tube digestif et l'emploi des purgatifs répétés. On comprend enfin que l'ouverture opportune des collections purulentes sera le seul moyen de prévenir l'irruption de leurs microbes dans les voies de l'urine.

2° Moyens de prévenir l'infection exogène spontanée. — Contre l'infection exogène spontanée les moyens dont nous disposons ne sont guère plus efficaces que ceux dirigés contre l'infection endogène. Des soins de propreté minutieuse, des lavages antiseptiques, larges et répétés du vestibule, de la vulve, du vagin chez la femme, sont des précautions bonnes à prendre, mais souvent illusoires, en raison de la conformation anatomique de l'urètre dans ce sexe. Lorsque chez l'homme l'urètre antérieur est infecté par le gonocoque ou autres microbes, le médecin n'a d'autres moyens de s'opposer au passage des germes dans l'urètre postérieur et partant dans la vessie que de prescrire une hygiène bien entendue : garantie contre le froid, suppression des fatigues, relèvement de la santé générale, etc.

3° Moyens de prévenir l'infection exogène provoquée.
— Contre l'infection exogène provoquée le chirurgien est en quelque sorte tout-puissant ; il l'évitera toujours en se conformant aux règles de l'asepsie et de l'antisepsie. Les conditions à remplir à cet effet sont relatives au chirurgien, au malade, aux instruments.

A. Antisepsie du chirurgien. — Les précautions, que le chirurgien doit personnellement prendre, ne diffèrent pas de celles auxquelles il doit se soumettre en chirurgie générale. Lorsque, comme on est souvent obligé de le faire dans la pratique, on confiera au malade ou à quelqu'un de son entourage le cathétérisme, on ne craindra pas d'entrer dans les détails les plus minutieux sur les règles du lavage, du brossage et du savonnage des mains.

B. Antisepsie du malade. — Le prépuce, le gland et le méat chez l'homme, le vestibule, la vulve et le vagin chez la femme, siège constant de microbes pathogènes parmi lesquels le colibacille tient la première place (Max Melchior), seront toujours soigneusement lavés et frottés avec un tampon d'ouate imbibée de sublimé à 1/1000° même pour un simple cathétérisme. Cette désinfection devra s'étendre au pénis tout entier, au pubis et au scrotum, s'il s'agit d'une opération nécessitant l'introduction réitérée des instruments, comme la lithotritie. Le passage de la verge à travers un orifice pratiqué au centre d'une compresse antiseptique est un bon moyen d'assurer l'asepsie de toutes ces manœuvres.

Le canal même sain ne nécessite pas de précautions moindres puisque, nous l'avons vu, il est toujours habité par des microbes pathogènes. Nous indiquerons plus loin (p. 19) comment on peut en obtenir l'asepsie.

C. Antisepsie des instruments. — La stérilisation des instruments et leur conservation à l'état aseptique sont d'une réalisation très difficile dans la pratique. Un très grand nombre de procédés et d'appareils ont été proposés à cet effet, nous rappellerons ceux qui sont d'un usage courant et qui ont été soumis à un contrôle sévère par GUYON.

a. *Stérilisation des instruments métalliques.* — Les explorateurs, bougies BÉNIQUÉ, sondes, brise-pierres, tous instruments en métal sont aisément purifiés par leur séjour dans l'étuve à 15°, par le flambage à l'alcool, par l'ébullition ou par l'immersion dans une solution antiseptique incapable de les altérer, solution d'acide phénique à 5/100°, par exemple. Les seringues, que les laveurs ou injecteurs plus ou moins ingénieusement construits ne sauraient remplacer pour les lavages de la vessie et les instillations au col de ce viscère et dans l'urètre, sont plus difficiles à désinfecter. Se fondant sur la grande puissance microbicide du nitrate d'argent, GUYON a fait construire par M. COLLIN une seringue en verre et en métal argenté (fig. 1) que l'on peut plonger sans risque de détérioration dans la solution argentique, à 1 et 2/1000°. Grâce à la petite quantité de liquide conservé entre le piston et le fond de la seringue, où un espace « chambre d'antisepsie » a été ménagé, le piston est toujours maintenu par cette immersion à l'état de pureté. Nous-même avons fait établir par M. CREUZAN une seringue (fig. 2), qui tout en remplissant ces indications, est moins fragile, les deux armatures métalliques empêchant le corps de pompe de se briser même au repos par suite du coefficient différent de dilatation du verre et du métal lutés ensemble et sans soutien dans la seringue de GUYON. JAXET récemment en a fait construire une, que son absence de couvercle et le démontage facile de toutes ses pièces permettent de stériliser très rapidement (fig. 3). Les seringues à instillation en métal argenté sont aseptisées par le même moyen que les seringues ordinaires. Mais l'immersion dans une solution d'acide phénique forte et le lavage intérieur, pratiqué en faisant passer plusieurs fois par l'aspiration une certaine quantité de la solution dans le corps de pompe pour imprégner le piston, offriraient des garanties suffisantes pour la pratique courante.

b. *Stérilisation des instruments en caoutchouc durci.* — Le caoutchouc durci, dont sont construits parfois les seringues et

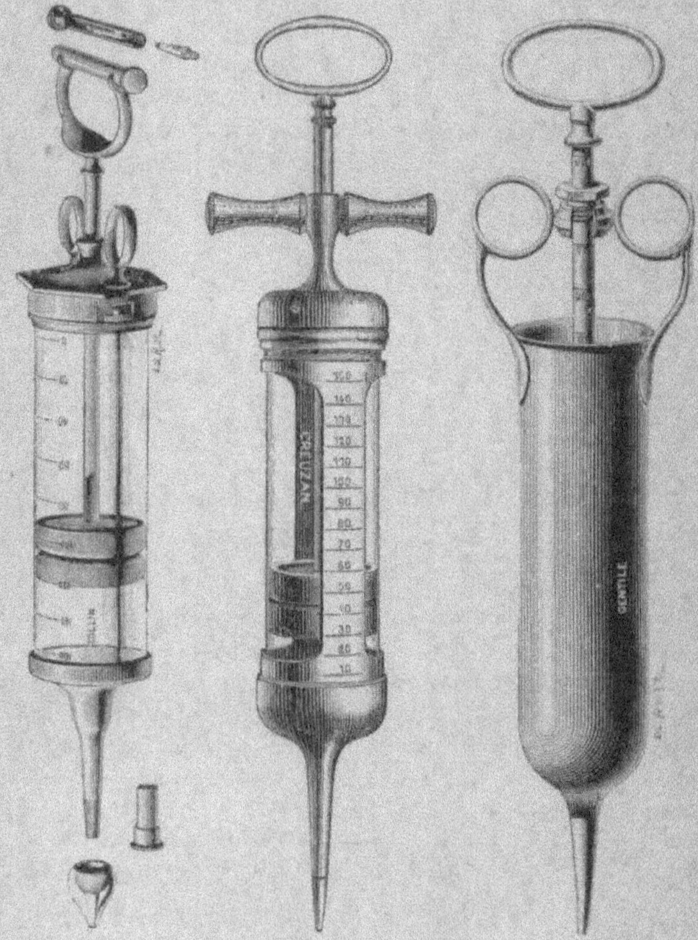

Seringues antiseptiques.

| Fig. 1. | Fig. 2. | Fig. 3. |
| Modèle GUYON. | Modèle POUSSON. | Modèle JANET. |

les tubes urétroscopiques, est stérilisé par le nitrate d'argent et les diverses solutions antiseptiques au nombre desquelles le sublimé tient le premier rang.

c. Stérilisation des instruments en caoutchouc vulcanisé. — Cette substance est peu altérable et on peut obtenir très simplement la stérilisation des sondes dites de Nélaton en les faisant bouillir dans une casserole ordinaire où elles s'enroulent sans toucher le fond, ou dans le caléfacteur de DUCHASTELET. Mais pour que la purification soit complète, il faut s'assurer que le liquide pénètre bien dans l'intérieur de la sonde et au besoin en faire passer une certaine quantité à l'aide d'une seringue.

d. Stérilisation des instruments en gomme. — En raison de la susceptibilité de leur tissu, ces instruments, qui sont de beaucoup le plus fréquemment employés en chirurgie urinaire, réclament des procédés spéciaux de désinfection, car leur vernis se boursoufle, s'écaille, se dissout même sous l'influence de la chaleur et de l'action répétée et prolongée des liquides antiseptiques. Dans ces dernières années cependant on a fabriqué des explorateurs, sondes et bougies à trame de soie recouverte de gutta-percha seule ou de gutta-percha et de caoutchouc mélangés, qui se prêtent également bien à la stérilisation par chaleur et les agents chimiques liquides ou gazeux. A l'aide de certaines précautions les instruments de gomme ordinaire peuvent aussi supporter jusqu'à un certain point ces divers traitements.

α). Stérilisation par la chaleur. — Cet agent est employé à l'état sec ou humide.

Les différentes étuves utilisées pour la stérilisation des instruments de chirurgie générale peuvent servir à la purification des instruments en gomme par la chaleur sèche. Une température de 140° et un quart d'heure de chauffe sont suffisants ; seulement il faut avoir soin de bien dégraisser au préalable la surface extérieure et intérieure, s'il s'agit d'une sonde ayant déjà servi, à l'aide d'un lavage au savon commun, puis de la sécher complètement dans un courant d'air sec (appareil de CHABRIÉ) ou au moyen du chlorure de calcium (boîte de JANET) si on ne veut la voir s'écailler. Il faut de plus la protéger contre le contact des parois surchauffées en l'enveloppant dans du papier à filtrer, en la faisant reposer sur un lit de coton, ou en la plaçant debout dans des tubes de verre. D'après TERRIER et DELAGENIÈRE, l'exposition à une température de 100°, mais répétée à trois reprises, serait suffisante pour aseptiser les sondes communes ne pouvant supporter 140°.

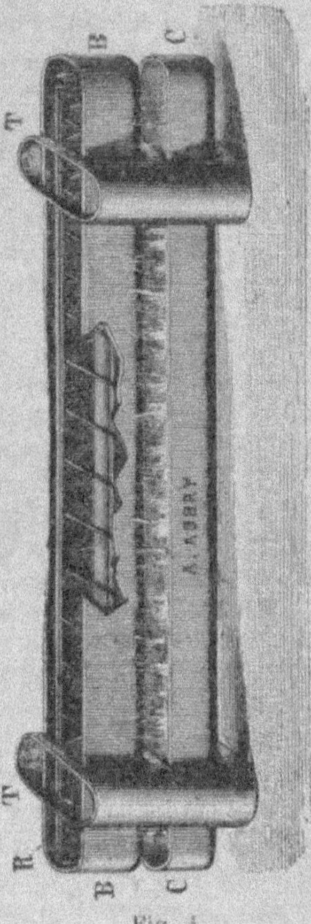

Les autoclaves à 115-120° peuvent exceptionnellement servir à stériliser les instruments en gomme de très bonne qualité sans les altérer, mais la vapeur d'eau à 100° et l'eau bouillante elle-même offrent une garantie suffisante pour les sondes communes moins résistantes, à condition, comme nous l'avons dit précédemment, qu'elles aient été d'abord savonnées et dégraissées et que l'opération de chauffage dure dix minutes. Des appareils ont été imaginés pour l'application de ce procédé, qui peut être appliqué à l'aide d'un réservoir quelconque allongé, comme une poissonnière.

Le caléfacteur de DUCHASTELET (fig. 4), qui sert à la fois à transporter et à stériliser par l'ébullition les sondes, rend de grands services aux malades obligés de se sonder plusieurs fois par jour.

Fig. 4.
Caléfacteur de DUCHASTELET.

3). *Stérilisation par les antiseptiques liquides.* — En raison de sa simplicité ce procédé serait le plus recommandable, si le degré de concentration et la durée de l'immersion nécessaires à une bonne désinfection ne mettaient pas très rapidement les sondes hors d'usage, et si l'imprégnation de leur tissu par l'agent antiseptique ne les rendait pas irritantes pour la muqueuse du canal. Les solutions phéniquées à $\frac{5}{100}$ et celles de sublimé à $\frac{1}{1000}$ présentent au plus haut point ces inconvénients, qui sont moindres avec celles de bi-iodure de mercure à $\frac{1}{2000}$ et de nitrate d'argent à $\frac{1}{500}$. Quant à la solution d'acide borique même concentrée, elle ne peut servir qu'à conserver l'état aseptique déjà obtenu.

γ). *Stérilisation par les antiseptiques gazeux*. — C'est le procédé de choix en raison de sa facilité d'application et de sa sûreté d'action. On a utilisé jusqu'ici : 1° l'acide sulfureux ; 2° les vapeurs mercurielles ; 3° le formol.

L'*acide sulfureux*, déjà employé depuis longtemps par Guyon, a un pouvoir bactéricide tel qu'une exposition de trois à quatre heures dans un milieu, qui le contient, suffit à stériliser les sondes les plus infectées. Janet a imaginé un appareil ingénieux mais compliqué à l'aide duquel on se sert de l'acide sulfureux liquéfié sous pression carbonique d'après la méthode de Pictet. Plus simplement on peut se contenter d'une boîte en bois à fermeture hermétique dans laquelle se trouvent disposées des claies pour recevoir les sondes, et au-dessous d'elles une cuvette contenant un mélange à parties égales de bisulfite de soude et d'acide chlorhydrique générateur des vapeurs sulfureuses. Ce dispositif convient au praticien le plus modeste.

Les *vapeurs mercurielles* recommandées par Lannelongue (de Bordeaux) sont utilisées en plaçant les instruments en gomme dans un tube au fond duquel se trouve du mercure métallique ou des rondelles de flanelle mercurielle de Merget. D'après Foucrault, après quatorze heures les sondes ainsi traitées seraient stérilisées, mais des expériences faites à Necker ont démontré que ce résultat ne peut s'obtenir qu'après soixante-douze heures. Sous condition de cette exposition prolongée, la vaporisation mercurielle mérite de passer dans l'usage d'autant plus qu'outre sa simplicité elle n'entraîne ni détérioration, ni imprégnation du tissu des instruments en gomme.

Le *formol* ou *aldéhyde formique* en solution aqueuse à 40 p. 100, dont le pouvoir microbicide dépasse celui de toutes les autres substances antiseptiques d'après MIQUEL, a été expérimenté par JANET à Necker. D'après cet auteur, il suffirait d'une exposition de vingt-quatre heures, à une température de 15 à 20°, des sondes même non lavées pour obtenir leur purification complète. On peut se servir, pour appliquer ce procédé, soit d'une boîte semblable à celle destinée au sulfurage en remplaçant la cuvette de bisulfite de soude par une toile imprégnée de la solution de formol, soit d'une éprouvette ou d'un tube au fond duquel on place une éponge imbibée de formol. Le seul inconvénient de cet agent est de ramollir les sondes et de les rendre irritantes pour la muqueuse urétrale, on y remédie en les laissant quelque temps dans un tube stérilisé, ou en les plongeant dans de l'eau stérilisée ou boriquée.

e. Conservation des instruments stérilisés. — Bien que certains procédés, comme l'ébullition, permettent d'aseptiser rapidement les instruments courants de la chirurgie urinaire, il convient d'en avoir toujours en réserve tout préparés. On peut classer les divers procédés de conservation aseptique des explorateurs, bougies, sondes, en deux classes : procédés de conservation sèche, procédé de conservation humide.

α). Les *procédés de conservation sèche* sont de beaucoup les plus pratiques, mais ils ne peuvent s'appliquer qu'aux instruments stérilisés par la chaleur sèche ou par les vapeurs antiseptiques. Le plus simple consiste à les envelopper dans une couche d'ouate ou de gaze aseptique, ou mieux imprégnées elles-mêmes d'un antiseptique, et à les enfermer ainsi « pansés », pour employer l'expression de GUYON, dans une boîte ou un étui approprié ou tout bonnement dans un makintosh. On peut encore les placer dans un tube de verre préalablement stérilisé et dont on assure le maintien à l'état aseptique en plaçant dans son intérieur un tampon de coton imbibé de formol ou bien des rondelles de flanelle mercurielle. PONCET plonge les instruments en gomme stérilisés dans un mélange de poudre de talc et d'acide borique contenu dans une boîte métallique à compartiments numérotés. Pour stériliser et

transporter à l'état aseptique les instruments de la lithotritie
nous avons fait cons-
truire par M. Cruz-
zan la grande trousse
dont nous donnons la
figure ci-contre.

β. Les *procédés de
conservation humide* ont
pour inconvénients, tout
d'abord, de nécessiter
des réservoirs spéciaux
bien hermétiques pour
contenir et transporter
les solutions antisep-
tiques, en second lieu
de déterminer l'altéra-
tion rapide des instru-
ments en gomme im-
mergés, et celle plus
tardive, mais non moins
inévitable, des instru-
ments en caoutchouc.
Pour ces raisons, ces
procédés ne sont appli-
cables que si un court
espace de temps sépare
la stérilisation des son-
des du moment de leur
emploi. Dans un service
d'hôpital, dans une cli-
nique, dans un cabinet
de praticien une cu-
vette à bains photo-
graphiques, un plateau
métallique étamé, ou

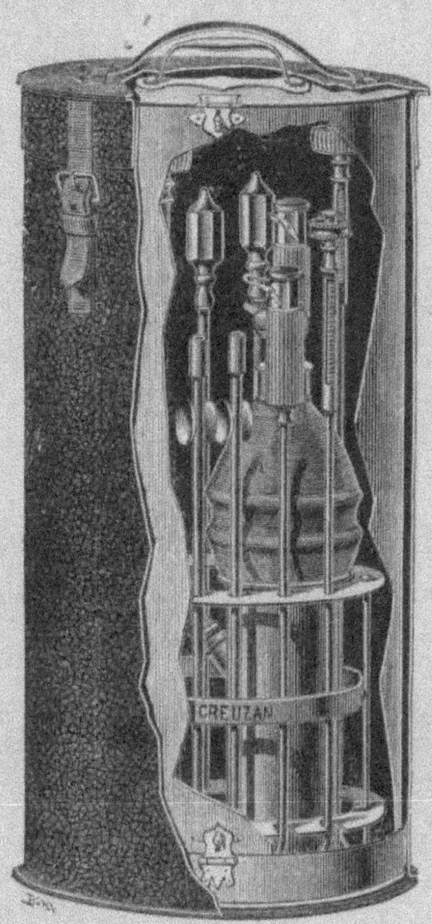

Fig. 3. — Trousse-étui pour stériliser et
transporter à l'état aseptique les instruments de la lithotritie.

mieux émaillé, sont utilisés sans grands frais pour l'immersion
de conserve. On peut aussi recourir aux flacons dits filières

antiseptiques, dont la figure 6 représente un type. Si besoin est de transporter les instruments dans le liquide antiseptique, on se sert de tubes en verre à parois épaisses, ou contenus dans un étui métallique et que ferment un bouchon à l'émeri ou une capsule à pas de vis : tels les tubes porte-sondes de TUFFIER et d'ALBARRAN. Les sondes en caoutchouc pouvant s'enrouler se prêtent au transport dans des tubes en U et dans des flacons plats tenant peu de place dans la poche, tel le flacon de JANET (fig. 7).

f. *Graissage des instruments.* — Les substances employées à cet effet sont très variables : les huiles d'olives, d'amandes douces, la glycérine, les corps gras divers (cold-cream, cérat, vaseline) sont d'un emploi vulgaire, et, à la condition que ces substances soient parfaitement aseptiques, on peut indifféremment se servir de l'une d'entre elles. Au besoin, on peut obtenir leur purification en les faisant bouillir au bain-marie ou à feu nu, mais il est préférable d'avoir recours à des matières, dont l'asepsie soit garantie par une préparation pharmaceutique récente. On utilisera, par exemple, l'huile phéniquée à 5 p. 100 (un peu irritante

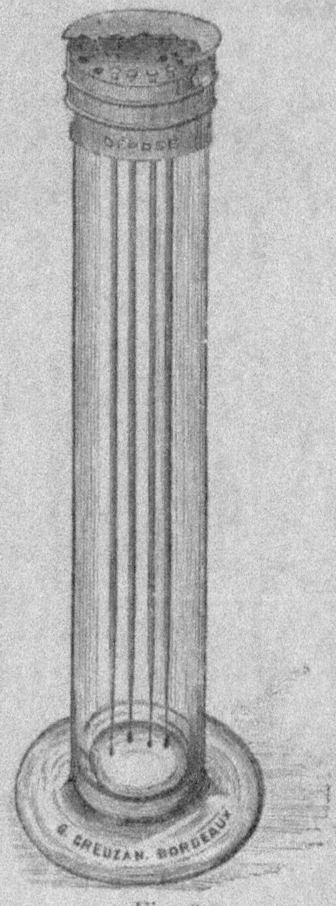

Fig. 6.
Filière antiseptique.

pour le canal), l'huile iodoformée à 3 p. 100 (légèrement analgésiante, mais d'une odeur insupportable pour certains malades), la vaseline au sublimé à 1 p. 1000 (irritante), la vaseline boriquée à 10 p. 100 ou salolée à 5 p. 100 (l'une et l'autre pulvérulente et se prêtant mal au glissement). GUYON recom-

mande l'emploi d'une pommade à la glycérine et au savon
formulée ainsi :

    Poudre de savon . . . .
    Glycérine. . . . . aâ 33 grammes.
    Eau . . . .
    Phénol absolu (neigeux) . . . . 1 gramme.

    Outre sa consistance qui la rend parfaitement glissante, cette
pommade a l'avantage d'être très soluble dans l'eau, et, par

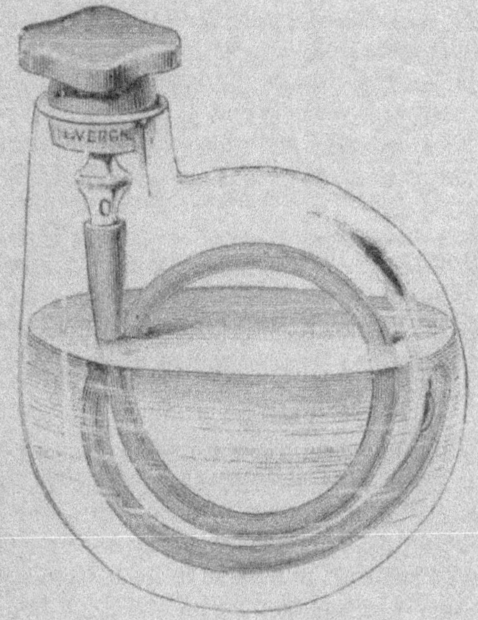

Fig. 7.
Flacon de JANET pour le transport des sondes en caoutchouc.

conséquent, de favoriser le nettoyage des instruments en
gomme qui est, on se le rappelle, la première condition
requise pour leur stérilisation.

4° Moyens de combattre l'infection lorsqu'elle est produite. — Ils sont de deux ordres : les uns visant surtout l'antisepsie des reins, calices, bassinets et uretères consistent dans l'administration à l'intérieur de substances médicamenteuses éliminées par le filtre rénal ; les autres s'adressant exclusivement à l'urètre et à la vessie consistent dans des injections et des lavages antiseptiques faits par les voies naturelles.

A. ANTISEPSIE PAR LA MÉDICATION INTERNE. — Bien qu'elle soit d'une faible ressource (GUYON), la médication interne ne doit pas être négligée chez les urinaires infectés. Elle est pratiquement réalisée de deux façons : la première cherche tout simplement à diluer les toxines et à entraîner avec les urines sécrétées en abondance les micro-organismes pullulant dans les reins, les uretères et la vessie ; la seconde vise à les détruire sur place.

a. *Boissons diurétiques.* — Les bons effets de l'ingestion de boissons abondantes dans les affections chirurgicales des organes urinaires et après les opérations sur leur appareil ont été indiqués depuis longtemps par GUYON. Les tisanes émollientes et diurétiques, comme l'orge, la graine de lin, le chiendent, la queue de cerise, la pariétaire, la busserole ou uva ursi, les stigmates de maïs, etc., rendent de grands services ; il en est de même des eaux minérales naturelles de Vittel, Contrexéville, Évian, etc., qui ont sur les tisanes précédentes l'avantage d'être mieux supportées par l'estomac. Dans tous les cas, il faut surveiller avec soin l'administration de ces divers agents, afin d'éviter qu'ils fatiguent et irritent le rein en imminence inflammatoire lorsqu'il est infecté. C'est pour cela que l'on doit rejeter l'emploi des diurétiques puissants, soit végétaux comme la scille, la digitale, soit minéraux, comme le nitrate de potasse, de soude.

b. *Agents antiseptiques.* — Nous ne possédons encore aucun antiseptique interne des voies urinaires véritablement effectif, car les urines des sujets traités par les agents microbicides les plus puissants ne constituent pas pour les micro-organismes un milieu stérile. Cependant, la clinique a démontré que les malades peuvent tirer quelques bénéfices de l'ingestion des substances suivantes. L'*acide benzoïque*, recommandé par GOSSELIN à la dose de 1 gramme à 1ᵍʳ,50 dans un julep gommeux de 150 grammes à prendre dans les vingt-quatre heures, ou à la dose de 2 à 3 grammes dans un litre de tisane, éclaircit rapidement les urines et a sur la pyurie une influence remarquable. *Les benzoates*, et en particulier le *benzoate de soude*, préconisés par Albert ROUX, ont une action plus puissante, mais sont moins bien tolérés par l'estomac. L'*acide salicylique et les salicylates* sont passibles du même reproche et, de plus, ont l'inconvénient d'exercer sur la circulation une action dépressive. L'*acide borique*, qui a une si grande valeur comme médicament externe, ainsi que nous le verrons, est loin de rendre les mêmes services lorsqu'on le donne à l'intérieur (GUYON, BAZY). Il en est de même du *biborate de soude* : cependant TERRIER en aurait obtenu de bons effets, mais à des doses si élevées (6 à 8 grammes), qu'elles ne sont pas sans danger pour les fonctions digestives. Le *salol*, introduit dans la thérapeutique des maladies des voies urinaires par SAHLI (de Berne), LÉPINE, F. DREYFOUS, BAZY, TALAMON, se dédoublerait sous l'influence du suc pancréatique dans l'intestin grêle en acide phénique et acide salicylique, qui seraient éliminés par les reins et passeraient dans les urines, le premier sous forme de phénysulfate de soude, le second en nature. Bien que, d'après ALBARRAN, le pouvoir microbicide de ces deux substances présentes dans les urines ne soit pas aussi absolu qu'on l'a dit, on ne saurait méconnaître les services rendus par l'usage du salol. Insoluble dans l'eau et les sirops, on le prescrit en cachets ou en suspension dans un véhicule quelconque. On peut aussi, après l'avoir fait dissoudre dans les essences de santal, de térébenthine, de copahu, d'eucalyptol et autres corps gras, l'administrer en capsules (LACROIX). Relativement à sa posologie les plus grandes divergences existent : tandis que DREYFOUS, BAZY, TALAMON recommandent des doses massives de 4, 6 et même 8 grammes dans les vingt-quatre heures, ROBERT, HESSELBACH, LANE conseillent de ne pas dépasser 1ᵍʳ,50 à 2 grammes sous peine de voir se produire, du côté des reins, des altérations analogues à celles provoquées par l'absorption inconsidérée de l'acide phénique. Il faut, dans tous les cas, en suspendre l'usage lorsque la coloration noire des urines indique la phénylurie.

B. Antisepsie par la médication externe. — Son importance est capitale. On la réalise à l'aide d'injections et de lavages urétraux et vésicaux avec des substances microbicides diverses que nous devons d'abord étudier.

a. *Substances microbicides.* — L'*acide borique*, employé pour la première fois par Guyon sur les conseils de Pasteur, est l'antiseptique externe qui jouit de la plus grande faveur en France. On l'utilise ordinairement en solution dans l'eau distillée à la dose de 3 à 4 p. 100, qui représente son degré de solubilité à la température de 20°. Mais on peut augmenter sa concentration et partant sa puissance bactéricide en y ajoutant du borate de soude ou de la magnésie calcinée (Scholtz). C'est ainsi qu'à l'aide de 5 grammes de borate de soude on peut faire dissoudre 50 grammes d'acide borique par litre d'eau à 18°, et qu'étant donnée la solution courante d'acide borique à 4 p. 100 on accroît sa concentration en ajoutant 1 gr., 50 de magnésie pour chaque fraction de 10 grammes d'acide borique qu'on veut dissoudre. Le *nitrate d'argent* joue aussi un rôle considérable dans l'antisepsie urinaire (Guyon), en raison de son pouvoir microbicide qu'aucun autre agent ne surpasse et même n'égale et de son innocuité pour la muqueuse urinaire. On l'emploie en injections ou en lavages de l'urètre ou de la vessie aux doses de $\frac{1}{1000}$ à $\frac{5}{100}$. Le *permanganate de potasse* est après les deux agents précédents le plus fréquemment employé : la dose est de $\frac{1}{1000}$. L'*acide phénique* est mal toléré par la muqueuse urinaire, aussi ne doit-on y avoir recours qu'à l'aide de solutions très étendues à $\frac{1}{1000}$ dès lors faiblement antiseptiques. Les *sels de mercure, bichlorure et biiodure*, qui occupent le premier rang de l'échelle des substances antiseptiques dressée par Miquel, sont aussi très mal tolérés par l'urètre, mais la vessie les supporte un peu mieux. Les doses pour la solution au sublimé sont de $\frac{1}{5000}$ à $\frac{1}{1000}$. Le *naphtol* à la dose de $\frac{5}{1000}$ et la *créoline* $\frac{5}{1000}$, très employées à l'étranger, donneraient de bons résultats. Signalons enfin l'*iodoforme*, qui n'était son odeur mériterait le premier rang dans la pratique, car, outre sa grande valeur antiseptique en particulier vis-à-vis du bacille de Kocu, il possède des propriétés analgésiques et hémostatiques précieuses. On l'emploie en solution dans l'huile d'olive stérilisée à 3 ou 4 p. 100 pour le canal. Pour la vessie on peut se servir de l'émulsion de FREY :

Iodoforme	50 grammes.
Glycérine.	40 —
Eau distillée	10 —
Gomme adragante	25 centigr.

Une cuillerée à bouche dans un demi-litre d'eau bouillie ou de solution d'acide borique.

b. *Technique des lavages de l'urètre*. — Pour les pratiquer on peut employer la seringue seule, la seringue et une sonde, des appareils du genre laveurs simples ou à siphon.

La seringue, dont on se sert communément en chirurgie urinaire, convient parfaitement pour le lavage de l'urètre antérieur. Après avoir irrigué abondamment le méat et la fosse naviculaire, que l'on maintient béants à l'aide du pouce et de l'index de la main gauche tandis que l'on projette le liquide antiseptique à jets violents et répétés, on lave le canal lui-même, soit à méat ouvert, soit à méat fermé. Le lavage à méat ouvert ne s'étendant qu'à une partie du canal pénien, il faut pour désinfecter l'urètre jusqu'au bulbe pousser l'injection après avoir appliqué les lèvres du méat sur le bout de la seringue ou en avoir obturé l'orifice au moyen de l'olive en verre de JANET. Avec un peu d'habitude en mettant simplement en tension l'urètre antérieur on peut ainsi le purifier, mais on risque aussi de franchir le sphincter membraneux et d'infecter le canal postérieur s'il ne l'était déjà.

Le lavage à la seringue et à la sonde offre à cet égard beaucoup plus de sécurité. On se sert pour cela d'une sonde en gomme cylindrique à deux yeux et de faible calibre, que l'on conduit d'abord jusqu'au bulbe et dans laquelle on fait passer un jet de liquide antiseptique, qui, en revenant entre la sonde et les parois urétrales, les balaye et les déterge. On pourra substituer avec avantage à la sonde la canule cannelée que nous avons fait construire il y a quelques années (fig. 8), ou mieux encore une sonde en gomme cannelée que M. Cloquet a fabriquée tout récemment sur nos indications. Le nettoyage antérieur fait, l'extrémité de la sonde est poussée au delà de la portion membraneuse et une certaine quantité de liquide, qui, cette fois reflue dans la vessie, est injectée par jets saccadés. L'opération se termine par l'introduction de la sonde jusque dans la vessie et l'évacuation du liquide qui y a pénétré.

Le lavage sans sonde à l'aide des laveurs simples ou à siphon ne nous paraissent pas supérieures d'une façon générale aux lavages avec la seringue et la sonde; la sensibilité de l'urètre chez certains malades les rend d'ailleurs impraticables. Leur technique a été réglée par Janet. Il recommande de mettre le réservoir contenant la solution antiseptique à 1^m,50 au-dessus du méat et de se servir d'une canule en verre à extrémité grosse et conique capable d'obturer le méat. Un robinet ou un clamp placé sur le trajet du tube conducteur du liquide permet d'en arrêter l'écoulement, mais on en règle le débit par la pression avec les doigts. L'appareil disposé et le malade assis ou couché, on lave d'abord le canal antérieur en injectant successivement de petites quantités de liquide dans son intérieur et en les évacuant tout aussitôt par le retrait du tube de verre. Cela fait, recommandant au malade de respirer largement et de faire un léger effort comme pour uriner, on applique fortement la canule sur le méat et on laisse pénétrer le liquide, qui passe lentement et sans douleur dans la vessie si le

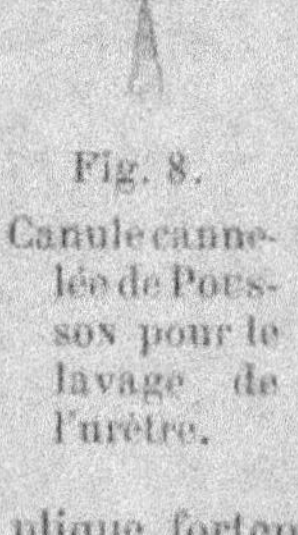

Fig. 8.

Canule cannelée de Pousson pour le lavage de l'urètre.

sphincter se laisse entr'ouvrir, mais qui distend douloureusement le canal dans le cas contraire. Dans cette éventualité il faut s'empresser d'intercepter le courant du liquide quelques instants, puis le rétablir dès que la douleur cesse et que la tension du canal cède. Lorsque la sensation du besoin d'uriner se fait sentir on suspend l'opération et l'on fait uriner le patient. Si l'on juge que la quantité de liquide n'a pas été suffisante, on fait de suite un second et même un troisième lavage.

c. *Technique des lavages de la vessie*. — Les instruments qui servent à les pratiquer sont de deux ordres et leur choix est très important : α, ceux qui donnent au liquide son impulsion ; δ, ceux qui forment en quelque sorte un canal artificiel conduisant le liquide dans la vessie.

α). Les instruments propulseurs du liquide très nombreux peuvent être classés en trois catégories : 1° ceux qui utilisent la pesanteur, tels que les réservoirs que l'on suspend à une certaine hauteur et dont le contenu s'écoule par un tube en caoutchouc, les laveurs du genre vide-bouteille, etc. ; 2° ceux dans lesquels le liquide est chassé par un ressort mécanique, tels que les irrigateurs du système Eguisier ; 3° ceux dans lesquels il est poussé par la main, tels que les seringues. La préférence doit revenir à ces dernières, qui permettent à la main poussant la tige du piston d'apprécier les moindres variations de pression intravésicale, de mesurer la résistance des parois, et de ne jamais transgresser ce principe, à savoir que la quantité du liquide injecté ne doit jamais dépasser la capacité physiologique de la vessie. Les laveurs, les irrigateurs, dont on confie le maniement aux malades eux-mêmes, ne conviennent que dans les cas où la vessie est parfaitement tolérante. Bien des laveurs ont été imaginés ; celui que M. Creuzan a construit sur nos indications il y a bientôt dix ans (fig. 9) offre cet avantage d'être muni d'un robinet à deux voies, disposé de telle sorte qu'il n'est pas nécessaire de le séparer du pavillon de la sonde pour injecter et évacuer le liquide antiseptique.

δ). Les instruments destinés à tenir ouvert le canal et à permettre au liquide d'accéder à la vessie et d'en sortir sont les sondes en gomme d'un calibre assez volumineux (nᵒˢ 20 à 22) et à deux yeux, de manière à déterminer deux courants qui, en s'entre-choquant, se brisant et tourbillonnant, provoquent une agitation excessive au sein du liquide. Les particules solides ainsi mises en mouvement sont entraînées par le courant de retour dans la sonde avant qu'elles aient eu le temps de se déposer (DESNOS). Grâce à ce torrent impétueux, le lavage de la vessie se produit ainsi beaucoup mieux qu'avec la sonde à double courant, qui ne fournit qu'un mince filet liquide glissant, sans les déplacer, sur les plus légers obstacles qu'il rencontre.

Les instruments des lavages vésicaux étant connus, voici comment on doit y procéder. Le malade étant de préférence dans le décubitus dorsal (la station verticale ne convient que lorsque la puissance musculaire de la vessie est très affaiblie), le chirurgien se place à sa droite et introduisant dans la vessie la sonde choisie évacue son contenu. Puis, saisissant la seringue purgée d'air d'une main, l'index et le médius passés dans les

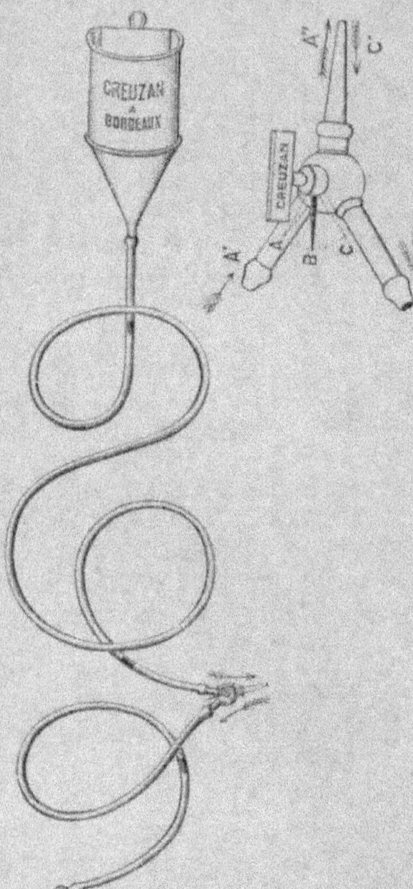

Fig. 9.
Laveur vésical à deux voies.

anneaux du corps de pompe tandis que le pouce introduit dans l'anneau de la tige du piston appuie sur elle, il enfonce bien à fond l'embout dans le pavillon de la sonde, et imprime au piston une impulsion brusque, bientôt suivie du retrait de la canule pour permettre au liquide de sortir sans tarder. De cette manière en même temps qu'il se forme un tourbillon soulevant les mucosités et dépôts divers accumulés dans le bas fond, un choc modéré sur ses parois est produit, qui détermine leur contraction brusque chassant violemment le liquide à l'extérieur. Il faut faire passer de la sorte le contenu de deux ou trois seringues en plusieurs fois, de manière à introduire dans la vessie à chaque impulsion de piston 50 grammes environ de liquide. Dans les vessies grandes, à colonnes, à musculature affaiblie il est bon de brasser le liquide en malaxant vigoureusement la vessie à travers la paroi hypogastrique.

CHAPITRE II

CATHÉTÉRISME

Le cathétérisme est une opération, qui consiste à introduire dans une certaine étendue de l'urètre ou dans toute sa longueur et même au delà jusque dans la vessie, des instruments divers destinés soit à parfaire un diagnostic, soit à évacuer artificiellement l'urine, soit enfin à porter une action thérapeutique sur le canal ou la vessie. De là trois variétés de cathétérismes : cathétérisme explorateur (soit de l'urètre, soit de la vessie); cathétérisme évacuateur; cathétérisme modificateur (GUYON). En raison de l'importance que cette opération a en chirurgie urinaire, nous lui consacrerons ce chapitre.

§ 1. — CATHÉTÉRISME EXPLORATEUR DE L'URÈTRE

Le cathétérisme explorateur est destiné, comme son nom l'indique, à nous renseigner sur l'état du canal de l'urètre. On doit toujours le pratiquer avant toute autre intervention chirurgicale sur les conduits urinaires.

1° Instruments. — De tous les modèles qu'on a construits le meilleur est la bougie exploratrice en *gomme* [1] à boule (fig. 10), qui en raison de son renflement olivaire terminal et de sa tige

---

[1] Les instruments dits en *gomme*, dont on fait un si fréquent usage en chirurgie urinaire, sont constitués par une trame tissée de lin et mieux de soie recouverte d'un grand nombre de couches d'un mélange siccatif d'huile de lin et de caoutchouc.

mince, souple et longue, *touche* successivement toutes les parties
du canal et transmet fidèlement à la
main les moindres sensations naissant
du contact de son extrémité avec les
parois urétrales. Pour que la boule olivaire remplisse bien son but, il faut
que sa grosse extrémité rattachée à la
tige forme une sorte d'onglet, un talon
ni trop prononcé pour accrocher la
muqueuse lors de son retrait, ni trop
mousse pour glisser sans ressaut sur les
irrégularités de la paroi urétrale.

Les solives comme les bougies et les
ondes sont graduées par tiers de millimètre et numérotées de 6 à 30 (*Filière
Charrière*).

2° Introduction des bougies ex-
ploratrices à boule dans l'urètre. —
La façon, dont les explorateurs à boule
progressent dans le canal, mérite de
fixer l'attention, car de la solution de
cette question dépend la technique du
cathétérisme à l'aide de tous les instruments souples et rectilignes. En raison
de leur flexibilité les explorateurs ne
peuvent pénétrer dans le canal qu'en
rampant sur une des parois où leur
extrémité vient appuyer sous l'action
de la force qui les pousse. Dans la portion libre de l'urètre cette paroi conductrice peut être indifféremment le
plancher ou la voûte du canal, mais
dans sa partie fixe, où le canal décrit
une courbe à concavité embrassant la

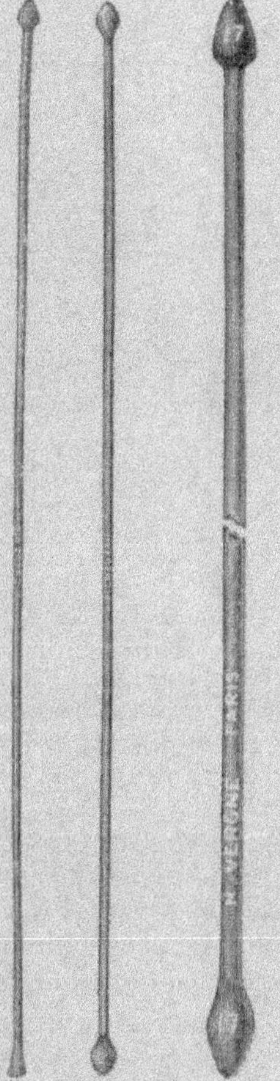

Fig. 10.
Bougies exploratrices à
boule.

symphyse plus ou moins prononcée suivant l'âge, elle ne
saurait être que le plancher. En effet, en parcourant cette par-

tie fixe, les bougies et sondes simples et droites sont forcément violentés et s'échapperaient par la tangente, si la paroi inférieure la plus excentrique ne leur résistait et ne les obligeait à s'incurver jusqu'à leur pénétration dans la vessie.

Ce mode de progression de l'explorateur à travers le canal étant connu, voyons comment se pratique son introduction. Le malade étant couché ou étendu dans un fauteuil à dos fortement renversé, le chirurgien placé de préférence à droite, prend de la main droite un explorateur à boule assez volumineuse n°s 18 ou 20 aseptique et bien lubréfié ; puis, saisissant la verge au-dessous du gland entre le médius et l'annulaire gauches en supination il tire légèrement sur elle, tandis que le pouce et l'index de la même main entr'ouvrent le méat (fig. 11). Il fait alors franchir cet orifice à la boule en lui imprimant un léger mouvement de rotation et parcourt d'emblée la fosse naviculaire, en ayant soin de suivre la paroi inférieure pour éviter la *lacuna magna* recouverte par la valvule de GUÉRIN.

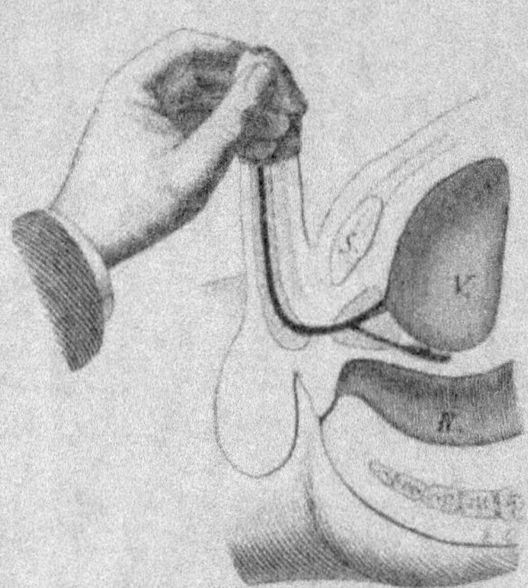

Fig. 11.

Manière de saisir la verge et d'entr'ouvrir le méat entre les doigts de la main gauche pour y faire pénétrer les instruments.

La traversée de la région spongieuse se fait sans encombre, et l'olive écartant devant elle les parois de l'urètre accolées s'engage dans la portion membraneuse le plus souvent sans difficulté lorsqu'il s'agit d'un canal sain d'enfant ou d'adulte. Mais chez les vieillards, par suite du développement du bulbe, il existe en avant du sphincter interurétral sur la paroi inférieure, non une dépression réelle, mais une *dépressibilité* qui cède sous la pression des instruments souples tendant à prendre

la tangente et encapuchonne leur extrémité (fig. 12). Pour éviter de tomber dans cette *chausse-trape*, il faut au fur et à mesure que la boule en approche imprimer à la tige tenue d'une
main légère un mouvement lent et continu de manière à glisser sur ce terrain dépressible sans
s'y enfoncer. « Un agréable sentiment
de résistance qui cesse » (GUYON),
perçu par le chirurgien, en même
temps qu'une sensation plus ou
moins pénible éprouvée par le patient
avertissent du moment précis où la
boule traverse le détroit de la portion membraneuse.

La traversée de la région prostatique se fait librement comme celle
de la région spongieuse.

La valvule de GUÉRIN toujours
facile à éviter, le cul-de-sac du bulbe
plus difficile chez le vieillard sont
donc les seuls obstacles dans un
urètre sain à la pénétration de l'explorateur. Son retrait ne présente
aucune espèce d'arrêt.

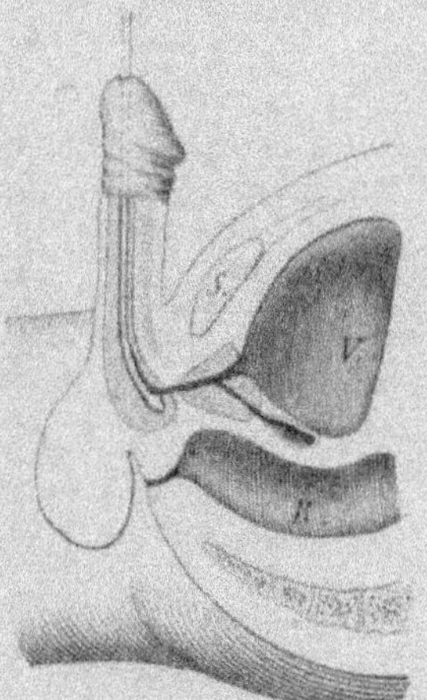

Fig. 12.
Encapuchonnement de la
boule exploratrice dans le
cul-de-sac du bulbe.

3° Données fournies par l'explorateur à boule. —
Lorsque l'instrument n'est arrêté ni par la valvule de GUÉRIN,
ni par la dépression du cul-de-sac du bulbe, les sensations, qui
se transmettent à la main du chirurgien dans un urètre sain,
se réduisent à celle résultant du passage de l'olive à travers la
portion membraneuse. De même le patient, qui a bien le sentiment obtus d'un corps parcourant l'urètre spongieux, n'accuse
de sensation bien nette qu'au moment où la boule écarte le
sphincter inter-urétral.

Cette sensation, repère précieux indiquant le point de démarcation entre les deux urètres, est loin d'être suffisante dans la
pratique. Pour déterminer exactement le siège des lésions que
l'olive révèle dans le canal, il faut chercher à la sentir à tra-

vers ses parois. Le point où on la percevra indiquera à quelle région de l'urètre antérieur, portions pénienne, scrotale, périnéo-bulbaire, appartient la lésion. Pour reconnaître le point où s'arrête l'olive dans l'urètre postérieur, on aura recours au toucher rectal.

Nous verrons, à propos de l'urétrite, des rétrécissements, des corps étrangers urétraux, du spasme de la portion membraneuse, des diverses affections de la prostate, quels précieux renseignements fournit, pour le diagnostic et le traitement, le *toucher profond* (GUYON) de l'urètre pratiqué à l'aide de l'explorateur à boule par une main exercée et attentive.

§ 2. — CATHÉTÉRISME EXPLORATEUR DE LA VESSIE

On peut utiliser l'explorateur olivaire, qui a servi à examiner l'urètre, pour interroger la sensibilité de la vessie au contact, pour mesurer la profondeur du viscère, pour apprécier les irrégularités de ces parois, même pour rechercher la présence d'un calcul. Mais cet instrument n'est qu'un *explorateur d'occasion* et pour faire un examen méthodique du réservoir urinaire il faut avoir recours à des *explorateur de choix*.

1° Instruments. — Les instruments destinés à explorer la vessie sont en métal : argent, acier, ou maillechort, ce dernier trop friable est délaissé de nos jours. Les plus recommandables sont les explorateurs de sir Henri THOMPSON et de GUYON. L'explorateur de THOMPSON creux constitue une sonde pouvant servir à évacuer et à injecter la vessie (fig. 13) ; celui de GUYON est plein (fig. 14). Comme il n'est jamais « bon de mélanger les actes opératoires » (GUYON), et que l'évacuation et l'injection de la vessie doivent faire au temps spécial de l'exploration, l'avantage reste à l'explorateur plein plus facile à maintenir aseptique et ne risquant pas de blesser la muqueuse par le bord tranchant de ses yeux. Cet instrument se compose de trois parties : la *tige* d'un diamètre assez petit (4 à 6 millimètres) pour se mouvoir dans le canal ; la *poignée* représentant un petit barillet assez volumineux et d'un certain poids qui permet au chirurgien d'avoir l'explorateur *bien en main* et de ne laisser échapper aucune des sensations nées du contact de son extrémité vésicale avec les parois de la vessie et son contenu ; le *bec* court et brusquement coudé à la façon des sondes de LEROY (d'Etioles) et de MERCIER de manière à franchir aisément la portion sous-pubienne du canal et à se mouvoir dans la vessie sans laisser aucune de ses parties inexplorées. Ce bec qui est, suivant la pittoresque expression de GUYON, comme « la pulpe du doigt artificiel » que représente la sonde exploratrice, est aplati offrant deux faces réunies par deux bords assez larges et a un diamètre de 6 millimètres environ correspondant aux n°° 16 à 18 de la filière Charrière. Il existe quatre modèles de cet explorateur numérotés de 1 à 4 pour s'adapter aux courbures variables de l'urètre avec l'âge et les maladies.

2° Précautions préliminaires, position du malade, injection vésicale, anesthésie. — Le malade doit être couché sur un lit d'une hauteur convenable et son bassin soulevé au moyen d'un coussin plat et dur de 10 à 15 centimètres d'épaisseur, tandis que ses épaules reposent sur le plan du lit et que les membres inférieurs sont légèrement fléchis et écartés au niveau des genoux. Le bassin à plate-

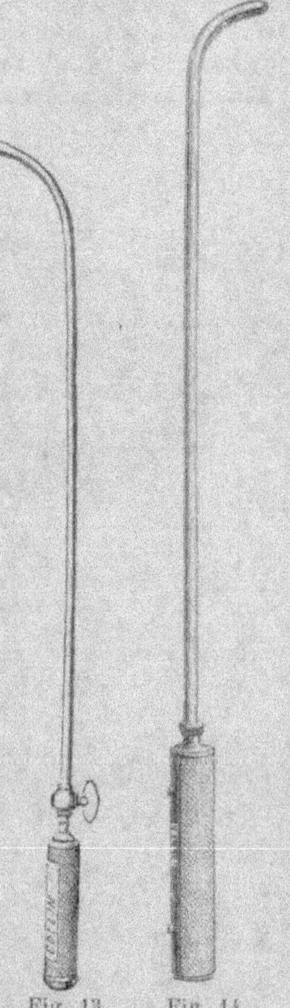

Fig. 13.
Explorateur creusé de THOMPSON.

Fig. 14.
Explorateur plein de GUYON.

forme centrale représenté dans la figure 15, que j'ai fait construire depuis longtemps, est très commode pour obtenir la position précédente ; il permet en outre de laver largement les régions périurétrales et l'urètre sans risque de mouiller le lit.

Dans la grande majorité des cas il convient d'injecter dans

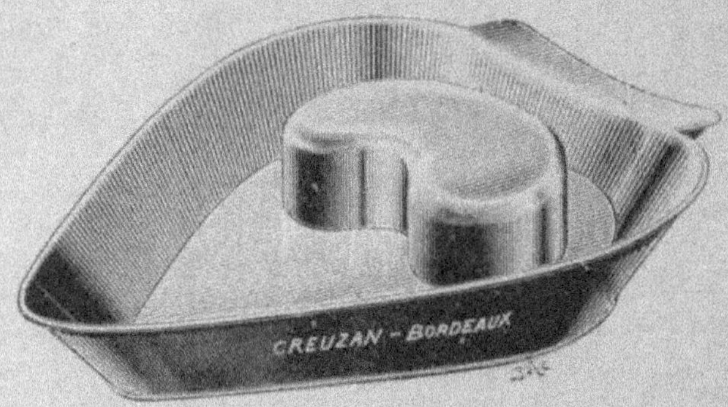

Fig. 15.
Bassin pelvi-support.

la vessie une quantité de liquide (ordinairement solution d'acide borique) proportionnée à sa capacité physiologique, mais on peut aussi parfois s'en dispenser et se contenter de l'urine contenue dans le viscère. Lorsque la vessie est infectée, l'injection est obligatoire, et on se servira d'abord de la solution de nitrate d'argent, puis de l'acide borique pour les manœuvres de recherches.

Exceptionnellement l'anesthésie générale est réclamée ; chez les pusillanimes l'anesthésie locale de l'urètre à la cocaïne à 1 p. 100 (dose 10 grammes de la solution) et de la vessie à l'antipyrine à 4 p. 100, qui alors sera substituée à la solution d'acide borique, suffira à calmer la douleur.

3° Introduction de l'explorateur métallique dans l'urètre. — Le chirurgien se place à droite afin de manœuvrer avec précision la poignée de l'explorateur et de conduire son bec du méat au col en parcourant par étape les trois grandes régions anatomiques de l'urètre : région spongieuse, région membraneuse, région prostatique. La traversée de chacune de ces régions a fait diviser l'opération du cathétérisme en trois temps.

Premier temps. — Dans ce premier temps, le bec de l'explo-

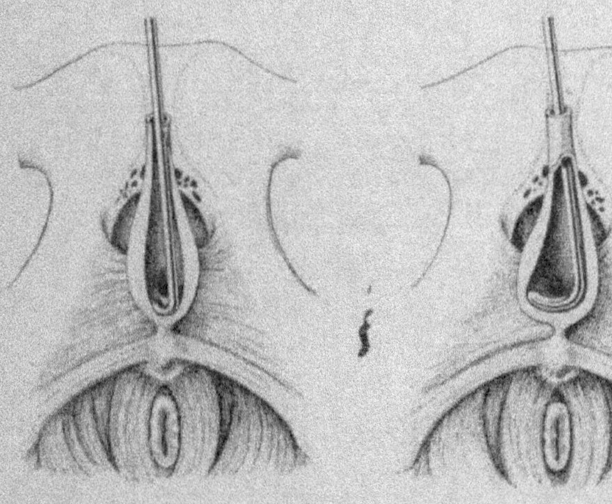

<table>
<tr><td>Fig. 16.</td><td>Fig. 17.</td></tr>
<tr><td>L'extrémité de l'explorateur, ayant fortement déprimé le bulbe, s'est coiffée de son cul-de-sac et reste accrochée au-dessous de l'orifice de l'urètre membraneux.</td><td>L'extrémité de l'explorateur abordant le bulbe dans le sens transversal sous-tend son cul-de-sac, et élève ainsi sa paroi inférieure au niveau de l'orifice de l'urètre membraneux.</td></tr>
</table>

rateur parcourt toute la portion spongieuse du méat au cul-de-sac du bulbe. Aucun obstacle ne s'opposant à sa pénétration dans ce trajet, le chirurgien n'aurait aucune règle à observer dans la manœuvre de son instrument, s'il ne devait dès le méat se préoccuper du cul-de-sac du bulbe, où le bec de la sonde en métal rigide comme l'olive des explorateurs en gomme souple a tendance à venir s'encapuchonner. Aux manœuvres anciennes dangereuses comme le *tour de maître*, ou infidèles comme le refoulement de la sonde exploratrice à travers le périnée ou son élévation vers le pubis, Guyon a substitué, pour éviter de tomber dans ce fossé, une manœuvre simple conduisant directement et pour ainsi dire à l'insu du chirurgien le bec de l'explorateur de l'urètre antérieur dans l'urètre postérieur. Ne cherchant point à passer par surprise au-dessus du cul-de-sac du bulbe, Guyon y appuie franchement l'extrémité coudée de son explorateur à la fin du premier temps, il le *sous-tend transversalement* de façon à rendre cette paroi dépressible ferme et à la surélever à la hauteur de l'orifice de la portion membraneuse. Les figures 16 et 17 sont destinées à montrer l'une l'encapuchonnement du bec de l'explorateur dans le cul-de-sac du bulbe, l'autre la manière de l'éviter.

Pour arriver à ce résultat, voici comment on doit procéder : La verge étant saisie au-dessous du gland de la main gauche et le méat entr'ouvert, comme il a été dit page 26, le chirurgien introduit le bec de l'explorateur tenu de la main droite, de telle sorte que sa tige et sa poignée soient perpendiculaires à la face antérieure de la cuisse droite et que la concavité du bec regarde la face interne de la cuisse du même côté. Il le pousse alors doucement dans le canal et au fur et à mesure qu'il y pénètre ramène la poignée d'abord parallèlement à l'aine, puis finalement à la ligne blanche. Arrivé au bulbe, l'instrument toujours maintenu *transversalement* dans l'urètre ne peut plus avancer, le mouvement de propulsion est à ce moment remplacé par un léger mouvement de rotation d'un quart de cercle conduisant le bec vers l'orifice de la portion membraneuse où il s'engage de lui-même. Un petit ressaut et la tendance de la poignée à s'abaisser avertit de cet engagement.

b. *Deuxième temps*. — Ce temps très court, dans lequel l'explorateur franchit la portion membraneuse, s'accomplit tout seul. En effet, aussitôt le bec engagé dans l'orifice membraneux, la poignée tend à s'abaisser et la main droite, évitant de transformer l'instrument en un levier, doit se contenter de l'accompagner. Si cet abaissement ne se fait pas, la main gauche abandonnant la verge pour s'appliquer largement ouverte sur le pubis refoule par en bas toutes les parties molles de manière à relâcher le ligament suspenseur et à redresser la portion du canal comprise entre ce ligament et l'orifice sous-pubien.

c. *Troisième temps.* — Chez l'enfant et chez l'adulte, en raison de la brièveté de la traversée prostatique, l'explorateur la parcourt tout d'un trait et le troisième temps se confond ainsi avec le deuxième. Chez le vieillard atteint d'hypertrophie de la prostate, l'urètre postérieur allongé et déformé, surtout sur sa paroi inférieure, ne se laisse pas aussi aisément traverser et le chirurgien doit aider à la pénétration. Il y parvient non en abaissant la poignée et en poussant directement l'explorateur, mais en lui imprimant de petits mouvements de rotation sur son axe, afin de conduire son extrémité comme en rampant jusque dans la vessie. Le doigt de la main droite, introduit dans le rectum et appuyant de toute la longueur de sa pulpe sur le bec de façon à le maintenir au contact de la paroi supérieure toujours régulière, offre une ressource précieuse dans les cas difficiles.

4° Exploration méthodique de la vessie. — S'il ne veut s'exposer à laisser inexplorées des parties de la vessie, le chirurgien doit conduire avec méthode l'extrémité de l'explorateur au contact de ses parois. A cet effet, embrassant bien étroitement la poignée de la main droite, il la pousse jusqu'à ce que le bec soit arrêté par la paroi postérieure, et mesure ainsi la dimension du diamètre antéro-postérieur du réservoir. Faisant alors décrire un quart de cercle à l'explorateur de manière à incliner le bec vers l'un des côtés de la vessie (l'index placé sur la poignée du côté de la convexité renseigne à ce sujet), il l'attire d'un mouvement lent et attentif en lui imprimant de petits mouvements de rotation jusqu'au contact du col. Par un mouvement inverse il peut le ramener vers la paroi postérieure et contrôler ainsi le résultat de la première exploration. Tout le côté correspondant de la vessie se trouvant de la sorte exploré, le chirurgien fait décrire à l'instrument un demi-cercle qui, conduisant son extrémité vésicale du côté opposé, lui permet de l'explorer de la même manière. Après avoir ainsi promené l'extrémité de l'explorateur dans toute la région équatoriale du réservoir urinaire, il lui reste à parcourir le sommet de ses deux hémisphères ou pôles. En abaissant la poignée vers le plan du lit, il portera le bec vers la paroi supérieure. Quant à la paroi inférieure, son exploration nécessite des manœuvres un peu différentes suivant l'âge en raison du développement de la prostate. Chez l'enfant et l'adulte le bas-fond n'existant pour ainsi dire pas, le bec ne peut être tourné en bas qu'à condition d'abaisser fortement la poignée entre les jambes du malade. Chez le vieillard au contraire le bas-fond étant profond, il faut pour y plonger lever l'instrument et le tenir parfois presque vertical.

Enfin une dernière région doit être explorée, c'est le col. Pour cela l'extrémité coudée de l'explorateur étant ramenée à son contact, on lui imprime un mouvement de rotation complet sur son axe. Dans une vessie normale rien n'entrave le mouvement de circumduction, tandis que, si la saillie des lobes de la prostate hypertrophiée déforme l'entonnoir cervical, il est nécessaire d'enfoncer l'instrument pour la doubler.

5° Données fournies par l'exploration de la vessie. — Dans une vessie saine le contact du bec de l'explorateur avec la muqueuse du corps, la percussion même, ne provoque qu'une sensation vague et nullement douloureuse ; par contre, le contact avec la muqueuse du col y révèle l'existence d'une sensibilité plus ou moins vive. Lorsque le muscle vésical est inerte et que la face interne du viscère n'est pas déformée, on perçoit partout une surface régulière, souple, légèrement dépressible, sauf au niveau du col où elle est un peu plus résistante.

Nous renvoyons aux chapitres où nous traiterons des cystites, des cellules et poches vésicales, des néoplasmes de ce viscère, des calculs et des corps étrangers, etc., l'étude des diverses sensations transmises par l'explorateur manœuvré dans une vessie pathologique.

§ 3. — CATHÉTÉRISME ÉVACUATEUR

Il peut être pratiqué à travers un urètre sain ou malade ; il peut donner issue au contenu physiologique de la vessie ou à l'urine adultérée, chargée de pus, de sang, etc. Nous ne nous occuperons ici que du cathétérisme pratiqué chez un sujet dont le canal est sain et l'urine normale, par exemple chez un malade atteint de rétention d'ordre médical. Nous renvoyons l'étude du cathétérisme à travers un canal pathologique au chapitre des rétrécissements de l'urètre, de l'hypertrophie de la prostate, etc., etc.

Le cathétérisme évacuateur est temporaire ou permanent.

A) CATHÉTÉRISME ÉVACUATEUR TEMPORAIRE

1° Instruments. — Ils portent le nom de sondes et sont en *métal*, en *gomme*, ou en *caoutchouc*. Toutes les sondes sont graduées d'après la filière Charrière, c'est-à-dire par tiers de millimètre.

Les *sondes métalliques* toujours courbées ne présentent aucun avantage pour le cathétérisme de l'urètre sain pas plus d'ailleurs que pour celui de l'urètre malade, si ce n'est la largeur plus grande de leur calibre;

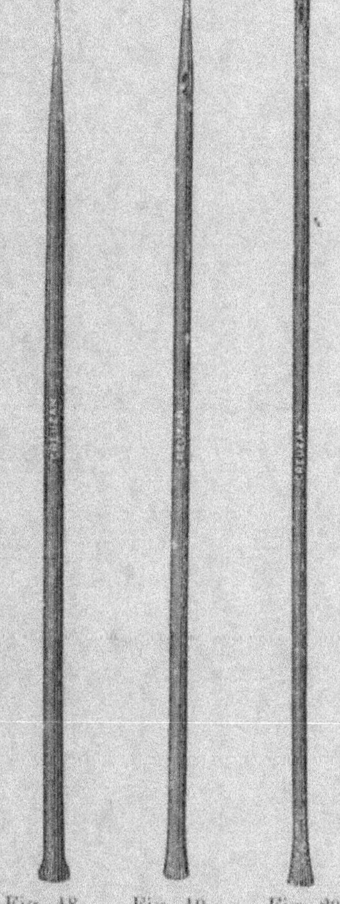

Fig. 18.   Fig. 19.   Fig. 20.
Sonde oli- Sonde co- Sonde cylin-
vaire.   nique.   drique.

et comme elles fatiguent toujours le canal, il ne faut jamais s'en servir, sauf les cas d'indications formelles, qui sont extrêmement rares.

Les *sondes en gomme*, construites avec les mêmes matières que les explorateurs à boule, sont bien préférables, car elles se moulent en raison de leur souplesse sur les courbures du canal sans les violenter. Elles sont *rectilignes* (nous verrons à propos de l'hypertrophie de la prostate les services que rendent les *sondes à coudure et à courbure*) et suivant la conformation de

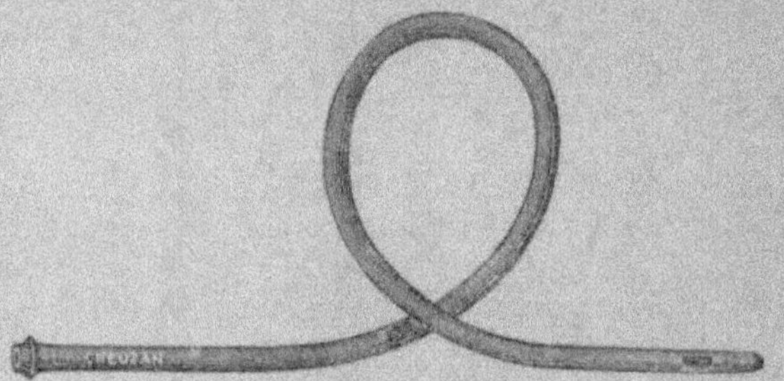

Fig. 21.
Sonde en caoutchouc vulcanisé dite de NÉLATON.

l'extrémité vésicale, *olivaires, coniques* ou *cylindriques* (fig. 18, 19, 20). Près de cette extrémité elles présentent un ou deux orifices ou yeux, qui doivent être larges et à bords polis. Pour assurer l'asepsie, le cul-de-sac intermédiaire à l'œil inférieur et à l'extrémité doit être comblé.

La *sonde en caoutchouc vulcanisé* introduite dans la pratique par Nélaton offrent de grands avantages, car elles sont en raison de leur souplesse absolument inoffensives pour le canal et leur usage peut être confié sans danger au malade et à son entourage le moins prudent et le moins éclairé ; mais elles présentent les inconvénients d'avoir un calibre petit à cause de la grande épaisseur de leur paroi et de ne posséder qu'un œil (fig. 21). Depuis quelques années cependant, on fabrique en France, à l'instar des Américains, des sondes en caoutchouc à large lumière et à deux yeux. Comme dans les sondes en gomme le cul-de-sac terminal doit être comblé.

2° Introduction des sondes évacuatrices à travers l'urètre sain. — Nous examinerons successivement, à ce sujet, les sondes métalliques, les sondes en gomme et les sondes en caoutchouc.

A. SONDES MÉTALLIQUES. — La configuration des cathéters métalliques évacuateurs, différant de celle des cathéters explorateurs en ce qu'elle représente une *courbure* au lieu d'une *coudure*, entraîne une modification importante dans la manière d'exécuter le deuxième temps du cathétérisme (pénétration dans la région membraneuse après avoir évité le cul-de-sac du bulbe). En effet la manœuvre, qui consiste à sous-tendre le cul-de-sac du bulbe, ne saurait être effectuée avec l'extrémité courbe et longue des sondes. Pour éviter ce cul-de-sac et entrer sans hésitation dans la portion membraneuse, il faut tendre la verge fortement sur la sonde au fur et à mesure que celle-ci pénètre dans le canal. Voici comment on procède.

a. Premier temps. — Le chirurgien, placé de préférence à gauche du malade dans ce cas, saisissant la verge entr'ouvre le méat avec les doigts de la main gauche et présente la sonde tenue de la main droite parallèlement à l'aine gauche du patient. Tandis que cette main la fait pénétrer dans le canal d'un mouvement lent et continu, la main gauche attire la verge sur l'instrument et durant cette manœuvre les deux mains transportent la verge et la sonde vers la ligne médiane, de sorte qu'à la fin de ce premier temps la verge est presque couchée au contact de la ligne blanche.

b. Deuxième temps. — Si la manœuvre du premier temps a été bien faite, la sonde s'engage d'elle-même dans l'orifice membraneux et le chirurgien, obéissant au mouvement de l'instrument qui ne demande qu'à avancer, n'a qu'à relever le pavillon de la sonde couchée sur l'abdomen et à l'abaisser entre les jambes du malade. Si la sonde a quelque difficulté à pénétrer dans la portion membraneuse, la main gauche disponible repoussant son extrémité vésicale à travers le périnée la ramène et la maintient au contact de la paroi supérieure de manière à la conduire ainsi sûrement dans l'orifice du ligament triangulaire.

c. Troisième temps. — Lorsque l'urètre prostatique est bien conformé la sonde franchit d'elle-même cette dernière étape pour se dégager dans la vessie, mais s'il est déformé l'index de la main gauche introduit dans le rectum accompagnant l'instrument à travers les tissus de la prostate et maintenant son bec au contact de la paroi supérieure, sera d'un grand secours.

B. Sondes en gomme. — La verge étant tenue de préférence de la main gauche au-dessous du gland entre le médius et l'annulaire et le méat entr'ouvert avec le pouce et l'index, comme il a été déjà indiqué, la sonde est introduite d'un mouvement régulier dans l'urètre bien tendu et arrive sans encombre jusque dans la vessie en glissant sur sa paroi inférieure comme tous les instruments rectilignes. Un seul obstacle sur cette paroi inférieure peut l'arrêter, c'est le cul-de-sac du bulbe que l'on évitera presque toujours sûrement si on a le soin de glisser sur lui sans appuyer.

C. Sondes en caoutchouc. — La verge étant tenue comme précédemment, le chirurgien présente au méat la sonde qu'il tient de l'autre main comme une plume à écrire et tout près de son extrémité. Puis il la pousse jusqu'à ce que l'extrémité de ses doigts touche le méat; la reprenant alors un peu plus haut de la même façon, il la pousse comme précédemment et ainsi de suite jusqu'à ce que son extrémité ait pénétré dans la vessie. Conduite par la paroi inférieure comme tous les instruments rectilignes, la sonde en caoutchouc n'est arrêtée par rien dans un canal sain d'adulte, mais chez les gens âgés la dépressibilité du cul-de-sac du bulbe peut empêcher sa pénétration et c'est en agissant encore avec douceur et légéreté de main que l'on triomphera de cet écueil. Il peut arriver parfois que, faute de graissage suffisant de la sonde ou bien parce que le canal est dur et non élastique, l'instrument se plie au niveau du méat et refuse de pénétrer. On peut remédier à cette difficulté en introduisant dans la lumière de la sonde une tige métallique quelconque, comme une aiguille à tricoter si on ne dispose pas d'un mandrin à ce destiné, qui, faisant tuteur, donnera la rigidité nécessaire. Bien entendu cette tige ne pénétrera que dans la première moitié de la sonde afin que, rigide dans la partie attenante au pavillon, elle conserve du côté de son bec la souplesse qui constitue le principal avantage des sondes en caoutchouc. On trouve du reste dans le commerce des sondes mirigides et mi-flexibles.

3° Evacuation de l'urine. — Lorsque la vessie est pleine et l'urine normale, ce liquide dès que les yeux de la sonde ont franchi le col commence à s'échapper sous l'influence de la rétraction élastique des parois vésicales et de la pression exercée par les viscères voisins et la paroi abdominale dans le cas de distension prononcée, puis l'écoulement continue grâce à la contraction musculaire de la vessie. Cette contraction ne porte pas à la fois sur toutes les parois du viscère, qui ne revient pas sur lui-même à l'instar d'un ballon de caoutchouc à parois minces se dégonflant; elle se fait dans un certain ordre qu'on peut

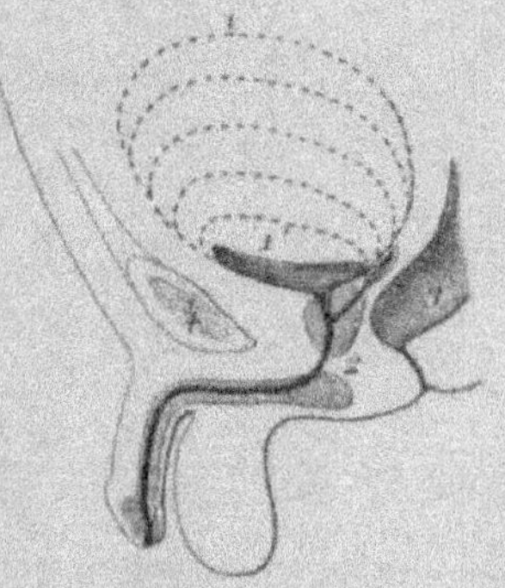

Fig. 22.

Schéma des contractions évacuatrices de la vessie.

saisir *sur le vif* au cours de la lithotritie (GUYON). La vessie se vide par l'approche de la paroi postérieure vers l'antérieure, puis par le soulèvement du bas-fond et l'abaissement du sommet (fig. 22), de telle sorte que l'organe à l'état de vacuité revêt une forme triangulaire présentant une face antéro-inférieure, une face postéro-supérieure et trois bords. De ce mode de contraction découlent quelques conséquences pratiques : d'abord on ne doit jamais enfoncer une trop grande longueur de sonde dans la vessie, sous peine de voir ses yeux obstrués par la paroi postérieure encapuchonnant son extrémité, en second lieu pour mettre à sec le réservoir, il faut retirer la sonde lentement en rétrocédant devant l'avancement de la paroi postéro-supérieure.

Nous verrons à propos des cystites, des néoplasmes vésicaux par quels artifices on arrive à évacuer l'urine lorsque des mucosités, des flocons purulents, des caillots, des débris de vessie etc., obstruent les yeux et la lumière de la sonde. Contentonsnous, pour le moment, de rappeler les obstacles apportés à l'évacuation par les contractions exagérées et irrégulières de la vessie, et par le défaut d'innervation ou de contractilité de ses parois. Dans le premier cas la muqueuse venant s'appliquer sur les yeux de la sonde interrompt brusquement l'écoulement de l'urine : parfois aussi les contractions vésicales étant intermittentes et très rapprochées, l'urine s'écoule en jet saccadé produisant une sensation de choc (marteau d'eau), qui peut en imposer pour le contact d'un calcul. Dans le cas de paralysie, l'écoulement se fait sans force, en bavant, et l'on doit par des pressions sur l'hypogastre suppléer à l'absence des contractions, miction *par expression*.

B) Cathétérisme permanent par la sonde à demeure

L'emploi de la sonde à demeure en assurant l'évacuation de l'urine en quelque sorte à l'insu de l'urètre et de la vessie rend de grands services en chirurgie urinaire, car elle supprime physiologiquement ces deux dernières portions de l'appareil d'excrétion. Nous verrons ultérieurement ses indications, qui se posent dans un grand nombre d'affections de l'urètre et de la vessie, mais nous croyons devoir décrire ici à la suite du cathétérisme temporaire le cathétérisme permanent qu'elle permet de réaliser.

1° Instruments. — Leur choix découle de cette règle formulée par Guyon, à savoir que la sonde à demeure ne doit exercer de pression sur aucun point de l'urètre ou de la vessie.

Les *sondes métalliques* seront donc rejetées à moins de nécessité absolue. Les *sondes en caoutchouc* seraient excellentes si leur faible calibre intérieur, l'œil unique qu'elles possèdent, la difficulté de leur maintien en place ne leur créaient sur les sondes en gomme des désavantages que ne sauraient compenser leur souplesse. Les *sondes en gomme* à calibre large et à deux yeux méritent sur toutes les autres la préférence. Au lieu du type olivaire et cylindro-conique, dont les yeux placés à une grande distance de l'extrémité obligent à laisser un bout saillant dans la vessie, on choisira le type cylindrique, à béquille ou à bout coupé. Le volume de la sonde devra être tel, qu'elle entre facilement et joue aisément dans le canal.

2° Mise en place de la sonde. — L'évacuation parfaite et complète de la vessie étant le but recherché par la mise à demeure de la sonde, il convient pour l'atteindre que son extrémité ne pénètre dans la vessie que de la quantité nécessaire pour permettre à ses yeux d'affleurer le col. Pour faire ce placement, après avoir introduit la sonde au milieu même de la vessie, on la retire peu à peu jusqu'à ce que le jet d'urine qui s'en échappe soit arrêté par suite du retrait des yeux dans l'urètre; on la pousse alors de nouveau jusqu'à ce que l'urine se remette à couler goutte à goutte d'une façon régulière et continue.

3° Fixation. — Bien des moyens ont été conseillés. Le plus simple et le meilleur, tout au moins quand la sonde ne doit pas rester trop longtemps en place, est de l'attacher à l'aide de deux anses de coton à repriser qui, l'enserrant par leur plein presque au ras du méat, viennent se fixer par leurs chefs non aux poils du pubis, ce

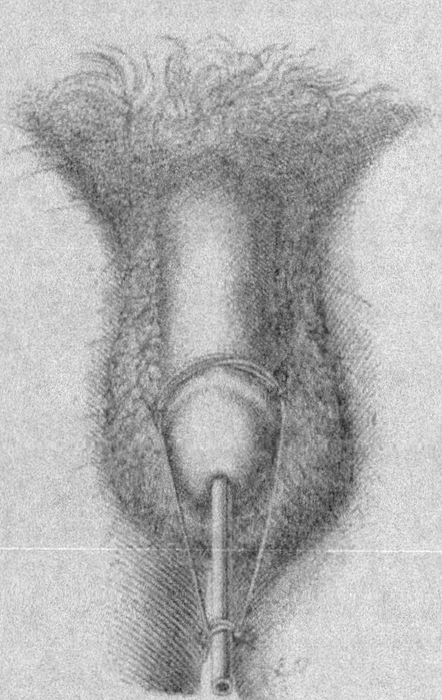

Fig. 23.
Mode de fixation de la sonde à demeure autour du gland.

qui n'assurerait aucune fixité, mais au corps même de la verge, où ils sont maintenus par une bandelette agglutinative, et encore mieux au-dessous du gland. Ce dernier mode de fixation recommandé par Guyon s'exécute de la façon suivante : Faisant au milieu d'une anse de coton à repriser de 0,60 à 0,80 de longueur un nœud, on y passe l'extrémité de la sonde et on le serre à 1 centimètre au plus du méat. Les deux chefs de l'anse réunis, on mesure avec eux la distance qui sépare leur point d'attache à la sonde de la couronne du gland découvert, et on fait un nœud à ce niveau. Les deux chefs séparés de nouveau sont portés l'un en avant l'autre en arrière dans le sillon balbano-préputial et noués ensemble du côté opposé. Cela fait on dispose de la même manière une deuxième anse de coton de l'autre côté. La sonde se trouve ainsi maintenue par deux petits haubans mesurant seulement la hauteur du gland et se continuant chacun par un anneau embrassant sa couronne (fig. 23). On peut, comme le fait Guyon, attacher les deux anses pendantes à une touffe de poils du pubis, mais cette précaution est le plus souvent inutile et comme elle empêche le prépuce d'être rabattu sur le gland, il vaut mieux se contenter de la fixation autour du gland.

Le petit appareil en caoutchouc, dit *muselière*, dont la bandelette circulaire toujours large et irritante repose au contact de la muqueuse balano-préputiale, et que l'on n'a pas toujours à sa disposition, est inférieur pour ces raisons aux fils de coton. Quant à l'assemblage compliqué de lanières de caoutchouc circulaires et longitudinales taillées dans un drain imaginé dernièrement par Escat, son emploi rend des services incontestables dans les cas où le drainage vésicule doit être longtemps prolongé tout en permettant la déambulation, mais les fils de coton disposés comme nous l'avons dit précédemment ne lui sont guère inférieurs, ils nécessitent seulement un peu plus de surveillance.

Presque à la même époque Malécot et de Pezzer ont eu l'idée de faire fabriquer des sondes se fixant automatiquement dans la vessie. Dans les sondes de Malécot, qui sont soit en caoutchouc, soit en gomme, la fixation se fait à l'aide de deux

ailerons redressés par un mandrin pendant leur parcours dans
l'urètre et qui, reprenant leur
forme, une fois dans la vessie et le
mandrin retiré, s'appuient sur les
lèvres du col (fig. 24). Dans les sondes de DE PEZZER, uniquement en
caoutchouc mais néanmoins à large
calibre intérieur, la fixation se fait
à l'aide d'un disque étirable percé
de deux orifices de chaque côté de
son centre. Pour les introduire on
allonge le disque sur un mandrin
de longueur et de courbure convenable que l'on retire lorsque l'extrémité est dans la vessie ; le disque
reprenant sa forme vient alors
s'appliquer sur le col (fig. 25). Sans
nier les avantages de ces sondes
une fois placées, nous ne pouvons
nous dispenser de faire remarquer
que leur introduction à travers
certains urètres est douloureuse et
difficile, et que leur retrait même
n'est pas toujours exempt de souffrance et de saignement. Les sondes
en caoutchouc construites sur les
indications de Desnos seraient préférables, si leur introduction né
réclamait pas un urètre facilement
accessible. Ce sont des sondes à
bout coupé, munies d'ailerons à leur
extrémité, s'écartant dès qu'ils sont
abandonnés à eux-mêmes, mais
venant au contact à la moindre
pression. C'est ainsi qu'on les présente au méat, et ils restent dans

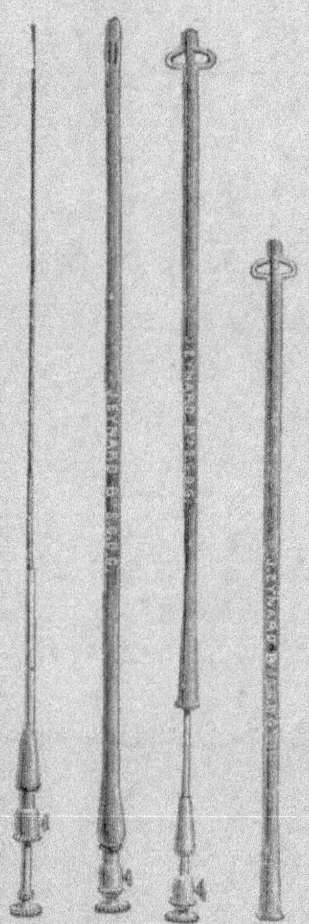

Fig. 24.

Sondes autofixatrices de MA-
LÉCOT et son mandrin.

cette position pendant tout
le trajet à travers l'urètre pour ne s'écarter que lorsqu'ils sont

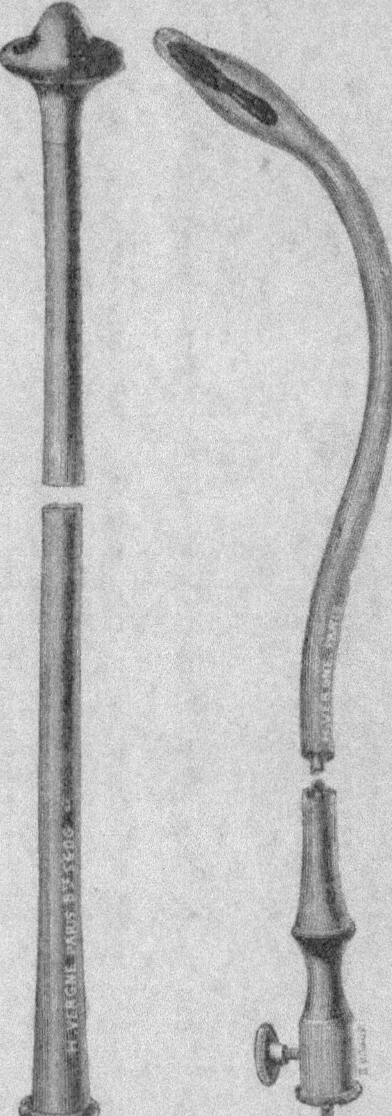

libres dans la cavité vé-
sicale.

**4° Précautions à
prendre après la mise
à demeure de la sonde.**
— La sonde à demeure
peut être laissée en place
de quelques jours à plu-
sieurs semaines, suivant
les indications. Lorsque
ce séjour doit être court,
la verge est simplement
abaissée entre les jambes
du malade et la sonde
ouverte est placée dans
le goulot de l'urinoir.
Lorsqu'il doit se prolon-
ger, cette position pour-
rait déterminer une ul-
cération et partant une
fistule au niveau de l'angle pénien sur lequel
appuie la sonde abaissée.
Pour prévenir cet acci-
dent, au lieu d'incliner
la verge, on doit la sou-
tenir horizontalement
avec une serviette for-
mant coussin et conduire
l'urine à l'aide d'un tube
de caoutchouc ajouté à

Fig. 25.
Sondes de DE PEZZER.
L'une d'elles a le pavillon
élongé sur un mandrin.

la sonde dans un urinoir placé soit entre les cuisses du malade
soit sur le côté externe de l'une d'elles.

Le séjour dans l'urètre de la sonde à demeure est une menace
constante d'infection, et pour l'urètre irrité par ce corps étranger, et pour la vessie vers laquelle les microbes extérieurs ont
libre accès à travers son calibre béant. L'urinal aseptique
de Duchastelet (fig. 26),
dans lequel l'extrémité
de la sonde munie d'une
rallonge plonge cons-
tamment au sein d'une
solution antiseptique,
permet d'éviter l'infec-
tion par le canal de la
sonde. L'encapuchonne-
ment du gland et de la
verge dans une com-
presse de gaze antisep-

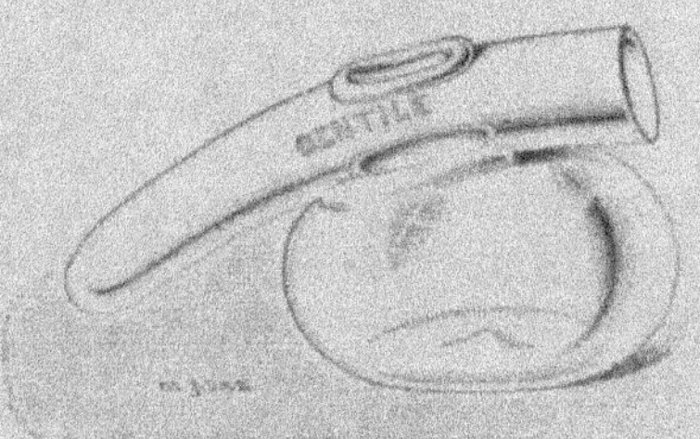

Fig. 26.
Urinoir antiseptique de Duchastelet.

tique phéniquée, iodoformée ou autre concourt au même but.
Malgré toutes les précautions, la sonde à demeure s'accompagne
toujours de sécrétions irritatives, qui sortent par le méat sous
forme de mucosités, de liquides séreux et purulents, aussi
faut-il changer la compresse aussi fréquemment qu'il est nécessaire et laver le méat avec une solution antiseptique.

Outre les lavages vésicaux, que réclament presque toujours
les affections exigeant la sonde à demeure, il est bon aussi d'en
pratiquer dans le but d'assurer l'asepticité de l'intérieur de la
sonde, de conserver sa perméabilité, et d'en prévenir les incrustations. Les solutions boriquées et nitratées rempliront la première indication. Pour dissoudre les dépôts blanchâtres formés
de phosphate de chaux seul ou ammoniaco-magnésien de Pezzer
et Sonnerat recommandent de se servir de solutions d'acide
carbonique, phosphorique ou lactique ; contre les dépôts jaunâtres constitués par de l'urate de soude, de l'acide urique, et
parfois de l'oxalate de chaux, ils conseillent les solutions de
carbonate de lithine, de bicarbonate de soude et l'eau de
Vichy.

Les sondes les meilleures finissent à la longue par s'altérer en séjournant dans le canal, et à cet égard les sondes en gomme résistent beaucoup moins longtemps que les sondes en caoutchouc. Il faut donc surveiller avec soin leur état, mais il ne faut pas attendre qu'elles soient altérées pour les changer ; le lavage de l'urètre nécessite d'ailleurs leur fréquent retrait.

§ 4. — CATHÉTÉRISME MODIFICATEUR

Le mode d'action et les indications de cette variété de cathétérisme thérapeutique se lient étroitement à l'histoire des affections de l'urètre (urétrite, rétrécissements, etc.), aussi est-ce à propos d'elles que nous nous en occuperons.

CHAPITRE III

ENDOSCOPIE

L'idée de voir directement dans la profondeur de l'urètre et de la vessie au moyen d'instruments dits endoscopes n'est pas neuve. DÉSORMEAUX dans notre pays y consacra de patientes

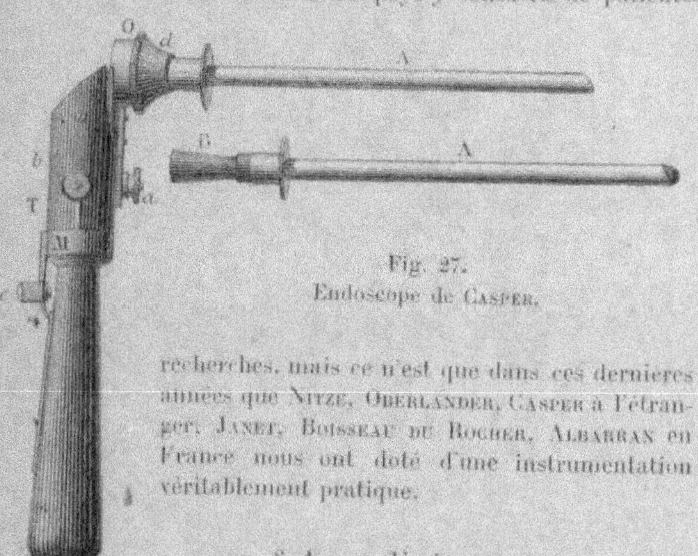

Fig. 27.
Endoscope de CASPER.

recherches, mais ce n'est que dans ces dernières années que NITZE, OBERLÄNDER, CASPER à l'étranger, JANET, BOISSEAU DU ROCHER, ALBARRAN en France nous ont doté d'une instrumentation véritablement pratique.

§ 1. — URÉTROSCOPIE

1° Instruments. — Malgré les perfectionnements apportés par LEITER et CASPER (fig. 27) à l'instrument primitif de DÉSORMEAUX, les urétroscopes dans lesquels la source de lumière dépendant du tube optique projette ses rayons par réflexion dans son calibre sont peu employés. En effet,

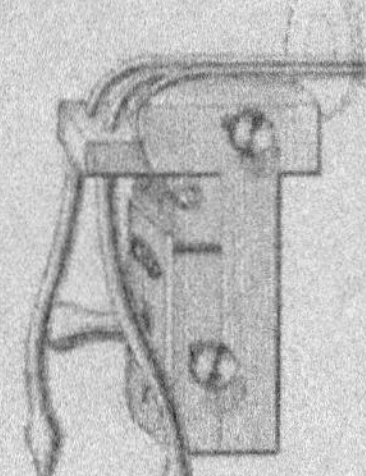

Fig. 28.
Urétroscope de KOLLMANN.

s'ils permettent de bien voir la muqueuse urétrale, ils se prêtent mal aux pansements.

Les urétroscopes de NITZE, OBERLANDER et KOLLMANN, composés essentiellement d'un tube (fig. 28) dont l'intérieur est éclairé au moyen d'un fil de platine incandescent, présentent les mêmes inconvénients et en outre nécessitent l'emploi d'un courant d'eau pour refroidir la baguette éclairante. Il est vrai que ces désavantages sont compensés par la netteté des images ; aussi cette seconde catégorie d'instruments est-elle excellente pour le diagnostic.

Mais la supériorité à tous les points de vue, appartient certainement à l'appareil de GRUNFELD et à ses dérivés, qui reposent sur le principe de la séparation de la source lumineuse et du tube optique. Les rayons provenant d'une

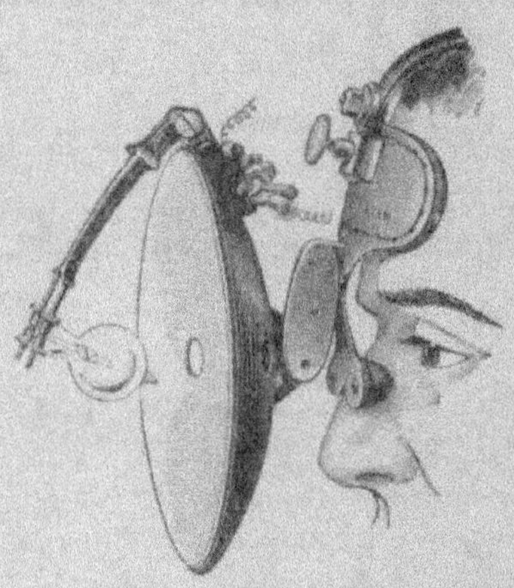

Fig. 29.
Photophore électrique frontal.

lampe à l'huile, d'un bec de gaz, ou d'une lampe électrique sont réflétés dans le tube endoscopique à l'aide d'un miroir concave tenu à la main ou mieux fixé au front de l'observateur. A cet égard les divers photophores électriques, dans lesquels la lampe se trouve au centre du miroir réflecteur frontal, présentent de

grands avantages sur tous les autres modes d'éclairage (fig. 29).
Les tubes urétroscopiques en métal ou en caoutchouc durci
(fig. 30) sont rectilignes, d'un diamètre variant du n° 18 au n° 26

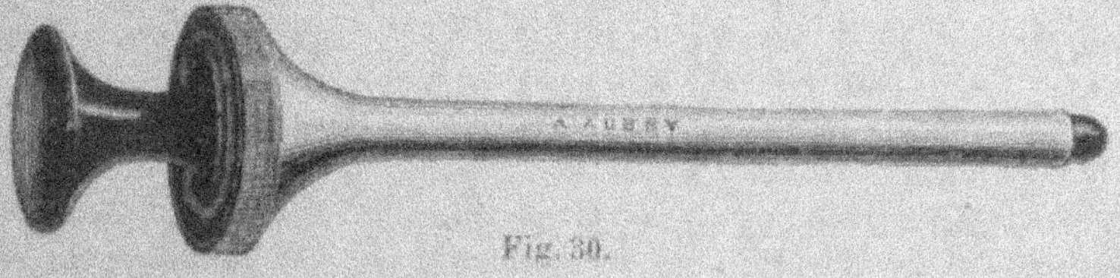

Fig. 30.
Tube urétroscopique.

de la filière Charrière, et d'une longueur de 10 centimètres pour
l'urètre antérieur et de 13 pour l'urètre postérieur. Un mandrin
arrondi à son extrémité facilite leur introduction.

2° **Technique**. — L'urètre désinfecté et le malade placé
sur le bord d'un lit suffisamment élevé, dans la station assise
s'il s'agit de l'urètre antérieur, couchée s'il s'agit de l'urètre postérieur, le tube endoscopique proportionné au calibre du canal
préalablement déterminé est introduit muni de son mandrin.
Celui-ci est alors retiré et l'observation commence. Elle peut se
faire soit en position centrale, soit en position excentrique,
soit en position pariétale suivant que l'axe de l'endoscope
coïncide avec celui de l'urètre ou qu'il est plus ou moins
incliné sur lui. En variant ainsi sa direction, on peut explorer
minutieusement la muqueuse urétrale. L'interprétation de ce
que l'on voit est délicate, et il faut se mettre en garde contre les
jeux de lumière, qui modifient le relief des surfaces, et contre
les effets de la position du tube, qui altèrent la coloration de la
muqueuse en l'anémiant ou en la congestionnant. Dans les cas
de sécrétion pathologique, il est nécessaire de débarrasser le
champ observé à l'aide d'un petit écouvillon.

3° **Aspect de l'urètre normal.** — Il varie suivant le point
observé. Au niveau du col, on ne voit d'abord que la paroi
inférieure en raison de la courbure du canal et la lumière cen-

trale n'apparaît que sous forme d'un point noir à la partie
supérieure du champ : mais en abaissant fortement l'instrument on ramène ce point noir au centre et on en voit partir
une série de plis rayonnants rosés. En retirant le tube on voit
bientôt le *veru montanum*, qui se présente sous forme d'une
saillie mousse, peu colorée, avec une fente verticale qui est
l'orifice de l'utricule, tout autour la muqueuse très foncée
forme des plis radiés. En avant du veru montanum le raphé
repousse en haut la lumière du canal, qui revêt la forme d'un
croissant à concavité inférieure. Dans la région membraneuse
la lumière urétrale devient concentrique à l'axe de l'endoscope
et forme un point noir d'où partent des plis radiés. La portion
bulbaire montre une fente verticale, noirâtre, entourée d'une
auréole claire peu plissée. Dans toute sa partie antérieure l'aspect que présente l'urètre est sensiblement le même : fente
noirâtre transversale dentelée avec une auréole rosée plissée à
sa périphérie, et sur laquelle se détache en noir par place
les orifices des lacunes de MORGAGNI, que l'on voit bien surtout
en position pariétale. Dans la fosse naviculaire la fente noirâtre tend à devenir verticale et elle l'est complètement au
niveau du méat : l'auréole périphérique devient de plus en plus
pâle.

§ 2. — CYSTOSCOPIE

1° Instruments. — Les divers urétroscopes précédemment
décrits peuvent servir à l'examen de *visu* de la vessie. JANET,
en coudant en béquille l'extrémité du tube de GRUNFELD de manière à rendre leur introduction dans le réservoir plus facile et
en ménageant au niveau du coude une fenêtre ouverte ou fermée par une glace, a contribué à la généralisation de leur emploi. Toutefois les urétrocystoscopes, en raison de l'étendue restreinte du champ d'observation, ne trouvent leurs indications
que dans quelques cas particuliers, par exemple lorsque la vessie
intolérante ne peut conserver de liquide et lorsque le saignement des parois rend de suite le milieu vésical opaque. Ils
rendent surtout service chez la femme, la dilatabilité de l'urètre

permettent d'introduire des tubes endoscopiques volumineux.

Aux cystoscopes à lumière externe NITZE a
substitué les cystoscopes à lumière interne
d'un emploi beaucoup plus général. Son ingénieux instrument primitif a été modifié
de bien des manières, soit par lui, soit par
d'autres, tels que BRENNER, LEITER, FENWICK,
GUETERBOCK, BOISSEAU DU ROCHER, ALBARRAN,
mais son principe est demeuré.

Le cystoscope de NITZE (fig. 31) a la configuration d'une grosse sonde métallique à
béquille correspondant aux n°s 23 à 26 de la
filière CHARRIÈRE. A son extrémité vésicale est
adaptée une petite lampe EDISON entourée en
partie par une enveloppe métallique et que
l'on peut changer à volonté. L'un des fils de
l'anse éclairante est mis en communication
avec une source électrique au moyen d'un
rhéophore contenu dans l'intérieur de l'instrument ; l'autre fil reçoit le courant par la
paroi métallique de l'instrument lui-même.
Un système de pince très simple, mobile,
disposé du côté du manche permet de relier
le cystoscope à la pile ou à l'accumulateur
destiné à l'actionner. L'image de la partie
éclairée par les rayons de la lampe est recueillie par un prisme situé au point d'union
de la portion rectiligne avec la béquille, et
ce prisme la reflète dans l'intérieur du tube
où elle est agrandie par un système de lentille se terminant par un oculaire. Afin de
varier la quantité de liquide intravésical sans
retirer l'instrument et de le renouveler complètement s'il est nécessaire, on a disposé
dans la plupart des cystoscopes actuels un
double conduit servant, l'un à l'adduction d'un liquide, l'autre à

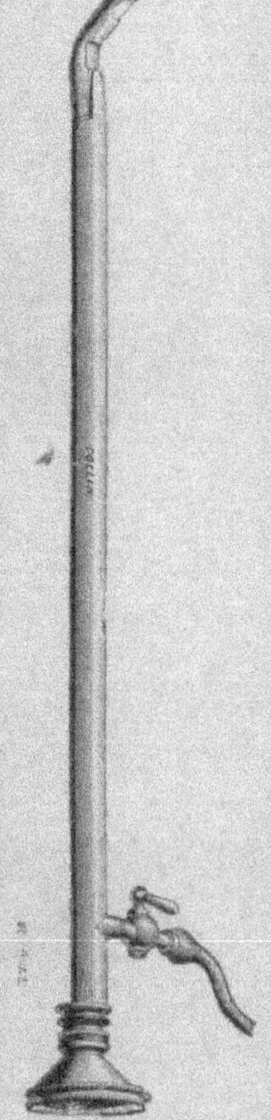

Fig. 31.
Cystoscope irriga-
teur de NITZE.

sa sortie : ce sont les cystoscopes irrigateurs. Le mégaloscope de BOISSEAU DU ROCHER, dans lequel la partie optique s'enlève de manière à ne plus représenter qu'une sonde ordinaire, présente de grands avantages pour les lavages.

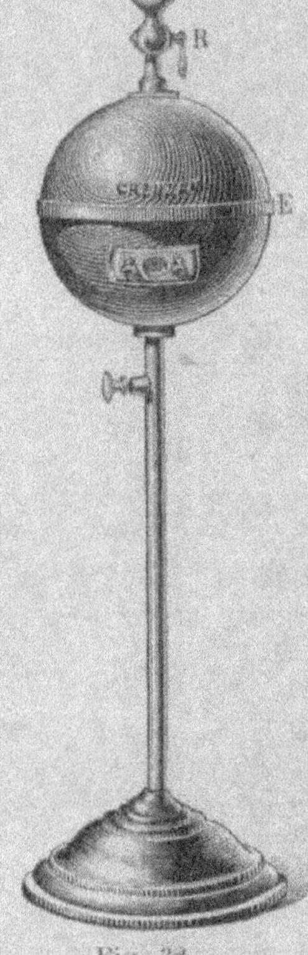

Fig. 32.
Cystofantôme de
POUSSON.

2° Technique. — Après s'être assuré du calibre de l'urètre et l'avoir désinfecté, le chirurgien vide la vessie, la lave et la dilate modérément à l'aide d'une injection de 150 à 200 grammes de solution boriquée. Une injection préalable de 10 à 20 grammes d'une solution de cocaïne à 1 p. 100, et mieux une instillation de la même quantité de cocaïne mais en solution plus concentrée (4 p. 100 par exemple) est parfois nécessaire, si le viscère est très sensible. L'antipyrine à 4 p. 100 peut également rendre des services, et en raison du faible degré de toxicité de ce médicament, on peut se servir de cette solution pour analgésier et dilater tout à la fois la vessie (POUSSON). Enfin, chez certains malades l'anesthésie générale peut devenir indispendable. Ces précautions prises, le malade est placé en travers de son lit ou sur une table appropriée dans la position de la taille, puis le cystoscope bien graissé avec de la glycérine de préférence à l'huile est introduit à la manière des sondes en métal coudées doucement, méthodiquement, sans faire saigner le canal. Son extrémité étant au centre du liquide, l'observateur établit le courant et place son œil à l'oculaire. Des exercices préparatoires sont nécessaires pour manier avec habileté le cystoscope, aussi convient-il de s'exercer sur les *cystofantômes*.

Celui représenté figure 32 et que nous avons imaginé est
très simple. Il se compose d'une sphère démontable en E, que
l'on remplit d'eau par le robinet R, et qui contient une balle de
caoutchouc fendue suivant son équateur et à la face interne de
laquelle on dessine les diverses lésions vésicales.

3° Aspect de la vessie saine. — Pour interpréter à leur
juste valeur les images fournies par le cystoscope, il faut se rappeler qu'elles sont renversées et que leurs dimensions et leur
configuration varient avec la position de l'instrument. De plus,
afin de ne laisser échapper à l'examen aucune partie, il faut en
éclairer méthodiquement les différentes régions. Nous noterons
les aspects des diverses régions de la vessie en nous inspirant de
la description qu'en a donnée ALBARRAN.

a. *Examen du col.* — La lampe étant au milieu de la vessie,
dans un champ clair, lumineux, de couleur jaune orangé, on la
retire lentement de manière à amener le prisme au contact de
la muqueuse du col. On voit alors se dessiner à la partie inférieure un croissant rouge sombre à bord plus clair, placé du côté
opposé au bec de l'instrument, et d'autant plus étendu qu'une plus
grande partie du prisme est cachée par la muqueuse. Son bord
est le plus souvent régulier et uni, mais assez souvent il est
irrégulier et hérissé de saillies « demi-transparentes, d'apparence
myxomateuses ».

b. *Examen du trigone.* — Pour examiner cette région, il faut
mettre l'instrument le bec en bas et l'enfoncer d'avant en arrière
tout en lui imprimant de petits mouvements de rotation. On
voit ainsi successivement d'abord le trigone lisse, uni, plus pâle
que le reste de la muqueuse vésicale ; puis « chez certains sujets,
un léger relief transversal lumineux, qui représente le muscle
inter-urétéral, et au delà une partie plus sombre, qui constitue
le bas-fond ».

c. *Examen des orifices urétraux.* — Il est rare qu'en examinant le trigone on n'aperçoive pas les orifices des uretères. Si on
ne les rencontre pas dans cette manœuvre, voici de quelle manière ALBARRAN conseille d'aller à leur recherche. Le bec du
cystoscope tourné en bas est placé de manière à regarder la

cuisse du malade du côté à explorer, puis il est attiré jusqu'à ce qu'on aperçoive le croissant du col, on voit alors en raccourci le trigone et souvent à l'extrémité du cône lumineux, dont la base est au col, l'orifice urétéral. Si on ne le découvre pas, on enfonce l'instrument à 2 centimètres et demi du col et par de petits mouvements, tantôt à droite, tantôt à gauche, en approchant et en éloignant le prisme de la paroi vésicale on finit par le rencontrer. L'orifice urétral se présente sous des aspects variables : simple petite dépression, petite fente de couleur rosée à fleur de muqueuse ou au sommet d'une petite saillie. Le jet intermittent de l'urine chassé par l'uretère aide à sa reconnaissance.

d. *Examen du corps de la vessie.* — Pour y procéder on retourne le bec du cystoscope en haut, puis on le porte au fond de la vessie, abaissant alors son manche entre les cuisses du malade en même temps qu'on l'amène à soi, on examine successivement par secteur les parois latérales et la paroi supérieure de la vessie. La muqueuse vésicale à leur niveau est d'une coloration jaune orangé, rarement franchement rosée, sur le fond de laquelle se dessinent des arborisations vasculaires d'une grande finesse.

DEUXIÈME PARTIE

MALADIES DE L'URÈTRE

CHAPITRE PREMIER

TRAUMATISMES DE L'URÈTRE

Les lésions traumatiques de l'urètre peuvent être divisées en trois classes, savoir :

I. Lésions accidentelles :
- *a.* Plaies nettes : piqûres, coupures.
- *b.* Plaies contuses.
- *c.* Ruptures, déchirures, éclatement.

II. Lésions chirurgicales :
- *a. de dehors en dedans* par acte thérapeutique : urétrotomie externe, boutonnière périnéale, taille.
- *b. de dedans en dehors* par acte thérapeutique : urétrotomie interne, par manœuvres malheureuses ou maladroites, *fausses routes* au cours d'un cathétérisme, d'une lithotritie.

III. Lésions pathologiques : } par calculs.

Les lésions accidentelles nous occuperont seules dans ce chapitre, et encore laisserons-nous de côté les piqûres et les plaies contuses produites de dedans en dehors par les corps étrangers introduits dans le canal.

§ 1. — PLAIES NETTES

A l'état de flaccidité de la verge le segment antérieur de l'urètre, caché dans le sinus des corps caverneux qui le protègent en avant, se dérobe par sa mobilité même à l'action des corps vulnérants, aussi ses plaies sont-elles rares. Quant au segment postérieur, sa situation profonde entre la racine des cuisses le rend à peu près inaccessible à tous les traumatismes autres que les traumatismes chirurgicaux. Les faits de plaies de la portion pénienne, rapportés par nos auteurs classiques, sont eux-mêmes peu nombreux. Citons les cas de BOYER et de REYBARD.

Nous étudierons successivement les piqûres et les coupures de l'urètre.

A) PIQURES

Elles sont véritablement sans intérêt pratique. Qu'elles siègent sur la portion libre ou fixe du canal, leur anatomie pathologique se réduit à l'existence d'un trajet, mettant momentanément la cavité de l'urètre en communication avec l'extérieur, mais qui se ferme de lui-même à la sortie du corps vulnérant et se cicatrise bientôt à moins d'attrition violente des tissus, de leur cautérisation, ou de leur inoculation par des produits septiques.

Un léger écoulement de sang par l'orifice externe de la plaie et aussi plus rarement par le méat au moment de l'accident ; une légère ecchymose les jours suivants et une sensation de douleur, qui va en s'atténuant, sont les seuls symptômes des piqûres de l'urètre. Il n'y a pas de troubles de la miction.

Simples, les piqûres de l'urètre ne réclament d'autre traitement que le repos et l'application de quelques compresses résolutives et antiseptiques. *Compliquées*, elles sont justiciables des principes généraux de thérapeutique de toutes les plaies et de quelques autres que nous aurons occasion de signaler plus tard.

B) COUPURES

1° Anatomie pathologique. — Au point de vue de *leur siège*, elles doivent être divisées en plaie de la portion périnéale et plaie de la portion pénienne. Relativement à *leur direction*, elles sont obliques le plus souvent, parfois transversales, exceptionnellement longitudinales. En égard à *leur profondeur*, elles sont incomplètes ou complètes.

Nous ne savons rien de l'anatomie pathologique des plaies accidentelles de la portion périnéale et les auteurs n'en parlent que par analogie avec les plaies chirurgicales de la taille, de l'urétrotomie externe, dans lesquelles l'urètre est incisé longitudinalement et partiellement. La pratique d'une opération de date récente, l'urétrectomie, peut nous fournir des données plus exactes sur ce qui doit se passer lorsque l'urètre est intéressé dans toute son épaisseur au niveau du périnée. On voit lorsque le canal est sectionné de part en part, ses deux bouts se rétracter et un écartement mesuré par l'élasticité et la contractilité des fibres longitudinales de la tunique moyenne lésée se constituer, mais à moins de perte de substance étendue, il n'est jamais suffisant pour s'opposer au rapprochement facile des deux bouts et à leur réunion par suture.

En raison de l'existence de la couche musculo-élastique, qui double sa muqueuse, l'urètre pénien sectionné peut être assimilé à une artère relativement à la forme qu'affecte la solution de continuité. Celle-ci est-elle longitudinale, les bords n'ont aucune disposition à s'écarter et tendent, au contraire, à se rapprocher lorsqu'on tire sur la verge. L'écartement déjà marqué dans les plaies obliques atteint son maximum dans les plaies transversales et la traction sur la verge augmente l'étendue de la solution de continuité au lieu de la diminuer. Lorsque la section oblique ou transversale est complète l'écartement peut dépasser un centimètre et les deux bouts en se recroquevillant peuvent s'opposer à la sortie de l'urine et au cathétérisme.

Ajoutons à ces brèves notions d'anatomie pathologique, qu'il

est exceptionnel dans la pratique de voir ces lésions accidentelles se borner au canal et que le plus souvent il s'y joint des
lésions du bulbe, de la prostate dans les plaies de la région
périnéale, du scrotum, des corps caverneux dans celles de la
région péno-scrotale.

2° Symptomatologie. — Outre les douleurs et les autres
symptômes communs à toutes plaies, les coupures de l'urètre
s'accompagnent d'écoulement de sang par le méat ou urétrorrhagie et de troubles dans l'émission des urines.

L'hémorrhagie provient de l'ouverture des aréoles du tissu
spongieux ; elle est en général abondante, mais s'arrête presque
toujours d'elle-même. Le sang sort à la fois par la plaie et par
le méat ; la quantité qui s'écoule par cet orifice et la blessure
est en raison inverse, et il suffit d'oblitérer momentanément la
solution de continuité pour faire naître ou augmenter l'urétrorrhagie.

Dans les plaies incomplètes il s'écoule toujours au moment
de la miction une certaine quantité d'urine par le méat en
même temps que par la plaie : la pression en aval accentue
le jet de dérivation. Lorsque la section est complète, l'urine
sort en totalité par la plaie. La rétention est exceptionnelle ;
lorsqu'elle existe, elle est primitive et reconnaît pour cause
soit un spasme réflexe de la région membraneuse, soit une
obstruction du bout postérieur par caillot, débris de tissus,
recroquevillement des tuniques du canal ; ou bien consécutive
et doit être attribuée au gonflement inflammatoire surtout dans
les plaies périnéales.

L'infiltration d'urine, presque irréalisable dans les plaies
nettes de la portion pénienne, est encore tout à fait exceptionnelle dans celles de la portion périnéo-scrotale.

Les seules complications que l'on peut voir survenir sont les
fistules et les rétrécissements, spécialement dans les plaies obliques et transversales.

3° Pronostic. — L'éventualité de ses complications constitue
toute la gravité des plaies nettes de l'urètre, mais il convient

de faire remarquer que de nos jours nous avons dans la manière
de traiter ces blessures quelques chances de les éviter.

4° Traitement. — Il faut distinguer les indications thérapeutiques des plaies de la région périnéo-scrotale, et celles des
plaies de la région pénienne.

Il y a quelques années à peine, les chirurgiens les plus auto-
risés conseillaient de s'abstenir de toute tentative de réunion
dans les plaies périnéo-scrotales dans la crainte de l'infiltration
d'urine ; le plus grand nombre avec Boully, Quénu, Picqué,
contrairement à Voillemier, Duplay, rejetaient même l'emploi
de la sonde à demeure, comme inutile et dangereuse en raison
des difficultés de son introduction dans certains cas et de l'irritation qu'elle entretient toujours dans le canal ; ils se contentaient de prescrire d'avoir recours de bonne heure à des cathétérismes répétés et à la dilatation temporaire et progressive
pour prévenir les rétrécissements. Cette conduite met évidemment à l'abri de tous les accidents immédiats, mais elle ne pare
pas aux chances de la coarctation consécutive, et aujourd'hui
l'indication formelle dans les plaies de l'urètre périnéal est de
faire l'urétrorrhaphie avec suture susjacente des tissus du périnée. (Voir plus loin *Ruptures de l'urètre*, p. 80.)

Dans les plaies de l'urètre pénien le principe de la suture ne
peut être un seul instant discuté ; afin de prévenir la formation d'une fistule et d'un rétrécissement consécutif on devra
pratiquer séance tenante l'urétrorrhaphie et s'il y a perte de
substance l'urétroplastie.

§ 2. — PLAIES CONTUSES

Les plaies contuses de l'urètre, dont nous séparons l'étude de
celle des ruptures, se distinguent de ces dernières en ce que le
traumatisme a intéressé à la fois les tuniques constitutives du
canal et les tissus qui les recouvrent jusques et y compris les
téguments.

Tout aussi rares, sinon plus rares que les plaies nettes, les
plaies contuses de la portion pendante du canal reconnaissent

pour cause la pression de la verge entre deux forces opposées, tel par exemple son écrasement sur le pubis ou sur la face interne de la cuisse dans une chute, le heurt d'un corps vulnérant comme un coup de pied de cheval, le pincement de la verge, sa morsure entre les dents de certains animaux.

Une chute à califourchon, un coup violent appliqué sur le périné peuvent, on le comprend, produire une plaie contuse de la portion périnéale de l'urètre, mais il faudra pour désorganiser les tissus résistants et élastiques, qui recouvrent le canal en ce point, un traumatisme d'une extrême violence et un agent vulnérant de petit volume pénétrant entre les branches ischiopubiennes, comme une chute sur un échalas, un coup de corne de taureau, un projectile, etc.

1° Symptomatologie. — Les troubles apportés à la miction dominent la symptomatologie des plaies contuses de l'urètre. L'écoulement du sang par la solution de continuité et par le méat est moins fréquent que dans les plaies à section nette ; il peut même faire presque complètement défaut. Les tuniques du canal mâchonnées, recroquevillées le plus souvent vers sa lumière, gênent toujours le cours de l'urine et peuvent même l'entraver tout à fait. La gêne de la miction (petitesse, faiblesse de projection, éparpillement, interruption du jet) est susceptible de varier dans la même journée, subordonnée qu'elle est à la disposition des lèvres de la plaie urétrale. Les tentatives d'exploration du foyer traumatique, soit pour le cathétérisme urétral, soit pour le sondage de la plaie elle-même avec un stylet, ont à cet égard des résultats divers, lesdites manœuvres pouvant désobstruer ou par contre obstruer pour un moment la lumière du canal. Il peut se faire aussi qu'une plaie contuse, ne paraissant pas d'abord intéresser l'urètre, traduise seulement son existence à la chute des eschares ouvrant tout à coup une voie anormale d'échappement à l'urine.

2° Diagnostic. — Le *diagnostic* des plaies contuses du canal, facile dans la grande majorité des cas, devra donc être réservé dans certains, et ne pourra parfois être affirmé qu'après l'élimination des parties frappées de mort, par l'issue de l'urine à travers un trajet inusité, ou par le développement d'accidents inflammatoires suppuratifs et infectieux, dont les ruptures de l'urètre nous offrent des exemples beaucoup plus fréquents et que nous étudierons dans le paragraphe suivant.

3° **Pronostic**. — En raison même de ce fait qu'elles intéressent toute l'épaisseur des tissus urétraux et périurétraux, les plaies contuses du canal sont au point de vue des accidents immédiats (rétention d'urine, phénomènes inflammatoires, septiques et urineux), moins graves que les ruptures que nous allons étudier, mais elles en présentent relativement à leurs conséquences (fistules, rétrécissement) tous les dangers ultérieurs.

4° **Traitement**. — Nous avons précédemment donné les raisons, qui pour certains chirurgiens doivent faire rejeter l'emploi de la sonde à demeure dans tous les cas de plaies nettes de l'urètre. L'irrégularité de la solution de continuité du canal dans les plaies contuses rend son introduction encore plus périlleuse, on n'y aura donc recours que si elle passe avec facilité.

Que l'on ait ou que l'on n'ait pas mis de sonde à demeure, les plaies contuses de l'urètre devront être surveillées attentivement. Des lavages antiseptiques répétés seront pratiqués avec soin de manière à prévenir les accidents infectieux, et à combattre la stagnation des urines au contact des tissus mortifiés. Que si ces accidents se développaient, il ne faudrait pas hésiter à faire les incisions nécessaires à la régularisation du foyer traumatique et à assurer largement l'écoulement du liquide et l'élimination des eschares. Dans les cas de plaies contuses graves de la portion périnéo-scrotale, l'incision hâtive faite d'après les principes que nous indiquerons à propos des ruptures graves semble même préférable à l'expectation armée.

Les moyens que nous venons d'indiquer sont de nature à sauver la vie des blessés, mais ils ne préviennent pas les rétrécissements consécutifs. C'est pour les éviter que les chirurgiens de nos jours ont proposé de retrancher délibérément les tissus suspects de mortification et de réunir par la suture les deux segments sains du canal et par-dessus les parties molles du périnée, ainsi que nous le verrons à propos des ruptures.

§ 3. — RUPTURES, DÉCHIRURES, ÉCLATEMENT

On doit entendre sous la dénomination de *rupture* de l'urètre toute solution de continuité complète ou incomplète des parois de ce canal pouvant se compliquer de lésions des organes et tissus qui l'entourent, mais ne s'accompagnant jamais de lésions des téguments. Cette intégrité de la peau est la caractéristique des ruptures de l'urètre ; elle leur donne leur physionomie clinique, qui est de constituer, ainsi que le fait si justement remarquer GUYON, une plaie à la fois ouverte (du côté du canal) et fermée (du côté des téguments).

Le terme de *déchirure*, que quelques pathologistes emploient pour désigner ce genre de lésions, convient bien à certaines d'entre elles, ainsi que le prouve leur mécanisme pathogénique. Il en est de même du terme d'*éclatement*.

1° Etiologie et mécanisme. — Les conditions de production des ruptures urétrales doivent être examinées successivement : 1° dans la région pénienne ; 2° dans la région périnéo-bulbaire ; 3° dans la région membraneuse ; 4° dans la région prostatique :

A. RUPTURES DE LA PORTION PÉNIENNE. — Elles peuvent se produire sur un canal sain ou malade, et alors que la verge est à l'état de flaccidité ou d'érection. Lorsque les parois de l'urètre non altérées jouissent de toute leur élasticité et que le pénis est flasque et flottant, les ruptures ont peu de chance de se produire, et l'on cite les cas de BOLLAND (écrasement de la verge sur la cuisse par une roue de charrette en écharpe), de VOILLEMIER (pénis pris dans un tiroir de commode), de LABBÉ (action d'un projectile). A l'état d'érection, la verge est plus souvent l'objet d'accidents, qui frappent tout d'abord le canal ou l'atteignent secondairement : tels sont les morsures, la torsion avec la main, un coup de pied de cheval, un coup de pincettes (VOILLEMIER). Lorsque le canal est enflammé et que ses parois sont ainsi rendues friables, les chances de rupture augmentent, et elles sont à leur maximum lorsque le pénis est à l'état d'érection. Le redressement brusque de la verge, comme dans la manœuvre barbare de la rupture de la corde dans la chaudepisse cordée, le coït irrégulier et tumultueux (faux-pas du coït de GUYON), une violence moindre comme une érection rapide ne permettant pas à l'urètre, formant corde, de suivre le développement du corps caverneux (TERRILLON), déterminent alors aisément une solution de continuité du canal. Ces microtraumatismes, qui passent souvent inaperçus, jouent, nous le verrons, un rôle considérable dans la pathogénie des rétrécissements.

B. RUPTURES DE LA PORTION PÉRINÉO-BULBAIRE. — C'est le traumatisme classique de l'urètre, sur le mécanisme duquel s'est exercée la sagacité des pathologistes. Toutes ses causes se rapportent à des corps offensifs, qui frappent le périnée au repos ou contre lesquels cette région, animée de mouvement, vient se heurter. Dans la première catégorie de faits, ce sont des coups de bâton, de marteau, de pied d'homme (DUPUYTREN), ou de sabot de cheval appliqués par derrière, le patient ayant le corps incliné en avant. Dans la seconde catégorie, le traumatisme est le résultat d'une chute à califourchon sur une vergue, un câble tendu (marins gabiers), (thèses de MAHEOT, de LEGUERBET, de CLÉMENT PIERRE), une poutre, une échelle, une planche de champ (charpentiers, menuisiers, peintres, etc.), le pommeau de la selle (DESRUELLES, PINGAUD, JOHN BELL), la fourche de la bicyclette (de PEZZER, DELOBEL, DELORME, FERRIA).

Relativement à leur mécanisme, nous envisagerons : *a*, les cas dans lesquels le périnée au repos est atteint par le corps vulnérant ; *b*, ceux dans lesquels cette région, animée de mouvements, est précipitée sur le corps contondant.

a. *Dans le premier cas* (coups de bâton, de pied d'homme ou de sabot de cheval appliqué par derrière), le bulbe peut être, pour ainsi dire, arraché et rompu juste au niveau de la portion membraneuse (fig. 33), ou bien il peut éclater, le sang contenu dans ses aréoles incompressible comme tous les liquides déterminant la déchirure de leurs cloisons.

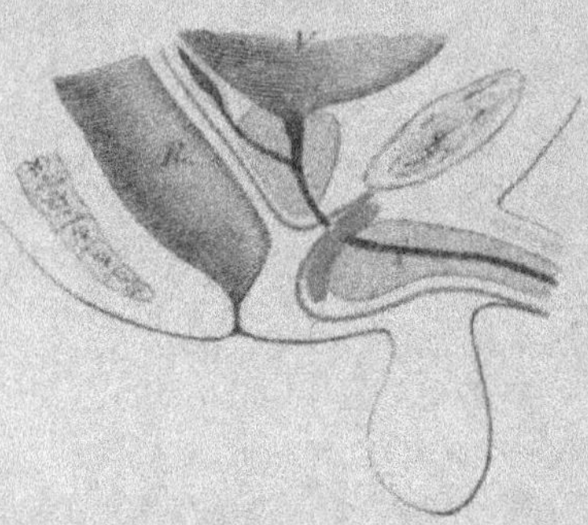

Fig. 33.
Arrachement du bulbe au niveau
de la portion membraneuse.

b. *Dans le second cas* (chute à califourchon sur un câble, une vergue, une poutre), l'urètre pris entre la force traumatisante et un point d'appui extérieur à lui-même s'y écrase. C'est sur la détermination de ce point d'appui que portent toutes les discussions des auteurs, question qui n'a pas seulement un intérêt spéculatif, mais comporte une application pratique en ce qu'elle sert à déterminer avec précision le siège de la solution de continuité du canal.

Pour Velpeau et Franc, l'urèthre, repoussé au moment de la chute en même temps que tous les tissus périnéaux, se redresse au-devant de la face antérieure du pubis et vient s'y écraser (fig. 34).

Cruas admet ce mécanisme, mais seulement pour les chutes sur des corps volumineux, s'enclavant difficilement sous le pubis, et il fait justement remarquer qu'il est nécessaire, pour que le traumatisme urétral se produise, que le bassin, au moment du contact, soit incliné en avant. Guyon et Terrillon se rangent à cette manière de voir, et le dernier de ces auteurs conclut même de ses expériences cadavériques que ce mécanisme est beaucoup

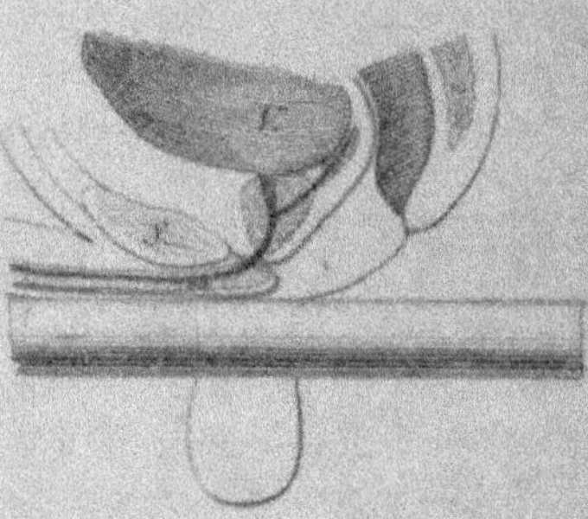

Fig. 34.
Écrasement de l'urètre sur la face
antérieure du pubis.

plus fréquent que Cras l'avance. La rupture siège alors sur la
partie antérieure du bulbe ou à l'origine du cylindre spongieux
et porte sur la paroi inférieure du canal.

Lorsque le périnée est précipité sur un corps de petit volume
s'enclavant dans l'ogive pubienne,
le contact, d'après Cras et Terrillon, se fait sur l'un des côtés, et le
corps vulnérant, glissant le long
d'une des branches ischio-pubiennes
jusqu'au sommet de l'arcade, repousse l'urètre sur l'arête vive de la
branche descendante du pubis du
côté opposé, où il se rompt (fig. 35).
Le siège de la rupture, d'après les
auteurs précédents, se trouverait à la
partie moyenne du bulbe et sur sa
paroi inféro-latérale; d'après Guyon,

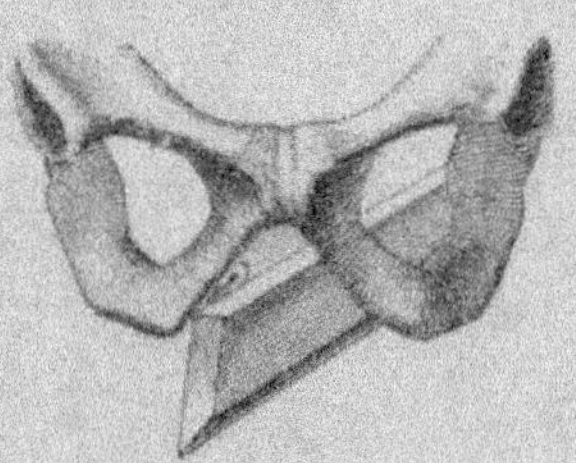

Fig. 35.
Rupture de l'urètre sur la
branche descendante du
pubis.

cette opinion serait trop exclusive, car, dans nombre de cas, la
rupture siège en avant du bulbe et intéresse la paroi supérieure
du canal et même sa totalité. Kauffmann après avoir dépouillé
un grand nombre d'observations conclut dans le même sens.

C. Ruptures de la portion membraneuse. — Leur mécanisme
est également discuté. Pour Velpeau et Franc l'urètre atteint
par un corps traumatisant, au point où il se réfléchit sous la
symphyse pubienne, vient se briser sur le bord de cette symphyse. Cras rejette cette manière de voir, qui pour lui ne peut
se comprendre sans rupture préalable du ligament de Carcassonne, qui fixe, comme on le sait, l'urètre à 2 centimètres
au-dessous du pubis. D'après les expériences de A. Poncet et
d'Ollier, c'est sur le ligament transverse de Henle, dont le
bord tranchant est placé de 0,005 à 0,006 au-dessus du canal,
que l'urètre viendrait se sectionner de lui-même. Kauffmann
admet que dans certains cas où un corps anguleux vient heurter
le périnée de bas en haut et d'arrière en avant la portion membraneuse refoulée vient s'écraser sur la moitié inférieure de la
face postérieure de la symphyse. Terrillon, qui, dans ses expé-

riences, n'a pu reproduire les lésions obtenues par A. Poncet et Ollier, pense que, le plus souvent, la rupture de la portion membraneuse est la conséquence d'une fracture du bassin et résulte des tiraillements de l'aponévrose moyenne par les frag-

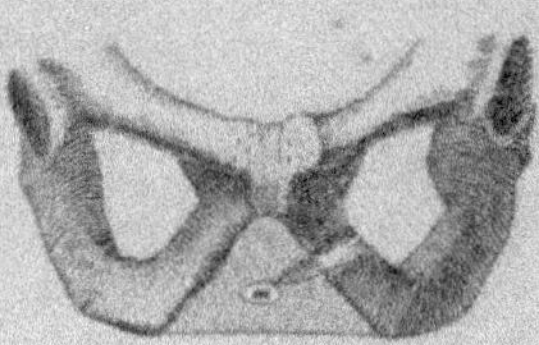

Fig. 36.

Déchirure de la portion membraneuse consécutive à la fracture de la branche ischio-pubienne.

ments déplacés ou de la perforation du canal par une esquille (fig. 36). La simple disjonction de la symphyse pubienne dans deux cas de Voillemier et de Cocteau et celle des symphyses sacro-iliaques dans un cas de Bouilly auraient produit le même résultat.

D. Ruptures de la portion prostatique. — En dehors des grands traumatismes intéressant le squelette du bassin et s'accompagnant de désordres si graves que la lésion de l'urètre passe inaperçue, les ruptures de l'urètre prostatique sont rares au point que Terrillon n'a pu en découvrir qu'un seul cas.

Nous résumons dans le tableau suivant les causes, les mécanismes et les résultats des ruptures des diverses régions de l'urètre.

2° Anatomie pathologique. — Nous l'envisagerons dans chacun des segments de l'urètre.

A. Ruptures de la portion pénienne. — Leur siège varie suivant la cause qui a déterminé la rupture. A la suite du redressement brusque de la verge dans la chaudepisse cordée, c'est vers la partie moyenne du pénis ou près de l'angle péno-scrotal que le canal se rompt : de même dans les érections forcées, les faux pas du coït. Ordinairement peu étendue et n'intéressant que le tiers, la moitié de la circonférence du canal, la solution de continuité occupe la paroi inférieure. Il est tout à fait exceptionnel que l'urètre soit rompu de part en part ; dans ce cas, à la lésion urétrale se joint presque toujours la rupture d'un des deux corps caverneux. Relativement à sa profondeur, rarement

TABLEAU RÉSUMANT LES CAUSES, LES MÉCANISMES ET LES RÉSULTATS DES RUPTURES
DES DIVERSES RÉGIONS DE L'URÈTRE

	CAUSES	MÉCANISMES	RÉSULTATS
R. du segment pénien ou spongieux.	Érections violentes, rupture de la corde, faux pas du coït (Guyon).	Mise en jeu exagérée de l'élasticité des parois.	Lésions siègent sur la paroi inférieure à sa partie moyenne et à l'angle péno-scrotal.
R. du segment périnéo-bulbaire ou bulbo-spongieux.	Coups de bâton, de marteau, de pied d'homme ou de cheval, etc.	Le périnée étant immobile.	Arrachement. — Lésions siègent à l'union de la portion membraneuse et du bulbe. Éclatement. — Lésions siègent en un point indéterminé.
	Chute à califourchon	Le périnée étant mobile.	Écrasement sur la face antérieure du pubis (Velpeau, Franc), mais seulement dans le cas de chute sur un corps volumineux (Gras). — Lésions siègent sur la partie antérieure du bulbe ou à l'origine du cylindre spongieux et portent sur la paroi inférieure. Écrasement sur l'arête vive de la branche descendante du pubis dans le cas de chute sur un corps peu volumineux (Gras-Terrillon). — Lésions siègent à la partie moyenne du bulbe et sur sa paroi inféro-latérale (Gras, Terrillon). Assez souvent la rupture est complète et siège en avant du bulbe (Guyon).
R. du segment membraneux. Chute à califourchon.		a. Écrasement sur le bord inférieur de la symphyse (Velpeau, Franc). b. Écrasement par le ligament de Henle (A. Poncet et Ollier), rare. c. Tiraillement de l'urèthre par l'aponévrose de Carcassonne soit qu'il y ait fracture du bassin, soit qu'il y ait disjonction de la symphyse (Terrillon).	Lésions siègent sur la paroi supérieure.
R. du segment prostatique.	Traumatismes violents de la ceinture pelvienne.		

5.

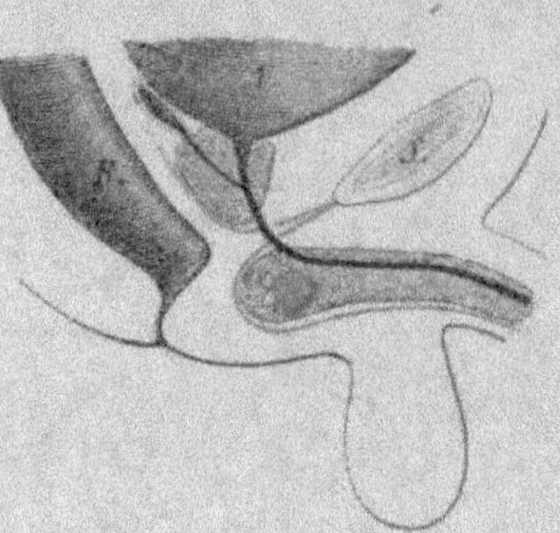

Fig. 37.
Rupture 1er degré interstitielle.

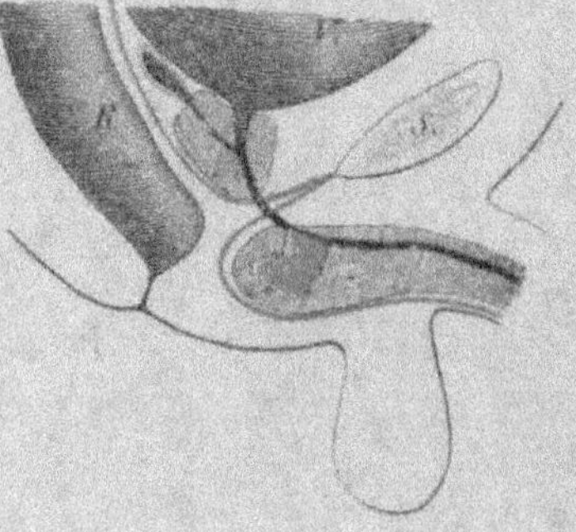

Fig. 38. — Rupture 2e degré en communication avec l'urètre.

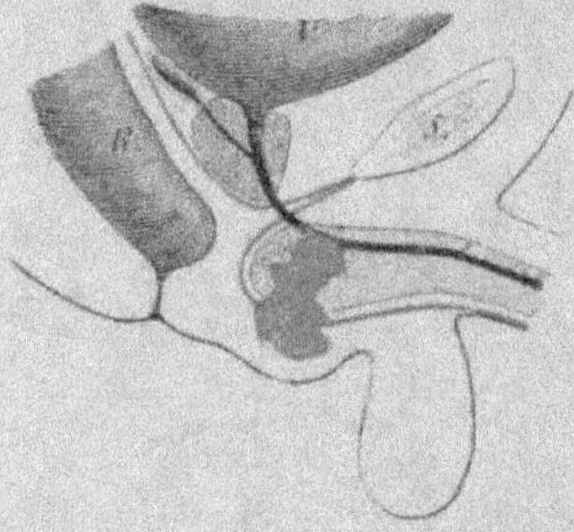

Fig. 39. — Rupture 3e degré en communication avec l'urètre et le périnée.

la lésion intéresse à la fois la tunique propre de l'urètre, sa gaine spongieuse et l'enveloppe fibreuse de cette dernière ; le plus souvent, elle reste limitée à la muqueuse et à la musculeuse sous-jacente, mais nous croyons aussi que fréquemment elle est interstitielle, c'est-à-dire ne portant que sur la gaine spongieuse.

B. Ruptures de la portion périnéo-bulbaire. — Ayant suffisamment précisé leur siége lorsque nous nous sommes occupés de leur mécanisme, nous nous contenterons d'étudier ici leur étendue en profondeur.

Tandis que Reynard n'admettait que deux degrés dans l'extension du foyer traumatique, Terrillon en compte plus judicieusement trois. *Dans un premier* les trabécules du tissu spongieux s'étant rompues, les aréoles communiquent entre elles, mais les tuniques de l'urètre et l'enveloppe fibreuse de la gaine érectile restent intactes : le foyer est fermé, c'est la *rupture intra-pariétale* ou mieux *interstitielle* (fig. 37). *Dans un deuxième degré* à l'écrasement du tissu spongieux vient se joindre la rupture des parois urétrales muqueuse comprise, le foyer est en communication avec le canal ; non seulement le sang est déversé dans ce dernier, mais, fait plus grave, l'urine s'y épanche et y stagne (fig. 38). *Dans un troisième degré* la rupture porte à la fois sur la muqueuse de l'urètre, le corps spongieux et son enveloppe fibreuse, de telle sorte que le foyer traumatique communique à la fois avec l'urètre et avec le périnée (fig. 39).

Inutile d'insister sur la description du foyer traumatique. Son contenu purement hématique dans le premier cas, est uro-hématique dans les deux autres et comme il est exposé à la pénétration des germes éventuels de l'urine ou de ceux qui peuvent y arriver par l'urètre, il devient presque toujours purulent. Ainsi que nous l'avons dit précédemment, il est rare que la solution des parois du canal soit circonférentielle ou totale, presque toujours il existe un pont, une languette de paroi qui réunit le segment antérieur au segment postérieur. C'est là un conducteur précieux pour la sonde si l'on croit devoir pratiquer le cathétérisme, et un jalon non moins utile pour trouver le bout vésical de l'urètre si l'on est obligé d'ouvrir le foyer traumatique. Dans le cas contraire, la rétraction physiologique des deux tronçons urétraux les éloigne considérablement l'un de l'autre et le recroquevillement de la muqueuse irrégulièrement déchirée et dilacérée rend des plus difficiles la découverte du bout postérieur. Notons enfin que les parois du foyer traumatique, creusé en totalité ou en partie dans le corps spongieux, s'ouvrent largement à l'absorption des produits qui y sont contenus.

C. RUPTURES DE LA PORTION MEMBRANEUSE. — L'urètre dans la traversée de l'aponévrose de Carcassonne et dans sa portion sus-ligamenteuse étant réduit à sa muqueuse, il n'y a pas lieu d'admettre les variétés précédentes. Que la rupture soit totale ou partielle, le canal est mis en communication avec l'étage supérieur du périnée, car la solution de continuité n'a jamais lieu d'une façon précise dans la portion intraligamenteuse, et c'est dans cet étage supérieur que s'épanchent l'urine et le sang, d'où ils peuvent gagner les fosses iliaques et la cavité prévésicale (fig. 73, p. 209). Dans les cas de fracture des branches ischio-pubiennes, l'épanchement uro-hématique communique avec le foyer de la fracture (cas de GLOAGUEN) et devient l'origine de complications redoutables.

D. RUPTURES DE LA PORTION PROSTATIQUE. — Très rarement observées en dehors des traumatismes à grand fracas du bassin, ainsi que nous l'avons dit précédemment, leur anatomie pathologique comme leur histoire clinique se confond avec celle des lésions étendues du pelvis.

3° Symptomatologie, évolution clinique. — Comme nous l'avons fait jusqu'ici pour l'étiologie et l'anatomie pathologique, nous envisagerons la symptomatologie des ruptures de l'urèthre successivement : 1° pour les ruptures de la portion pénienne ; 2° pour celles de la portion périnéo-bulbaire ; 3° pour celles de la portion membraneuse ; 4° pour celles de la portion prostatique.

A. RUPTURES DE LA PORTION PÉNIENNE. — Une douleur légère, une urétrorrhagie très minime sont souvent les seuls symptômes des ruptures de l'urètre pénien et il n'est pas rare que le malade en perde rapidement le souvenir. Mais certains, par exemple les individus atteints de « chaudepisse cordée », éprouvent une douleur très violente et qui peut se prolonger même pendant quelques jours avec des exacerbations au moment des mictions ; d'autres ont une hémorrhagie abondante susceptible de revêtir chez les hémophiliques des caractères d'extrême gravité. La rétention d'urine est tout à fait exceptionnelle en dehors de la rupture de la corde dans la blennorrhagie ; le plus souvent passagère, elle reconnaît pour cause le spasme réflexe de la portion membraneuse bien plus souvent que l'effacement de la lumière du canal par un épanchement intra-pariétal. Quant à l'infiltration d'urine, elle est encore plus rare, mais non impossible.

Dans l'immense majorité des cas, les ruptures du canal

pénien sont sans gravité immédiate, mais, à l'égal des traumatismes violents de la région périnéo-bulbaire, elles deviennent presque fatalement le point de départ de coarctations cicatricielles qui assombrissent considérablement leur pronostic.

B. RUPTURES DE LA PORTION PÉRINÉO-BULBAIRE. — Outre la douleur et les autres phénomènes obligés de toute contusion, les symptômes propres à la rupture de cette portion du canal sont au nombre de trois : *a.* écoulement de sang par l'urèthre ; *b.* troubles de la miction ; *c.* tuméfaction périnéale. L'intensité de chacun des termes de cette triade symptomatique est le plus souvent, mais non toujours, il convient de le faire remarquer dès maintenant, en raison de la gravité des lésions anatomiques et sert à caractériser trois types cliniques : *cas légers, cas moyens, cas graves,* fort judicieusement admis par CRAS et GUYON et qui ont permis à ces auteurs de donner une formule thérapeutique nette et précise pour chacun d'eux. C'est en catégorisant ainsi les divers cas, que nous étudierons la symptomatologie des ruptures du segment périnéo-bulbaire de l'urètre.

a. *Cas légers.* — Ils correspondent anatomiquement dans la majorité des faits aux ruptures interstitielles. La douleur parfois très vive au moment de l'accident est en général de courte durée et localisée au périnée ; elle s'exagère au moment des mictions qui suivent puis disparaît complètement, mais la pression au point contus la réveille pendant un assez long temps.

L'urétrorrhagie est peu abondante et se manifeste seulement par quelques gouttes de sang teintant le linge aussitôt après le traumatisme ou par un suintement continu durant plusieurs jours (CAZAUX), mais qui cède définitivement à un traitement approprié.

Les troubles de la miction sont le plus souvent nuls et le malade urine aisément, sans douleur, à jet franc ; lorsqu'ils existent, ils sont passagers et se réduisent à de la rétention reconnaissant pour cause le spasme réflexe de la portion membraneuse et parfois aussi l'effacement de la lumière urétrale par la saillie de l'épanchement sanguin intrapariétale. Quelle que soit la cause de cette rétention, une sonde peut être conduite avec prudence et légèreté de main à travers l'urètre ininterrompu et donner issue à l'urine, mais il faut être sobre de cette manœuvre et prudent dans son application, car en effondrant la muqueuse sus-jacente au foyer traumatique elle transformerait un cas léger en cas de moyenne gravité.

Une ecchymose primitive et peu étendue et une légère douleur à la pression sont les seuls phénomènes périnéaux à signaler et encore font-ils souvent défaut.

A moins de complications du côté du foyer traumatique, il n'y a pas de symptômes généraux. Les complications spontanées, sont à la vérité fort rares, mais elles ne sauraient être niées et l'épanchement sanguin interstitiel peut devenir le siège d'une infection autochtone, qui le convertit en abcès susceptibles de s'ouvrir dans l'urètre.

b. *Cas moyens.* — Ils s'observent chez les blessés dont la rupture de l'urètre qu'elle soit au second ou au troisième degré n'est que partielle, en sorte qu'il existe un pont muqueux établissant la continuité entre les deux segments. Le traumatisme étant en général intense, la douleur est très violente, parfois syncopale et dure quelques jours, localisée au périnée ou irradiée dans la verge, le gland, les testicules, les aines et même les hanches. Continue elle s'exagère au moment des mictions et surtout à la fin, lorsque les contractions des muscles périnéaux pressent et tiraillent les tissus meurtris.

L'hémorrhagie immédiate est toujours abondante et peut même mais exceptionnellement se faire sous forme de jet saccadé ; dans ce cas le sang provient non de la muqueuse ou des aréoles du bulbe rompu, mais d'une artère de quelque importance comme la bulbeuse. L'urétrorrhagie continue durant plusieurs heures, une journée entière est rare ; il est de règle de la voir cesser spontanément par formation d'un caillot dans ce foyer irrégulier, mais non moins fréquemment aussi elle se reproduit, à chaque miction l'urine dissociant les coagulations fibrineuses ; le cathétérisme, pratiqué sans précautions peut avoir les mêmes effets.

La miction est possible dans la plupart des cas, mais elle est toujours difficile, douloureuse et ne parvient qu'à vider incomplétement la vessie. La rétention complète peut être observée ; elle est primitive ou consécutive, mais jamais permanente et absolue et on peut toujours y remédier par un cathétérisme prudent.

La tuméfaction périnéale, pour ainsi dire constante, est hâtive et arrive en quelques heures à un développement rarement bien considérable, et qu'elle ne dépasse pas à moins de complications infectieuses au sein de l'épanchement exclusivement hématique au début, mais bientôt uro-hématique. Cette tuméfaction que l'on voit bien en examinant le malade dans la position de la taille est médiane, ovalaire à grand axe antéro-postérieur, très souvent recouverte d'un ecchymose tendant à diffuser vers le scrotum et la verge mais s'arrêtant aux plis génito-cruraux : elle est douloureuse à la pression ; sa consistance molle et crépitante lorsqu'elle est purement sanguine devient dure, rénittente, élastique lorsqu'elle contient de l'urine mélangée au sang et qu'elle se rapproche ainsi des tumeurs urineuses communes.

Ces cas évoluent sans fièvre, sans phénomènes généraux, et lorsqu'on voit la température s'élever et des troubles des grands appareils se déclarer, il faut craindre le développement de complications toujours imminentes dans ce foyer si propre à l'infection. Sur 27 cas de moyenne gravité, Terrillon a relevé 12 fois des complications périnéales infectieuses.

c. Cas graves. — Les accidents, qui les caractérisent, se déroulent lorsque la continuité anatomique ou physiologique de l'urètre est interrompue et que le foyer traumatique étendu jusque dans l'épaisseur du périnée contient un mélange de sang et d'urine ne tardant pas à devenir purulent. La triade symptomatique, urétrorrhagie, rétention absolue d'urine, tuméfaction périnéale est d'emblée complète, et il s'y ajoute, faute d'une intervention hâtive et urgente, des accidents de la plus grande gravité.

Sans revenir sur ce que nous avons dit précédemment au sujet de la douleur périnéale, faisons remarquer que son intensité est parfois moindre que dans les cas précédents et qu'elle peut être effacée par les souffrances que la rétention d'urine ne tarde pas à engendrer.

L'hémorrhagie par le méat est très abondante et de longue

durée en général, cependant ici comme dans les cas moyens l'irrégularité des parois du foyer traumatique favorise l'hémostase.

La rétention absolue et permanente s'accompagne de tous les phénomènes caractéristiques de la distension de la vessie. D'autres fois le réservoir reste flasque et vide, l'urine s'infiltrant dans le foyer traumatique et dans l'épaisseur des tissus du périnée.

La tuméfaction périnéale, qui ne manque jamais dans les cas graves, varie du volume d'une mandarine, d'un œuf de dinde à celui d'une tête de fœtus (VOLLKMIER), d'un chapeau (DEMARQUAY); sa consistance, pâteuse et crépitante au début, se ramollit et devient nettement fluctuante au fur et à mesure de la pénétration de l'urine dans son intérieur.

L'évolution du foyer périnéo-bulbaire d'abord rempli de sang et de débris de tissus dilacérés et meurtris, puis bientôt d'urine, règle la gravité du cas dont nous nous occupons. Exceptionnellement le sang et les parties détachées se résorbent aseptiquement, laissant à un tissu de granulations le soin de combler la perte de substance. Il est également rare que les parois du foyer subissent un travail inflammatoire de défense, qui limitant dans une gangue scléreuse son contenu le maintienne à l'état d'abcès urineux. Dans l'immense majorité des cas, le foyer de la rupture s'infecte du fait de la septicité des urines qui y pénétrent, à la suite d'un cathétérisme septique, ou même spontanément, et l'on voit se dérouler tous les phénomènes locaux et généraux de l'infiltration d'urine, qui ne tardent pas à emporter le malade si une intervention hâtive n'a pas arrêté dès le début ces accidents infectieux. Que si la mort immédiate ne survient pas, elle peut être ultérieurement la conséquence de la suppuration ; que si elle est évitée, il persiste souvent des fistules urinaires rebelles.

C. RUPTURES DE LA PORTION MEMBRANEUSE. — Comme elles sont presque toujours la conséquence d'un traumatisme violent atteignant le squelette, la douleur est très vive et persistante. La station debout, la marche, l'ébranlement du bassin la réveille et l'exaspère. L'urétrorrhagie est fréquente, mais elle peut faire défaut, le sang refluant dans la vessie ou s'accumulant au-dessus de l'aponévrose moyenne. La rétention est presque toujours absolue et durable. Les phénomènes périnéaux manquent, car la collection uro-hématique occupe l'étage supérieur du périnée.

Mais pour évoluer dans cette région élevée, les accidents n'en sont pas moins graves : c'est ainsi que l'urine peut pénétrer sur la ligne médiane dans la loge prostatique et fuser jusqu'au contact du péritoine ; qu'elle peut gagner sur les parties latérales les fosses ischio-rectales ou plus souvent encore l'espace pelvi-rectal supérieur et provoquer une cellulite pelvienne de la plus haute gravité.

D. RUPTURES DE LA PORTION PROSTATIQUE. — Pour les raisons précédemment invoquées, leur histoire clinique se confond avec celle des traumatismes du bassin.

4° Complications communes à toutes les ruptures de l'urètre. — Quels que soient le siège et l'étendue de la rupture du canal, un rétrécissement ultérieur, le plus souvent d'apparition très rapide (rétrécissement aigu de TERRILLON) et en général étroit et résistant, en est la conséquence fatale à moins que la solution de continuité n'ait été réunie par première intention. Toute rupture de l'urètre est un rétrécissement en germe (BOECKEL). La gêne apportée à l'émission de l'urine par le rétrécissement entretient des fistules et en détermine la formation si la plaie s'était d'abord fermée. Mais ses effets les plus fâcheux portent sur l'appareil urinaire tout entier, qui, surpris par la rapidité de l'entrave apportée à la sortie de l'urine, se laisse distendre de la vessie aux glomérules du rein et se place ainsi dans les conditions les plus aptes à son infection. Le blessé devient dès lors un urinaire.

5° Pronostic. — Bien que toutes graves, les ruptures de l'urètre ne comportent cependant pas un pronostic également sévère. Les ruptures du segment pénien ne mettent jamais immédiatement la vie en péril, elles ne deviennent dangereuses que par le rétrécissement qui en est la conséquence habituelle.

Les trois variétés cliniques de rupture de la portion périnéo-bulbaire admises indiquent par leur dénomination même l'échelle de leur gravité, mais il convient de faire remarquer que l'application d'un traitement rationnel a sur l'évolution des accidents une influence telle que, tandis que les cas légers ou moyens sont susceptibles de se compliquer tout à coup des accidents les plus redoutables à la suite d'une intervention irrégulière, les cas graves méthodiquement soignés évoluent souvent avec une extrême bénignité.

Les ruptures de la portion membraneuse sont toujours pleines de danger, en raison des accidents d'infiltration d'urine dans l'étage supérieur du périnée et de la variété toute particulière de rétrécissement, qui se produit, lorsque le malade a évité les complications immédiates.

Les rétrécissements traumatiques consécutifs ne sont pas également graves. Les ruptures incomplètes ne donnent lieu en général qu'à une stricture partielle en croissant, en valvule, tandis que les complètes forment une virole circonférencielle effaçant presque en totalité, sans jamais aboutir à l'oblitération anatomique, la lumière urétrale, qui se trouve en outre déviée, infléchie et tortueuse. Le siège des coarctations influe aussi sur le pronostic : celles de l'urètre pénien comportant une intervention moins meurtrière que celle de la région périnéo-bulbaire et membraneuse.

6° Diagnostic. — Il est le plus souvent aisé. L'urétrorrhagie, qui ne manque pour ainsi dire jamais, a une valeur diagnostique considérable qui peut à elle seule révéler le trauma; lorsque les deux autres termes de la triade symptomatique s'y joignent, l'hésitation n'est plus possible. Les anamnestiques, les circonstances qui ont précédé le saignement de l'urètre, la dysurie et la tuméfaction au périnée, ne doivent jamais être négligés, car c'est par eux seuls que l'on arrive à préciser le siège et le degré de la lésion, lorsqu'il s'agit de ruptures des portions périnéo-bulbaires et membraneuses. Comme nous l'avons dit, l'intensité des phénomènes symptomatiques est ici souvent proportionnelle à la gravité des lésions, mais il n'en est pas toujours ainsi, de là la nécessité de chercher dans le récit des moindres circonstances de l'accident les indices qui, avec ce que nous savons du mécanisme des ruptures, permettront d'en déterminer la topographie et l'étendue. Ces éléments ne sauraient être en effet fournis par l'exploration de l'urètre et il faut bien se garder de sonder les blessés dans ce but, car on risquerait fort d'aggraver les désordres. Un moyen que l'on ne doit jamais négliger lorsque l'on soupçonne une déchirure de la portion membraneuse, c'est le toucher rectal, et la palpation avec le doigt introduit dans l'intestin des branches ischio-pubiennes si souvent fracturées dans ce cas.

7° **Traitement**. — Il varie suivant la région rompue.

A. RUPTURES DE LA PORTION PÉNIENNE. — Les phénomènes, résultant du traumatisme de cette région ne réclament en général aucune intervention. Si l'urétrorrhagie se prolonge, l'application de glace sur la face inférieure du pénis, des injections urétrales d'eau froide simplement aseptisée ou tenant en dissolution des substances hémostatiques (alun, tanin, acide gallique, acétate de plomb) en auront raison et devront être préférées à la pratique détestable consistant dans l'introduction d'une grosse sonde dans le canal. Si la rétention d'urine, accident rare, résiste à une médication interne calmante et sédative et à l'emploi de bains locaux ou généraux, on aura recours à la ponction sus-pubienne plutôt qu'au cathétérisme, qu'on devra toujours pratiquer, si on croit devoir le faire, avec une grande prudence à l'aide d'une sonde en caoutchouc de calibre modéré (n° 16 ou 17) et bien aseptique. Enfin contre les accidents résultant d'une rupture grave, infiltration d'urine et infection du foyer, l'incision large s'imposera sans délai. Dans la suite et pour prévenir la coarctation urétrale on ne négligera pas de pratiquer la dilatation par des cathétérismes répétés et persévérants. Dans le but d'atteindre la stricture dans son germe, on a dans ces dernières années proposé de se comporter vis-à-vis les ruptures péniennes, comm e vis-à-vis les ruptures périnéo-bulbaires, en réséquant les tissus contusionnés et en suturant les deux segments sains du canal.

B. Ruptures de la portion périnéo-bulbaire. — Leurs indications thérapeutiques sont liées à chacun des trois types cliniques.

Dans les cas légers, le repos au lit, à l'intérieur des boissons délayantes et des substances destinées à aseptiser les urines feront tous les frais du traitement. L'urétrorrhagie et la rétention d'urine, si elles ne cèdent pas d'elles-mêmes rapidement, seront combattues par les moyens précédemment indiqués et, avec plus de soin encore que dans les ruptures péniennes, on se gardera de l'introduction de sondes dans le canal dans la crainte de transformer le cas en cas du deuxième degré : c'est ici que les ponctions capillaires et aseptiques de la vessie par l'hypogastre rendront de grands services. Le chirurgien surveillera de près les événements et sera prêt à intervenir aux moindres accidents.

Dans les cas moyens, l'indication est de remédier à l'urétrorrhagie toujours abondante et à la rétention en général absolue et permanente. Pour obéir à cette dernière le blessé doit être sondé (Guyon). Mais le cathétérisme est difficile et il faut le pratiquer avec précautions sous peine d'aggraver les lésions. Se rappelant que la rupture siège sur la paroi inféro-latérale, le chirurgien emploiera à cet effet des instruments souples à extrémité mousse rectiligne (sonde du caoutchouc de Nélaton), ou rigide à courte béquille (sonde de Mercier), dont le bec suit la paroi supérieure intacte. On peut aussi, suivant la pratique de Guyon, introduire d'abord dans la vessie une bougie armée à extrémité recourbée et collodionnée, et sur cette bougie conduire une sonde à bout coupé de moyen calibre comme dans le troisième temps de l'urétrotomie interne. La sonde mise en place ne sera laissée à demeure, contrairement à l'avis émis par Chas, que si le cathétérisme a été difficile ; dans le cas contraire mieux vaut recourir au cathétérisme répété (Guyon). Mais on ne perdra pas de vue que la sonde à demeure introduite dans les meilleures conditions ne met pas toujours à l'abri des accidents et l'on devra se tenir prêt à intervenir chirurgicalement, si des phénomènes infectieux se déclarent dans le foyer traumatique. C'est pour éviter ces surprises que certains chirurgiens, avec REYBARD, n'hésitent pas à pratiquer délibérément l'incision du périnée dans les cas moyens comme dans les cas graves.

Dans les cas graves, ni la compression, ni la glace sur le périnée, ni le cathétérisme, ni la ponction sus-pubienne de la vessie ne peuvent satisfaire aux trois indications à remplir : à savoir arrêter l'urétrorrhagie (exceptionnellement abondante il est vrai) ; rétablir la miction par le méat ; s'opposer à l'infiltration d'urine et à la suppuration du foyer. Aussi CRAS, GUYON et avec eux la société de chirurgie ont-ils rejeté depuis longtemps le cathétérisme comme dangereux et ne mettant pas toujours à l'abri de l'infection du foyer (TERRILLON l'aurait observée 9 fois sur 9 cas de sonde à demeure), et ne regardent-ils la ponction vésicale que comme un moyen palliatif bon à calmer les douleurs de la rétention et à retarder l'infiltration d'urine.

L'incision large du foyer traumatique, déjà conseillée par CHOPART, DESAULT, LALLEMAND, GREEN, TRAVERS, EARLE, GROSS, REYBARD, voilà le seul moyen que nous ayons de combattre l'hémorragie lorsqu'elle provient d'une artère ou d'une veine de quelque importance, de donner issue à l'urine, aux caillots et aux débris de tissu sphacélique, et partant de prévenir les accidents d'infiltration urineuse et d'infection septique.

Mais cette incision est insuffisante à assurer l'avenir du canal et doit être complété par des moyens ayant pour but la restauration de l'urètre. Après VERGUIN, GROSS et BRYANT, plus près de nous, BŒCKEL, NOTTA (de Lisieux), CRAS, GUYON, TERRILLON en France, HOLMES et HARRISON en Angleterre, GUTERBOCK et STROMEYER en Allemagne, PIROGOFF en Russie conseillent à cet effet de mettre une fois l'incision faite une sonde à demeure réunissant les deux segments de l'urètre. Renvoyant pour le manuel opératoire aux thèses de TERRILLON (agrégation, 1878), de E. MOXON (1880), de SALVIAT (1880), nous nous contenterons de donner ici les résultats de cette opération, qui n'est en définitive qu'une urétrotomie externe d'emblée. Tout d'abord elle doit être hâtive; sur 22 cas l'incision faite dans les vingt-quatre heures n'a été suivie d'aucun décès, et sur 14 dans lesquels elle fut retardée il n'y eut il est vrai qu'un mort, mais la guérison fut très lente (TERRILLON) ; dans 91 cas, l'opération pratiquée dans les quarante-huit heures a donné 83 guérisons et 8 morts et dans 36 cas où elle fut exécutée à une époque plus tardive, elle fournit 30 guérisons et 6 morts (KAUFMANN). Les documents font défaut pour apprécier par des chiffres les résultats de l'intervention relativement à la perméabilité du canal, mais il semble bien ressortir des faits observés que les rétrécissements ultérieurs sont la règle et que les cathétérismes d'entretien sont nécessaires durant toute la vie du blessé.

Dans le but de prévenir cette sténose, JACKSON en Angleterre et D. MOLIÈRE en France ont, en 1882, proposé de réséquer les parties contuses du canal et du périnée et de réunir ensuite bout à bout les deux segments de l'urètre. Les recherches expérimentales de KAUFMANN (de Zurich) et de HÆGLER (de Bâle) ont poussé les opérateurs dans cette voie et on trouvera dans les thèses de NOGRÈS et de WARTEL l'histoire complète de l'*urétrectomie* et de l'*urétrorrhaphie* appliquées au traitement des ruptures de l'urètre. Sans entrer dans la description des détails opératoires qu'on pourra y lire, nous dirons que la restauration de l'urètre par la simple réunion des tissus juxta-urétraux et des deux faces de la plaie périnéale, l'*urétroplastie*, malgré les succès de LUCAS-CHAMPIONNIÈRE, est un procédé d'exception et qu'on doit à moins d'impossibilité y joindre la suture des deux bouts de l'urètre, l'*urétrorrhaphie*, à la manière d'ERASME PAOLI, d'HÆGLER et SOCIN (de Bâle). La crainte de voir les tuniques urétrales contusionnées se sphacéler a fait rejeter l'urétrorrhaphie primitive par certains à l'exemple de DELORME, mais au lieu d'attendre l'élimination des eschares mieux vaut, comme le conseillent D. MOLIÈRE et GUERMONPREZ, exciser à petits coups de ciseaux les tissus suspects des lambeaux contus et affronter des parties vivaces, gage de réunion immédiate et d'asepsie parfaite du foyer.

C. RUPTURES DE LA PORTION MEMBRANEUSE. — GUYON recommande d'essayer dans tous les cas le passage d'une sonde a bout coudé, qui selon lui aurait plus de chance de passer que dans les ruptures de l'urètre périnéo-bulbaire, car le canal est plutôt aplati et dévié que franchement déchiré. Il conseille dans les cas difficiles de recourir à l'emploi d'une bougie armée à extrémité tortillée servant de guide à une sonde à bout coupé. Que si le cathétérisme est impraticable on aura recours à la ponction de la vessie ou même à la cystostomie sus-pubienne. Mais ce ne sont là que des expédients, et ici, comme dans les cas graves de rupture de la portion périnéo-bulbaire, on devra le plus souvent inciser largement le périnée pour donner issue à l'urine et aux liquides plus ou moins septiques du foyer traumatique et pour rétablir la continuité de l'urètre par une suture si la chose est possible, éventualité rare en raison de la profondeur et de l'étendue des lésions.

§ 4. — FAUSSES ROUTES

Les fausses routes sont des lésions traumatiques de l'urètre produites de dedans en dehors au cours du cathétérisme.

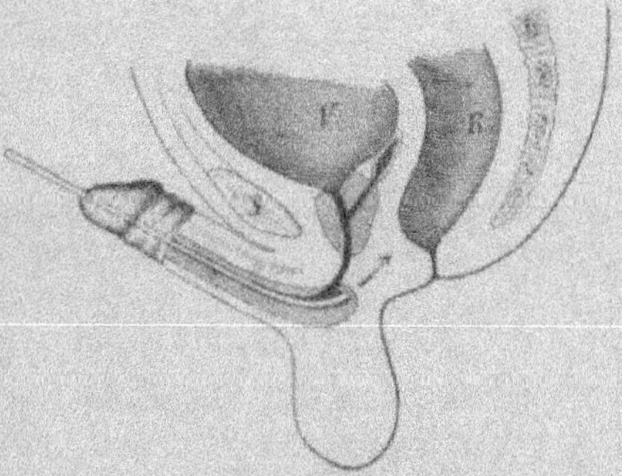

1° Etiologie et mécanisme. — Les circonstances où elles se produisent ont un intérêt capital. Rares, mais possibles, dans un urètre normal, elles sont produites le plus souvent dans un urètre pathologique.

Dans un urètre sain

Fig. 40.

Amorce d'une fausse route rétro-prostatique.

elles sont toujours déterminées par un cathétérisme inexpérimenté et brutal. L'instrument chirurgical le plus offensif et le plus imprudemment manié détermine rarement de fausses

voies dans l'urètre spongieux ; c'est au niveau du cul-de-sac du
bulbe, en avant de son collet, qu'on les observe le plus souvent
par un mécanisme facile à comprendre. Tantôt le bec de la
sonde se coiffe de la muqueuse lâche du bulbe et imprime à
l'instrument une fausse direction (GUYON), qui sous l'influence
d'une pression un peu forte se change aisément en fausse route
passant en arrière de la prostate (fig. 40) ; tantôt dans la
manœuvre faite pour éviter la dépression bulbaire, l'extrémité
de la sonde, trop tôt et trop fortement relevée par l'abaissement

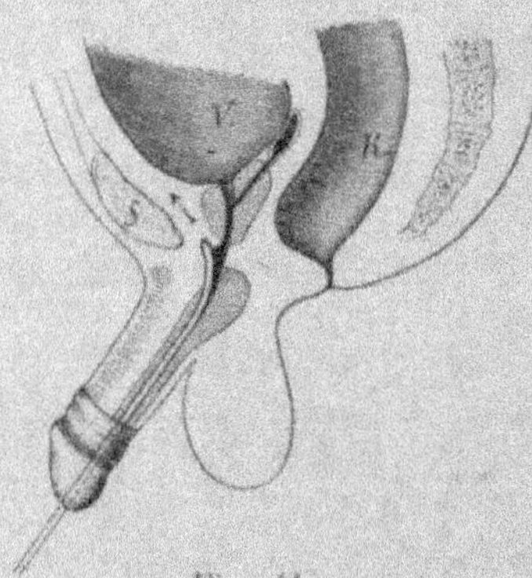

Fig. 41.

Amorce d'une fausse route rétro-
pubienne.

du pavillon, perfore la paroi
supérieure du canal et passe
entre la prostate et la symphyse du pubis (fig. 41).

C'est encore par inexpé-
rience et pour se départir des
règles, qui veulent que toujours
le cathétérisme soit pratiqué
avec une extrême douceur, que
l'on produit des fausses routes
dans un urètre malade. Les
dispositions pathologiques du
canal qui favorisent l'accident
sont : le développement exagéré des lacunes de Morgagni,
l'ulcération et la béance des
glandes de Cowper et des glandes de la prostate ; mais les
lésions qui en deviennent l'origine, dans l'immense majorité
des cas, sont les rétrécissements et l'hypertrophie de la prostate. Le mode de production des fausses routes dans ces cas
serait intéressant à étudier, mais comme les principes du cathétérisme pour les éviter en découlent, nous reviendrons sur
ce sujet à propos de leur prophylaxie.

2° Anatomie pathologique. — Les fausses routes peuvent
siéger dans toute la longueur du canal (bulbe, région membraneuse et prostatique) et sur la paroi inférieure. GUYON dit n'en
avoir jamais observé sur la paroi supérieure, cela est bien en

accord avec le siège des obstacles, qui arrêtent la sonde et que l'on rencontre exclusivement sur le plancher de l'urètre.

Les fausses routes parfois uniques sont encore assez souvent multiples.

Limité aux tissus, qui constituent l'urètre dans la portion spongieuse, le trajet peut, lorsqu'il occupe les parties profondes du canal, pénétrer dans les tissus voisins ; par exemple dans les plans qui séparent la prostate du rectum et même dans le

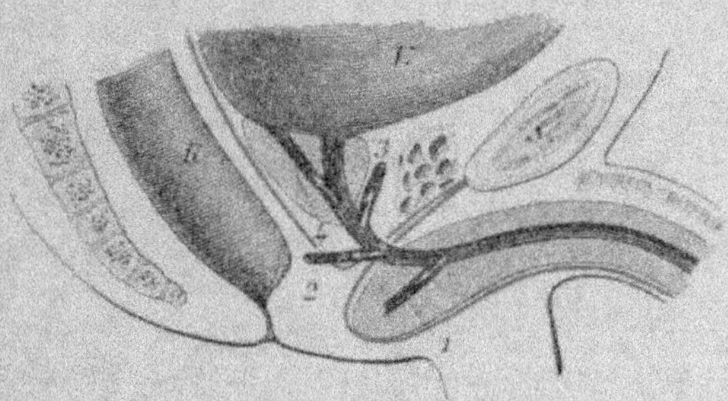

Fig. 42.

Fausses routes : 1° intra-bulbaire ; 2° rétro-prostatique ; 3° rétro-pubienne ; 4° trans-prostatique.

tissu cellulaire rétro-pubien, mais le plus souvent il reste contenu dans l'épaisseur de la glande.

Presque toujours la fausse route siégeant dans l'urètre spongieux et au niveau de la portion membraneuse est incomplète, c'est-à-dire qu'elle se termine en cul-de-sac à une distance plus ou moins grande de son ouverture dans le canal, à l'instar d'une fistule borgne. Dans l'urètre prostatique elle est souvent complète, établissant comme un tunnel entre la vessie et un point du trajet de l'urètre (fig. 42). Cette dernière variété constitue quelquefois même un accident assez heureux pour qu'on ait voulu l'ériger en méthode thérapeutique (cathétérisme forcé de MAYOR).

Il est inutile d'insister sur la description minutieuse du foyer de la fausse route, c'est une plaie contuse, une déchirure dont tout le danger consiste dans la pénétration de l'urine dans sa cavité ; or, sans doute à cause de l'obliquité de l'orifice dirigé vers le méat et permettant à la muqueuse de faire clapet, cette pénétration est assez souvent évitée dans le cas de fistule incomplète, mais elle est presque la règle dans les cas de fistule complète communiquant avec la vessie ; d'où la gravité bien différente des deux sortes de fausses routes.

3° Symptomatologie. — Un chirurgien expérimenté reconnaît assez facilement qu'il fait une fausse route, écrit VOILLE-MIER ; malheureusement, ajouterons-nous, c'est toujours un chirurgien inexpérimenté qui produit cet accident ; aussi la sensation de résistance vaincue, la liberté subite de la bougie, de la sonde ou du cathéter, son avancement par soubresauts que l'on donne pour signes de l'accident sont pour lui lettre morte, et trop souvent il continue de pousser l'instrument malgré les douleurs du patient et le sang qui s'écoule de l'urètre.

La douleur, l'urétrorrhagie, quelquefois l'hématurie, sont les signes évidents d'une fausse route chez un individu que l'on sonde habituellement sans douleur et sans perte de sang. Il s'y joint souvent des troubles de la miction : gêne l'émission de l'urine qui peut aller jusqu'à la rétention absolue. Cette rétention est primitive et reconnaît alors pour cause la présence de caillots dans le canal ou l'irrégularité de la plaie, ou bien elle est tardive et résulte du gonflement inflammatoire de l'urètre ou d'un spasme de la portion membraneuse.

4° Marche et terminaisons. — Si certaines fausses routes par suite des accidents de fièvre urineuse, d'inflammation et de suppuration du foyer, d'infiltration d'urine qu'elles peuvent occasionner, sont un mode de terminaison fatale des affections des voies urinaires (rétrécissement de l'urètre, hypertrophie de la prostate), beaucoup de ces cas aussi échappent à ses complications et guérissent. Les fausses routes incomplètes se réparent en général très bien mais toujours lentement : les fausses routes complètes creusant un trajet à travers le tissu de la prostate ne déterminent en général aucun accident, par contre celles qui mettent en communication la vessie et l'urètre

par un trajet passant en arrière de la prostate ou dans l'espace
rétro-pubien sont presque toujours irréparables et mortelles.

5° Diagnostic. — En présence d'une fausse route, deux
erreurs de diagnostic peuvent être commises : on peut croire
à l'existence d'un rétrécissement, ou l'on peut se figurer être
dans la vessie alors que la sonde est dans une fausse voie. Le
rétrécissement se distingue par les renseignements que le malade fournit sur son passé, par la sensation perçue par le chirurgien, par l'absence de la douleur, de l'hémorragie.

Lorsque la fausse route pénètre en arrière ou en avant de la
prostate (ce dernier fait exceptionnel) ou dans son épaisseur,
le diagnostic se fait par la déviation latérale du pavillon de la
sonde en sens opposé de la fausse voie, comme l'ont fait
remarquer depuis longtemps DESAULT, BOYER, CHOPART, par la
sensation de liberté du bec de la sonde, moindre cependant
que si elle était dans la vessie, par l'issue de sang et non
d'urine, surtout par le toucher rectal qui fait nettement sentir
le bec latéralement retenu dans l'épaisseur des tissus.

6° Traitement. — Avant d'indiquer les moyens de traiter
les fausses routes, nous devons succinctement rappeler les
moyens de les éviter. Ces moyens préventifs reposent : sur la
douceur, la prudence, la légèreté de main pendant le cathétérisme ; sur le choix des instruments ; sur la connaissance des
obstacles, qui s'opposent à leur pénétration dans l'urètre. Inutile d'insister sur la douceur des manœuvres. Le choix des
instruments se déduit de la lésion obstruant le passage : les
antécédents et les symptômes présentés par le malade donnent
parfois une indication suffisante pour cela, mais il est toujours
indispensable d'explorer le canal avec l'explorateur à boule
avant d'introduire tout autre instrument. La boule révèle-t-elle
l'existence d'une stricture étroite, on choisira pour la franchir
une bougie en gomme mince et flexible. Existe-t-il un allongement et une déformation du canal prostatique dus à l'hypertrophie, on se gardera d'employer, comme trop souvent on le
fait, une sonde en gomme conique, qui ne manquerait pas de

buter contre l'obstacle dans la paroi inférieure et de faire une fausse route ; mais on choisira une sonde coudée ou bicoudée qui, suivant la paroi supérieure de l'urètre, passera au-dessus de l'obstacle, ou une sonde en caoutchouc très souple qui, serpentant dans le canal déformé, parviendra dans la vessie.

La fausse route faite, les indications qu'elle réclame sont en tout semblables à celles des cas moyens de rupture de l'urètre. Elles se réduisent à la mise à demeure d'une sonde en caoutchouc modérément grosse, ouverte dans l'urinoir. Si malgré ces divers expédients on ne peut pénétrer dans la vessie, on doit aller au plus pressé en pratiquant la ponction hypogastrique ; si en dépit de toutes les précautions il se manifeste des accidents d'inflammation ou d'infiltration, il faut se comporter comme dans les cas graves de rupture et inciser largement le foyer.

CHAPITRE II

URÉTRITES

L'inflammation de l'urètre, comme toutes les inflammations, reconnaît pour cause prochaine l'intervention de micro-organismes divers exerçant leur action pathogène à la surface et dans l'épaisseur des parois du canal ; mais récemment GUIARD a attiré l'attention sur des urétrites indépendantes de toutes espèces de microbes, ainsi se placent à côté des urétrites microbiennes de beaucoup les plus fréquentes des urétrites amicrobiennes ou aseptiques. Parmi les micro-organismes des urétrites microbiennes, le gonocoque est le plus souvent à incriminer, mais il faut aussi compter avec un grand nombre d'autres microbes pathogènes. Nous décrirons donc :

1° *Une urétrite microbienne gonococcique* ou *blennorrhagique* que nous examinerons successivement à l'état aigu et à l'état chronique ;

2° *Des urétrites microbiennes non gonococciques ;*

3° *Des urétrites amicrobiennes ou aseptiques.*

§ 1. — URÉTRITE BLENNORRHAGIQUE EN GÉNÉRAL

La blennorrhagie, dénomination créé par SWEDIAUR, est une inflammation spécifique et contagieuse susceptible de se développer sur diverses muqueuses, mais affectant plus habituellement la muqueuse génito-urinaire et plus particulièrement celle de l'urètre, terrain sur lequel nous l'envisagerons exclusivement.

L'urétrite blennorrhagique se présente : *a*) à l'état aigu ; *b*) à l'état chronique.

1° Nature de la blennorrhagie. — Sans refaire l'histoire, reproduite dans tous les livres de vénéréologie, des doctrines émises sur la nature de la blennorrhagie, rappelons seulement les étapes principales de cette question. MORGAGNI, le premier, montra que l'écoulement blennorrhagique n'était ni un écoulement de semence corrompue ni la sécrétion d'une ulcération du canal comme on le croyait depuis MOISE, mais il ne sépara pas l'inflammation de l'urètre de la syphilis. BENJAMIN BELL, à la fin du siècle dernier, prouva par de nombreux arguments qu'il ne pouvait y avoir identité entre ces deux maladies vénériennes ; cependant son argumentation sombra devant la fâcheuse expérience de HUNTER, qui gagna à la fois la syphilis et la blennorrhagie en s'inoculant le pus d'un malade simultanément atteint d'une blennorrhagie et d'un chancre induré du canal. La doctrine des *identistes* fut ainsi consolidée pour un certain temps, mais elle succomba définitivement sous les attaques de RICORD ; malheureusement l'illustre vénéréologue du Midi, tout en établissant l'existence d'un virus syphilitique, ne sut pas reconnaître la spécificité de l'urétrite blennorrhagique et la considéra, sans doute sous l'influence des idées de BROUSSAIS dominant à cette époque, comme une inflammation banale. Dès lors s'alluma la querelle des *antivirulistes* représentés par RICORD et ses élèves FOURNIER, LANGLEBERT, et des *virulistes* représentés par GOSSELIN, ALPH. GUÉRIN, DIDAY, ROLLET.

La découverte du *gonocoque* par NEISSER (de Breslau) en 1878 venant après celles du *trichomanas vaginalis* et du *vibrio lineola* de DONNÉ, des *genitalia* de JOUSSEAUME, en donnant un corps à la doctrine des virulistes n'a pas clos toute discussion. Malgré les recherches cliniques de WELANDER, les cultures et les inoculations de BUMM, de BOCKHARDT, de BOKAI, d'ANFUSO, de WERTHEIM, de RISSO, de FINGER à l'étranger, de LOBER, de WEISS, de LEGRAIN en France, certains se refusent à croire à la spécificité du pus blennorrhagique. A la vérité le désaccord porte surtout sur l'entité de l'agent infectieux, car le gonocoque est difficile à reconnaître bactériologiquement et subit au cours de l'urétrite blennorrhagique des alternatives d'apparition et de disparition et une promiscuité avec de nombreux autres micro-organismes, telles qu'on ne peut le différencier de prime abord, par exemple du *diclocoque* de ZEISSL, du *pseudo-gonocoque* de BOCKHART, de l'*orchiocoque* d'ÉRAUD et d'HUGONENCQ. Dans notre pays VIBERT et BORDAS, ÉRAUD sont à peu près les seuls auteurs à méconnaître que le gonocoque soit le critérium bactériologique de la blennorrhagie et la doctrine de la spécificité du diplocoque de NEISSER est aujourd'hui classique grâce aux travaux de diffusion de JANET, GUIARD, AUDRY.

2° Bactériologie. — Bien que les gonocoques soient les microbes pathogènes de l'urétrite blennorrhagique, ils ne sont pas seuls responsables des désordres produits dans le canal, de nombreux autres agents bactériens se joignent à eux particulièrement au déclin de l'affection pour en prolonger la durée et en aggraver les conséquences. Laissant de côté l'étude de ces commensaux habituels du gonocoque, sur lesquels nous insisterons à propos des urétrites non gonococciques, nous ne nous occuperons ici que des caractères morphologiques chimiques et biologiques des gonocoques de Neisser entrevus par HALLIER (d'Iéna) en 1872, et nettement décrits par CH. BOUCHARD en 1878.

a. *Caractères morphologiques des gonocoques.* — Du genre micrococcus les gonocoques se montrent en général associés deux à deux par leurs bords (diplocoques) ; chacun des éléments constitutifs du couple ovoïde et concave sur sa face interne a la forme d'une semelle ou d'un grain de café et mesure suivant son grand axe, 0,6 à 0,7 μ et suivant son petit 0,5 μ. Ces dimensions, qui d'après MACÉ et LEGRAIN iraient en diminuant dans la forme chronique de la blennorrhagie, tandis que pour JAMAIN elles augmenteraient, sont variables, de là une des principales difficultés à les différencier par exemple du pseudogonocoque de BOCKHARDT, de l'orchiocoque d'ÉRAUD et d'HUGONENCQ. Chacun de ses éléments oscillant sur son congénère et roulant alternativement sur lui, le diplocoque blennorrhagique se meut lentement comme on peut bien le constater dans des cultures de bouillon (LEGRAIN).

b. *Caractères histochimiques des gonocoques.* — Pendant longtemps on a cru trouver dans la réaction micro-chimique indiquée par Roux (de Lyon) et empruntée à la méthode de Gram[1] les caractères des gonocoques, qui seuls des microbes de l'urètre ainsi traités se décoloraient. C'était une erreur, car beaucoup d'autres micro-organismes morphologiquement voisins jouissent de cette propriété. La recoloration par l'éosine des gonocoques décolorés par le Gram, recommandée par Steinschneider serait tout aussi infidèle (Legrain et Guiard). Ces réactions micro-chimiques n'ont de valeur qu'autant que vient s'y ajouter le mode de groupement des diplocoques dans les cellules épithéliales et les leucocytes que nous signalerons.

c. *Caractères biologiques des gonocoques.* — Si l'on ensemence les gonocoques sur des milieux ordinaires (gélatine, gélose, bouillon, etc.), les cultures demeurent stériles, elles fructifient seulement dans des milieux spéciaux (sérum humain pur, Bumm; agar additionné de sérum humain, Bockhardt et Wertheim; agar additionné de sérum d'homme, de bœuf, de chien, de lapin, de cobaye, Finger)[2]. Même dans le milieu le plus favorable la vitalité des gonocoques est précaire et plusieurs conditions influent sur elle : l'alcalinité l'affaiblit tandis que l'acidité lui est indifférente sinon favorable ; au-dessous de 25° de température le gonocoque ne cultive pas, entre 25 et 30° il se

---

[1] Cette méthode consiste à colorer pendant cinq à dix minutes les microbes suspects, préalablement étalés sur une lamelle et desséchés à la flamme, en les plongeant dans une solution de couleur d'aniline (violet de gentiane ou bleu de méthyle), à les laver, à les plonger dans la solution iodo-iodurée de Gram et enfin à les décolorer dans l'alcool absolu.

[2] Il est intéressant de rapprocher de ces données expérimentales ces faits cliniques bien connus, à savoir que la blennorrhagie n'est pas transmissible aux animaux même mammifères dont la température est supérieure d'un à deux degrés à celle de l'homme, que le gonocoque ne peut être inoculé chez les fébricitants, que l'écoulement blennorrhagique se suspend au cours d'une maladie fébrile intercurrente, qu'enfin des cultures gonococciques injectées dans les tissus meurent vite et restent par conséquent sans effet lorsque surviennent des phénomènes locaux de réaction inflammatoire.

développe mal, à 36° il atteint toute sa luxuriance, à 38° il commence à s'affaiblir et à 39° il meurt. Mélangé au pus il ne perd sa virulence que si celui-ci est desséché ou trop étendu d'eau. Ni le permanganate de potasse, ni l'acide phénique, ni le sublimé, ni le nitrate d'argent ne stérilisent les cultures, mais comme le fait remarquer Finger, cela tient, sans doute, à ce que les surfaces étant seules touchées, il se fait des coagulations albumineuses qui protègent les couches centrales.

d. *Répartition des gonocoques dans les produits de sécrétion.* — Examinés dans les produits de sécrétion de l'urètre enflammé (goutte purulente, grumeaux et filaments) les gonocoques, après simple coloration dans le liquide de Loeffler [1], se montrent avec un grossissement de 400 à 500 diamètres exceptionnellement isolés, mais presque toujours groupés au nombre de 20, 30, 40 et même davantage, les uns à côté des

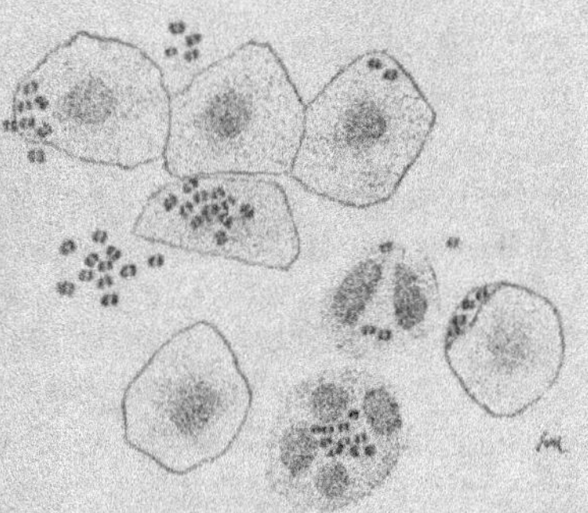

Fig. 43.

Répartition des gonocoques dans les cellules épithéliales, les leucocytes et les interstices de ces deux éléments.

autres, sans se superposer comme les staphylocoques ni se disposer en ordre régulier comme les streptocoques. Ils peuvent se rencontrer dans les intervalles des cellules épithéliales et des leucocytes, mais siègent habituellement dans ces éléments eux-mêmes (fig. 43). Tandis qu'au début et au déclin de l'affection ils occuperaient de préférence les cellules épithéliales, à sa période moyenne ils se cantonneraient surtout dans les leucocytes (Mace et Legrain). Toujours nombreux dans les cellules épithéliales qu'ils peuvent faire éclater, ils sont en moins grand

[1] Le liquide de Loeffler se compose de solution aqueuse de potasse à 1:10.000°, 100 parties et de solution alcoolique concentrée de bleu de méthylène 1,50/100°, 30 parties.

nombre dans les leucocytes, et s'ils détruisent parfois tout le protoplasma ils respectent habituellement les noyaux. Cette façon dont les gonocoques se comportent vis-à-vis des épithéliums et des globules blancs serait avec leur culture le seul moyen de les différencier d'après ALBERT HOGGE.

A) URÉTHITE BLENNORRHAGIQUE AIGUE

1° Etiologie. — Avant d'énumérer les causes nombreuses qui président à l'inoculation du gonocoque dans l'urètre, faisons remarquer que la blennorrhagie urétrale, comme toutes les maladies contagieuses et inoculables, exige pour se transmettre un état de réceptivité du canal, qui malheureusement se trouve presque constamment réalisé dans les conditions biologiques habituelles de l'organisme humain.

Chez la femme les circonstances favorables à la transmission de la maladie à l'homme sont d'abord l'intensité, l'étendue et le siège de l'inflammation spécifique, qui peut occuper isolément la vulve, l'urètre, le vagin ou le col de l'utérus, ou bien infecter simultanément toutes ses régions. Par contre le cantonnement de l'inflammation dans un département très limité des organes génitaux, glande vulvo-vaginale, crypte du vestibule, est défavorable lorsque le coït est régulièrement pratiqué, mais il peut devenir le point de départ de l'infection par friction de la verge avec la vulve. Ainsi s'expliquent les urétrites blennorhagiques sans coït vaginal. La blennorrhagie peut encore être prise en dehors de tous attouchements avec les parties génitales par coït buccal, anal, par contact avec des linges, des seringues à injection contaminés.

La congestion des organes à l'époque menstruelle, les pertes leucorrhéiques, les métrites diverses rendent sans doute aussi beaucoup plus grandes les chances d'infection en exagérant la virulence du gonocoque.

Chez l'homme la conformation du pénis jouerait un certain rôle dans la contagion : tels sont le volume exagéré de l'organe, le développement du prépuce et l'existence d'un phimosis habituel, l'amplitude du méat, l'hypospadias. La violence et la répétition du coït, principalement la prolongation de sa durée ont une influence encore plus certaine, surtout si à ces causes excitantes extérieures vient se joindre un état d'éréthisme général résultant d'un excès de table, de l'abus de mets relevés et de boissons alcooliques.

Notons enfin dans les deux sexes l'influence incontestable de l'épuisement, du surmenage, des mauvais états généraux et des diathèses : lymphatisme, scrofule, rhumatisme, goutte, etc.

2° Anatomie pathologique. — L'urétrite blennorrhagique aiguë ne se terminant par la mort que dans les cas très rares de complications locales en modifiant profondément le processus anatomique ordinaire, on comprend les erreurs des anciens qui lui attribuaient : la production de phlyctènes, d'ulcérations, de cicatrices dans le canal (THOMAS BARTHOLIN, MARC-AURÈLE SÉVERIN, WIRSUNG, LITTRE) et la suppuration des testicules, des vésicules séminales, de la prostate. Cependant LAURENTIUS TERRANEUS et MORGAGNI avaient déjà justement localisé ses lésions dans les glandes et les sinus du canal; cette localisation vérifiée de temps à autre par des autopsies était acceptée par tous les anatomo-pathologistes, lorsque les examens *post mortem* nombreux de VOILLEMIER et plus récemment les observations endoscopiques sont venus confirmer et compléter ces constatations en montrant que l'inflammation progresse du méat vers la vessie et, que la muqueuse est rouge, œdémateuse, vascularisée, exfoliée et parfois exulcérée.

A ces données se sont ajoutées dans ces derniers temps des notions précises sur le mode de pénétration des gonocoques dans les interstices et le corps même des éléments anatomiques. Contrairement à ce que l'on croyait d'abord à la suite des travaux de TOUTON, de JADASSOHN, de FABRY sur la blennorrhagie para-urétrale et préputiale, de DINKLER sur l'ophtalmie blennorrhagique (ulcération de la cornée), de ROSINSKI sur la stomatite blennorrhagique des nouveau-nés, il est aujourd'hui démontré que les gonocoques ne restent pas à la surface de la muqueuse urétrale, mais pénètrent à travers la substance cimentaire de l'épithélium plus ou moins profondément.

Après Bumm, Legrain et Licht (de Nancy), Frisch et autres, Finger qui n'a pas craint d'inoculer la blennorrhagie urétrale à des moribonds a donné du processus anatomique une description précise. Suivant cet auteur, la pénétration des gonocoques se faisant très rapidement à travers les épithéliums cylindriques, non seulement la surface plane de la muqueuse est farcie des diplocoques dès le troisième jour, mais avec elle les sinus de Morgagni et les canaux excréteurs des glandes. Cette invasion entraîne la desquamation épithéliale, aussi la surface interne de l'urètre est-elle dépolie et offre-t-elle par place des érosions superficielles, des élevures phlycténulaires, et même des productions pseudo-membraneuses ou croupales pour peu que l'inflammation soit intense. Bientôt le derme muqueux lui-même est pénétré par le microcoque, et sous son influence se font une abondante diapédèse et une prolifération embryonnaire considérable, en même temps que les vaisseaux se dilatent et se thrombosent par place. Dans la majorité des cas les lésions de moyenne intensité ne dépassent pas le chorion de la muqueuse ; le processus inflammatoire terminé, les infiltrats embryonnaires se résorbent permettant à la muqueuse de recouvrer son intégrité anatomique à l'exception de l'épithélium, qui de cylindrique demeurerait pavimenteux (Baraban, Hallé). Dans les cas où l'inflammation est plus vive et de plus longue durée, les lésions ne se bornant pas au chorion muqueux peuvent atteindre la couche musculaire, le corps spongieux, son enveloppe fibreuse, voire même le tissu sous-cutané et la peau d'après Dittel. Ces lésions sont la caractéristique de l'urétrite chronique que nous décrirons plus loin.

3° Symptomatologie. — Progressant du méat vers les parties profondes de l'urètre, l'invasion gonococcique subit en général un temps d'arrêt au niveau de la portion membraneuse, qu'elle ne franchirait que 29 fois sur 103 observations de Jamin et toujours pour lui à la faveur d'une cause mécanique ou diathésique, beaucoup plus souvent (environ 85 à 92 p. 100), et spontanément d'après Guiard, Janet, Audry et nombreux autres observateurs étrangers. Quelle que soit la fréquence de l'envahissement de l'urètre postérieur, il n'est pas douteux que cet envahissement crée des dangers nouveaux et devienne le point de départ d'indications thérapeutiques particulières. Aussi décrirons-nous successivement : l'urétrite aiguë antérieure et l'urétrite aiguë postérieure.

A. Urétrite aiguë antérieure. — Nous étudierons chacune de ses quatre périodes.

a. *Période d'incubation.* — Niée par Ricord, Rollet et les antivirulistes, elle est aujourd'hui admise par tous, mais les pathologistes sont en désaccord au sujet de sa durée : sa moyenne serait de quatre à cinq jours d'après Guiard, Fournier, Furbringer, Finger ; elle dépasserait cinq jours d'après Lanz ; chez certains sujets elle s'abaisserait à trois et deux jours, vingt-quatre heures (Podres), douze heures (Kopp) ; exceptionnellement elle se prolongerait deux semaines, un mois et davantage (Lemonnier, Ehlers, Lanz). Un état d'hyperhémie habituelle du canal chez les récidivistes (Fournier), un extrême degré de virulence des gonocoques et leur abondance sont les principales conditions, qui abrègent la phase d'incubation : elle a été toujours courte dans les inoculations expérimentales très virulentes de Bumm, Anfuso, Wertheim ; d'autre part Piringer a observé dans ses ensemencements blennorrhagiques à la conjonctive d'aveugles que la maladie était d'autant plus longue à se déclarer que le pus était plus dilué.

b. *Périodes de prodromes et de progrès.* — Le premier symptôme de l'urétrite blennorrhagique confirmée est en général subjectif : sensation d'ardeur, de chaleur au méat, chatouillement, léger picotement s'accentuant au moment et aussitôt après les mictions, mais persistant aussi dans leur intervalle (comme une mouche qui se pose, Diday).

A ce moment le méat ne présente aucune modification, mais douze ou au plus tard vingt-quatre heures après apparaît spontanément ou à la suite de pressions rétrogrades un mucus clair, transparent et visqueux produit de la sécrétion exaltée des glandes et de la desquamation épithéliale, auquel succède bientôt un liquide séro-muqueux, séreux, puis séro-purulent, et enfin tout à fait purulent vers le troisième ou quatrième jour, suivant la rapidité de la diapédèse.

Le méat, dont les lèvres ont commencé à rougir aussitôt que s'est montré l'écoulement séreux, s'enflamme de plus en plus, s'éverse, devient œdémateux et douloureux. Le malade y éprouve une sensation de tension, de chaleur constante qui s'étend à la fosse naviculaire, s'irradie même à tout le gland et se transforme en douleur extrêmement aiguë, mais de courte durée lorsqu'il urine. A part la douleur, la miction s'accomplit avec sa régularité habituelle, cependant chez quelques sujets elle est un peu plus fréquente, plus rare au contraire chez quelques autres, qui, dans la crainte de souffrir, la retarde volontairement. Le jet, qui peut être déformé du fait de la tuméfaction du méat, conserve toute sa force et son amplitude. L'urine, à part les produits de sécrétion qu'elle entraîne au passage, conserve tous ses caractères.

Quelle que soit l'intensité des phénomènes locaux, l'état général des malades ne subit dans la grande majorité des cas aucune atteinte à cette première phase.

c. *Période d'état.* — L'abondance et la franche purulence de l'écoulement, des troubles de la miction d'origine purement urétrale, et un état d'éréthisme excessif du pénis caractérisent principalement cette seconde phase. Il s'y joint aussi des symptômes généraux d'intensité très variable.

α). *Caractères de l'écoulement.* — L'abondance de l'écoulement s'explique par l'extension de l'inflammation à toute l'étendue de l'urètre antérieur, de même que ses caractères de suppuration phlegmoneuse jaune verdâtre, puis tout à fait verte, trouvent leur raison dans la violente réaction des éléments anatomiques du chorion de la muqueuse envahie par les microcoques. Pendant la journée, alors que la verge est pendante, le pus s'écoule goutte à goutte et d'une façon continue ; durant la nuit, il peut s'accumuler dans la fosse naviculaire et s'échapper ensuite du méat sous la forme de petites éjaculations. Souillant le linge et en traversant parfois des couches fort épaisses, la suppuration forme des taches plus foncées au centre où se fixent ses éléments solides et colorants qu'à la périphérie où diffuse sa partie séreuse. Desséchées, ces taches peuvent se présenter sous l'aspect de croûtes épaisses, mais n'empesant pas le linge comme la sécrétion muco-séreuse du début.

Il n'est pas absolument rare de voir le pus se marbrer de stries sanguinolentes, mais exceptionnellement il devient franchement rouge (*blennorrhagie russe*), en dehors d'une cause d'irritation : érection prolongée, coït, masturbation, injections mal faites. Par suite de la violence de l'inflammation, il se produit parfois à la surface de l'urètre des pseudo-membranes, qui s'échappent sous forme de lambeaux ou de cylindres (*blennorrhagie croupale des Allemands*).

β). *Troubles de la miction et de l'éjaculation*. — Parmi les troubles de la miction, le premier à signaler est la douleur. Elle est très variable, et pour expliquer sa gamme d'intensité il ne faut pas tenir seulement compte de la violence de l'inflammation, mais aussi de la susceptibilité individuelle. Les souffrances acquièrent parfois une intensité très grande, et pour peindre les sensations résultant du contact de l'urine avec la muqueuse de l'urètre desquamée, gorgée de sang et ne se laissant que difficilement distendre, les malades ont recours à des comparaisons pittoresques : ils pissent du feu, du verre pilé, des lames de rasoirs, etc. A moins de complications, la souffrance aiguë cesse presque instantanément après la miction, mais la plupart des sujets accusent dans leur intervalle une douleur vague, obtuse dans toute l'étendue de la verge et même au périnée, se localisant toutefois de préférence au niveau du gland et du ligament suspenseur de la verge et pouvant s'irradier au scrotum, aux testicules, dans les aines et les cuisses.

En raison du gonflement de la muqueuse, le jet d'urine est diminué de volume et d'amplitude ; il est aminci, dévié et brisé. Exceptionnellement, il y a de la rétention ; rarement aussi la fréquence des mictions est augmentée.

Tandis que le premier tiers de l'urine est trouble et lactescent, car il est mélangé aux produits de sécrétion de l'urètre, les deux autres tiers restent clairs et limpides. Ce sont là les seules modifications de l'urine révélées par l'épreuve des trois verres.

Les troubles de l'éjaculation se caractérisent par une douleur extrêmement violente, une sensation de déchirement interne. Le sperme, au lieu de s'élancer en jet, coule en bavant. Il est souvent strié de sang et une légère uréthrorrhagie peut même se produire.

γ). *État du pénis.* — Macérant incessamment dans le pus âcre et irritant qui s'écoule du méat, le gland et le prépuce s'enflamment dès les premiers jours de la période d'état. Le gland devient rouge et turgescent (balanite) ; de même le prépuce (posthite), qui s'œdématie et forme, pour peu qu'il existe un phimosis hypertrophique naturel, une sorte de capuchon dépassant le gland ; le pus qui en découle, en se desséchant, se concrète en croûtes au-dessous desquelles se produisent des fissures douloureuses. L'inflammation se propageant au fourreau de la verge, celui-ci devient œdémateux, il s'y dessine de grosses veines en lignes tortueuses bleuâtres, et des réseaux lymphatiques en traînées rougeâtres ou en cordons durs se perdant à la racine du pénis ou aboutissant aux ganglions de l'aine. Cette adénite, quoique d'origine très probablement streptococcique et exceptionnellement gonococcique (WOLFF), ne suppure presque jamais. L'urètre, toujours sensible à la palpation, demeure souple ou devient dure et rigide ; sous-tendant alors les corps caverneux, il leur imprime une courbure à concavité inférieure (*chaudepisse cordée*).

δ). *Phénomènes généraux.* — Quelle que soit son intensité, l'urétrite blennorrhagique aiguë antérieure est apyrétique et ne s'accompagne pas de symptômes généraux : s'il en est autrement, c'est qu'il est survenu quelques complications ; TRÉLAT aurait cependant noté de la fièvre en dehors de toutes complications dans les deux tiers des cas environ. Mais s'il n'existe pas de troubles profonds du côté des grands appareils, certains blennorrhagiens sont pâles, fatigués, anémiés ; ils maigrissent, perdent l'appétit, présentent des phénomènes gastro-intestinaux, etc.

d. *Période de déclin.* — Survenant vers la fin du deuxième septénaire, elle s'annonce par une détente du côté de la verge et du prépuce, qui cessent d'être turgescents, œdémateux et rouges ; les lèvres du méat s'amincissent et se rejoignent en fente linéaire. En même temps, la sensation de tension et de chaleur du membre disparaît ; les érections ne sont plus douloureuses, la miction redevient indolente et régulière. L'écoulement diminue et change de couleur et de consistance : de vert il passe au jaune, au blanc jaunâtre et au blanc opaque ; de crémeux il devient très fluide, moins concressible, puis séreux et filant. Chez un certain nombre de sujets, l'écoulement se tarit seul, mais chez la plupart il faut y aider par un traitement local.

B. URÉTRITE AIGUE POSTÉRIEURE. — C'est après un temps d'arrêt de douze à quinze jours en avant du sphincter membraneux que l'inflammation le franchit [1]. D'après GUYON, JAMIN, LE PRÉVOST, l'urétrite postérieure se manifesterait toujours par des symptômes bruyants : douleur terminale, fréquence des mictions, gouttelettes de sang dans les dernières gouttes d'urine ; FINGER y ajoute la répétition des pollutions. GUIARD pense que ces phénomènes font le plus souvent défaut, et que l'urétrite postérieure s'installe sans bruit.

Les moyens qui s'offrent pour dépister cette urétrite postérieure latente sont divers, et, pour en saisir la valeur, il faut se rappeler qu'emprisonnée entre le sphincter interurétéral et le sphincter vésical, la sécrétion peut y être retenue dans l'intervalle de deux mictions ou s'échapper dans cet intervalle, si elle est assez abondante pour forcer les barrières, qui l'y maintiennent, soit à l'extérieur par le méat, soit dans la vessie par le col. Le moyen le plus simple de s'assurer de la suppuration de l'urètre postérieur consiste, d'après GUYON et JAMIN, à débarrasser l'urètre antérieur de tous ses produits pathologiques en le ramonant soigneusement à l'aide d'un explorateur à boule, puis à franchir le sphincter membraneux avec le même instrument, qui ramène sur son talon la suppuration

[1] Certains auteurs, et parmi eux LE PRÉVOST, ont contesté l'existence de l'urétrite postérieure indépendante de l'inflammation du col de la vessie, et pour eux, dès que le processus a franchi le sphincter interurétral, on a affaire à une urétro-cystite. Nous reviendrons sur ce sujet à propos de la cystite blennorrhagique.

postérieure si elle existe. Ce moyen qui, d'après GUYARD, exposerait à la contamination du segment suspect d'infection et serait très douloureux parfois, n'a de valeur que si on y joint l'étude microscopique et bactériologique du produit recueilli, le liquide prostatique normal pouvant en imposer. Dans le procédé d'AUBERT (de Lyon) et dans celui de KOLLMANN, qui en dérive, on fait uriner le malade dans trois verres après avoir largement lavé le canal antérieur ; si le premier verre contient des filaments, l'urètre profond ne peut qu'en être l'origine ; si le second verre n'en renferme pas, on conclura que l'urètre prostatique est sain ; si enfin le troisième en tient également en suspension, c'est que la région cervicale est aussi enflammée. D'après JANET, GUYARD, ULTZMANN, FINGER, la présence des filaments dans le dernier verre n'est point toujours l'indice d'une inflammation du col, car les produits de suppuration de l'urètre postérieur peuvent, contrairement à ce que soutiennent GUYON et JAMIN, refluer dans la vessie. KROMAYER, en conseillant de pousser dans l'urètre antérieur une injection de pyocyanine a donné un moyen de rendre encore plus évident le siège de la suppuration urétrale ; si, en effet, les urines contiennent, avec des filaments colorés en bleu, des filaments blancs, on en inférera que l'urètre postérieur est également malade. Notons enfin, avec GUYON et JAMIN, que, lorsque la suppuration accumulée entre les deux sphincters vient à forcer la portion membraneuse, elle jaillit à certains intervalles par le méat sous forme de petites éjaculations faisant sur le linge des taches larges et arrondies.

L'infection de l'urètre postérieur ne s'accompagne d'aucune modification de la santé. Si, parfois, des symptômes généraux se déclarent, la raison en est dans l'éclosion d'une des complications toujours imminente, lorsque l'inflammation gonococcique a envahi ce carrefour commun aux voies génitales et urinaires.

4° Marche, durée, terminaisons, recrudescences et rechutes. — L'urétrite blennorrhagique aiguë, méthodiquement traitée chez un sujet exempt de toutes tares, parcourt

régulièrement ses trois premières phases dans un espace de
temps, qui varie de quatre à cinq semaines et se décompose
ainsi : incubation, quatre à cinq jours ; prodromes et progrès
quatre à cinq jours également ; état, deux à trois semaines.
Quant à la durée de la période de déclin, elle est extrêmement
variable, et l'incertitude, où nous sommes encore de lui fixer un
terme, rend toujours vrai cette exclamation de RICORD : « Une
chaudepisse commence, Dieu sait quand elle finira ! »

Les premières phases de l'affection sont susceptibles aussi,
quoique à des degrés infiniment moindres, de subir des modifications de durée et d'allure. C'est ainsi que l'écoulement séro-
muqueux, puis séro-purulent de la première période peut durer
bien au delà des quatre ou cinq jours habituels et caractériser
à lui seul toute la maladie. Cette blennorrhagie d'emblée subaiguë, commune chez les strumeux, rappelle la période de déclin
de l'affection évoluant normalement, en a toute la ténacité et
devient souvent chronique. Il peut arriver aussi que tout à coup
la sécrétion devienne franchement purulente, que les douleurs
jusqu'alors torpides s'aiguisent, et que se développent tous les
phénomènes de l'urétrite suraiguë.

La période d'état, outre les modifications que le tempérament lymphatique par exemple imprime à l'abondance de
l'écoulement, peut s'allonger indéfiniment sous les mêmes
influences diathésiques et par l'abus de la médication antiphlogistique. Le pus continue à couler abondant, épais et crémeux
et ne présente point cette fluidité, indice de la maturité de la
blennorrhagie.

La période de déclin n'est pas seulement caractérisée chez
certains sujets par son extrême longueur, mais encore et
surtout par ses recrudescences et rechutes. Ces rechutes se
produisent ordinairement au début de la phase de déclin, mais
elles peuvent se montrer longtemps après, alors même qu'il n'y
a plus d'écoulement apparent, et cela sans contagion nouvelle.
Le froid, l'humidité, les veilles, les fatigues diverses, les excès
alcooliques, la reprise du coït, la masturbation, les érections
sont les causes ordinaires de ce retour offensif de l'affection,
qui ne reconnaîtra parfois d'autres causes que le mauvais état

de la santé générale et les diathèses débilitantes. Chez certains sujets, les rechutes survenant cinq, six fois et même davantage au cours d'une même blennorrhagie, la chaudepisse est dite *à répétition*. Enfin, il faut aussi compter pour expliquer la pérennité de certains écoulements avec les réinfections, qui se font d'autant plus facilement que les gonocoques rencontrent, d'après JANET, dans les conditions où se trouve l'urètre d'un blennorrhagien non guéri un excellent milieu de culture.

Terminons ce paragraphe en signalant l'influence des affections fébriles (HUNTER, VIDAL DE CASSIS, JULLIEN, BOGDAN, GUIARD) sur la disparition momentanée de l'écoulement aigu. Ce phénomène trouve sans doute son explication dans ce caractère biologique du gonocoque de mourir dans un milieu dépassant 39°. Dans quelques cas de fièvre typhoïde, où JULLIEN et DE SYNETY ont signalé la persistance de l'écoulement, on peut supposer qu'il s'agissait d'urétrite mixte polymicrobienne.

5° Complications. — Avec AUDRY il convient de diviser en deux grandes catégories les complications de l'urétrite blennorrhagique, les complications locales et les complications générales.

a. *Complications locales*. — Les complications locales reconnaissent pour cause l'extension de l'inflammation, produite par le gonocoque et les microbes pathogènes qui y sont associés, aux diverticules et glandes annexes du canal et aux divers départements de l'appareil uro-génital.

Ne pouvant décrire dans ce précis toutes les complications locales de l'urétrite blennorrhagique dans les deux sexes, nous nous contenterons de les énumérer dans les deux tableaux suivants :

Tableau synoptique des complications locales de l'urétrite blennorrhagique chez l'homme.

Infection.	1° Des diverticules, glandes et follicules juxta et para-urétraux situés au voisinage du méat et dans le sillon balano-préputial, particulièrement près du frein (glandes de Tyson).	Diverticulites, folliculites, juxta-urétrales, de Diday, Jadassohn, Fabry, Touton, Alder, Falaki ; tysonite, de Lagneau ; urétrites externes d'Œdmansson (Ces infections secondaires sont susceptibles de réinoculer l'urètre. Jamin.)

Infection.

2° Des follicules et glandes endo-urétraux (glandes de Cowper).	Folliculite simple ou suppurée pouvant donner naissance à des abcès périurétraux, à des fistules : Hardy, Voillemier, Lefort. Cowpérite aiguë suppurée ou non, Gubler, Englisch. Cowpérite chronique.
3° De la vessie	Cystite du col et du corps.
4° Des uretères, bassinet, reins. .	Urétérite, pyélite, néphrite.
5° De la prostate	Prostatique aiguë suppurée ou non. Phlegmon péri-prostatique. Prostatite chronique.
6° Des vésicules séminales	Spermato-cystite.
7° Du canal déférent	Déférentite.
8° Épididyme et testicule.	Épididymite, orchite.

*Tableau synoptique des complications locales de l'urétrite
blennorrhagique chez la femme.*

Infection.

1° Des divercules et follicules vestibulaires et périurétraux.	Vulvite.
2° De la glande de Bartholin. . .	Bartholinite.
3° De la vessie.	Cystite.
4° Des uretères, du bassinet, des reins, du vagin	Urétérite, pyélite, néphrite.
5° Du vagin.	Vaginite.
6° De l'utérus (col et corps). . .	Métrite cervicale et du corps, endométrite.
7° Des trompes, du péritoine . . .	Salpingite, pelvi-péritonite.

A côté des complications locales, par continuité de tissu,
signalons les infections à distance, qui résultent du transport
par un moyen quelconque des gonocoques sur diverses muqueuses. La plus fréquente de ces infections est l'ophtalmie
blennorrhagique ou conjonctivite purulente. Aucune autre muqueuse ne présente une aptitude plus grande à cultiver le microbe
de Neisser, aussi a-t-elle servi de champ d'expérience pour
démontrer l'inoculabilité du gonocoque (Piringer) et pour en
étudier les méfaits (Bumm, Dinckler, Deutschmann). La muqueuse buccale serait aussi susceptible d'infection gonococcique
(Rosinski), de même la muqueuse nasale (Neuman, Vincenzo
Cozzolino, Gettstein et Ziem) et la muqueuse de l'oreille (Desruelles et Gibert). Après les observations cliniques de Rollet et

celles de Frisch, Staub, Neisser, Tuttlee, il ne saurait subsister aucun doute sur la transmission de la blennorrhagie à la muqueuse ano-rectale.

b. *Complications générales*. — Les complications générales peuvent frapper tous les organes et tissus. Elles s'expliquent par l'action soit des gonocoques et autres microbes pathogènes associés entraînés dans la circulation[1], soit de leurs toxines ; de primitivement locale, l'infection gonococcique de l'urètre revêt ainsi l'allure d'une maladie infectieuse générale.

Le type le plus fréquent et le plus anciennement connu de cette infection est le rhumatisme blennorrhagique portant sur les tissus articulaires et péri-articulaires : polyarthrite aiguë, hydarthrose, arthrite plastique, arthrite suppurée ; synovite tendineuse et inflammation des bourses séreuses. Fournier, Ozenne, Jacquet ont signalé la périostite fréquente au niveau de la crête du tibia. Eichhorst, Ducrey, Finger auraient observé des pleurésies ; Brandes dès 1854 et, depuis, Baudin, Delprat, Velden, Glucinski, Schedler, Jaccoud, Derignac, Morel et autres, ont observé des endocardites simples ou septiques et ulcéreuses ; Lhemann, Tixier, Guntz des péricardites ; et Derignac et His des myocardites. Du côté du système nerveux on a décrit la sciatique gonorrhéique (Bailly, Evrard Home, Lagretelle, Tixier, Dupont, Diday, Gries, Vidart, Dupouy, etc.), la névralgie crurale (Tixier, Coutagne). Enger Reimers a publié des observations de polynévrite. Les manifestations spinales (myélite, méningomyélite) ont été étudiées par Stanley, Leyden, Hayem et Parmentier, Stefanni, etc. Les déterminations encéphaliques appellent encore de nouvelles recherches, malgré le travail de Bonnet et les faits intéressants de diplopie temporaire et de surdité incomplète de Fournier, de névrite optique de Panas.

Signalons enfin en terminant cette énumération les dermatoses blennorrhagiques observées par Finger, Lewin, Molènes, Raynaud, etc., et qui se rapprochent de l'érythème polymorphe ;

---

[1] D'après Touton les gonocoques seraient véhiculés par les leucocythes, qui ne se comporteraient vis-à-vis d'eux nullement comme des phagocythes.

les troubles trophiques des extrémités inférieures signalés par
VIDAL et JEAUSELME.

6° Pronostic. — L'urétrite blennorrhagique aiguë évoluant
chez un individu sain et soumis à un traitement rationnel
comporte un pronostic de peu de gravité. Il n'en est pas de
même lorsque l'affection gonococcique rencontre un terrain préparé aux complications par quelque tare organique, ou lorsque
la maladie est traitée sans méthode ou abandonnée à elle-même.
L'énumération, que nous avons faite des complications locales
et générales qui peuvent atteindre le blennorrhagique, donne la
mesure de la gravité du pronostic dans ces cas.

En raison de sa nature essentiellement contagieuse l'urétrite
gonococcique n'est pas seulement dangereuse pour l'individu,
mais elle menace aussi la famille et la société, à un tel point que
certains auteurs, comme GUIARD, sont disposés à lui reconnaître
un pronostic non moins grave que la syphilis. Cela s'entend
surtout de la forme chronique de l'urétrite avec toutes ses complications immédiates et éloignées, ainsi que nous le verrons
plus loin.

7° Diagnostic. — A la période prodromique et avant l'apparition au méat de la goutte séreuse et bientôt séro-purulente,
qui ne laisse au clinicien expérimenté aucun doute sur la nature
de l'écoulement, l'examen bactériologique est seul capable de
révéler sûrement l'existence de la blennorrhagie en montrant
les gonocoques dans les produits de sécrétion. Lorsque, la suppuration étant abondante, l'orifice du méat se soustrait à la vue
de l'observateur derrière un prépuce long et étroit, il est parfois
difficile de reconnaître si l'on a affaire à une balano-posthite, à
une urétrite ou aux deux affections à la fois. La douleur provoquée par la pression le long du canal, celle qui se fait sentir pendant la miction et les érections constituent déjà de grandes
présomptions en faveur de l'urétrite ; la goutte que l'on verra
sourdre de l'orifice du prépuce, lorsque l'on aura soigneusement
lavé la cavité balano-préputiale avec un jet de liquide, entraî-
nera la conviction.

Ce serait faire preuve de bien peu de sagacité que de confondre l'écoulement continu de la blennorrhagie avec la suppuration abondante et de courte durée d'un abcès urétral ou périurétral ouvert dans le canal. Les chancres mous ou indurés intra-urétraux sont rares ; ils donnent lieu à un écoulement peu abondant, sanieux, souvent sanguinolent ; le passage de l'urine à leur surface détermine une douleur localisée ; presque toujours ils peuvent être vus par le méat dans la fosse naviculaire, dont ils dépassent rarement la profondeur. L'examen bactériologique pourra être également utilisé : il montrera la présence des gonocoques dans l'urétrite blennorrhagique, celle des strepto-bacilles caractéristiques dans le chancre mou. Rappelons enfin l'évolution de la roséole et des autres accidents, qui traduiront l'existence de la syphilis constitutionnelle.

L'herpès du canal, signalé par Swediaur et Lallemand et que Désormeaux et plus récemment Oberlander ont constaté à l'endoscope, se présente sous l'aspect de petites ulcérations arrondies et creusées en cupules, très mobiles et fugaces. Il s'accompagne d'un écoulement peu abondant et à répétition suivant les poussées de l'éruption.

Nous avons suffisamment insisté sur la symptomatologie toute différente de la blennorrhagie suivant qu'elle frappe l'urètre antérieur ou postérieur pour ne point y revenir. Devant décrire dans ce précis la prostatite et la cystite du col, nous ne croyons pas utile de donner ici les moyens, qui permettent de faire le diagnostic différentiel de l'urétrite postérieure avec ces affections, diagnostic souvent des plus difficiles. (Voir p. 297 et p. 412.

8° Traitement. — Nos connaissances bactériologiques actuelles sur la nature infectieuse de l'urétrite blennorrhagique et sur l'évolution de son microbe ne font qu'éclairer d'un jour nouveau les indications thérapeutiques, que les anciens avaient su saisir par les seules données de l'observation. Nous exposerons successivement les divers moyens que nous avons de les remplir à chacune des périodes de l'affection.

A. Moyens prophylactiques *(Période d'incubation).* — Le seul de ces moyens véritablement efficace est l'emploi du condom ; les autres précautions sont infidèles, mais néanmoins bonnes à prendre ; telles sont : les onctions du pénis avec des corps gras isolants, la brièveté des embrassements, la miction aussitôt après le coït, les lotions extérieures et les injections antiseptiques chez l'homme ; chez la femme les lavages soignés du vagin et de la vulve dans leurs moindres replis avant et après les rapprochements. Le soin d'uriner après le coït serait peut-être une des meilleures précautions, si ainsi que l'affirment de Sinéty, Hennéguy, Aubert, Barduzzi les gonocoques ne peuvent vivre dans un milieu acide.

B. Moyens abortifs *(Période prodromique).* — L'aborption de la blennorrhagie est l'idéal après lequel courent tous les médecins depuis Carmichael en 1825. Avant la découverte de la spécificité, tous les vénéréologues, Ricord, Rollet, Diday, Venot, l'ont poursuivi en provoquant dans le canal une inflammation substitutive (par le nitrate d'argent le plus souvent), aujourd'hui on a recours à des antiseptiques susceptibles de tuer le gonocoque ou de le chasser de l'urètre avant qu'il ait produit aucun désordre. Les substances antigonococciques, qui ont fait leurs preuves, sont : *le nitrate d'argent, le sublimé, le permanganate de potasse,* mais la première condition de leur réussite est la précocité de leur emploi. Elles doivent être appliquées avant que les gonocoques aient pénétré sous l'épithélium et dans l'épaisseur des tissus ; passé vingt-quatre ou quarante-huit heures, il est trop tard, et l'action des substances microbicides toujours irritante ne serait peut-être pas sans danger lorsque le vernis épithélial est altéré par la prolifération gonococcique (Rollet).

a. *Nitrate d'argent.* — Le nitrate d'argent a été employé en solution à titre variable mais toujours élevé (1 p. 30 et même 1 p. 20 Diday), sous forme d'injections ou d'instillations.

Les injections, qui conviennent aux cas pris tout à fait au début, sont faites à la dose de 6 à 7 centimètres cubes et laissées en place à l'aide du doigt appliqué sur le méat un certain temps pour bien imprégner la muqueuse. Le malade souffre, mais la douleur serait pour DIDAY le critérium de l'efficacité du médicament et, pour ne point s'en priver, on doit selon lui repousser toute anesthésie préalable. Lorsque l'inflammation a quelques heures d'existence, les instillations permettant de porter avec précision et sans danger le liquide gonococcide dans la profondeur de l'urètre jusqu'au point malade, ce qu'on reconnaît à la douleur provoquée par la boule de l'instillateur, sont préférables selon nous. On dépose 10 à 15 gouttes de la solution nitratée, au delà du point enflammé, puis en retirant l'instrument on fait encore tomber quelques gouttes. Un instillateur à jet récurrent présente pour cette manœuvre des avantages incontestables, mais il n'est pas indispensable. DIDAY conseille de ne faire qu'une injection ; d'autres recommandent de la répéter 2 ou 3 fois dans les vingt-quatre heures; nous ne faisons l'instillation qu'une fois par jour et si après quarante-huit à soixante-douze heures l'inflammation n'est pas jugulée, nous renonçons à l'aborption, car continuer ne serait pas sans nuire à l'évolution ultérieure de la maladie. Il se peut comme dit GUIARD que « les insuccès soient la règle, et la réussite l'exception » mais nous pensons néanmoins que la méthode abortive par le nitrate d'argent, absolument exempte de dangers, doit toujours être tentée et ne mérite pas l'ostracisme dont l'ont frappée ZEISSL, FURBRINGER, FINGER et autres.

b. *Sublimé*. — E. DESNOS et ARANDA ont préconisé l'aborption par le sublimé en solutions d'abord très faibles à $\frac{1}{20\,000}$, puis progressivement croissantes jusqu'à $\frac{1}{8000}$, qu'ils injectent successivement à canal ouvert en une même séance à la dose de 5 ou 6 seringues d'une contenance de 120 à 150 grammes. Un second lavage de plusieurs seringues de sublimé à titre également croissant jusqu'à $\frac{1}{10\,000}$ est fait le lendemain, et ainsi pendant quatre à cinq jours, passé ce délai il convient de suspendre le traitement quoi que l'on ait obtenu. 23 blennorrhagies ainsi traitées ont donné 11 guérisons en quatre ou cinq jours, 7 en douze à quinze, et 5 échecs.

c. *Permanganate de potasse*. — Le permanganate de potasse,

dont l'emploi a été restauré par JANET, agit surtout d'après lui en faisant pleuvoir à la surface de la muqueuse urétrale une abondante sérosité délogeant les gonocoques des lacunes, glandes et anfractuosités et les entraînant à l'extérieur : son pouvoir microbicide serait secondaire. De là découle le principe de sa méthode, qui consiste à provoquer une violente réaction séreuse par des irrigations abondantes et répétées de solutions relativement fortes. Pour GUIARD, au contraire, les propriétés gonocides du permanganate doivent être surtout utilisées, et sa méthode réside dans l'emploi de doses faibles tuant le microbe, sans processus congestif ou inflammatoire dans la muqueuse.

JANET a recours à des solutions variant de $\frac{1}{5000}$ à $\frac{1}{1000}$ qu'il injecte plus ou moins fréquemment en quantité plus ou moins abondante suivant l'intensité de la réaction et l'étendue de l'inflammation dans le canal : en moyenne deux lavages par jour d'un demi-litre si l'urètre antérieur est seul pris, d'un litre si les deux urètres sont infectés. Le liquide est introduit non avec une seringue, mais en utilisant l'action de la pesanteur à l'aide d'un réservoir placé à 80 centimètres pour le lavage de l'urètre antérieur, à 1m,50 à 2 mètres pour le lavage des deux urètres; 10 à 12 lavages, c'est-à-dire un traitement de cinq jours suffisent en général. GUIARD se sert de solutions étendues à $\frac{1}{4000}$ et même $\frac{1}{6000}$, injectées avec une seringue à raison de 500 à 600 grammes par séance, qu'il répète deux fois dans les vingt-quatre heures pendant les trois ou quatre premiers jours, puis une fois pendant cinq ou six jours : le traitement dure en général un septénaire.

Concurremment à l'emploi des abortifs, le malade sera soumis au régime que nous allons indiquer et à une médication balsamique à petites doses, afin d'éviter les fausses guérisons que donnent l'ingestion d'une grande quantité des agents dits *suppressifs*.

C. MÉDICATION SYMPTOMATIQUE *(Période d'état)*. — Lorsque après ou sans tentatives d'abortion la maladie est à sa période d'état, elle est irrépressible et le traitement se réduit aux indications symptomatiques. La première s'adresse à la phlogose de l'urètre et de la verge qu'on combattra en mettant l'organe à l'abri des heurts et des froissements par le port d'un bon suspensoir (par exemple le suspensoir dit à pont-levis), d'un caleçon de bains, et en recommandant le minimum de fatigues physiques, sans condamner toutefois le malade au lit et à la chambre comme le veut ZEISSL. On bannira de l'alimentation tous les mets salés, épicés et excitants, toutes les boissons alcooliques, mais on se gardera de prescrire un régime débilitant pour ne point affaiblir la résistance de l'économie à l'infection générale. De même tout en prescrivant des tisanes rafraîchissantes et délayantes, qui rendent les urines moins irritantes pour la muqueuse urétrale, on évitera d'en abuser afin de ne point provoquer des troubles gastro-intestinaux fâcheux : on se laissera guider pour cela par le goût du malade et la tolérance de son estomac. L'eau simple aromatisée et édulcorée, les eaux minérales très digestives (Contrexéville, Vittel, Évian), les tisanes d'orge, de graines de lin, de mauve, de chiendent, auxquelles on peut ajouter 2 à 6 grammes par litre de bicarbonate de soude, s'offrent au choix.

Voici quelques formules de tisanes recommandables :

℞ Bicarbonate de soude . . . . 5 grammes.
    Sucre en poudre. 40   —
    Essence de citron . . . . X gouttes.

Un paquet à dissoudre dans un litre d'eau que le malade boira dans la journée (FOURNIER).

℞ Poudre de sucre. . . . . } āā 60 grammes.
    Poudre de gomme arabique . . . }

    Poudre de guimauve. . . . . } āā 4 grammes.
    Poudre de nitrate de potasse. . . }

Une forte pincée dans un verre d'eau. Prendre 4 ou 5 verres par jour (DIDAY).

℞ Salicylate de soude. . . . . 10 grammes.
    Bicarbonate de soude 30   —
    Sucre en poudre. 60   —

Pour un paquet à dissoudre dans une bouteille de limonade au citron qui sera bue entre les repas (BALZER).

Les bains généraux sont de beaucoup préférables aux bains locaux (GUIARD), cependant des lavages répétés antiseptiques du gland et du prépuce sont à recommander pour diminuer les chances de phlébite et de lymphangite.

Les émissions sanguines locales (sangsues au périnée) peuvent trouver leurs indications chez les sujets vigoureux et à réaction locale intense.

Contre les érections nocturnes un grand nombre de moyens ont été proposés : décubitus latéral, lit ni trop moelleux ni trop dur, maintien de la verge dans la position pendante, compresses fraîches et sédatives, médicaments variés (lupulin, camphre, nénuphar, bromure de potassium, belladone, opium), mais aucun d'eux n'est véritablement efficace ; c'est surtout dans une hygiène bien entendue et en recommandant au malade de boire peu à son dîner et pas du tout dans la soirée que l'on préviendra la turgescence douloureuse de la verge, qui a pour cause la gêne apportée à la circulation de retour du pénis par la vessie distendue. La précaution d'uriner sitôt que l'érection réveille le patient fera pour la même raison cesser le phénomène.

D. MÉDICATION SUPPRESSIVE *(Période de déclin)*. — Tandis que FOURNIER, DIDAY attendent toujours que la blennorrhagie soit *mûre* pour la couper, GUYON conseille de donner quand même les *suppressifs* vers la troisième ou la quatrième semaine si la maturité se fait attendre. La médication suppressive consiste dans l'emploi de médicaments internes et de topiques intra-urétraux.

a. *Médication interne*. — Au premier rang des *médicaments internes* se placent les *balsamiques* : copahu, cubèbe (DELPECH), santal (PANAS), baume du Pérou, du Canada, de tolu, matico, gurjum, benjoin, kawa-kawa, térébenthine, etc., dont les principes éliminés par l'urine agissent à leur passage sur la muqueuse urétrale. Viennent ensuite les *substances* qui rendent les urines *aseptiques* et *antiseptiques* : acide benzoïque et les benzoates, acide salicylique et les salicylates, acide borique et les borates et les biborates, salol préconisé par SALMI (de Berne), LÉPINE, F. DREYFOUS, BAZY, TALAMON et dont le pouvoir microbicide vis-à-vis des organismes pathogènes de l'urine serait médiocre et infidèle d'après ALBARRAN, terpine.

Les *balsamiques*, autrefois donnés en opiats plus ou moins aromatisés et dont nous rappelons quelques formules, sont aujourd'hui généralement administrés en capsules, forme moins répugnante et dont l'estomac s'accommode le plus souvent.

℞ Copahu . . . . 50 grammes.
  Essence de menthe . . . . 4 —
  Chlorhydrate de morphine. . . . . . 0,05 centigrammes.
  Sucre et gomme. . . . . Q. s.

Diviser en douze bols à prendre 3 ou 4 fois par jour.

℞ Copahu . . . . 40 grammes.
  Magnésie calcinée . . . . 5 —
  Cachou pulvérisé. . . . . 5 —
  Essence de menthe. . . . . 5 gouttes.

Prendre par demi-cuillerée à café dans du pain azyme 4 fois par jour.

℞ Copahu . . . . ⎰ āā 30 grammes.
  Cubébe. . . . . ⎱
  Sous-carbonate de fer . . . . . 2 grammes.
  Salicylate de soude. . . . . 15 —
  Sirop de coings . . . . Q. s.

Prendre 8 à 10 bols dans la journée (BALZER).

Le copahu et le santal, auxquels on a recours de préférence, sont prescrits à la dose de 10 à 12 capsules dans les vingt-quatre heures, soit environ 10 à 12 grammes de copahu et 5 à 6 grammes de santal. Le cubèbe pulvérisé peut être donné en poudre fraîche dans un mucilage, ou bien en suspension dans l'eau de Seltz (NIEMEYER) à la dose de 20 à 30 grammes par jour. On doit persévérer dans l'emploi des balsamiques même après la cessation de l'écoulement et diminuer progressivement les doses.

L'emploi des *antiseptiques internes* n'a pas fourni les résultats sur lesquels la découverte du gonocoque permettait de compter, et la plupart de ces médicaments mal tolérés par l'estomac et pouvant même pour quelques-uns avoir une action dépressive sur la circulation et fâcheuse pour les urinaires sont justement abandonnés. Le salol et la terpine seuls méritent d'être conservés.

Le salol est pris en cachet de 0^{gr},50 jusqu'à concurrence de 2 grammes par jour, les doses massives de 4,6 et même 8 grammes d'abord recommandées ne sont pas sans danger pour les reins, cette substance se dédoublant dans l'intestin en acide salicylique et acide phénique (NENCKI, SAHLI, LÉPINE). La terpine est administrée à la dose de 0^{gr},25 à 0^{gr},50 en cachets seule ou associée au salol.

b. *Médication topique.* — La médication topique est réalisée par une série de moyens, sur lesquels nous reviendrons à propos du traitement de l'uréthrite chronique, ne retenant ici que les *injections.*

Technique des injections. — Celles-ci doivent être pratiquées à l'aide d'un des divers modèles de seringues construites dans ce but de préférence aux poires en caoutchouc, irrigateurs, laveurs à réservoir suspendu, qui ne permettent pas d'apprécier la résistance du canal et exposent, si l'injection doit rester cantonnée dans l'urètre antérieur, à dépasser les 5 ou 6 centimètres cubes que contient d'après GUYON et JAMIN la portion prémembraneuse et à inoculer ainsi l'urètre prostatique. D'après GUIARD ce danger est illusoire, puisque souvent les deux urètres sont infectés dès le début, mais l'emploi de la seringue n'en est pas moins recommandable, car avec elle on évite toute violence de projection du jet et on peut laver tout le canal jusqu'à la vessie avec un courant de liquide lent et continu. Le liquide introduit est maintenu plus ou moins longtemps dans le

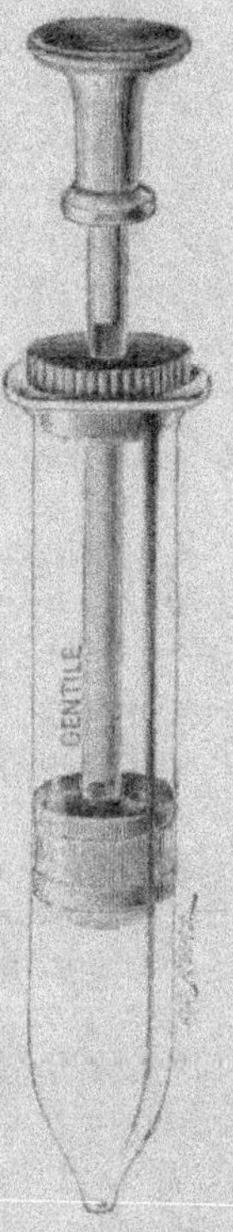

Fig. 44.
Seringue à injection urétrale. Modèle de JANET.

canal suivant sa nature avec le doigt appliqué sur le méat. Toutes les seringues à injection urétrale sont bonnes à condition qu'elles fonctionnent bien et qu'elles soient faciles à aseptiser. Le modèle de Janet (fig. 44) est particulièrement recommandable, son extrémité conique s'appliquant au méat l'obture complétement et dispense de la pression qu'on est obligé d'exercer sur ses lèvres avec les seringues à canules cylindriques et de petit volume.

Substances médicamenteuses à injecter. — Innombrables sont les substances qui ont été injectées dans l'urètre. Avec Guiard nous les rangerons relativement a leurs actions thérapeutiques en : *isolantes, astringentes* et *antiseptiques.* Les *injections isolantes* (sous-nitrate de bismuth, Calley) sont peu employées ; si elles n'exposent pas à la formation de concrétions urétrales comme le croyait Aubert, elles prédisposent peut-être aux abcès périurétraux en retenant dans les follicules dont elles oblitèrent les orifices les microbes pathogènes (Ultzmann).

Les *injections astringentes*, qui favoriseraient la kératinisation des nouvelles couches épithéliales d'après Oberlænder, ont une efficacité depuis longtemps reconnue. Parmi les substances qui entrent le plus souvent dans leur composition, citons : le vin rouge du Midi (50 grammes dans 100 grammes d'eau distillée de roses) ; les roses de Provins (60 grammes en décoction dans 1.000 grammes de vin rouge), le tanin et l'acide tannique (0,50 à 1 gramme p. 100), l'alun (mêmes doses), le cachou (poudre 2 à 3 grammes, extrait 0^{gr},50 à 2 grammes p. 100), le ratanhia (poudre et extrait aux mêmes doses) ; les sulfates de zinc, de fer, de cuivre (0^{gr},50 à 1 gramme p. 100), l'acétate de plomb (mêmes doses), le chlorure de zinc (XXX gouttes p. 100), le chlorure de chaux (0^{gr},50 p. 100), l'iode (0^{gr},5 p. 100) et les iodures, particulièrement le protoiodure de fer (0^{gr},05 p. 100). On associera avec avantage plusieurs de ces substances, et suivant le principe de Rollet on commencera par les plus actives pour finir par celles qui ont une action plus faible, enfin on ne les cessera pas brusquement.

Bien que les *injections antiseptiques* n'aient pas donné les résultats qu'on en attendait *a priori*, on ne saurait souscrire à cette proposition émise par Welander et acceptée par Fürbringer «que la théorie des gonocoques n'a aucune influence sur la thérapeutique de la blennorrhagie ». Les substances les plus employées sont le nitrate d'argent (0^{gr},05 à 0^{gr},20 p. 100), qui au déclin comme au début de la blennorrhagie a une action des plus effectives (FRIEDHEIM); le sublimé 0^{gr},005 p. 100) (ESCHBAUM, BARDUZZI, Constantin PAUL); le permanganate de potasse (0^{gr},05 à 0^{gr},10 p. 100 (BOURGEOIS); la résorcine (2 à 3 gr. p. 100) (MUNNICH, LETZEL, DU CASTEL); l'ichtyol (1 à 5 p. 100) (JADASSOHN); l'iodoforme (10 gr. p. 100 d'huile on glycérine THIÉRY); la créosote (0^{gr},20 p. 100); le formol (0,10 à 0^{gr},20 p. 100) (LAMARQUE); l'argentamine (0^{gr},04 à 0^{gr},06 p. 100 ASCHNER); l'alumnol (0^{gr},50 à 5 grammes p. 100) (SCHVIMMER); l'airol (6 à 10 grammes p. 100 de glycérine et eau distillée).

B) Urétrite blennorrhagique chronique

Jamais primitive, l'urétrite blennorrhagique chronique succède toujours à l'aiguë. Ni l'ancienneté de l'affection (on a vu des urétrites conserver l'allure aiguë pendant des mois, DIDAY), ni la nature de l'écoulement à peine coloré, peu abondant et exclusivement matutinal, comme le veut FOURNIER, ne sont des éléments suffisants pour dire que l'urétrite d'aiguë est devenue chronique. Pour GUYON, l'écoulement mérite l'épithète de chronique lorsque les phénomènes inflammatoires du canal se sont apaisés au point de permettre à la miction et aux érections de se faire sans douleur, et que l'écoulement est devenu moins abondant, plus fluide, moins coloré.

1° **Etiologie.** — Les influences, qui font passer l'urétrite blennorrhagique aiguë à l'état chronique, peuvent être ramenées, ainsi que font GUYON et JAMIN à quatre chefs : 1° dispositions anatomiques de l'urètre ; 2° fautes d'hygiène ; 3° fautes thérapeutiques ; 4° états constitutionnels du malade.

a. *Dispositions anatomiques de l'urètre.* — Au nombre des dispositions anatomiques nous trouvons l'atrésie du méat et l'existence d'une valvule à l'une de ses commissures, ordinairement à l'inférieur; la longueur du prépuce et l'étroitesse de son orifice ; le développement exagéré des cryptes de la muqueuse (GUIARD) et surtout la présence de ces fistules juxta-

urétrales, réceptacles des gonocoques si bien étudiées par JAMIN ;
enfin les rétrécissements du canal lui-même. L'influence de
cette dernière cause que ROLLET avait signalée depuis longtemps, a été vivement combattue par JAMIN ; il semble cependant d'après les recherches d'OTIS en Amérique, d'ALBARRAN, de
mon élève JUBQUET et de moi-même en France, que les écoulements s'observent assez fréquemment chez les individus atteints
de rétrécissements larges.

b. *Fautes d'hygiène*. — Les fautes d'hygiène comprennent les
excès de toutes sortes : fatigue, exercices violents, danse, équitation, travail de cabinet trop assidu, veilles prolongées, froid
humide, usage de mets excitants et trop assaisonnés, de boissons alcooliques, de la bière, du café, érections prolongées,
masturbation, reprise hâtive du coït, etc.

c. *Fautes thérapeutiques*. — Au nombre des fautes thérapeutiques se placent d'abord la prolongation de la médication
émolliente et le retard dans l'administration de la médication
suppressive ; viennent ensuite l'emploi intempestif d'injections
non appropriées, leur abus et la façon défectueuse dont elles
sont pratiquées ; enfin la mauvaise direction dans le traitement, comme celle qui consiste à recourir simultanément à des
méthodes variées et opposées dans lesquelles on associe les bains
et les émollients aux balsamiques : thérapeutique d'affolement
des malades, qui veulent se guérir à tout prix d'un écoulement
en vue d'un prochain mariage ou d'un retour au domicile con-
jugal.

d. *États constitutionnels*. — La cause principale de la chronicité
de l'urétrite blennorrhagique réside souvent dans l'état constitutionnel du malade : lymphatisme, scrofule, tuberculose, rhumatisme, arthritisme. L'inflammation de la muqueuse urétrale
s'éternise chez ces divers diathésiques au même titre que celle
des muqueuses oculaires, nasales, bronchiques, etc., et que celle
des séreuses. Nous l'avons dit, c'est souvent à la faveur d'un
de ces états constitutionnels que l'inflammation envahit l'urètre
postérieur et le col de la vessie, de telle sorte que la blennorrhagie, comme le fait remarquer GUYON, peut servir de pierre
de touche de la santé générale.

A côté des diathèses, rappelons qu'en remontant dans le passé du malade il n'est pas rare de trouver des troubles morbides, qui indiquent l'existence d'une tare originelle de l'appareil urinaire. C'est ainsi que l'incontinence nocturne infantile, la fréquence habituelle des mictions, sont souvent relevées dans les antécédents des blennorrhagiens chroniques.

2° Anatomie pathologique. — Elle a pu être faite : 1° *post mortem* macroscopiquement par les anciens (VOILLEMIER) et histologiquement par un grand nombre d'anatomo-pathologistes actuels ; 2° du vivant même du malade par l'observation clinique raisonnée et l'exploration méthodique du canal (GUYON) et par l'urétroscopie (TARNOWSKY, AUSPITZ, GRÜNFELD, OBERLÆNDER, etc.)

Les lésions, au lieu d'être étendues à tout l'urètre comme dans l'urétrite aiguë, sont cantonnées en certains points : bulbe, angle péno-scrotal, fosse naviculaire (GUYON) ; les recherches de FINGER sont discordantes à cet égard et d'après lui les points enflammés se rencontreraient par ordre de fréquence dans la portion spongieuse (17 fois sur 24), les portions spongieuse et bulbaire (4 fois), les portions spongieuses bulbaires et membraneuses (1 cas), le bulbe seul (1 cas), la portion membraneuse (1 cas) ; dans l'urétrite postérieure l'inflammation se localise surtout autour du vero-montanum. Tandis que pour JAMIN l'urètre antérieur serait plus souvent pris que le postérieur (74 fois contre 29 fois sur 103 malades), pour FINGER on observerait le contraire (6 fois l'urètre profond était seul atteint et 5 fois il existait des lésions concomitantes de l'avant-canal).

Les anciens avaient déjà signalé l'hyperhémie et la vascularisation de la muqueuse chroniquement enflammée, le dépoli de sa surface, sa desquamation épithéliale, ses exulcérations, son état granuleux et tomenteux (DÉSORMEAUX, THIRY) ; les auteurs récents, analysant mieux ces lésions superficielles grâce à la perfection des urétroscopes, ont ramené à un certain nombre de types les nombreuses variétés d'aspect de la muqueuse enflammée correspondant à un état particulier des tissus sous-jacents ; c'est ainsi qu'ils ont décrit des urétrites papillaires,

granuleuses, phlycténulaires, herpétiques, trachomateuses, etc.,
mais qu'il ne faut pas considérer comme des formes primitives,
ainsi que le fait remarquer Fürbringer. Suivant Oberlænder
toutes ces modifications de la muqueuse correspondent à deux
processus : le catarrhe muqueux et l'urétrite glandulaire. Le
premier revêt soit le caractère hypertrophique accusé par du
gonflement, de la congestion, de l'œdème de la muqueuse avec
granulations et papillomes, soit le caractère scléreux accusé par
des plaques blanchâtres, sèches et raccornies ; le second donne

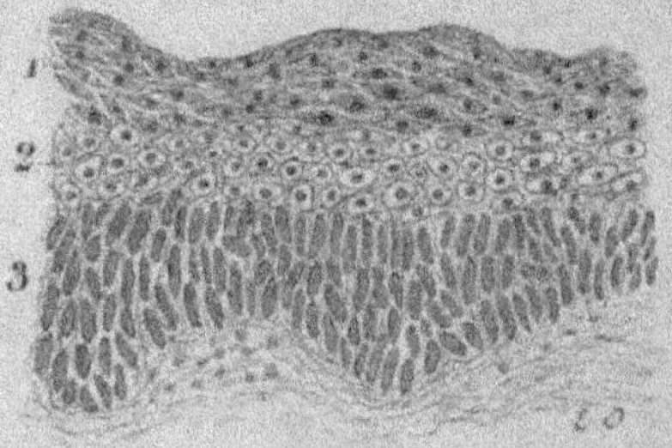

Fig. 45.

Altérations de l'épithélium dans l'urétrite chronique
(Wassermann et Hallé).

1, couche superficielle de cellules plates. — 2, couche moyenne de cellules
polygonales. — 3, couche basale.

lieu à la production d'élevures calleuses, de végétations polypoïdes par prolifération périglandulaire.

Les lésions profondes doivent être étudiées sur des coupes
transversales totales de l'urètre au point malade. Elles portent
d'abord sur l'épithélium, qui de cylindrique est devenu pavimenteux (Bababan, Wassermann et Hallé) (fig. 45), et forme
plusieurs plans d'autant plus nombreux que les lésions sous-
jacentes sont plus profondes (Fürbringer) ; la couche la plus
superficielle est souvent cornée (Neelsen) et Wassermann et
Hallé ont constaté sur une pièce une véritable épidermisation :
cellules cylindriques profondes, cellules polygonales dentelées,
couche granuleuse contenant de l'éléidine, couche cornée
épaisse (fig. 46). Finger a également trouvé ce type malpighien

qui n'a cependant rien de constant, car le polymorphisme, l'irrégularité, la bizarrerie sont comme les caractères de ces épithéliums dermoïdes écrivent, WASSERMANN et HALLÉ. Le derme muqueux est infiltré de cellules épithélioïdes riches en protoplasma (FINGER) et de cellules rondes embryonnaires, qui

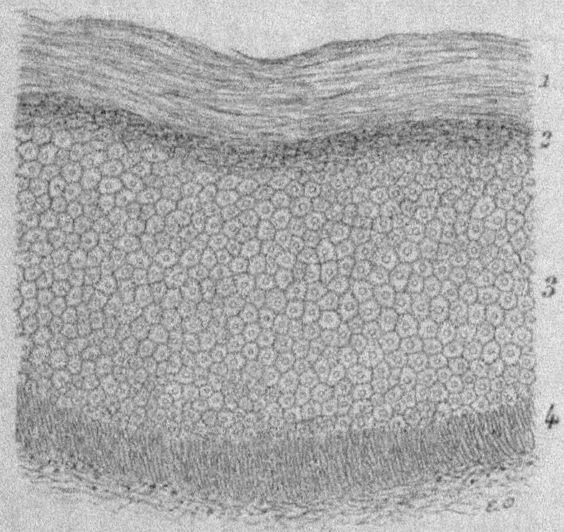

Fig. 46.

Altérations de l'épithélium dans l'urétrite chronique à une période plus avancée (WASSERMANN et HALLÉ).

1, couche cornée. — 2, couche granuleuse. — 3, couche à cellules dentelées.
4, couche basale.

peuvent envahir dans les cas invétérés le tissu du corps spongieux et au milieu desquelles rampe un abondant réseau de néo-capillaires. Ces infiltrats sont susceptibles de se résorber, mais le plus souvent ils s'organisent en tissu fibreux, qui étouffe les éléments élastiques et musculaires, désorganise et atrophie les glandes ; dès lors est constituée la lésion essentielle de tout rétrécissement.

Comme conséquence de l'infiltration embryonnaire du chorion de la muqueuse les papilles s'hypertrophient et il s'en

forme peut-être de nouvelles (fig. 47) : les unes et les autres
peuvent faire saillie dans le canal lorsqu'elles sont volumineuses
et constituer des végétations simples ou ramifiées, des papillomes, des condylomes formés d'une gaine épithéliale et d'un
tissu embryonnaire sillonné de néo-capillaires.

Comme l'épithélium de la surface, celui des lacunes de Morgagni devient pavimenteux et prolifère au point d'en remplir
toute la cavité ; au niveau de certaines la néoformation conjonctive périphérique en se rétractant en écarte les parois ;

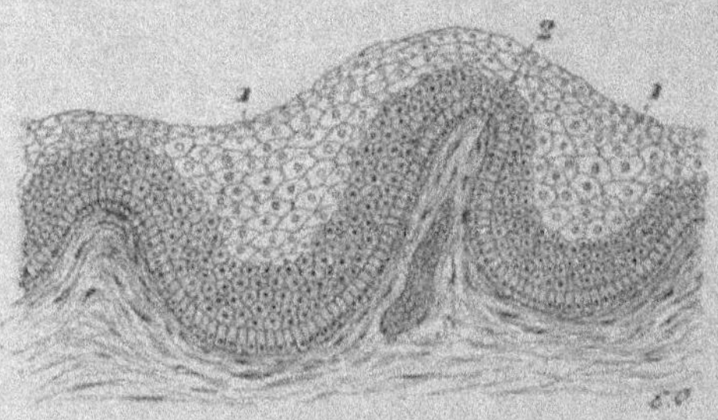

Fig. 47.

Hypertrophie papillaire (WASSERMANN et HALLÉ).

1, épithélium pavimenteux avec tuméfaction claire des cellules. — 2, papilles
vasculaires.

ailleurs le goulot se trouvant fermé par l'épithélium, la crypte
devient kystique. Les mêmes altérations se voient du côté des
glandes.

3° Bactériologie. — D'après NEISSER et FÜRBRINGER on
trouve encore des gonocoques au sein des produits de sécrétion
dans la moitié des cas d'urétrite chronique, mais en petit
nombre et il faut les chercher avec soin dans les rares globules
de pus et dans les cellules épithéliales : par contre, on y rencontre un très grand nombre de microbes, saprophytes habituels de l'urètre devenus pathogènes. Les gonocoques peuvent
même faire défaut et l'urétrite chronique mérite l'épithète
de post-gonococcique ou d'infectieuse secondaire (fig. 48). Dans
une dernière phase enfin les gonocoques et toutes autres

espèces de microbes pathogènes sont absents dans la sécrétion, qui est seulement entretenue par les altérations anatomiques superficielles et profondes de l'urètre : c'est la phase aseptique.

4° Symptomatologie. — Comme pour l'urétrite aiguë, nous étudierons successivement les symptômes : *a*, de l'urétrite blennorrhagique chronique antérieure et ceux *b*, de l'urétrite blennorrhagique chronique postérieure.

A. URÉTRITE BLENNORRHAGIQUE CHRONIQUE ANTÉRIEURE. — a. *Caractères de l'écoulement.* — Le symptôme dominant est l'issue spontanée par le méat d'un écoulement peu abondant, d'un suintement, d'une goutte de liquide (goutte matinale, goutte militaire), pouvant même faire défaut dans la journée alors que le malade a des mictions rapprochées, mais apparaissant

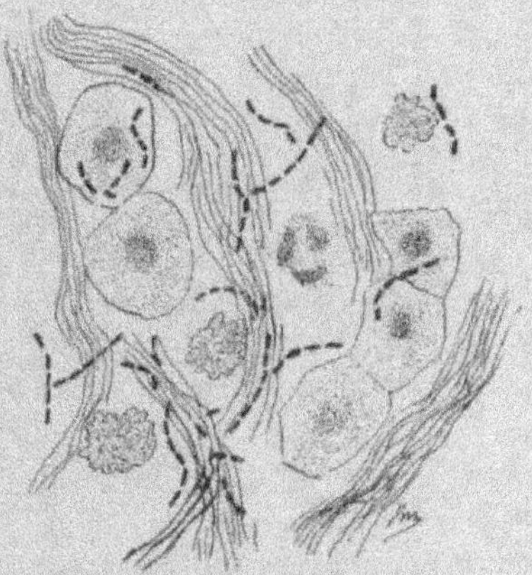

Fig. 48.

Sécrétion d'urétrite chronique.

On y voit des cellules épithéliales, de rares leucocytes, et des microbes saprophytes en chaînette.

constamment le matin au réveil. Cette issue peut être provoquée et augmentée en exprimant d'arrière en avant le canal. Lorsque le suintement est réduit au minimum il s'arrête aux lèvres du méat qu'il agglutine ; s'il est plus abondant il franchit son orifice et se déverse sur le linge qu'il macule. Les taches petites et arrondies lorsqu'elles sont isolées, forment lorsqu'elles sont confluentes des placards d'étendue jamais bien considérable, et dont les bords tranchés, irréguliers et festonnés attestent le mode de formation. Elles empèsent presque toujours le linge, ce qui permet de les différencier des taches produites par l'urine, qui le teignent simplement et dont les bords se fondent insen-

siblement avec les parties non teintées. Leur coloration est,
d'après DIDAY, très variable et en rapport avec les caractères
de l'écoulement, c'est ainsi que « la goutte incolore produit une
tache empesée, la goutte opaline une tache grisâtre, la goutte
blanche une tache jaune, et la goutte jaune une tache verte ».
L'abondance, la consistance, la couleur de l'écoulement varient
sous la moindre influence (froid, fatigue, excès de table, excitations génitales), pour re-
prendre ensuite ses caractères habituels.

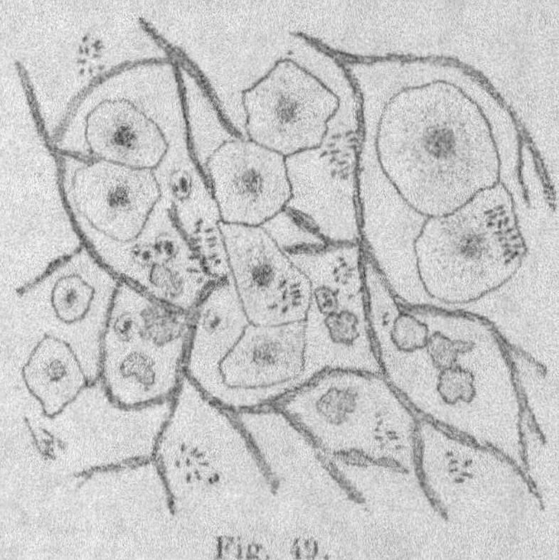

Fig. 49.
Filaments urétraux.

On y voit des cellules épithéliales grandes
et petites, des leucocytes déformés et de
rares colonies bactériennes.

Examiné au microscope
le substratum de l'écoulement apparaît formé de
cellules épithéliales déformées et de leucocytes contenant des gonocoques, on
en voit aussi dans l'intervalle des éléments figurés,
mais ce qui y domine ce
sont les microbes que nous
avons signalés au para-
graphe de l'anatomie pathologique.

A côté de l'écoulement
prennent place dans la
symptomatologie les *filaments urétraux*, que l'on retrouve constamment en plus ou moins grande quantité, dans le premier
jet d'urine. Ces filaments, étudiés avec beaucoup de soin par
FÜRBRINGER et FABRY, peuvent être rapportés à deux types : les
uns déliés et renflés à l'une de leurs extrémités longs de quelques
millimètres à 1 centimètre et même davantage se tortillent et
s'enroulent dans l'urine à l'instar d'animalcules avant de gagner
le fond du verre ; les autres courts ne dépassant pas 1 millimètre flottent dans l'urine sous forme de points opaques, grisâtres, se déposant lentement. Les uns et les autres sont histologiquement constitués par des épithéliums déformés et parfois
atteints de dégénérescence graisseuse et des cellules rondes

agglutinées par une substance mucogélatineuse (fig. 49) ; on y trouve quelquefois des gonocoques et toujours une foule de micro-organismes, à moins que l'affection soit à sa phase aseptique.

A part les filaments en suspension, les urines ne présentent aucune modification. On voit cependant chez certains malades les dernières gouttes se teinter en rouge et constituer le phénomène que BAZY a improprement dénommé hématurie terminale, car ce sang provient de l'urètre antérieur, qui violemment distendu par l'urine dans les points où l'inflammation a altéré la résistance de ses parois se fissure et saigne. La dénomination d'hémorrhagie post-mictionnelle, proposée par JANET, est plus exacte.

b. *Examen méthodique du canal.* — L'examen méthodique du canal avec l'explorateur à boule fournit des renseignements précieux dans l'urétrite blennorrhagique chronique antérieure (GUYON). L'instrument que l'on choisit doit avoir une olive de moyen volume, nº 16 ou 17 par exemple, de manière à ne point distendre par trop le canal et à ne pas refouler vers les parties profondes les sécrétions qu'il est chargé de ramener sur son talon, mais à se mettre bien en contact avec ses parois pour en indiquer la sensibilité, le degré de souplesse et les irrégularités diverses. En l'introduisant successivement à diverses profondeurs et en la retirant on arrive à préciser les points où la sécrétion pathologique est à son maximum : angle pénoscrotal, cul-de-sac du bulbe (GUYON). Une sensation de ressaut indique la présence des élevures, granulations, végétations, papillomes, condylomes. Enfin le passage d'une série de boules de volume progressivement croissant révèle la perte de souplesse des parois urétrales et accuse ainsi l'extension en profondeur du processus inflammatoire.

L'urétroscopie, dont OBERLÆNDER a peut-être exagéré l'importance en voulant tirer de la couleur, des reflets lumineux, du poli, des rayures et des plis de la muqueuse des indications sur l'étendue en profondeur des lésions sous-jacentes, peut rendre d'incontestables services surtout dans les urétrites rebelles à allure anormale (FURBRINGER, GRUNFELD, CASPER). A

côté des grosses lésions, telles que papillomes, condylomes, l'urétroscope montre encore assez aisément l'état granuleux et vel-
vétique de la muqueuse, les plaques de nuance jaunâtre et
rouge sombre du trachome, les fentes noirâtres des orifices des
lacunes de Morgagni dilatés, les élevures trouées à leur sommet
des glandes de Littre.

c. *Phénomènes subjectifs*. — Les troubles subjectifs sont à peu
près nuls : signalons une légère sensation de gêne, plutôt que
de douleur vraie, au moment des mictions chez les malades,
dont le canal induré se laisse difficilement distendre, sensa-
sation qui persiste même après la miction, sous forme de
pesanteur au niveau du périnée.

B. Urétrite blennorrhagique chronique postérieure. — L'inflammation chronique de l'urètre postérieur coexistant très souvent avec l'antérieur, le malade présente d'abord les signes
de l'urétrite de l'avant-canal, mais il s'en joint d'autres suffisamment expressifs pour ne pas laisser passer inaperçue cette
extension en profondeur de la maladie.

a. *Caractères de l'écoulement*. — Au suintement diurne et à la
goutte matinale s'ajoute un écoulement intermittent, survenant
à des intervalles plus ou moins éloignés, soit spontanément,
soit au moment de la défécation ou de l'exploration du canal
postérieur par le toucher rectal, suintement dont les malades
ont parfaitement conscience, car ils le sentent parcourir l'urètre
antérieur et le mouiller. Cette issue brusque de liquide, véritable éjaculation en miniature, se produit toutes les fois que
le liquide purulent accumulé entre le sphincter inter-urétral et
le col de la vessie est soumis à une pression suffisante pour
forcer la portion membraneuse (Guyon), et peut se faire sans
doute aussi par excitation réflexe partant de la muqueuse
de l'urètre prostatique.

Arrivant en quantité relativement grande sur le linge, la
sécrétion de l'urètre prostatique forme une tache étendue à
bords irréguliers, non festonnés comme dans l'urétrite antérieure, mais nettement tranchés comme dans cette dernière et
empesant le linge. Son aspect, lorsqu'on peut le recueillir avant

qu'il ait été absorbé par imbibition des vêtements, est souvent lactescent blanchâtre, en raison des granulations graisseuses prostatiques qu'il contient mélangées aux débris épithéliaux et aux leucocytes en constituant la plus grande partie. Il va sans dire que l'examen bactériologique y révèle les éléments microbiens que l'on trouve dans les suintements et les filaments de l'urétrite antérieure.

b. *Examen méthodique du canal.* — A défaut de l'issue intermittente de la secrétion de l'urètre postérieur, on aura recours pour déterminer la localisation des lésions aux moyens que nous avons indiqués à propos de l'urétrite aiguë postérieure (voir p. 100). L'endoscopie fournit enfin une dernière ressource pour ce diagnostic délicat (FURBRINGER) en montrant la muqueuse rouge, luisante, fortement injectée surtout au niveau du veru-montanum.

c. *Phénomènes subjectifs.* — Les troubles subjectifs font rarement défaut dans l'urétrite chronique postérieure. Le plus constant est l'augmentation légère de la fréquence des mictions (GUYON et JAMIN) bien moins grande que dans la cystite du col, et jamais impérieuse. Le passage de l'urine dans le canal prostatique est douloureux, particulièrement à la fin : le malade peut aussi souffrir en dehors des mictions, mais les sensations d'engourdissement, de pesanteur, de véritables douleurs au périnée sont bien plus souvent les symptômes d'une prostatite chronique concomitante que d'une uréthrite postérieure seule.

5° Marche, durée, terminaisons. — La marche de l'urétrite chronique est très irrégulière et troublée presque toujours par des rechutes et des récidives fréquentes. La durée se mesure par des mois et même des années, car elle peut dépasser 2, 3 et 4 ans et bien davantage (40 ans dans un cas de RICORD?). La pérennité est exceptionnelle et l'urétrite blennorrhagique chronique la plus invétérée est susceptible de se terminer par la guérison, cela souvent brusquement contre toute attente et en dehors de toute médication.

6° Complications. — Elles sont exceptionnelles dans l'urétrite chronique antérieure, et sont déterminées presque toujours par un retour à l'état aigu, par une reprise de la virulence des gonocoques et autres microbes sommeillant dans le canal, aussi ne diffèrent-elles pas de celles que nous avons signalées dans l'urétrite blennorrhagique aiguë. Les rétrécissements doivent être considérés comme une conséquence plutôt que comme une complication.

Dans l'inflammation chronique de l'urètre postérieur les complications sont beaucoup moins rares ; la plus fréquente est la cystite, qui souvent ne se localise pas seulement au col, mais se généralise au corps de l'organe, et peut devenir le point de départ d'urétéro-pyélite et de néphrites ascendantes. D'après GUYON la prostatite serait une complication beaucoup moins fréquente qu'on le croit généralement. Quant à l'épididymite, à l'orchite, à la vésiculite et aux autres infections consécutives de l'appareil génital, si communes au cours de l'inflammation blennorrhagique aiguë, elles ne s'observent qu'exceptionnellement dans la forme chronique. Lorsqu'elles se déclarent, c'est à la faveur d'une cause réveillant subitement l'acuité de l'affection, et c'est souvent ainsi que se révèle l'existence des *urétrites latentes* étudiées par GUIARD. Notons enfin que chez les sujets prédisposés la tuberculisation génito-urinaire peut avoir pour point de départ l'urètre chroniquement enflammé.

7° Pronostic. — Au point de la vie du sujet l'urétrite chronique tant antérieure que postérieure n'est point grave, mais sa persistance et sa difficulté de guérison sont de nature à déterminer des troubles psychopathiques et même de véritables maladies secondaires, qui en aggravent singulièrement le pronostic. Bien supporté par un esprit solide, l'écoulement, alors même qu'il se réduit à la goutte matinale, devient chez certains sujets craintifs et timorés la source de préoccupations constantes, qui tournent bientôt à l'hypochondrie et à la neurasthénie. Que des livres, même scientifiquement rédigés, tombent entre leur main et les voilà atteints de tous les symptômes physiques et fonctionnels de la spermatorrhée, de l'impuissance et des multiples affections imaginaires qui caractérisent l'hypochondrie sexuelle. Sans nier la possibilité de l'existence réelle de ces complications, il faut reconnaître qu'elles sont exceptionnelles.

Comme l'urétrite blennorrhagique aiguë l'urétrite blennorrhagique chronique comporte un pronostic, qui ne regarde plus seulement l'individu, mais aussi la famille et la société. Nöggerath, Neisser; Finger, Brewer, Bazy, Janet ont bien montré tous les dangers que présente pour les organes génitaux de la femme le coït avec un malade affecté d'urétrite chronique, et ils ont formulé les règles, qui doivent dicter la conduite du médecin dans ce cas. Le mariage ne doit pas être seulement interdit aux blennorrhagiens ne présentant ni gonocoques ni autres agents pathogènes dans l'écoulement, mais encore à ceux dont l'urètre se réinfecte après le coït pratiqué avec une femme saine, et ce n'est que, lorsqu'ils se seront livrés dans une période de plusieurs mois à des rapports non suivis de réapparition de l'écoulement, que leur aptitude au mariage pourra être prononcée.

8° Diagnostic. — L'étude histologique et bactériologique des sécrétions urétrales fournit dans les cas difficiles des éléments de diagnostic de valeur absolue, et il n'est plus permis de confondre avec l'urétrite chronique postérieure la prostatite chronique et la spermatorrhée. Il est juste d'ailleurs de reconnaitre que ces deux affections peuvent aussi être différenciées par les seuls symptômes cliniques, mais la présence révélée par le microscope de certains éléments figurés, que nous décrirons en traitant de la prostatite chronique, et de spermatozoïdes nombreux, alors que le malade n'a eu ni pollutions ni éjaculations volontaires depuis un certain temps (Malécot), ne laissera place à aucune hésitation dans les cas douteux. De même le liquide limpide, incolore, transparent, filant, ressemblant à de la glycérine, qui s'écoule de la verge flasque chez les névropathes à la moindre pensée lubrique et à l'état d'érection chez les individus vigoureux, sera reconnu à l'absence de tous éléments figurés autres que quelques cellules épithéliales. Cette urétrorrhée *ex-libidine* de Fürbringer, résultant de l'hypersécrétion des glandes de Littre et de Cowper, subsiste souvent après les inflammations répétées du canal et contribue à jeter le trouble dans l'esprit des malades. L'urétrite tuberculeuse primitive tout à fait exceptionnelle sera reconnue par l'existence des bacilles dans les sécrétions. N'oublions pas enfin les ressources qu'offre l'urétroscopie, qui a permis, à GRUNFELD à CASPER et autres de reconnaître les exulcérations rondes et multiples de l'herpès endo-urétral, les ulcérations creusées et sanieuses des chancres durs et mous, les granulations jaunâtres de la tuberculose, etc.

Nous ne revenons pas sur ce que nous avons déjà dit des signes permettant de distinguer l'urétrite chronique antérieure de l'urétrite chronique postérieure et de reconnaître l'état anatomique des parois urétrales, papilles, papillomes, excroissances diverses, souplesse ou rigidité.

9° Traitement. — Le traitement de l'urétrite chronique est général et local.

A. TRAITEMENT GÉNÉRAL. — Au premier rang des indications thérapeutiques de l'urétrite chronique se placent les moyens à diriger contre le mauvais état de la santé générale, les tares et les diathèses. C'est ainsi que le quinquina et le fer sont avantageusement prescrits aux gens affaiblis et anémiques ; les iodures, le gaïacol, l'iodoforme, la créosote, l'huile de foie de morue aux lymphatiques, scrofuleux et tuberculeux ; l'arsenic et les alcalins aux arthritiques et herpétiques. On y joindra l'hydrothérapie, les bains salés et sulfureux, les frictions excitantes sur tout le corps, le séjour prolongé à la campagne, au bord de la mer ou dans une station thermale appropriée au tempérament du malade. Toutes les prescriptions hygiéniques relatives aux aliments, aux boissons et à la juste répartition des exercices et travaux physiques et intellectuels, formulées au paragraphe du traitement de l'urétrite aiguë, ne sont pas de moindre importance.

Les rapports sexuels doivent être proscrits tant que l'examen bactériologique y décèle la présence de microbes pathogènes, toutefois se rappelant que les coïts réguliers peuvent avoir une heureuse influence sur la disparition définitive de la goutte du matin (Ricord), on ne saurait indéfiniment les ajourner, mais on recommandera dans ce cas l'usage du condom.

Bien que l'action des balsamiques et des antiseptiques pris à l'intérieur soit dans l'urétrite chronique peu efficace, il ne peut y avoir que des avantages à administrer ces médicaments et à en varier l'espèce, mais à la condition que l'estomac les supporte, car il convient avant tout de ménager les forces organiques.

B. Traitement local. — Si dans certains cas le traitement général seul suffit à faire disparaître l'urétrite chronique, le plus souvent il ne fait que rendre effective la médication locale. Nombreux sont les topiques, qui ont été préconisés dans cette affection, et variés sont les moyens tour à tour proposés pour les porter dans l'urètre.

Les diverses substances, dont nous avons donné la liste à propos du traitement de l'urétrite aiguë, trouvent aussi leurs indications dans la forme chronique. Leur choix doit s'appuyer moins sur leur puissance gonococcide et microbicide, que sur leur action modificatrice vis-à-vis des altérations anatomiques des parois urétrales. C'est ainsi que le nitrate d'argent agira surtout comme cathétérique et que les sulfates et acétates de fer, de cuivre, de zinc, de plomb dont le pouvoir antiseptique est bien faible ne réussiront que parce qu'ils sont légèrement caustiques et astringents.

La méthode des injections, qui convient parfaitement pour le traitement des altérations diffuses et étendues de l'urétrite aiguë, perd beaucoup de sa valeur lorsqu'il s'agit des lésions localisées de l'urétrite chronique, aussi, un grand nombre de procédés et d'instruments ont-ils été imaginés pour porter exactement au point malade les agents médicamenteux. Ils varient suivant qu'on utilise l'action de substances solides, demi-solides ou liquides.

a. Bougies médicamenteuses et suppositoires urétraux. — Les substances solides sont employées sous forme de bougies médicamenteuses préparées d'avance dans les officines ou formulées magistralement. Ces bougies, qui s'introduisent sans

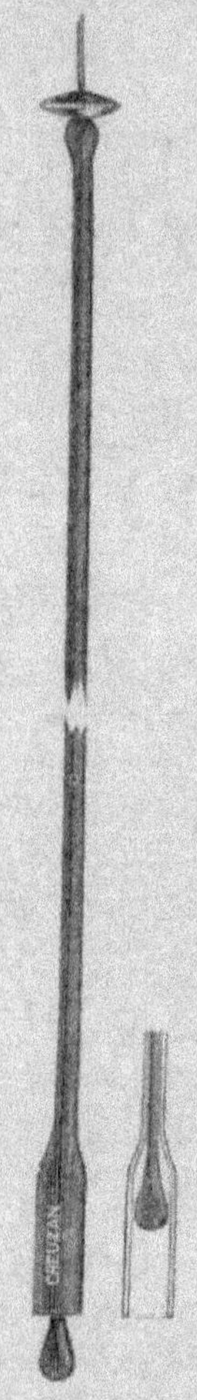

Fig. 50.
Sonde porte-
remèdes de
Pousson.

difficulté dans le canal antérieur, ne peuvent être conduites que très difficilement dans l'urètre postérieur et elles ont de plus l'inconvénient de se mettre en rapport avec toute l'étendue de la muqueuse et de ne pas localiser leur action. Les suppositoires urétraux, ayant pour excipient le beurre de cacao, auxquels on donne le volume et la longueur voulue sont préférables. On les introduit à l'aide de sondes dites porte-remèdes tels celui de Milchelson et le nôtre (fig. 50), ou plus simplement avec une sonde ou bougie cylindrique ordinaire.

b. *Pâtes et pommades.* — L'emploi de substances semi-liquides ou pâtes injectées directement (*injections solidifiantes* de Paillasson) ou portées dans le canal au moyen des sondes cannelées ou lisses de Casper et d'Unna, de l'*antrophore* de Stephan, est passible des mêmes reproches que les injections. La seringue à pommade de Tommasoli, qui permet de porter les pâtes en un point précis, a cependant réalisé dans ce sens un grand progrès. Finger recommande de se servir pour ces diverses pommades de lanoline, car cette substance adhérant intimement aux muqueuses est très facilement résorbable.

c. *Instillations.* — Grâce à la méthode des instillations imaginée il y a bientôt trente ans par Guyon, les topiques liquides peuvent être injectés dans l'urètre en un point précis et bien localisé ; aussi est-ce à cette manière de faire qu'il convient de donner la préférence. On se sert pour cela d'une petite seringue compte-goutte rappelant la seringue de Pravaz, mais d'une contenance supérieure et égale à 4 grammes (fig. 51), dont on adapte la canule à une sonde en gomme à boule olivaire, que l'on conduit au point malade soit dans l'urètre antérieur, soit dans l'urètre postérieur. L'instrument en place, on fait tomber en tournant la tige du piston mobile dans un pas de vis le nombre de gouttes dont on croit devoir imprégner la muqueuse. Ce nombre de gouttes varie avec la nature de la substance qu'on emploie et son degré de concentration, avec l'état des parois du canal, avec la réaction locale. La substance la plus employée est le nitrate d'argent à $\frac{1}{40}$ et à la dose de 10 à 20 gouttes ; mais on peut porter le titre à $\frac{1}{30}$, $\frac{1}{20}$ et même $\frac{1}{10}$ dans les urétrites invétérées et rebelles, il est bon seulement de

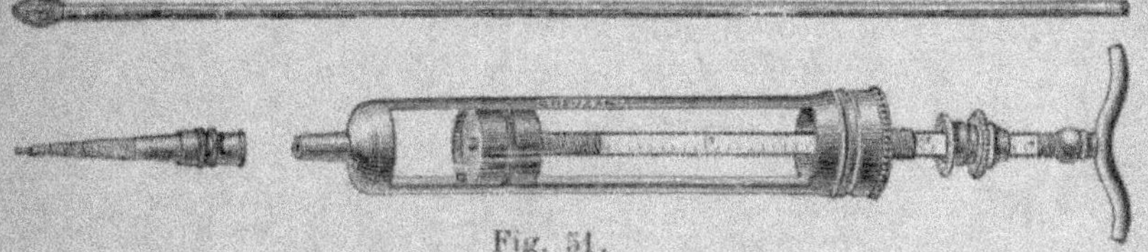

Fig. 51.

Seringue à instillations de Guyon.

diminuer alors la dose et de ne pas dépasser 3 à 5 gouttes. On se guidera pour cela sur la tolérance du canal, et on pourra chez les individus sensibles anesthésier préalablement le canal à l'aide de la cocaïne ou de l'antipyrine. En général, la guérison survient après 8 à 10 instillations ; passé ce nombre, il est inutile d'insister : on laissera donc le canal au repos, quitte à recommencer quelques semaines après une nouvelle série d'instillations. Les autres substances employées sous cette forme sont le sulfate de zinc, de fer à $\frac{1}{40}$ à $\frac{1}{20}$.

d. *Traitement urétroscopique.* — Dans ces dernières années les progrès de l'urétroscopie ont ouvert une voie nouvelle à la thérapeutique locale de l'urétrite chronique. JANET en France s'est fait l'apôtre de ce traitement, employé à l'étranger par AUSPITZ, TARNOUSKY, GSCHIRHAKL, GRUNFELD, OBERLÆNDER, KOLLMANN. Il convient surtout dans les écoulements entretenus par l'inflammation des lacunes de Morgagni et des glandules

du canal, par la présence de végétations granuleuses, papillomateuses et polypoïdes. Pour son application on doit donner
la préférence aux urétroscopes à lumière interne de NITZE-
OBERLÆNDER, qui permettent de toucher les points malades au
nitrate d'argent, au sulfate de cuivre, à l'acétate de plomb,
à la teinture d'iode, de les saupoudrer au calomel, à l'alun,
au tanin, à l'iodoforme, etc., et enfin si besoin est d'injecter
des solutions médicamenteuses dans les cryptes et les glandes
malades, de les détruire par l'électrolyse, et d'abraser les
saillies pathologiques. KOLLMANN a imaginé à cet effet tout un
arsenal instrumental.

e. *Massage urétral.* — Un dernier ordre de moyens consiste
dans le passage méthodique dans l'urètre d'instruments propres
à le dilater, ou mieux à provoquer dans ses parois un travail

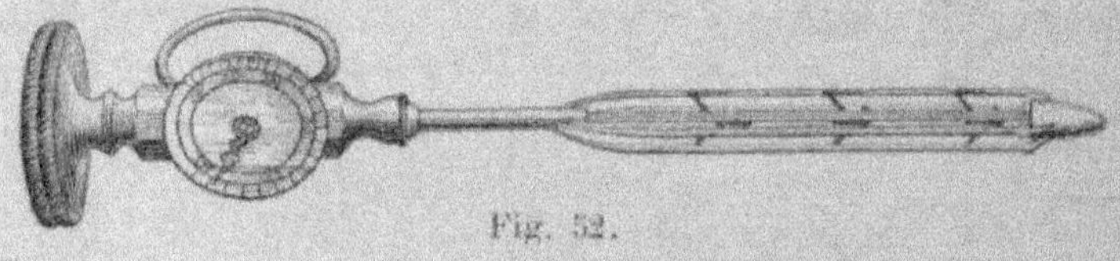

Fig. 52.
Dilatateur de Kollmann.

capable de déterminer la résorption des infiltrats. Ce mode
de traitement déjà employé en France par BENIQUÉ, ALP. GUÉ-
RIN, VOILLEMIER, a été rajeuni par OTIS, qui pour le faire
accepter a imaginé sa doctrine « des rétrécissements larges »
et dans ces dernières années ULTZMANN, OBERLÆNDER, KOLL-
MANN (fig. 52) l'ont vivement conseillé en recommandant d'aller
bien au delà du n° 30 de la filière Charrière.

§ 2. — URÉTRITES MICROBIENNES NON GONOCOCCIQUES

Signalées pour la première fois par AUBERT (de Lyon) les
urétrites non gonococciques ont fait l'objet des monographies
intéressantes de BARBEILLON, de FAIROUT, de GUIARD.

1° Etiologie, bactériologie et pathogénie. — Les nombreux micro-organismes susceptibles de provoquer l'inflammation de l'urètre peuvent avoir trois origines : tantôt ils proviennent de l'extérieur et sont introduits par le méat à la suite d'un cathétérisme ou par toute autre cause (*hétéro-infection*); tantôt infectant déjà l'organisme ils sont apportés dans le canal par l'intermédiaire de l'urine qui leur sert de véhicule (*auto-infection a distance*), tantôt enfin, vivant en saprophytes dans l'urètre ils l'infectent en devenant tout à coup pathogènes sous l'influence de causes diverses qui nous échappent souvent, (*auto-infection sur place*).

La nécessité d'un phénomène, s'entremettant entre le micro-organisme et le terrain où il est implanté pour que l'infection en résulte, caractérise ainsi le groupes des urétrites non gonococciques et peut servir de base a la classification étiologique résumée dans le tableau, pages 134-135, qui rappelle, quoique plus concise, celles proposées par les vieux auteurs et en particulier par SWEDIAUR.

Les *urétrites irritatives* reconnaissant pour cause une irritation mécanique, physique, ou chimique, de la muqueuse du canal sont de beaucoup les plus fréquentes. Elles ont pour agents pathogènes les micro-organismes les plus variés et de provenance les plus diverses : cocci en chaînettes à la suite d'un cathétérisme septique (BOCKHART et WOLF) ; micrococcus pyogenes aureus également après un cathétérisme (CASTEX) ; micrococcus citreus albus de PASSET dans le pus d'une urétrite contractée avec une femme atteinte d'abcès rétro-utérin (LEGRAIN) ; cocci isolés, diplococci plus volumineux que les gonocoques dans la sécrétion d'une urétrite survenue après un coït avec une femme saine (RAUZIER), etc. D'autre part WINTER a montré que le mucus vaginal de la femme la plus saine contient des variétés microbiennes nombreuses, et POWARNINE (de Saint-Pétersbourg) a trouvé que sur 321 soldats atteints d'écoulement urétral un quart ne présentait pas traces de gonocoques. Mais c'est la riche flore bactérienne de l'urètre normal, étudiée par LUSTGARTEN et MANNABERG, PETIT et WASSERMANN, qui fournit, en dehors de toute infection étrangère, des éléments toujours prêts à allumer

CLASSIFICATION ÉTIOLOGIQUE DES URÉTRITES MICROBIENNES NON GONOCOCCIQUES

1. URÉTRITES IRRITATIVES.	De causes externes.	Vénériennes.....	Érection prolongée (RICORD-ROBERT). Masturbation (JULLIEN-HALLÉ).
			Coït pendant les règles (blennorrhoïdes de DIDAY).
		Non vénériennes...	Traumatismes accidentels (abus de la bicyclette) (MILLET), ou chirurgicaux : cathétérisme septique ou aseptique maladroit du canal non désinfecté
			Corps étrangers : sonde à demeure ; calculs urétraux ; fragments fréquemment dans l'ancienne lithotritie.
			Injections sèches de poudres irritantes faites dans un but thérapeutique (alun, tanin sabine), par fourberie ou par aberration génitale.
			Injections trop fortement caustiques, expérience de SWANZY et de CULLERIER avec l'ammoniaque.
	De causes internes par absorption stomacale (ab ingestis) ou cutanées de substances altérant par les urines.	Aliments........	Cresson (SCHENCK), asperge (HARRISSON), raves, raifort, fraises, moutarde, épices, homard, écrevisses, mollusques.
		Boissons........	Bière (biertripper des Allemands), vins blancs, champagne, cidre, alcools.
		Médicaments.....	Cantharide absorbée volontairement comme chez l'étudiant dont parle TANNER, ou involontairement comme chez les soldats cités par GUYON et BOURCART, qui avaient consommé des grenouilles nourries de ces coléoptères ; nitrate de potasse (LALLEMAND), arsenic (DELIOUX, DELACOUR, SAINT-PHILIPPE), iodure de potassium (MERCIER), vins diurétiques et antiscorbutiques (DESRUELLES).

II. Urétrites constitutionnelles et dépendant des états généraux infectieux.	Rhumatisme, goutte, herpétisme, arthritisme.	Thomson et Guyon nient l'existence des urétrites causées par ces diathèses. Guiard faisant la critique des observations d'urétrites constitutionnelles publiées jusqu'à ce jour ne les rejette pas, mais les considère comme exceptionnelles.
	Syphilis.	Lée, Vidal, Hammond, Finger, Tassowsky admettent que la syphilis localisant ses manifestations exanthématiques sur la muqueuse urétrale détermine parfois un écoulement.
	Fièvre typhoïde.	Un seul cas rapporté par Legras paraît très démonstratif.
	Oreillons.	Niée par Laveran, l'urétrite ourlienne aurait été observée par Ballou, Gravis et Stievenard, Bartuez et Sanné, Schmitt.
	Paludisme	Un seul cas cité par Moscato.
	Diabète.	Admise par Demange.
III. Urétrites sympathiques.	Oxyures du rectum. Dentition (Hunter). Chancres simples. Chancres syphilitiques.	
IV. Urétrites symptomatiques.	Tuberculose.	Extrêmement rare ; contrairement aux recherches de Schuchardt, de Tuffier et Ginore, Hallé et Guiard n'auraient pas trouvé le bacille de Koch dans les écoulements chroniques suspects.

l'inflammation, et rien n'est plus propre à démontrer la nécessité d'un facteur intermédiaire que l'indifférence habituelle du canal pour ses hôtes microbiens. Ce facteur est constitué par l'effraction du revêtement épithélial de l'urètre, ainsi que le démontrent les expériences déjà anciennes de VOILLEMIER et celles plus récentes de WELANDER et de LEGRAIN, qui ne sont parvenus à provoquer l'inflammation de l'urètre par l'introduction d'une sonde imprégnée de pus qu'après avoir déterminé une vive irritation par le passage réitéré et violent de l'instrument porte germes. La clinique n'a-t-elle pas d'ailleurs enseigné, depuis longtemps, que le passage du pus à travers l'urètre chez les malades atteints de cystite et de pyurie laisse le canal indemne de toute réaction inflammatoire ?

Si l'existence d'un traumatisme, si minime qu'il soit, permet de concevoir aisément l'infection du canal dans les urétrites irritatives, cette infection est d'une interprétation plus difficile dans les *urétrites constitutionnelles* et *dépendant des états généraux infectieux*. On peut cependant avec quelque raison faire les hypothèses suivantes. La plus simple est que les urines modifiées dans leur composition et leur réaction produisent à leur passage dans l'urètre une desquamation épithéliale, point de départ de l'infection : tel serait le cas d'apés RAYER pour les urines concentrées et hyperacides des rhumatisants, des goutteux, des arthritiques, des herpétiques, et aussi d'après DEMANGE pour les urines des diabétiques. On peut en second lieu invoquer l'action sur l'urètre de « l'humeur goutteuse » de BAZIN, ou, ce qui serait moins mystérieux, le transport dans le canal de germes pathogènes éliminés par l'urine ou véhiculés par le sang irriguant la muqueuse dans le cours des états infectieux généraux typhiques et ourliens. Enfin, et c'est là l'hypothèse qui s'accorderait le mieux avec la majorité des faits et rendrait aussi bien compte de la genèse des urétrites constitutionnelles que des urétrites sympathiques, on peut se demander avec FAITOUT si l'infection ne se fait pas dans tous les cas par les micro-organismes saprophytes du canal à la faveur d'une perturbation vaso-motrice ou d'une modification sécrétoire de la muqueuse.

Inutile d'insister sur la pathogénie des *urétrites symptomatiques*.

2° Anatomie pathologique. — Les lésions produites à la surface et dans l'épaisseur de la muqueuse urétrale dans les urétrites non gonococciques ne sont pas encore connues. POWARNINE, qui a étudié avec soin les caractères de la sécrétion, a noté que les leucocytes sont moins abondants que dans les écoulements gonococciques, de même que les épithéliums cylindriques et pavimenteux, qui font défaut dans 27,05 p. 100 ; les microbes sont également peu nombreux et disparaissent rapidement.

3° Symptomatologie. — En général les urétrites non gonococciques ne présentent pas de période d'incubation ou celle-ci est très courte : vingt-quatre heures, deux ou trois jours au plus comme dans les cas de VAN DER PLUYM et C. H. VERLAAG. La réaction locale est souvent nulle, il n'y a ni gonflement du méat, ni injection de la fosse naviculaire, ni sensations particulières au moment des mictions, mais par contre, il est des cas où la réaction est vive, les douleurs pendant la miction et l'érection très intenses. L'écoulement présente les mêmes variations : parfois consistant en un simple écoulement muqueux, à peine appréciable, *chaudepisse sèche des anciens*, il est d'autres fois abondant, muco-purulent, épais, jaune verdâtre, comme dans l'urétrite gonococcique.

La marche régulière n'est presque jamais entravée par ces complications du côté des épididymes, de la prostate, de la vessie si communes dans les urétrites gonococciques ; la durée est très courte et la guérison s'établit en général brusquement après quelques jours, une ou deux semaines au plus.

4° Diagnostic. — Les caractères de l'écoulement sont insuffisants pour affirmer la nature non gonococcique d'un écoulement, et l'examen bactériologique des urines en montrant l'absence du gonocoque est la seule base du diagnostic.

5° Pronostic. — Il est bénin pour le malade puisque les complications n'existent pour ainsi dire pas. Quant aux dangers de la transmission, ils ne sont, croyons-nous, à redouter qu'autant que les conditions, qui ont favorisé l'éclosion de l'inflammation chez le contaminant se trouvent réalisées chez le contaminé.

6° Traitement. — La première indication consiste dans la suppression de la cause et dans l'emploi de moyens destinés à modifier l'état du terrain morbide. C'est ainsi qu'on enlèvera la sonde à demeure, que l'on pratiquera le cathétérisme s'il est indispensable avec une grande douceur et une asepsie rigoureuse, que l'on supprimera les injections irritantes, etc., etc. ; qu'on combattra la diathèse par les médications appropriées, et que l'on fera une antisepsie interne aussi parfaite que possible dans les maladies infectieuses générales. D'une manière générale il faudra être très réservé à l'égard de tout traitement topique surtout dans les urétrites diathésiques ; des bains, des boissons et tisanes émollientes auront bien plus vite raison de l'écoulement que les injections.

§ 3. — URÉTRITES AMICROBIENNES OU ASEPTIQUES

1° Étiologie et pathogénie. — D'après GUIARD les urétrites amicrobiennes, beaucoup plus fréquentes que les urétrites microbiennes non gonococciques, comprendraient plusieurs variétés pathogéniques : *a*, celles qui constituent la phase aseptique de l'urétrite gonococcique et que peut expliquer « l'imprégnation de l'urètre par les toxines gonococciques entretenant pour un certain temps la diapédèse des globules blancs » ; *b*, celles qui sont dues à la présence de corps étrangers ou à la continuation d'injections devenues inutiles ; *c*, celles qui sont aseptiques d'emblée. Ces dernières de beaucoup le plus communément observées sont d'une interprétation pathogénique obscure ; elles sont ou *contagieuses* ou *spontanées*. D'*origine contagieuse* et se déclarant après un rapport avec une femme autre que celle que le malade a l'habitude de voir, principalement pendant ou immédiatement après les règles, elles constituent la majorité des *blennorrhoïdes* de DIDAY, des *échauffements* des malades. Leur

développement tient sans doute à une susceptibilité toute particulière de la muqueuse urétrale de certains individus vis-à-vis
des sécrétions vaginales, mélangées des produits de sécrétion
gonococcique, ou irritantes pour toute autre cause. Lorsque
l'urétrite aseptique est *spontanée*, elle survient en dehors de
tout rapport sexuel et reconnait sans doute pour cause un état
diathésique ou constitutionnel du sujet qui nous échappe, la
névropathie et l'hypochondrie étant les seuls états généraux qui
semblent avoir quelque influence.

2° Symptomatologie. — Les écoulements aseptiques de
l'urètre sont remarquables par leur indolence à peu près complète et l'absence de toute réaction locale : on note à peine
un peu de chaleur, une légère cuisson en urinant, une sensation
de pesanteur et de douleur obtuse au périnée et dans les lombes
chez les individus impressionnables. L'écoulement en général
peu abondant mais parfois au contraire très considérable est
aqueux, séreux, louche, grisâtre avec des grumeaux épais. Il
souille le linge en formant des taches légèrement empesées, grises
avec un point central jaunâtre. L'urine recueillie dans un premier verre contient en suspension de très menus débris pulvéru-
lents, et rarement ces filaments longs et flexueux qui caractérisent l'urétrite blennorrhagique. Au microscope ces dépôts,
dénués de tout organisme, renferment avec quelques cellules
épithéliales des leucocytes petits et contractés et de nombreux
corpuscules arrondis comme ceux des écoulements prostatiques.

L'urétrite aseptique une fois constituée a une marche essentiellement chronique, que rien n'influence en bien ou en mal,
pas plus l'abstention des rapports sexuels que leur abus, le
régime alimentaire le plus sévère que les écarts de régime, le
traitement le plus rigoureux que le mépris de toutes médications. Sa durée est indéterminée et la guérison survient sans
cause après des mois et des années sans laisser de trace dans le
canal, qui conserve dans la suite son calibre. Durant son évolution on n'observe non plus aucune des complications locales
ou générales si fréquentes au cours des urétrites chroniques
gonococciques.

3° Pronostic. — Le pronostic est ainsi extrêmement bénin pour le malade, qui ne risque même pas de transmettre son affection à la femme avec laquelle il a des rapports. Une seule chose l'assombrit chez certains sujets ; c'est la longueur et la résistance de l'écoulement à toutes les médications, qui conduisent peu à peu les individus à esprit faible et à tendance névropathique à la tristesse, au désespoir et à l'hypochondrie.

4° Diagnostic. — Il est facile et se fait par exclusion, lorsque l'enquête la plus complète ne révèle rien dans l'état local ou général qui soit de nature à pérenniser l'écoulement ; mais il doit toujours être contrôlé par l'examen bactériologique des liquides de l'écoulement.

5° Traitement. — Si les urétrites amicrobiennes post-gonococciques et celles dues à la contagion sont exceptionnellement guéries par les instillations argentiques et autres médications topiques, il faut bien savoir aussi que parfois ce traitement les entretient et devient ainsi plus nuisible qu'utile ; mieux vaut donc le suspendre que de s'entêter dans son emploi. Les urétrites aseptiques d'emblée spontanées sont aussi réfractaires à toutes les médications externes et internes, et GUIARD conseille de s'en tenir aux moyens toniques : arsenic, fer, iodures, quinquina, frictions sèches ou aromatiques, hydrothérapie, bains de mer, vie au grand air.

CHAPITRE III

RÉTRÉCISSEMENTS DE L'URÈTRE

Sous la dénomination de rétrécissements on doit entendre toute diminution acquise, permanente et progressive du calibre de l'urètre, déterminée par la production dans l'épaisseur de ses parois d'un tissu pathologique d'origine inflammatoire, traumatique, ou ulcérative. Ainsi se trouvent écartés de ce chapitre l'étude : 1° des rétrécissements congénitaux ; 2° des diminutions de calibre passagères et fugitives ayant pour cause le spasme de la portion membraneuse ; 3° de celles également transitoires qui sont dues à l'inflammation aiguë de la muqueuse urétrale ; 4° enfin de celles permanentes qui tiennent à l'effacement du canal par un néoplasme pariétal ou par une tumeur de voisinage. Cette définition a un autre avantage que ces éliminations, c'est de rappeler les caractères essentiels de la pathogénie et de la physiologie pathologique des rétrécissements.

ARTICLE PREMIER

RÉTRÉCISSEMENT CHEZ L'HOMME

§ 1. — ETIOLOGIE

On doit rapporter à trois grands groupes les conditions étiologiques des strictures : 1° inflammations du canal ; 2° traumatismes ; 2° ulcérations. Quelques autres causes discutables méritent simplement d'être signalées.

1° Inflammation du canal. — Au premier groupe appartiennent les urétrites, mais non toutes également. Tandis que les inflammations aseptiques et les inflammations microbiennes non gonococciques superficielles et de courte durée restent sans effet sur le calibre du canal, l'inflammation blennorrhagique est souvent suivie de rétrécissement en raison d'abord de l'acuité et de l'intensité du processus phlegmasique, en second lieu et surtout de sa chronicité et de sa répétition. Les coarctations des blennorrhagiens endurcis et récidivistes se rencontrent en effet aux points où s'éternisent les vieilles uréthrites. Si exceptionnellement elles peuvent s'observer dans le courant de la seconde année qui suit l'urétrite, on ne les constate en général que trois ou quatre ans après (THOMPSON), dix à quinze ans après (GUYON). Aussi est-ce dans la période moyenne de la vie entre trente et cinquante ans que les rétrécissements sont le plus fréquents.

2° Traumatismes. — Les grands traumatismes de l'urètre, plaies, déchirures, éclatements et ruptures abandonnés à eux-mêmes sont fatalement suivis de rétrécissements, et l'étendue de ces derniers relativement à la circonférence du canal, de même que le degré d'obstruction de sa lumière, sont subordonnés à l'intensité de la blessure, comme nous l'avons fait remarquer (voir p. 76). Les lésions de la muqueuse par des calculs, des fragments de calculs, des corps étrangers, les fausses routes, les éraillures produites au cours d'un cathétérisme maladroit deviennent également l'origine de strictures. On voit encore celles-ci succéder à des fissures de la muqueuse déterminées par une érection forte et rapide, le redressement brusque de la verge érigée, les faux pas du coït de GUYON. Lorsque ces micro-traumatismes surviennent au cours de la blennorrhagie, leur influence sur la coarctation urétrale est encore plus grande et ils engendrent des rétrécissements mixtes, d'une structure particulière (scléro-cicatriciels GUYON, GUIARD et JAMIN). La rupture de la corde dans la chaudepisse cordée en est le type. C'est encore par l'intermédiaire d'une légère solution de continuité de la muqueuse urétrale, que l'on voit se constituer des rétrécissements à la suite d'excès de coït et d'érections prolongées

(Horteloup), de la masturbation (Lallemand) ; récemment Gross a certainement exagéré l'importance de ce facteur en écrivant que les gens adonnés à ce vice ont des strictures dans la proportion de 90 p. 100. D'après Getz (de Baltimore), un état pathologique congénital de l'urètre consistant dans une diminution légère de son calibre favoriserait les effets de ces causes diverses.

A ce groupe étiologique des traumatismes peuvent être rattachées les cautérisations inconsidérées de l'urètre au nitrate d'argent et autres substances destructives pratiquées à la manière de Hunter et de Lallemand, ainsi que les injections mal faites et trop fortement caustiques. Par contre, les injections bien administrées avec des liquides prudemment maniés, en arrêtant le processus inflammatoire, ont une action préventive sur la formation des strictures (Guyon).

3° Ulcérations. — Si rares que soient les ulcérations de l'urètre, elles existent et constituent un troisième groupe de causes tout à fait exceptionnelles des rétrécissements. En étudiant les lésions anatomiques de l'urétrite blennorrhagique, nous avons vu qu'on ne saurait plus admettre les ulcérations de la muqueuse urétrale invoquées par les anciens. Voillemier décrit cependant des coarctations ayant cette origine et pour caractéristique de siéger dans les deux premiers centimètres du canal, de plisser d'abord la muqueuse en travers et de se constituer en valvule sous l'influence de l'urine gênée dans son émission. Les rétrécissements consécutifs aux chancres simples ou syphilitiques se rencontrent très rarement, car cette variété d'infection vénérienne déja exceptionnelle au niveau du méat et de la fosse naviculaire (sur 1.773 chancres infectants on en a rencontré 89 siégeant au méat) est tout à fait rare plus profondément et aux faits de Ricord (chancre de la région membraneuse) et de Voillemier (chancre de la vessie), Farrout n'a pu ajouter que ceux de Du Castel, Gebert, Fleury, Albarran et Berkeley Hill, qui concernent des chancres de la continuité de l'urètre spongieux. Hamonic dit avoir observé chez un tuberculeux génito-urinaire une coarctation bulbaire qu'il croit devoir attribuer à la cicatrisation d'une ulcération tuberculeuse.

4° Autres causes discutables. — Les causes banales de rétrécissement invoquées naguère et que H. Thompson discute dans son livre, telles que le climat, les races, la constitution, les diathèses, etc., n'ont qu'une influence bien secondaire. Page Macintosh, après avoir analysé plusieurs milliers de cas, conclut que le nègre contracte plus facilement que le blanc la blennorrhagie, mais que celle-ci donne moins souvent de rétrécissement chez le premier que chez le second. La syphilis a été accusée de déterminer parmi les diathèses la coarctation de l'urètre par production dans ses parois d'un syphilome. Malgré les observations de Veale, de Fournier, de Copper, de de Santi, d'Harrisson, de Hamonic, de Loumeau, etc., il plane encore une grande incertitude sur la réalité de cette lésion qu'on a voulu rapprocher du syphilome ano-rectal. Quant aux rétrécissements du méat, qui surviennent chez les glycosuriques à la suite des fissures et ulcérations des lèvres du canal, on ne saurait les assimiler cliniquement aux véritables strictures de l'urètre.

§ 2. — CLASSIFICATION

Prenant pour base de classification leurs causes, nous admettrons, à l'exemple de Voillemier et de Guyon, deux grandes catégories de rétrécissements : 1° les *rétrécissements inflammatoires* ou *blennorrhagiques*, qui succèdent aux inflammations du canal ; 2° les *rétrécissements cicatriciels*, qui surviennent à la suite des pertes de substances traumatiques ou ulcéreuses et et qu'on peut subdiviser en *traumatiques* et *cicatriciels proprement dits*. Avec Guyon et ses élèves Guiard et Jamin nous en ajouterons une troisième catégorie : les *rétrécissements mixtes* qui se développent à la suite des micro-traumatismes de l'urètre enflammé.

§ 3. — ANATOMIE PATHOLOGIQUE

1° Rétrécissements inflammatoires ou blennorrhagiques. — a. *Siège, nombre*. — Depuis longtemps les auteurs s'accordent à répéter après Hunter, Chopart, E. Home, que les rétrécisséments inflammatoires siègent le plus souvent dans les parties profondes de l'urètre ; les relevés de Thompson, ceux de Guyon ont apporté une précision plus grande à ces affirmations vagues. Pour Thompson les deux tiers, pour Guyon la totalité des rétrécissements siègent au niveau du bulbe dans la région périnéo-bulbaire. Par ses explorations attentives sur le vivant Guyon a mis en évidence un fait, qui avait échappé à Thompson se contentant de l'examen des pièces anatomiques : c'est que dans la majorité des cas les rétrécissements blennorrhagiques sont multiples : en avant de la stricture bulbaire, qui est la dernière que

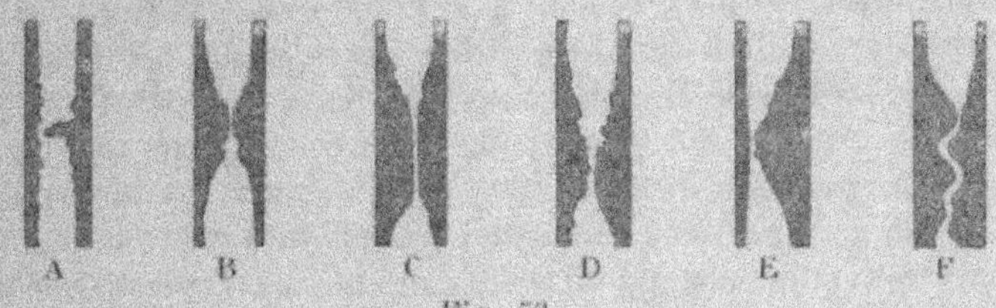

Fig. 53.

Schéma représentant la configuration type des rétrécissements :

A, r. valvulaire ; B, r. annulaire ; C, r. en manchon ; D, r. en infundibulum ; E, r. latéral en excentrique ; F, r. tortueux ou en spiral.

l'on constate, on en rencontre d'abord une série de 3, 4, 5, 6, et plus s'échelonnant à partir du méat et formant le *chapelet blennorrhagique*.

b. *Configuration*. — Rien n'est plus irrégulier que la configuration des rétrécissements de l'urètre ; tantôt c'est une simple bride (R. linéaire, valvulaire) ; tantôt la portion rétrécie présente une certaine étendue (R. annulaire, en manchon, en infundibulum) ; le rétrécissement peut porter principalement sur une des parois (R. latéral ou excentrique) ; ailleurs la zone de striction irrégulièrement conformée dévie l'axe du canal en même temps qu'elle le rétrécit, de telle sorte que la lumière peut être portée tout près de la paroi, et non seulement cette déviation varie au niveau de chacun des rétrécissements d'un même urètre, mais aussi dans la traversée d'un même rétrécissement (R. tortueux, en spiral) (fig. 53). De là, on le comprend, la difficulté à franchir à l'aide de bougies, quelque fines et flexibles qu'on les suppose, les rétrécissements dits irréguliers, sinueux, tortueux, en spirale, en hélice, etc. A l'excentricité, aux sinuosités du trajet, viennent encore se joindre souvent en aval du côté du méat des plis, des saillies, des excroissances et parfois, mais rarement, de vraies productions polypiformes, qui se mettent à la traverse des instruments et rendent le défilé inaccessible.

c. *Longueur.* — La longueur des angusties urétrales est toujours minime ; elle ne dépasse jamais, même dans les formes en manchon, quelques millimètres ; c'est exceptionnellement qu'elle occupe le tiers, la moitié ou la totalité de l'urètre.

d. *Degré.* — Il n'est pas possible d'établir sur les données numériques incertaines que nous possédons du calibre anatomique de l'urètre, pas plus que sur celles encore plus vagues que nous pouvons saisir de son calibre physiologique, les limites qui séparent un canal sain d'un canal rétréci. On a certainement exagéré le calibre normal du canal en considérant comme rétréci tout urètre, qui n'admet pas une bougie de 10 à 12 millimètres de diamètre, c'est-à-dire correspondant au n° 30 ou 36 de la filière Charrière. Pour nous, le *critérium* du rétrécissement se trouve dans la diminution de souplesse des parois urétrales, dans l'existence de végétations saillantes, de replis valvulaires, que l'on perçoit à l'aide de l'explorateur à boule, et si cet explorateur est volumineux, par exemple du n° 16 au 18, le rétrécissement mérite le nom de rétrécissement large ou de gros calibre (Th. de JURQUET). Cette limite est d'ailleurs arbitraire. Abandonnée à elle-même, la sténose urétrale est essentiellement progressive, elle peut même arriver à un degré tel qu'elle ne laisse pas pénétrer les plus fines bougies, mais elle reste presque toujours physiologiquement perméable, et il n'est pas prouvé, malgré les faits rapportés par LARROITTE, que les rétrécissements blennorrhagiques arrivent jamais à l'oblitération anatomique.

e. *Consistance, élasticité, extensibilité.* — La consistance des rétrécissements est très variable. Il en est qui sont moins bien qu'assez serrés (*softstricture* des Anglais) avec une muqueuse à peu près normale ou couverte de fongosités (rétrécissements *fongueux* des anciens) ; d'autres ont une dureté ligneuse (rétrécissements *fibreux et calleux*) ; entre ces deux extrêmes existent tous les degrés intermédiaires. L'extensibilité varie dans de larges mesures, et, contrairement à ce que l'on pourrait croire *a priori*, elle n'est pas toujours inversement proportionnelle à la dureté. Les mêmes remarques doivent être faites au sujet de l'élasticité.

f. *Structure.* — Les altérations histologiques, qui constituent le substratum des rétrécissements, ont été l'objet, dans ces dernières années, de travaux très importants. Nous les résumerons d'après les recherches de SMET, en Belgique, de DITTEL, GAZA VON ANTAL, de FINGER, de VAJDA, de NEELSEN en Allemagne, de BARABAN, de MELVILLE WASSERMANN et Noël HALLÉ en France.

Pour mettre bien en évidence les lésions de l'urètre rétréci, il faut, à l'exemple de MELVILLE WASSERMANN et Noël HALLÉ, pratiquer une série de coupe de la verge en travers. L'examen de ces coupes montre que les lésions sont à leur maximum au point où siègent les rétrécissements, mais

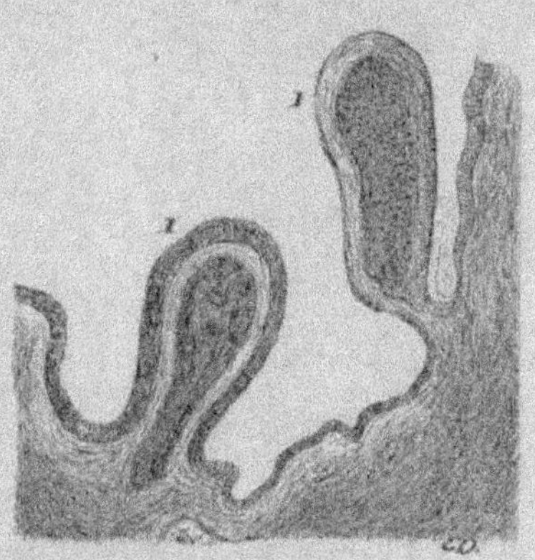

Fig. 54.

Végétations polypoïdes intra-urétrales au niveau d'un rétrécissement (HALLÉ et WASSERMANN).

qu'elles se prolongent aussi au-dessus et au-dessous de lui en s'atténuant au fur et à mesure qu'on s'approche du méat ou du col de la vessie. Ces lésions sont des lésions d'urétrite chronique. (Voir p. 118. Au niveau des points rétrécis, l'épithélium forme deux zones superposées, une première superficielle de cellules aplaties à contours diffus et sans noyaux ayant parfois subi un processus de kératinisation et une seconde profonde de cellules polygonales. Le derme muqueux sous-jacent est souvent hérissé de papilles et de végétations formées de tissu embryonnaire, que parcourent des vaisseaux capillaires (fig. 54). Au lieu d'offrir son aspect lâche et presque réticulé habituel, il est dense, de consistance uniforme. Les fibres élastiques en si grande abondance à l'état normal ont disparu sous l'envahissement de la néoformation conjonctive, et on n'y rencontre plus que des glandes atrophiées ou kystiques. Le travail de sclérose ne se limite pas aux enveloppes propres du canal, il gagne le corps spongieux en suivant par continuité de tissu ses trabécules, qui, gorgées de noyaux embryonnaires, s'épaississent et s'hypertrophient au point d'effacer ses aréoles, de sorte que de l'épithélium du canal à l'enveloppe du corps spongieux on ne voit plus sur la coupe qu'une masse uniforme fibroïde, puis fibreuse, au sein de laquelle les artères elles-mêmes atteintes d'endo et de périartérite ne sont représentées que par des traînées avec des cercles conjonctifs (fig. 55 et 56). Parfois même la sclérose dépasse le corps spongieux et envahit, d'après DITTEL, les muscles, le tissu sous-cutané et la peau elle-même ; se prolongeant non plus au-dessous de l'urètre mais au-dessus, elle peut gagner aussi les corps caverneux.

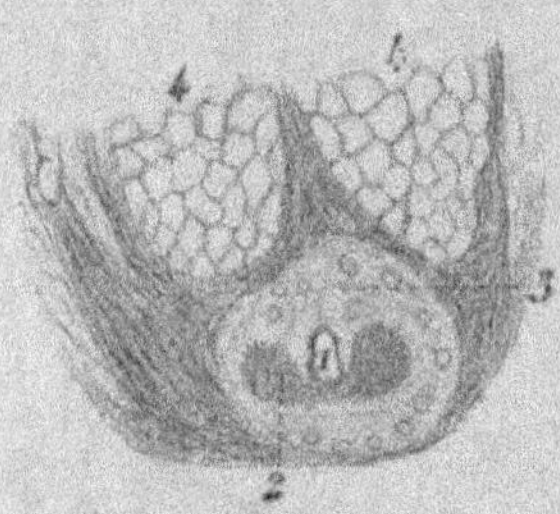

Fig. 55.

Coupe totale de la verge au niveau d'un rétrécissement (WASSERMANN et HALLÉ).

1, urètre. — 2, sclérose embrassant les parties inférieure et latérales de l'urètre. — 3, corps spongieux. — 4, corps caverneux.

Le nodule fibreux peut être régulièrement développé autour du canal et lui former comme un manchon constricteur, le fait est rare et ne se rencontre que dans les rétrécissements très anciens. Dans la grande majorité des cas, les lésions sont groupées par îlots occupant indifféremment la paroi inférieure, la paroi supérieure ou les parois latérales de l'urètre. Leur distribution topographique, d'après les examens de BARABAN et ceux de MELVILLE-WASSERMAN et NOEL HALLÉ, ne saurait obéir aux règles étroites tracées par SEGOND et BRISSAUD, qui avaient conclu de l'examen de deux cas que la néoformation conjonctive occupe la paroi inférieure du canal, tandis que ses parois latérales demeurent indemnes et qu'il existe à la paroi supérieure une zone d'hyperplasie des fibres élastiques.

g. *Pathogénie*. — L'étude histologique des rétrécissements blennorrhagiques, dont nous venons de rappeler les traits principaux, permet d'interpréter sainement leur processus pathogénique. Elle montre d'abord qu'on ne saurait plus admettre la formation d'un tissu cicatriciel succédant à une ulcération du canal. D'ailleurs, ce que nous avons dit des lésions de la blennorrhagie infirme cette hypothèse dans la grande majorité des cas ; tout au plus serait-elle applicable aux urétrites dans lesquelles existent les granulations de Thiry et Désormaux. La théorie d'Alph. Guérin et de Mercier, qui suppose que, sous l'influence de l'urétrite, il se fait des thromboses dans le tissu spongieux et consécutivement de la phlébite,

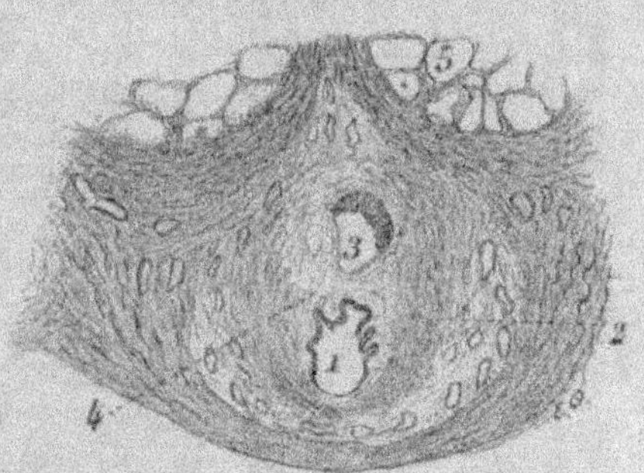

Fig. 56.

Coupe totale de la verge au niveau d'un rétrécissement (Wassermann et Hallé).

1, urètre. — 2, sclérose inféro-latérale. — 3, glande dilatée. — 4, corps spongieux. — 5, corps caverneux.

devenant le point de départ de la stricture, est aussi ruinée. Il faut revenir à l'interprétation exacte des anciens anatomopathologistes. C'est par un travail d'inflammation chronique, débutant dans la muqueuse même et se propageant aux trabécules du corps spongieux par continuité de tissu, que se constituent les rétrécissements. Comme le font très judicieusement remarquer Melville, Wassermann et Noel Hallé, « la solidarité anatomique qui existe à l'état normal entre les divers éléments constituants de la paroi urétrale (tissu spongieux se continuant insensiblement avec le chorion de la muqueuse), s'affirme dans l'état pathologique ». On comprend d'après cela tout l'intérêt qu'il y a pour l'avenir du canal à combattre la virulence des urétrites et surtout à abréger leur durée.

2° Rétrécissements cicatriciels. — Ils se divisent en rétrécissements cicatriciels traumatiques et rétrécissements cicatriciels proprement dits.

a. *Rétrécissements cicatriciels traumatiques.* — Les rétrécissements traumatiques peuvent siéger dans tous les points du canal, mais il est certaines régions qu'ils affectent de préférence suivant les causes dont ils relèvent. C'est ainsi que les rétrécissements consécutifs aux fractures des branches ischio-pubiennes occupent la portion membraneuse, ceux résultant d'une chute à califourchon, la portion moyenne (Caas) ou la pointe du bulbe (Guyon); ceux survenus à la suite de faux mouvements durant les rapports sexuels ou du coït au cours d'une blennorrhagie aiguë, la région scrotale; ceux enfin engendrés par la rupture de la corde, la région pénienne en arrière de la fosse naviculaire.

Toujours unique, à moins que l'urètre ait été l'objet de plusieurs traumatismes, le rétrécissement traumatique est remarquable par ce fait que ses limites sont nettes et tranchées. Il n'existe pas comme dans les rétrécissements blennorrhagiques de zone de transition insensible entre les points de l'urètre demeurés sains et celui qui est malade. La stricture constitue toute la lésion, et il n'y a pas d'urétrite chronique.

Son étendue relativement considérable peut occuper toute la région membraneuse, toute la région périnéo-bulbaire et mesurer de 5 à 10 millimètres et même davantage suivant l'importance de la lésion génératrice. On en a vu s'étendre à la traversée entière du pénis, mais le plus souvent les strictures de cette région sont linéaires, en forme de replis de valvules saillant dans la lumière du canal.

Parfois complètement circulaire, en manchon ou virole, le rétrécissement traumatique est le plus souvent disposé en forme de croissant embrassant la demi-circonférence inférieure du canal. Cette topographie du tissu strictural s'accorde bien avec le siège des ruptures et la paroi inférieure de l'urètre, son plafond demeurant indemne dans l'immense majorité des cas (Guyon, Noguès, Legueu et Cestan).

L'évolution des rétrécissements traumatiques, toujours plus rapide que celle des rétrécissements blennorrhagiques, arrive en quelques mois, en quelques semaines (*rétrécissements aigus* de Terrillon) à oblitérer presque complètement le calibre urétral. L'oblitération peut même être complète, car il n'existe pas comme dans les rétrécissements inflammatoires de prolifération épithéliale prévenant la soudure, et Ladroitte en a réuni 19 cas incontestables. En raison de la délimination nette du tissu pathologique, l'infundibulum préstrictural fait défaut, mais l'accès du rétrécissement n'en est pas moins difficile, car d'une part son bord abrupte est des mieux disposés pour arrêter les instruments, et d'autre part la situation de l'orifice par rapport à l'axe de l'urètre est susceptible de déviations excessives tenant au traumatisme initial, aux épanchements sanguins et aux collections purulentes qu'il a déterminés. Notons enfin que la consistance du tissu morbide est extrêmement dure, ligneuse. Histologiquement, le point rétréci est constitué par une masse nodulaire particulièrement développée à la paroi inférieure du canal et sur ses flancs, mais respectant presque toujours la paroi supérieure. L'épithélium tapissant l'inodule du côté du canal cylindrique est devenu pavimenteux ; il ne présente jamais cette superposition de strates épais caractérisant les rétrécissements blennorrhagiques.

b. *Rétrécissements cicatriciels proprement dits.* — Consécutifs aux ulcérations chancreuses ou autres du canal, ils sont constitués par la formation dans le tissu cellulaire sous-muqueux d'une cicatrice, qui en se rétractant plisse la muqueuse et la fait saillir dans la cavité du canal sous forme de brides, de valvules (Voillemier). Ils siègent presque exclusivement dans les 2 ou 3 premiers centimètres du canal.

3° Rétrécissements mixtes ou scléro-cicatriciels. — Consécutifs à de légers traumatismes pendant le coït, la masturbation, les érections prolongées au cours de la blennorrhagie, ces strictures, décrites par Guyon, Guiard et Jamin, participent à la fois et des rétrécissements inflammatoires et des rétrécissements cicatriciels par la rapidité de leur évolution, leur consistance extrêmement dure quoique friable, qui les rend très difficilement dilatables. En raison de leur origine, ils occupent exclusivement la région pénienne et sont assez souvent multiples.

4° Lésions consécutives de l'appareil urinaire. — A la longue tout rétrécissement se complique de lésions d'abord mécaniques et bientôt organiques des divers segments de l'appareil urinaire situés en amont, lésions qui créent tous les dangers de l'affection. Du côté de l'urètre on observe des dilatations, dont le siège principal, même dans les rétrécissements péniens, est au bulbe en raison de sa grande dilatabilité et qui peuvent parfois égaler le volume d'une orange (BRODIE). En arrière de la coarctation, la muqueuse est d'un rouge plus ou moins foncé, tuméfiée, comme œdémateuse, friable, et présente des fissures et des ulcérations, dont le rôle pathogénique dans la production des tumeurs, abcès urineux, infiltration d'urine, fistules, ne saurait être nié, mais dont HUNTER a certainement exagéré l'importance.

Ajoutons à ces lésions anatomiques de la muqueuse la présence à sa surface et dans ses replis de microorganismes nombreux, menace incessante d'accidents infectieux soit locaux, soit généraux. Des calculs (migrateurs) peuvent s'arrêter en arrière de la stricture, ou (autochtones) s'y développer de toutes pièces.

Les lésions de la vessie sont diamétralement opposées suivant l'âge des malades et la rapidité d'évolution des strictures. Si le sujet est jeune ou si le rétrécissement se forme lentement, la vessie lutte victorieusement contre l'obstacle et sa tunique musculaire s'hypertrophie d'une façon compensatrice. Par contre si le sujet est âgé et le rétrécissement rapide, la tunique musculaire se laisse forcer et perd son ressort. Ces lésions organiques préparent l'infection et la cystite est la compagne parfois tardive, mais presque obligée des strictures. Enfin le processus pathologique peut gagner les parties supérieures de l'arbre urinaire ; les uretères, les bassinets et les reins subissent eux-mêmes des altérations secondaires ; l'urétéro-

DES DIVERSES VARIÉTÉS DE RÉTRÉCISSEMENT

	R. Inflammatoires le plus souvent blennorrhagiques.	R. Traumatiques.	R. Cicatriciels proprement dits.	R. Scléro-cicatriciels.
Causes.	Urétrites répétées, prolongées, chroniques.	Plaies urétrales, surtout les ruptures.	Ulcérations du canal; chancre.	Traumatismes légers au cours d'une blennorrhagie.
Siège.	Région périnéo-bulbaire de préférence.	Variable suivant le genre du traumatisme. Si fracture des branches ischio-pubiennes : portion membraneuse. Si chute à califourchon : portion moyenne ou pointe du bulbe. Si faux pas du coït ; portion scrotale.	Région bulbaire.	Région pénienne.
Nombre.	Multiples ; chapelet blennorrhagique.	Unique.	Unique.	Unique en général.
Longueur.	Très courts, ne dépassent guère quelques millimètres.	Plus longs, atteignent quelquefois plusieurs centimètres.	Très courts linéaires.	Très courts.
Configuration.	De type très variable précédé d'un infundibulum.	En général moins sinueux, sans infundibulum.	Souvent valvulaires.	
Degré.	Arrivent lentement à un degré extrême, parfois restent stationnaires, rétrécissements larges.	Atteignent rapidement un degré excessif.	Restent souvent larges.	
Consistance.	Très diverse : rétrécissements mous et fongueux, ligneux et calleux ; entre ces deux extrêmes tous les degrés.	Très durs.		
Élasticité et extensibilité.	Caractères biologiques tout à fait indépendants de la consistance, se jugeant seulement à la réaction du canal.	En général inextensibles.		
Structure.	Tissu scléreux intéressant plus ou moins profondément les parois propres du canal et le corps spongieux suivant l'intensité de l'urétrite ; disposé en îlots séparés par parties saines. Lésions d'urétrite chronique au-dessus et au-dessous.	Tissu modulaire, disposé en forme de croissant entourant une plus ou moins grande partie de l'urètre et siégeant de préférence sur son plancher et sur ses parties latérales. Pas d'urétrite chronique.		

pyélonéphrite ascendante n'est pas rare chez les vieux rétrécis.

<h2>§ 4. — Symptomatologie</h2>

L'évolution clinique des rétrécissements de l'urètre est en général extrêmement longue. On peut la diviser en trois périodes : 1° période latente ; 2° période de la maladie confirmée ; 3° période des crises de rétention et de la cachexie urinaires.

1° Période latente. — Le temps, qui s'écoule entre la cause provocatrice du rétrécissement et l'apparition des premiers symptômes, est variable avec la nature du rétrécissement. Dans les rétrécissements traumatiques et cicatriciels il est très court, et peut ne pas dépasser quelques semaines (vingt-quatre jours Le Fort, quatorze jours Guyon), la vessie surprise n'ayant pas le temps de s'hypertrophier et de retarder ainsi les effets de la coarctation. Les quelques faits, réunis récemment par Delbet et Ravanier, de rétrécissements traumatiques ayant mis plusieurs années à se développer, doivent être considérés comme des exceptions se rapportant exclusivement à des ruptures peu graves de l'urètre membraneux et ne s'accompagnant par d'urétrorrhagie.

Au contraire après l'urétrite blennorrhagique, il s'écoule toujours un temps souvent fort long avant que la coarctation se révèle cliniquement. Suivant Guyon, il est tout à fait exceptionnel que le rétrécissement blennorrhagique apparaisse dans le cours de la première et de la deuxième année, c'est après cinq, dix, quinze, vingt ans et même davantage que les symptômes de la stricture se manifestent. Cependant avant leur explosion, un malade attentif et un médecin prévenu peuvent surprendre quelques signes indiquant la perte d'élasticité des parois urétrales et signalant le travail qui prépare la coarctation : ce sont de légers troubles de la miction, quelques phénomènes douloureux et un écoulement urétral. Les deux premiers signes se retrouvent dans la période suivante et nous verrons combien leur signification est vague. Quant à l'écoulement urétral, sa valeur séméiologique est fort contestable. JAMIN sur 61 rétrécis confirmés n'a trouvé que 4 fois de l'écoulement, ainsi se trouve infirmée la proposition d'ORIS, qui écrit que le suintement urétral habituel « est le signe d'avertissement de la nature pour signaler les débuts du mal ». L'écoulement n'est que l'indice de l'inflammation chronique de l'urètre.

A cette période, l'exploration du canal ne révèle point de diminution de calibre, mais elle peut indiquer par place un certain épaississement, une certaine rigidité des parois urétrales.

2° Période de la maladie confirmée. — Les troubles de la miction en sont les symptômes fonctionnels les plus importants. Ils consistent dans la déformation du jet, sa diminution de volume et de force de projection, la durée et la fréquence des mictions, une forme spéciale d'incontinence. Aucun d'eux n'est véritablement pathognomonique, et ils n'acquièrent de valeur séméiologique que par leur réunion, par les circonstances dans lesquelles ils se présentent, et lorsqu'ils revêtent ces deux caractères essentiels d'être continus et progressifs.

La *déformation du jet* en tire-bouchon, en vrille, en fourche, en arrosoir, sa déviation latérale, qui frappent et effrayent tant les malades, sont des signes bien infidèles des strictures, qui ne peuvent se rencontrer que dans les coarctations voisines du méat, car c'est cet orifice et les derniers centimètres du canal qui régissent la configuration et la direction de la colonne urinaire. On ne saurait donc attribuer à ces modifications du jet la signification que leur donnent DITTEL et FÜRBRINGER, qui prétendent reconnaître par là le siège, le degré, la longueur du rétrécissement.

La *diminution du volume et de la force de projection du jet* a plus d'importance, mais sa valeur n'est pas absolue, le spasme, par exemple pouvant donner lieu aux mêmes phénomènes, il est vrai d'une manière transitoire et passagère. Ces deux symptômes n'apparaissent d'ailleurs que tardivement, du moins dans les rétrécissements inflammatoires, car pendant longtemps la vessie hypertrophiée par compensation imprime à l'urine une impulsion suffisante, et la stricture elle-même réalise l'effet que l'on produit en rétrécissant le calibre d'un tube dans lequel coule une veine liquide, à savoir l'augmentation de la force de projection. A la fin cependant, la vessie faillit à sa tâche et se laisse forcer, dès lors l'amplitude du jet disparaît et avant cette disparition il y a une période dans laquelle la colonne se divise en deux parties, une supérieure décrivant la parabole ordinaire, l'autre inférieure tombant entre les jambes du malade. C'est à ce moment que les rétrécis « pissent sur leurs bottes ». Ce phénomène constaté chez un homme de trente à cinquante ans est un bon signe de rétrécissement ; passé cet âge il perd de sa valeur, car on peut l'observer chez les prostatiques.

L'augmentation de la durée de la miction s'explique d'elle-même lorsque le rétrécissement est assez prononcé pour affaiblir le débit du canal urétral.

La *fréquence des mictions* est un symptôme très tardif ; en effet pendant longtemps les rétrécis redoutant les efforts qu'ils sont obligés de faire pour uriner et les inconvénients, qui suivent l'émission de l'urine (incontinence post-mictionnelle), la retardent volontairement, mais il arrive un moment où vidant à chaque fois incomplètement leur vessie, ils éprouvent des besoins réitérés et irrésistibles d'abord diurnes puis nocturnes, contrairement à ce qui se passe chez les prostatiques. Un certain degré de congestion de l'appareil urinaire d'abord, puis une inflammation véritable longtemps cantonnée au col s'ajoutent à la rétention incomplète pour provoquer la fréquence.

L'incontinence d'urine post-mictionnelle se manifestant sous forme de gouttes mouillant les vêtements, est le résultat de l'écoulement de l'urine retenue derrière la stricture et que le malade ne parvient à expulser ni par les contractions des muscles du périnée, ni même par la pression qu'il exerce avec ses doigts à travers les tissus recouvrant l'urètre.

Les *douleurs* sont à peu près nulles ; elles se réduisent à une sensation de plénitude dans le canal après la miction, de gêne, de pesanteur au périnée s'irradiant parfois du côté de la région lombaire sans que le rein soit encore malade. Ces sensations s'exagèrent ou apparaissent sous forme de véritables douleurs pendant les érections, le coït et au moment des éjaculations. Le sperme est teinté de sang si le rétrécissement est mou et fongueux ; il s'écoule en bavant s'il est dur et étroit, et son émission peut être supprimée si son calibre est très réduit, le liquide refluant alors dans la vessie donne lieu à une variété d'aspermatisme et partant de stérilité.

Nous ne revenons pas sur ce que nous avons dit précédemment sur la signification des écoulements urétraux, mais nous rappellerons que KIRMISSON et DESNOS, se fondant sur un certain nombre de faits cliniques et anatomiques, ont émis l'idée que l'écoulement, qui se produit dans les strictures, traduit l'existence d'ulcérations en amont.

Durant cette phase de l'affection les *phénomènes généraux* font défaut le plus souvent, cependant le malade peut déjà présenter de temps à autre des poussées fébriles et autres manifestations de l'infection urinaire, mais discrètes, de courte durée et survenant à des intervalles éloignés et sous des influences faciles à saisir, refroidissement, excès de table, excitations vénériennes. Nous devons signaler aussi un certain nombre de phénomènes morbides, auxquels prédisposent l'état anatomique des parois de l'urètre rétréci et la flore bactérienne qui végète en arrière de la stricture : tels sont la facilité avec laquelle ces malades contractent de nouvelles urétrites et la grande tendance que celles-ci ont à passer à l'état chronique, les poussées inflammatoires du côté du col de la vessie et de la prostate, les inflammations des glandes de Cowper, les spermato-cystites, les déférentites, les funiculites, les épididymites, les orchites, les hydrocèles, etc.

3° Période des crises de rétention et de la cachexie urinaire. — Elle est caractérisée par l'aggravation de tous les symptômes précédents, aggravation survenant par crises, et par l'apparition d'accidents redoutables mettant souvent fin à la maladie.

Le degré de rétrécissement étant devenu extrême, les malades font des efforts soutenus et constants pendant toute la durée de la miction, mais ne parviennent qu'à obtenir un jet filiforme continu ou intermittent. Pour favoriser la sortie de l'urine, certains rétrécis prennent l'habitude d'exercer des tractions sur la verge ; soit qu'ils redressent ainsi les irrégularités de la filière du rétrécissement, soit qu'ils excitent les contractions de la vessie, il n'est pas douteux qu'ils obtiennent de la sorte quelques résultats. Pour ajouter aux contractions vésicales les effets de la presse abdominale, il en est qui prennent les positions les plus bizarres en se cramponnant aux objets environnants. Ces efforts s'accompagnent souvent de l'émission des gaz intestinaux et des matières fécales, de la production d'hémorrhoïdes, de chute du rectum, de hernies, de syncope, de congestion de la face, voire même d'hémorragie cérébrale et de rupture d'anévrismes chez les individus prédisposés.

Cette situation vraiment lamentable des rétrécis, survient rarement d'emblée et s'établit en général à la suite de crises de plus en plus intenses et rapprochées, à l'occasion d'un excès de table, d'un coït, d'une retenue d'urine, d'une excitation quelconque déterminant du côté de l'appareil urinaire des phénomènes congestifs. Leur intensité peut être portée au point de provoquer une rétention complète, mais passagère, et tout à fait exceptionnellement définitive. Souvent à la suite de ces crises, la vessie restant distendue, les urines forcent le sphincter vésical et filtrent goutte à goutte à travers le rétrécissement. Cette incontinence par regorgement, à la fois diurne et nocturne, doit être distinguée d'une autre variété d'incontinence vraie survenant plus tard chez les rétrécis, dont le sphincter vésical a été peu à peu forcé. Dans cette variété, l'urine obéissant à la pesanteur s'écoule d'abord à l'extérieur pendant le jour lorsque le malade est dans la position verticale, puis bientôt pendant la nuit lorsque « la déformation du col est telle que l'urètre ne représente plus qu'une sorte de tuyau à niveau » (GUYON).

Bien qu'elle crée une infirmité déplorable, la forçure du col de la vessie pourrait être considérée en quelque sorte comme une éventualité heureuse, car elle mettrait à l'abri des complications rénales si celles-ci ne s'étaient déjà produites. En effet, sous l'influence de la rétention et des contractions répétées de la vessie pour évacuer son contenu, il s'est produit du côté des uretères, des bassinets et des reins des altérations anatomiques, qui en y entretenant la congestion préparent aux poussées inflammatoires et aux accidents redoutables de l'infection urinaire ascendante. Mais avant que cette infection, mode de terminaison fréquente des rétrécissements de l'urètre, se produise, on voit survenir des phénomènes généraux déterminés par la rétention incomplète des urines et par les troubles que les altérations du rein apportent à la dépuration parfaite du sang. Ces troubles d'intoxication, qui caractérisent la cachexie urinaire, s'accusent surtout du côté du tube digestif. Le rétréci perd l'appétit, a des digestions pénibles et laborieuses, la langue est rouge sur la pointe et les bords, toute la muqueuse de la bouche et du pharynx est comme vernissée et sèche ; la déglutition des aliments solides devient ainsi difficile, le malade présente le phénomène de la dysphagie buccale de Guyon et n'a de goût que pour les liquides qu'il avale avidement ; la constipation est opiniâtre, plus rarement on observe des vomissements et de la diarrhée. Le malade a des maux de tête, son sommeil est agité ; il est pâle, jaune terreux, perd ses forces physiques et bientôt aussi tombe dans un état d'affaissement moral, qui peut aboutir chez les prédisposés à l'hypochondrie. Pendant assez longtemps le rétréci est sans fièvre, mais tôt ou tard celle-ci s'allume et revêt les caractères de la fièvre urineuse avec ses divers types, soit qu'elle survienne spontanément, ou à la suite de manœuvres thérapeutiques irrégulières.

4° Signes physiques. — Tous les phénomènes, que nous avons précédemment énumérés, ne constituent que des symptômes de présomption des rétrécissements de l'urètre, les signes de certitude sont fournis par l'exploration directe du canal. Cette exploration renseigne encore sur leur siège, leur étendue, leur nombre, leur degré, leur consistance, etc.

La palpation extra-urétrale, au moyen de la pulpe de l'index de la main droite explorant la paroi inférieure du canal du périnée vers le méat, peut déjà fournir des données sur sa souplesse, et faire découvrir des indurations linéaires ou annulaires plus ou moins longues qui, lorsqu'elles sont multiples, donnent au doigt la sensation d'une trachée de poulet.

L'exploration intra-urétrale se pratique à l'aide de divers instruments. Nous mentionnerons seulement pour mémoire les bougies de cire des anciens, les sondes à empreinte de Ducamp, qui sont infidèles et peuvent devenir dangereuses en se brisant dans la lumière du canal. L'explorateur à onglet d'Amussat est passible des mêmes reproches, car son extrémité faisant curette peut, en plissant la muqueuse, faire croire à un rétrécisssement n'existant pas, et chose plus grave, déchirer l'urètre. Les sondes et bougies en gomme sont parfois de quelque utilité, mais l'instrument de choix est, sans conteste, l'explorateur en gomme à boule olivaire sphérique ou hémisphérique de Guyon, d'une innocuité absolue et qui, par sa souplesse et sa flexibilité, s'engage dans toutes les sinuosités du canal sans le violenter (voyez fig. 10). Dans ces dernières années, Hamonic a fait construire des explorateurs à boule lancéolée, dont le renflement discoïde, plutôt qu'ovoïde perçoit les moindres irrégularités du canal et dont la pointe terminale est destinée à entr'ouvrir le sphincter interurétral et à permettre au renflement sus-jacent de s'y engager à son tour.

Pour explorer le canal avec ces instruments, le malade doit être couché ou assis sur un fauteuil à dossier fuyant ; puis toutes les précautions antiseptiques ayant été prises du côté du gland et de l'urètre, le chirurgien prenant un explorateur un peu gros (n° 14 ou 15), suffisamment graissé, l'introduit par un petit mouvement de rotation à travers les lèvres du méat, écartées comme il a été dit page 26. La valvule de Guérin franchie, l'olive parcourt une certaine étendue de l'urètre spongieux franchement, ou en faisant déjà percevoir l'existence de quelques indurations jusqu'à ce qu'elle soit arrêtée par l'une d'elles. Sans forcer, sans essayer de passer outre, on substitue un explorateur d'un plus petit numéro à celui que l'on a en main ; que s'il est arrêté lui-même plus profondément, on le remplace par un numéro inférieur, jusqu'à ce qu'on ait franchi toutes les strictures et pénétré dans le canal postérieur et la vessie. En effet, comme le fait remarquer Guyon, on ne saurait affirmer l'existence d'un rétrécissement sans l'avoir franchi. Le nombre des rétrécissements est

indiqué par le nombre des ressauts
subis par l'olive, et leur degré par
les numéros des olives auxquels
on a dû avoir recours. Que si, en
raison de l'étroitesse et de la disposition irrégulière de l'orifice de
la dernière angustie, on ne peut
arriver à y engager les plus fines
olives, on emploiera les bougies tortillées, que nous indiquerons à propos du traitement par la dilatation
en même temps que nous signalerons les expédients imaginés pour
les faire pénétrer (voir p. 168). Ainsi
se trouvent reconnus l'existence, la
longueur, le degré des rétrécissements.

Pour reconnaître leur siège, il
suffit de sentir à travers les parois
de l'urètre les points où s'arrêtent
les boules exploratrices. On sait de
la sorte, bien plus sûrement que par
la mesure de la tige engagée dans le
canal, si les rétrécissements sont
situés dans les régions péniennes,
scrotales, périnéales et bulbaires.
Ainsi que nous l'avons dit, la combinaison du palper extra-urétral avec
son exploration interne est très utile
pour apprécier le volume, la consistance du nodule strictural. Enfin, la
boule peut fournir un dernier renseignement très utile pour la détermination thérapeutique, c'est la dilatabilité de la coarctation. Si l'on
perçoit une sensation de ressaut
faible et doux, le rétrécissement

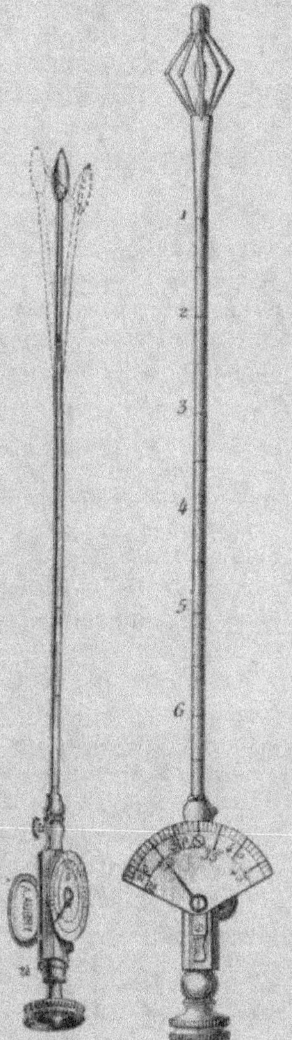

Fig. 57.   Fig. 58.
Urétromètre Urétromètre
de WEIR.   d'OTIS.

sera très probablement dilatable ; si, par contre, le ressaut est
sec et rude, la structure résistera à la dilatation.

Ainsi, par ce recueil de sensations (GUYON), le cathétérisme à
l'aide de l'explorateur à boule donne simplement, et sans
danger, la somme de renseignements suffisants, et doit être
préféré à l'exploration intra-urétrale au moyen des instruments
compliqués, difficiles à manier et dangereux qu'on désigne sous
le nom d'urétromètres, et dont nous donnons les figures (57 et 58).

Les urétroscopes, dont l'emploi offre des avantages incontestables pour le diagnostic et le traitement des urétrites chroniques,
ne présentent pas une grande utilité pour l'étude et la thérapeutique des rétrécissements. Aussi ne ferons-nous que rappeler
leur existence.

§ 5. — MARCHE, DURÉE, TERMINAISONS

La marche des rétrécissements de l'urètre est essentiellement
chronique, et partant la durée de l'affection toujours longue.
Cependant il convient de distinguer au point de vue de la
lenteur de leur évolution les rétrécissements traumatiques des
rétrécissements inflammatoires. Les premiers, nous l'avons dit,
se constituant avec une grande rapidité surprennent l'appareil
urinaire, et en particulier la vessie qui, n'ayant pas le temps
de s'habituer aux nouvelles conditions d'expulsion des urines,
se laisse distendre ; ainsi se trouve précipitée la marche des
accidents. Les seconds, au contraire, mettant plusieurs années
à se développer, ne se compliquent que fort tardivement ; mais,
abandonnés à eux-mêmes, ils n'échappent guère aux accidents
terminaux que nous allons signaler.

La cachexie urinaire progressive, avec ou sans pyélo-néphrite
suppurée, est la plus habituelle des terminaisons des rétrécissements lorsque aucune complication ne survient, mais fréquemment aussi les malades sont emportés par des accidents, qui
créent de véritables maladies nouvelles se greffant sur la stricture, telles sont la rupture de la vessie, accident rare, les
fissures de l'urètre beaucoup plus fréquentes et donnant lieu à
la tumeur urineuse, l'abcès urineux et à l'infiltration d'urine.

La fièvre urineuse spontanée, à la suite d'une crise de rétention ou provoquée par des manœuvres thérapeutiques irrégulières, est encore un mode de terminaison fatal et rapide des strictures urétrales.

§ 6. — DIAGNOSTIC

Les symptômes fonctionnels n'ont qu'une valeur relative, car on peut les retrouver dans plusieurs autres affections du canal et de la vessie, par exemple les urétrites, le spasme de la portion membraneuse, l'hypertrophie de la prostate, la cystite, les calculs vésicaux, etc. A la vérité, il y a dans le complexus symptomatique de ces affections des différences, qui les feront le plus souvent distinguer des strictures, mais le passé urétral du sujet et l'exploration méthodique du canal permettent seuls d'affirmer l'existence de ces dernières. On doit donc d'abord attacher la plus grande importance aux maladies antérieures du canal et tenir compte non seulement des inflammations bruyantes et des traumatismes à grands fracas, mais encore des plus légers écoulements et des plus minimes blessures.

A propos du spasme de la portion membraneuse, nous verrons que seule cette portion de l'urètre est susceptible d'être le théâtre de ce phénomène morbide ; nous devons en conclure que toutes les fois que la boule de l'explorateur sera arrêtée dans le segment prémembraneux, il y aura bien des probabilités pour qu'elle le soit par un rétrécissement : néanmoins un corps étranger venu du dehors ou un calcul, plus rarement une dégénérescence néoplasique de l'urètre, une tumeur de voisinage peut apporter un obstacle à la pénétration de l'instrument. Il suffit d'être prévenu de ces éventualités pour éviter de les prendre pour un rétrécissement vrai. Lorsque l'olive est arrêtée dans la partie profonde de l'urètre au contact du sphincter interurétral, le diagnostic entre le spasme et la stricture peut offrir quelques difficultés, et c'est alors qu'il est nécessaire d'avoir franchi l'obstacle pour en reconnaître la nature. Il y a lieu de dire ici par anticipation à ce que nous démontrerons à propos du spasme de l'urètre, que la contraction spasmodique de la portion membraneuse symptomatique des rétrécissements est exceptionnelle, si même elle existe, et qu'on ne saurait accepter la doctrine de VERNEUIL à ce sujet défendue par ses élèves, FOLET, DE LANDETA et CORNILLON et reprise depuis en Amérique par OTIS, qui a créé l'expression d'*urétrisme*. Ce qui arrête l'explorateur dans les parties profondes d'un urètre rétréci, c'est une stricture organique, dernier anneau du chapelet blennorrhagique : les autopsies et la pratique de l'urétrotomie le démontrent d'une manière indiscutable.

§ 7. — PRONOSTIC

Le pronostic des rétrécissements de l'urètre est grave, en raison des progrès incessants de la maladie abandonnée à elle-même et des accidents et complications, qui sont toujours imminents. Il est grave également à cause des interventions que l'affection réclame, et des récidives qu'aucun mode de traitement ne peut définitivement prévenir. Nous devons cependant dire que les progrès incessants de la thérapeutique ont, dans ces dernières années, considérablement diminué les risques des opérations dirigées contre les strictures et éloigné par des interventions hardies les chances de récidive.

Toutes les variétés de rétrécissement ne comportent pas le même pronostic : les moins graves sont ceux qui ont une origine blennorrhagique, puis viennent les rétrécissements cicatriciels et enfin les rétrécissements traumatiques. Ces derniers, en raison de leur rapidité d'évolution, de leur degré qui les rend souvent infranchissables, de leur longueur, de leur siège et des opérations qu'ils nécessitent offrent une gravité toute particulière.

§ 8. — TRAITEMENT

Avant d'exposer les diverses méthodes de traitement des rétrécissements de l'urètre, voyons de quelle manière le malade évitera les crises aiguës de rétention, qui le menacent à toutes les périodes de son affection, et par quels moyens le chirurgien y remédiera lorsqu'elles se seront produites. Le traitement des accès de fièvre, des poussées de cystite, des abcès urineux, de l'infiltration d'urine et autres accidents trouvera sa place dans d'autres parties de cet ouvrage.

A) Prophylaxie des accès de rétention

Les accès de rétention aiguë des rétrécis étant d'ordre congestif, les principes de leur prophylaxie et de leur traitement en découlent naturellement.

Tout malade porteur d'un rétrécissement évitera les refroidissements, les marches trop longues, les exercices violents, les courses en voiture ou à cheval, les excès de table et de boisson, les excitations génésiques. Tous les mets relevés, les sauces fortes, les venaisons, les salaisons, les poissons de mer, les mollusques, les fromages forts seront bannis de l'alimentation : de même parmi les légumes, l'oseille, les tomates, les asperges. Toutes les boissons alcooliques, et en particulier la bière, le champagne, l'eau-de-vie, seront également proscrites ; le thé et le café seront pris en petite proportion. Le malade boira modérément et il faudra se garder de le gorger d'eaux minérales et de tisanes sous le prétexte de rendre les urines moins irritantes. L'usage des unes et des autres peut cependant être indiqué ; c'est ainsi que chez les individus à urines chargées d'acide urique on se trouvera bien des eaux de Vittel, Contrexéville, Évian, etc., et des eaux de Vichy chez ceux qui ont les urines très acides. Les tisanes émollientes comme la graine de lin, légèrement diurétiques comme le chiendent, la pariétaire, les queues de cerises, l'uva ursi, etc., peuvent aussi rendre service ; mais les balsamiques, buchu, matico, goudron, térébenthine, copahu, santal, etc., méritent une mention toute spéciale pour leur action calmante et modificatrice des urines.

Certaines fautes de thérapeutique doivent être évitées par le médecin consulté : c'est ainsi qu'il lui faudra tout d'abord tâter la susceptibilité urétrale de son patient en le sondant avec des instruments peu volumineux, sous peine de voir la perméabilité du canal diminuer au lieu de s'accroître. Il redoublera surtout de précautions à cet égard chez les impressionnables, les névropathes et chez les sujets présentant cette variété clinique de rétrécissements dits *élastiques*.

B) Traitement de la rétention

Ce traitement tout d'abord médical consiste dans l'emploi de cataplasmes et fomentations sur le bas-ventre et au périnée, de grands bains répétés, de lavements émollients, évacuateurs ou laudanisés suivant les circonstances. Thompson recommande l'opium *largâ manu*, l'administration du chloroforme est aussi conseillée par les Anglais. Chez les individus vigoureux, les sangsues au périnée peuvent rendre quelques services.

Si la miction ne se rétablit pas sous l'influence du traitement médical, on pratiquera l'évacuation artificielle de la vessie à l'aide d'instruments différents suivant le degré de rétrécissement. La coarctation laisse-t-elle passer un explorateur à boule n° 12, on devra se servir d'une sonde rectiligne conique ou olivaire. Un seul sondage peut suffire à dissiper l'orage congestif ; dans le cas contraire mieux vaudra renouveler les cathétérismes que de mettre une sonde à demeure. Si la stricture est inférieure au n° 10, ce n'est pas à une sonde qu'il conviendra de recourir, mais à une bougie fine jouant librement dans le canal et le long de laquelle l'urine filtrera insensiblement, sans risque d'ulcération de la muqueuse et d'infiltration d'urine, conformément à un mécanisme de physiologie pathologique que nous indiquons plus loin. Il n'est même pas nécessaire de franchir le rétrécissement pour obtenir l'écoulement de l'urine, il suffit de conduire au contact du point rétréci un instrument quelconque, et de l'y maintenir sous une douce pression (*cathétérisme appuyé* de Guyon).

Si en employant les divers expédients, que nous indiquerons dans un moment, on ne peut introduire de bougie dans la stricture et si le cathétérisme appuyé reste sans effet, on pratiquera la ponction capillaire aspiratrice et antiseptique de la vessie, qui, quoi qu'on en ait dit, est une opération inoffensive et qu'on ne saurait comparer au point de vue de sa gravité au cathétérisme forcé de Desault, Chopart, Boyer et Roux, ni à la dilatation forcée de Mayor justement tombée dans l'oubli. Elle ne saurait non plus être mise en parallèle en raison de sa simplicité, qui en fait une opération de petite chirurgie, avec la boutonnière périnéale et l'ouverture sus-pubienne de la vessie préconisées par Poncet (de Lyon) sous les noms d'*urétrostomie* et de *cystostomie*.

C) Traitement chirurgical du rétrécissement lui-même

Il n'y a qu'une seule méthode chirurgicale véritablement effective pour assurer au canal le rétablissement durable de son calibre physiologique, c'est la *dilatation lente progressive* ; toutes les autres : *dilatation rapide, cautérisation chimique, électrolyse, urétrotomie interne, urétrotomie externe* ne sont que des expédients permettant à la dilatation lente progressive de s'effectuer. Dans ces dernières années cependant est née une méthode, qui a pour but de guérir radicalement et par une seule intervention les strictures de l'urètre, elle consiste dans la résection à ciel ouvert du tissu strictural, suivie de la suture des deux bouts du canal ou de la réfection de ses parois soit par les tissus du périnée, soit par un lambeau d'emprunt : *urétrectomie* ou mieux *stricturectomie, urétrorrhaphie* et *urétroplastie*.

1° Dilatation lente progressive — *Action physiologique et principes de son application.* — Cette méthode très ancienne (historique dans Voillemier et Thompson) était employée empiriquement par les chirurgiens, qui croyaient qu'elle devait agir toujours mécaniquement. Hunter le premier reconnut que les sondes introduites dans l'urètre rétréci peuvent déterminer sa dilatation soit par *destruction ulcérative* du tissu pathologique, soit en vertu « *d'un principe vital* ayant pour objet d'adapter les parties à leur nouvelle position ». Ce mode d'action fut dénommé *dilatation vitale* par Dupuytren, qui ne sut pas mieux que Hunter en déduire les règles pratiques susceptibles d'en assurer tous les effets. Voillemier, analysant de plus près les phénomènes de la dilatation, admit qu'ils sont *mécaniques* et agissent en épuisant la rétractibilité de l'anneau rétréci ; ou bien *inflammatoires* et agissent en provoquant dans les tissus malades un processus organique les atrophiant (*dilatation atrophique*) ou les détruisant par ulcération (*dilatation ulcératrice*). Après ces auteurs, GUYON eut le grand mérite de montrer tous les dangers de la dilatation mécanique et ulcérative et de la proscrire de la pratique pour s'en tenir à la dilatation atrophique, qui amène par suite de modifications organiques intimes, non pas *mécaniquement* mais *dynamiquement*, l'assouplissement de la stricture. De là découle cette donnée, que la dilatation ne doit jamais être obtenue qu'à l'aide d'instruments jouant aisément au niveau du point rétréci et n'agissant que par leur contact : le cathétérisme n'est pas *dilatateur*, il est *modificateur* (GUYON).

La dilatation lente peut être appliquée d'une manière *permanente* ou *temporaire*.

A. DILATATION LENTE, PROGRESSIVE, PERMANENTE. — Elle est indiquée dans les rétrécissements très étroits et se pratique à l'aide de bougies en gomme introduites sans force et laissées en place un certain temps.

a. *Introduction de la bougie.* — Lorsque la stricture n'est pas trop serrée ni son défilé trop tortueux, l'introduction de bougies fines rectilignes ne présente pas de difficultés ; mais parfois ce n'est qu'à l'aide d'expédients divers que l'introduction peut se faire. Aux bougies rigides en baleine qui pénètrent dans les tissus, on doit toujours préférer les bougies filiformes en gomme qu'on adapte à toutes les inégalités et les sinuosités du canal en les fixant dans les formes les plus variées (baïonnettes, vrilles, tire-bouchons, etc., fig. 59) à l'aide du collodion. Ce sont là les bougies tortillées de LEROY D'ÉTIOLLES, auxquelles BAZY a substitué des bougies contenant dans leur intérieur un fil de plomb malléable.

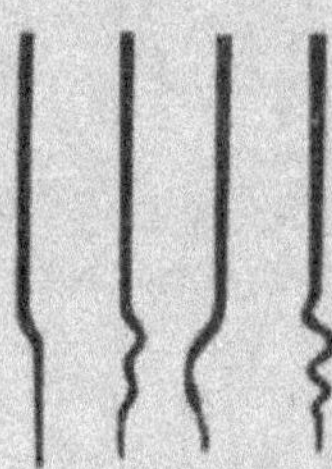

Fig. 59.
Bougies tortillées de LEROY D'ÉTIOLLES.

Si on ne parvient pas à franchir le rétrécissement, « à le crocheter avec ces rossignols (GUYON », en se servant successivement de plusieurs bougies tortillées, on en introduit un certain nombre simultanément jusqu'au contact de la coarctation et on essaye alternativement l'introduction de chacune d'elles ; *cathétérisme en faisceau* (fig. 60). On peut aussi pour régulariser l'infundibulum conduire jusqu'à la stricture une sonde à bout coupé ou cylindrique à œil latéral, et chercher ensuite à pénétrer avec une petite bougie introduite dans sa cavité (fig. 61 et 62) ; à cet effet GOULEY et OTIS ont imaginé des cathé-

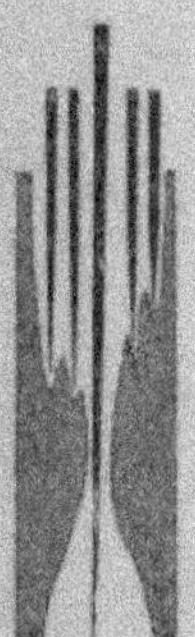

Fig. 60.
Cathétérisme
ou faisceau.

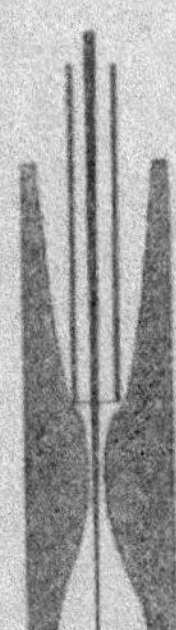

Fig. 61.
Cathétérisme à l'aide
d'une bougie fili-
forme introduite
dans une sonde à
bout coupé.

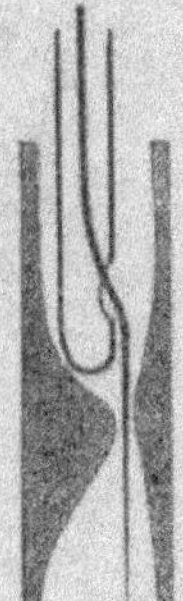

Fig. 62.
Cathétérisme à l'aide
d'une bougie fili-
forme introduite
dans une sonde à
œil latéral.

ters creux. Les injections forcées d'eau, d'huile, de divers liquides médicamenteux, que l'on pousse avec une seringue et que l'on maintient sous pression dans l'urètre sont encore un artifice à recommander. A cet égard les appareils de REYBARD et le cathéter hydroaérique de DUCHASTELET, qui permettent de chercher à franchir l'obstacle (fig. 63) pendant que la pression du liquide efface les irrégularités de l'infundibulum, peuvent rendre des services. Notons enfin le *cathétérisme appuyé* comme moyen d'ouvrir la voie aux fines bougies.

b. *Phénomènes déterminés par la bougie à demeure.* — La bougie introduite, on s'assure qu'elle joue librement dans le rétrécissement et on la fixe à demeure en prenant soin de ne pas faire dépasser le col à son extrémité. Voici dès lors ce qui se passe : au bout de deux ou trois heures, la bougie est en général assez fortement serrée pour interrompre la filtration de l'urine, mais il suffit de la retirer de quelques millimètres pour voir l'écoulement se rétablir ; huit ou dix heures après apparaît au méat une sécrétion puriforme, et à partir de ce moment la sonde joue de plus en plus facilement et l'urine sort aisément. Cette première bougie est remplacée au bout de deux ou trois jours par une plus volumineuse de 2 ou 3 numéros, que l'on remplace elle-même après quelques jours par une plus grosse jusqu'à ce que le canal admette un n° 12. Le traitement est dès lors effectué à l'aide de la dilatation temporaire.

B. DILATATION LENTE, PROGRESSIVE, TEMPORAIRE. — Elle s'applique aux rétrécissements peu serrés correspondant au n° 12 et au-dessus. Les instruments de choix pour l'effectuer sont les bougies en gomme coniques et mieux olivaires, si la stricture est facilement dilatable et l'urètre tolé-

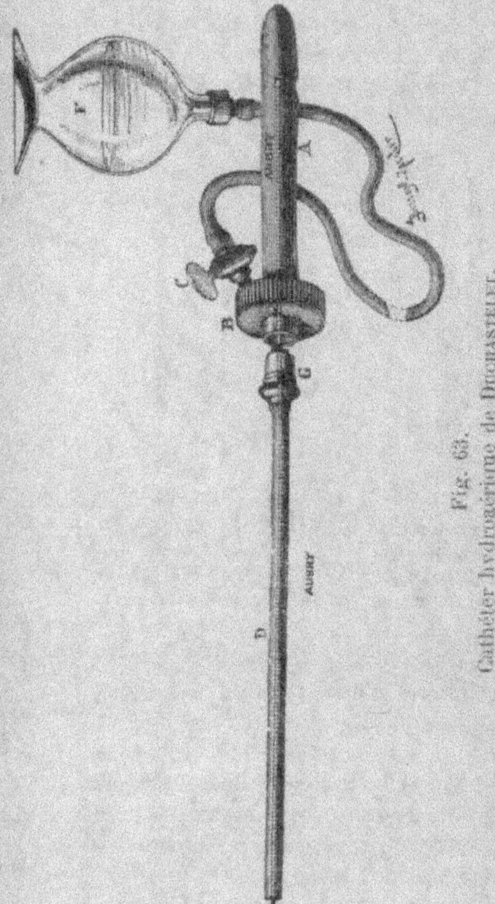

Fig. 63.
Cathéter hydroaérique de Duchastelet.

rant, les bougies métalliques de BÉNIQUÉ avec conducteur de GUYON (fig. 64) dont la graduation est moins sensible (un sixième de millimètre au lieu d'un tiers) si le rétrécissement est résistant et irritable. Conformément aux principes précédents, ces bougies doivent toujours pénétrer sans effort, sous peine de voir éclater de la fièvre et autres accidents; « la pression intra-urétrale dilatatrice doit être dosée comme les médicaments

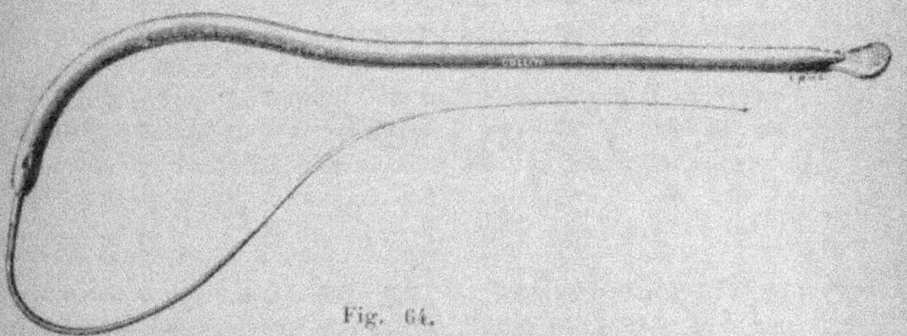

Fig. 64.

Bougie métallique de Beniqué munie du conducteur de GUYON.

internes (GUYON) ». On doit à chaque séance, répétée tous les deux jours, introduire d'abord le dernier numéro de la séance précédente, puis un numéro supérieur, assez souvent deux, exceptionnellement trois. Chaque bougie est retirée aussitôt après ; cependant dans les rétrécissements très durs on peut parfois avec avantage la laisser une demi-heure ou une heure. La dilatation doit être conduite jusqu'au n° 23 ou 24 ; il est généralement inutile d'aller jusqu'au n° 28 ou 30 suivant la pratique des Américains et d'OTIS en particulier, mais pour assurer le bénéfice du traitement le malade devra passer les n° 20 à 22 tous les quinze jours d'abord, puis tous les mois et enfin tous les deux mois.

C. RÉSULTATS, INDICATIONS. — La dilatation convient surtout aux rétrécissements blennorrhagiques ; elle est le plus souvent impuissante vis-à-vis des rétrécissements traumatiques, cicatriciels et scléro-cicatriciels. Elle échoue aussi dans certaines strictures blennorrhagiques, larges et valvulaires, ou à consistance molle (*soft stricture* des Anglais), ou irritables et élastiques (*resilient stricture* des Anglais) au point de déterminer de la gêne de la miction et même de la rétention après chaque séance. Elle ne serait pas sans danger lorsqu'il existe des complications infectieuses du côté du périnée de la vessie ou des reins.

D'après Desnos la durée moyenne du traitement par la dilatation varie de dix jours à trois mois, mais pendant ce temps le malade peut vaquer à ses occupations. Un peu de douleur, une légère urétrite en sont les seuls inconvénients; Azéma n'a relevé qu'un cas d'urétrorrhagie chez un hémophile; Desnos n'a noté que 14 fois sur 387 cas des symptômes d'intoxication urineuse depuis l'antisepsie, et dans la statistique de Bryant on voit que toutes les fois que la mort est survenue il existait des lésions rénales graves.

2° Dilatation rapide. — Cette méthode, qui a pour objet de rendre au canal son calibre en épuisant en une seule séance la rétractibilité de l'anneau strictural, comprend plusieurs procé-

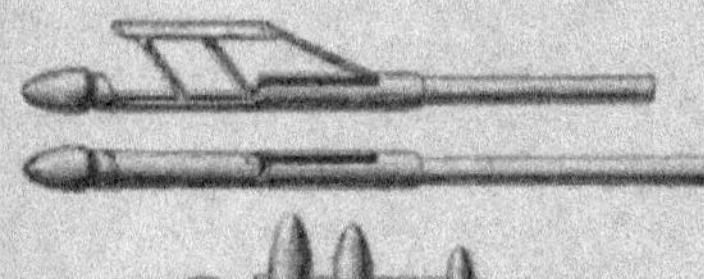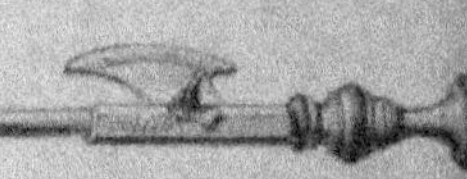

Fig. 65.
Dilatateur urétral de Desnos.

dés, dont les uns pleins de dangers sont justement tombés dans l'oubli et dont les autres trouvent exceptionnellement leurs indications. Parmi les premiers, signalons le *cathétérisme forcé* de Boyer, repris vers le milieu du siècle par Mayor (de Lausanne) et plus récemment par Hirschberg (de Francfort) et Thiry (de Bruxelles) sous des noms divers. Consistant essentiellement dans le passage à travers le rétrécissement de sondes d'emblée volumineuses et sans conducteur, c'est là une opération détestable. Les procédés dans lesquels on dilate le canal à l'aide d'un instrument à deux ou quatre valves, à l'exemple de Michelena, de Rigaud (de Strasbourg), de Perrève ou au moyen de la série des cathéters de Buchanam (de Glascow), ou du dilatateur à chapelet de Corradi (de Florence), ou de ceux à branches multiples de Weir, Otis, Oberlander, Kollmann, Desnos sont moins mauvais (fig. 65). Mais les seuls procédés de cette méthode, qui méritent d'être conservés, sont la *dilatation immédiate progressive* de L. Le Fort et la *divulsion* de Voillemier.

α. *Dilatation immédiate progressive*. — La dilatation immédiate progressive consiste à introduire d'abord une bougie armée à travers la sténose, puis à dilater celle-ci jusqu'au calibre suffisant et en une seule séance, ou en deux ou trois si la stricture résiste, au moyen d'une série de bougies coniques en maillechort, et à mettre ensuite pendant quelques jours une sonde à demeure.

Ce qui d'après Le Fort caractérise son procédé, c'est que les bougies métalliques, pénétrant sans l'emploi de la force à travers la stricture, ne font que mettre en jeu l'extensibilité et la dilatabilité du tissu morbide sans le faire éclater ou le fissurer. Si on s'en rapporte aux faits cliniques rapportés dans les thèses de ses élèves Jannicot et Langlebert, cette affirmation de Le Fort est contestable, mais il ressort de leur étude que ce procédé est sans danger puisqu'il n'aurait jamais été suivi de mort, qu'il est rapide, et qu'il expose peut-être moins que les autres à la récidive. Nous devons cependant dire que d'autres opérateurs, ayant eu recours à la dilatation immédiate progressive, ont été moins heureux, car ils ont eu à déplorer des accidents même mortels et ont eu des récidives rapides.

β. *Divulsion*. — La divulsion, imaginée par Holt (de Westminster) et réglée par Voillemier, se pratique à l'aide d'un instrument composé de deux lames d'acier réunies à l'une de leurs extrémités et qu'on écarte au moyen d'un mandrin s'y emboîtant par les rainures qu'il porte sur ses côtés. Les deux lames sont préalablement introduites dans le canal au moyen d'une bougie conductrice, sur laquelle leurs extrémités réunies se vissent, et le mandrin qu'on y glisse exerce une pression excentrique régulièrement répartie sur les parois de l'urétre.

Le résultat de l'opération est une division large de l'obstacle s'opposant à l'émission des urines, et c'est là d'après VOILLEMIER ce qui assure la supériorité de son procédé sur ceux de MICHALENA, de PERRÈVE, de RIGAUD, qui ne font que violenter l'urètre et le surdistendre sans le débrider franchement.

Résultats, indications. — Malgré le reproche dont est passible la divulsion de déchirer le rétrécissement au hasard, ce procédé a fourni d'assez beaux résultats consignés dans les écrits de VOILLEMIER et de ses élèves LOUSTEAU et LHIRONDEL. Il y a une quinzaine d'années, LE DENTU l'a défendue devant la Société de chirurgie et a déclaré qu'il la considère comme une opération ni plus dangereuse ni plus efficace que l'urétrotomie interne. Suivant AZÈMA la divulsion un peu plus douloureuse que l'urétrotomie interne n'expose pas plus à l'hémorragie que cette dernière, elle n'est pas plus souvent suivie d'accidents fébriles et de complications périnéales, et sa léthalité déduite de l'analyse de 957 observations est un peu inférieure à 1/2 p. 100. Pour ce qui est des résultats éloignés les documents font défaut pour les apprécier.

D'après LE DENTU la divulsion aurait des avantages réels lorsqu'il existe du spasme de l'urètre, dans les rétrécissements accompagnés d'urétrite chronique, dans ceux qui sont élastiques et rétractiles ou encore inextensibles, enfin dans les cas compliqués de fistules et d'induration péri-urétrale.

3° Cautérisation. — Nous ne mentionnons que pour mémoire cette méthode fort en honneur chez les anciens, qui ne connaissaient d'autres moyens de détruire les carnosités et les caroncules constituant pour eux les lésions des rétrécis. Les effets de cette pratique détestable en soi étaient encore aggravés par l'imperfection des instruments, qui servaient à l'appliquer, et les quelques succès retentissants qu'on lui doit, comme la guérison du roi Henri IV par LOYSEAU (de Bergerac), tenaient plus à l'action dilatatrice des sondes porte-caustiques qu'à celles des substances médicamenteuses. Déjà regardée comme dangereuse par nombre de médecins, alors qu'elle florissait, cette méthode est de nos jours complètement délaissée malgré les efforts de Hunter, Everard Home, Ducamp, Lallemand, Ségalas et Leroy d'Etiolles pour la restaurer.

4° Électrolyse. — L'idée d'appliquer l'électricité à la cure des rétrécissements de l'urètre revient à G. Crusell (de Saint-Pétersbourg) en 1844, mais elle avait été peu appliquée et, en dehors des essais de Tripier et Mallez et plus tard de ceux de Jardin, on trouvait jusqu'à ces dernières années peu de documents pour la juger. Actuellement elle a été étudiée par un

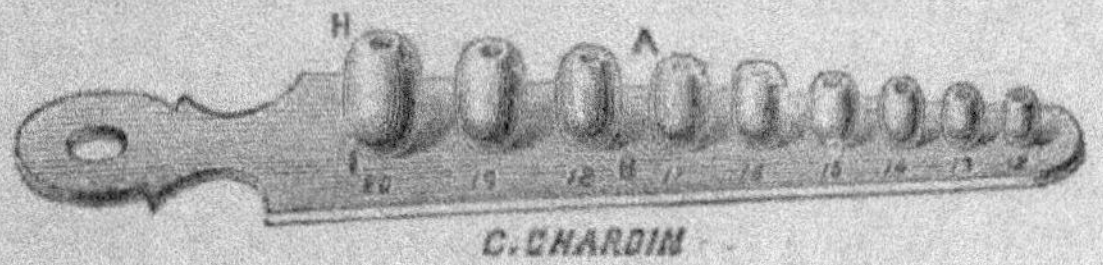

Fig. 66.

Olives métalliques et conducteur pour l'électrolyse à courants faibles.

grand nombre d'auteurs et elle ne semble pas avoir tenu ce qu'elle promettait. Cette méthode comprend deux procédés : 1° l'électrolyse à courants faibles de G. Crusell et Wertheimber reprise par Newmann ; 2° l'électrolyse à courants forts, circulaire de Mallez et Tripier, linéaire de Jardin et de Fort.

a. *Electrolyse à courants faibles*. — Elle se pratique à l'aide d'une sonde à embout métallique, ou d'une tige flexible terminée par une olive métallique d'un volume sensiblement supérieur au calibre de la coarctation (fig. 66), et que l'on relie après l'avoir conduite à son contact au pôle négatif d'un appareil électrique à courants continus muni d'un réostat. Le pôle positif étant placé sur l'abdomen ou la cuisse du sujet, on fait passer un courant faible ne dépassant pas 3 à 5 milliampères pendant une dizaine de minutes. Tous les quatre ou cinq jours, on recommence la petite opération jusqu'à ce que le canal atteigne le calibre voulu.

Il ressort des observations d'électrolyse à faibles courants que cette petite opération est exempte de tous dangers : une légère douleur passagère, rarement un écoulement sanguin peu abondant et de courte durée (P. Delaganière), quelquefois une urétrite sont les seuls accidents relevés. Le seul reproche que l'on pourrait adresser à ce procédé électrolytique et qui le mettrait dans un état d'infériorité réelle, si ses résultats thérapeutiques étaient meilleurs que ceux des autres méthodes opératoires, c'est son extrême lenteur (P. Delaganière). Mais il semble que l'amélioration obtenue n'est que l'effet de l'élargissement du canal sous l'influence du contact de la lame électrolysante plutôt que sous celui du courant faradique, car les récidives sont fréquentes pour ne pas dire constantes, et il n'est pas possible d'accorder à l'électrolyse par la méthode de Newmann une puissance supérieure aux autres méthodes de traitement des rétrécissements. L'unique avantage qu'elle possède sur la simple dilatation réside dans son action microbicide, car on sait depuis les recherches de Cohn et Beno Mendelsohn, de Schiel, de Stewart, de Prochonnichk et Spaeth, de Lagrange (de Bordeaux) que les courants continus, suivant leur intensité, ont le pouvoir soit de tuer les bactéries, soit d'entraver leur prolifération au sein des cultures.

b. *Electrolyse à courants de forte intensité.* — Mallez et Tripier la pratiquaient en introduisant au contact du rétrécissement une sonde en gomme, terminée par un embout métallique relié par un fil traversant la sonde au pôle négatif d'un appareil à courants continus, et faisaient passer un fort courant. Ils espéraient provoquer ainsi à la surface de la muqueuse une simple décomposition des tissus mettant en liberté les bases, qui devaient agir à la façon des cautères potentiels. Bien que cette décomposition se fasse sans élévation de température, *à froid* comme le dit Fort, l'action cautérisante n'en existe pas moins, et c'est en vain qu'on argue que le pôle négatif seul introduit dans l'urètre donne lieu à une cicatrice molle, souple, extensible et non rétractile.

La substitution à l'électrolyse circulaire de l'électrolyse linéaire partielle à l'aide des instruments de Jardin, de Fort et de Bergonié et Debédat (fig. 67) construits sur le principe de l'urétrotome de Maisonneuve n'a réalisé qu'un bien faible progrès. En effet, il faut toujours de forts courants, allant jusqu'à 25 et

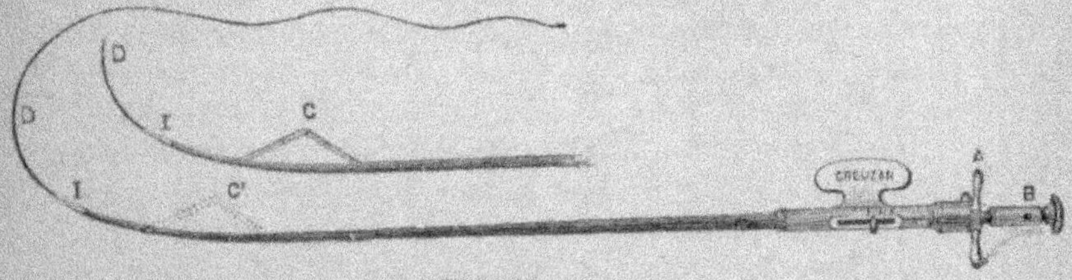

Fig. 67.
Électrolyseur linéaire de Bergonié et Debédat.

30 milliampères, et dont l'intensité est encore augmentée du fait de la petite surface sur laquelle ils agissent (Monat).

c. *Résultats*. — Fort est à peu près le seul opérateur, qui ait recours à l'électrolyse linéaire. Desnos, P. Delaganière et Danion, Régnier, Herveau et Desprez la rejetent, car malgré l'emploi de 40 à 50 milliampères ils n'ont pu entamer la stricture de leurs malades, et un certain nombre d'accidents ont été la conséquence de ces tentatives : rupture et faussure de l'instrument ; phlegmon, abcès, lymphangite de la verge (Keyes, Delaganière, Régnier) ; infiltration d'urine (Sabrazès) ; perforation du rectum par l'électrode (Fenwich).

Les résultats éloignés sont loin de compenser ces risques opératoires : sur 35 électrolysés 24 durent être dilatés plus tard d'après Lavaux ; sur 296 rétrécis opérés par lui-même, Monat vit la récidive se produire chez tous à l'exception de 3. Les observations de Cordier (de Lyon), de Desnos, de Guelliot (de Reims), de Braquehaye (de Bordeaux) sont aussi peu affirmatives sur la cure radicale des rétrécissements par l'électrolyse linéaire.

5° **Urétrotomie interne**. — On trouve dans le traité des caroncules de Ferri, en 1533, l'idée de pratiquer la section interne des rétrécissements de l'urètre, mais ce n'est que dans notre siècle que les principes de cette opération ont été nettement établis et son manuel définitivement réglé. Reybard (de Lyon), après avoir compris la raison des insuccès et des désastres essuyés par ses prédécesseurs, Arnott, Mac Gure, Amussat, Lenoy d'Étiolles, Guillon, qui se contentaient de scarifier ou d'inciser superficiellement les rétrécissements, posa comme principe qu'il fallait pour se mettre à l'abri de tous les accidents (infiltration d'urine, pyohémie, fièvre urineuse, etc.), sectionner de part en part le tissu pathologique jusqu'aux portions saines des parois urétrales. Bien que ce chirurgien ait compromis l'urétrotomie à ses débuts par les instruments défectueux qu'il imagina pour l'exécuter telle qu'il l'avait conçue, il doit être considéré comme le véritable promoteur de cette opération. Après lui, Maisonneuve par son ingénieux instrument contribua à répandre l'usage de la section interne. A ces deux noms, nous devons ajouter celui de Guyon, qui a tant fait pour donner au manuel opératoire son degré de perfection et aux indications et contre-indications leur précision.

Il existe actuellement un grand nombre de manière de pratiquer la section interne des sténoses urétrales, mais toutes peuvent être groupées en deux classes : urétrotomie d'avant en arrière, urétrotomie d'arrière en avant.

A. Urétrotomie d'avant en arrière. — Cette opération est généralement pratiquée de nos jours avec l'instrument de Maisonneuve, auquel divers chirurgiens ont fait subir des modifications sans grande importance. Il se compose essentiellement d'une lame coupante, triangulaire, mousse à son sommet, glissant sur un conducteur cannelé préalablement introduit dans le canal au moyen du cathétérisme à la suite (fig. 68). D'autres instruments ont été inventés pour éviter certains inconvénients attribués sans grande raison à celui de Maisonneuve, mais ils ont sur ce dernier le désavantage d'être d'un maniement beaucoup plus difficile : tels sont les urétrotomes de Trélat, de Horteloup, de Voillemier.

a. *Manuel opératoire, précautions préliminaires.* — Le malade est purgé la veille et a pris dans les jours qui précèdent 2 à 3 grammes de salol, auxquels il est bon d'ajouter le matin même

50 à 75 centigrammes de sulfate de quinine. Les organes génitaux et l'urètre sont désinfectés et le bassin est élevé au-dessus
du plan du lit par un coussin placé sous les fesses ou mieux
encore par le bassin pelvi-support représenté page 30. En général
l'anesthésie locale est inutile, mais chez les gens pusillanimes

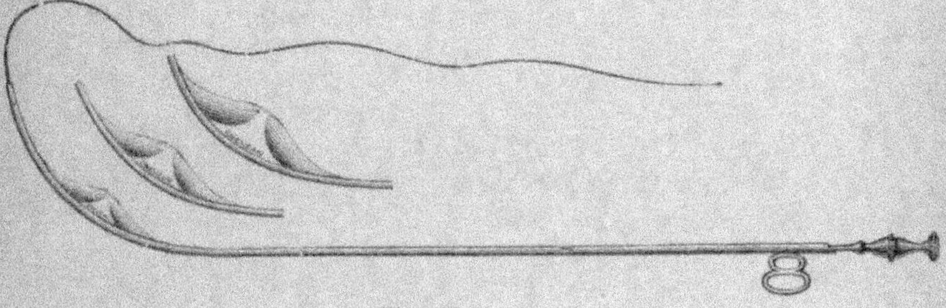

Fig. 68.
Urétrotome de MAISONNEUVE.

on peut avoir recours, soit à la cocaïne, à l'eucaïne ou à l'antipyrine, soit même au chloroforme.

Premier temps : introduction du conducteur cannelé. — Le chirurgien introduit la bougie conductrice, si elle ne l'est déjà,
précaution qu'il est bon d'avoir pris la veille lorsque le rétrécissement est étroit et difficile à franchir. Après s'être assuré
que la bougie se meut bien dans le canal et qu'elle pénètre sans
difficulté dans la vessie sous la poussée de la tige droite, qui
sert à se rendre compte du fait, il place le conducteur courbe et
cannelé préalablement vissé sur la bougie conductrice dans
l'urètre et le confie à un aide chargé de le tenir solidement par
l'anneau situé du côté de sa convexité.

Deuxième temps : section avec la lame tranchante. — La lame
tranchante enrayée avec soin dans la cannelure du conducteur,
l'opérateur tend la verge saisie de la main gauche en arrière du
gland et pousse de la main droite la lame tranchante, qui sec-
tionne successivement toutes les coarctations et pénètre jusqu'à
l'extrémité de la cannelure. Son trajet parcouru, la lame est
retirée sans que le conducteur ait été dévié de sa position pre-

mière, en sorte qu'elle passe dans la même voie au retour et complète le débridement.

Troisième temps : introduction de la sonde à bout coupé. — La section ainsi faite, la lame est enlevée et le conducteur extrait de l'urètre ; mais on y laisse la bougie conductrice sur laquelle on visse la tige rectiligne, qui sert à faire glisser la sonde à bout coupé jusque dans la vessie. L'extraction de la tige et de la bougie à travers la lumière de la sonde, qu'elles ont servi à conduire, termine l'opération. JAMIN, en rendant mobile et facile à supprimer l'anneau du conducteur cannelé, a donné le moyen d'introduire la sonde à bout coupé sur le conducteur lui-même demeuré en place, perfectionnement qui simplifie ce troisième temps.

b. *Suites opératoires.* — La sonde à bout coupé bien mise en place, c'est-à-dire ses yeux ne faisant qu'affleurer le col de la vessie, laisse s'échapper d'abord une urine mélangée d'un peu de sang, puis incolore, et coulant goutte à goutte dans un urinoir, où elle doit être laissée ouverte. Si l'écoulement cesse, une injection boriquée ou nitratée débarrassant son calibre des mucosités qui l'obstruent le rétablit. Au bout de vingt-quatre, trente-six ou quarante-huit heures suivant la tolérance du sujet, la sonde est supprimée et le malade urine dès lors seul. On attend huit à dix jours que la cicatrisation de la plaie urétrale soit parfaite, et on commence alors la dilatation d'après les règles de la dilatation lente progressive.

Telle est résumée la technique de l'urétrotomie interne d'après GUYON, opération qui n'est jamais suivie d'accidents pourvu qu'elle soit faite méthodiquement. Rappelons quelques-unes des conditions fondamentales qui en assurent la réussite.

c. *Conditions assurant la réussite de l'opération.* — Le canal doit être incisé sur sa paroi supérieure peu vasculaire et tendue par les corps caverneux, car la paroi inférieure saignerait facilement et risquerait étant mince et mal soutenue d'être incisée de part en part jusqu'à la peau : ce n'est que dans les cas de stricture de la portion membraneuse que l'urétrotomie faite avec la lame courant sur la convexité du conducteur trouve son indication, car elle évite ainsi les plexus de SANTORINI. La section doit être pratiquée régulièrement à l'aller et au retour, dans la même voie, il faut donc se garder de mouvements de va-et-vient répétés, comme si l'on jouait « du violon ». La lame ne doit pas être trop large et ne pas dépasser le n° 22 ou 24 ; de même la sonde à bout coupé ne doit pas être trop volumineuse, le n° 17 ou 18 suffit à modeler l'urètre. Au delà de ce calibre, elle risquerait d'augmenter l'incision opératoire et de déchirer profondément l'urètre, et si elle venait à se boucher, l'urine chassée par la vessie distendue ne pouvant s'échapper entre ses parois et celles du canal pourrait s'infiltrer dans la plaie et donner lieu à des accidents redoutables. Quelques chirurgiens ont conseillé de ne pas mettre de sonde à demeure : à la vérité elle n'est pas indispensable et si l'on était sûr de l'état aseptique des urines, on pourrait, comme le recommande HORTELOUP, s'en abstenir ; mais dans la majorité des cas, les urines étant infectées, la sonde en prévenant leur contact avec la muqueuse et surtout leur pénétration dans les tissus met incontestablement à l'abri des accidents fébriles. La clinique fait d'elle-même la preuve de ce que nous avançons, c'est ordinairement dans les quelques heures, qui suivent l'enlèvement de la sonde, que les accès fébriles éclatent.

d. *Résultats immédiats et éloignés, indications.* — Peu d'opérations ont été aussi vivement attaquées que l'urétrotomie interne. On lui a reproché d'être très douloureuse, d'exposer à des hémorragies considérables, de donner lieu à des urétrites suivies d'abcès de la verge, d'épididymite, de cystite, de devenir le point de départ d'infiltration d'urine et d'accidents septiques divers parmi lesquels l'infection purulente. Ces griefs, qui dans les premières années qui ont suivi la découverte de REYBARD, n'étaient pas sans fondement, et qui pouvaient encore servir à plaider la cause de l'urétrotomie externe contre celle de l'urétrotomie interne au moment de la thèse de GRÉGORY, ne sauraient être formulés de nos jours. D'une discussion à la Société de chirurgie en 1886, il semble que les hémorragies sont exceptionnelles : dans 4 ou 5 cas seulement, sur 459 opérations. GUYON a vu s'écouler une quantité de sang un peu plus abondante qu'à l'ordinaire, mais qui ne lui a pas donné d'inquiétude ; sur 78 cas de sa pratique, DESNOS ne relève que deux hémorragies explicables par des imprudences du malade ; dans plus de 100 urétrotomies, que nous avons nous-mêmes pratiquées, cet accident ne nous est jamais survenu. L'infiltration d'urine, qui grève si fortement la statistique de GRÉGORY (5 fois sur 44 urétrotomies) est actuellement inconnue. Quant à la fièvre que ce même auteur considère comme la compagne obligée de toute urétrotomie interne, elle ne s'observerait d'après l'imposante statistique de GUYON qu'une fois sur trois. Les urétrites, les prostatites sont également exceptionnelles et les inflammations des portions de l'appareil urinaire situées au-dessus de la stricture, telles que cystite, urétéro-pyélite, néphrite, loin d'être provoquées par la section interne, sont au contraire bien plus souvent améliorées et guéries par elle et deviennent ainsi une de ses indications. Ayant réuni pour un travail inédit 1.215 cas d'urétrotomies internes pratiquées par des chirurgiens divers avant la période antiseptique, et 1.355 cas postérieurs à l'ère de l'antisepsie, je trouve 42 décès pour la première série et 8 pour la seconde. La mortalité autrefois de 3,45 p. 100 s'est ainsi abaissée depuis 1880, époque que je prends comme point de séparation, à 0,59 p. 100. On peut en conséquence dire que l'urétrotomie interne est actuellement une des opérations les moins meurtrières de la chirurgie.

Lorsqu'elle est praticable, et elle l'est dans l'immense majorité des cas, on doit donc lui donner la préférence sur toutes les autres méthodes ; mais pas plus que les autres, à l'exception de la stricturectomie, elle ne saurait prétendre à la cure définitive et radicale, et le bénéfice que le malade en retire immédiatement doit être assuré dans la suite par la dilatation lente progressive.

B. URÉTROTOMIE D'ARRIÈRE EN AVANT. — Ce mode d'incision rétrograde des strictures a été d'abord employé de préférence à la section d'avant en arrière. Les chirurgiens, craignant de voir le point rétréci fuir sous la pression de l'instrument et une fausse route se produire, étaient ainsi plus maîtres de leurs manœuvres, et, se rendant bien compte de la résistance de

l'obstacle, de sa longueur, de son épaisseur, ils pouvaient propor-
tionner les dimensions de leur incision aux nécessités présentes.

Ils avaient imaginé à cet effet des instruments divers : tels
sont les urétrotomes de RICORD, de CHARRIÈRE, de CIVIALE, de

Fig. 69.
Urétrotome d'ALBARRAN.

REYBARD, etc. De quelque faible calibre que soit leur extrémité, qui
doit, avant de couper la coarctation, la franchir, ces instruments

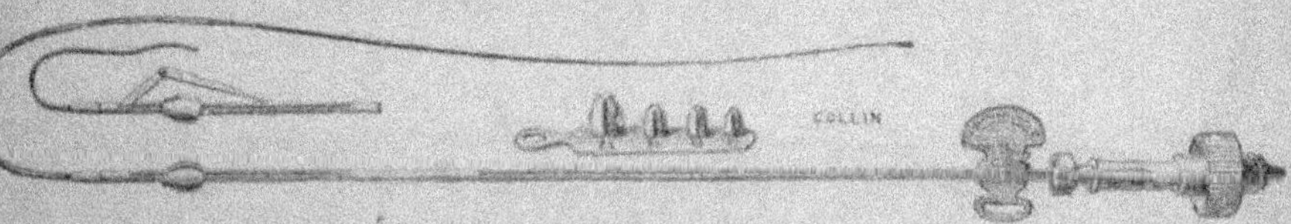

Fig. 70.
Urétrotome de DESNOS.

ne peuvent être utilisés dans bon nombre d'urètres, aussi l'urétrotome de MAISONNEUVE leur est-il dans l'immense majorité des cas
bien préférable. Mais il est un certain nombre de coarctations
de large calibre se présentant sous forme de brides, de valvules,
que l'on ne sent bien que lorsqu'on met les parois du canal
sous tension, c'est à elles que convient la section d'arrière en
avant. OTIS a inventé pour ces cas particuliers un urétrotome
ingénieux qu'ont perfectionné plusieurs de ses compatriotes.

En France, ALBARRAN a imaginé pour l'incision rétrograde des coarctations larges un instrument imité de l'urétrotome de TRÉLAT, permettant d'agir comme à loisir sur les strictures et de les attaquer au point voulu, sur les côtés aussi bien que sur les faces supérieure et inférieure du canal, et de multiplier, s'il est nécessaire, les incisions (fig. 69). DESNOS, en plaçant sur la gaine un pas de vis, qui permet de fixer des olives de grosseurs différentes sans gêner le développement de la lame, a donné encore plus de sécurité à la section d'arrière en avant (fig. 70). En effet, l'olive, par un ressaut au niveau de la stricture indique le moment où on la franchit, de sorte qu'on ne risque pas de faire saillir la lame coupante à une distance trop grande. De plus, un cadran fixé au manche indique le développement donné à la lame.

La plaie de l'urétrotomie d'arrière en avant se comporte comme celle de l'urétrotomie d'avant en arrière et les soins consécutifs, notamment l'emploi de la sonde à bout coupé que

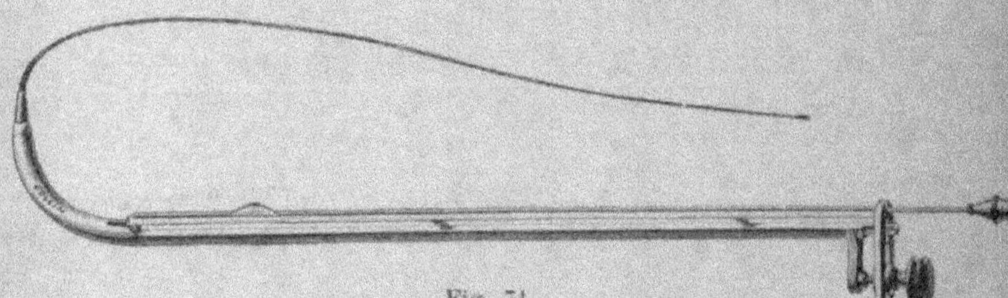

Fig. 71.
Urétrotome sur distenseur d'ALBARRAN.

les instruments d'ALBARRAN et de DESNOS permettent d'introduire sur conducteur, ne sont pas différents.

C. URÉTROTOMIE SUR DISTENSION. — Cette variété de l'incision interne du canal, indiquée dans les rétrécissements larges et dans ceux qui sont durs et multiples, consiste à sectionner le canal pendant même que ses parois sont distendues. A l'instrument d'OTIS compliqué et ne dilatant l'urètre que suivant un de ses diamètres, à celui de CHALGRIN, sorte de BÉNIQUÉ muni d'une cannelure dans laquelle glisse une lame coupante, ALBARRAN a substitué un urétrotome dilatateur à conducteur (fig. 71), formé de deux lames pouvant s'écarter l'une de l'autre une fois introduites dans l'urètre et portant chacune une rainure dans laquelle glisse un couteau triangulaire analogue à celui de MAISONNEUVE. Après avoir sectionné le canal suivant le diamètre vertical par exemple, il suffit d'imprimer à l'instrument une rotation d'un quart de cercle pour faire une section suivant le diamètre transverse. On allie de la sorte les avantages de l'incision avec distension à ceux des incisions multiples. Une sonde à bout coupé, introduite à l'aide de la bougie conductrice, termine l'opération.

6° Urétrotomie externe. — L'incision de l'urètre de dehors en dedans, pour remédier à la rétention d'urine, était pratiquée par les anciens ; mais, suivant GRÉGORY, ce sont deux chirurgiens italiens JÉRÔME CARDANO et DURANTE SACCHI, qui ont eu l'idée de l'appliquer systématiquement dans les cas de rétrécissements. Depuis lors, l'urétrotomie externe a subi bien des vicissitudes jusqu'au jour où SYME d'Edimbourg la préconisa comme méthode générale de traitement des strictures vers le milieu de notre siècle, en même temps que REYBARD s'efforçait de restaurer l'urétrotomie interne sur des bases nouvelles. Il est intéressant de noter que le chirurgien écossais fut précisément conduit à recommander l'incision de dehors en dedans par le raisonnement, qui avait déterminé le chirurgien lyonnais à débrider largement le rétrécissement par l'intérieur du canal.

a. *Manuel opératoire, précautions préliminaires*. — Le malade, préparé comme pour l'urétrotomie interne, son périnée rasé et aseptisé, est anesthésié et placé dans la position de la taille, les membres inférieurs écartés et soutenus par deux aides, ou mieux par deux porte-jambes mécaniques fixés à la table. Le bassin figuré ci-contre (fig. 72) sera employé ici avec avantage comme pour toutes les autres opérations sur le périnée de l'homme et les organes génitaux de la femme, surtout si l'on n'a pas à sa disposition de table spéciale. Il se compose d'une plate-forme sur laquelle repose le sacrum et d'un entonnoir qui recueille les liquides.

Premier temps : repérage et découverte du rétrécissement. — Si le rétrécissement est franchissable, on introduit dans l'urètre,

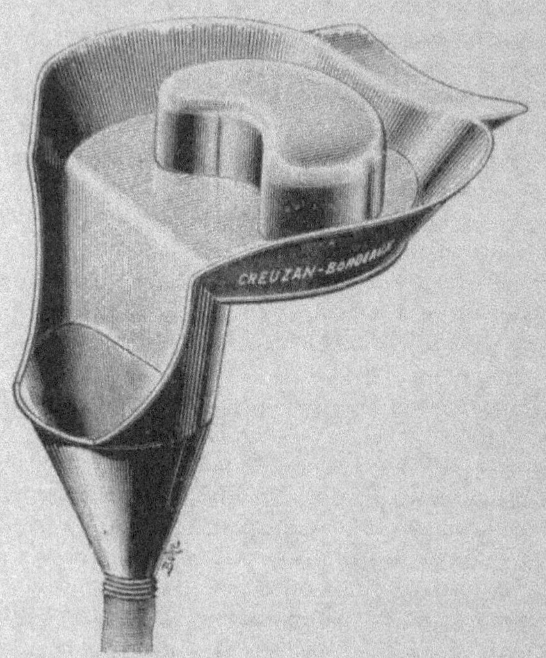

Fig. 72.
Bassin de Poussox pour les opérations sur le périnée.

et jusque dans la vessie, un cathéter courbé et cannelé sur sa convexité, à l'exemple de Syme (*urétrotomie sur conducteur*), s'il est infranchissable on ne conduit le cathéter que jusqu'au contact de la coarctation, et on le confie à un aide qui le maintient immobile et fixe sur la ligne médiane. L'impossibilité de franchir le rétrécissement étant de nos jours la principale indication de la section externe, on ne pratique guère que l'*urétrotomie externe sans conducteur*.

Les tégmments sont alors incisés de la racine des bourses à 1 ou 2 centimètres de l'anus, couche par couche jusqu'à l'urètre que l'on reconnait aisément à la vue, s'il est distendu par le conducteur dans l'angle antérieur de la plaie, et encore mieux au toucher.

Deuxième temps : section du rétrécissement. — L'urètre ponctionné avec la pointe du bistouri, rien n'est plus facile que de sectionner le tissu strictural en se servant de la cannelure du cathéter comme d'une sonde cannelée, si le rétrécissement a été préalablement franchi. La section de la stricture est plus difficile lorsque le cathéter n'a pu être introduit, et deux cas peuvent alors se présenter. Une bougie fine suivant la paroi supérieure de l'urètre, toujours moins altérée, peut être conduite dans la vessie; on s'en sert alors comme d'un conducteur pour inciser le tissu pathologique; on peut aussi, manœuvre beaucoup plus régulière, visser sur l'armature de la bougie conductrice une sonde cannelée munie d'un pas de vis, et cette sonde engagée dans le rétrécissement, débrider sur sa cannelure, soit de dehors en dedans, soit de dedans en dehors. Que si, malgré toutes les tentatives, parmi lesquelles on a recommandé de presser sur la vessie du malade, ou même de le réveiller pour le faire uriner et voir sourdre l'urine, le rétrécissement ne peut être cathétérisé, il faut se résoudre à couper à petits coups prudents, bien sur la ligne médiane, le nodule cicatriciel en s'efforçant de ne pas traverser de part en part le canal et de ne pas aller se perdre dans les tissus sus-urétraux. Un écartement large des lèvres de la plaie et une hémostase bien faite sont des conditions de succès, nous conseillons pour les réaliser de passer une série de deux ou trois fils dans chacune des lèvres de la plaie périnéale, et d'opérer sous un jet d'eau qu'un aide projette dans le champ opératoire pour le débarrasser du suintement sanguin.

L'ouverture hypogastrique de la vessie permettant le cathétérisme rétrograde, s'offre enfin comme dernière ressource pour découvrir le bout postérieur. Pratiquée pour la première fois par VERGUIN (de Toulon), cette opération préliminaire est aujourd'hui passée dans la pratique grâce aux travaux de DUPLAY, de Ch. MONOD et autres.

Troisième temps : mise à demeure d'une sonde. — Il consiste dans la mise à demeure d'une sonde qui, rétablissant artificiellement la continuité de l'urètre, permet à la portion manquante de se reconstituer et de se modeler par bourgeonnement. Cette sonde est introduite de diverses manières : on peut, se servant d'une sonde olivaire, la faire pénétrer par la boutonnière périnéale dans la vessie, puis la ramener dans le segment antérieur du canal en fixant son pavillon à l'extrémité d'une bougie passée du méat à la plaie périnéale ; on peut aussi faire glisser sur une bougie filiforme dans le segment postérieur, une sonde à bout coupé préalablement passée dans le segment antérieur.

b. *Soins consécutifs.* — La plaie pansée à plat bien antiseptiquement se cicatrice par seconde intention plus ou moins rapidement, suivant la vitalité du sujet et l'état des tissus périnéaux ; parfois, cette cicatrisation est fort lente à se faire, ainsi que l'a noté E. Moxon, et il persiste longtemps une petite fistule. Voillemier a justement fait remarquer que le séjour de la sonde dans l'urètre est souvent une des causes qui entretient la persistance de la fistule, et qu'il suffit de la retirer pour la voir se fermer. Pendant tout ce temps, le rôle du chirurgien se borne à prévenir les accidents infectieux par des pansements bien faits et antiseptiques.

c. *Résultats immédiats et éloignés ; indications.* — L'urétrotomie externe est une opération incontestablement plus grave que l'urétrotomie interne, ainsi qu'il résulte de la statistique même de Gregory dans son ardent plaidoyer pour la section à ciel ouvert. L'antisepsie a sans doute abaissé la mortalité de 4,9 p. 100, notée dans son travail, mais elle n'a pu lui donner le degré d'innocuité de l'urétrotomie interne, dont la simplicité opératoire ne peut être comparée aux manœuvres longues et laborieuses de la découverte de la stricture et de son débridement à travers le périnée, toutes manœuvres qui nécessitent l'emploi du chloroforme et constituent en un mot une opération de la grande chirurgie. Contrairement à l'espoir que Syme nourrissait, l'urétrotomie externe n'assure pas une guérison plus complète et ne s'oppose pas pour un temps plus long à la réci-

dive. Loin d'être l'opération de choix des rétrécissements réfractaires à la dilatation, elle ne peut plus être regardée que comme
une opération d'exception, exigée par les rétrécissements durs,
calleux, cicatriciels et d'origine traumatique, par ceux qui sont
compliqués d'indurations et de fistules périnéales, enfin par
ceux qui sont cliniquement infranchissables.

**7° Urétrectomie ou stricturectomie, urétrorraphie, uré-
troplastie.** — Avant Bourguet (d'Aix), Le Drax, Dugas, et Roux
(de Toulon), comprenant qu'il n'y avait rien à attendre au point
de vue de la conservation de la perméabilité de l'urètre de la
simple incision des nodules calleux enserrant le canal, les avaient
hardiment incisés, mais c'est au chirurgien provençal que
revient le mérite d'avoir érigé en méthode la résection des tissus pathologiques périurétraux.

Cette opération rejetée par l'Académie de médecine avait été
pratiquée à peine trois ou quatre fois par Sédillot, Voillemier,
Labbé, Valette dans notre pays et aussi peu souvent à l'étranger
par Kœnig, Heusser, lorsque D. Molière (de Lyon), en 1880, lui
fit faire un grand progrès en conseillant d'ajouter à l'excision de
la partie rétrécie la suture des deux segments du canal ainsi
séparés ; la même année Kaufmann apporta l'appui de l'expérimentation à la clinique. Dès lors l'urétrectomie ou mieux la
stricturectomie, dénomination que nous avons proposée, suivie
de l'urétrorrhapie et de l'urétro-périnéorrhaphie prend droit de
cité dans la pratique, et tandis qu'Erasme Paoli (de Turin),
Parona (de Milan), Postemki et Piëtro Nèri (de Rome) étudient
expérimentalement l'urétrorrhaphie et l'urétropérinéorrhaphie
complémentaires de l'urétrectomie, D. Molière, Locquin, Guermonprez, Defontaine, Poncet pratiquent un certain nombre de
fois la nouvelle opération. La thèse de Nogues faite sous la
direction de Guyon et celle de Wartel inspirée par Guermonprez, en 1892, exposent l'état de la question à cette époque.

Les efforts des chirurgiens ne s'en sont pas tenus là, et des
essais heureux de restauration de larges brèches chirurgicales de
l'urètre au moyen de tissus empruntés à d'autres organismes
humains ou animaux (hétéroplastie) ont été tentés par Woe-

FLER (de Graz), MENSEL (de Gotha), BARDENHEUER, WALKER, KEYES, SAPIEJKO (de Kiew).

Les indications de l'urétrectomie ou stricturectomie sont jusqu'ici celles de l'urétrotomie externe, mais il est probable qu'elles s'élargiront au fur et à mesure du perfectionnement de la technique opératoire et empiéteront sur le domaine de l'urétrotomie interne pour certaines variétés de strictures.

La stricturectomie se pratiquant soit sur l'urètre périnéal, soit sur l'urètre pénien, son manuel opératoire doit être envisagé sur chacun de ces deux segments.

A. STRICTURECTOMIE PÉRINÉALE. — a. *Manuel opératoire, précautions préliminaires.* — La préparation du malade ne diffère pas de ce qu'elle doit être pour toutes les opérations sur les voies urinaires et notamment pour l'urétrotomie externe.

Premier temps : repérage et découverte de la portion rétrécie. — Si le rétrécissement est franchissable, le conducteur de SYME vissé sur une bougie conductrice rendra de grands services. Si la coarctation ne peut être franchie, le bec du conducteur mis à son contact sera encore très utile, car il permettra de reconnaître de suite le segment antérieur du canal, indiquera la limite antérieure du nodule cicatriciel, et en fixant l'urètre rendra plus sûr le temps de l'excision. Le conducteur mis en place, le périnée est incisé sur la ligne médiane de la racine des bourses à une distance plus ou moins rapprochée de l'anus suivant le point de l'urètre à réséquer. S'il existe des fistules, on pourra, avec avantage se servir de l'une d'elles, la plus rapprochée du raphé, pour se diriger sûrement vers le canal, à l'aide d'une sonde cannelée qu'on y introduira et qui guidera la pointe du bistouri. Si l'incision médiane est jugée insuffisante, on se donnera plus de jour en y ajoutant une incision transversale en avant de l'anus.

Deuxième temps : excision du nodule strictural. — Elle peut être *périurétrale*, *partielle*, ou *totale*.

Nous ne ferons que rappeler l'*incision périurétrale* recommandée par DITTEL, qui consiste à séparer les tuniques du canal du tissu pathologique périphérique. Comme le fait remarquer

Wartel ce procédé est irréalisable « car dans ces callosités cicatricielles ou inflammatoires, le tissu de l'urètre est confondu avec celui de la masse indurée et ne peut en être séparé ».

L'*excision partielle*, préconisée par Guyon et mise en pratique par Erasme Paoli, Merlin, Poisson, Comvillia, Fontan, doit avoir la préférence en raison de sa facilité d'exécution, de la limitation de l'écart des deux bouts, de l'attaque directe du tissu pathologique siégeant surtout sur la paroi inférieure (Guyon) et enfin de la conservation d'un pont d'épithélium centre d'irradiation précieux pour l'urétrogénie (Albarran). Elle s'exécute de deux manières suivant que le nodule cicatriciel est saillant ou ne fait qu'un faible relief. Dans le premier cas ses deux faces latérales sont disséquées à l'aide d'un bistouri étroit ou avec les lames de ciseaux courbes, puis le chirurgien le saisissant au moyen d'une pince à griffe l'attire en bas et le sépare du reste de l'urètre d'un coup de bistouri transversal donné au-dessus et au-dessous de lui, en prenant soin de ne pas sectionner le canal en travers. Le tissu morbide, ainsi isolé sur ses parties latérales et en avant et en arrière, est séparé de la paroi supérieure de l'urètre par une dissection attentive. Si le nodule ne fait pas de relief, Guyon conseille de l'inciser en long, puis en travers, et de réséquer l'un après l'autre les quatre lambeaux ainsi formés jusqu'aux parties reconnues saines.

L'*excision totale*, recommandée par Bourguet (d'Aix) et D. Molière, s'exécute par des manœuvres analogues à la résection partielle, le point capital est de ne pas égarer le bout postérieur de l'urètre. Voilà pourquoi l'introduction du cathéter de Syme ou tout au moins d'une bougie conductrice est si précieuse; si cette précaution n'a pu être prise, l'un des moyens que nous avons indiqué à propos de l'urétrotomie externe, arrivera presque toujours à faire découvrir le segment postérieur et dispensera d'avoir recours à la cystotomie.

En général l'excision des tissus morbides s'accompagne de perte de sang modérée, que des lavages chauds et astringents, la compression en masse, la forcipressure et au besoin la ligature conjurent sans peine. Mais c'est surtout la coaptation des deux bouts de l'urètre par la suture, qui arrêtera le plus sûrement l'écoulement sanguin.

Troisième temps : reconstitution du canal. — Suivant l'étendue de la brèche urétrale on a recours : 1° à la *sonde à demeure seule*; 2° à la *suture de l'urètre*; 3° à la *suture des parties juxta-urétrales*; 4° à l'*autoplastie* ou à l'*hétéroplastie*.

α) Le premier de ces quatre procédés de restauration urétrale n'est qu'un procédé de nécessité exigé par la longueur du segment réséqué. Il consiste, une sonde étant placée dans le canal, à maintenir les lèvres de la plaie écartées par un tamponnement à la gaze antiseptique, de manière à ce qu'elle bourgeonne et se cicatrise régulièrement de la profondeur à la superficie. Cette cicatrisation est toujours longue, mais si l'on en croit Nogués, l'urètre ainsi restauré resterait souple et dilatable. Sur 10 malades revus un an après et au delà de ce laps de temps aucun n'avait récidivé.

β) La suture muqueuse à muqueuse des deux bouts de l'urètre, ou *urétrorraphie*, est le procédé de choix et on doit toujours y avoir recours, à moins que la résection ait été trop étendue pour permettre le rapprochement des deux bouts. Or l'expérience a démontré, qu'en raison de l'élasticité de l'urètre ce rapprochement est possible avec un écart de 5 à 6 centimètres. Aux fils de fer recuit et aux fils d'argent employés par D. Mollière, à la soie recommandée par quelques-uns, on doit préférer le catgut n° 1 ou 2 que l'on passe à l'aide d'une aiguille courbe du modèle d'Hagedorne dans l'épaisseur du tissu spongieux ou de l'enveloppe fibreuse sans traverser la muqueuse. Cette suture transversale, pour laquelle trois ou quatre points suffisent, est faite, cela va sans dire, sur une sonde en gomme n° 20. Au-dessus d'elle les tissus périnéaux sont réunis longitudinalement par un ou plusieurs étages de suture au catgut, et les téguments affrontés aux crins de Florence.

Bien que la réunion par première intention soit loin d'être la règle après l'urétrorraphie, car il se forme souvent une petite fistulette qui s'oblitère bientôt spontanément, les résultats définitifs sont excellents en général et le canal conserve sa perméabilité même sans sondage ultérieur (Nogués).

γ. Lorsque l'urètre rétréci dans une grande étendue a nécessité une résection ne permettant pas la suture de ses deux bouts, GUYON, un des premiers, a proposé de restaurer le canal au moyen des parties molles du périnée. A cet effet les tissus lamelleux juxta-urétraux et les muscles bulbo-caverneux, s'ils ont été divisés, sont suturés au catgut sur une sonde mise dans le canal, et au-dessus de ce premier plan on réunit par une série de sutures à étage les bords de la brèche périnéale. La sonde ne doit être laissée qu'un petit nombre de jour, deux à six.

Les résultats consécutifs ne laissent rien à désirer, mais les opérés doivent se soumettre de loin en loin à la dilatation (NOGUÈS).

δ. La restauration autoplastique de l'urètre réséqué trouve, on le comprend, rarement ses indications, car presque jamais la stricture n'est assez étendue pour que la brèche qui en résulte ne puisse être fermée par un des procédés précédents. S'il est nécessaire d'y recourir, on taillera soit sur le périnée, le scrotum, la face interne des cuisses, les lambeaux d'emprunt et on préférera aux lambeaux simples (EARLE, JOBERT DE LAMBALLE, DELORME), des lambeaux superposés formant une paroi épaisse, vivace et peu rétractile dans la suite (RUISTON, PARKER, BURNEY).

ε. La greffe hétéroplastique, également réservée aux cas de résection très étendue, n'a été jusqu'ici pratiquée qu'un très petit nombre de fois, mais ses résultats sont des plus encourageants et SAPIEJKO (de Kiew) fonde les plus grandes espérances sur cette méthode. Les lambeaux ont été empruntés à des organes et à des organismes divers : WOEFLER (de Gray) a eu recours à la muqueuse d'un utérus prolabé et, une autre fois, à la muqueuse vaginale d'une chienne ; MENSEL, KEYES, au feuillet interne du prépuce ; SAPIEJKO, à la muqueuse intestinale du lapin et, dans un second cas, à la face interne de la lèvre de l'opéré.

B. STRICTURECTOMIE PÉNIENNE. — Cette opération n'a été pratiquée qu'un très petit nombre de fois, car dans un travail sur ce sujet (communiqué à la Société de chirurgie) nous n'avons pu en réunir que 8 cas, dont 2 personnels. Trouvant très rarement ses indications, cette opération doit être réservée aux rétrécissements traumatiques et scléro-cicatriciels ayant résisté à la dilalation et à l'urétrotomie, et à ceux qui sont cliniquement infranchissables ou anatomiquement oblitérés. Les résultats des observations que nous avons dépouillés sont des plus encourageants.

a. *Manuel opératoire, hémostase préventive.* — Outre les précautions préliminaires habituelles, il en est une qui a pour nous une grande importance, à savoir l'hémostase préventive pour l'application à la racine de la verge d'un lien élastique d'après la méthode d'ESMARCH.

b. *Découverte du nodule cicatriciel et étendue de la résection.* — Les enveloppes de la verge ayant été sectionnées au niveau de la stricture repérée au moyen d'une bougie à boule, le nodule cicatriciel sera excisé le plus souvent dans sa totalité, contrairement à ce que nous avons dit pour l'urètre périnéal, et exceptionnellement en partie. On se servira pour cela soit des pinces, soit des ciseaux sans craindre d'intéresser le corps caverneux dont on fermera, s'il est nécessaire, les aréoles ouvertes en suturant par-dessus l'enveloppe fibreuse au catgut. On a pu retrancher jusqu'à 3 centimètres (GUERMONPREZ) du canal pénien, sans qu'il en découle la moindre difficulté pour aboucher les deux segments ainsi isolés.

c. *Suture des deux segments de l'urètre.* — L'abouchement doit toujours être transversal, même quand la résection a été partielle. Il se fait au moyen du catgut n° 1 ou 2 passés dans les parois urétrales sans intéresser la muqueuse, afin de prévenir l'infection du foyer traumatique par la filtration de l'urine.

d. *Sonde à demeure.* — L'écoulement de l'urine est assuré par une sonde à demeure, de préférence en caoutchouc et d'un volume modéré n°s 16 à 18, qu'on ne doit pas laisser en place au delà de trois à quatre jours. Dans les cas d'urine très aseptique, on pourrait dériver momentanément les urines par la création d'une fistule hypogastrique (QUÉNU).

ARTICLE II

RÉTRÉCISSEMENTS CHEZ LA FEMME

Considérés comme très rares et passés sous silence par les classiques généraux, les rétrécissements de l'urètre féminin ont fait l'objet d'un travail très intéressant de Pasteau, publié l'année dernière dans les *Annales des maladies des organes génito-urinaires* et reposant sur l'analyse de 112 cas.

1° Étiologie. — Ils reconnaissent deux ordres de causes : *a)* l'inflammation chronique de la muqueuse urétrale ; *b)* la cicatrisation de plaies ou de déchirures de cette muqueuse.

Les rétrécissements inflammatoires sont le résultat soit d'une urétrite blennorrhagique ou gonococcique, soit d'une urétrite non gonococcique. Les rétrécissements blennorrhagiques sont les plus fréquents. Après les observations de Ricord, Alph. Guénon, Blum, Thompson on ne saurait plus nier l'existence et la fréquence relative de l'urétrite blennorrhagique chez la femme ; mais la rareté des strictures du canal chez elle trouve d'abord son explication dans la brièveté de ce conduit, dans sa largeur qui permet à l'urine de le balayer dans tous ses replis à chaque miction (Mercier) et abrège ainsi la durée de l'inflammation (Blum). En second lieu l'absence de tissu spongieux périurétral serait, d'après Pasteau, une circonstance qui diminuerait les chances de voir la stricture se produire.

Les rétrécissements traumatiques beaucoup plus fréquents que chez l'homme, reconnaissent exceptionnellement pour cause les chutes à califourchon, les fractures des branches ischio-pubiennes, la divulsion du pubis, mais sont beaucoup plus souvent le résultat des accouchements laborieux, au cours desquels l'urètre est lésé de diverses manières soit par la tête du fœtus, soit par le forceps et autres instruments employés dans les cas de dystocie. Les rétrécissements cicatriciels surviennent à la suite des déchirures de la muqueuse par des corps étrangers introduits dans l'urètre dans un but de lubricité ou pour une opération chirurgicale, par exemple l'ablation des polypes. Les cautérisations y donnent encore bien plus souvent lieu. Bien que très rares les chancres de l'urètre féminin existent (Lewin, Fournier) et ils sont susceptibles de déterminer des rétrécissements à la vérité « passagers et disparaissant au moment où l'induration chancreuse se dissipe (Pasteau) ». Desprès a signalé comme cause possible de stricture les cicatrices dures et rétractiles consécutives à des chancres phagédéniques et à des plaques muqueuses végétantes.

2° Anatomie pathologique. — Le siège des rétrécissements chez la femme varie suivant leurs causes : tandis que les rétrécissements inflammatoires et cicatriciels s'observent de préférence à l'entrée du canal, c'est-à-dire dans le point où les micro-organismes retenus pas l'anneau inextensible que forme le méat entretiennent l'inflammation, et où se rencontrent le plus souvent les polypes et végétations qu'on est appelé à enlever, les rétrécissements traumatiques obstétricaux se rencontrent au voisinage du col.

Ordinairement le rétrécissement est unique, mais on peut en compter deux, trois ou même davantage, formant comme chez l'homme un chapelet blennorrhagique. Leur configuration est très variable : il en est de valvulaire, d'annulaire, en forme de brides, de manchon, etc. Leur longueur assez difficile à déterminer pourrait parfois s'étendre à la moitié ou à tout l'urètre, suivant PASTEAU. Le degré est parfois prononcé au point de ne pouvoir permettre le passage d'une bougie filiforme. Dans certains cas de rétrécissements traumatiques, compliqués de fistules en amont, l'oblitération peut être complète.

En arrière de la stricture le canal se laissant dilater fait assez souvent saillie dans le vagin, et forme une urétrocèle tapissée à l'intérieur d'une muqueuse rouge, injectée, tomenteuse. En aval la muqueuse présente également des signes d'inflammation et il s'y développe souvent des végétations polypoïdes (PASTEAU).

Dans les rétrécissements inflammatoires les lésions histologiques présentent, d'après PASTEAU, la plus grande analogie avec celles qu'on observe chez l'homme. L'épithélium devenu pavimenteux, stratifié, est disposée en couches épaisses au-dessous desquelles le derme est infiltré de cellules embryonnaires devenant à la longue l'origine d'une *urétrite scléreuse totale*, comme cela a été démontré dans l'urètre masculin chroniquement enflammé par WASSERMANN et HALLÉ.

Les lésions histologiques des rétrécissements traumatiques et cicatriciels ne diffèrent pas de celles qu'on observe dans le sexe masculin.

3° Symptomatologie. — L'évolution des symptômes des strictures féminines peut, par analogie à ce qui se passe dans le sexe masculin, être divisée en trois périodes. (Voir p. 154.)

Dans la première période, bien plus longue que chez l'homme, l'affection se traduit par des symptômes vagues, passant le plus souvent inaperçus et se réduisant à une sensation de gêne légère de la miction, quelquefois un peu de douleur et de la fréquence des besoins d'uriner.

Lorsque la maladie est confirmée, la malade éprouve des douleurs spontanées, mais non constantes et rarement accentuées. Elles sont caractérisées « par une sensation de tension hypogastrique, de tiraillements, d'élancements plus ou moins pénibles qui, partis de l'hypogastre, s'irradient vers les cuisses, l'anus ou la région lombaire (PASTEAU) ». S'il existe de la cystite, la douleur augmente au moment des mictions.

A part la douleur, les troubles de la miction passent souvent inaperçus chez la femme, qui, si elle se sent, ne se voit jamais uriner (PASTEAU). Cependant en l'interrogeant avec soin on peut surprendre une certaine perturbation dans cette fonction. C'est ainsi que la fréquence ne fait pour ainsi dire jamais défaut ; la malade éprouve de la difficulté de l'émission, qui est retardée, se fait en plusieurs temps, est longue et exige un effort continu. A la fin il y a de l'incontinence urétrale, mouillant le linge. La déformation du jet, sa diminution de calibre et d'amplitude de projection ont une valeur symptomatique bien moindre que chez l'homme et méritent à peine d'être signalées.

La troisième période est caractérisée, comme dans le sexe masculin, par des crises de rétention, et par des complications générales. La rétention aiguë est le résultat de poussées congestives du côté des organes pelviens, mais elle est presque toujours de courte durée et de peu de gravité. La rétention chronique plus fréquente et plus tenace est incomplète ou complète et aboutit alors à la miction par regorgement. Dans les deux cas la distension de la vessie prépare l'infection, qui ne restant pas localisée au réservoir remonte par les uretères et les bassinets jusqu'aux reins et finit tôt ou tard par emporter les malades.

4° Signes physiques. — Comme chez l'homme ils doivent être recherchés à l'aide de l'explorateur à boule, qui renseignera non seulement sur le siège, le nombre, le degré de la stricture, mais encore jusqu'à un certain point sur sa constitution anatomique, sur sa dureté ou sa souplesse, son inextensibilité ou son élasticité, etc. Il sera bon dans les cas obscurs d'y joindre l'examen à l'endoscope urétral à lumière externe, qui fournira des renseignements précieux sur l'état de la muqueuse, la présence de saillies végétantes, d'excroissances, de polypes, etc.

5° Diagnostic. — Il ne présente aucune difficulté à condition que la juste interprétation des phénomènes subjectifs présentés pour la malade conduise à l'examen du canal de l'urétre. La vue et le toucher vaginal feront rapidement éliminer les tumeurs de voisinage pouvant comprimer l'urétre. Un aspect particulier du méat « blanc, sec, parcheminé, résistant », ou bien recouvert de végétations polypoïdes, une perte de souplesse du canal seront des signes qui pourront mettre sur la voie du diagnostic. Mais seul l'explorateur à boule révélera l'existence de la stricture par la sensation de ressaut caractéristique.

Le spasme, qui peut exister chez certaines femmes nerveuses, sans aucune lésion de voisinage et qui chez d'autres est symptomatique d'irritations locales, pourrait prêter à confusion si on ne se rappelait qu'alors qu'il arrête le passage des petits instruments, il cède à des bougies et des sondes volumineuses. Les polypes et autres tumeurs urétrales seront reconnus à l'endoscope. Quant aux déviations du canal, qui accompagnent certaines fistules vésico-vaginales, elles ne sauraient être méconnues que par un observateur superficiel.

6° Pronostic. — Peu graves chez les femmes jeunes régulièrement traitées, les rétrécissements de l'urétre se compliquent chez les femmes âgées de dégénérescence fibreuse du col vésical qui entraîne une incontinence définitive après les traitements les plus rationnels. Il va sans dire que l'infection de la vessie et des reins assombrit le pronostic.

7° Traitement. — La plupart des méthodes employées chez l'homme trouvent leurs indications chez la femme. On a eu recours, en effet, à la *dilatation lente progressive*, à la *dilatation forcée* ou *divulsion*, à l'*électrolyse*, à l'*urétrotomie interne*.

La *dilatation lente progressive* est, suivant les cas, *permanente* ou *temporaire* et s'exécute suivant les principes et les règles antérieurement rappelés. (Voir p. 168 et suivantes.)

La *dilatation forcée* ou *divulsion* est recommandée par Pasteau dans les cas de rétrécissement infranchissable siégeant près du col pour remédier à la rétention. Voici comment procéder : « Après s'être assuré qu'on est bien engagé dans l'urètre, avec une sonde à bout arrondi d'un numéro peu élevé, une sonde béquille 10 à 12 par exemple, on presse sur l'obstacle pendant qu'un doigt engagé dans le vagin soutient la sonde ; le cathéter passe alors par effraction. »

L'*électrolyse* ne donne pas de meilleurs résultats chez la femme que chez l'homme et nous renvoyons à l'appréciation que nous avons formulée précédemment. (Voir p. 176.)

L'*urétrotomie interne* trouve son indication dans les rétrécissements durs, non dilatables. Elle doit être pratiquée sur la paroi supérieure à l'aide de l'instrument de Maisonneuve, ou mieux encore au moyen de celui de Pasteau, qui en diffère simplement parce qu'il est court et rectiligne.

CHAPITRE IX

COMPLICATIONS COMMUNES

A UN CERTAIN NOMBRE D'AFFECTIONS DE L'URÈTRE

Nous réunissons dans un même chapitre ces complications pathologiques d'un certain nombre d'affections de l'urètre, en raison de leur communauté d'origine : mais nous devons de suite faire remarquer que tout dans le reste de leur histoire est différent et que si nous avons rapproché leurs noms, c'est pour signaler tout d'abord ce qui les sépare radicalement.

a. Les *tumeurs urineuses* sont constituées par la dilatation des parois urétrales en arrière d'un obstacle quelconque, ou par l'épanchement circonscrit de l'urine saine ou faiblement septique dans le tissu périurétral.

b. Les *abcès urineux* sont des collections purulentes engendrées par la pénétration de l'urine franchement septique, mais de virulence atténuée, dans le tissu périurétral par une fissure minime, qui modère son irruption et donne aux tissus lentement envahis le temps de se défendre par un travail d'infiltration embryonnaire et de sclérose.

c. L'*infiltration d'urine* est produite par l'épanchement, en masse et sous forte pression de l'urine fortement septique, dans les couches lamelleuses du périnée avec tendance à l'envahissement des régions voisines.

§ 4. — TUMEURS URINEUSES

On les appelle encore *poches urinaires* ou *abcès chroniques* et on en admet deux variétés, suivant qu'elles sont dues à une

simple dilatation de l'urétre, ou qu'elles sont creusées aux
dépens du tissu cellulaire périurétral.

1° Anatomie pathologique. — Les tumeurs dues à une
simple dilatation de l'urètre siègent au périnée, à la racine ou
dans la traversée des bourses, quelquefois en avant du scrotum
et même dans la portion pénienne ; dans ce dernier cas, elles
sont le plus souvent consécutives à des calculs obstruant le
canal, tandis que lorsqu'elles succèdent à des rétrécissements,
elles occupent ordinairement le périnée au niveau du bulbe.
Leur développement est rapide, souvent intermittent, lorsqu'un
calcul en est la cause ; il est lent et progressif lorsqu'elles sont
la conséquence d'une stricture. Leur volume variable peut aller
de la grosseur d'un haricot, d'une fève, à celle d'une noix,
d'une petite pomme et au delà, car il avait atteint le volume du
poing chez un malade observé par J. Petit. Leur forme globuleuse ou ovoïde dans la région périnéale est allongée, cylindrique dans la région pénienne. La constitution de leurs parois
est différente suivant leur origine : si elles sont la conséquence
d'une obstruction calculeuse, les parois urétrales simplement
écartées conservent leurs caractères à peu près normaux ; si
elles compliquent une stricture, les parois sont altérées, blanchâtres, friables, sillonnées de colonnes séparées par les orifices
glandulaires dilatés.

Les tumeurs urineuses creusées aux *dépens du tissu cellulaire
périurétral* siègent ordinairement au niveau du périnée, très
exceptionnellement au niveau des bourses, ou en avant d'elles
dans la région pénienne. Elles sont toujours petites, lentes à
s'accroître et stationnaires. Leurs parois, résultant de la condensation scléreuse des tissus pénétrés par l'urine, sont à la surface interne bien régulières et ont à l'œil nu l'aspect de la
muqueuse urétrale. Elles sont très épaisses et constituent une
véritable néoplasie.

2° Pathogénie. — La définition précédemment donnée des
tumeurs urineuses comprend implicitement leur pathogénie.
Mais à côté de ces tumeurs communes Voillemier en a décrit

une variété, dont le mécanisme de formation est des plus intéressants : elle est produite par un petit épanchement sanguin ou purulent développé primitivement au voisinage de l'urètre et s'ouvrant consécutivement dans sa lumière par une éraillure de la muqueuse.

3° **Symptomatologie**. — La tumeur urineuse se traduit par l'existence sur le trajet de l'urètre et faisant corps avec lui d'une tumeur ovoïde ou oblongue, sans changement de coloration de la peau, indolente, se gonflant au moment des mictions et s'affaissant dans leur intervalle soit spontanément, soit par la pression. La miction s'effectue sans difficulté, mais l'urine retenue dans la poche souille le linge du malade, lorsque la verge est pendante dans le vêtement, et cela malgré la précaution prise par le patient d'évacuer complètement le diverticule en l'exprimant avec ses doigts. Le sperme, de même retenu en partie, s'échappe sans force après l'éjaculation ou est chassé avec l'urine à la miction suivante. Chez un malade de J.-L. Petit porteur d'une poche urineuse, consécutive à l'existence d'un calcul urétral, la miction ne se faisait bien que dans le décubitus dorsal, le corps étranger occupant alors la portion déclive et ne faisant plus clapet.

A côté de cette variété clinique, à laquelle convient plus particulièrement le nom de poche urineuse ou d'abcès chronique, il en est une autre caractérisée par l'épaisseur et la consistance de ses parois donnant l'illusion du cartilage et même de l'os, et à laquelle s'applique bien la dénomination de tumeur.

Abandonnées à elles-mêmes, les tumeurs urineuses, qu'elles soient à parois minces ou épaisses, ne se terminent que très rarement par résolution : presque toujours elles finissent par s'ouvrir à l'extérieur sans réaction locale, ou à la suite d'une série de poussées inflammatoires. La formation d'une fistule est presque la règle dans ces cas.

4° **Diagnostic**. — Les poches urineuses ne présentent aucune difficulté de diagnostic. Celles qui sont consécutives à un rétrécissement siégeant au niveau du bulbe dans l'épaisseur du péri-

née, pourraient être méconnues, si on n'avait le soin de pratiquer le toucher rectal. Les tumeurs urineuses, en raison de leur
dureté et de leur immobilité, pourraient en imposer pour des
enchondromes ou des ostéomes des branches ischio-pubiennes,
lorsqu'elles siègent sur les parties latérales : mais les anamnestiques et l'exploration de l'urètre feront aisément reconnaître
leur nature.

5° Traitement. — Une des premières indications thérapeutiques consiste dans la levée de l'obstacle s'opposant à l'émission de l'urine : le calcul extrait, le rétrécissement dilaté ou
incisé, la poche revient sur elle-même assez vite dans le premier
cas, plus lentement dans le second.

Les collections creusées aux dépens du tissu périurétral sont
plus réfractaires que les tumeurs dues à la simple dilatation des
parois : si elles demeurent silencieuses, on peut les abandonner
à elles-mêmes en les surveillant, ou les traiter par la compression sur le périnée après introduction d'une sonde à demeure.
Si elles ont tendance à s'accroître et si des phénomènes inflammatoires s'y manifestent, il faut les ouvrir et prévenir la formation d'une fistule par la mise à demeure d'une sonde ou par
des cathétérismes répétés. Lorsque leurs parois sont épaissies, on
les détruira à la curette tranchante, à l'aide de caustiques
liquides et mieux au moyen du thermocautère. Dans ces dernières années, HORTELOUP a proposé d'exciser au bistouri tous les
tissus indurés périurétraux et c'est à cette manière de faire
qu'on doit donner la préférence lorsqu'elle est praticable.

§ 2. — ABCÈS URINEUX

D'après la définition, que nous en avons donnée, les abcès
urineux ne diffèrent de l'infiltration d'urine que par la limitation des désordres produits par l'irruption de ce liquide septique
dans les tissus périurétraux.

1° Étiologie. — La condition première du développement des
abcès urineux est l'effraction de la paroi urétrale, comme dans

l'infiltration d'urine que nous allons étudier, car, d'après DAMASCHINO, on ne saurait admettre l'immigration microbienne à travers les interstices des éléments anatomiques de l'urètre sain. Mais la petitesse de la solution de continuité du canal, la faible impulsion de l'urine par une vessie à contractilité affaiblie, la résistance des tissus périnéaux et la vigueur organique du sujet permettant à un travail de défense de se faire forment un ensemble de circonstances, qui circonscrivant les désordres les tiennent dans les limites d'un simple abcès. Peut-être convient-il d'y ajouter l'atténuation de la virulence des urines et une immunité relative du sujet conférée par une infection lente et chronique d'origine vésicale.

2° **Bactériologie**. — ALBARRAN et HALLÉ d'abord, puis CLADO, TUFFIER et ALBARRAN, BORDAS, KROGIUS, J. ALBARRAN et BANZET ont fait à ce sujet des recherches intéressantes, desquelles il résulte que le coli-bacille joue un rôle prépondérant dans la genèse des abcès urineux, puisqu'on le rencontre dans les deux tiers des cas seul ou associé à des staphylocoques, à des streptocoques et à des microcoques divers. Ici comme ailleurs, l'association au coli-bacille de ces micro-organismes exagère la virulence des cultures et imprime aux phénomènes locaux et généraux une grande intensité. Dans un cas d'abcès urineux périnéal chez un prostatique, KROGIUS a trouvé à l'état de pureté l'uro-bacillus liquefaciens septicus.

3° **Anatomie pathologique**. — Les abcès urineux peuvent siéger sur toute l'étendue de l'urètre, au niveau du pénis, du scrotum ou du périnée. Leur siège le plus constant occupe cette dernière région et le pus se collecte alors presque toujours dans la loge inférieure, la fissure urétrale se produisant de préférence en avant de l'aponévrose moyenne ; cependant la collection pourrait aussi se faire au-dessus de cette aponévrose dans la loge supérieure, au dire de VOILLEMIER. Les abcès développés au niveau du pénis et du scrotum ne sont jamais très volumineux, il n'en est pas de même de ceux qui siègent dans l'épaisseur du périnée. Dans les deux cas la paroi est constituée par

les tissus périurétraux, densifiés, épaissis, présentant à leur face
interne, tomenteuse, l'aspect de la membrane pyogénique des
anciens, et dans leur épaisseur une vigoureuse prolifération embryonnaire, qui s'organise bientôt en tissu scléreux et forme une
véritable zone de défense. Le pus des abcès urineux est jaunâtre,
épais, bien lié en général, ayant les caractères de celui des abcès
chauds, car l'urine infectieuse, qui a été le point de départ de la
suppuration, ne s'épanche dans les tissus qu'en infime quantité
et la fissure urétrale qui lui a donné passage s'étant rapidement
obturée.

4° Symptomatologie et évolution. — L'abcès urineux peut
se développer lentement, sans phénomènes généraux ; d'autres
fois il s'annonce par de la pesanteur, de la tension, de la douleur
en même temps que le malade est pris de frissons et de fièvre. Au
niveau du pénis la future collection purulente revêt l'aspect d'une
tumeur oblongue du volume d'un haricot, d'une fève, faisant
corps avec l'urètre : elle n'est jamais non plus très volumineuse
dans la traversée scrotale ; mais au périnée elle peut atteindre la
grosseur d'une noix, d'une petite pomme. Quel que soit le siège
et le volume de la tuméfaction, elle est dans les premiers temps
indolente, dure ; la peau est mobile à sa surface et ne présente
aucune modification de couleur ou de température. A moins que
la tumeur bridée par les aponévroses du périnée ou l'enveloppe
de la verge efface le calibre de l'urètre, le malade ne présente
aucun trouble de la miction ; dans le cas contraire, il éprouve de
la difficulté à uriner et de la douleur, mais les besoins ne sont
ni plus fréquents, ni plus impérieux qu'à l'ordinaire.

Pendant cette première phase le malade continue le plus souvent à vaquer à ses occupations et ignore parfois son mal ; mais
après un laps de temps très variable surviennent des phénomènes qui ne peuvent passer inaperçus. C'est d'abord un accès
de fièvre franc et violent ou plus souvent une série de petits
accès, qui vont se répétant au fur et à mesure que la tuméfaction
périurétrale s'échauffe, devient douloureuse et que la peau à sa
surface rougit, s'enflamme et se perfore, laissant échapper le pus
à l'extérieur. D'autres fois, la collection purulente s'ouvre dans

le canal et le malade en est averti par l'issue au méat d'un pus jaunâtre, mélangé de sang, qui apparaît au moment des mictions ou dans leur intervalle, et dont l'écoulement est alors favorisé par la pression au niveau de la tumeur. Cette ouverture dans l'urètre n'est pas toujours sans danger, car la pénétration de l'urine dans le foyer peut devenir le point de départ d'une infiltration ultérieure. L'ouverture à l'extérieur serait beaucoup plus favorable, si la destruction des téguments ne coïncidait pas le plus souvent avec celle de la paroi urétrale, en sorte que la persistance d'une fistule est presque la règle après l'ouverture spontanée. Il est enfin une autre terminaison des abcès urineux, c'est leur passage à l'état chronique. Ils rentrent alors dans la catégorie des tumeurs urineuses précédemment décrites.

5° Pronostic. — Méthodiquement et hâtivement traités, les abcès urineux ne présentent que peu de gravité : abandonnés à eux-mêmes, leur pronostic est plus sombre, car ils se terminent fréquemment par des fistules et se compliquent parfois d'infiltration.

6° Diagnostic. — Il ne présente aucune difficulté pour celui qui sait bien analyser les symptômes offerts par le malade et surtout remonter dans son passé urétral. On ne confondra pas, grâce à l'étude des anamnestiques, les abcès urineux avec la cowpérite, avec les tumeurs néoplasiques de l'urètre. Le cathétérisme explorateur avec la tige à boule est souvent nécessaire pour éclairer le diagnostic, mais on doit toujours le pratiquer avec prudence et une antisepsie rigoureuse.

7° Traitement. — L'indication formelle qui domine dans le traitement des abcès urineux, c'est l'ouverture large et hâtive de la tumeur avant même que la fluctuation indique la présence de la suppuration. Cette ouverture sera faite avec toutes les précautions et le manuel opératoire, que nous décrirons à propos de l'infiltration d'urine. Le foyer largement ouvert et aseptisé par d'abondantes irrigations devra être dans la suite pansé avec soin pour éviter la formation de fistules, et dans ce but on placera, ainsi que le conseille Guyon, un *drain au plafond*, en faisant une contre-ouverture au sommet de la poche sur le côté d'un des corps caverneux et en y fixant le drain avec une épingle anglaise. Il ne sera retiré que peu à peu, au fur et à mesure que la plaie se comblera par le bourgeonnement des tissus.

Quel que soit l'état de l'urètre, Guyon recommande de ne point essayer d'en rétablir le calibre ni par l'urétrotomie, ni même par la mise à demeure d'une sonde, afin d'éviter l'ouverture des mailles du tissu spongio-vasculaire et de se mettre à l'abri de l'absorption des germes pathogènes contenus dans le foyer de suppuration. Ce n'est ici, comme dans l'infiltration, que lorsque les parois de l'abcès bourgeonneront et seront relativement aseptiques que l'on devra songer à rétablir la continuité du canal.

Comme nous l'avons vu à propos des tumeurs urineuses, Hourelour a conseillé également l'excision des parois de l'abcès urineux aigu. Théoriquement le conseil est excellent, mais ainsi que l'a démontré Legueu cette excision est le plus souvent irréalisable.

§ 3. — Infiltration d'urine

1° Étiologie, pathogénie. — L'infiltration d'urine, véritable phlegmon diffus et gangréneux des tissus périurétraux, peut survenir à la suite de toutes les solutions de continuité de l'urètre soit traumatiques, soit pathologiques, mais dans l'immense majorité des cas, elle se produit chez des sujets porteurs de rétrécissement et constitue une des complications fréquentes et redoutables de cette affection. D'après Hunter, l'état de la muqueuse urétrale enflammée, friable et bientôt ulcérée en arrière de la stricture, suffisait à expliquer l'issue de l'urine hors de ses voies naturelles ; Bell et Civiale ajoutèrent à cette cause prédisposante la nécessité des contractions de la vessie, et Voillemier développa plus tard longuement ce point particulier de la pathogénie de l'infiltration. Selon lui, la pénétration de l'urine dans les tissus du périnée ne peut se faire qu'à la suite d'une rupture large, d'un éclatement étendu de la paroi urétrale sous l'influence des contractions violentes et réitérées d'une vessie hypertrophiée, qui chasse sous tension son contenu dans les mailles conjonctives. A côté de l'exagération de la musculature vésicale, qui est la règle chez les rétrécis, l'amaigrissement, qui raréfie la graisse des aréoles cellulaires, et le peu de résistance organique, qui ne leur permet pas de réagir en constituant une barrière inflammatoire à l'urine épanchée, sont des circonstances adjuvantes aux fâcheux effets de l'irruption de l'urine dans les tissus périurétraux. A toutes ces causes et les dominant de haut vient s'ajouter la septicité du liquide urinaire. Ce facteur nouveau est aujourd'hui bien connu.

2° Bactériologie. — Les phénomènes d'intoxication déterminés par la pénétration de l'urine dans les tissus ne sont point chose négligeable en pathologie urinaire, mais étant donnée la dose relativement considérable nécessaire à leur production alors même que leur toxicité est excessive, on peut dire que dans la pathogénie des accidents d'infiltration d'urine l'empoisonnement urineux cède le pas à l'infection.

Les chirurgiens de la période prébactériologique se rapportant aux expériences de MENZEL, GOSSELIN et ROBIN, MURON attribuaient les accidents purulents et gangréneux déterminés par la pénétration de l'urine dans le tissu cellulaire à la richesse de ce liquide en sels et surtout à sa décomposition ammoniacale. Aujourd'hui après les travaux des auteurs que nous avons cités à propos de la bactériologie des abcès urineux, on sait qu'ils reconnaissent pour cause l'existence de microbes pathogènes, au premier rang desquels se place le coli-bacille. Cette bactérie se trouve presque toujours associée à d'autres organismes, staphylocoques ou streptocoques, et cette association microbienne est sans doute une des conditions les plus favorables à l'extension des désordres anatomiques produits par l'urine sortie de ses voies naturelles. D'autres circonstances, et en particulier l'intoxication urinaire préexistante, interviennent sans doute aussi pour exalter la virulence de l'urine et provoquer la mortification des tissus, qui sans être constante dans l'infiltration urinaire se rencontre cependant le plus souvent. Bien que sa présence n'ait

jamais été péremptoirement démontrée, il n'est pas irrationnel
d'admettre que le sphacèle étendu et rapide des tissus périnéaux
puisse parfois reconnaître pour agent pathogène le vibrion septique de l'ASTRUC et que le processus de l'infiltration urineuse
soit ainsi analogue de celui du phlegmon diffus des membres.

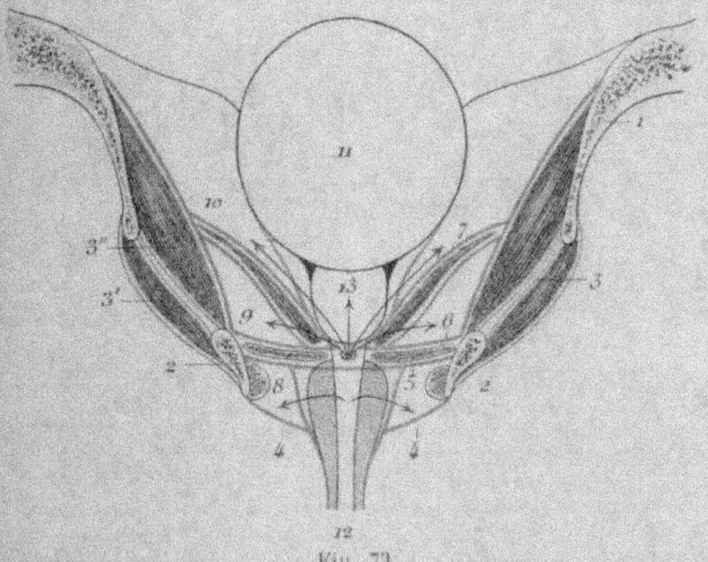

Fig. 73.

Coupe transversale du bassin passant par le milieu des trous obtu-
rateurs et montrant les différents étages du périnée.

1, coupe de l'os iliaque. — 2, coupe des branches ischio-pubiennes. — 3, membrane obturatrice recouverte du muscle obturateur externe 3′ et du muscle obturateur interne 3″. — 4, aponévrose périnéale superficielle. — 5, feuillet inférieur de
l'aponévrose moyenne. — 6, feuillet supérieur de l'aponévrose moyenne. — 7,
muscle releveur de l'anus entre ses deux aponévroses inférieure et supérieure. —
8, étage inférieur du périnée dans lequel s'épanche l'urine lorsque l'urètre est
rompu en avant de l'aponévrose moyenne (au niveau du bulbe). — 9, fosse
ischio-rectale; 10, espace pelvi-rectal supérieur, dans lesquels s'épanche l'urine
lorsque l'urètre est rompu dans la région membraneuse ou la région prostatique.
— 11, vessie. — 12, urètre. — 13, loge prostatique.

3° **Anatomie pathologique**. — Suivant que l'urètre est
ouvert au-dessus ou au-dessous de l'aponévrose moyenne du
périnée, l'infiltration a une marche très différente (fig. 73).

Dans le premier cas l'urine s'épanche dans la loge supérieure du
périnée (fig. 74), rarement alors elle remonte vers les fosses
iliaques et se porte vers la colonne vertébrale en décollant le
tissu cellulaire sous-péritonéal, plus rarement encore elle passe
à travers l'aponévrose moyenne pour se déverser dans la loge
inférieure ; mais dans la majorité des cas elle filtre à travers la

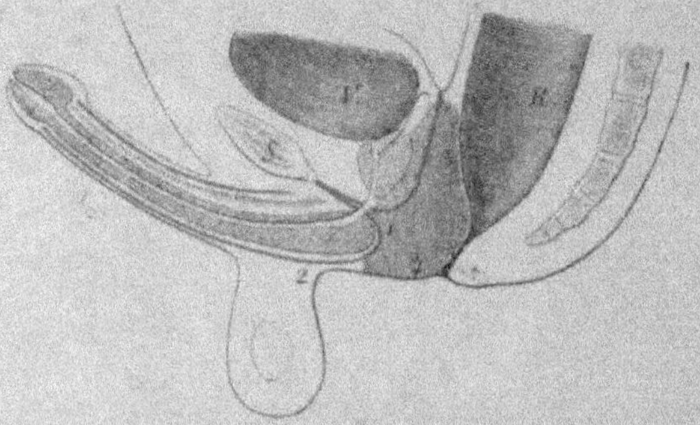

Fig. 74.

Coupe antéro-postérieure du bassin montrant l'infiltration d'urine
dans la loge supérieure du périnée à la suite de la rupture de
l'urètre postérieur.

1, feuillets antérieur et postérieur de l'aponévrose du périnée. — 2, aponévrose
superficielle. — 3, aponévrose prostato-péritonéale éraillée et laissant l'urine s'épan-
cher en avant du rectum et sur ses côtés dans la fosse ischio-rectale 4.

faible aponévrose prostato-péritonéale et arrive sur les côtés du
rectum dans la fosse ischio-rectale. Dans le second cas, de beaucoup le plus fréquent, l'urine d'abord contenue entre les aponévroses moyenne et superficielle (fig. 75) ne tarde pas à déterminer l'éclatement de cette dernière très mince et à faire
irruption dans le tissu cellulaire du périnée, des bourses, de la
verge, du pubis, des flancs et à remonter quelquefois jusqu'à
la poitrine et les aisselles.

Nous croyons inutile de décrire en détail les lésions anatomiques de l'infiltration d'urine, ce sont celles d'un phlegmon
diffus d'origine urineuse se terminant, si on n'intervient pas,
par des désordres considérables : gangrène de la peau et du tissu

cellulaire, dissection de l'urètre et des corps caverneux, mise
à nu des testicules et consécutivement cicatrices difformes, fistules, etc.

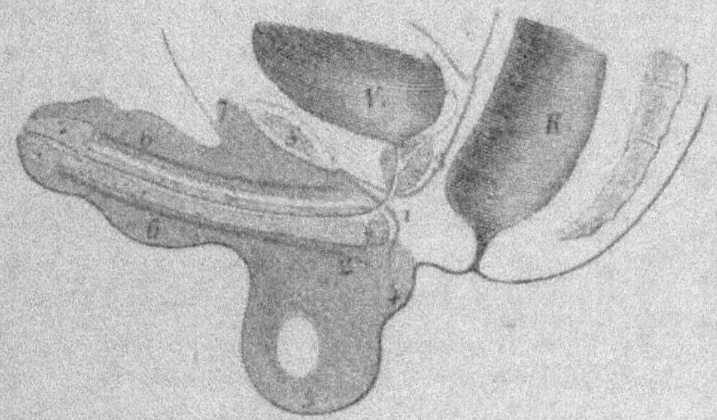

Fig. 75.

Coupe antéro-postérieure du bassin montrant l'infiltration d'urine
dans la loge inférieure du périnée à la suite de la rupture de la
région périnéo-bulbaire de l'urètre.

1, feuillets antérieur et postérieur de l'aponévrose moyenne du périnée. — 2,
aponévrose superficielle rompue. — 3, aponévrose prostato-péritonéale. — 4, périnée. — 5, scrotum. — 6, pénis. — 7, pubis.

4° Symptomatologie. — a. *Début*. — Le début des phénomènes, qui traduisent l'infiltration d'urine, est différent suivant
qu'elle succède à un traumatisme ou vient compliquer un rétrécissement. Dans le premier cas l'accident passe inaperçu quelques jours, et s'annonce au bout de ce temps par un frisson
brusque et violent suivi d'un accès de fièvre intense, qui se
répète les jours suivants si on n'intervient pas pour donner issue
à l'urine et au sang mélangé dans le foyer traumatique. Dans le
second la pénétration de l'urine dans les tissus périurétraux est
marquée par un soulagement et une sensation de bien-être, qui
s'expliquent par ce fait que la rupture se produit presque toujours chez les rétrécis à la suite d'une rétention aiguë et
absolue : l'urètre rompu et l'urine s'échappant dans les tissus
voisins, la tension vésicale cesse et avec elle les angoisses du
patient. Mais cette euphorie n'est que passagère et de courte
durée et bientôt éclate le frisson classique de la fièvre urineuse

avec ascension thermométrique à 39 ou 40° si le malade encore jeune et vigoureux n'est pas trop épuisé, ou bien s'allume une fièvre lente et continue avec exacerbation vespérale si l'on a affaire à un vieil urinaire porteur de lésions rénales plus ou moins avancées et incapables de réaction.

b. *Phénomènes locaux*. — Localement du côté du périnée, lorsque l'épanchement se fait dans la loge inférieure, on voit se dessiner une tuméfaction qui s'accroît rapidement à chaque effort de la miction ; le scrotum se tuméfie, devient tendu, luisant et acquiert parfois le volume d'une tête de fœtus ; la verge et le prépuce se distendent aussi, et, si l'épanchement continue, la peau de l'hypogastre, des flancs, de la racine des cuisses est soulevée par l'infiltration du tissu cellulaire. Pendant que cet œdème malin progresse, la tuméfaction périnéale et scrotale s'accentue encore, la peau de plus en plus tendue et douloureuse rougit et prend par places une coloration violacée, cuivrée, noirâtre ; la palpation et la percussion révèlent de la fluctuation et de la crépitation gazeuse. Des phlyctènes, puis des eschares apparaissent qui, se détachant, laissent écouler un pus souvent fétide, séreux, mélangé de lambeaux de tissu cellulaire nécrosé, noirâtre, effiloché en forme d'étoupes. Le sphacèle s'étendant parfois très loin en largeur et en profondeur peut mettre à nu non seulement les testicules et les corps érectiles de la verge mais même les muscles abdominaux.

Si l'épanchement d'urine s'est fait dans la loge supérieure, c'est du côté des fosses ischio-rectales, de chaque côté de l'anus, que se produit après quelques jours la tuméfaction ; bientôt surviennent la fluctuation, puis des taches sphacéliques, et l'élimination des tissus mortifiés, ayant pour conséquence des décollements vastes et étendus, qui dissèquent le rectum et remontent quelquefois très haut dans la cavité pelvienne.

c. *Phénomènes généraux*. — Pendant que ces phénomènes locaux évoluent, les symptômes généraux du début s'aggravent et revêtent deux types suivant que la maladie doit se terminer par la guérison ou par la mort. Dans la première éventualité, qui se montre chez les individus vigoureux et aux reins sains, lorsqu'une intervention opportune a été dirigée comme l'épanchement urineux, les accès de fièvre francs cessent dès que le foyer est ouvert et les grands appareils de l'économie restent indemnes. Lorsque l'affection doit avoir une terminaison fatale, comme il arrive trop souvent chez les vieux urinaires profondément épuisés et infectés, la fièvre continue avec exacerbation ne dépasse guère 38 à 39°, le pouls est petit, dépressible souvent irrégulier et intermittent, la respiration lente et anxieuse, la langue saburrale au début se sèche bientôt, la soif est vive et l'anorexie complète, la constipation opiniâtre ; quelquefois cependant une diarrhée fétide se déclare ; le facies se grippe et devient terreux, la peau se couvre d'une sueur froide et visqueuse et le malade, pris de subdélire, ne tarde pas à succomber à l'adynamie.

5° Marche, durée, terminaisons. — Lorsque le foyer d'infiltration est largement ouvert par le chirurgien, ou que le sphacèle des téguments permet l'issue facile de l'urine et des liquides pathologiques, il est remarquable de voir, en même temps que la fièvre tombe, avec quelle rapidité chez les sujets vigoureux la plaie se déterge, bourgeonne et se ferme malgré l'urine qui la baigne ; même lorsque la peau détruite sur une grande étendue a mis à nu les testicules, les corps érectiles de la verge, la restauration est surprenante, mais il peut aussi dans les cas de délabrement trop étendu persister des décollements et des fistules. Chez certains individus affaiblis et infectés la réparation est plus lente, et c'est alors qu'après avoir échappé aux accidents infectieux du début, ils succombent plus ou moins tard à la septicémie et à l'hecticité. Notons enfin une terminaison naguère assez fréquente de l'infiltration d'urine et que GUYON nous a appris à prévenir, la pyohémie, dont il est facile de comprendre l'origine en se rappelant que le bulbe de l'urètre et le corps spongieux baignent dans le pus et offrent à sa résorption leurs aréoles vasculaires, si l'on cherche à agir intempestivement sur l'urètre.

6° Pronostic. — Toujours grave, le pronostic de l'infiltration d'urine comporte néanmoins des degrés : c'est ainsi qu'il acquiert son maximum chez les vieux rétrécis affaiblis et cachectiques et à lésions rénales avancées, malgré le traitement le plus rationnel, tandis qu'il est assez favorable chez les individus sains.

7° Diagnostic. — Il est très aisé lorsque l'épanchement siège dans la loge inférieure, surtout si l'on est au courant du passé du malade. On ne confondra pas l'infiltration d'urine avec l'œdème des bourses, le phlegmon simple, l'érysipèle. L'infiltration dans la loge supérieure est plus difficile à reconnaître : elle peut passer inaperçue au milieu des phénomènes généraux que détermine la violence du traumatisme, qui en a été l'origine, par exemple une fracture du bassin : ou bien on peut la confondre avec une péritonite en raison de l'intensité des douleurs et de la réaction fébrile. Les anamnestiques ont dans l'espèce une importance considérable, de même que l'analyse minutieuse de tous les troubles urinaires. Notons aussi qu'il ne faudra jamais négliger de pratiquer le toucher rectal et la palpation méthodique de l'hypogastre et des fosses iliaques.

8° Traitement. — Il comporte deux indications : 1° ouvrir hâtivement et largement le foyer pour donner issue à l'urine ; 2° rétablir le cours normal de l'urine.

Dans les infiltrations consécutives aux ruptures traumatiques, ces deux indications peuvent être simultanément remplies, et le chirurgien, comme nous l'avons vu à propos des ruptures du canal, fait coup double en incisant dans la même séance le périnée et en mettant une sonde à demeure avec ou sans urétrorrhaphie.

Dans les infiltrations consécutives aux rétrécissements il faut bien se garder d'agir ainsi, et de faire suivre l'incision du foyer urineux de toute tentative ayant pour but de rétablir la continuité du canal : mise à demeure d'une sonde et *à fortiori* uréthrotomie interne ou externe. GUYON a depuis longtemps insisté sur ce précepte, et montré que toute manœuvre sur le canal pouvant ouvrir les mailles du tissu spongio-vasculaire baignant dans le foyer uroseptique exposait à la pénétration des germes infectieux dans le sang, et partant à la fièvre urineuse, à la septicémie, à la pyohémie. Ce n'est que lorsque la plaie détergée et en voie de réparation est débarrassée de tous microbes pathogènes, c'est-à-dire vers la troisième ou quatrième semaine que l'on doit s'occuper du canal.

Cela posé, comment et où faut-il inciser ? Le malade étant mis dans la position de la taille, le périnée bien étalé et les bourses relevées, le chirurgien fait sur la ligne médiane une incision longue, empiétant sur les bourses et finissant au voisinage de l'anus ; lorsque les téguments ont été incisés à l'aide de la pointe et du tranchant du bistouri, celui-ci est retourné et, suivant le conseil de Guyon, c'est avec le dos qu'on dilacère les tissus périnéaux, sans danger d'hémorragie, jusqu'au foyer même de la rupture reconnaissable au mélange infect de pus et d'urine qu'il contient et à la coloration noirâtre, sphacélique de ses parois. Le doigt introduit dans la plaie détruit les brides et les cloisons, et unifie le foyer, que des lavages antiseptiques irrigueront dans toutes ses anfractuosités. Cette incision médiane, déclive, en forme de vulve, suivant l'expression de Gosselin, assure l'écoulement de l'urine ; elle est capitale. D'autres incisions dites de décharge doivent être aussi faites sur les bourses, le pénis, l'hypogastre et les flancs en prenant le soin de les espacer suffisamment pour que les téguments compris dans leur intervalle ne se mortifient pas ; enfin, au point où s'arrête l'infiltration, on pratique des incisions dites de limitation. Toutes ces incisions peuvent être faites au thermocautère. Le foyer périnéal suffisamment drainé et bourré de gaze antiseptique très modérément tassée, afin de ne pas entraver l'écoulement des liquides, les autres plaies sont pansées méthodiquement, mais sans abuser des antiseptiques puissants, comme l'acide phénique, le sublimé, l'iodoforme à l'absorption desquels les vaisseaux du tissu cellulaire s'offrent tout béants. Le pansement est renouvelé tous les jours pendant les premiers temps, et on veille à l'élimination des tissus sphacélés que l'on réséque en ayant soin de couper au niveau des points nécrosés pour éviter toute perte de sang et toute introduction des germes par les voies vasculaires. Vers la troisième ou quatrième semaine, lorsque la plaie est bourgeonnante, on doit songer à rétablir le cours de l'urine par la simple mise à demeure d'une sonde, qui souvent alors passe avec une grande facilité, ou par l'urétrotomie interne ou externe s'il y a nécessité.

Il va sans dire que pendant toute la durée du traitement et au début surtout les forces seront soutenues par les toniques à l'intérieur, vin, alcool, quinquina et que l'on combattra les accidents fébriles et septiques par la quinine, le salol, etc.

CHAPITRE V

FISTULES DE L'URÈTRE

Les fistules de l'urètre doivent être divisées en *fistules urétro-rectales* et *urétro-cutanées*, et cette dernière classe doit être divisée elle-même en *fistules urétro-périnéo-scrotales* et en *fistules urétro-péniennes*.

§ 1. — FISTULES URÉTRO-RECTALES

1° Etiologie. — Infiniment plus rares que les fistules urétro-cutanées, elles reconnaissent pour cause divers traumatismes ou des altérations pathologiques de l'urètre, du rectum et des organes interposés, particulièrement de la prostate.

Les *fistules traumatiques* sont consécutives à des plaies accidentelles mettant en communication le canal et l'intestin, à des corps étrangers passant de l'urètre dans le rectum ou inversement, comme dans le cas du soldat cité par BÉGIN, qui rendit par le canal un os avalé peu auparavant : d'autres fois, elles sont la conséquence de plaies chirurgicales, comme une fausse route, un cathétérisme forcé, une taille latéralisée ou prérectale mal conduite chez les vieillards à ampoule rectale très développée, une incision maladroite d'une fistule à l'anus, etc.

Les *fistules pathologiques* de beaucoup les plus fréquentes se montrent à la suite des abcès chauds de la prostate simultanément ouverts dans le canal et l'intestin, et méritent le nom d'*inflammatoires*, ou bien elles succèdent au ramollissement tuberculeux de cette glande, ou encore de sa dégénérescence cancéreuse et constituent les fistules *diathésiques*.

2° Anatomie pathologique. — Situé dans la portion prostatique sur l'un des côtés du veru montanum, rarement dans la portion membraneuse, l'orifice urétral de la fistule presque toujours unique se continue par un trajet tortueux, oblique en bas et en arrière jusqu'au rectum, où il s'ouvre à peu de distance du sphincter par un pertuis unique, parfois multiple, au fond d'un repli de la muqueuse qui le dissimule, ou au contraire au sommet d'un tubercule fongueux. Si la fistule reconnaît pour origine un abcès, ou une fonte caséeuse de la prostate, une cavité plus ou moins vaste, une caverne est interposée sur le trajet fistuleux, et il en émane des trajets secondaires s'ouvrant à l'extérieur au voisinage de l'anus ou au périnée antérieur.

Les fistules tuberculeuses ou cancéreuses ayant leurs parois infiltrées de tissu néoplasique ont une tendance à persister et à s'élargir de plus en plus ; les fistules inflammatoires se rétréciraient ou se cicatriseraient naturellement, si leur trajet ne se recouvrait pas rapidement d'une sorte de muqueuse accidentelle et si leurs parois ne s'infiltraient pas d'éléments embryonnaires d'abord, puis fibreux, qui les indurent et forment des masses calleuses, ligneuses, maintenant béante leur lumière.

3° Symptomatologie. — Le principal symptôme des fistules urétro-rectales consiste dans le passage de l'urine dans le rectum en plus ou moins grande quantité, mais toujours au moment des mictions, contrairement à ce qu'on observe dans les fistules urétro-vésicales où l'écoulement est continu. La quantité d'urine détournée de son cours normal est réglée par l'amplitude de l'orifice urétral et la longueur du trajet : il peut se faire dans les vastes délabrements produits par la tuberculose et le cancer que toute l'urine passe dans l'intestin. Le liquide faisant irruption dans le rectum peut s'écouler de suite par l'anus, ou être retenu quelque temps par la contraction du sphincter comme dans un cloaque. Comme l'urine, le sperme est projeté dans le rectum, si l'orifice siège en aval des conduits éjaculateurs ; s'il est placé en amont, l'éjaculation se fait par le méat ; enfin si les éjaculateurs sont compris dans la perte de substance de la fistule, l'écoulement de sperme peut être continu et se faire en dehors de toute érection. Exceptionnellement les matières fécales de quelque consistance peuvent s'engager dans l'urètre, grâce à la disposition oblique en haut et en avant de la fistule ; elles y pénètrent plus facilement quand elles sont molles et liquides. Les gaz peuvent ainsi s'échapper par le méat avec bruit comme chez un malade de Guyon.

Le premier des signes physiques est fourni par le toucher rectal, qui fait reconnaître les saillies, les mamelons au sommet desquels s'ouvre la fistule, ou au contraire l'infundibulum au fond duquel elle se trouve. A l'examen direct fait à l'aide du *speculum ani* ou mieux de la valve de Sims soulevant la paroi postérieure du rectum du malade placé en position genu-pectorale, on peut voir l'orifice et y introduire un stylet allant à la rencontre d'une sonde préalablement placée dans l'urètre. Dans les cas difficiles, les injections colorées fournissent de précieux renseignements pour le diagnostic.

4° Pronostic. — Abandonnées à elles-mêmes, les fistules urétro-rectales n'ont aucune tendance à la guérison et, à ce point de vue, leur pronostic est grave, d'autant plus qu'outre l'infirmité qu'elles créent, elles peuvent se compliquer de rectite et de colite, et devenir, du côté de la vessie et des reins, le point de départ d'accidents infectieux encore plus redoutables. Soustraites du fait de leur nature même à toute intervention, les fistules diathésiques tuberculeuses et cancéreuses sont particulièrement graves ; les fistules inflammatoires et traumatiques comportent un pronostic beaucoup moins sévère, surtout lorsqu'elles sont simples et exemptes de diverticules, de clapiers, d'indurations calleuses qui rendent aléatoire le résultat des opérations les mieux conduites.

5° Diagnostic. — Le diagnostic est très facile et ne peut être hésitant qu'entre une fistule urétro-rectale et vésico-rectale, dans le cas où une insuffisance du col permettrait à l'urine de s'écouler en dehors des mictions ; mais alors même les signes physiques, et notamment la rencontre d'un stylet introduit dans

la fistule et d'une sonde s'arrêtant au col vésical, lèveraient tous
les doutes.

6° Traitement. — Il comporte trois indications : rétablir la
perméabilité de l'urètre, s'il y a lieu ; empêcher l'urine, les
matières et les gaz intestinaux de passer par le trajet en pratiquant le cathétérisme régulier et en tamponnant le rectum à
l'aide d'une sonde ouverte aux deux bouts et comprimant le
trajet ; oblitérer la fistule par une intervention directe.

Les deux premières indications peuvent suffire à amener la guérison des fistules récentes, simples et étroites, à parois souples ;
mais, dans la majorité des cas, il sera nécessaire d'avoir recours
à la troisième.

La cautérisation potentielle au chlorure de zinc, au nitrate
d'argent et celle qui se pratique avec le thermo ou le galvano-
cautère ne conviennent qu'aux fistules de petit calibre. Contre
les fistules larges, on a d'abord conseillé l'avivement de l'orifice rectal et la suture de ses bords ; mais, outre que cette opération est difficile à exécuter en raison de l'étroitesse de l'anus,
elle est exposée à échouer souvent, car elle néglige le trajet
et l'orifice urétral. ASTLEY COOPER avait bien compris la nécessité d'agir sur ces deux orifices et avait guéri un malade en
décollant le rectum de l'urètre par une incision transversale
pénétrant dans le périnée, de manière à découvrir et à suturer
séparément les deux parties. Dans ces derniers temps, TILLAUX
a donné le même conseil, et LEGUEU a exécuté cette opération
avec succès chez un enfant. Pour détruire le parallélisme des
deux orifices et augmenter les chances de réussite, ZIEMBICKI
a imaginé d'isoler le rectum par une incision circulaire et de
lui imprimer un mouvement de rotation sur son axe d'un quart
de cercle environ. Chez un de ses malades, DUPLAY eut recours à
l'autoplastie, et oblitéra la fistule à l'aide d'un lambeau de la
muqueuse rectale rabattu sur elle après dissection et suturé à
ses bords. Ces interventions, que permettent de nos jours les
progrès de la chirurgie, doivent remplacer celles que les anciens
et parmi eux A. COWPER et BOYER conseillaient en désespoir de
cause, à savoir l'incision profonde du périnée jusqu'au trajet,

comme dans la fistule à l'anus, puis pansement à plat, de manière à obtenir la cicatrisation du fond à la superficie.

§ 2. — FISTULES URÉTRO-PÉRINÉO-SCROTALES

1° Etiologie. — Elles succèdent très rarement aux traumatismes accidentels ou chirurgicaux, à moins que ceux-ci ne se compliquent d'infection et de suppuration ; mais elles reconnaissent plus souvent pour cause les inflammations suppurées des glandes annexées à l'urètre, en particulier des glandes de COWPER, d'après ENGLISH, et les abcès de la prostate abandonnés à eux-mêmes.

La cause de beaucoup la plus fréquente des fistules urétroscrotales réside dans les complications engendrées par les rétrécissements : tantôt, c'est consécutivement à un abcès urineux, à une infiltration d'urine que la fistule s'établit ; tantôt elle s'installe sans bruit à la suite d'un travail subinflammatoire, qui, parti de la dilatation rétrostrictural, se propage à travers le périnée jusqu'à la peau qu'il finit par ulcérer. Cause première de la fistule, le rétrécissement de l'urètre l'entretiendrait, d'après VOILLEMIER, en empêchant le trajet de se fermer. Les calculs arrêtés dans l'urètre peuvent, après avoir enflammé et ulcéré ses parois, se faire jour à l'extérieur en laissant persister le trajet qui leur a livré passage, mais cela est exceptionnel. Les dégénérescences tuberculeuse et cancéreuse de ces organes deviennent aussi l'origine de fistules diathésiques à physionomie spéciale.

D'après FOURNIER, des gommes syphilitiques du périnée pourraient creuser jusqu'aux parois de l'urètre et devenir l'origine de fistule. Enfin, à titre d'exemple curieux, signalons les fistules engendrées par la pénétration dans les tissus périurétraux des œufs de Bilharzia hematobia, et qui, d'après TREKAKI et VON EICHSTORFF, seraient endémiques en Egypte et s'observeraient exclusivement chez les fellahs atteints d'hématurie des pays chauds dans la proportion de 40 p. 100.

2° Anatomie pathologique. — Du côté de l'urètre, l'orifice de la fistule presque toujours unique s'ouvre dans la région prostatique ou plus souvent dans la région membraneuse ou bulbaire, et, dans ce cas, il se dissimule en arrière d'un rétrécissement. L'orifice externe ou cutané est exceptionnellement unique ; il est de règle de compter un plus ou moins grand nombre de pertuis (52 chez un malade de CIVIALE), trouant le périnée et le scrotum (fig. 76) : il n'est pas rare non plus que le pus ayant

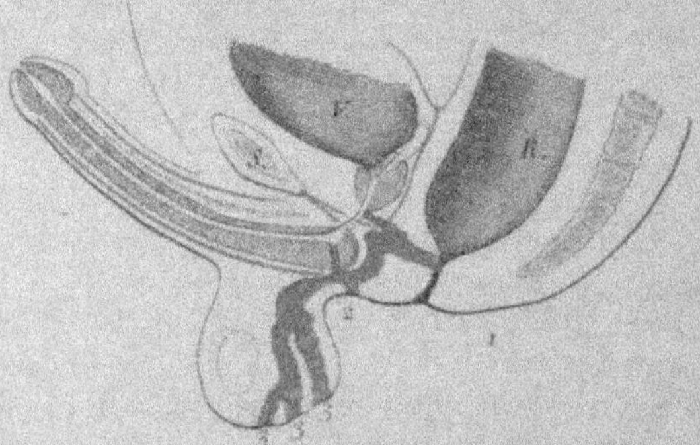

Fig. 76.
Fistules urétrales.

1, fistule urétro-rectale. — 2, fistule urétro-périnéale. — 3, 3, 3, fistules urétro-scrotales.

fusé dans le périnée postérieur, des orifices fistuleux se montrent sur les côtés de l'anus et sur les fesses ; enfin, parfois, on en trouve dans les aines, les lombes, l'hypogastre, la région ombilicale, voire même la région du dos, du grand trochanter et des genoux. Ces orifices, de dimensions très variables, sont situés au sommet d'un tubercule rougeâtre déprimé en cul de poule, ou s'ouvrent à fleur de peau, ou encore sont enfoncés dans un pli cutané. Les téguments, irrités par l'urine et les liquides qui en suintent, sont rougeâtres, violacés, excoriés par place et végétants ; tantôt, ils sont amincis et décollés, tantôt, au contraire, ils sont épaissis, durs, ligneux et adhérents aux tissus sous-jacents. Le trajet, plus ou moins long, est toujours tortueux et irrégulier, et présente des diverticules communiquant entre eux, ou se terminant en cul-de-sac et en clapiers dans lesquels stagnent le pus et l'urine. Il est tapissé par une membrane d'aspect épidermique qui sécrète du muco-pus. Au début, et pendant assez longtemps, chez les malades, dont le trajet, à peu près direct, permet à l'urine et aux liquides sécrétés de s'écouler aisément, les tissus périphériques restent souples et sans altération ; ce sont là les *fistules simples* de THOMPSON ; à la longue, et sous l'influence de l'irritation entretenue par le séjour de l'urine et du pus, ces tissus s'infiltrent d'éléments embryonnaires qui, subissant habituellement la transformation scléreuse, les rendent durs et coriaces, lardacés et criant sous le scalpel. Ces indurations, ordinairement diffuses, se circonscrivent parfois en forme de tumeurs, qui, par déviation du type histologique primitif, constituent le fibrome éléphantiasique de Ch. MOXON, le fibro-myome de COCREAU, et peuvent aussi subir la transformation cartilagineuse ou osseuse. GUIARD a attiré l'attention sur la dégénérescence épithéliomateuse des fistules chez les vieux urinaires. Pour toutes ces raisons, ces fistules méritent l'épithète de *compliquées* que leur donne THOMPSON. Notons enfin que l'on peut rencontrer, dans le trajet fistuleux, des fragments de sonde, des séquestres provenant d'anciennes fractures du bassin, des calculs et des incrustations calcaires bien étudiés par LOUIS à l'ancienne académie de chirurgie.

3° Symptomatologie. — Le symptôme caractéristique des fistules urétro-périnéo-scrotales est l'écoulement de l'urine pendant la miction par les orifices plus ou moins nombreux qui s'ouvrent au périnée et au scrotum. Cet écoulement se faisant par plusieurs fistules est parfois si abondant qu'il ne sort qu'une très minime quantité d'urine par l'urètre, et que le malade est obligé de s'accroupir pour uriner. D'autres fois lorsque l'orifice profond de la fistule est petit et le canal d'un calibre normal, l'urine passe presque en totalité par le méat ; le suintement par le périnée et le scrotum est tellement minime qu'il faut le rechercher avec soin. Plusieurs artifices peuvent être employés à cet effet : DIEFFENBACH conseillait de comprimer le gland pendant la miction ; ce procédé qui est douloureux et expose à l'agrandissement sous la pression de l'urine de l'orifice urétral n'est pas recommandable ; les injections de liquides colorés par le méat ou par les fistules peuvent être infidèles, et l'on est réduit parfois à l'examen des taches souillant une compresse, que le malade applique sur son périnée pendant la miction et à l'odeur qu'exhale le suintement uro-purulent. Lorsqu'il existe un rétrécissement serré de l'urètre et que l'orifice interne de la fistule est large et son trajet court et direct, le sperme comme l'urine passe par le périnée au moment de l'éjaculation, mais c'est là une éventualité très rare.

Partant des orifices cutanés, dont nous avons signalé les caractères, on sent, si le scrotum et le périnée ne sont pas trop indurés, des cordons durs qui se prolongent dans la profondeur vers l'urètre. La pression fait sourdre dans tous les cas un liquide sanieux, puriforme, parfois strié de sang.

L'exploration du canal avec l'instrument à boule révèle dans la majorité des cas un rétrécissement, et il n'est pas rare qu'une bougie fine s'engageant dans l'orifice profond vienne faire saillie au périnée ou au scrotum. De même, mais plus rarement, une bougie mince et souple introduite par un des orifices externes peut ressortir par le méat ; ordinairement toutefois, si elle arrive jusqu'à l'urètre, elle prend la direction de la vessie et pénètre dans sa cavité.

Pour apprécier la longueur, la largeur, la direction et les anfractuosités de la fistule, il est bon d'introduire successivement dans ses divers orifices un stylet métallique flexible ; mais il faut bien savoir que ce stylet, presque toujours arrêté dans les replis et les irrégularités du trajet viendra exceptionnellement se mettre au contact d'un cathéter préalablement passé dans l'urètre. Une bonne manœuvre encore à recommander pour l'exploration du périnée et du scrotum fistuleux consiste dans l'introduction simultanée de plusieurs stylets dans les orifices cutanés.

4° Diagnostic. — Il est en général facile de reconnaître les fistules urétro-périnéo-scrotales, surtout si l'on tient compte du passé urétral du malade et des renseignements qu'il fournit sur l'évolution des accidents. Il suffit de rappeler que dans les fistules vésico-périnéales l'écoulement d'urine est continu pour les distinguer de ce genre de lésions. Les fistules à l'anus s'ouvrant dans l'aire du périnée antérieur sont, on le sait, très rares : elles se reconnaissent à l'issue des gaz et des matières fécales et au toucher rectal combiné à l'exploration du trajet à l'aide d'un stylet. Quant aux fistules ostéopathiques le cathétérisme conduisant sur le point du squelette malade lèvera tous les doutes.

5° Pronostic. — Assez bénin pour les fistules récentes et à tissus périphériques indemnes et souples, le pronostic est toujours grave pour les fistules anciennes à trajets irréguliers et multiples, à parois indurées, surtout lorsqu'elles aboutissent à un urètre étroit et non dilatable, car elles nécessitent des opérations, qui ne sont pas sans dangers et échouent souvent alors que le malade a échappé aux accidents opératoires. L'état de l'appareil urinaire et la santé générale doivent aussi entrer en ligne de compte dans l'appréciation du pronostic.

6° Traitement. — Il comporte les mêmes indications que le traitement des fistules urétro-rectales.

Le rétablissement du calibre de l'urètre et la dérivation des urines seront d'abord tentées par la dilatation lente progressive, et par des cathétérismes répétés ou par la mise à demeure d'une sonde, si le malade en tolère l'emploi ; mais pour retirer de ce moyen tout le bénéfice désirable, il conviendra de se rappeler que si la sonde fait disparaître l'inflammation des trajets fistuleux, assouplit leurs parois et prépare ainsi leur fermeture, elle peut s'opposer à leur cicatrisation complète et doit être retirée à un moment donné. Une uréthrotomie interne ou externe sera pratiquée s'il est nécessaire. Du côté des fistules, on fera des injections modificatrices et caustiques de teinture d'iode, de chlorure de zinc, d'acide nitrique, de nitrate d'argent, et mieux, surtout si les trajets sont anciens, des cautérisations au fer rouge, au thermo et au galvano-cautère. Si ces moyens échouent on incisera chacun des trajets sur la sonde cannelée jusqu'à l'urètre, toutes les anfractuosités et les clapiers mis ainsi à nu seront détergés, curettés et au besoin cautérisés au fer rouge ; puis, une sonde mise à demeure dans le canal, des pansements méthodiques conduiront à la cicatrisation des parties profondes à la périphérie.

Les chirurgiens du siècle dernier avaient déjà conseillé d'exciser les callosités développées autour des fistules périnéo-scrotales. Cette opération a été reprise et réglée par GUYON, qui la désigne sous le nom de *libération externe de l'urètre* pour bien indiquer la part que les masses indurées périurétrales jouent dans la diminution de calibre du canal. En effet lorsqu'elles ont été excisées l'urètre devient libre, et il est possible de le reconstituer au niveau de sa portion ouverte en suturant les bords de la brèche périnéale ainsi que LEDRAN l'avait déjà conseillé, et mieux encore comme D. MOLLIÈRE l'a proposé de nos jours en joignant à la suture à étage de la plaie du périnée la suture préalable des deux segments de l'urètre. Ce mode d'intervention ne laisse pas que de présenter quelques difficultés, mais toutes les fois qu'il sera praticable on devra lui donner la préférence.

L'ouverture sus-pubienne de la vessie et la dérivation de l'urine par cette voie a été mis à contribution dans ces dernières années pour le traitement des fistules périnéo-scrotales soit comme unique intervention, soit comme adjuvant à une opération dirigée contre les trajets. Cette dérivation du cours de l'urine est recommandable, et nous l'avons mise en pratique avec succès chez deux malades sans autrement toucher aux fistules qui criblaient le périné, le scrotum, et s'étendaient même à la fesse et à la partie supérieure de la cuisse.

§ 3. — FISTULES URÉTRO-PÉNIENNES

1º Étiologie. — Contrairement aux précédentes les fistules urétro-péniennes sont exceptionnellement la conséquence d'un rétrécissement et de ses complications, abcès et infiltration d'urine. Leur cause la plus habituelle est le traumatisme sous toutes ses formes accidentel ou chirurgical ; plaies par instrument tranchant, plaies par armes à feu, plaies contuses. Un mode particulier de leur production est le sphacèle par compression circulaire de la verge dans un anneau métallique, dans un lien élastique ou non élastique comme une ficelle.

L'urétrite blennorrhagique aiguë ou chronique est une cause relativement fréquente des fistules urétro-cutanées ; l'inflammation spécifique envahissant les follicules périurétraux, il se produit une périfolliculite qui, s'abcédant, s'ouvre à la fois dans l'urètre et à l'extérieur. Le gland et le sillon balanique de chaque côté du filet préputial sont les lieux d'élection de ces fistules d'origine blennorrhagique, qui parfois, comme dit LAL-LEMAND, transforment l'extrémité du pénis en pomme d'arrosoir. Des chancres mous ou infectants à caractère rongeant peuvent ulcérer la paroi urétrale et fistuliser le canal. D'après FOURNIER et OZENNE, on peut aussi voir cette fistulisation se produire à la suite du ramollissement de gommes syphilitiques du fourreau de la verge, des corps caverneux et du gland. Enfin le cancer de la verge peut devenir le point de départ d'une de ces fistules pathologiques.

2° Anatomie pathologique. — Les fistules urétro-péniennes peuvent siéger sur toute la longueur de la *pars pendula* de la verge : lorsqu'elles sont d'origine traumatique elles occupent ordinairement sa partie moyenne, lorsqu'elles sont patholo-giques elles intéressent surtout la portion glandaire. A l'excep-tion des fistules blennorrhagiques, qui peuvent être multiples, elles sont presque toujours uniques.

Leurs dimensions sont très variables. Les fistules blennorrha-giques se réduisent à un trajet filiforme s'ouvrant directement dans l'urètre ou cheminant obliquement dans une longueur de quelques millimètres à un centimètre avant de s'y terminer ; les fistules succédant à une ulcération du canal, sont de la lar-geur d'une lentille, d'une pièce de 20 centimes, à bords circu-laires ou festonnés et taillés en entonnoir, le sommet étant dirigé vers le canal. Ces bords sont cicatriciels lorsque l'ulcération est guérie. Les fistules traumatiques ont leurs dimensions régies par l'étendue de la perte de substance de l'urètre, mais même lorsque la solution de continuité est linéaire, comme celle qui résulte d'une coupure, les deux lèvres s'écartent en raison de l'élasticité des parois du canal et il en résulte un orifice ovalaire à grand axe longitudinal ; il n'y a pas de trajet intermédiaire et l'épiderme cutané se continue avec l'épithélium urétral comme au niveau des orifices naturels, la fistule est ostiale.

VERNEUIL a fait remarquer que fréquemment la solution de continuité partielle de l'urètre s'accompagne, surtout à la suite des plaies contuses et par constriction du pénis, d'un travail de cicatrisation, qui rétrécit le canal immédiatement au-dessus et au-dessous de la fistule. Cette notion ne doit pas être perdue de vue pour le chirurgien au moment de l'intervention.

3° Symptomatologie. — Lorsque la fistule présente quelque largeur, l'urine et le sperme passent en partie par l'orifice anormal au moment de la miction et de l'éjaculation. et la proportion de ces deux liquides, qui se répartit entre le méat et la fistule, est en raison inverse. Dans certains cas de fistule très étroite et oblique l'écoulement peut être nul, et il devient nécessaire de comprimer le segment antérieur de l'urètre pour le produire.

Il est inutile d'insister sur les inconvénients, qui résultent de l'issue de l'urine par la fistule : le malade ne peut uriner sans entr'ouvrir largement ses vêtements. même avec cette précaution il se mouille souvent et répand dès lors une odeur urineuse ; le contact répété de l'urine avec la peau du scrotum et des cuisses détermine de l'érythème et parfois même des excoriations et des ulcérations. Le sperme vient-il à être éjaculé en totalité par l'orifice accidentel, le pouvoir fécondant peut être supprimé.

4° Diagnostic. — Il ne présente le plus souvent aucune difficulté. Dans les cas où, l'issue de l'urine au moment de la miction faisant défaut, il plane quelque doute sur l'existence de la fistule, l'exploration avec un stylet conduisant dans l'urètre dissipera toute incertitude ; on pourra aussi avoir recours aux injections colorées.

5° Pronostic. — Si par les minimes inconvénients qu'elles entraînent les fistules urétro-péniennes sont peu graves. elles comportent néanmoins un pronostic fâcheux en raison de la grande difficulté qu'offre la guérison de la plupart d'entre elles. Outre les difficultés d'immobiliser la région et d'assurer l'asepsie du champ opératoire, le chirurgien se heurte ici dans la plupart des cas à un obstacle, qui n'existe pas dans les fistules urétro-rectales et urétro-périnéo-scrotales, à savoir le peu d'épaisseur des parties à affronter et l'absence de trajet. C'est ainsi que l'avivement pur et simple suivi de la suture des bords échoue presque toujours, la réunion de l'épithélium urétral à l'épiderme cutané se faisant très vite et avant même que la soudure entre les deux lèvres cruentées ait eu le temps de s'effectuer. C'est d'ailleurs par suite de ce processus de physiologie pathologique que les plaies de la portion pénienne de l'uretère se terminent d'une façon presque constante par fistule, tandis que les plaies de la portion scrotale et périnéale y donnent très rarement lieu.

6° Traitement. — Le rétablissement du calibre de l'urètre et la dérivation du cours de l'urine, qui sont les premières indications à remplir dans les fistules urétro-rectales et urétro-périnéo-scrotales, sont secondaires dans le traitement des fistules urétro-péniennes ; c'est directement à la fistule que le chirurgien doit s'adresser. Celle-ci peut être oblitérée par trois méthodes : 1° la *cautérisation* ; 2° la *suture* ou *urétrorrhaphie* ; 3° *l'autoplastie* ou *l'urétroplastie.*

A. Cautérisation.— La cautérisation actuelle ou potentielle ne peut convenir, ainsi que l'a fait remarquer A. Cowper, qu'aux fistules à trajet intermédiaire de quelque longueur et à parois souples, telles par exemple que les fistules blennorrhagiques. Cette méthode échoue presque toujours dans les fistules ostiales, et même si la cautérisation n'est pas régulièrement faite et intéresse la muqueuse, elle peut avoir pour effet d'augmenter la solution de continuité.

B. Urétrorrhaphie. — L'urétrorrhaphie seule est applicable aux fistules sans trajet et modérément larges. Ainsi que le recommandent Voillemier et Verneuil, on doit pratiquer un avivement large et en entonnoir, dont le sommet correspond à la

muqueuse de l'urètre, de manière à affronter des surfaces et non
des bords (fig. 77 à 79). Quant à la suture, au sujet de laquelle
les chirurgiens d'il y a vingt ans discutaient fort, vantant tour

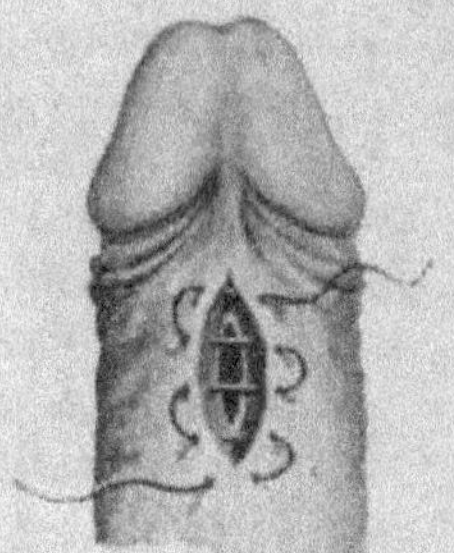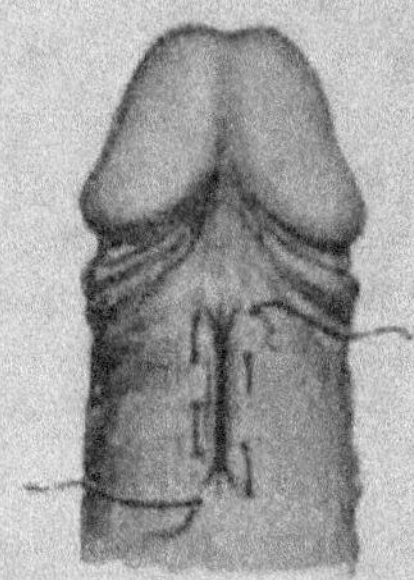

Fig. 77.

Urétrorrhaphie. Procédé de L. Le Fort (avivement large en entonnoir; suture en surjet au catgut, modification moderne).

à tour les avantages de la suture entortillée, de la suture enche-
villée, de la suture à points séparés, nous croyons devoir

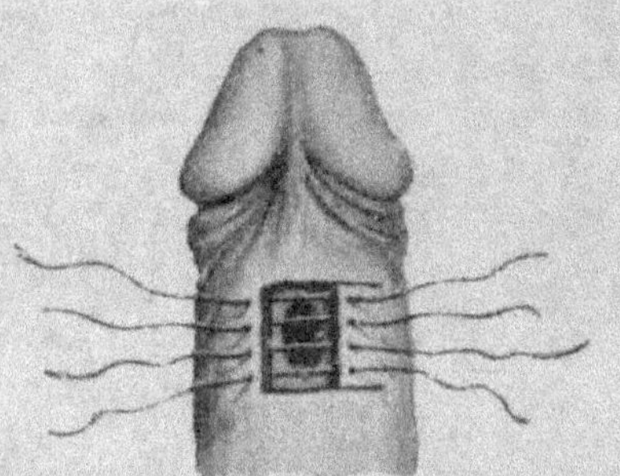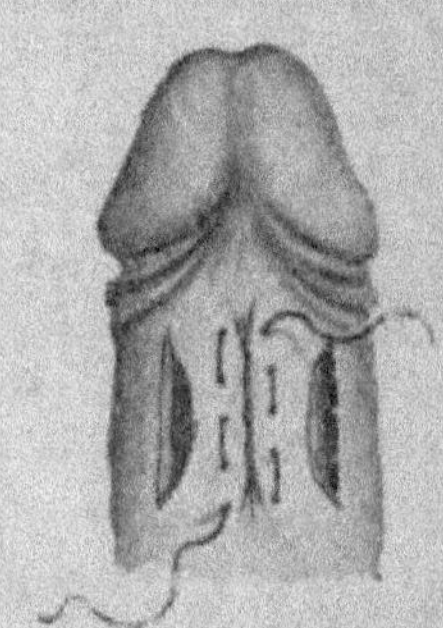

Fig. 78.
Urétroplastie. Procédé dit à tiroir.

Fig. 79.
Urétroplastie. Procédé par
glissement de Dieffenbach.

recommander comme supérieure à toutes autres la suture en
surjet au catgut. Une sonde à demeure en caoutchouc, pas trop
volumineuse du numéro 16 à 18, assurera pendant les premiers

jours l'issue de l'urine, mais son séjour dans le canal devra être très court ici comme après l'urétroplastie.

C. Urétroplastie. — L'urétroplastie convient aux fistules larges, et nombreux sont les procédés qu'utilise cette méthode. On peut les classer en trois grandes classes : 1° *les procédés de la méthode française* ; 2° *les procédés de la méthode indienne* ; 3° *les procédés de la méthode hétéroplastique.*

a. *Procédé de la méthode française.* — Les procédés de la méthode française comprennent : les procédés par glissement préconisés par Dieffenbach et dans lesquels on ne réunit que des bords, d'où échec fréquent ; les procédés par adossement de larges surfaces recommandés par Delpech, Jobert, Nélaton, et déjà bien supérieurs ; enfin les procédés à tiroir à simple ou à double plan de lambeaux, mis en pratique par Gaillard (de Poitiers), Artaud, Sédillot, Robert et auxquels il convient de donner la préférence toutes les fois qu'ils sont praticables.

b. *Procédés de la méthode indienne.* — Les procédés de la méthode indienne, qui consiste dans la fermeture de la fistule au moyen d'un lambeau emprunté à une région voisine, ne sont que des procédés d'exception, mais qui peuvent rendre de grands services, ainsi que le montrent les opérations d'A. Cowper, de Delpech, de Jobert, qui eurent recours à des lambeaux pris dans les régions scrotale, inguinale, crurale et abdominale.

c. *Méthode hétéroplastique.* — La méthode hétéroplastique dont nous avons montré tous les avantages pour la réfection de l'urètre à propos des traumatismes (voir p. 80) et des rétrécissements de l'urètre (voir p. 194) s'offre enfin comme dernière ressource pour l'occlusion des fistules urétro-péniennes.

CHAPITRE VI

CORPS ÉTRANGERS ET CALCULS DE L'URÈTRE

§ 1. — Corps étrangers de l'urètre

1° Origine, nature, étiologie. — Le tableau suivant, emprunté à Poulet, reproduit l'origine et la nature des innombrables corps étrangers qu'on a rencontrés dans l'urètre.

I. *Origine thérapeutique.*	Sondes, débris de sonde (métalliques, en gomme, gutta-percha). Bougies. Fragments de brise-pierres. Morceau de nitrate d'argent. Curette porte-caustique. Pavillon de sonde anglaise, en ivoire. (J'ai vu dans un cas un fragment d'urétrotome.)
II. *Origine érotique.*	Aiguilles, épingles, plumes, porte-plumes, crayons, morceaux de bois, morceaux de baleine, épinglettes de soldats, sarments de vigne, canule à lavement, alène de cordonnier, tuyaux de pipe, épis et épillets, noyaux de fruits, boules de verre, boules de métal, morceaux de craie, manche de pinceau, tige de glaïeul, bâton de cire à cacheter, allumettes, bague en cheveux, épingles à cheveux de femme, fourchette de 4 pouces, cure-oreilles, branche de sapin, mèche de coton, fil d'archal, agrafes, cylindre d'albâtre, bougie, tube de verre, paille, petite clef, poinçon, rat-de-cave, étuis à aiguille, morceau de cuir verni, gousse d'ail, arêtes de poisson, vertèbres caudales d'un écureuil.
III. *Origines diverses :* *ivresse, folie.*	Cailloux, chaîne de montre, anneau de cuivre, haricots, pois, épingles.

On peut déduire des conditions sociales, des professions, de l'âge des individus quelques notions importantes.

Les corps étrangers d'origine thérapeutique se rencontrent

indifféremment dans toutes les professions, de même ceux qui
sont introduits dans un accès de folie ; les corps introduits pendant l'ivresse, par pari, gageure, se voient surtout chez les gens
du peuple ignorants ; ceux qui relèvent d'une aberration génésique s'observent dans les professions exigeant peu d'activité
intellectuelle ou physique (tailleurs, coiffeurs, bergers) et chez
les personnes menant une vie contemplative (religieux). Ce sont
ordinairement les objets que ces individus ont à leur portée
qu'ils s'introduisent dans le canal ; par exemple, une aiguille
chez un tailleur, un fer à friser chez un coiffeur, un morceau
de cordelière chez un capucin, etc.

Dans la vieillesse on ne rencontre guère que des corps d'origine thérapeutique, dans l'enfance et l'adolescence ce sont des
corps employés dans un but inavouable ; mais c'est surtout dans
l'âge adulte qu'on observe les objets les plus nombreux et les
plus bizarres. Cela chez les gens pervers, dont les sens émoussés
ne leur donnent quelque satisfaction qu'au prix d'une vive souffrance, chez ceux dont la volupté même cherche à s'exciter par
la douleur. « Elle est bien plus sucrée quand elle cuit et qu'elle
escorche, » dit MONTAIGNE.

2° Anatomie et physiologie pathologiques. — Relativement à leur configuration, les corps étrangers de l'urètre sont
réguliers ou irréguliers : ceux de la première catégorie sont
sphériques (pois roulant dans le canal) ou cylindriques (sondes,
crayons, tuyaux de pipe, etc.) ; ceux de la seconde sont pointus,
rugueux, hérissés de saillies aiguës (aiguilles, épingles, arêtes
de poisson, etc.). Leur longueur et leur résistance sont importantes à connaître en raison de leurs brisures possibles. Il en est
de même de leur volume : tandis que certains n'obstruent qu'en
partie le calibre de l'urètre, d'autres l'oblitèrent complètement
et le distendent même. Des caractères précédents se déduisent
la mobilité et l'immobilité. Rarement les corps étrangers, même
irréguliers, sont fixés dans le canal. Tous sont animés d'un
mouvement de progression dont l'explication a suscité bien des
théories.

Pour CIVIALE, tandis que les corps étrangers venant de la vessie tendent à gagner le méat, ceux venant de l'extérieur tendraient à gagner la vessie. Cette théorie purement imaginative fut combattue par Ségalas, qui ne donna d'ailleurs aucune explication plus plausible. Démécé fit appel à une loi physiologique générale, qui est loin d'être démontrée, d'après laquelle tous les canaux excréteurs après l'acte d'émission jouissent d'un mouvement antipéristaltique excité par les dernières parties de la matière excrétée, qui tend à les ramener violemment vers leur réservoir. Mercier invoqua la contraction des fibres musculaires de l'urètre tendant à absorber les corps mobiles, théorie qui ne peut s'appliquer qu'au col. Foucher et Granjux semblent avoir donné la véritable explication du phénomène. Il est la conséquence du retrait de la verge après l'érection et des manœuvres d'allongement de cet organe faites par le malade lui-même pour se débarrasser du corps étranger. On ne saurait mieux comparer, à notre avis, ce qui se passe alors à un mouvement de reptation du canal sur le corps.

Dans leur progression la majorité des corps étrangers subissent un temps d'arrêt au bulbe, mais dès qu'ils ont franchi la portion membraneuse, ils sont aussitôt avalés pour ainsi dire par la vessie d'après le mécanisme invoqué par Mercier. La vitesse de progression est très variable ; elle dépend de la fréquence des érections, des manœuvres défectueuses d'extraction.

D'après ce qui vient d'être dit, on comprend qu'au bout de peu de temps de séjour, le bulbe soit le siège habituel des corps étrangers.

Il est inutile d'insister sur les désordres anatomiques qu'ils engendrent ; ils varient avec leur forme, leur volume et surtout leur siège. Quelquefois nuls si le corps étranger est petit, lisse, régulier, ce sont, dans le cas contraire, des plaies, des déchirures du canal, donnant lieu à des tumeurs, des abcès, des infiltrations d'urine, etc.

3° Symptomatologie. — Les symptômes sont très variables suivant les divers caractères du corps étranger, son siège et aussi suivant le malade lui-même. La douleur est quelquefois nulle ou peu prononcée au moment de l'introduction (orgasme vénérien), elle se réveille quelque temps après et varie de siège et d'intensité ; les érections et les manipulations de la verge l'augmentent.

Les troubles de la miction sont variables aussi : toujours gênée, l'émission des urines n'est presque jamais rendue impossible ; quelquefois même elle se fait dans des conditions à peu près normales, par exemple, dans les cas de corps tubulé, sondes, tuyaux de pipe (VELPEAU) ; lorsque la rétention survient, elle n'apparaît souvent qu'au bout de quelques jours et reconnaît pour cause le gonflement de la muqueuse. Rarement on observe une urétrorrhagie abondante, il y a tout au plus un léger suintement sanguinolent. Les urines conservent leurs caractères, mais il y a de la polyurie et de la pollakiurie. Souvent après quelques jours il se fait un écoulement urétral abondant, urétrite irritative.

Les phénomènes inflammatoires, imminents dès qu'un corps étranger est introduit dans l'urètre, sont presque toujours accélérés et aggravés par les manœuvres d'extraction faites par le malade lui-même. Ce sont de l'inflammation diffuse du pénis, véritable phlegmon de cet organe ; d'autres fois des inflammations circonscrites donnant lieu à des abcès s'ouvrant à l'extérieur et éliminant les corps étrangers, souvent au prix d'une fistule. Lorsque le corps siège au bulbe, l'infiltration d'urine n'est pas rare. Plus profondément enfin se développe de l'inflammation de la prostate, de la vessie.

Tous ces phénomènes s'accompagnent en général d'une réaction intense entraînant la mort du malade. Mais la terminaison n'est pas toujours aussi grave, et on peut voir les corps étrangers : 1° expulsés spontanément de l'urètre à la faveur de la miction, éventualité rare lorsque leur séjour est déjà ancien ; 2° entraînés vers la vessie, évolution plus fréquente qu'on ne le pense généralement (POULET) ; 3° séjourner dans l'urètre, ce qui se produit surtout quand le corps est dans le cul-de-sac du bulbe, à la longue il s'incruste alors de sels calcaires.

4° Diagnostic. — La présence dans l'urètre d'un corps étranger est facile à reconnaître, lorsque le malade avoue ; s'il n'avoue pas, la difficulté est plus grande, car souvent il cherche à égarer le médecin. Celui-ci doit alors user de sagacité et de patience, accueillir les histoires fantaisistes que le malade raconte sur l'origine de son accident ; car ce qu'il importe avant tout de savoir, c'est la présence du corps étranger, sa nature, sa forme, etc.

S'il y a doute sur sa présence, il faut le rechercher. Cette recherche se fera par la palpation méthodique et prudente de tout l'urètre, directement pour les portions antérieures, indirectement par l'intermédiaire du toucher rectal pour la portion périnéale profonde ; on devra aussi avoir recours au cathétérisme avec un explorateur prudemment manié, afin de ne pas augmenter les lésions du canal et de ne pas repousser le corps dans la vessie. Pour prévenir ce dernier accident, il convient de ne jamais explorer le canal sans fixer préalablement l'objet dans l'urètre à l'aide d'un doigt comprimant le canal en amont.

L'existence du corps étranger reconnue, il reste à s'enquérir de son siège, de l'état du canal, de la nature et des caractères de ce corps. On recueillera à ce sujet des renseignements précieux de la bouche même des malades ; les moindres circonstances peuvent servir pour la thérapeutique ; on ne craindra pas d'insister ; souvent il faudra se faire présenter des objets analogues, etc. La palpation antérieure, le toucher rectal, l'exploration intra-urétrale à l'aide des bougies à boule en gomme ou métallique serviront à parfaire le diagnostic.

5° Traitement. — Innombrables sont les procédés pour extraire les corps étrangers de l'urètre. Ils varient presque avec chaque cas particulier. Avec POULET, nous les rapporterons tous à trois grandes méthodes :

A. MÉTHODE COMPRENANT LES PROCÉDÉS AYANT POUR BUT DE FAVORISER L'EXPULSION SPONTANÉE. — Ces procédés sont :

a. La *succion du gland*, recommandée par les Arabes ; c'est, on le comprend, une méthode infidèle et répugnante justement délaissée de nos jours.

b. La *miction violente*, avec la précaution de pincer d'abord le méat de façon à distendre l'urètre, puis à lâcher tout à coup le pincement, est toujours à essayer (AMUSSAT).

c. *L'injection d'huile sous pression* dans le canal pour le distendre et le lubréfier ne doit pas non plus être négligée.

B. MÉTHODE COMPRENANT LES PROCÉDÉS D'EXTRACTION PAR LE MÉAT. — Ces procédés sont au nombre de quatre :

a. *Extractions par manœuvres externes.* — Elle se fait soit en repoussant le corps étranger de proche en proche à travers les parois de l'urètre, soit au contraire en refoulant la verge et l'urètre vers le corps étranger préalablement fixé. Ces deux procédés ne peuvent être employés que lorsqu'on a affaire à des corps mousses ou inoffensifs, car les corps irréguliers et aigus blesseraient profondément le canal.

b. *Extraction à l'aide de procédés ingénieux ne nécessitant pas d'instrumentation spéciale.* — Ces procédés varient nécessairement avec le corps étranger et les ressources du chirurgien. Voici quelques exemples : VIGUERIE fit l'extraction d'une sonde en introduisant dans son calibre un mandrin carré entrant à frottement dur ; VOILLEMIER retira aussi une sonde métallique en introduisant dans son calibre une bougie en corde à boyau qu'il laissa gonfler. CAUDMONT conseille d'extraire les aiguilles et épingles en en fichant la pointe dans une bougie ou sonde poussée jusqu'à leur contact. MARCHETTI a imaginé un procédé ingénieux pour retirer les épis ou épillets, dont les barbes en se rebroussant s'opposent au glissement ; il consiste à saisir l'extrémité de l'épi tournée vers le méat, puis à introduire une canule, qui, passant entre l'urètre et l'épi, empêche les barbes de se retourner. C'est le procédé qu'on mit en usage dans le

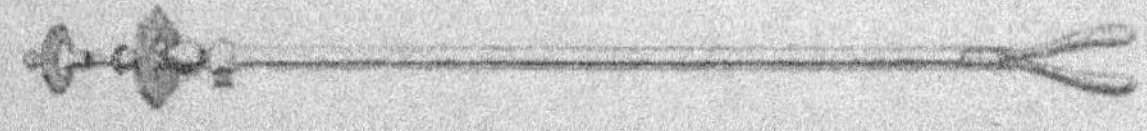

Fig. 80.
Pince de HUNTER.

fait bien connu de l'extraction d'une queue de cochon du rectum. Quelquefois c'est après morcellement (VOILLEMIER) ou après version (SAMUEL, COWPER, BOINET) qu'on retire le corps étranger. Enfin, dans ces dernières années, on a songé à repousser le corps de l'urètre dans la vessie et à l'extraire ensuite

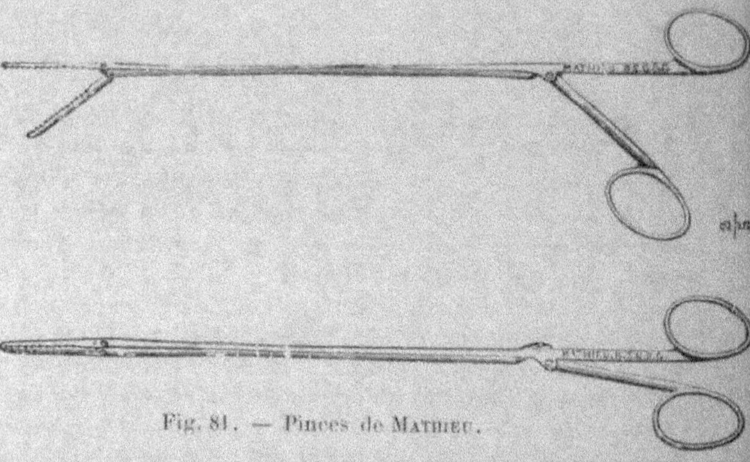

Fig. 81. — Pinces de MATHIEU.

à l'aide des lithotriteurs ou de divers instruments préhenseurs. Cette conduite n'est évidemment applicable qu'aux objets séjour-

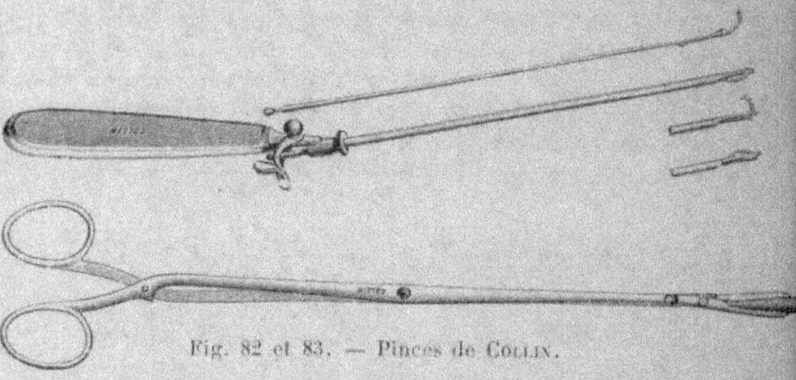

Fig. 82 et 83. — Pinces de COLLIN.

nant dans l'urètre postérieur et qui, par leur nature, sont incapables de déterminer des lésions pendant le refoulement.

    c. *Procédés d'extraction instrumentale.* — Nous ne pouvons

énumérer les nombreux instruments imaginés dans ce but. Citons seulement quelques-uns des principaux types, pinces de HUNTER (fig. 80), de MATHIEU (fig. 81), de CHARRIÈRE et de COLLIX (fig. 82 et 83); ces dernières ont sur tous les autres instruments l'avantage de se manier d'une seule main et de saisir,

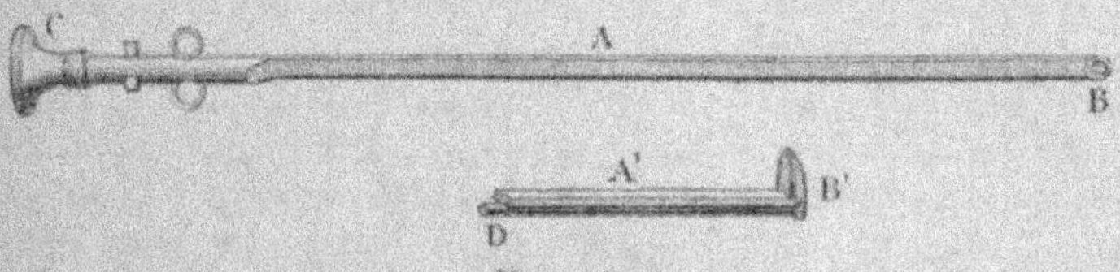

Fig. 84.

Curette de LEROY D'ÉTIOLLES.

sans les chasser devant eux, les corps à extraire. Les crochets, les anses de fil métallique conviennent seulement à l'extraction d'un petit nombre de corps (pois, fèves, gravier, etc.). Parmi eux nous mentionnerons la curette de LEROY D'ÉTIOLLES, qui

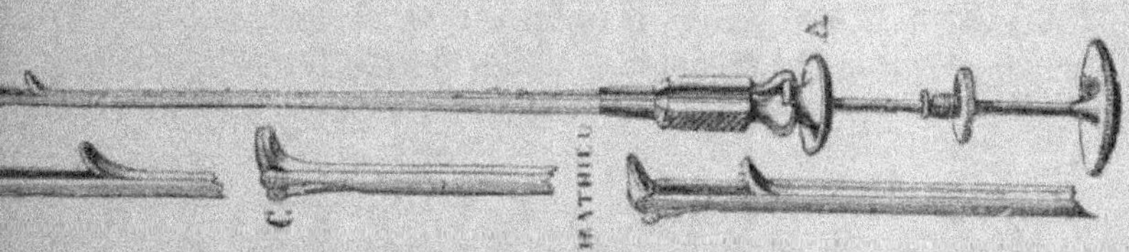

Fig. 85.

Brise-pierre urétral de NÉLATON.

introduite droite au delà du corps étranger, se recourbe derrière lui à l'aide d'un mécanisme simple (fig. 84).

d. *Procédés d'extraction instrumentale après fragmentation.* — Ils ne peuvent s'appliquer qu'aux objets friables, on peut cependant aussi les employer pour détruire la coque calcaire d'objets séjournant depuis longtemps dans l'urètre. Parmi les instruments destinés à cet usage, citons le brise-pierre urétral de NÉLATON (fig 85) et de RELIQUET.

C. MÉTHODE D'EXTRACTION PAR LES VOIES NATURELLES. — Cette méthode comprend deux procédés : l'extraction par ponction et l'extraction par une boutonnière.

a. *Extraction par ponction.* — L'extraction par ponction, qu'on attribue à tort à DIEFFENBACH a été imaginée par SUE (d'Orléans). Elle consiste à faire perforer la paroi de l'urètre par le corps étranger et à l'extraire alors en le saisissant par son extrémité saillante. Ce procédé, applicable seulement à l'extraction des aiguilles, épingles sans tête, objets de petit calibre droits et pointus, est excellent, la piqûre qu'il exige guérissant toujours sans accident.

b. *Extraction par boutonnière.* — Le procédé dit de la boutonnière consiste à inciser le canal sur le corps lui-même. Cela est facile pour la région pénienne, mais plus difficile lorsqu'il s'agit de corps siégeant dans la portion périnéale et en particulier dans la région membraneuse. L'incision devra toujours être aussi petite que possible afin d'éviter les rétrécissements ultérieurs. Le corps extrait, on pourra laisser la plaie béante et préférer à la sonde à demeure les cathétérismes répétés, mais il vaudra mieux pratiquer la suture de la plaie et des plans périnéaux. L'urétrorrhaphie s'impose absolument lorsque l'incision aura porté sur la région pénienne, car là tout est disposé pour la formation d'une fistule consécutive.

§ 2. — CALCULS DE L'URÈTRE

Les calculs du canal de l'urètre doivent être étudiés séparément chez l'homme et chez la femme.

A) CALCULS DE L'URÈTRE CHEZ L'HOMME

Les calculs de l'urètre proviennent des parties supérieures de l'appareil urinaire ou bien s'y forment de toutes pièces : ils sont dits *migrateurs* ou *exotiques* dans le premier cas, *autochtones* dans le second.

1º Étiologie. — Le volume de la concrétion migratrice, ses irrégularités sont des conditions propices à son enclavement dans l'urètre, de même que les rétrécissements de ce conduit. L'hypertrophie de la prostate, en formant comme une barre au col, met jusqu'à un certain point les vieillards à l'abri de cet accident, que l'on observe par contre assez fréquemment dans le jeune âge, notamment après la lithotritie si l'aspiration des fragments a été incomplète.

Les calculs autochtones se développent en arrière des strictures, particulièrement lorsque l'urètre s'est laissé dilater sous la pression de l'urine, et ils ont souvent alors pour noyaux un débris de tissu, un corps étranger comme un fragment de sonde ou de bougie. C'est aussi autour d'un corps étranger, que se forment les concrétions dans un urètre sain, car l'on ne saurait admettre la formation de calcul par la pénétration de l'urine dans les lacunes glandulaires du canal (GUYON). Lorsqu'on ne trouve pas le corps étranger, c'est que le noyau provient de la vessie et en réalité on a affaire à un calcul exotique par son origine.

2° Anatomie pathologique. — CIVIALE et BOURDILLAT distinguent les calculs urétraux d'après leur siège en *prostatiques, membraneux, bulbaires* et *péniens* ; cette distinction mérite d'être conservée au point de vue de l'anatomie pathologique comme aussi de la thérapeutique.

Souvent uniques, il n'est cependant pas rare qu'ils soient multiples et on en compte parfois un nombre considérable : 32 dans un cas récent de SENTEX, 142 chez un malade d'A. COWPER et 230 chez un malade de CIVIALE. Leur volume est en rapport inverse de leur nombre et varie surtout avec leur siège ; ils acquièrent leurs plus grandes dimensions dans les régions prostatique et membraneuse, et HENRY a extrait par la boutonnière un calcul mesurant 5 centimètres de diamètre.

Leur forme est également influencée par la région qu'ils occupent (fig. 86 et 87) ; les calculs péniens sont ovoïdes ou cylindriques et peuvent s'étendre du méat au collet du bulbe comme dans le cas de LANDZERT (de Saint-Pétersbourg) figuré dans VOILLEMIER ; ils sont dans ce cas composés de plusieurs pièces articulées entre elles. Les calculs membraneux et pros-

tatiques sont sphéroïdaux et présentent souvent des étranglements correspondant aux points résistants de cette portion du
canal. Il existe un certain nombre d'exemples de calculs qui,
ayant pris naissance dans le canal prostatique, se sont développés peu à peu, par l'apport incessant des sels calcaires de
l'urine, vers le col de la vessie qu'ils ont fini par franchir pour

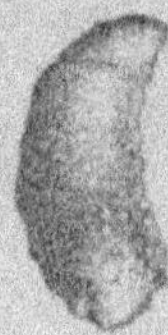

Fig. 86.

Calcul de l'urètre formé en arrière
de l'orifice du canal chez un
homme amputé de la verge.

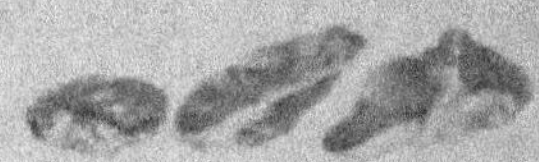

Fig. 87.

Calculs multiples développés
dans la région bulbaire.

s'épanouir dès lors en masse volumineuse dans le réservoir. Ces
calculs urétro-vésicaux révèlent ainsi la configuration d'une
gourde, d'une haltère. Dans d'autres cas la concrétion s'est
d'abord formée dans la vessie et a secondairement poussé un
prolongement dans l'urètre. Ces calculs vésico-prostatiques
affectent en général la forme d'un rostre.

La surface des calculs de l'urètre est lisse, polie s'il s'agit de
concrétions uriques, rugueuse, grenue dans le cas de concrétions
phosphatiques. Elle est souvent creusée de gouttières, de rigoles
longitudinales qui, livrant passage à l'urine, préviennent les
accidents de rétention.

Comme ceux de la vessie les calculs de l'urètre sont composés
d'acide urique ou d'urates, ou bien de phosphates, et il n'est
pas rare de voir un noyau uratique se recouvrir progressivement
de couches phosphatiques. EUWALT a rapporté un cas de calcul
de cystine de la fosse naviculaire.

Par son séjour prolongé le calcul détermine plus ou moins
rapidement du côté de l'urètre des lésions que nous devons
signaler. Chez les jeunes sujets l'urètre peut se laisser dilater et
former une poche urineuse considérable dans laquelle se meut

la concrétion. Chez les adultes et dans la vieillesse les parois du canal résistent ; la muqueuse s'enflamme au contact du corps étranger, bourgeonne autour de lui et l'enchatonne ; mais dans la majorité des cas elle s'ulcère, se fissure et donne ainsi accès à l'urine dans les tissus périurétraux. On voit alors se développer, suivant l'état de septicité ou d'asepticité de l'urine de l'infiltration, un abcès urineux ou simplement une tumeur urineuse. C'est parfois à la faveur d'une de ces complications, dont on ne saurait néanmoins reconnaître la gravité, que la guérison spontanée a été obtenue.

3° Symptomatologie. — Le premier symptôme consiste dans la gêne apportée à l'émission des urines. Cette dysurie peut être brusque ou s'établir progressivement. Dans le premier cas, elle débute dans le cours d'une miction chez un individu ayant eu quelque temps auparavant une colique néphrétique sans émission de graviers et présentant les signes d'un corps étranger intravésical ; dans le second cas le jet diminue peu à peu de volume et d'amplitude au fur et à mesure que grossit la concrétion urétrale. Par suite du volume du calcul obturateur, auquel viennent s'ajouter le gonflement de la muqueuse et parfois aussi le spasme de la portion membraneuse, la gêne de la miction peut être complète et la rétention absolue ; celle-ci cependant est rare et il se produit presque toujours une filtration de l'urine entre le calcul et la paroi urétrale. Indépendamment des douleurs, qui résultent de la gêne apportée à l'issue des urines, et des angoisses de la rétention lorsque l'obstruction est complète, le malade éprouve dans le canal une sensation de chaleur, de tension pénible, qui se transforme en souffrance aiguë par la pression au point bloqué. Comme dernier signe rationnel, notons enfin qu'il se déclare souvent une urétrite irritative.

Par la simple palpation externe de l'urètre on peut sentir les calculs un peu volumineux de la région pénienne et des régions scrotale et périnéale, et par le toucher rectal percevoir ceux des régions membraneuse et prostatique. Mais le véritable moyen de constater leur présence est le cathétérisme pratiqué avec l'explorateur à boule olivaire en gomme ou mieux en métal. Non seulement la perception d'un choc renseignera sur l'existence du corps étranger; mais la tonalité du bruit engendré, la sensation de rugosités ou au contraire de surface lisse, la mobilité ou l'immobilité fourniront des indices précieux sur la nature chimique du gravier et sur ses connexions avec les parois de l'urètre.

4° Marche, durée, terminaisons. — Certains calculs ne font pour ainsi dire que passer dans le canal et, après quelques jours d'étape, ils sont expulsés spontanément à l'extérieur. Ainsi se comportent les calculs uratiques globuleux et lisses, et l'on est parfois étonné du volume des concrétions, qui peuvent traverser sans le moindre accident l'urètre. Mais pour peu qu'ils soient rugueux, anfractueux et irréguliers, ils élisent domicile dans le canal, s'ils n'y sont pas nés, et n'ont aucune tendance à le quitter. L'existence de rétrécissements favorise leur séjour et augmente les risques de complications. Ces complications sont les tumeurs, les abcès urineux, l'infiltration d'urine que nous avons précédemment signalés. Elles entraînent trop souvent la mort, mais peuvent devenir aussi un mode de terminaison heureuse de l'affection avec ou sans fistule consécutive.

5° Diagnostic. — Il est en général facile; cependant des rétrécissements calleux, des indurations du canal, des corps étrangers peuvent donner le change. On ne saurait donc apporter trop de soin à l'analyse des sensations fournies par l'exploration intra-urétrale et à l'étude des anamnestiques par l'interrogatoire du malade. Le calcul reconnu il faut préciser son siège, son volume, sa mobilité et reconnaître les complications qui peuvent l'accompagner.

6° Pronostic. — Peu grave lorsque le calcul séjourne depuis peu de temps dans l'urètre, que son volume est petit, et qu'il est facilement mobilisable, le pronostic doit toujours être réservé dans les cas contraire et particulièrement lorsque le canal présente des rétrécissements.

7° Traitement. — Les calculs urétraux sont justiciables des

mêmes méthodes de traitement que les corps
étrangers ; nous ne reviendrons pas sur ce que
nous en avons dit précédemment. Notons seulement les ressources qu'offrent ici la lithotritie
urétrale à l'aide des petits lithotriteurs de NÉLATON
et de RELIQUET, et le refoulement des calculs des
parties profondes dans la vessie suivie du broiement dans cette cavité, suivant les conseils de
GUYON qui a imaginé à cet effet la sonde ci-contre
(fig. 88). Appelons aussi l'attention sur la conduite à tenir en cas de concrétions arrêtées derrière un rétrécissement, conduite recommandée
par GUYON. Elle consiste à introduire et à laisser à demeure une fine bougie entre le calcul et
la paroi du canal ; lorsque la *dilatation vitale*
a fait son œuvre, le calcul peut être extrait sans
opération complémentaire s'il est de petit volume,
ou après une urétrotomie interne, s'il est volumineux.

B) CALCULS DE L'URÈTRE CHEZ LA FEMME

Les calculs migrateurs de l'urètre sont rares
dans le sexe féminin, ce qui s'explique par la
brièveté et la dilatabilité du canal, qui peut
livrer passage à des calculs gros comme des
œufs ; mais on rencontre moins exceptionnellement des calculs autochtones développés dans
des diverticules creusés dans l'épaisseur de la
cloison urétro-vaginale. Ces pierres sous-urétrales ont fait l'objet d'une étude intéressante
de QUÉNU et O. PASTEAU à laquelle nous ferons
de larges emprunts.

1° Étiologie et pathogénie. — Les calculs
urétraux chez la femme peuvent se développer
primitivement dans le canal et provoquer la for-

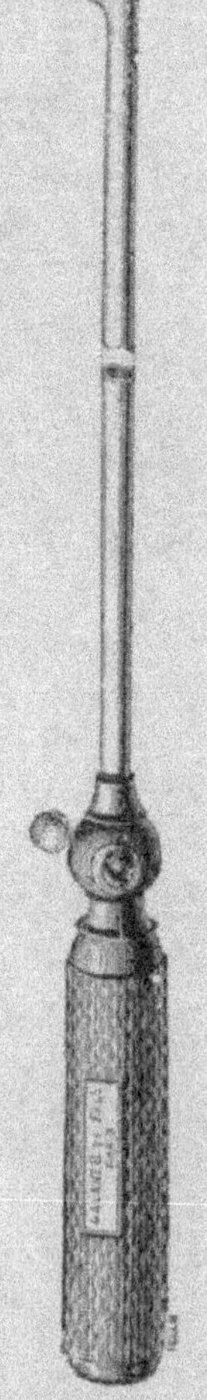

Fig. 88.
Sonde de
GUYON pour
refouler les
calculs pros
tatiques.

mation ultérieure d'une poche autour d'eux, ou bien se développer secondairement dans une poche préexistante. Dans le premier cas la poche se forme par dilatation simple de l'urètre en amont du calcul ou par ulcération de ses parois, car de la critique à laquelle se livrent Quénu et O. Pasteau il ne semble pas possible d'admettre l'existence de calcul d'origine extra-urinaire prenant naissance dans une glande urétrale comme le prétendent Braxton Hicks et Hanfield ou dans un kyste du vagin. Dans le second cas, c'est dans une de ces dilatations de l'urètre décrites par Duplay, Piedpremier, Newmann, Emmet, sous le nom d'urétrocèle, que se développe le calcul par précipitation des sels de l'urine qui y stagne, ou par rétention d'un calcul exotique formé dans les parties supérieures de l'appareil urinaire.

2° Anatomie pathologique. — La poche est située à la face inférieure de l'urètre au niveau de la colonne antérieure du vagin sur la ligne médiane ou un peu latéralement, jamais à moins d'un centimètre en arrière du méat. Longtemps sessile, elle se pédiculise au fur et à mesure qu'elle se développe. Dans sa constitution anatomique on trouve de dehors en dedans la muqueuse vaginale, une couche musculeuse et la muqueuse urétrale plus ou moins altérée et munie ou non de son épithélium, selon que le canal s'est laissé seulement dilater ou que sa muqueuse a été éraillée et dilacérée ; notons encore des épaississements fibreux dans les parties profondes de la paroi et un développement veineux considérable.

La cavité contient un liquide jaunâtre ou brunâtre trouble, visqueux, filant, constitué par de l'urine altérée, mélangée de sang et de muco-pus et de pus ; au milieu de ce liquide nage le ou les calculs.

Lorsque ceux-ci sont nombreux, ils sont de petit volume, mais lorsqu'il n'y en a qu'un, il peut, comme dans le cas de Chéron, mesurer jusqu'à 3 centimètres et demie de longueur. Sa forme est ovoïde et globuleuse, tandis qu'elle est irrégulière polyédrique et à facettes lorsqu'il y en a plusieurs. La composition chimique varie : ils peuvent être composés d'acide urique, d'urates, de phosphates, d'oxalate, voire même de cystine d'après ZEISSL, soit uniformément, soit par couches alternantes.

3° Symptomatologie. — Les calculs qui, provenant des parties supérieures de l'appareil urinaire, s'arrêtent dans l'urètre de la femme, provoquent des symptômes analogues à ceux qu'on observe chez l'homme, mais d'intensité moindre en raison de la dilatabilité du canal.

Ceux, qui sont arrêtés dans une poche sous-urétrale préexistante ou qui s'y forment lentement, s'annoncent par des phénomènes vagues : sensation de gêne, de pesanteur en arrière du pubis et à la vulve, s'exagérant dans la station assise, pendant la marche et revêtant alors les caractères d'une douleur intense. Plus tard les troubles se précisent : il y a de la fréquence diurne et nocturne de la miction, qui devient impérieuse et douloureuse, et est suivie de l'expulsion spontanée de quelques gouttes d'urine mouillant la malade et d'un léger écoulement sanguin. La rétention même passagère n'a pas été signalée.

A l'examen des parties on constate, le long de la paroi inférieure de l'urètre et saillant dans le vagin, une tumeur du volume d'une noisette à une noix verte, sessile ou à pédicule mal délimité, recouverte d'une muqueuse vaginale saine. Elle est plus ou moins sensible à la pression, de consistance dure, incomplètement réductible. Une sonde rectiligne introduite dans le canal pénètre sans arrêt dans la vessie, mais si on cherche à introduire une sonde à béquille, ou mieux un stylet dont on a coudé l'extrémité, comme le recommande DUPLAY, en suivant la paroi inférieure, on tombe dans la poche et on perçoit le contact du calcul d'autant mieux qu'on le repousse avec un doigt introduit dans le vagin. Si les calculs sont multiples, leur présence se traduit par de la crépitation.

Les calculs migrateurs ne faisant que passer dans l'urètre constituent un état morbide de courte durée, qui se termine de lui-même par leur expulsion. Les calculs autochtones sous-urétraux constituent une affection à marche lente et progressive, dont la guérison spontanée par l'issue de la concrétion n'a jamais lieu, mais peut se faire à la suite d'une perforation ulcérative de la poche presque toujours alors au prix d'une fistule. Lorsque le calcul demeure, on peut voir survenir des complications graves mais toujours tardives, engendrées d'une part par les souffrances qui, privant les malades de sommeil et s'opposant à leur alimentation, finissent par porter atteinte à la santé générale, et d'autre part par le développement de phénomènes infectieux ascendants.

4° Pronostic. — Il découle de ce que nous venons de dire des complications : les concrétions urétrales et sous-urétrales sont peu graves par elles-mêmes.

5° Diagnostic. — Il ne présente aucune difficulté et l'examen méthodique en révélant la dureté particulière de la tumeur sous-urétrale, le choc caractéristique et la crépitation si les pierres sont multiples, ne permettra pas la confusion avec une simple urétrocèle, une hypertrophie de la cloison urétro-vaginale, un néoplasme de l'urètre.

6° Traitement. — Il comprend deux méthodes : 1° *l'extraction simple de la concrétion* ; 2° *l'extraction suivie de l'excision de la poche*.

L'extraction simple peut se faire par la voie urétrale si le collet du sac n'est pas trop étroit ni le calcul trop volumineux ; dans le cas contraire, on emploiera la voie vaginale en incisant le sac au bistouri, au thermo ou au galvano-cautère, et en réunissant ensuite ses lèvres par une suture ou bien en drainant après cautérisation vigoureuse de ses parois.

Cette méthode de l'extraction simple, quel que soit le procédé employé, expose à la récidive et à la formation de fistule, aussi la *méthode d'extraction suivie d'excision du sac* est-elle plus recommandable. Le calcul enlevé par une incision longitudinale, les parois seront réséquées au ras de l'urètre et l'on fera un double plan de suture : un profond au catgut réunissant la muqueuse urétrale sans la traverser et un superficiel aux crins de Florence réunissant la paroi vaginale.

CHAPITRE VII

TUMEURS DE L'URÈTRE

Les tumeurs de l'urètre exceptionnelles chez l'homme, mais assez fréquentes chez la femme, doivent être divisées en *tumeurs bénignes* et *tumeurs malignes*.

§ 1. — TUMEURS BÉNIGNES

Nous étudierons successivement les tumeurs bénignes de l'urètre : 1° chez l'homme ; 2° chez la femme.

A) TUMEURS BÉNIGNES CHEZ L'HOMME

1° Anatomie pathologique. — Les excroissances charnues, « carnosités, caroncules des anciens » que l'on rencontre dans l'urétrite chronique et les rétrécissements, n'étaient plus regardées que comme de véritables curiosités pathologiques (THOMPSON, VOILLEMIER), lorsque la pratique de l'urétroscopie a fait faire un retour vers l'opinion ancienne, qui les considérait comme très fréquentes.

Sans compter les granulomes sessiles et formés d'un tissu de bourgeons charnus, qu'on rencontre dans certaines urétrites dites *papillomateuses* par BRIGGS, il est certain après les faits de ROGER, de GALLEZ, de BEYRAM, de LINHART, de GRUNFELD qu'on peut observer saillant dans l'urètre de l'homme de véritables tumeurs plus ou moins pédiculées, lisses ou irrégulières à leur surface, ayant le volume d'un grain de chènevis, d'un pois. Histologiquement ces petits néoplasmes présentent peu de variétés, ils ont presque tous la structure des papillomes et se composent, d'après DITTEL, d'une charpente conjonctive prenant naissance dans le tissu sous-muqueux, charpente dans laquelle se ramifient des vaisseaux sanguins plus ou moins nombreux et qui est recouverte d'un épithélium analogue à celui de la muqueuse urétrale.

Des tumeurs papillomateuses véritablement intra-urétrales, on doit rapprocher les végétations prenant naissance dans la fosse naviculaire et sur les lèvres du méat, et coexistant fréquemment avec des végétations du gland et du prépuce.

2° **Symptomatologie**. — Les tumeurs de la face interne des lèvres du méat et de la fosse naviculaire sont faciles à reconnaître, mais celles qui siègent plus profondément ne peuvent être que soupçonnées par un ensemble de symptômes vagues, consistant d'après GRÜNFELD dans la persistance d'un écoulement qui redouble d'intensité pour la moindre cause, l'apparition spontanée d'urétrorrhagie comme chez un malade que j'ai observé, des troubles de la miction analogues à ceux déterminés par un rétrécissement, une sensation de corps étranger dans l'urètre. Le seul moyen de reconnaître l'existence d'une tumeur intra-urétrale réside dans l'examen endoscopique pratiqué à l'aide d'un des nombreux urétroscopes imaginés dans ces dernières années. Celui de GRÜNFELD, dont la source lumineuse fixée au front est indépendante du tube urétroscopique, est particulièrement recommandable, car il permet de voir la lésion tout en laissant libre le champ urétral sur lequel le chirurgien peut agir à loisir. L'emploi effectif de cet instrument n'est pas sans présenter quelques difficultés au début, mais avec un peu d'habitude on arrive à distinguer des tumeurs polypoïdes de volume très petit.

3° **Traitement**. — L'excision aux ciseaux avec cautérisation au thermo ou au galvano-cautère du point d'implantation est le procédé de choix pour les tumeurs polypoïdes du méat et de la fosse naviculaire. Quant aux néoplasmes intra-urétraux, bourgeons charnus, végétations, polypes, etc., GRÜNFELD, KOLLMANN et autres ont imaginé pour leur ablation tout un arsenal de polypotomes, de pinces, de ciseaux, de curettes.

B) Tumeurs bénignes chez la femme

1° Etiologie. — Les néoplasmes bénins de l'urètre, plus fréquents dans le sexe féminin, peut-être parce qu'ils sont plus faciles à découvrir, s'observent surtout à l'âge moyen pendant la période de l'activité sexuelle ; mais on les rencontre encore assez souvent dans l'enfance et la vieillesse. On s'est même demandé si leur rareté aux deux extrémités de la vie ne tenait pas à ce que, à ces deux périodes, l'examen des organes génito-urinaires étant rare, leur existence passe le plus souvent inaperçue. Quoi qu'il en soit, on comprend que tout ce qui gêne la circulation du petit bassin, tout ce qui entretient de l'irritation du côté de la vulve et de l'urètre, la leucorrhée, la blennorrhagie, prédisposent aux néoplasmes du canal. LARCHER et DOLLEZ font également jouer un certain rôle à l'anémie, à la faiblesse générale des petites filles.

2° Anatomie pathologique. — Les tumeurs bénignes de l'urètre féminin comprennent un grand nombre de variétés anatomiques, que nous étudierons ici successivement.

a. Les *papillomes, tumeurs papillaires* de VERNEUIL, qui forment la majorité des tumeurs pédiculées ou polypes de l'urètre, sont constituées par l'hypertrophie des papilles, qui existent aux environs du méat. Très vasculaires, elles se présentent sous l'aspect d'un petit corps granuleux à sa surface, rouge écarlate ou violacé.

b. Les *tumeurs constituées par le développement hypertrophique de tous les éléments de la muqueuse urétrale* (DE SINÉTY) peuvent occuper toute la longueur du canal, mais elles siègent de préférence soit près du méat, soit près du col vésical, et ont alors pour point de départ suivant HUGUIER et GUÉRIN une saillie que l'on voit normalement sur la paroi inférieure, *veru-montanum* de la femme. Elles forment entre les petites lèvres une tumeur sessile en général plus considérable que les papillomes; leur surface est parfois mamelonnée, ou villeuse, rouge framboisée, recouverte d'épithélium ou exulcérée par place.

c. Les *tumeurs folliculeuses*, signalées d'abord par Giraldès, Dollez et Lemoine et plus près de nous par Garnier-Mouton et Troquart, résultent de l'hypergenèse des glandes en tubes et en grappes de la muqueuse urétrale. Souvent consécutives à la blennorrhagie (Schutzemberger), elles sont le résultat soit de l'oblitération des canaux excréteurs (kystes glandulaires de Nicaise et Garnier-Mouton), soit de l'hyperplasie irritative des culs-de-sac glandulaires (adénomes de Troquart). Prenant naissance principalement à la partie moyenne du canal et sur sa paroi inférieure, elles se pédiculisent au fur et à mesure de leur développement et peuvent saillir à l'extérieur, sous forme d'une tumeur du volume d'une noisette et plus, lisse, régulière, rosée ou rouge foncé, et saignant facilement.

A titre de curiosité, signalons l'existence d'un *myxo-adénome* décrit par Beigel.

d. Les *tumeurs vasculaires*, bien étudiées cliniquement par Clarke, sont formées par la dilatation variqueuse des veines de la muqueuse ou par l'hypergenèse des capillaires ou angiome. Les tumeurs de la première variété ont été assimilées par Hutchinson, Richet et Dupin aux hémorroïdes anales, et considérées comme le point de départ fréquent des polypes urétraux, opinion justement contestée par Trélat, qui pense au contraire que les tumeurs polypoïdes du canal sont la cause du développement variqueux. En général multiples, elles forment autour du méat et dans le canal des franges, des bourrelets, mous, élastiques, réductibles, bleuâtres, foncés et turgescents dans la station verticale et les efforts, et prennent pendant la grossesse un volume considérable. Les angiomes décrits par Winckel et Rizzoli et tout récemment par Joudeau forment des tumeurs pédiculées ou sessiles, uniques, peu volumineuses, d'un rouge vif, incomplètement réductibles. Elles prennent très probablement naissance dans cette petite saillie se détachant de la paroi inférieure du méat, et qui n'est qu'une dépendance de l'hymen, hymen urétrale de Pozzi. On sait en effet, d'après Henle, que l'hymen très vasculaire est l'homologue du corps spongieux de l'urètre masculin.

e. Les *fibromes* et les *fibromyomes* sont rares (Dauny et Baury),

mais les observations de Velpeau, de Forget, de Benoit, de
Routier mettent leur existence hors de doute. Se développant
dans la couche fibro-musculaire de l'urètre, indifféremment sur
la paroi supérieure ou inférieure, ils ne contractent aucune
adhérence avec le vagin et ont une grande tendance à sortir par
le méat et à acquérir des dimensions supérieures à celles des
autres néoplasmes urétraux : grosseur d'un œuf (Velpeau) ;
poids de 375 grammes (Routier). Leur consistance est ferme,
élastique ; leur forme globuleuse ; leur surface lisse ou irrégulière, recouverte d'une muqueuse qui s'ulcère à la longue et
devient fongueuse et saignante.

3° Symptomatologie. — Les symptômes des tumeurs de
l'urètre, quelle que soit leur nature, sont d'abord purement fonctionnels. Le malade éprouve de la difficulté à uriner ; le jet est
dévié, bifurqué, éparpillé ; il est diminué d'ampleur et il peut
être complètement supprimé (rétention). Certains néoplasmes
ne déterminent aucune douleur ou à peine une petite cuisson,
une légère démangeaison pendant et après la miction ; d'autres
au contraire, en particulier les tumeurs papillaires, malgré leur
pénurie en éléments nerveux sont extrêmement douloureuses au
moment et même dans l'intervalle des mictions. Ici comme
dans les tubercules sous-cutanés douloureux, il faut tenir compte
de l'irritabilité des sujets. Spontanées et continues chez certaines malades, les souffrances sont chez d'autres provoquées
seulement par le toucher, la miction, le coït, la marche, le
contact des vêtements ; toutes ces causes en exagèrent toujours
l'acuité, qui augmente encore à l'époque de la menstruation.
Outre le ténesme vésical et les troubles fonctionnels (rétention
ou incontinence) que détermine l'hypersensibilité des néoplasies urétrales, outre le vaginisme dont elles peuvent devenir
l'origine (Boulcoumié), ces lésions sont encore susceptibles d'engendrer des phénomènes d'éréthisme alarmants et de conduire
progressivement à l'une des formes les plus graves de la neurasthénie.

Dans la majorité des cas, les tumeurs de l'urètre chez la
femme, siégeant au méat ou tout près de cet orifice, se décou-

vrent aisément entre les petites lèvres qu'il suffit d'écarter ; que si la tumeur ne fait pas saillie à l'extérieur du canal, une pression rétrograde avec le doigt introduit dans le vagin la fera sortir à l'extérieur. Pour les tumeurs plus profondes il est nécessaire d'avoir recours à la dilatation préalable de l'urètre ou aux divers urétroscopes. Ajoutons qu'en raison de l'extrême sensibilité il sera souvent indispensable de faire cet examen sous le chloroforme, et faisons remarquer que l'anesthésie générale elle-même est parfois insuffisante à supprimer la douleur.

Après ce que nous avons dit des caractères des diverses tumeurs bénignes de l'urètre, il est inutile de revenir sur la description de leurs caractères physiques.

4° Diagnostic. — Lorsque la tumeur apparaît au méat ou s'implante dans l'urètre tout près de son orifice externe, le diagnostic est très facile et les seules affections avec lesquelles on pourrait la confondre sont la cystocèle urétrale et le prolapsus de la muqueuse de l'urètre. Nous donnerons ultérieurement les caractères distinctifs des hernies de la vessie à travers l'urètre ; quant au prolapsus de la muqueuse du canal, il se distingue, ainsi que Francis Villar et après lui Broca et Blanc l'ont noté, par l'existence d'un pédicule arrondi et d'un orifice situé au centre même de la tumeur et par lequel sort l'urine. Chez les malades dont l'état douloureux des organes génito-urinaires externes ne s'explique pas à première vue, il ne faudra jamais négliger de s'assurer par tous les moyens de l'existence possible d'une tumeur de l'urètre cachée profondément dans ce canal.

La tumeur reconnue reste à déterminer sa nature : diagnostic dont on trouvera les éléments dans la description anatomo-pathologique que nous avons précédemment donnée, et que l'on complétera, si besoin est, par l'examen histologique d'un petit lambeau excisé.

5° Pronostic. — Les tumeurs bénignes de l'urètre ne présentent par elles-mêmes aucune gravité ; mais en raison des phénomènes douloureux dont elles deviennent l'origine chez certaines femmes, phénomènes qui peuvent porter atteinte à la santé générale, leur pronostic doit être réservé. Si l'on en croit Terrillon, certaines végétations du méat urétral comporteraient un pronostic sérieux, car elles seraient symptomatiques de la tuberculisation génito-urinaire.

6° Traitement. — Le seul traitement efficace est l'ablation. Aux caustiques potentiels, acide chromique, acide azotique, chlorure de zinc, potasse anhydre dont il est difficile de localiser l'action, à la simple extirpation par arrachement, par torsion, par section au moyen d'instruments variés qui n'atteignent pas le point d'implantation, on donnera la préférence à l'excision aux ciseaux suivie de la cautérisation profonde de la base avec le thermo ou le galvano-cautère, qui détruit les racines du mal et prévient les hémorragies parfois copieuses et alarmantes lorsqu'on a recours aux autres procédés.

Il va sans dire que l'urètre sera préalablement dilaté s'il est nécessaire sous le sommeil anesthésique et que l'on devra veiller à bien limiter la cautérisation, afin d'éviter les rétrécissements consécutifs.

Enfin la médication interne et le traitement général par l'hydrothérapie trouveront chez les malades nerveux leurs indications.

§ 2. — Tumeurs malignes dans les deux sexes

Les dégénérescences malignes de l'urètre consécutives aux néoplasmes de la vessie, de la prostate, de la verge chez l'homme, de l'utérus, du vagin, de la vulve chez la femme ne nous arrêteront pas, et nous ne nous occuperons ici que des tumeurs malignes primitives du canal. Presque entièrement passées sous silence par les classiques, elles ont dans ces dernières années fait l'objet des thèses de Soullier, Carey et Melville Wassermann.

1° Etiologie. — Wassermann n'ayant pu réunir que 44 faits, ce chiffre démontre la rareté relative de l'affection, qui s'observe à peu près également dans les deux sexes (20 hommes contre

24 femmes), et frappe surtout dans la seconde moitié de l'existence, sans cependant que la jeunesse en soit exempte. Les irritations persistantes jouent ici comme ailleurs un rôle incontestable dans le développement du cancer. C'est ainsi que chez l'homme on relève les blennorrhagies répétées et leurs conséquences les rétrécissements, l'existence d'un phimosis, de fistules urinaires, des traumatismes sur le périnée ; chez la femme les grossesses et les accouchements nombreux, les leucorrhées prolongées.

2° Anatomie pathologique. — Chez la femme, où l'on peut surprendre le début du mal, l'épithélioma prend le plus souvent naissance au niveau du méat, dans la paroi inférieure du canal, et peut-être a-t-il son point de départ dans les vestiges des canaux de GARTNER. Il peut aussi siéger dans la paroi supérieure du côté du clitoris. Une fois développé, l'épithélioma de l'urètre féminin a l'aspect cancroïdal : sa surface rouge saignante est irrégulière et végétante, reposant sur une base indurée : elle s'ulcère plus ou moins vite et se creuse de cavités, qui s'unissant les unes aux autres forment une ulcération, qui va s'agrandissant et sécrète un liquide sanieux et fétide.

Chez l'homme l'épithélioma de l'urètre passe inaperçu à ses débuts, et il n'existe que deux observations dans lesquelles GRUNFELD et OBERLÆNDER ont vu à l'aide de l'endoscope les premières phases de développement du mal, sous forme de tumeurs polypoïdes, d'un rouge framboisé, saignantes, irrégulières et ulcérées à leur surface. Chez tous les autres malades, l'affection ne s'est révélée qu'à une période avancée par de la tuméfaction œdémateuse de la verge souvent accompagnée d'un phimosis ou d'un paraphimosis ; l'organe est dur et l'on sent à sa face inférieure une induration allongée en cylindre, qui dans un cas de BILLROTH « donnait l'impression d'un bout de sonde cassée ». En général le canal est dilaté en arrière du néoplasme et ses parois anfractueuses sont incrustées de sels calcaires provenant de la stagnation des urines. Très souvent il se forme des fistules s'ouvrant de préférence au scrotum et au périnée, mais parfois aussi sur le dos du pénis et au pubis. Ce qui caractérise ces trajets fistuleux, c'est qu'ils sont fréquemment revêtus à leur face interne d'un épithélium pavimenteux stratifié continu avec l'épithélium pathologique de l'urètre.

La seule variété histologique des néoplasmes malins de l'urètre rencontrée jusqu'à ce jour est l'épithélioma pavimenteux lobulé, dont les boyaux s'enfoncent dans le stroma du derme et propagent au loin le mal (WASSERMANN).

Avant de quitter l'anatomie pathologique du cancer de l'urètre, disons qu'exceptionnellement l'affection peut débuter par les glandes de COWPER, ainsi qu'en témoignent les observations de PAQUET-HERRMANN, de KOCHER-KAUFMANN, de GUSSENBAUER, PIETRZIKOWSKI.

3° Symptomatologie. — Le début de la maladie est des plus obscurs, surtout chez l'homme, et consiste dans des troubles vagues de la miction, une légère douleur, un peu de sécrétion dans le premier jet d'urine, quelques gouttelettes de sang au début ou à la fin.

La maladie confirmée, les symptômes sont plus caractéristiques, c'est d'abord une douleur spontanée localisée dans le canal, mais pouvant s'irradier au pubis, à la racine des cuisses ; la pression l'exagère et la miction surtout l'accentue au point que certains malades retiennent des demi-journées le besoin d'uriner. L'éjaculation chez l'homme et le coït chez la femme sont extrêmement pénibles. Le jet d'urine modifié dans ses diverses modalités peut être complètement supprimé, et la rétention s'accompagner surtout chez la femme d'incontinence par regorgement. L'urétrorrhagie n'est pas constante et ne présente rien de caractéristique ; il n'en est pas de même d'un écoulement séro-purulent rebelle, dans lequel l'examen microscopique révèle l'existence de cellules épithéliales pathognomoniques.

A l'inspection et avant la formation de toute fistule, la verge est tuméfiée, fusiforme, et l'on sent à sa face inférieure se prolongeant entre les bourses et dans le périnée une induration cylindrique. Chez la femme, le toucher de la colonne antérieure du vagin fait aussi constater une induration faisant corps avec l'urètre.

En explorant le canal avec la bougie à boule on sent un point rétréci plus long que dans les strictures ordinaires, après lequel la boule de l'instrument se dégage dans une cavité plus large que celle qui se trouve en amont des rétrécissements habituels. Au retour, on éprouve la même sensation et presque toujours le retrait de l'instrument est suivi d'un saignement assez abondant. Tandis que l'olive de l'explorateur est perçue à travers les parois de l'urètre et le périnée en temps ordinaire, dans le cas de cancer le tissu néoplasique interposé empêche cette perception. Le toucher rectal, qui ne doit jamais être négligé, indique la profondeur à laquelle s'est étendue la néoplasie et fournit des renseignements précieux dans les cas de cancer des glandes de Cowper.

Quant à l'examen urétroscopique, nous pensons qu'il peut rendre de grands services au diagnostic dans les premières phases de l'affection, ainsi que cela résulte des observations de Grunfeld et d'Oberlænder ; mais il devient inutile lorsque la maladie est confirmée, d'ailleurs il serait impraticable à ce moment en raison de la dureté de l'urètre dégénéré s'opposant à la pénétration du tube endoscopique et des hémorragies qui obscurciraient le champ de l'exploration.

Lorsque la tumeur siège près du méat chez la femme, il est facile de la découvrir en écartant les grandes et les petites lèvres et d'en constater *de visu* les divers caractères ; mais lorsqu'elle s'est développée dans la profondeur près du col de la vessie, il devient nécessaire d'avoir recours aux mêmes procédés d'exploration intra-urétrale que chez l'homme, auxquels on pourra joindre la dilatation du canal.

Dans sa dernière période l'épithélioma urétral donne lieu à la formation de fistule par un mécanisme facile à comprendre : l'urine septique retenue en arrière du néoplasme s'infiltre dans les tissus péri-urétraux qu'elle détruit peu à peu, non sans provoquer parfois le complexus symptomatique de l'infection urineuse.

4° Marche, durée, terminaisons. — La marche et la durée de la maladie sont très variables. En général l'évolution est rapide et les cas qui se sont prolongés dix, quinze, vingt ans et plus doivent être considérés comme tout à fait exceptionnels. La mort survient par cachexie, généralisation cancéreuse, ou par l'une des complications habituelles à toutes les obstructions urétrales.

5° Diagnostic. — Il ne présente quelques difficultés qu'au début de l'affection et l'on peut alors confondre « le rétrécissement cancéreux » avec un rétrécissement vulgaire ; mais le passé urétral du malade, le siège, le nombre, la brièveté des points coarctés, leur dureté, l'absence d'hémorragie à la suite de l'exploration, éclaireront le diagnostic dans la majorité des cas. L'examen histologique de l'écoulement lorsqu'il en existe, l'urétroscopie et l'excision des excroissances, s'il est nécessaire, ne laisseront aucun doute. Plus tard le gonflement de la verge, son induration en cylindre à sa face inférieure, la formation des fistules rendent le diagnostic relativement aisé ; toutefois lorsqu'on se trouve en présence de fistules cancéreuses, il peut être difficile de savoir si la dégénérescence du trajet est primitive ou secondaire à un cancer du canal.

Le cancer des glandes de Cowper se reconnaît en ce qu'il forme une tumeur périnéale circonscrite, indépendante de l'urètre et de la prostate, caractères que l'on apprécie bien par le toucher rectal.

Chez la femme, le développement de l'épithélioma de l'urètre peut être surpris dès son début ; le diagnostic présente surtout de la difficulté dans les dernières phases de la maladie, lorsque le vestibule, la paroi vaginale, le col de la vessie ont été envahis ; on ne peut en effet à ce moment se prononcer sur le point de départ du néoplasme.

6° Pronostic. — Il est très grave, les récidives successives étant pour ainsi dire la règle même après les opérations les plus précoces et les plus larges.

7° Traitement. — Lorsque le mal est à ses débuts, on devra suivre la conduite d'Oberlænder et Rupprecht, qui réséquèrent toute la portion de l'urètre dégénéré et réunirent ensuite les deux segments isolés par une urétrorrhaphie. Si le néoplasme a dépassé les limites du corps spongieux, on aura recours à l'amputation de la verge dans le cas de cancer de la *pars pendula*, à l'extirpation totale dans le cas où la portion périnéale est prise. Lorsque le néoplasme est inopérable, la cystotomie hypogastrique offre une précieuse ressource contre la rétention d'urine.

Chez la femme, l'extirpation de la tumeur avec restauration consécutive de l'urètre, si possible, s'impose dans tous les cas, mais on se souviendra avec MELCHIORI que l'opération est d'autant plus grave et d'autant moins satisfaisante dans ses résultats, que le cancer a envahi une plus grande étendue de l'urètre et poussé des prolongements du côté de la symphyse, des branches du pubis et des tissus intra-pelviens. Dans ces cas extrêmes, la cystotomie sus-pubienne reste comme chez l'homme l'unique ressource.

CHAPITRE VIII

VICES DE CONFORMATION DE L'URÈTRE

Nos connaissances sur le développement normal de l'urètre jetant une vive lumière sur la plupart des vices de conformation de cet organe, nous croyons devoir tout d'abord résumer en quelques propositions ce point difficile d'embryologie.

§ 1. — DÉVELOPPEMENT EMBRYOGÉNIQUE DE L'URÈTRE

Établissons d'abord une première proposition, qui se dégage des travaux publiés depuis COSTE jusqu'à TOURNEUX : à savoir que l'urètre dans le sexe masculin se développe en trois segments successifs. Ce sont, par ordre chronologique d'apparition : le segment postérieur ou urètre prostato-membraneux ; le segment moyen ou urètre spongieux ; le segment antérieur ou balanique.

L'urètre prostato-membraneux se forme du deuxième au troisième mois par le cloisonnement du cloaque en deux cavités : une postérieure qui sera le rectum, et une antérieure, *sinus urogénital* de MULLER, qui deviendra l'urètre prostato-membraneux (fig. 89). Ce développement de l'urètre postérieur, en connexion étroite avec celui du rectum, explique les vices de conformation par abouchements anormaux de l'extrémité du tube digestif avec l'urètre, vices de conformation que l'on doit étudier avec la pathologie du rectum.

L'urètre spongieux se constitue aux dépens d'un bourgeon conoïde, apparaissant à la commissure antérieure d'une dépression en fente du feuillet externe doublé d'une masse entodermique (*bouchon cloacal* de TOURNEUX), qui, se produisant vers la

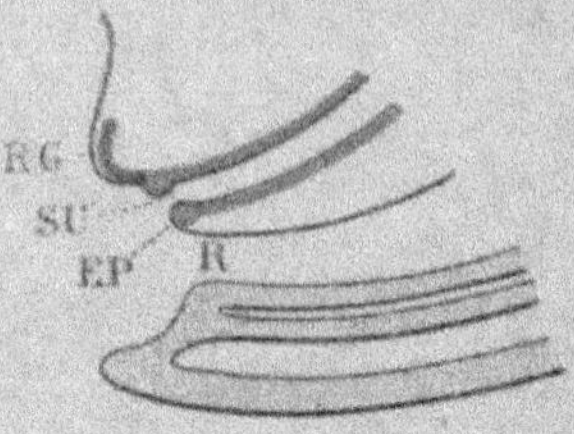

Fig. 89.

Coupe schématique longitudinale de l'extrémité caudale de l'embryon
au moment où, par suite du développement de l'éperon périnéal
EP, le cloaque est divisé en un étage postérieur qui sera le rectum
R, et un antérieur ou sinus uro-génital SU qui constituera l'urètre
prostato-membraneux. RG indique le repli génital.

sixième semaine en face du sinus uro-génital, se déprime vers
lui. Comme le cloaque interne, cette fente ou *fissure uro-géni-*

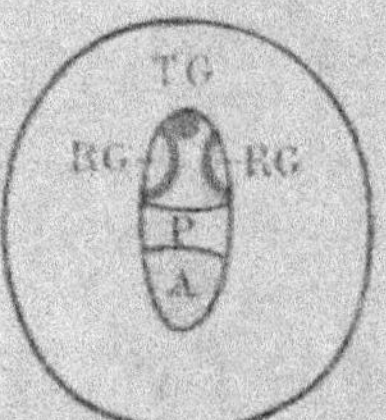

Fig. 90.

Vue schématique de face de l'extrémité caudale de l'embryon montrant la fissure uro-génitale divisée en deux étages par une cloison transversale constituant le périnée P : l'étage postérieur for-
mera l'anus A ; l'étage supérieur donnera naissance aux organes
génitaux externes dans les deux sexes. Sur cette figure représentant la période d'indifférence sexuelle (milieu du troisième mois)
on voit de chaque côté de cet étage supérieur les deux replis génitaux RG (grandes lèvres ou scrotum futurs) et à la commissure le
tubercule génital TG (clitoris ou pénis futurs).

tale se divise en deux étages par une cloison transversale qui
constituera le périnée : l'étage postérieur s'abouchant au rectum

forme l'anus ; l'étage antérieur s'ouvrant dans le sinus uro-génital est le lieu où se développent les organes génito-urinaires
externes dans les deux sexes. Cet étage antérieur, *fente* ou *fissure
uro-génitale*, est bordé de chaque côté par un repli demi-circu-
laire, repli génital, qui suivant le sexe deviendra grande lèvre
ou scrotum ; à sa commissure supérieure se voit, vers la sixième
semaine d'après TIEDEMANN, un bourgeon en forme de cône, *tubercule génital*, qui deviendra l'origine du clitoris chez la femme,
du pénis chez l'homme (fig. 90).

A ce moment, qui répond au milieu du troisième mois, l'em-

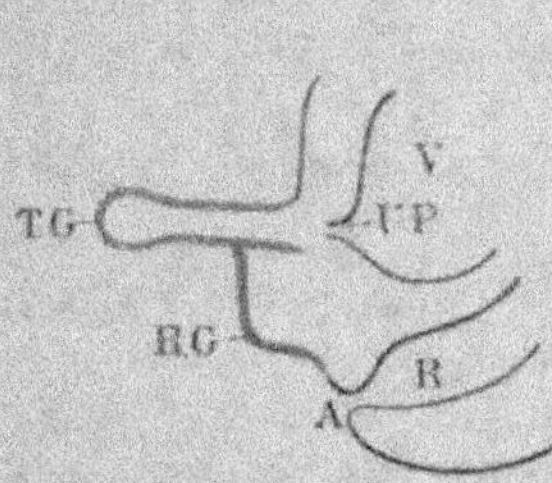

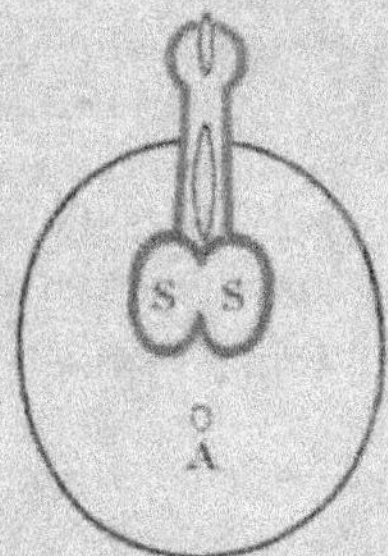

<table>
<tr><td>

Fig. 91.

Coupe schématique longitudinale
de l'extrémité caudale de l'em-
bryon mâle montrant le tuber-
cule génital TG, devenu pénis et
creusé à sa face inférieure d'une
gouttière qui, après s'être abou-
chée au sinus uro-génital de-
venu urètre prostato-membra-
neux UP, se forme en canal par
la soudure de ses deux lèvres
d'arrière en avant. Les replis gé-
nitaux RG forment le scrotum.

</td><td>

Fig. 92.

Vue schématique de face de l'ex-
trémité caudale de l'embryon
montrant le tubercule génital
TG, devenu pénis, creusé à sa
face inférieure d'une gouttière
constituée en canal à sa partie
postérieure. Au niveau du gland
se voit l'épaississement épithé-
lial, *mur* ou *rempart* épithélial
de Tourneux. Les replis géni-
taux arrivés à coalescence ont
formé le scrotum SS.

</td></tr>
</table>

bryon est à l'état d'indifférence sexuelle ou d'hermaphrodisme.
S'il évolue vers le type féminin, le tubercule génital conserve sa
forme rudimentaire et devient *clitoris* : la portion moyenne de
l'urètre ne se développe pas, et les replis génitaux restant écartés
forment les *grandes lèvres*. Si l'embryon revêt le type mascu-

lin, au fur et à mesure que le tubercule génital s'allonge et grossit, par la formation dans son intérieur des corps spongieux et caverneux, la gouttière creusée à sa face inférieure, *sillon génital*, continuant la fente uro-génitale et tapissée par le même épithélium, se constitue en canal par la soudure progressive et d'arrière en avant de ses deux lèvres, ainsi que l'a très clairement démontré RETTERER, qui compare ce mode d'occlusion à celui de la gouttière médullaire. Pendant ce temps les replis génitaux arrivent à coalescence et forment le *sac scrotal*, unique à sa superficie, mais double dans sa profondeur (fig. 91 et 92).

La troisième portion de l'urètre, ou *urètre balanique*, se forme de toutes pièces aux dépens du creusement en gouttière, bientôt suivi de sa fermeture en canal, d'un épaississement épithélial situé à la face inférieure du gland, et que TOURNEUX, qui a bien étudié ce point d'embryogénie, désigne sous le nom de *mur épithélial* du gland ou *rempart balanique*.

Ce mode de développement de l'urètre permet de comprendre la pathogénie de la plupart des vices de conformation du canal, mais il ne saurait les expliquer tous. Ces vices de conformation sont : l'hypospadias, l'épispadias, les fistules sous-péniennes, les rétrécissements congénitaux, les imperforations et occlusions de l'urètre, l'étroitesse du méat, les dilatations congénitales de l'urètre, sa duplicité, son absence totale ou partielle.

§ 2. — HYPOSPADIAS

Ce vice de conformation de l'urètre est caractérisé par l'ouverture anormale et congénitale de ce conduit à la face inférieure du pénis, à une distance variable de l'extrémité du gland.

1° Etiologie. — Sa fréquence serait assez grande puisqu'elle s'observait 1 fois sur 300 individus d'après BOUISSON, 10 fois sur 3 000 d'après RENNES, 165 à 235 fois sur 265 000 à 280 000 hommes du contingent militaire d'après FORGUE.

L'hérédité a sur sa production comme sur celle de toutes les malformations une influence indéniable, et tous les médecins ont observé des familles d'hypospades.

Les causes, qui entravent l'évolution normale de l'urètre et le fixe définitivement à un de ses stades embryonnaires, nous échappent complètement. En vain KAUFFMANN, reprenant dans ces derniers temps les idées de DIONIS et de HALLER, a invoqué la rupture du canal sous l'effort de l'urine accumulée en avant du gland imperforé.

2° Anatomie pathologique et interprétation pathogénique. — Le rapide aperçu embryogénique, que nous avons précédemment donné, permet de comprendre la formation des différentes variétés de l'hypospadias.

a. *Hypospadias périnéal ou périnéo-scrotal.* — Il résulte de ce que le tubercule génital reste à l'état rudimentaire et que les replis génitaux demeurent écartés. Il est caractérisé par l'existence d'une fente, au fond de laquelle s'ouvre l'urètre prostato-membraneux et dont les bords sont limités de chaque côté par deux gros replis rappelant les grandes lèvres, et en haut par un pénis atrophié, imperforé, fortement incurvé en bas, et retenu dans cette position par deux replis cutanés muqueux. Ce degré extrême de malformation, auquel convient bien la dénomination d'*hypospadias vulviforme*, employée par DUGÈS, explique les erreurs de sexe commises à la naissance des enfants, faute d'un examen suffisamment attentif.

b. *Hypospadias péno-scrotal.* — Il se constitue à un degré plus avancé de l'évolution embryonnaire, alors que, le sillon génital situé au-dessous du tubercule du même nom, s'étant transformé en canal fermé dans toute la traversée scrotale, et les replis génitaux étant arrivés à coalescence, l'urètre spongieux s'ouvre dans l'angle formé par le scrotum et le pénis (fig. 93). Comme dans le cas précédent, mais à des degrés moindres, la verge est atrophiée et incurvée du côté du scrotum, où elle est retenue par une palmure plus ou moins brève.

c. *Hypospadias pénien.* — Dans cette variété la soudure des bords du sillon génital s'est faite sur une longueur plus ou moins grande du corps de la verge, et l'orifice urétral s'ouvre plus ou moins près de la base du gland. La verge atteint ici un développement à peu près normal ; ordinairement libre, elle jouit presque intégralement de ses fonctions physiologiques.

d. *Hypospadias balanique.* — Il comprend un grand nombre de sous-variétés, dont la morphologie a été fixée dans ses types principaux par le travail de TOURNEUX et les faits d'observations cliniques. Tous peuvent être ramenés à deux : dans le premier, de beaucoup le plus fréquent, l'urètre glandaire fait complètement défaut et est remplacé par une gouttière creusée à la face

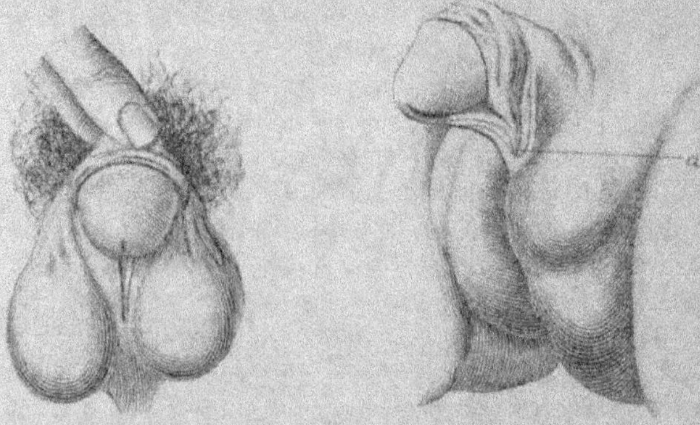

Fig. 93.
Hypospadias péno-scrotal.

inférieure du gland ; dans le second, l'urètre glandaire existe, mais il ne s'abouche pas avec l'urètre pénien et forme un canal borgne plus ou moins long et ordinairement situé au-dessus du vrai canal. Ces cas ont souvent été décrits à tort comme des exemples d'urètre double. Récemment RENÉ LE FORT, à l'aide d'observations portant sur environ 10 000 pénis, a étudié les diverses variétés que peuvent présenter l'urètre balanique et son méat, et en a donné une interprétation conforme aux recherches de TOURNEUX sur l'évolution du mur ou rempart épithélial. Le gland, rarement bien conformé chez les hypospades balaniques, est aplati et étalé ; élargi dans le sens transversal, il est raccourci dans le sens longitudinal ; souvent il est incurvé par en bas, le frein fait habituellement défaut, et le prépuce, qui peut être complètement absent, est en général tout entier reporté vers la face dorsale du gland où il forme un repli épais.

3° Symptomatologie. — Après ce que nous venons de dire de l'aspect des parties, nous n'avons qu'à signaler ici les troubles fonctionnels que présentent les hypospades et qui sont relatifs à la miction, à la copulation et à la fécondation. Dans l'hypospadias balanique toutes ces fonctions s'accomplissent à peu près normalement ; dans l'hypospadias pénien, l'individu urine encore assez bien à condition de relever sa verge ; de même il peut coïter et éjaculer à peu près correctement, mais le sperme n'étant pas projeté sur le col, la fécondation est incertaine ; dans l'hypospadias péno-scrotal et périnéo-scrotal le jet d'urine venant se briser contre la verge incurvée s'éparpille, mouille le sujet et le force à s'accroupir pour accomplir la miction, la copulation est impossible de même que la fécondation.

4° Pronostic. — L'hypospadias est peu grave pour l'existence. Relativement aux troubles fonctionnels qu'il détermine, sa gravité augmente évidemment avec le degré de la difformité. Lorsqu'elle est très prononcée, la perturbation morale qu'elle peut amener chez l'individu, qui en est porteur, fait un devoir au chirurgien d'intervenir.

5° Traitement. — L'hypospadias balanique réclame une opération très simple employée d'abord par DIEFFENBACH, VELPEAU et perfectionnée ensuite par S. DUPLAY, qui en fait un des premiers temps de sa méthode de restauration de l'hypospadias pénien, péno-scrotal et périnéo-scrotal. Cette opération consiste dans l'avivement des deux lèvres bordant la gouttière, qui représente les vestiges du canal et dans leur suture par-dessus une sonde. Si l'ébauche de la gouttière balanique est insuffisante à loger la sonde, on l'approfondit à l'aide d'une incision médiane ou de deux latérales faites sans danger en plein tissu érectile (fig. 94). La portion du canal glandaire ainsi restaurée est ensuite réunie à l'urètre pénien préexistant. Inutile de faire ressortir la supériorité de cette opération plastique sur la tunellisation du gland soit avec un fer rouge, à l'exemple de Dupuytren, soit avec un trocart, comme le firent Blandin, Guersant, Ripoll et autres.

Grâce aux travaux de Bouisson, de S. Duplay et de quelques autres chirurgiens, nous possédons aujourd'hui un ensemble

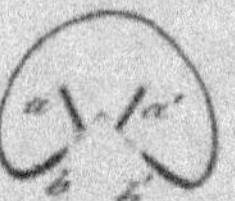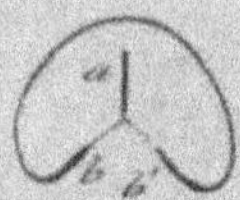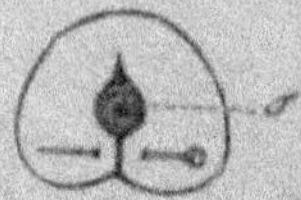

Fig. 94.

Restauration du méat et du canal balanique (1er temps, opération de S. Duplay).

de procédés autoplastiques, qui permet d'entreprendre presque à coup sûr la cure des formes les plus prononcées de l'hypos-

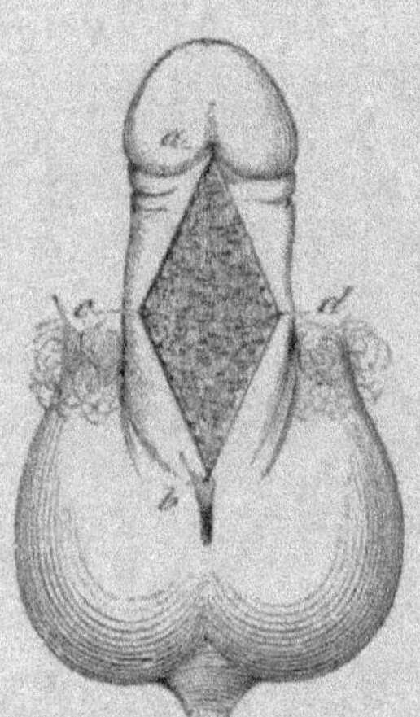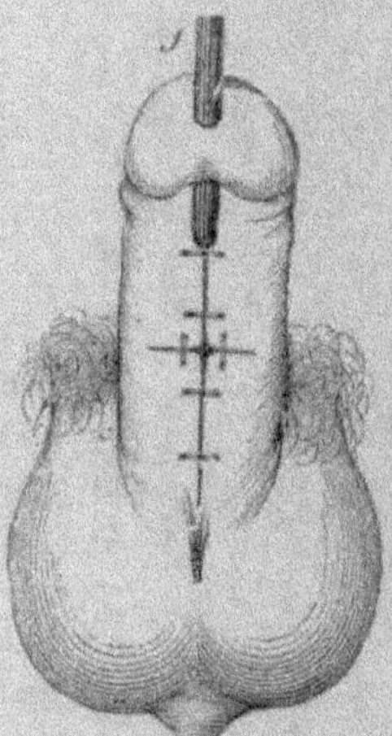

Fig. 95.

Incision de la palmure cutanée et redressement de la verge (2e temps. Opération de S. Duplay).

padias péno et périnéo-scrotal. Le premier principe de la méthode préconisée par S. Duplay, est emprunté à Thiersch pour

la restauration de l'épispadias ; il consiste à ne procéder que
par temps successifs à la réparation des parties, que l'on met
ainsi plusieurs mois, ou même plusieurs années, à reconstituer.
Nous croyons que, grâce à l'antisepsie et au perfectionnement

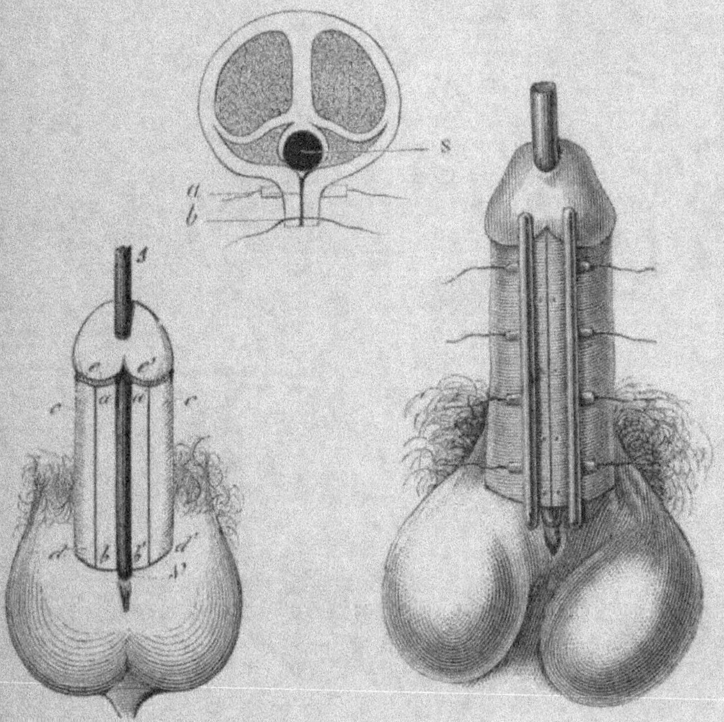

Fig. 96, 97 et 98.
Restauration autoplastique du canal pénien (3ᵉ temps, opération
de DUPLAY).

des moyens de suture, ce principe est, de nos jours, susceptible
de moins d'absolutisme. Que l'on procède à intervalles plus ou
moins éloignés ou dans une seule séance à la restauration de
l'hypospadias par la méthode de BOISSON-DUPLAY, voici résumés
les divers temps de l'opération : 1° réfection du canal balanique

par le procédé décrit ci-dessus ; 2° redressement de la verge
par l'incision profonde jusque dans l'épaisseur du corps caverneux s'il est nécessaire de la bride cutanéo-muqueuse (fig. 95) ;
3° création d'un nouveau canal de l'embouchure hypospadienne
à la base du gland, à l'aide d'un double plan de lambeau pris
sur les parties latérales de la gouttière urétrale (fig. 96, 97 et 98) ;
5° abouchement de ce canal à l'orifice hypospadien et au canal
balanique reconstitué.

Les auteurs divergent d'opinion relativement à l'âge auquel
il convient d'opérer les hypospades : tandis que Bouisson est
d'avis d'attendre la puberté, Duplay conseille d'espacer les
différents temps de l'opération de cinq à six ans jusqu'à l'adolescence, et de commencer d'abord par le redressement de la
verge, puis de procéder à la création du canal pénien, enfin
d'aboucher beaucoup plus tard les divers segments. Nous
pensons qu'à moins d'indications particulières obligeant à
intervenir dans la première enfance, l'époque qui se prête le
mieux à la réussite de l'opération, tant par la docilité du patient
que par le développement et la vitalité des parties, s'étend de la
huitième à la douzième année.

§ 3. — ÉPISPADIAS

L'épispadias est une malformation congénitale de l'urètre,
dans laquelle ce canal s'ouvre à la face dorsale du pénis et qui,
à son degré le plus prononcé, s'accompagne de l'absence totale de
la paroi supérieure et se complique chez un certain nombre de
sujets de fissure de l'urètre postérieur et d'exstrophie de la vessie.

La possibilité de l'arrêt commun à l'urètre antérieur, au canal
prostato-membraneux et à la vessie, qui ne se rencontre pour
ainsi dire jamais dans l'hypospadias, semble créer entre ces
deux vices de conformation une différence capitale au point de
vue de leur pathogénie et de leurs troubles fonctionnels.

1° Etiologie, pathogénie. — Baron n'ayant trouvé que
deux cas d'épispadias sur 300 cas d'hypospadias, on doit conclure que ce vice de conformation est rare. En dehors de l'in-

fluence de l'hérédité qu'on ne saurait contester, nous ne savons rien de ses causes.

Sa pathogénie est beaucoup plus obscure que celle de l'hypospadias et ne peut se déduire aussi nettement de l'arrêt de développement des organes génito-urinaires externes. De fausses données embryogéniques avaient permis, pendant un certain temps, de comprendre très simplement le mode de formation de cette difformité, mais les progrès réalisés dans cette science ont montré l'erreur de ces conceptions sans jeter plus de lumière sur ce point particulièrement ténébreux. C'est ainsi que l'explication fournie par Ad. Richard et Richet, d'après laquelle l'épispadias résulte de la non-soudure des corps caverneux sur la ligne médiane, est infirmée par ce fait que les corps caverneux ne sont pas d'abord séparés, mais se développent dans le tubercule génital aux dépens d'une traînée mésodermique unique que divise dans la suite une lame fibreuse verticale. De même, la théorie de Dolbeau, qui pensait que l'ouverture du canal à la face dorsale de la verge reconnaît pour cause la coalescence suivant leurs bords inférieurs des deux bourgeons génitaux externes, tandis que leurs bords supérieurs restent séparés, a été ruinée du jour où il a été démontré que le pénis n'est pas formé par les deux éminences génitales de Coste, mais bien par un tubercule génital unique. L'hypothèse de Trélat, qui repose aussi sur l'idée que le pénis se développe aux dépens de deux bourgeons, n'a pas survécu davantage. Si l'on considère comme l'a fait remarquer Guyon, que chez la grande majorité des hypospades, la verge semble avoir subi sur son axe une rotation, telle que l'urètre divisé occupe avec son corps spongieux la face dorsale, tandis que les corps caverneux bien conformés et le prépuce sont situés à sa face inférieure, on est conduit à admettre avec Forgue, pour expliquer la pathogénie de ce vice de conformation, l'hypothèse d'après laquelle « l'épispadias ne serait qu'un hypospadias renversé, un hypospadias dorsal ». Quant à la rotation du pénis, elle pourrait s'expliquer, d'après le même auteur, par la prédominance de développement d'un des replis génitaux, qui dévierait le tubercule génital et le ferait tourner sur son axe. Ainsi que le dit si judicieusement Forgue,

cette hypothèse « a contre elle les faits d'hypospadias à verge
droite sans rotation apparente, mais elle a du moins l'avantage
de ne point heurter, aussi gravement que les autres, nos données
embryogéniques actuelles ».

2° Anatomie pathologique. — L'épispadias comprend plusieurs degrés superposables à ceux de l'hypospadias.

a. *Epispadias péno-pubien*. — Il est caractérisé par l'existence
d'une fissure urétrale occupant toute la longueur du pénis, qui
est court, trapu, presque uniquement constitué par le gland de
volume à peu près normal ; le pré-
puce déjeté tout entier au-dessous
du gland est épais et charnu. Le
pénis fortement recourbé en haut
venant se mettre au contact du pubis, il faut le rabattre en bas si l'on
veut voir la gouttière urétrale et sa
jonction avec la partie postérieure
du canal anormalement constitué.
Cette jonction se fait au fond d'un
entonnoir limité en bas par la gouttière épispadienne et en haut par
un repli cutané en croissant, dont
les cornes inférieures se perdent sur
la racine de la verge et le scrotum
(fig. 99).

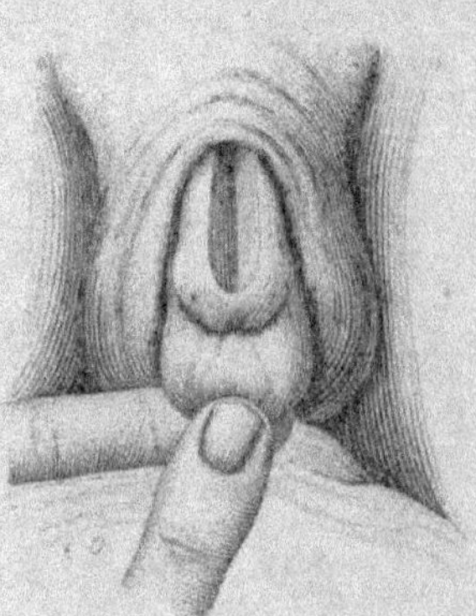

Fig. 99.
Epispadias péno-pubien.

b. *Epispadias pénien ou spongo-balanique* — Dans cette variété
la fissure s'étend à toute la traversée du gland et à une partie
plus ou moins grande de la région spongieuse. La verge courte
est ramassée comme dans le degré précédent et munie d'un
prépuce exubérant au-dessous du gland ; elle est presque rectiligne et faiblement incurvée par en haut.

c. *Epispadias balanique*. — L'urètre est ici seulement fendu
dans la région glandaire, mais sa portion pénienne bien conformée occupe la face dorsale de la verge, qui comme dans les
variétés précédentes est courte et presque uniquement constituée
par le gland au-dessous duquel pend un prépuce volumineux.

3° Symptomatologie. — Comme nous l'avons fait à propos de l'hypospadias, nous nous contenterons de rappeler dans ce paragraphe les troubles fonctionnels engendrés par l'épispadias. Ils sont peu importants lorsque ce vice de conformation est incomplet ; la miction est simplement irrégulière, le jet d'urine venant se briser sur la verge relevée.

4° Traitement. — Il est facile de remédier chirurgicalement aux variétés d'épispadias balanique et spongo-balanique en employant soit les procédés de NÉLATON, de DOLBEAU et de THIERSCH, qui reconstituent la paroi supérieure du canal avec des lambeaux empruntés à l'hypogastre ou au scrotum, soit de préférence celui de DUPLAY qui, après avoir approfondi s'il est nécessaire la rigole urétrale par une incision pénétrant dans la cloison fibreuse interposée aux deux corps caverneux, suture l'un à l'autre les deux corps spongieux avivés de manière à obtenir un canal complètement érectile. L'épispadias complet, quoique réclamant des actes opératoires plus nombreux et plus complexes, est aussi susceptible de restauration tout aussi parfaite au double point de vue de la forme et de la fonction, grâce aux méthodes et procédés de THIERSCH et de DUPLAY.

Ces méthodes et procédés reposent sur le même principe que ceux employés pour la cure de l'hypospadias, consistant à agir par temps successifs ils se composent de trois actes chirurgicaux : 1° redressement de la verge ; 2° constitution d'un nouveau canal du gland à l'orifice épispadien ; 3° abouchement du nouveau canal à l'urètre postérieur relativement bien conformé.

§ 4. — FISTULES SOUS-PÉNIENNES

1° Pathogénie. — Ces fistules ont été bien étudiées par RENÉ LE FORT. Si quelques-unes s'expliquent par le mécanisme de l'éclatement de KAUFFMANN et constituent des lésions congénitales, le plus grand nombre sont bien dues à des arrêts de développement, à des interruptions dans la fermeture de la gouttière urétrale, et rentrent dès lors dans la catégorie des malformations congénitales : aussi y a-t-il intérêt à les rapprocher de celles de l'hypospadias et de l'épispadias.

2° Variétés. — Ces fistules comprennent plusieurs variétés : tantôt il n'existe qu'une simple ouverture s'ouvrant en un point quelconque du pénis, la partie antérieure du canal étant d'ailleurs bien conformée ou oblitérée au niveau du méat, *hypospodias complexe* ; tantôt il existe un véritable canal latéral à l'urètre, qui lui se trouve oblitéré en aval ; *fistule sous-pénienne* proprement dite.

A côté de ces deux variétés, qui résultent de l'absence de soudure des bords de la gouttière urétrale en un de ses points ou de la rupture de sa paroi, il en existe une troisième dans laquelle le canal sous-pénien s'est formé aux dépens d'une inclusion de l'épithélium des bords des replis de la gouttière urétrale. Ces fistules ne sont qu'une évolution des kystes du raphé génito-périnéal étudiés récemment par MERMET. Leur ouverture dans le canal et à la peau se fait en général à la faveur d'une inflammation, aussi méritent-elles le nom de fistules secondaires, par opposition aux fistules primitives, qui à la naissance même communiquent avec le canal.

Les unes et les autres sont d'ailleurs très rares et constituent de véritables curiosités pathologiques.

§ 5. — RÉTRÉCISSEMENTS CONGÉNITAUX

1° Fréquence. — Ils sont infiniment rares et ont même été niés catégoriquement. Leur existence est cependant confirmée par quelques faits indiscutables, notamment celui rapporté en 1895 à la Société anatomique par GUIBÉ, où l'on constata sur le cadavre d'un enfant nouveau-né à l'union de l'urètre antérieur à l'urètre postérieur, un rétrécissement s'opposant au passage d'une sonde cannelée. D'après GETZ (de Baltimore) il existerait fréquemment dans l'urètre de très légères strictions congénitales, qui passeraient inaperçues, mais constitueraient

pour l'avenir une prédisposition fâcheuse. Chez les individus
possédant de tels urètres, on verrait en effet la blennorrhagie et
même de simples irritations de la muqueuse, comme celles produites par la masturbation, par le passage d'une urine pathologique, déterminer la production d'un rétrécissement, tandis
que les porteurs d'urètres bien conformés échapperaient pour
la plupart à cette complication.

2° Pathogénie. — La pathogénie des rétrécissements congénitaux, qui peut exceptionnellement se comprendre par l'hypertrophie des replis bordant les lacunes de MORGAGNI, trouve bien
plus souvent son explication dans l'irrégularité de l'abouchement des divers segments embryogéniques de l'urètre. C'est en
effet au point d'union de l'urètre balanique à l'urètre spongieux, et de ce dernier à l'urètre prostato-membraneux, que
siègent dans la grande majorité des cas les strictures congénitales.

3° Traitement. — Ne déterminant en général aucun trouble
fonctionnel, et c'est pour cela qu'ils sont le plus souvent ignorés,
les rétrécissements congénitaux ne sont justiciables d'aucun traitement. S'ils apportaient des troubles à l'émission de l'urine, il
serait évidemment indiqué de les sectionner et leur forme
valvulaire donne à penser que cette petite opération serait sans
danger.

§ 6. — IMPERFORATIONS ET OCCLUSIONS DE L'URÈTRE

1° Variétés. — Avec GUYON on doit distinguer d'abord les
occlusions, qui résultent de ce que la muqueuse du gland passant comme un pont au-devant du méat le voile complètement,
ou ne laisse d'autres vestiges de sa présence qu'une légère dépression en cul-de-sac. C'est la variété la plus fréquente. Celles qui
sont constituées par la muqueuse de l'urètre tendue à la façon
d'un diaphragme dans la continuité du canal, sont rares et on ne
connait que les cas de DUPARQUE, de ZOHRER et de GOURDON.
Rares aussi sont les occlusions par transformation de l'urètre en

un cordon plein d'une plus ou moins grande longueur, puisque
Guyon n'en a relevé que 8 cas.

2° Pathogénie. — Ces diverses variétés d'imperforations de
l'urètre, occlusion du méat, cloisonnement dans la continuité
du canal, substitution d'un cordon plein à la lumière urétrale,
s'expliquent sans peine par l'embryologie. Elles résultent soit
d'un arrêt de développement dans la constitution en gouttière,
puis en canal du sillon génital au niveau du pénis, du rempart balanique au niveau du gland, soit d'un défaut d'abouchement des trois segments constituant l'urètre définitif.

3° Accidents. — Les imperforations de l'urètre peuvent devenir chez le fœtus le point de départ d'accidents graves et même
mortels, tels que la rupture de la vessie dans une observation
de Simpson ; dans deux cas observés par Depaul et Lefour, la
distension de la vessie des uretères et des reins devint une
cause de dystocie. Parfois les dangers inhérents à l'occlusion
sont en quelque sorte conjurés par l'existence d'un canal de
dérivation, qui s'ouvre soit à l'ombilic (persistance du canal
de l'ouraque), soit dans le rectum, soit en un point quelconque
de la verge.

Dans ce dernier cas il faut se garder de confondre ces orifices
anormaux de l'urètre imperforé en aval avec l'hypospadias et
l'épispadias. Ces fistules congénitales par éclatement de l'urètre,
en arrière d'une oblitération sont d'ailleurs infiniment rares. Ce
sont elles, qui fournissent le plus sérieux appoint à la théorie
mécanique de l'hypospadias et de l'épispadias formulée par Kaufmann après Duncan et Muller.

4° Traitement. — Les occlusions congénitales de l'urètre
réclament, on le comprend, une intervention immédiate aussitôt
après la naissance. Elle consiste dans la perforation du diaphragme membraneux à l'aide d'un bistouri ou d'un trocart lorsqu'il siège au méat, à l'aide du cathétérisme forcé lorsqu'il
occupe la continuité du canal. Lorsqu'on se trouve en présence
d'une transformation de l'urètre en un cordon fibreux d'une
certaine longueur, l'affection est souvent au-dessus des moyens

chirurgicaux ; cependant il n'est pas impossible, croyons-nous, de tenter aujourd'hui, a l'aide du bistouri et en ayant recours aux divers procédés d'urétroplastie, le rétablissement de la continuité du canal.

§ 7. — ÉTROITESSE DU MÉAT

Cette malformation est assez fréquente. L'atrésie est dans la majorité des cas constituée par une valvule occupant la commissure inférieure, mais elle peut être aussi formée par un pertuis creusé en plein tissu spongieux.

Chez les tout jeunes enfants l'étroitesse du méat ne détermine que des troubles mécaniques de la miction ; mais un peu plus tard il s'y joint des phénomènes réflexes, incontinence, rétention, névralgies vésicales et testiculaires, etc., etc., analogues à ceux que nous avons signalés à propos du phimosis.

Pour remédier à tous ces inconvénients et accidents, il est nécessaire de procéder au débridement du méat atrésié. Cette petite opération se fait en pratiquant, sur la commissure inférieure moins vasculaire plutôt que sur la supérieure, une incision soit a l'aide du méatotome à bascule de CIVIALE, soit plus simplement à l'aide d'un bistouri ou d'un ténotome boutonné. Il faut savoir que cette incision donne lieu à un écoulement sanguin abondant, mais qu'il est facile d'arrêter par une irrigation d'eau chaude et la compression. Un inconvénient de l'incision simple du méat est la soudure des lèvres incisées et partant la récidive de la sténose ; c'est pour la prévenir que nous avons imaginé de suturer la muqueuse de l'urètre à la muqueuse du gland, en réalisant ainsi une opération analogue à la canthoplastie des ophtalmologistes.

§ 8. — DILATATIONS CONGÉNITALES DE L'URÊTRE

GUYON n'en a relevé que deux cas dans sa thèse, l'un observé par HENDRIKSZ (d'Amsterdam), l'autre par ANGER ; FORGUE en rapporte un troisième vu par DELBOVIER et cité par DEPAUL.

René Le Fort reprenant incidemment cette étude n'a pas rassemblé moins de 14 faits bien authentiques.

Cette malformation consiste dans l'existence d'une poche située au-dessous de la verge, se dilatant pendant la miction pour se vider ensuite artificiellement par la pression de l'urine qu'elle retient (fig. 100 et 101). Dans le cas d'Hendriksz seul il existait des replis valvulaires en aval de la poche, dans les deux autres aucun obstacle ne s'opposait à l'issue des urines ; la dilatation ne semble donc point la conséquence d'une disposition

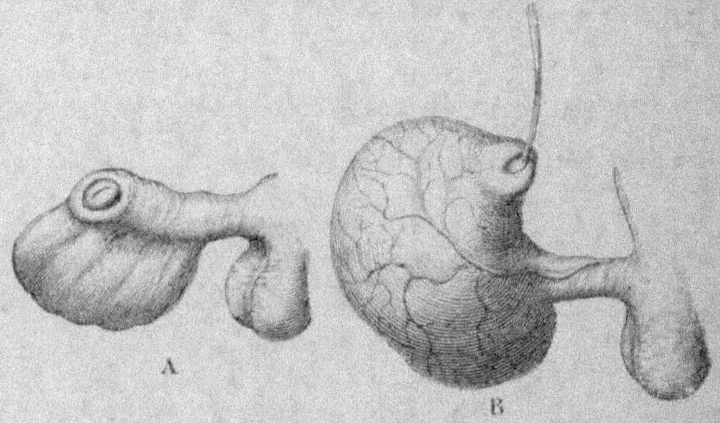

Fig. 100 et 101.
Dilatation congénitale de l'urètre.
A, poche vide. — B, poche distendue par l'urine.

mécanique, elle reconnaît plutôt pour cause l'absence de développement de la gaine spongieuse de l'urètre, car dans tous les cas la paroi de la poche était réduite à la muqueuse du canal et aux téguments. René Le Fort l'explique par la distension, sous la pression de l'urine, de la paroi d'un de ces canaux souspéniens borgnes internes précédemment signalés.

Cette malformation, qui ne saurait compromettre l'existence, fut guérie chez le petit malade d'Hendricksz par la résection d'une portion suffisante des parois de la tumeur et la suture séparée de la muqueuse et de la peau sur une sonde préalablement mise à demeure dans le canal.

§ 9. — URÈTRE DOUBLE

L'existence de la duplicité de l'urètre est niée par la majorité des auteurs (Vidal DE CASSIS, JARJAVAY, VERNEUIL, GUYON). Les exemples de ce vice de conformation rapportés jusqu'ici ne sont pour la plupart que des exemples de ces canaux accessoires de l'urètre étudiés par LEJARS et de ces fistules souspéniennes, dont nous avons donné précédemment un aperçu d'après le travail de René LE FORT.

L'origine embryogénique de ces trajets, étendus parallèlement au vrai canal sur une longueur plus ou moins grande, s'explique par un mécanisme analogue à celui qui préside à la formation des fistules branchiales de la région cervicale. Les bords du sillon génital, au lieu de se souder dans toute leur épaisseur, ne se réunissant que suivant leurs lèvres cutanée et muqueuse, l'interstice reste canaliculé. Mais en raison du développement indépendant des trois segments de l'urètre, le canal accessoire, quelle que soit sa longueur, ne s'étend jamais jusqu'à la vessie, cependant les deux faits de MEISELS publiés dans ces dernières années semblent offrir un caractère d'authenticité parfaite; de même il ne se prolonge que tout à fait exceptionnellement jusqu'au sommet du gland. Les canaux accessoires glandaires ne sont autre chose que les fistules juxta-urétrales du méat décrites par JAMIN et ont pour origine habituelle l'inflammation d'une glande voisine du méat ou d'une lacune urétrale.

On comprend mieux l'existence d'un urètre double dans le cas de bifidité du pénis ou de duplicité de cet organe, mais cette malformation est très rare. Le premier cas a été rapporté par Isidore GEOFFROY-SAINT-HILAIRE : chez cet individu les deux verges étaient placées l'une au-dessus de l'autre et chacune d'elles était creusée dans tout sa longueur d'un canal, qui servait isolément ou simultanément à l'émission de l'urine ou du sperme. VELPEAU, HART, VACE, BURIN, KEYES, GIACOMO SAN-

GALLI ont observé les autres cas, dans lesquels les deux pénis étaient placés l'un à côté de l'autre. Chez tous ces sujets il existait en même temps d'autres vices de conformation plus ou moins accentués portant sur le scrotum, les testicules, la symphyse pubienne et sur la vessie (double chez le sujet de SANGALLI). Malgré ces difformités plusieurs de ces individus atteignirent l'âge adulte.

§ 10. — ABSENCE TOTALE OU PARTIELLE DE L'URÈTRE

Ce vice de conformation, extrêmement rare, surtout dans le sexe masculin, se lie presque toujours à l'absence ou au développement rudimentaire de la verge.

Les cas de RÉVOLAT, de NÉLATON, de DEMARQUAY, de GOSCHLER, de HICKS sont sans doute les seuls authentiques que nous possédions. Chez le malade de RÉVOLAT outre un spina bifida, il existait une hernie ombilicale au-dessous de laquelle l'urine et le méconium s'échappaient par un orifice transversal ; les sujets de NÉLATON, de GOSCHLER, de DEMARQUAY ne présentaient aucune anomalie : le scrotum lui-même était bien conformé, le cordon normal, mais il n'y avait nulle part trace de pénis, et les urines s'écoulaient par une fistule vésico-rectale. A part l'individu observé par DEMARQUAY, qui avait vingt-sept ans et était très vigoureux, nous ne savons ce qu'il advint des nouveau-nés vus par les autres chirurgiens. De cet unique fait il est cependant permis de conclure que ce vice de conformation est compatible avec l'existence, lorsque l'urine trouve une issue directement à l'extérieur, ou dans un réservoir voisin comme l'intestin. Il n'en est pas de même, cela va sans dire, lorsque, comme cela existait chez le fœtus de HICKS, la vessie et le rectum s'ouvrent dans une poche fermée située à la place du scrotum.

TROISIÈME PARTIE

MALADIES DE LA PROSTATE

———

CHAPITRE PREMIER

LÉSIONS TRAUMATIQUES

Les lésions traumatiques de la prostate sont rares. La situation profonde de la glande, protégée par la ceinture osseuse du bassin, la dérobe en effet à l'action des corps vulnérants. Cependant cet organe peut être atteint exceptionnellement de contusion, et plus souvent de plaie.

§ 1. — CONTUSIONS

On pourrait croire que les traumatismes violents de la portion pubienne du bassin et de la région périnéale entraînent, au milieu de la désorganisation profonde des organes voisins, telle que fracture des os, déchirure des aponévroses, rupture de l'urètre, la dilacération de la prostate. Il n'en est rien, et les recherches expérimentales de TERRILLON sont venues, il y a quelques années, confirmer les observations anciennes de CHOPART, en démontrant que la prostate reste indemne, alors que le ligament de CARCASSONNE, la portion membraneuse de l'urètre, les os du pubis et les ischions ont été déchirés et rompus. Le fait de VELPEAU qui, dans une autopsie, trouva le tissu de la prostate semé de petits foyers hémorragiques, reste à peu près unique dans les annales de la science.

Si la contusion violente, aiguë, est rare, il n'en est peut-être pas de même de la contusion chronique de la prostate, résultant de l'exercice immodéré de l'équitation et de la bicyclette. Certaines prostatites aiguës ou chroniques, que nous avons eu occasion d'observer chez plusieurs cavaliers ou bicyclistes en dehors de toute atteinte blennorrhagique antérieure, avaient peut-être pour point de départ de petits foyers hémorragiques, de minimes lésions destructives provoquées par l'ébranlement prolongé du périnée chez ces malades. Millet et Méxière, J.-W. Irimin ont fait des observations analogues.

Quoi qu'il en soit, la description clinique de la contusion prostatique est encore à faire, et les matériaux manquent pour l'entreprendre.

§ 2. — Plaies

Quoique peu fréquentes, les plaies de la prostate ont aujourd'hui leur histoire complète dans les livres classiques, depuis la première description faite par Vidal de Cassis.

1° **Étiologie**. — Elles sont produites, soit de dedans en dehors par l'intermédiaire du canal de l'urètre, soit de dehors en dedans.

A. Plaies de dedans en dehors. — Ce premier genre de plaies résulte d'un cathétérisme maladroit ou violent ou encore de la présence d'un corps étranger, tel qu'un calcul, etc. Nous en traiterons à propos des ruptures de l'urètre et des fausses routes.

B. Plaies de dehors en dedans. — Les plaies de dehors en dedans sont déterminées par des instruments piquants, tranchants et contondants. Une division reposant sur la nature des corps vulnérants a bien sa valeur, mais il est préférable, croyons-nous, de les classer d'après le point par lequel ils atteignent la glande. A cet égard, la prostate peut être blessée : 1° par le périnée ; 2° le rectum ; 3° l'hypogastre (fig. 102).

a. Les *plaies faites à travers le périnée* sont de beaucoup les
plus fréquentes. Ce sont d'abord toutes les plaies chirurgicales
nécessitées par la taille ; viennent ensuite les plaies accidentelles produites au cours d'un combat, d'une rixe par une épée,
un couteau, un tranchet, ou survenues dans une chute sur un
échalas (VELPEAU) ou sur une branche d'arbre (DUGAS).

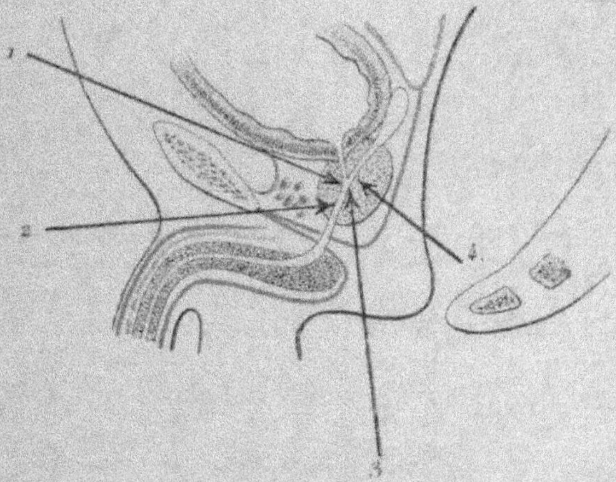

Fig. 102.
Voies suivies par les agents venant blesser la prostate.
1, hypogastre. — 2, région sous-pubienne. — 3, périnée. — 4, rectum.

b. Les *plaies faites par l'intermédiaire du rectum* sont un peu
plus rares, aujourd'hui surtout que les tailles rectales et la
ponction de la vessie par l'intestin sont délaissées. Elles succèdent, en général, au passage de corps étrangers dans l'intestin,
comme des noyaux de fruits, des épingles, des graviers. On
les observe surtout, à la suite des manœuvres réclamées par
l'extraction des objets plus ou moins volumineux, que certains
individus s'introduisent dans le rectum par gageure, aberration
mentale ou lubricité.

c. Les *plaies faites par l'hypogastre* sont tout à fait exceptionnelles, et presque toujours elles s'accompagnent de désordres tels du côté de la vessie, voire même du cul-de-sac péri-

tonéal, qu'elles ne constituent plus qu'un épiphénomène dans l'évolution de ce grave traumatisme. On a cependant vu la prostate être atteinte par le trocart dans une ponction sus-pubienne de la vessie.

C. PLAIES PAR ARMES A FEU. — Les plaies par armes à feu, que nous classons à part, sont rares, puisque Otis n'en a relevé que sept cas. Elles s'accompagnent en général de fracture du bassin et en particulier du pubis, et de lésions graves du côté de la vessie, des vésicules séminales, du rectum, etc. Cependant Ricord et Otis rapportent chacun un fait de balle logée dans le parenchyme prostatique sans autres lésions.

2° Symptômes. — Les phénomènes symptomatiques, qui résultent de la blessure de la prostate, sont bien différents suivant : 1° que l'agent vulnérant s'est arrêté dans le parenchyme glandulaire ou 2° qu'il a intéressé le canal de l'urètre.

a. *Premier cas*. — Dans le premier cas, le seul symptôme de la plaie de la prostate est, avec une douleur plus ou moins vive, l'hémorragie. Cette hémorragie, parfois insignifiante, est quelquefois si abondante, lorsque la prostate est très vasculaire, comme c'est le cas fréquent chez les vieillards, ou lorsque les plexus périprostatiques ont été intéressés, qu'elle nécessite le tamponnement du rectum.

b. *Deuxième cas*. — Lorsque l'urètre a été intéressé, à l'hémorragie externe se joint un écoulement de sang, qui se fait tout entier dans la cavité vésicale, ou se déverse dans l'urètre et donne lieu à l'urétrorrhagie. L'urine sort par la plaie extérieure, soit seulement au moment des mictions, soit d'une façon continue. On admet, en général, dans ce dernier cas, que le col vésical a été intéressé ; mais ce que Guyon nous a appris touchant le rôle du sphincter membraneux comme appareil de rétention normal de l'urine, fait comprendre que l'écoulement de ce liquide peut être continu, alors même que le col de la vessie a été respecté. Lorsque la plaie est sinueuse et étroite, l'urine ne sort que pendant les efforts de la miction. L'écoulement du sperme n'est possible que si les vésicules séminales ont été blessées. Quant au

suintement du liquide prostatique, il est sécrété en trop petite
quantité en dehors de l'orgasme vénérien pour qu'il puisse être
constaté.

L'exploration de la prostate par le toucher rectal ne doit
jamais être négligée dans le cas de plaie supposée de cet organe ;
elle fournit souvent de précieux renseignements. Mais la plaie
elle-même sera exceptionnellement explorée à l'aide du doigt,
d'une sonde de femme, d'un stylet ; si cet examen s'impose,
on devra toujours agir avec une grande douceur dans la crainte
d'augmenter les désordres, de rappeler les hémorragies, etc.

3° Marche, terminaisons. — Petites ou grandes, pourvu
qu'elles soient simples, à trajet direct et régulier, les plaies de
la prostate sont bénignes et guérissent avec rapidité, ainsi que
le montre la pratique des opérations de tailles périnéales ;
cependant lorsqu'elles sont trop larges et dépassent les limites
de la glande, elles peuvent s'accompagner d'hémorragies graves
et même mortelles ; elles peuvent aussi consécutivement se
compliquer de phlébite des plexus périprostatiques et d'accidents
septicémiques. Mais ce sont surtout les plaies irrégulières,
anfractueuses qui, en raison de la stagnation de l'urine, des
liquides et des produits de suppuration, exposent à des accidents
infectieux presque fatalement mortels. Comme conséquence
éloignée des plaies de la prostate intéressant les conduits éjaculateurs, nous rappellerons que LAPEYRONIE et DEMARQUAY en
ont signalé l'oblitération.

4° Traitement. — Les plaies de la prostate ne communiquant pas avec l'urètre ne réclament d'autres indications thérapeutiques que l'arrêt de l'hémorragie lorsqu'elle se produit.
La compression exercée simplement sur le périnée ou pratiquée par le rectum sous forme de tamponnement, la glace, les
styptiques, suffisent le plus souvent. DESNOS conseille d'avoir
recours à l'eau très chaude, suivant la méthode de RECLUS.

Lorsque l'urètre est intéressé et que la plaie, petite ou grande,
est régulière, à trajet direct et permettant un libre écoulement
de l'urine, le chirurgien, après avoir arrêté l'hémorragie,

pourra se contenter de faire journellement des lavages antiseptiques, d'administrer à l'intérieur le biborate de soude, le salol ou
autre substance destinée à rendre l'urine aseptique et de laisser
la cicatrisation s'accomplir seule. Si, au contraire, la plaie est
anfractueuse, irrégulière, il pratiquera des cathétérismes répétés
et mettra même une sonde à demeure, afin de prévenir l'infiltration de l'urine dans les tissus. Mais si les cathétérismes sont
difficiles et la sonde à demeure mal supportée, il ne devra pas
hésiter à suivre le conseil de LE DENTU, qui recommande, dans
ces cas, d'inciser largement le périnée, de mettre à nu tout le
foyer traumatique et d'assurer ainsi l'écoulement de tous les
liquides.

CHAPITRE II

INFLAMMATION DE LA PROSTATE

Les travaux de J.-L. Petit, de Desault et de quelques autres chirurgiens du siècle dernier ont établi sur des bases indiscutables l'existence de la prostatite aiguë.

1° Etiologie. — Les causes de la prostatite aiguë sont extrêment nombreuses, et pour les énumérer avec fruit, nous les classerons, à l'exemple de Segond et de Le Dentu, en *causes prédisposantes* et *causes déterminantes*.

A. Causes prédisposantes. — *a.* Les causes prédisposantes jouent un rôle considérable dans le développement de l'inflammation aiguë de la prostate, en déterminant du côté de la glande un état congestif habituel. Ce sont les habitudes sédentaires, la station assise prolongée, la constipation, l'exercice du cheval, du vélocipède, les excitations génésiques comme les érections prolongées, le coït, la masturbation, l'abus ou parfois même, chez certains sujets, le simple usage de médicaments portant leur action sur les organes génito-urinaires, tels que copahu, cubèbe, cantharides, les diurétiques (Thompson), les excès alcooliques, l'emploi intempestif de la médication suppressive au cours de la blennorrhagie (Fournier).

Les diathèses ne jouent qu'un rôle secondaire dans la prédisposition à la prostatite, elles agissent surtout parce qu'elles créent un terrain favorable à une cause puissante d'inflammation de cette glande, à la blennorrhagie, et parce qu'elles prolongent cette dernière. Parmi ces diathèses, nous noterons la scrofule, l'arthritisme.

Le plus grand nombre des causes précédentes se rencontrant surtout chez l'adulte, on comprend pourquoi la prostatite s'observe surtout dans la période moyenne de la vie. Les vieillards, chez lesquels les causes de la congestion de la prostate sont pourtant aussi si fréquentes, échappent à l'inflammation de cet organe, parce que les causes déterminantes font en général défaut.

B. Causes déterminantes. — Les causes déterminantes sont : 1° directes, ou 2° indirectes:

a. *Causes déterminantes directes.* — Au nombre des causes déterminantes directes, on trouve d'abord les traumatismes. S'il n'est pas absolument démontré que la contusion chronique du périnée chez les cavaliers, les cyclistes, puisse, en l'absence de tout état inflammatoire de l'urétre, devenir l'origine de la prostatite aiguë, la chose n'est pas inadmissible. Les plaies de la prostate produites de dehors en dedans se compliquent assez rarement de phlegmasie aiguë de l'organe ; par contre, les plaies de dedans en dehors, les éraillures de la muqueuse urétrale, les fausses routes la déterminent souvent, alors surtout que les instruments sont chargés de produits septiques.

Les cathétérismes répétés, la sonde à demeure ne provoquent l'accident que nous étudions que si le chirurgien commet quelque faute dans leur application. Les injections trop violemment poussées et contusionnant en quelque sorte le canal prostatique, après avoir forcé le sphincter interurétral, sont une cause non douteuse de prostatite aiguë (Guyon). Il en est de même des manœuvres, que nécessite la cautérisation de l'arrière-canal avec les divers porte-caustique.

Enfin, parmi les causes directes de la prostatite aiguë, les inflammations propagées par voie de continuité de l'urétre ou de la vessie à la glande doivent être regardées comme les plus communes. C'est ainsi que très souvent l'urétrite blennorrhagique se propage à la prostate (45 fois sur 115, suivant SEGOND, dans 70 p. 100 des cas d'après MENTAGNON et ERAUD) et cela presque toujours à l'occasion d'une fatigue, d'un excès de table, d'une pollution, d'un coït, d'une masturbation. D'autres fois c'est l'inflammation développée en arrière d'un rétrécissement, qui gagne le parenchyme de la glande. Enfin, mais cela est exceptionnel, on a vu les phlegmasies du col de la vessie envahir la prostate. A côté de ces inflammations *par continuité*, signalons les inflammations *par contiguïté*, comme celles qui succèdent à diverses affections du rectum (hémorroïdes, rectite, rétrécissements, fistules, fissures) ou des vésicules séminales.

b. Causes déterminantes indirectes. — Au nombre des causes indirectes certains auteurs rangent d'abord l'influence du froid. SEGOND en rapporte quelques exemples, mais la prostatite *a frigore* reste exceptionnelle. On voit aussi survenir indirectement la prostatite dans certaines maladies générales infectieuses, telles que les oreillons (GOSSELIN), la variole (GUYON), la goutte (GAILLARD, de Rochefort), l'infection purulente (DÉSORMEAUX, SOCIN). Ce sont là les *prostatites métastatiques* de SEGOND.

2° Bactériologie. — Nous ne savons encore presque rien de la bactériologie de la prostatite et de la périprostatite. Dans un cas BARBACCI aurait trouvé le coli-bacille, mais comme le fait remarquer LEGRAIN il est fort probable que ce microbe avait pénétré dans le foyer de suppuration prostatique après la mort. GERHEIM pense que l'inflammation de la prostate au cours de la blennorrhagie est le résultat d'une infection mixte. FRAMRINGER aurait rencontré des bactéries volumineuses rappelant par leur disposition en chaînettes les bacilles du charbon, mais il déclare qu'il n'accorde à ces micro-organismes aucune spécificité dans la genèse de la prostatite.

3° Anatomie pathologique. — On peut considérer dans l'évolution anatomique de toute inflammation de la prostate parcourant son cycle complet, trois phases ou périodes : *a*. une première période inflammatoire, caractérisée par une prolifération vigoureuse des éléments de la glande ; *b*. une deuxième, pendant laquelle le pus se collecte en abcès ; *c.* une troisième enfin, où l'on voit le processus, franchissant les limites de la prostate, déterminer de la périprostatite.

a. *Phase inflammatoire.* — On connaît peu les altérations anatomiques de la première période ; seuls les faits de Thompson, de Le Dentu, de Segond, ont permis de les décrire. La prostate est augmentée de volume dans sa totalité ou seulement en partie, un des lobes prédominant sur l'autre et faisant une plus ou moins grande saillie dans le rectum. Les plexus périprostatiques sont gorgés de sang. A la coupe le tissu est rouge et la pression exprime un liquide louche, formé d'abord de sérum, d'éléments lymphatiques et bientôt de leucocytes, c'est-à-dire du pus. L'examen microscopique fait à cette période a montré à Brissaud que les lésions inflammatoires, débutant dans les culs-ds-sac glandulaires et procédant par groupes, consistent dans la prolifération de l'épithélium qui perd bientôt ses caractères, subit la régression et forme une sorte de détritus au milieu duquel se voient quelques globules de pus. Cependant le tissu musculaire et cellulaire avoisinant les acini malades s'enflamme à son tour et devient le siège d'une abondante prolifération nucléaire. Ainsi donc, d'après Brissaud, la prostatite serait d'abord glandulaire, le parenchyme ne se prendrait que consécutivement, et il n'y aurait plus lieu d'admettre, avec Velpeau et plus récemment Harrison, une prostatite glandulaire et une prostatite parenchymateuse. Néanmoins il semble bien prouvé que certaines inflammations, comme celles qui succèdent à un traumatisme ou qui surviennent dans le cours de maladies générales, sont tout d'abord et d'emblée parenchymateuses. En définitive, comme très rapidement glande et tissu interposé se prennent, cette distinction n'a aucune importance pratique.

b. *Phase de suppuration.* — Lorsque la phase précédente ne se termine pas par résolution, on voit apparaître çà et là dans la glande de petits foyers jaunâtres formés de pus épais et glutineux. Ce sont de petits abcès, dont le nombre est parfois considérable (30 dans un cas de Lallemand. Ces petites collections miliaires ne tardent pas à se réunir par destruction des tissus intermédiaires et à former un vaste abcès pouvant occuper toute

la glande, mais siégeant le plus souvent dans un de ses lobes
latéraux, très rarement dans le lobe médian, et exceptionnellement dans le tissu glandulaire situé au-dessus de l'urètre. Son
contenu est ordinairement un pus crémeux de bon aloi, mais il
s'y mêle souvent des débris de tissu sphacélé, du sang provenant de l'ulcération de minces vaisseaux, enfin parfois aussi de
l'urine. L'urètre comme disséqué reste dans certains cas intact
au milieu de la désorganisation générale de la glande, mais

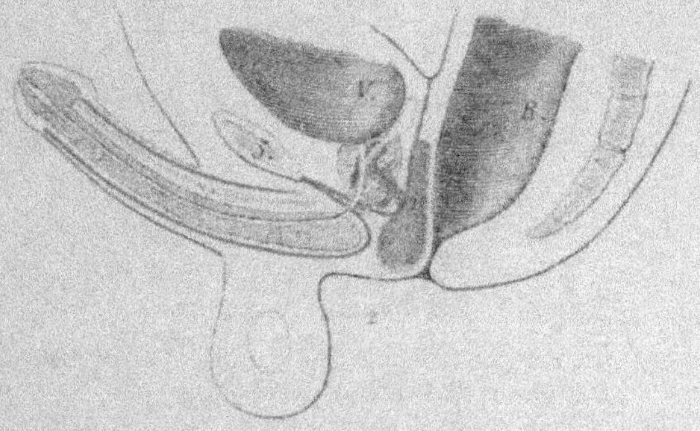

Fig. 163.
Foyer de suppuration intra et périprostatique.

souvent ses tuniques offrent des fissures ou même de larges
ouvertures, qui mettent en communication le canal avec le foyer
de l'abcès et permettent le mélange du pus et de l'urine. Alors
même que l'ouverture de l'urètre offre un passage au produit de
la suppuration, celle-ci peut gagner du côté du rectum, où elle
s'ouvre après avoir perforé l'aponévrose prostato-péritonéale
(fig. 163). Parfois aussi le travail ulcératif détruit les enveloppes
aponévrotiques latérales et le processus envahit le tissu périprostatique ; mais cette propagation peut également se faire par
d'autres mécanismes que nous allons signaler. Comme l'urètre,
les canaux éjaculateurs peuvent être disséqués, indurés, obturés
et parfois même détruits (LALLEMAND), et on a vu l'inflammation
se propager jusqu'aux vésicules séminales, qui sont épaissies et
remplies de pus.

19.

c. *Périprostatite.* — La périsprostatite ou inflammation du tissu cellulaire qui enveloppe la prostate (fig. 104), et spécialement de celui qui est interposé au rectum et à l'aponévrose prostato-péritonéale, peut se développer *in situ*, à la suite d'une

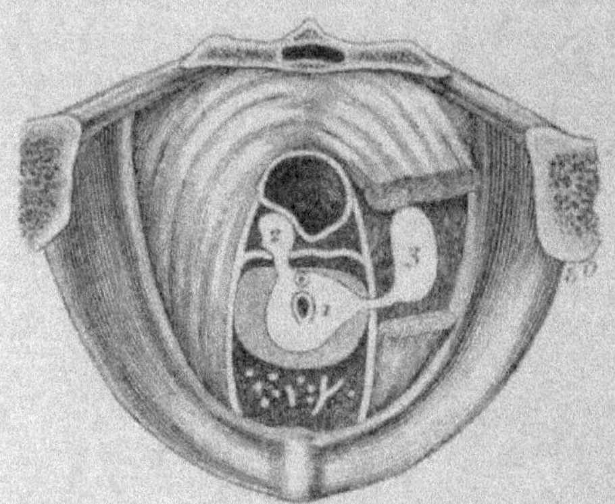

Fig. 104.

Suppuration intra et péri-prostatique.

1, foyer intra-prostatique. — 2, foyer venant au contact du rectum après avoir traversé l'aponévrose de Denonvilliers. — 3, foyer contenu dans la fosse ischio-rectale au-dessous du releveur de l'anus.

inflammation des vésicules séminales ou de la vessie elle-même ; mais dans la grande majorité des cas, elle est consécutive à l'inflammation de la prostate. Cette propagation de la phlegmasie de la glande au tissu cellulaire voisin se fait soit par *diffusion* du pus dans le tissu périprostatique, soit par *propagation* par l'intermédiaire du système veineux d'après Segond, Carpentier-Méricourt, ou du système lymphatique, ou encore du tissu cellulaire. La propagation par la voie lymphatique est la plus ordinaire, l'inflammation suivant les troncs qui vont de la prostate aux ganglions situés sur les parties latérales du bassin d'après Sappey, ou entre le rectum et la prostate d'après Lannelongue. Cette périprostatite d'origine lymphatique a été comparée très justement à la périmétrite et aux inflammations du ligament large par Reliquet et Segond.

En général le phlegmon par diffusion produit des collections circonscrites et peu vastes. Par contre, le phlegmon par propagation est très étendu et donne lieu à un abcès unique sans bride ni cloisonnement ; siégeant presque toujours en arrière de la prostate, rarement sur les côtés, il a une tendance à s'étendre à tout le tissu de l'étage supérieur du petit bassin. Il est remarquable de voir que souvent, malgré la fonte purulente de toute la prostate et du tissu voisin, le col de la vessie, l'urètre, les vésicules séminales, le rectum restent indemnes et conservent ultérieurement toutes leurs fonctions. Il arrive cependant que ces organes sont atteints ; l'urètre et le rectum présentent une disposition toute spéciale à ces altérations de voisinage. Leurs parois détruites en un ou plusieurs points mettant en communication ces viscères avec l'abcès, il en résulte un épanchement de l'urine, plus rarement des fèces dans le foyer et partant des accidents infectieux graves d'emblée, des suppurations interminables ; que si le malade échappe à ces causes diverses de mort, il persiste des fistules rebelles.

4° Symptomatologie. — a. *Début*. — Il est tout différent suivant que la prostatite est *secondaire* ou *primitive*. La prostatite qui succède à une inflammation de l'urètre a un début insidieux : un peu de douleur, une gêne, une pesanteur au périnée augmentant pendant et après la miction, une certaine difficulté à uriner et à aller à la garde-robe, la disparition de l'écoulement urétral, quelques légers frissons, un petit mouvement fébrile, sont les seuls symptômes qui traduisent l'invasion de la phlegmasie. Par contre l'inflammation, qui se déclare d'emblée dans la prostate, débute bruyamment. Le malade est pris d'un frisson violent, prolongé, suivi de sueurs abondantes, la soif est vive, la céphalée intense, la température s'élève à 38, 39° et plus. Suivant GUYON, ces phénomènes généraux reconnaissent pour cause l'irruption de l'urine septique dans le tissu de la prostate, par exemple, à la suite d'un traumatisme, d'une fausse route ; dans les autres cas la fièvre initiale est moins vive.

b. *Phase inflammatoire*. — Quel qu'ait été son début, lorsque la maladie est confirmée, le malade accuse une douleur vive au périnée avec sensation de battements s'irradiant aux cuisses, aux lombes ; la marche, la station assise, les moindres mouvements aggravent les souffrances. La miction est pénible, gênée et parfois même la rétention des urines est complète, soit que le gonflement de la glande amène l'effacement du canal, soit qu'il se produise un spasme de la portion membraneuse. Les besoins d'uriner sont un peu augmentés de fréquence, mais les envies ne sont jamais subites, impérieuses, comme cela s'observe dans la cystite du col. Le passage des garde-robes à travers l'anus est extrêmement douloureux, et après la défécation il y a du ténesme, un sentiment de plénitude constante dans le rectum, qui, suivant l'expression de DESAULT, donne la sensation d'un gros tampon de matières fécales prêt à sortir.

Les signes physiques sont mis d'abord en valeur par le toucher rectal, qui est très douloureux, au point de devenir parfois impraticable. Si le chirurgien parvient à introduire le doigt dans le rectum, il constate que la prostate est augmentée de volume, dure, sensible, bosselée, mais parfois régulière ; elle est déformée et semble carrée, suivant VIDAL de CASSIS.

Le cathétérisme de l'urètre, qui ne révèlerait d'ailleurs que des signes de minime importance, ne doit pas être pratiqué parce que la douleur le rendrait impossible ou très pénible, et que les instruments même prudemment maniés, risqueraient de pénétrer le tissu friable de l'organe enflammé et de faire de redoutables fausses routes.

La *périprostatite primitive ou consécutive à la prostatite* présente à peu près les mêmes signes fonctionnels à cette première période ; notons seulement que tandis que les signes du côté de l'urètre (dysurie) sont moins marqués, ceux qui ont pour siège le rectum (douleurs, difficultés de la défécation) le sont davantage.

Les signes physiques diffèrent sensiblement. En effet, le doigt introduit dans le rectum constate l'existence d'une large plaque phlegmoneuse dépassant les limites de la glande, donnant une sensation de rénitence, d'empâtement comme on l'observe dans le phlegmon péri-utérin et parfois même de battements artériels (pouls rectal).

La période purement inflammatoire de la prostatite et de la

périprostatite dure en moyenne de six à huit jours. Alors elle peut se terminer par résolution ou par suppuration donnant lieu en ce cas aux abcès prostatiques et péri-prostatiques que nous allons décrire. On a bien signalé le passage à l'état chronique et la possibilité d'autre part de sa terminaison par gangrène (BÉRAUD, VELPEAU), mais ces modes d'évolution sont si rares, si même ils existent (LE DENTU), que nous ne faisons que les signaler

c. Phase de suppuration. — Lorsque l'inflammation de la prostate et du tissu voisin doit se terminer par abcès, la suppuration s'annonce par une recrudescence des symptômes généraux : petits frissons répétés, élévation thermométrique pouvant s'élever jusqu'à 40° et même 41°, sécheresse de la langue, soif vive, anorexie profonde, constipation opiniâtre.

Le toucher rectal, encore plus douloureux que dans la phase inflammatoire, fait constater une nouvelle augmentation du volume de la prostate. Alors même que le pus est nettement collecté et que l'abcès siège près de la paroi du rectum, le doigt ne perçoit pas de fluctuation, mais il éprouve une sensation de dépressibilité, de mollesse, qui tranche sur la consistance ferme des parties voisines. Il semble que la pulpe appuie sur une baudruche tendue sur un cadre résistant (SEGOND). Si l'abcès siège au centre de la glande, au voisinage de l'urètre, le toucher ne révèle plus rien. On pourrait dans ce cas être tenté de faire l'exploration par le cathétérisme, mais outre que les renseignements fournis par cette manœuvre seraient bien vagues, leur recherche exposerait à trop de dangers pour qu'on puisse la conseiller d'une façon générale.

d. Migration du pus. — Les *abcès de la prostate* abandonnés à eux-mêmes finissent toujours par se faire jour à l'extérieur. Rarement ils restent latents au milieu des tissus pendant des mois et des années, comme dans un cas de CIVIALE, et rien n'est moins prouvé que leur transformation en kyste et que la résorption complète de leur contenu. Leur voie d'élimination est variable. Le plus souvent, 35 fois sur 115 cas réunis par SEGOND, ils s'ouvrent dans l'urètre, soit spontanément, soit pendant les efforts de la miction ou de la défécation, soit enfin au cours d'un cathétérisme. Le pus est alors évacué par le canal de temps à autre sous forme de petites éjaculations, comme le produit de la blennorrhagie chronique postérieure. Si l'abcès est petit, la guérison peut avoir lieu ainsi. S'il est considérable, non seulement la collection ne peut se vider complètement par cette voie, mais l'urine pénétrant dans le foyer peut provoquer les accidents redoutables de l'infiltration urineuse, de l'infection purulente, etc. Il est tout à fait exceptionnel que les abcès de la prostate s'ouvrent dans la vessie, comme chez les malades de J.-L. Petit et d'Erichsen. L'ouverture dans le rectum est presque aussi fréquente que celle dans l'urètre, mais presque toujours elle se fait à la faveur d'un phlegmon périprostatique par diffusion, et rarement des adhérences s'établissent entre l'intestin et l'aponévrose prostato-péritonéale, de manière à établir une communication directe entre le foyer de suppuration prostatique et la cavité rectale.

Les *abcès périprostatiques* ne s'ouvrent pas ordinairement dans l'urètre, du moins par un trajet direct, mais on voit plus souvent le pus contourner le bord de la glande pour venir s'ouvrir en avant au niveau de la région membraneuse. C'est le plus communément par le rectum que s'évacue la suppuration périprostatique (43 fois sur 77 observations de Segond), et comme l'abcès occupe souvent à la fois le tissu périglandulaire et la glande elle-même, il se fait jour simultanément dans l'intestin et le canal, donnant ainsi lieu à une fistule recto-urétrale, d'autant plus difficile à guérir qu'il existe entre les deux orifices une cavité plus ou moins vaste et anfractueuse. Parfois le pus fait irruption dans la fosse ischio-rectale, simulant un abcès de la marge de l'anus. D'autres fois il gagne le périnée antérieur, après avoir effondré le ligament de Carcassonne. Enfin signalons comme migration exceptionnelle, mais possible, de ces collections, leur passage à travers le trou obturateur, qui détermine une tumeur à la racine de la cuisse (Tillaux, Guyon), leur pénétration dans le canal inguinal, dans la cavité de Retzius, leur diffusion jusqu'à l'ombilic, la base du thorax, (Curtis), etc.

5° Marche, durée, terminaison. — Nous avons dit quelles

étaient la marche et la durée de l'inflammation de la prostatite
jusqu'à la formation du pus. Celui-ci formé et la collection
ouverte, la durée de la maladie est très variable, suivant le
siège de cette ouverture, l'étendue des lésions, etc. La guérison
complète peut avoir lieu, mais souvent il subsiste, après l'évacuation du pus, des trajets fistuleux qui entraînent des suppurations interminables, susceptibles d'ouvrir la porte à des accidents
graves ou de devenir le point de départ d'infirmités déplorables.

6° Pronostic. — Le pronostic de la prostatite et de la périprostatite n'est pas très grave, car sur 114 observations SEGOND
a enregistré 70 guérisons complètes et 10 survies avec persistance de trajets fistuleux d'une part, et 34 morts d'autre part
parmi lesquelles 11 sont dues à des affections antérieures ou
intermittentes. L'infection purulente et les suppurations prolongées ont été les causes de mort de beaucoup les plus fréquentes dans les 23 décès imputables à l'affection elle-même.
Indépendamment de la persistance de trajets fistuleux, nous
devons noter comme conséquence éloignée, l'atrophie et la disparition presque complète de la glande (LALLEMAND), la diminution de la sécrétion du sperme et la production d'une douleur
vive au moment de l'éjaculation, ainsi que REIMONENCQ l'a
signalé.

7° Diagnostic. — Pour un chirurgien attentif, sachant bien
interpréter les symptômes fonctionnels précédemment étudiés
et ne négligeant pas la recherche des signes physiques au moyen
du toucher rectal, le diagnostic de la prostatite et de la périprostatite ne présente guère de difficulté. La cystite du col, la
cowpérite, la vésiculite en seront aisément distingués. La cystite
du col, plus fréquente au cours de la blennorrhagie que la prostatite, se distingue de cette dernière par l'intensité du ténesme
vésical, la fréquence des mictions, la douleur et l'hématurie ter-
minales, la sensibilité prostatique modérée, la non-augmentation
de volume de la glande, enfin l'absence de phénomènes généraux
(FOURNIER). La cowpérite se reconnaît en ce qu'elle forme au
périnée une tumeur perceptible à la palpation extérieure, fai-

sant corps avec le bulbe de l'urètre et tendant au fur et à mesure que la suppuration se collecte à faire saillie au périnée (Le Dentu) ; notons encore que les phénomènes de dysurie sont beaucoup moins fréquents et moins accusés. L'inflammation aiguë des vésicules séminales est rare et on aura exceptionnellement à compter avec elle. Outre les éjaculations sanguinolentes comparables à de la gelée de groseille, que Rapin considère comme un symptôme presque pathognomonique, ce qui est loin d'être exact, la spermatocystite se caractérise par des phénomènes vagues ; seul le toucher rectal en révélant l'existence au-dessus de la prostate de deux tumeurs allongées, plus ou moins fermes et douloureuses peut la faire reconnaître. Certaines formes de tuberculisation primitive caséeuse de la prostate peuvent donner le change avec les suppurations subaiguës, mais nous verrons que dans l'évolution de la tuberculose prostatique, on peut saisir toujours certains caractères, qui lèvent rapidement tous les doutes. Signalons enfin les kystes suppurés de la prostate, affection rare mais toujours entourée de la plus grande obscurité.

8° Traitement. — a. *Antiphlogistiques et résolutifs.* — La première indication thérapeutique consiste à enrayer le processus phlegmasique et à empêcher la suppuration. La saignée générale est abandonnée de nos jours, mais dans les cas à réaction violente les émissions sanguines locales ne devront pas être rejetées. A cet effet, repoussant le procédé difficilement applicable, douloureux et parfois même dangereux de Bégin, qui conseillait d'appliquer des sangsues directement sur la muqueuse rectale, on se contentera de les poser au périnée et en grand nombre (20, 25, 30) suivant les indications de Fournier. Les grands bains tièdes et prolongés (Le Dentu), ou chauds et très courts (Thompson), seront préférés aux bains de siège, qui congestionnent. Une mention spéciale doit être faite des lavements d'eau très chaude (55°), poussés lentement deux fois par jour dans le rectum et combinés avec des applications de compresses également bien chaudes, maintenues en permanence sur le périnée, d'après la méthode de Reclus.

En même temps qu'on combattra ainsi l'inflammation, on remédiera à la douleur par l'administration à l'intérieur des opiacés, des calmants divers, par l'emploi local de cataplasmes laudanisés, d'embrocations calmantes, de suppositoires à la morphine, à la belladone, à la jusquiame, par des lavements au laudanum, au chloral, à l'antipyrine etc.

S'il survient de la rétention d'urine, on pratiquera le cathétérisme avec la plus grande douceur et en se servant d'une sonde molle en caoutchouc, de préférence à tous instruments rigides et surtout métalliques. Le gonflement de la prostate offre-t-il quelque obstacle au passage des instruments, il vaut mieux avoir recours à la ponction hypogastrique de la vessie que de s'exposer à faire une fausse route. Lorsque l'instrument évacuateur a pu être introduit une fois et qu'on prévoit quelque difficulté pour sa réintroduction, il est prudent de le laisser à demeure.

b. *Ouverture des collections purulentes.* — Si, malgré tout, la suppuration se produit, il faut donner issue au pus dès qu'il est collecté. Trois voies s'offrent pour cela.

α). La *voie urétrale*, qui ne convient qu'aux abcès centraux ne donne qu'une issue insuffisante au pus ; elle met en communication l'abcès avec l'urètre et expose ainsi à des accidents graves. Elle n'est donc pas recommandable. Si, par exception, le chirurgien se croyait en droit d'y avoir recours, après avoir fait saillir la collection vers l'urètre, à l'aide du doigt introduit dans le rectum, il introduirait dans le canal une sonde jusqu'à l'obstacle sur lequel il presserait (LE DENTU).

β). La *voie rectale* est déjà beaucoup plus sûre, mais elle offre deux dangers redoutables : l'hémorragie et la septicémie ; aussi tend-on à la délaisser. Voici comment GUYON y procède. Le malade étant placé dans la position de la taille, le chirurgien conduit sur son index gauche préalablement introduit dans le rectum un bistouri, dont la pointe est coiffée d'une boulette de cire et la lame entourée de diachylon jusqu'à un centimètre de son extrémité. Arrivé au point où il croit devoir inciser, il abaisse brusquement le manche de façon à ce que la pointe, se relevant, traverse la boule de cire et pénètre dans le foyer.

7). La *voie périnéale* est véritablement le procédé par excellence pour ouvrir les collections purulentes de la prostate. Elle va méthodiquement à la recherche du foyer purulent, elle incise les tissus dans la largeur voulue, elle assure un libre écoulement au pus, en deux mots, elle met en garde contre tous les accidents primitifs comme l'hémorragie ou secondaires comme la septicémie. Elle a été surtout préconisée chez nous par Segond et à l'étranger par Dittel, qui préfère à l'incision médiane ou boutonnière de Thompson une incision transversale comme dans le premier temps de la taille pré-rectale de Nélaton.

§ 2. — Prostatite chronique

La prostatite chronique n'est bien connue que depuis les travaux de Lagneau, Swediaur et surtout Hakesworth, Ledwich.

1° Etiologie. — La cause qui domine de haut l'étiologie de la prostatite chronique, c'est l'urétrite blennorrhagique si souvent cantonnée dans la profondeur du canal ; d'après Guyon ce serait même la cause unique de cette affection. Mais l'extension de l'inflammation de la muqueuse urétrale aux glandes et au parenchyme de la prostate ne se fait en général que sous l'influence d'un certain nombre de circonstances occasionnelles : telles qu'un cathétérisme intempestif, une injection mal faite (Guyon), l'abus des balsamiques (Velpeau), la reprise hâtive du coït, la masturbation (Deslandes), les érections prolongées. Les affections de l'anus et du rectum, les hémorrhoïdes (Périvier), la constipation habituelle (Boulommé) sont aussi susceptibles de déterminer la propagation de l'urétrite prostatique à la glande sous-jacente. Il en est de même des inflammations de la vessie, des calculs vésicaux, des rétrécissements de l'urètre.

L'inflammation préalable de l'urètre n'est cependant pas indispensable au développement de la prostatite chronique, car on peut la voir survenir chez un individu sain à la suite de cathétérismes répétés, de la mise d'une sonde à demeure, d'un traumatisme quelconque de la glande. Ledwich, Harrison rapportent des observations de phlegmasie chronique de la prostate chez des jeunes gens à la puberté, et la considèrent comme une manifestation de certaines diathèses : scrofule, arthritisme, rhumatisme. Enfin Gross et Campbell Black en ont signalé à la suite de lésions traumatiques ou spontanées de l'axe médullaire, mais il est probable que ces affections de la moelle entraînent bien plutôt des troubles fonctionnels (prostatorrhée, spermatorrhée) que des troubles anatomiques.

2° **Anatomie pathologique**. — Esquissée par Verdier, elle a été étudiée à fond par Thompson et Le Dentu. La prostate est augmentée de volume dans toutes ses parties ou par places, et dans ce cas le tissu malade semble plongé au milieu du tissu sain. À la coupe, la glande est foncée de couleur, très friable et comme spongieuse. Par la pression, on exprime un liquide trouble, incolore, parfois rosé. La muqueuse de l'urètre est recouverte d'exsudats pseudo-membraneux, ou bien elle a conservé ses caractères normaux. Pendant longtemps les lésions restent localisées aux conduits et culs-de-sac glandulaires, mais à la longue les tissus cellulaire et musculaire périphériques se prennent : leurs éléments revenus à l'état embryonnaire prolifèrent vigoureusement et à la prostatite glandulaire succède la prostatite parenchymateuse. Son évolution extrême dure dix, quinze, vingt ans, mais elle finit par disparaître entièrement entraînant après elle l'atrophie de la glande.

Exceptionnellement la prostatite chronique qu'elle soit glandulaire ou parenchymateuse se termine par abcès. Celle qui est d'origine blennorrhagique donne rarement lieu à la suppuration ; on la rencontre surtout dans les inflammations qui s'allument dans le cours de l'hypertrophie sénile de la glande (Thompson), dans la lithiase prostatique (Bourdillat), à la suite des rétrécissements infectés de l'urètre. Le pus est disséminé en petits abcès dans l'épaisseur de la glande ou collecté dans une caverne à paroi membraneuse grisâtre (Le Dentu), qui peut occuper toute la prostate et que traverse l'urètre intact. La prostate ainsi détruite, les tissus périprostatiques s'épaississent, prolifèrent et forment une masse exubérante pouvant rétrécir le rectum (KIRMISSON, DESNOS).

3° Symptomatologie. — La prostatite chronique traduit son existence par *a*) des troubles fonctionnels et *b*) des signes physiques.

a. *Troubles fonctionnels*. — Les troubles fonctionnels sont extrêmement variables dans leur manifestation et leur intensité. Chez certains malades les phénomènes douloureux font défaut ; chez d'autres ils se réduisent à une sensation de gêne, de pesanteur au périnée et à l'anus ; mais il en est chez lesquels cette sensation plus vive constitue une véritable douleur s'exagérant dans la station assise, par la marche, la voiture. Ayant son maximum d'acuité au périnée, elle s'irradie à la racine des cuisses, au sacrum, au coccyx, etc.

Le plus important des signes fonctionnels est l'écoulement d'un liquide par l'urètre, se faisant en dehors de la miction et de l'éjaculation. Ce liquide est blanc, jaunâtre, de la consistance du lait épais, non visqueux ; sa réaction est alcaline. Au microscope, on y trouve des granulations graisseuses, des granulations moléculaires grisâtres, des corpuscules amyloïdes, des cellules épithéliales prismatiques à cils vibratiles et des leucocytes en abondance. Ce n'est guère que par la présence de ces leucocytes que le liquide prostatique pathologique se distingue du liquide prostatique normal. Quant au produit de sécrétion des glandes de COWPER, qui baigne si souvent en abondance l'urètre des névropathes, même en l'absence de toute excitation génésique, il est filant, clair, limpide, hyalin et dépourvu de tout élément anatomique, tout à fait analogue à la salive sous-maxillaire ou à la glycérine et ne saurait ainsi être confondu avec le liquide prostatique. La manière dont il apparaît au méat sert encore à le différencier. Déversé en avant du sphincter interurétral, c'est-à-dire dans l'urètre antérieur, il s'écoule goutte à goutte d'une façon continue. Au contraire le liquide prostatique sécrété en arrière de la portion membraneuse ne pénètre que d'une façon intermittente dans l'urètre antérieur, soit spontanément lorsque sa quantité est suffisante pour entr'ouvrir le sphincter, soit mécaniquement lorsqu'une pression quelconque le chasse dans l'avant-canal. C'est là ce que l'on observe le plus souvent, et la sécrétion pathologique de la prostate apparaît en général sous forme de petites éjaculations pendant la défécation, le bol fécal comprimant la glande au passage. En l'absence de renseignements fournis par le malade sur le mode de sortie du liquide, l'examen du linge peut, suivant GUYON, donner des indices précieux pour ce diagnostic différentiel. Le liquide des glandes de COWPER, incessamment déversé en très petite quantité, forme des taches petites, circulaires, isolées ou en zone polycyclique ; le liquide de la prostate, éjaculé par intervalle en quantité relativement grande, engendre des taches plus étendues, à bords irréguliers, festonnés.

D'après ULTZMANN on observerait assez souvent des albuminuries transitoires sans lésions rénales, et en outre on verrait mélangés à l'urine des éléments du liquide prostatique ayant reflué dans la vessie. GROSS, ANDREW, C. DREW ont noté la présence de cylindres rappelant les cylindres rénaux et qui représenteraient les moules des glandules prostatiques.

En général les troubles de la miction sont nuls ou peu accentués et tiennent bien plus à l'urétro-cystite concomitante qu'à l'inflammation même de la prostate ; ce sont : de la fréquence des besoins, du retard dans l'émission volontaire, un certain ténesme du col à la fin de l'expulsion des urines. Les troubles de l'éjaculation sont plus prononcés. La sensation voluptueuse qui accompagne l'émission du sperme est affaiblie, abolie, et parfois douloureuse. Les érections sont incomplètes, l'éjaculation se fait avant l'intromission du pénis. Les pollutions nocturnes sont fréquentes. Le sperme peut être teinté de sang, mais ce phénomène n'appartient pas en propre à la prostatite, il est sous la dépendance d'une vésiculite concomitante.

En réalité, la plupart des symptômes fonctionnels que nous venons d'énumérer sont surtout régis par l'état particulier du système nerveux chez ces sujets. Leurs préoccupations ne se bornent pas aux seuls organes génito-urinaires, mais encore ils accusent de la céphalalgie, des douleurs vagues dans les lombes, le sacrum, les membres inférieurs. Ils se plaignent se fatigue au moindre effort ; leur esprit est paresseux, leur mémoire baisse. Ils digèrent mal, sont enclins à la constipation ou plus rarement à une diarrhée abondante. Bref, ils présentent tout le cortege symptomatique de la neurasthénie.

b. *Signes physiques.* — Il n'y a rien à attendre de l'exploration de l'urètre pour la recherche des signes physiques. La douleur que la bougie à boule provoque parfois n'est pas constante ; quant aux sécrétions ramenées sur le talon de l'instrument, elles peuvent être aussi bien le résultat de la sécrétion de l'urètre prostatique enflammé chroniquement que de la glande elle-même. Par contre le toucher rectal fournit des renseignements très utiles. Il révèle presque toujours une augmentation de volume de la prostate soit dans sa totalité, soit seulement au niveau d'un de ses lobes. Sa surface est inégale, bosselée, mais, fait important, ces bosselures, au lieu d'être saillantes et bien circonscrites comme dans la prostatite tuberculeuse, sont mal limitées, se confondant avec le reste du tissu. D'après Thompson, la prostatite chronique donne lieu à une diminution de volume de la glande ; Guyon n'a jamais observé ce phénomène, mais ce qui ne saurait être contesté, c'est qu'alors même qu'existe un écoulement pathologique abondant de liquide prostatique, la prostate peut conserver son volume normal. Outre l'augmenta-tion de volume, le toucher révèle chez certains malades, mais non chez tous, une sensibilité plus ou moins vive à la pression. Enfin l'introduction du doigt dans le rectum permet souvent d'exprimer le produit de sécrétion de la glande malade et d'en provoquer la sortie par l'urètre. Dans certains cas l'examen endoscopique en montrant un *veru montanum* tuméfié et rouge foncé et une muqueuse prostatique épaissie, comme œdéma-teuse, et sur laquelle se voient béants et dilatés les orifices des glandules, pourra être utilisé avec fruit.

4° Marche, durée, terminaisons. — La marche de la prosta-tite chronique est essentiellement lente, mais elle est irrégulière dans son allure et procède par poussées. Ces recrudescences des phénomènes coïncident ordinairement avec une fluxion congestive du côté de la glande, comme par exemple celle qui succède à un excès de table, de coït, mais souvent aussi elles ne sont que le résultat de cette irritabilité du système nerveux des malades, qui de temps à autre, sans raison, leur fait exagérer la moindre sensation.

La durée de l'affection est longue, mais elle n'entraîne jamais la mort. Tôt ou tard un traitement bien entendu finit par faire disparaître les lésions anatomiques, et avec elles les signes physiques de la maladie, mais cette disparition n'est pas toujours suivie immédiatement de la cessation des phénomènes neurasthéniques.

5° Pronostic. — La prostatite chronique n'est donc pas grave par elle-même; elle ne le devient que chez les faibles d'esprit, les impressionnables, les névropathes, en raison de la série des troubles psychiques qu'elle aggrave ou qu'elle détermine.

6° Diagnostic. — Après ce que nous avons dit des troubles fonctionnels et des manifestations nerveuses et mentales que l'on peut constater dans le cours de la prostatite chronique, on comprend que le diagnostic ne peut reposer sur leur constatation ; seuls les caractères de l'écoulement et les signes physiques sont capables de fournir des données sérieuses pour reconnaître la maladie.

La cystite du col par la fréquence des besoins d'uriner, la douleur finale de la miction, les troubles des urines, l'absence d'augmentation de volume et d'induration de la prostate est trop facile à distinguer pour que nous insistions. Dans l'urétrite chronique postérieure, l'écoulement matinal ou diurne et intermittent du produit de sécrétion de l'urètre prostatique enflammé peut jusqu'à un certain point donner le change, mais alors le canal prostatique est toujours très sensible au contact de l'explorateur, la boule de l'instrument ramène du pus concrété en filaments, la glande n'est pas développée, à moins que, fait assez fréquent, il y ait coexistence de l'urétrite postérieure et de la prostatite. Nous verrons à propos de la tuberculose de la prostate les signes, qui permettent de différencier cette affection de la prostatite chronique.

C'est avec la spermatorrhée que l'on a le plus de tendance à confondre la prostatite chronique. Les caractères physiques du liquide éjaculé ont, en effet, la plus grande analogie dans les deux cas, mais l'examen microscopique en révélant dans le liquide des prostatiques l'absence ou seulement la présence de quelques rares spermatozoïdes fera aisément faire le diagnostic. A défaut d'examen microscopique, le mode d'issue des liquides par l'urètre fournira de précieux renseignements. Les éjaculations des spermatorrhéiques se font sans provocation mécanique, tandis que celles des prostatiques sont toujours déterminées par une pression sur la glande et se produisent en général au moment de la défécation.

7° Traitement. — Le *traitement général* tient une place considérable dans la thérapeutique de la prostatite chronique. Ce traitement est d'abord un traitement moral, ayant pour objectif de tranquilliser le malade sur son état, de détourner son attention constamment concentrée sur ses organes génitaux, et de lui présenter les manifestations prostatiques comme secondaires et sans importance. L'hydrothérapie sous forme de douches générales de préférence aux douches périnéales, les frictions sèches au gant de crin, les exercices variés, outre qu'ils fourniront aux malades des éléments de distraction, auront les plus heureux effets sur leur état neurasthénique. On y joindra chez les anémiques le fer sous toutes ses formes et les toniques ; chez les strumeux l'huile de foie de morue, les iodures ; chez les hépatiques, les arthritiques, les alcalins, l'arsenic, etc.

Le *traitement local* peut agir par l'intermédiaire du périnée, du rectum, de l'urètre. Jadis on a proposé l'application de vésicatoires, de cautères, de sétons au périnée ; tous ces moyens sont généralement abandonnés de nos jours et on se contente d'embrocations, de pommades calmantes. Contre les poussées congestives on pourrait avoir recours à des ventouses scarifiées, des sangsues.

La médication par la voie rectale est beaucoup plus active. Elle consiste d'abord dans l'administration de lavements, destinés les uns à combattre la constipation, les autres à calmer les douleurs à l'aide de substances calmantes (chloral, laudanum, morphine, belladone, antipyrine, etc.). Les larges irrigations d'eau chaude (45 à 50°), qui ont pour effet de décongestionner la prostate rendent de grands services. Des suppositoires à la jusquiame, à la belladone, au bromure de camphre ou de potassium, à l'iodoforme, à l'iodol, à l'ichtyol, à l'onguent napolitain donnent également des résultats.

Du côté de l'urètre les cathétérismes répétés avec des bougies en gomme ou en métal destinés, dans la pensée de ceux qui les ont recommandés, à rendre l'urètre prostatique plus tolérant et à exprimer mécaniquement les produits pathologiques de la glande, ne font qu'irriter l'organe malade. Les bougies médicamenteuses, quoique moins nuisibles, aggravent encore parfois les symptômes et doivent toujours être maniées avec prudence. Les injections, à moins d'être poussées avec une violence pouvant devenir nuisible, ne sauraient arriver jusqu'au canal prostatique : leur emploi est donc illusoire ou dangereux. Le seul traitement topique rationnel et efficace de la prostatite chronique consiste dans la cautérisation modificatrice de la glande, soit à l'aide des porte-caustique de LALLEMAND, de MERCIER, soit mieux à l'aide du procédé des instillations de GUYON. Différentes substances sont ainsi mises d'une façon précise en contact avec la glande qu'elles peuvent baigner intérieurement en pénétrant dans les orifices des glandules dilatés : la solution de nitrate d'argent au $\frac{1}{50}$ ou au $\frac{1}{30}$ est la plus employée. Dans le cas où le malade ne peut supporter cet agent, nous nous sommes bien trouvé de l'emploi de l'iodoforme en suspension dans l'huile de vaseline (2 à 3/100°). Les grands lavages de l'urètre postérieur sans sonde ou pratiqués avec la sonde à boule trouée ou la sonde à cannelures longitudinales dont nous avons donné l'indication (p. 20) sont aussi très recommandables. On se servira à cet effet des solutions de permanganate de potasse à $\frac{1}{3.000}$, de sublimé à $\frac{1}{10.000}$, de nitrate d'argent à $\frac{1}{1.000}$.

CHAPITRE III

HYPERTROPHIE DE LA PROSTATE

Bien que le terme d'hypertrophie de la prostate, créé par
BAILLIE, ne soit pas toujours justifié par les lésions caractérisant
le complexus morbide, que nous allons décrire, nous le conserverons d'abord parce qu'il est consacré par l'usage, en second
lieu parce qu'il exprime l'état anatomique le plus ordinaire de
la glande, et enfin parce qu'il a l'avantage sur bien d'autres de
ne refléter aucune des idées émises sur la nature de cette affection. Chemin faisant d'ailleurs, nous indiquerons les dénominations diverses que des considérations doctrinales exclusives lui
ont fait imposer tour à tour.

1° **Étiologie**. — A lire les auteurs, qui ont écrit sur l'étiologie
de l'hypertrophie prostatique, les causes capables de produire
cette affection sont nombreuses, mais si à l'exemple de GUYON on
les soumet au creuset de l'observation, on s'aperçoit qu'il ne
reste rien de tout cet édifice étiologique laborieusement édifié.

On a d'abord accusé toutes les circonstances, qui provoquent
et entretiennent une excitation habituelle du côté des organes
génito-urinaires, à savoir, les excès génésiques, les habitudes
sédentaires, l'équitation, les plaisirs de la table. Si assez souvent on retrouve dans le passé d'un individu frappé d'hypertrophie prostatique ces anamnestiques, que de fois l'enquête
reste muette à cet égard; ces causes sont véritablement trop
banales pour y attacher quelque importance. On doit cependant
retenir à leur sujet, que fréquemment, c'est à l'occasion de

l'une d'elles que les accidents de l'hypertrophie prostatique se déclarent ou subissent tout à coup un redoublement d'intensité.

Les urétrites blennorrhagiques répétées et prolongées ont été invoquées sans plus de raison par HUNTER, DESAULT, J.-L. PETIT, VELPEAU. LE DENTU et tout récemment ÉRAUD (de Lyon) ont repris cette idée, et le dernier de ces auteurs trouvant dans les leucocytes des filaments expulsés par certains vieillards dysuriques quelques gonocoques, pense qu' « à côté de l'hypertrophie vraie représentée par le fibrome, il y a la congestion prostatique, dont la blennorrhagie paraît être une des causes fréquentes... ». Les rétrécissements de l'urètre, ses corps étrangers, les calculs de la vessie n'ont aucune influence malgré le dire de E. HOME et CIVIALE. En effet l'observation clinique prouve tous les jours que l'on ne saurait établir aucune corrélation entre ces affections de l'urètre et l'hypertrophie de la prostate, elle ne se rencontre chez le même malade que par simple coïncidence, et quelle que soit l'ancienneté de l'urétrite, de la stricture, de l'embarras quelconque du canal, l'hypertrophie n'apparaît que lorsque l'âge du malade lui donne droit à cette maladie. Bien plus, il est démontré cliniquement que les rétrécis, grâce au développement de la tunique musculeuse de la vessie résultant de sa lutte constante contre la stricture, échappent longtemps aux effets de l'hypertrophie de la prostate, sinon à la lésion anatomique elle-même.

Les inflammations de la prostate n'ont pu être accusées de produire son hypertrophie, que par ceux qui ont méconnu le processus anatomique de toute phlegmasie qui, loin d'entraîner après soi l'hypertrophie, en amène au contraire l'atrophie.

On peut répéter, à propos du rôle que certains auteurs et parmi eux AMUSSAT, MERCIER, CIVIALE, ont voulu faire jouer aux maladies de la vessie et en particulier aux calculs, ce qui a été dit à propos des maladies de l'urètre. Ce rôle est nul, et on ne doit voir dans le fait de la coexistence de l'hypertrophie de la prostate et d'une affection de la vessie qu'une simple coïncidence, dont l'âge seul du malade est responsable. Vit-on en effet jamais la prostate augmentée de volume chez les jeunes calculeux où la fréquence des pierres oxaliques, la disposition même du col de la vessie, la vie active, rend cependant les réactions de la vessie très vives et fort douloureuses. On ne saurait en définitive raisonnablement trouver la cause de l'hypertrophie prostatique dans les diverses conditions pathologiques des organes urinaires.

L'influence des diverses diathèses, des constitutions ne résiste pas plus à l'examen que l'influence des causes locales. Ce qui prouve bien combien est illusoire leur influence, c'est que toutes les diathèses ont été invoquées : scrofule (MERCIER), tuberculose, rhumatisme, arthritisme, herpétisme, goutte, syphilis (J.-L. PETIT). Comme nous l'avons fait remarquer à propos des excès génésiques, des excès de table, des habitudes sédentaires, il est rare qu'on ne trouve pas chez l'individu atteint d'hypertrophie de la prostate les traces de quelqu'une des diathèses précédentes, et on ne saurait raisonnablement établir aucun rapport entre elles et la maladie prostatique. Le développement subit des troubles urinaires après la disparition d'un eczéma, d'un psoriasis, d'une manifestation cutanée quelconque, ne prouve rien non plus en faveur de l'influence étiologique de la diathèse : elle peut, il est vrai, dans certains cas, déterminer une poussée congestive du côté de la glande, mais elle ne saurait en quelques heures entraîner les lésions anatomiques de l'hypertrophie de la prostate.

Une seule cause échappe à la critique la plus sévère, c'est l'âge. Tous les auteurs depuis BRODIE sont d'accord pour reconnaître que la vieillesse a une influence incontestable sur la production de l'hypertrophie de la prostate. Mais tous les vieillards n'en sont pas frappés. Il résulte des relevés numériques de THOMPSON que l'hypertrophie atteint les personnes âgées de plus de soixante ans dans la proportion de 34 p. 100 et que 16 p. 100 seulement éprouvent les manifestations cliniques de la maladie. De cette faible proportion des vieillards atteints, on doit conclure que le grand âge n'est qu'un facteur étiologique de la maladie. L'autre facteur serait l'athérome artériel étendu à l'appareil urinaire entraînant la gêne, la stase veineuse de la prostate. A GUYON revient le mérite d'avoir su découvrir ce nouvel élément pathogénique, sans lequel l'âge est impuissant

a provoquer la maladie qu'il a si justement appelée le *prostatisme*.

2° Anatomie pathologique. — On doit envisager non seulement les lésions offertes par la prostate, mais encore celles de
la vessie, des uretères et des reins. En effet, dans l'enchaînement
des symptômes de l'affection, une part presque aussi importante
revient aux altérations des départements supérieurs de l'appareil
urinaire qu'aux lésions de la glande elle-même.

a. *Aspect macroscopique de la prostate et déformation du
canal prostatique*. — Du côté de la prostate la lésion capitale
est l'augmentation de volume. Mais si grande que soit sa fréquence, l'hypertrophie n'est cependant pas constante, et chez
des individus ayant présenté tout le complexus symptomatique
de l'affection, on peut trouver une glande présentant un volume
normal ou même inférieur à la normale. En général, le volume
de la prostate est égal à celui d'une châtaigne, d'une mandarine,
d'une petite pomme, exceptionnellement il atteint celui d'une
noix de coco, comme dans la pièce déposée par Ch. Bell au
musée d'Edimbourg. Thompson donne comme moyenne du poids
de la prostate hypertrophiée 35 à 45 grammes ; ce chiffre se
rapproche de celui de Desnos qui a trouvé 46^{gr},85.

En égard au siège occupé par le tissu hypertrophié, il y a
lieu d'admettre deux formes de la maladie : a, *une forme excentrique ou rectale*; b, *une forme urétro-vésicale*. Souvent ces deux
formes coexistent.

En général l'hypertrophie, qu'elle soit rectale ou urétro-vésicale, porte sur toute la glande également, elle est *générale* et
symétrique. Mais elle peut être limitée seulement à une de ses
parties, elle est alors dite *partielle*. Dans ce cas le plus souvent
l'augmentation de volume est limitée à ce qu'on nomme improprement le *lobe médian* (22 fois sur 64 cas, Desnos), moins souvent elle frappe les *lobes latéraux* (15 fois sur 64 cas, Prédal).
Un des lobes peut être plus développé que l'autre, l'hypertrophie
est alors *asymétrique*. Quelques auteurs ont signalé l'existence
de l'hypertrophie du tissu glandulaire situé au-dessus de l'urètre,
c'est là un fait possible mais rare ; dans l'immense majorité des

cas l'hypertrophie porte exclusivement sur le tissu situé au-
dessous du canal.

Une première conséquence forcée de l'augmentation de volume
de la prostate est la *déformation de l'urètre* et la *déformation
du col de la vessie*, qui présentent l'une et l'autre un grand
intérêt pratique.

Si pour la facilité de la description, nous considérons à
l'urètre prostatique quatre parois, une supérieure, une inférieure et deux latérales, nous trouverons que la déformation de
ce canal peut porter sur chacune d'elles. Très rarement, si
même elle l'est jamais, la paroi supérieure est déformée, car
elle est doublée par une lamelle
de tissu glandulaire qui, nous
venons de le dire, ne s'hypertrophie presque jamais. Beaucoup
plus fréquentes et presque constantes sont les déformations des
parois latérales. L'hypertrophie
porte-t-elle sur un seul lobe, la
paroi de l'urètre correspondant
au lobe hypertrophié est convexe,
tandis que l'autre est concave, et
l'axe du canal est ainsi dévié
latéralement. Lorsque les deux
lobes latéraux sont développés

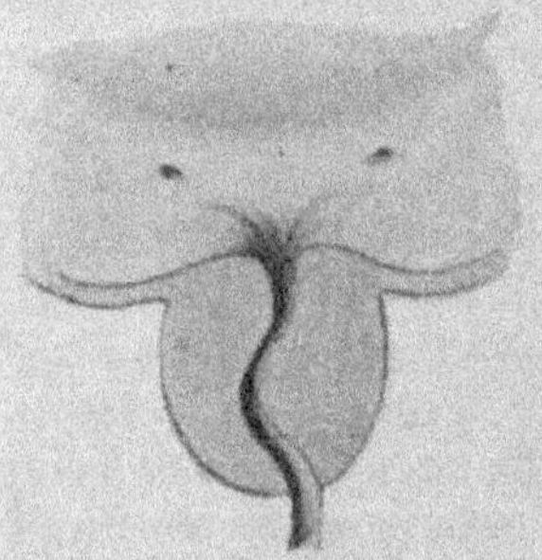

Fig. 105.

Déformation en S du canal
prostatique.

inégalement et à des niveaux différents, le canal est configuré
en S (fig. 105). La déformation de la paroi inférieure est la
plus fréquente, car l'hypertrophie du lobe médian est la plus
constante. Au lieu de décrire la courbe régulière a grand diamètre, dont GÉLY a déterminé le rayon, elle tend à se relever de
plus en plus et peut même arriver à former, au point où le lobe
médian se détache des lobes latéraux, un coude brusque. L'*extrême courbure* de la paroi inférieure de l'urètre et souvent *sa
coudure*, telle est la déformation caractéristique dans l'hypertrophie (fig. 106). L'hypertrophie portant le plus souvent sur
les trois lobes de l'organe, on observe presque toujours simultanément les déformations des parois latérales et de la paroi infé-

rieure de l'urètre. Le lobe moyen enclavé entre les deux lobes latéraux donne naissance de chaque côté, au point où il rencontre ces deux lobes, à une gouttière, et le canal à la forme d'un V ouvert du côté de la vessie (fig. 107). C'est dans une de

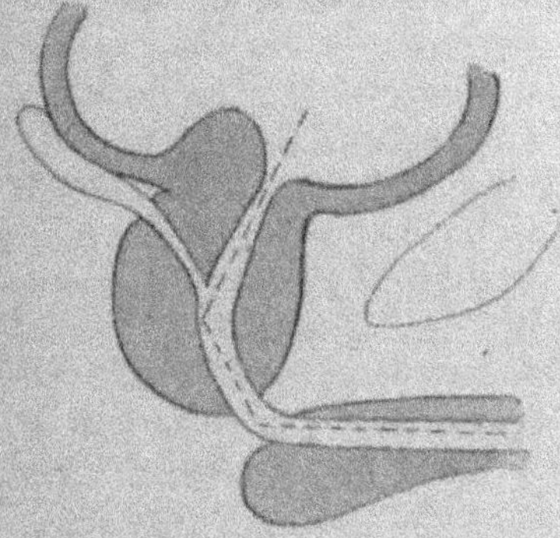

Fig. 106.

Déformation de la paroi inférieure dont la *courbure* est remplacée par une *coudure*.

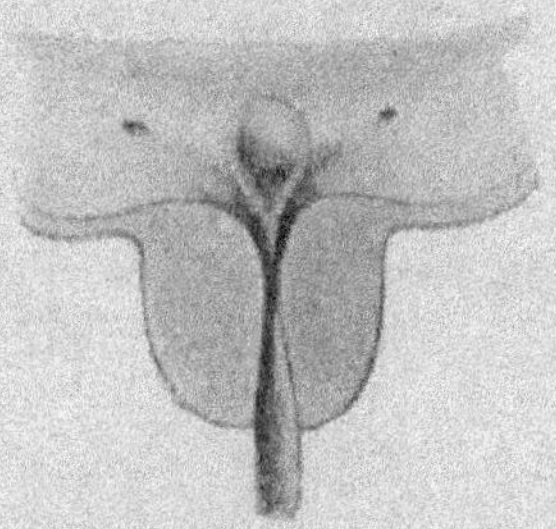

Fig. 107.

Déformation en V du canal prostatique par hypertrophie du lobe médian.

ces gouttières plus accusée que l'autre et rarement dans les deux que passe l'urine.

En même temps que l'urètre est dévié par la déformation de ses parois, il *est allongé*, surtout suivant sa paroi inférieure qui peut aller à 5, 6, 8 et même 9 centimètres. De plus, son calibre est effacé, mais, fait important, il n'est jamais rétréci.

Les *déformations du col de la vessie*, du méat interne, résultent de la saillie que fait le lobe médian dans le réservoir. Elles portent donc exclusivement sur la lèvre inférieure et varient suivant le volume et la forme de ce lobe médian. On peut avec GUYON, les ramener à trois types : 1° la déformation en *croupion de poulet* (fig. 108), constituée par une petite masse triangulaire ou arrondie rattachée au reste de la glande par un pédicule plus ou moins grêle, qui parfois mais rarement lui permet de venir s'appliquer sur le méat interne en manière de clapet ; 2° la déformation *en éventail* (fig. 109), formée par une

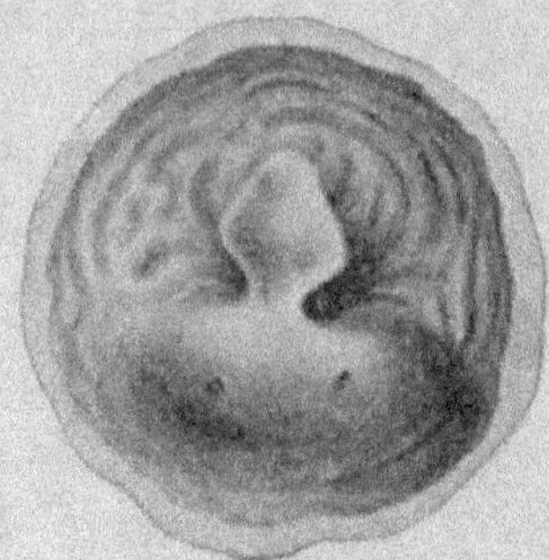

Fig. 108. — Déformation du col en croupion de poulet.

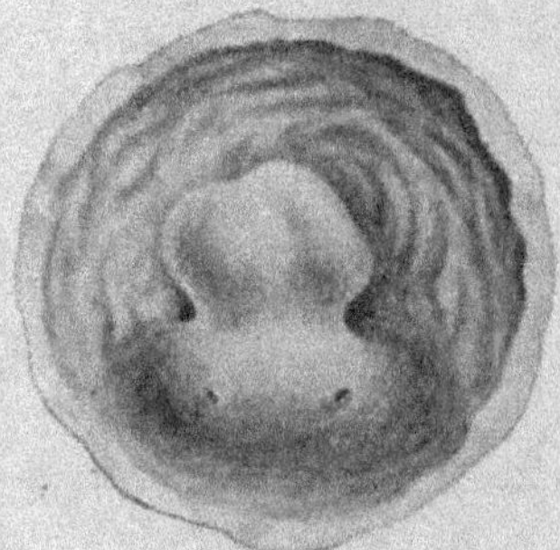

Fig. 109. — Déformation du col en éventail.

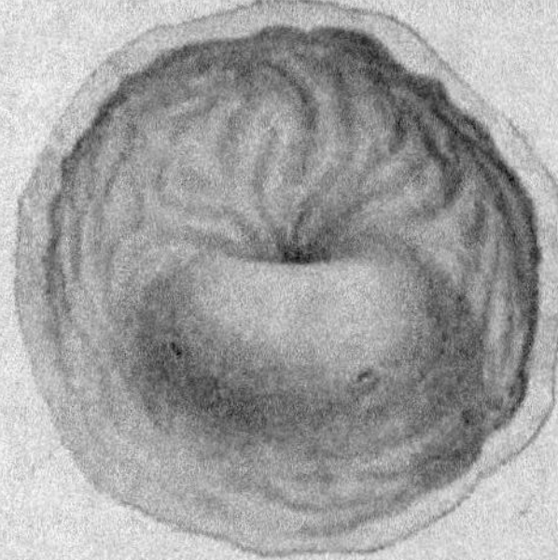

Fig. 110.
Déformation du col en barre.

grosse saillie triangulaire sessile, présentant de chaque côté une gouttière ; 3° la déformation *en barre* (fig. 110), consistant dans l'hypertrophie du tissu situé au-dessus du *ceru montanum*, portion sus-montanale de Mercier, qui s'étend sous forme d'un repli épais d'un lobe à l'autre. De la déformation de la lèvre inférieure du col résulte, on le comprend, une déformation de l'embouchure de l'urètre dans la vessie ; au lieu d'être déprimé et arrondi, il est remplacé par une fente curviligne en croissant plus ou moins dentelée ; cette fente peut être inclinée à droite ou à gauche.

Avant d'en finir avec ces altérations de forme du col, n'oublions pas de dire que la prostate hypertrophiée surélève l'embouchure du canal au-dessus du bas-fond (fig. 111) et qu'elle prédispose ainsi à la rétention incomplète, pour peu que les fibres musculaires de la vessie rapidement altérées ne soulèvent plus ce bas-fond jusqu'à son niveau.

b. *Lésions histologiques de la prostate.* — On trouve dans les auteurs la plus grande divergence d'opinions touchant la nature histologique du tissu qui constitue l'hypertrophie. L'hypergénése de chacun des éléments

constitutifs de la glande normale a tour à tour été regardé
comme la caractéristique anatomique de l'affection.

Pour CRUVEILHIER, ROKITANSKY, BILLROTH, RINDFLEISCH, l'hypertrophie est due au développement de l'élément glandulaire.

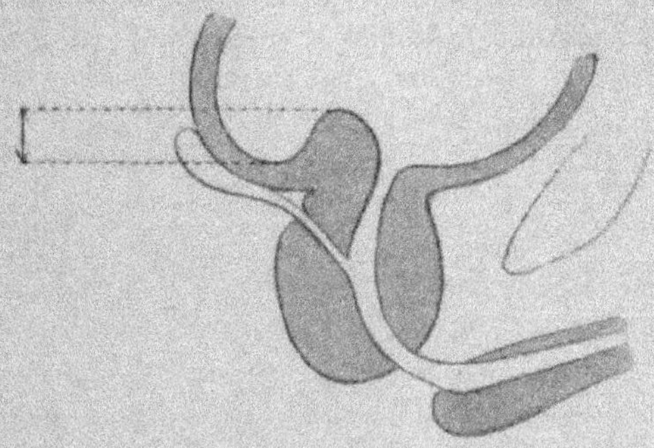

Fig. 111.

Surélévation de l'embouchure de l'urètre et formation du bas-fond
mesuré par la flèche.

Pour FORSTER, ZAMBIANCHI, ORDONNEZ, DODEUIL, PAGET, HAR-
RISON, elle reconnaît pour substratum anatomique l'hyperplasie
du tissu musculaire, et il se développe dans la prostate des
myomes ou des fibromyomes comme dans l'utérus. Cette analogie entre les myomes et des fibromyomes de la prostate et de
l'utérus, qui ne peut se soutenir au point de vue de l'anatomie,
est encore, nous le verrons, moins défendable sur le terrain de
l'évolution clinique de l'affection.

NÉLATON enfin place l'origine de l'hypertrophie de la prostate
dans l'hyperplasie du tissu cellulaire interstitiel ; mais il admet
aussi que certaines variétés sont dues au développement exagéré
du tissu glandulaire et du tissu musculaire ; d'où trois formes
d'hypertrophie. THOMPSON, portant plus loin l'analyse, en admet
quatre variétés constituées : *a*, par le développement exagéré
de tous les éléments de la glande ; *b*, par l'excès de développement du stroma sur l'élément glandulaire ; *c*, inversement
par l'excès de développement de l'élément glandulaire sur le

stroma : *d*, enfin par l'agencement nouveau des éléments normaux de l'organe.

En 1885 LAUNOIS, ayant suivi les modifications que subit la prostate aux divers âges, a démontré que les lésions de l'hypertrophie sont toujours semblables à elles-mêmes et consistent dans le développement autour des culs-de-sac glandulaires dilatés des éléments conjonctifs et musculaires, qui forment la charpente de la prostate. Un plus ou moins grand nombre de glandes devient le point de départ de cette hyperplasie des éléments qui les entourent, s'isole du reste du tissu prostatique, et forme ces petites tumeurs énucléables caractéristiques déjà vues par VELPEAU et décrites par lui sous le nom de fibromyomes. En un mot l'hypertrophie prostatique résulte du développement dans la glande d'*adénofibromyome* ou, comme dit plus simplement LAUNOIS, de *fibrome glandulaire*. Au cours de ses recherches cet auteur avait bien rencontré quelques rares cas, où l'augmentation du volume de la prostate était due surtout au développement exagéré de l'élément glandulaire, mais il avait été conduit à considérer comme très exceptionnel cet adénome prostatique.

Tout récemment ALBARRAN et MOTZ sont arrivés à des conclusions absolument contraires : l'hypertrophie ayant pour substratum l'hyperplasie des tissus fibreux et musculaire est peu fréquente et dans les deux tiers des cas elle a pour point de départ le développement exagéré des glandes et peut être considérée comme une *cirrhose hypertrophique d'origine glandulaire*.

c. Altérations des vaisseaux. — A côté des altérations du tissu de la prostate lui-même, on doit étudier avec soin les lésions des vaisseaux sanguins qui s'y distribuent. Les artères présentent un épaississement de leur paroi et une diminution de leur calibre intérieur, qui parfois même est complètement effacé. Elles sont le siège en un mot d'endopériartérite et ces lésions d'athérome se retrouvent non seulement dans les autres organes urinaires, mais dans toute l'économie, les prostatiques étant essentiellement des athéromateux d'après GUYON. Par contre, les veines sont dilatées et leurs parois sont amincies. Elles forment des dilatations, des sinus où se rencontrent souvent des phlébolithes. Ces altérations veineuses portent non seulement sur les plans qui entourent la prostate, mais sur les veines qui serpentent au milieu du parenchyme et principalement sur celles qui rampent sous la muqueuse de l'urètre. Il y a ainsi un contraste très grand entre les lésions du système artériel et celles du système veineux, et c'est là ce qui permet d'interpréter les phénomènes congestifs qui sont la caractéristique de l'évolution de la maladie des prostatiques.

d. *Altérations de la vessie des uretères et des reins.* — Pour compléter ce qui a trait aux lésions anatomiques observées dans l'hypertrophie de la prostate, il reste à mentionner les altérations de la vessie, des uretères et des reins (fig. 112). Ces lésions ont une très grande importance, car, ainsi que le fait remarquer Desnos, elles tiennent sous leur dépendance la marche et le pronostic de l'affection.

Du côté de la vessie, c'est d'abord la déformation résultant de la surélévation du méat interne et qui détermine la production d'un bas-fond considérable. La capacité du réservoir est rarement diminuée, à moins qu'il survienne de la cystite aiguë ou une grande irritabilité de la vessie ; elle est plutôt augmentée, et cela tient surtout au développement du bas-fond. Ses parois sont exceptionnellement amincies ; mais bien plus souvent inégalement épaissies, les fibres musculaires hyperplasiées se groupant en faisceaux saillants du côté de la cavité vésicale où elles forment ce qu'on appelle des colonnes. Entre les colonnes la couche musculaire est très amincie et même parfois a disparu, condition qui permet la production des hernies tuniquaires de Cruveilhier. Jean, Launois et plus récemment Bohdanovicz ont étudié avec soin cet état anatomique de la vessie chez les prostatiques, état dans lequel la sclérose interfasciculaire prédominante annihile l'effet physiologique des faisceaux hyperplasiés et conduit rapidement à la défaillance fonctionnelle du muscle vésical. La muqueuse est normale, adhérente seulement au tissu sous-jacent. Au microscope les colonnes musculaires sont plus ou moins envahies par le tissu fibreux et les artères sont, comme celles de la prostate, le siège d'endopériartérites ; les veines sont dilatées et variqueuses.

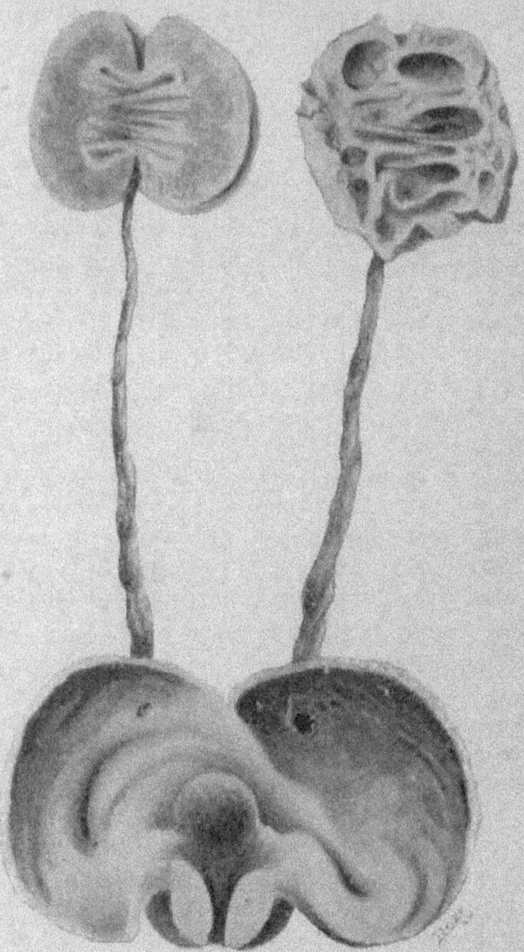

Fig. 112.

Appareil urinaire d'un vieillard de soixante et onze ans ayant succombé à la pyélonéphrite consécutive à une hypertrophie de la prostate. A noter la dilatation de l'embouchure des uretères à la vessie surtout prononcée à gauche.

Les uretères subissent deux sortes d'altérations, suivant qu'il y a eu inflammation ou non. Ils ont leur calibre augmenté, et dans leurs parois épaissies on voit au microscope l'hypertrophie et l'hypergenèse des fibres musculaires lisses avec augmentation du tissu conjonctif s'ils n'ont pas été enflammés. S'ils ont été la proie de l'inflammation, les uretères se dilatent jusqu'au volume de l'intestin grêle et offrent par places des rétrécissements annulaires séparant des dilatations ampullaires. Les bassinets subissent des altérations analogues, et souvent ils sont entourés d'une épaisse couche de tissu graisseux (lipomatose). Les reins sont petits et présentent des lésions de néphrite bien étudiées par ALBARRAN qui en admet plusieurs variétés se succédant dans l'ordre suivant : néphrite infectieuse non suppurée ou scléreuse et néphrite infectieuse suppurée. (Voir *Néphrites*.)

3° Pathogénie, variétés du processus anatomique. — En résumé, les lésions anatomiques, que l'on rencontre à l'autopsie des gens frappés, pendant leur vie, des accidents divers de l'hypertrophie de la prostate, portent non seulement sur la glande, mais encore sur tout l'appareil urinaire. On a discuté pendant longtemps sur l'ordre d'apparition et l'enchaînement de ces altérations.

Pour les uns, VELPEAU, MERCIER, NÉLATON, THOMPSON, les lésions vésicales, urétérales et rénales ne sont que le résultat de l'obstacle apporté par la prostate à l'émission des urines ; pour d'autres, et c'est surtout CIVIALE qui défend cette opinion, les altérations de la vessie sont primitives et indépendantes de la déformation prostatique. L'hypertrophie de la glande et l'atonie de la vessie peuvent coexister, mais sont deux maladies n'ayant aucune communauté d'origine.

Ce n'est que dans ces dernières années qu'une juste interprétation des lésions anatomiques de la maladie rapprochées des symptômes offerts par le malade a permis de bien saisir la relation existant entre les altérations de tout l'appareil urinaire. Ces lésions ne sont pas subordonnées les unes aux autres, elles ne se succèdent pas dans un ordre chronologique, mais elles sont contemporaines. Elles résultent de la sclérose qui porte tout à la fois sur la prostate, la vessie, les uretères et les reins. Au professeur Guyon, revient le mérite d'avoir fait de l'hypertrophie de la prostate, jusqu'alors regardée comme une affection locale et dont tous les troubles relevaient d'obstacles mécaniques à l'émission des urines, une maladie généralisée d'emblée à tout l'appareil urinaire et dont les symptômes dépendent plus du trouble fonctionnel de cet appareil que de la lésion prostatique elle-même. C'est pour rappeler cette conception nouvelle de la maladie que Guyon a proposé le nom de *prostatisme*. On peut l'observer même chez la femme (Guyon, Chevalier, Desnos) ; mais les phénomènes dysuriques n'arrivent jamais à la période de rétention et d'incontinence par regorgement en raison de l'absence de la prostate.

Albarran, qui, ainsi que nous l'avons vu, considère le développement sénile de la prostate comme cirrhose hypertrophique d'origine glandulaire conteste que la lésion soit la conséquence de l'artério-sclérose de l'appareil urinaire et la regarde comme l'effet de l'évolution normale de la glande chez les individus dont l'appareil génital jouit de toute sa vitalité.

Pour Motz l'affection serait déterminée par une cirrhose produite par les poussées de congestion réitérées et prolongées, auxquelles est sujet l'appareil urinaire chez les individus atteints d'artério-sclérose périphérique.

On comprendra toute l'importance qu'il y a à préciser la nature pathogénique de l'hypertrophie de la prostate lorsque nous étudierons le traitement radical de cette affection. De la divergence des auteurs sur ce point, il semble qu'on doive admettre trois variétés d'hypertrophie : 1° l'hypertrophie engendrée par l'artério-sclérose généralisée aux voies urinaires comme aux autres organes (Guyon, Launois) ; 2° l'hypertrophie déterminée par les congestions chroniques de l'appareil urinaire chez les individus atteints d'artério-sclérose périphérique (Motz) ; 3° enfin l'hypertrophie vraie tenant au développement physiologique de la glande chez le vieillard (Albarran).

4° **Symptomatologie**. — Nous examinerons successivement à propos de la symptomatologie de l'hypertrophie de la prostate les symptômes fonctionnels et les signes physiques :

A. SYMPTÔMES FONCTIONNELS. — On peut rapporter à deux périodes la succession des symptômes fonctionnels de l'hypertrophie de la prostate : 1° une période prémonitoire ; 2° une période d'état ou de la maladie confirmée, se subdivisant elle-même en deux phases. La première période est caractérisée par des troubles nombreux, vagues, mal définis, résultant surtout des phénomènes congestifs que la sclérose provoque dans l'appareil urinaire ; la seconde par des symptômes plus nets (rétention complète ou incomplète, incontinence, distension de la vessie), produits surtout par l'obstacle prostatique. Les phénomènes de la première période sont d'ordre purement *dynamique*, ceux de la seconde sont à la fois d'ordre *dynamique* et *mécanique*.

a. *Période prémonitoire.* — Le premier et principal symptôme est la fréquence des mictions. Cette pollakiurie est nocturne ; elle se manifeste surtout dans la seconde moitié de la nuit et persiste quelques heures encore après le réveil pour cesser ensuite. Elle est due à la congestion que détermine dans l'appareil urinaire le décubitus dorsal. Le sommeil semble aussi avoir sur elle une certaine influence, car si le malade se repose le jour dans son lit sans dormir, les besoins se répètent moins souvent. Après le symptôme fréquence des mictions, on doit noter la dysurie, consistant dans la difficulté à émettre les urines, la lenteur, du jet, qui se fait aussi sentir la nuit et dans les premières heures de la matinée pour disparaître après une courte promenade, un léger exercice. La fatigue, les longs voyages en voiture, en chemin de fer, les dîners prolongés, l'ingestion de grandes quantités de liquide, la rétention volontaire d'urine, les excitations génésiques, toutes les causes en un mot, qui congestionnent les organes pelviens, rappellent les difficultés de la miction, et parmi elles aucune n'a plus d'influence que l'impression du froid. La déformation du jet n'a aucune signification pour la symptomatologie. Par contre, la diminution de sa force de projection a une valeur importante, car, la vessie ne se contractant qu'insuffisamment, l'effort que fait le malade pour y suppléer par la contraction de la paroi abdominale ne fait que déprimer le viscère vers la cavité du petit bassin au-dessous de l'embouchure de l'urètre et reste ainsi sans effet.

A cette première période les malades se plaignent souvent d'être tourmentés par des érections, qui surviennent la nuit, lorsque le réservoir est plein d'urine. Ces érections n'ont à la vérité rien de génésique, elles consistent dans une turgescence de la verge permettant rarement le coït.

Tels sont les seuls symptômes de la première période de l'hypertrophie de la prostate et il convient de faire remarquer que les urines conservent tous leurs caractères ; parfois leur quantité est augmentée, mais même cela est rare ; il n'y a pas de cystite, pas de fièvre ; les fonctions digestives se font régulièrement, cependant il existe un peu de tendance à la constipation.

b. *Période de la maladie confirmée.* — Elle se subdivise en deux phases : 1° *Phase de rétention*; 2° *Phase d'incontinence.*

α. *Phase de rétention.* — La rétention, préparée de longue main par les progrès de l'obstacle prostatique et surtout par l'affaiblissement de la force contractile de la vessie, se révèle brusquement à la suite d'une de ces poussées congestives, dont nous avons déjà révélé les causes, c'est la *rétention aiguë*, ou bien elle s'établit lentement, c'est la *rétention chronique*.

La *rétention aiguë* se caractérise, ici comme dans toutes les dysuries, par l'impossibilité d'uriner, par des besoins de plus en plus rapprochés et impérieux, des douleurs parfois horribles et angoissantes, par la saillie du globe vésical à l'hypogastre, etc.

La *rétention chronique* est *complète* ou *incomplète*. La rétention chronique complète entraîne tout le cortège des symptômes de la rétention aiguë, mais considérablement atténué dans leur intensité. Le seul moyen d'y remédier est de pratiquer le cathétérisme évacuateur, que l'on est parfois obligé de répéter jusqu'à la fin de la maladie.

La rétention chronique incomplète s'établit sourdement, lentement. Le retard des mictions, leur fréquence primitivement nocturne se montre également pendant le jour et la quantité des urines émises à chaque miction va en diminuant, tandis que celle retenue dans la vessie va en croissant. Des troubles digestifs apparaissent, peu prononcés mais significatifs pour un médecin prévenu : inappétence, sécheresse de la bouche, soif vive, digestion pénible, constipation. Ces phénomènes sont sous la dépendance de la dépuration incomplète du sang résultant du processus scléreux, qui se passe du côté du rein comme du côté de la prostate et de la vessie. L'examen des urines montre en effet qu'elles sont pâles, aqueuses, et leur analyse chimique révèle leur faible minéralisation. De plus elles sont rendues en très grande quantité, de 2 à 3 litres en vingt-quatre heures, mais cette polyurie n'est pas tant le résultat de l'inflammation chronique des reins que celui de l'excitation réflexe qui, partie de la vessie se vidant incomplètement, excite le fonctionnement du filtre rénal, car si on évacue régulièrement le réservoir, la quantité d'urine diminue. La congestion nocturne contribue aussi pour sa part à la polyurie.

β. *Phase d'incontinence.* — A la longue, du fait de la surdistension de la vessie, les urines s'échappent au dehors à l'insu du malade, et le phénomène incontinence est constitué. Cette *incontinence vraie* diffère de la *fausse incontinence*, en ce que dans cette dernière le malade sent le besoin d'uriner, est impuissant à s'y soustraire, mais a conscience que ses urines s'échappent dans ses vêtements. Dans l'incontinence vraie, c'est le trop-plein de la vessie qui force le sphincter urétral, le malade, comme on l'a si bien dit, pisse *par regorgement*. D'abord exclusivement nocturne, l'incontinence vraie se manifeste bientôt même pendant le jour.

Pour certains auteurs l'apparition du phénomène incontinence marque une phase nouvelle de l'affection, pendant laquelle les phénomènes généraux jusqu'alors peu accusés s'accentuent et précipitent le dénouement. Bien qu'elle ne soit pas constante, la fièvre figure souvent dans leur cortège et indique une infection des bassinets et des reins. Elle consiste soit dans des accès francs aigus et bruyants, soit dans des accès latents, qui minent sourdement la santé du malade, et sans réaction apparente entretiennent chez lui une température presque constante de 38° à 39°. Les troubles digestifs ne font jamais défaut ; ce sont de la dyspepsie, de l'anorexie, de la sécheresse de la bouche qui entrave la mastication et rend très difficile la déglutition, (dysphagie buccale de Guyon), des nausées, rarement des vomissements, des alternatives de diarrhée et de constipation.

Comme dans la phase précédente ces troubles tiennent à une perturbation de la fonction secrétoire des reins. Les urines, quoique très abondantes, renferment très peu d'urée ; souvent aussi le processus de sclérose rénale ayant cessé d'être aseptique, elles sont louches et uniformément troubles en raison du pus qui leur est intimement mélangé : la *polyurie trouble* a fait place à la *polyurie limpide* (GUYON).

Tels sont les symptômes, qui caractérisent l'hypertrophie de la prostate débarrassée bien entendu des complications, qui se mettent si souvent à la traverse de son évolution régulière et que nous étudierons à part. Leur constatation doit provoquer la recherche des signes physiques que nous allons maintenant étudier.

B. SIGNES PHYSIQUES. — Les signes physiques sont fournis : 1° par la palpation et la percussion abdominales ; 2° par le toucher rectal seul ou combiné avec la palpation hypogastrique ; 3° par le cathétérisme.

a. *Palpation et percussion abdominale.* — La palpation hypogastrique et la percussion faite au-dessus du pubis servent à apprécier la façon dont se vide la vessie. Lorsque la rétention est complète, la main sent se dessiner à l'hypogastre le globe vésical dans toute son ampleur. Lorsque la rétention est incomplète, le liquide s'accumulant dans le bas-fond du réservoir, il est bien rare que l'on puisse déceler sa présence par le palper abdominal et, c'est le toucher rectal qui permet de constater ce phénomène.

b. *Toucher rectal.* — Le toucher rectal, que l'on doit toujours pratiquer comme le toucher utérin chez la femme, c'est-à-dire le malade étant couché dans le décubitus dorsal, renseigne sur deux choses, le volume et la configuration de la prostate, l'état de la vessie. La prostate forme en général une tumeur plus ou moins saillante dans le rectum, et dont le doigt ne parvient pas toujours à atteindre la limite supérieure ; elle est symétriquement ou asymétriquement développée ; sa surface est en général lisse, très rarement lobulée. Dans certains cas la glande ne paraît pas hypertrophiée, soit que le développement soit purement central, soit que la prostate ait conservé ses dimensions normales. Les troubles s'expliquent alors exclusivement par l'état de sclérose de la vessie. Lorsqu'il existe de la rétention incomplète, le doigt rencontre au-dessus de la prostate le bas-fond de la vessie distendu par l'urine résiduale, et, si le sujet assez maigre possède une paroi abdominale suffisamment flasque, le toucher rectal combiné à la palpation hypogastrique peut permettre de sentir le lobe hypertrophié.

c. Cathétérisme. — Le cathétérisme employé au diagnostic de l'hypertrophie de la prostate réclame toujours une grande douceur, de la prudence et des conditions de parfaite asepticité, car toutes les causes sont ici réunies pour que la vessie s'infecte et s'enflamme. On le pratiquera d'abord avec la sonde à boule, afin de bien reconnaître le terrain. De cette manière on apprécie à l'aller comme au retour de l'instrument l'irrégularité du canal prostatique, ses déviations, sa longueur presque toujours augmentée et pouvant atteindre 6, 7, 8 centimètres et plus. Pour apprécier l'état de la vessie on a recours à la sonde métallique, et on doit choisir à cet effet pour pénétrer sans danger à travers la prostate la sonde courbe de MERCIER ou de LEROY D'ÉTIOLLES, ou la sonde à petite courbure de GUYON. Le bec dégagé dans la vessie et promené par un mouvement circulaire autour du col révélera les saillies, qui le déforment ; enfoncé jusqu'au contact de la paroi postérieure, il indiquera la profondeur parfois énorme du viscère, enfin, mis en rapport avec les diverses parois du réservoir, il renseignera sur leurs irrégularités, leurs saillies et leurs dépressions (vessie à colonnes), leur mollesse ou leur résistance, indiquant par ces deux caractères l'amincissement ou l'épaississement des tuniques vésicales.

5° Complications. — A côté des symptômes réguliers caractérisant l'hypertrophie de la prostate, il convient de signaler un certain nombre de complications susceptibles de survenir au cours de l'affection et faisant pour ainsi dire partie de son tableau clinique le plus ordinaire. Ce sont : 1° l'hématurie ; 2° la cystite ; 3° la prostatite ; 4° la néphrite.

a. Hématurie. — L'hématurie peut être provoquée par un traumatisme au cours d'un cathétérisme, et n'a rien de spécial dans son allure pas plus que dans sa cause. Mais elle peut être spontanée ; elle se montre alors à la suite d'un décubitus horizontal prolongé, d'un refroidissement, d'une excitation génésique, d'un excès de table, etc. Les phénomènes auxquels sont enclins les prostatiques du fait de l'artério-sclérose de leur appareil urinaire, dont l'anatomie pathologique a été étudiée par Launois et la physiologie pathologique par Tuffier sous la direction commune de Guyon, expliquent la pathogénie de ces raptus hémorragiques. La rétention d'urine même incomplète est une des causes fréquentes de l'hématurie dans le cours de l'hypertrophie de la prostate et l'évacuation régulière du réservoir la fait cesser. Mais le plus souvent cette complication est le résultat d'une évacuation trop rapide de la vessie depuis longtemps distendue, évacuation qui amène la décompression brusque des parois des veines du réservoir et même de celles des parties supérieures de l'appareil urinaire jusque dans l'intimité du rein, suivant les expériences de Guyon et Albarran. Elle présente alors une gravité considérable, tenant surtout aux accidents infectieux qu'elles présagent. Dans quelques cas, l'hémorragie reconnaît pour cause l'existence d'une cystite chronique, au cours de laquelle des membranes riches en vaisseaux à parois embryonnaires friables se sont développés sur la paroi interne.

b. *Cystite.* — La cystite est la complication la plus fréquente de l'hypertrophie de la prostate. Elle peut s'observer à toutes les périodes de la maladie. Sa grande fréquence s'explique par la congestion habituelle des parois vésicales durant le cours de cette affection. L'inflammation ainsi imminente de la vessie se déclare tantôt à la faveur d'une fatigue, d'un refroidissement, d'un excès de table, de coït, tantôt et surtout à la suite d'un cathétérisme septique et trop rapidement évacuateur. La cystite peut revêtir la forme aiguë et guérir rapidement, mais presque toujours elle passe à l'état chronique ; le plus souvent aussi la forme chronique s'installe d'emblée et il est habituel de voir des poussées aiguës se greffer sur elle. Les symptômes de la cystite prostatique, qu'elle soit aiguë ou chronique, ne diffèrent pas de ceux des autres cystites ; rappelons seulement que cette cystite est tenace.

qu'elle s'accompagne plus particulièrement de ces dépôts purulents visqueux, gélatineux, qui constituent la caractéristique de ce qu'on appelle le catarrhe vésical.

c. *Prostatite*. — La prostatite est rare dans le cours de l'hypertrophie de la prostate, elle revêt la forme simple ou phlegmoneuse.

d. *Néphrite*. — Indépendamment de la néphrite interstitielle résultant de la sclérose glomérulaire et conjonctive du tissu rénal et conséquence du prostatisme étendu au rein, lésions bien étudiées par ALBARRAN, on peut voir survenir dans l'organe ainsi préparé à l'infection des poussées de néphrite aiguë ou chronique, suppurée ou non suppurée. Nous renvoyons la description de ces complications aux chapitres dans lesquels nous traiterons des urétéro-pyéonéphrites.

6° Marche, durée, terminaisons. — La marche de l'hypertrophie de la prostate est lente et subordonnée d'une part à la rapidité du processus anatomique qui envahit les organes urinaires, et d'autre part aux complications qui peuvent surgir tout à coup. Son allure est donc irrégulière et sa durée très variable, mais toujours longue. Cette longueur porte surtout sur la première période, la seconde période se termine assez rapidement par la mort lorsque la maladie est abandonnée à elle-même, mais par un traitement bien entendu on peut encore longtemps la prolonger. La terminaison est constamment fatale, et si le malade n'est pas brusquement emporté par une des complications précédemment énumérées, il s'éteint à la longue par suite de la dégénérescence scléreuse de tout l'appareil urinaire.

7° Pronostic. — Le pronostic est donc grave, mais si on réfléchit à la longue durée de la maladie et à la possibilité de prévenir à peu de frais les complications, qui y mettent terme le plus souvent, on comprendra que la gravité de ce pronostic puisse être atténuée.

8° Diagnostic. — On doit toujours soupçonner l'existence de l'hypertrophie de la prostate chez un individu, qui au-dessus de soixante ans présente des troubles de la fonction urinaire, surtout si, jusqu'à ce moment, cette fonction s'était exécutée régulièrement. En effet les rétrécissements de l'urètre, les inflammations aiguës ou chroniques de la prostate, sa tuberculisation, toutes affections susceptibles de simuler par la dysurie dont elles s'accompagnent l'hypertrophie, se manifestent en général avant cet âge ; il en est de même des maladies du système nerveux se traduisant par des troubles purement fonctionnels.

L'examen méthodique du canal, principalement dans sa traversée prostatique, joint au toucher rectal, confirmera ou infirmera d'ailleurs les présomptions nées des anamnestiques. Seul le cancer de la prostate, qui se développe comme l'hypertrophie vers soixante ans, peut en imposer, mais l'absence ou tout au moins l'atténuation des troubles urinaires dues aux poussées congestives nocturnes, le volume excessif de la prostate dans le rectum, sa consistance ligneuse, ses bosselures et surtout l'évolution rapide de la carcinose prostato-pelvienne ne laisseront pas subsister longtemps de doute.

Dans la majorité des cas les prostatiques attirent d'eux-mêmes l'attention sur les symptômes urinaires qu'ils présentent ; mais certains, par négligence ou pour toutes autres causes, ne les font pas connaître et viennent consulter pour des troubles digestifs qui seraient de nature à égarer le diagnostic, si le clinicien ne songeait à s'assurer par l'interrogatoire ou par le sondage de la manière dont se vide la vessie. C'est ainsi que la dyspepsie des vieillards n'a souvent d'autre origine que la rétention incomplète des urines (GUYON).

L'ensemble des symptômes offerts par les calculeux et les néoplasiques vésicaux est trop caractéristique pour qu'on confonde ces malades avec les prostatiques. Mais il arrive assez fréquemment que des calculs et plus exceptionnellement que des néoplasmes coexistent avec l'hypertrophie de la prostate, il ne faudra donc pas négliger de s'assurer de l'existence de ces affections concomitantes pour peu que l'évolution anormale de la maladie principale les fasse soupçonner. L'exploration méthodique de la vessie ; et plus particulièrement du sinus rétro-prostatique avec la sonde métallique et la cystoscopie seront mises à contribution pour cette recherche.

L'hypertrophie de la prostate reconnue, il convient de déterminer la période de l'affection et de rechercher l'existence des complications du côté de l'appareil urinaire lui-même (vessie, uretères, reins) et des grands systèmes organiques (tube digestif plus spécialement). Cette enquête est indispensable pour établir sur des bases solides les indications d'un traitement qui, faute de ce soin, risquerait de rester sans effet ou de devenir nocif.

Enfin, un dernier problème reste à résoudre pour choisir judicieusement parmi les nombreuses méthodes thérapeutiques conseillées contre l'hypertrophie prostatique, c'est la détermination de la variété anatomique de l'affection et l'état de la contractilité vésicale. Les signes physiques, que nous avons précédemment étudiés, fourniront pour la solution de la première question des renseignements précieux ; quant à la seconde elle sera résolue par l'examen de la force et de l'amplitude du jet d'urine s'échappant par la sonde, et d'une façon plus scientifique et plus exacte par la recherche de la pression manométrique (GENOUVILLE).

9° Traitement. — Le traitement de l'hypertrophie de la prostate comporte un grand nombre d'indications. Jusqu'à ces dernières années, les moyens mis en œuvre pour les remplir étaient à peu près exclusivement *prophylactiques* et *palliatifs*, mais on est entré de nos jours dans la voie de la *cure radicale*, non sans quelques succès des plus encourageants.

1° *Traitement prophylactique.*

Il comporte un certain nombre de prescriptions hygiéniques applicables à toutes les périodes de l'affection, qui, si elles n'arrêtent pas le processus anatomique, préviennent tout au moins de pénibles et redoutables accidents en écartant les poussées congestives.

1° Alimentation. — Les prostatiques doivent s'abstenir de prendre part aux longs repas et de se livrer à tout excès de table. Ils banniront de leur régime les mets excitants, les substances fortement azotées, les boissons riches en alcool. C'est ainsi qu'ils éviteront les poissons de mer, les mollusques et les crustacés, les venaisons, les salaisons, les viandes faisandées et les conserves, les pâtés de foie gras, les asperges, les truffes, les fromages forts. Ils ne boiront ni bière, ni vins généreux et trop fortement alcooliques, comme le Bourgogne, le Saint-Émilion, le Champagne, les vins d'Espagne ; les eaux-de-vie, les liqueurs fortes, de même que le thé et le café leur seront également interdits. Mais tout en observant dans leur régime certaines précautions, ils devront en raison même de leur âge avoir une nourriture tonique et reconstituante, dans laquelle les viandes de bœuf, de mouton, les vins vieux et même une petite quantité d'alcool tiendront une juste place. Ce qu'il faut surtout éviter chez eux, ce sont d'abord les repas copieux, surtout celui du soir, qui congestionnent et entravent la circulation abdominale, et ensuite l'ingestion de grandes quantités de liquides qui soumettent le rein et la vessie à un travail éliminateur pouvant devenir nuisible.

2º Exercice. — La marche convient très bien aux prostatiques, mais il ne faut pas la pousser jusqu'à la fatigue. Les malades doivent s'y livrer chaque jour avec modération, particulièrement après les repas ; la station assise et le décubitus horizontal prolongés leur sont nuisibles, de même les voyages en voiture, en chemin de fer, l'équitation.

3º Refroidissements. — Les refroidissements ayant sur le développement des complications (rétention, cystite, néphrite) chez les prostatiques une influence des plus certaines (GUYON), les malades doivent éviter avec soin les courants d'air, les variations brusques de température, le froid aux pieds et aux mains, la station sur un siége froid et humide. Il est donc bon qu'ils portent des vêtements de dessous en flanelle, des chaussures imperméables, des gants lorsqu'ils sortent et qu'ils se couvrent bien la nuit lorsqu'ils se lèvent pour uriner.

4º Mictions. — Elles doivent s'effectuer régulièrement quatre à six fois dans les vingt-quatre heures soit spontanément, soit à l'aide de la sonde si cela est nécessaire. Toute retenue de l'urine est nuisible, aussi le malade doit-il prendre ses précautions s'il est obligé de sortir, de faire une visite, un voyage qui ne lui permettent pas d'uriner quand le besoin se fera sentir.

5° Défécation. — L'évacuation de l'intestin n'étant pas moins nécessaire pour prévenir toute stase sanguine du côté du bassin que celle de la vessie, les malades auront au moins une garde-robe par jour. Si l'intestin est paresseux, on réveillera son fonctionnement par des laxatifs légers (séné, rhubarbe, manne, magnésie calcinée, le podophylle, la cascara), au besoin par des purgatifs doux (l'huile de ricin, les eaux minérales naturelles : Hunyadi Janos, Rubinat, Villa Cabras), mais on se gardera des drastiques beaucoup trop congestionnants. Les grands lavements d'eau chaude (45 à 50°) pris soir et matin constituent un bon moyen de combattre, en même temps que la constipation, la congestion des organes pelviens (RECLUS).

6° Excitations vénériennes. — Les prostatiques doivent éviter avec soin tout ce qui est de nature à exciter le sens génésique : pas de pensées, pas de lectures, pas de conversations lubriques : les plaisirs vénériens leur sont interdits : cependant, chez certains, cette proscription ne saurait être absolue, car l'accomplissement du coït à intervalles éloignés et sans excitation préalable est souvent suivie d'une sédation heureuse.

Comme complément à ces prescriptions hygiéniques on prescrira avec avantage divers moyens, qui en activant les fonctions de la peau et en suppléant ainsi aux éliminations insuffisantes des matériaux de déchets par les reins, régularisent la nutrition générale : tels sont les massages, les frictions sèches, les douches, les grands bains stimulants de sous-carbonate de soude, sulfureux et salés, en ayant bien soin de les prendre de courte durée et d'éviter les refroidissements consécutifs.

2° *Traitement palliatif.*

Les moyens palliatifs sont nombreux et varient avec chacune des phases évolutives de l'affection.

1° Première période. — Le malade présentant seulement des troubles urinaires vagues et vidant complètement sa vessie devra s'en tenir exclusivement aux mesures hygiéniques précédentes. Quelques symptômes en raison de leur intensité peuvent réclamer cependant une médication spéciale. C'est ainsi que contre ces agacements du col provoquant la micturition, on devra avoir recours *intus et extra*, aux préparations de belladone, de jusquiame, de valériane, d'antipyrine, de préférence aux opiacés qui congestionnent les organes ; cependant lorsque l'irritabilité du col est excessive, on se trouvera bien de l'extrait thébaïque sous forme de potion et surtout de la morphine en suppositoires et même en injection hypodermique. (THOMPSON). Ces mêmes médicaments combattront aussi heureusement les érections, contre lesquels on pourra encore employer les bromures, le camphre, le lupulin. Le seigle ergoté et l'ergotine, la noix vomique et la strychnine en faisant contracter les petits vaisseaux et en agissant sur les fibres musculaires de la vessie ont des effets décongestionnants susceptibles de trouver leur application, mais qu'il faudra toujours surveiller avec soin pour que le but ne soit pas dépassé et que la fréquence des mictions en particulier ne soit pas encore augmentée. Pour remédier à cette fréquence nocturne on pourrait être tenté de pratiquer le cathétérisme, mais ce serait non seulement commettre une erreur puisque la vessie se vide en totalité, mais encore s'exposer à un danger, car on courrait les plus grands risques de déterminer de la cystite.

2° Deuxième période. — Les phénomènes de la période prémonitoire persistant seront combattus par les moyens précédemment signalés, mais une indication nouvelle surgit, à savoir l'évacuation artificielle de la vessie, car la rétention aiguë complète, ou chronique (incomplète ou complète), est la caractéristique de cette deuxième phase de l'affection.

Assez souvent la *rétention aiguë* cède à un traitement antiphlogistique par le repos au lit, les boissons émollientes chaudes, les cataplasmes, les sangsues au périnée, les grands bains, les opiacés particulièrement en lavement, et on doit tout d'abord y avoir recours. S'ils échouent, il faut sans tarder pratiquer le cathétérisme évacuateur.

Ce cathétérisme, qui s'impose absolument lorsque *la rétention chronique est complète*, n'est pas moins formellement indiqué lorsque la *rétention est incomplète*. Nous verrons ultérieurement avec quels instruments et dans quelles conditions il convient d'évacuer artificiellement la vessie. Dans la majorité des cas, les lésions vésicales plus encore que celles de la prostate ne permettant pas le rétablissement intégral de la miction, le cathétérisme devra être indéfiniment pratiqué ; c'est aussi le plus sûr moyen de voir les parois de la vessie régulièrement mise à sec s'arrêter dans leur processus de dégénérescence et récupérer leur contractilité. Les injections froides dans la vessie et le rectum, le seigle ergoté, la strychnine et les autres médicaments agissant sur la moelle et les fibres lisses n'ont qu'une action illusoire sinon nuisible.

3° Troisième période. — La vessie surdistendue laissant l'urine s'écouler involontairement et le malade pissant par regorgement, on pourrait croire *a priori* que l'indication formelle est de vider la vessie. Il n'en est rien, le cathétérisme évacuateur ne sera effectué que chez les individus, dont la santé est encore bonne, la soif peu vive, les digestions faciles, etc. Chez ceux dont l'état général est fortement ébranlé et dont les fonctions digestives en particulier laissent considérablement à désirer, l'évacuation de l'urine doit être différée et chez certains même pour toujours interdite. Ces malades seront d'abord soumis à un traitement tonique et réparateur et on n'interviendra que si sous cette influence la santé s'améliore ; dans le cas contraire, mieux vaudra s'abstenir que de s'exposer, même par une intervention aussi habilement conduite que possible, à rompre l'équilibre de la santé de malades, qui abandonnés à eux-mêmes peuvent encore vivre longtemps. Telle est la formule du traitement de ces cas difficiles à laquelle s'est arrêté GUYON.

4° Opérations destinées à assurer l'évacuation de la

vessie. — Ces opérations sont le cathétérisme méthodique, le cathétérisme forcé, la ponction de la vessie, la cystostomie.

A. Cathétérisme méthodique. — C'est le procédé de choix dans le traitement des rétentions d'urine chez les prostatiques ; les autres procédés ne doivent être employés que lorsque l'introduction des sondes par le canal a été reconnue impossible. Le cathétérisme chez ces malades constitue une véritable opération, tant à cause de la délicatesse que présentent parfois ses indications, qu'en raison des difficultés qu'offrent souvent le passage des instruments dans le canal déformé, et de la manière dont doit être conduite l'évacuation de l'urine.

a. *Précautions préliminaires, choix des instruments*. — L'indication du cathétérisme étant bien déterminée, le chirurgien doit se conformer aux règles de l'antisepsie la plus parfaite en désinfectant soigneusement le canal (voir p. 49) et en n'employant que des instruments parfaitement aseptiques, car les prostatiques sont toujours en imminence d'infection. L'urètre sera alors exploré à l'aide d'une sonde à boule, de manière à recueillir sur le calibre, la déviation, la longueur et la résistance de la traversée prostatique des renseignements précieux pour le choix des instruments.

b. *Sondes en caoutchouc dites de Nélaton et sondes en soie anglaises*. — Si un explorateur à boule n° 18 ou 20 passe avec facilité dans l'urètre, on aura recours avec quelque chance de les introduire aux sondes en caoutchouc qui, grâce à leur extrême flexibilité, épousent toutes les inflexions du canal. (Voir pour la technique de l'introduction, p. 38).

c. *Sondes en gomme*. — Si l'explorateur à boule présente quelque difficulté à pénétrer dans la vessie en raison de la résistance des lobes prostatiques à se laisser écarter, et *a fortiori*, s'il n'y parvient pas, on doit s'armer de sondes en gomme. Les sondes *coniques et olivaires* susceptibles par leur extrémité aiguë de pénétrer dans le tissu friable de la prostate seront délaissées pour les *sondes cylindriques*, dont le bout mousse glisse facilement sur les parois urétrales. On les choisira *assez volumineuses*, car le canal n'est nullement rétréci au niveau de la prostate,

mais sans dépasser le calibre n° 18 ou 20, afin que l'évacuation de
l'urine ne soit pas trop rapide. On les prendra également *longues*.

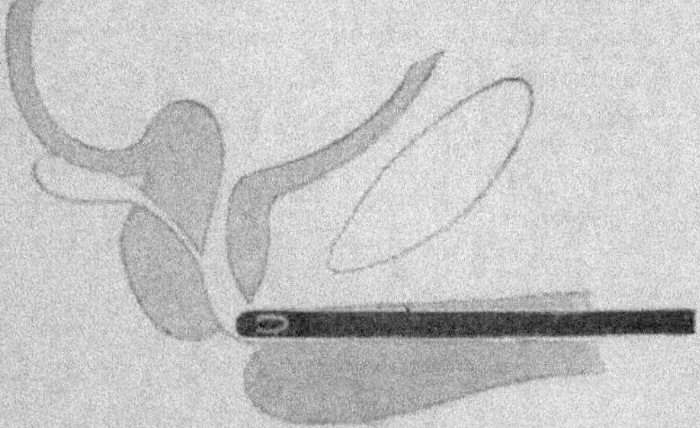

Fig. 113.
Sonde rectiligne venant buter à l'entrée du canal prostatique *coudé*.

le canal étant parfois allongé de plusieurs centimètres. Enfin
la paroi inférieure de l'urètre se trouvant presque toujours

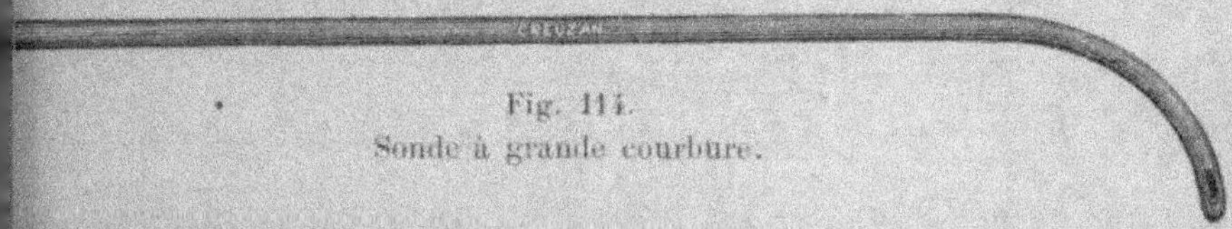

Fig. 114.
Sonde à grande courbure.

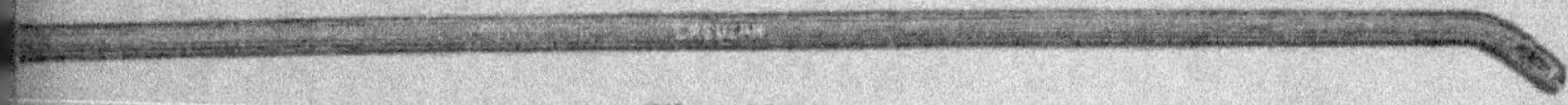

Fig. 115.
Sonde coudée.

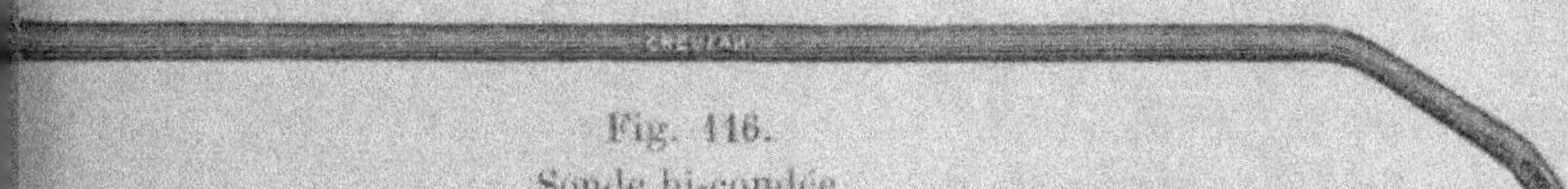

Fig. 116.
Sonde bi-coudée.

déformée, courbée ou coudée, les *sondes rectilignes* qui, comme
on le sait, ne progressent qu'en suivant cette paroi, seront le

plus souvent impropres au sondage des prostatiques
(fig. 113), et on devra recourir aux sondes à *grande
courbure coudées et bicoudées* ou à *béquilles* de LE
ROY D'ÉTIOLLES et MERCIER (fig. 114, 115, 116). Ces
sondes, dont le bec est conduit par la paroi supérieure lisse et régulière, tandis que le talon glisse

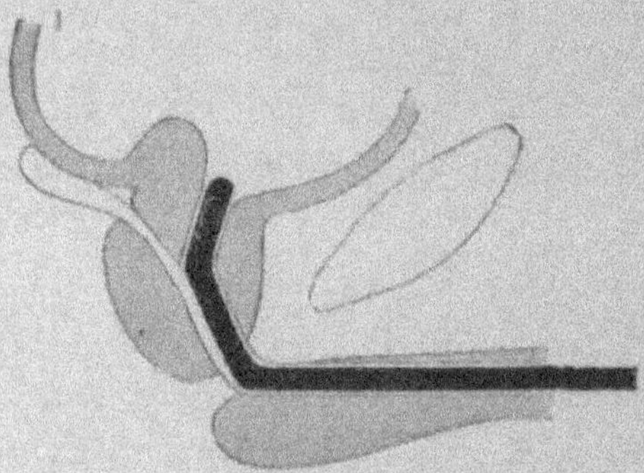

Fig. 117.
Sonde bi-coudée glissant par son double talon sur les
coudures du canal.

sans embarras sur le cul-de-sac du bulbe et passe
par-dessus tous les obstacles accumulés sur la paroi
inférieure de l'urètre prostatique (fig. 117), pénétrent presque toujours avec la plus grande facilité
dans la vessie, à condition que, maintenant la concavité de la coudure vers la paroi supérieure du
canal, on les pousse d'un mouvement lent et continu
de la main droite, tandis que la gauche tend la
verge.

Cependant lorsque du fait de l'hypertrophie le
canal présente une *longueur considérable* et une
incurvation très prononcée, les sondes coudées et
bicoudées peuvent être insuffisantes, car la paroi
supérieure de l'urètre, appuyant sur la sonde avant
qu'elle ait franchi le col, en redresse la coudure et s'oppose à

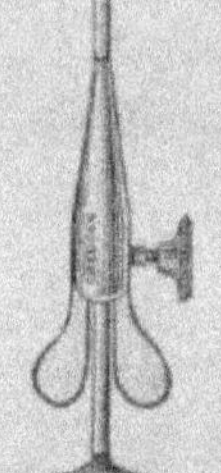

Fig. 118.
Mandrin de
Guyon.

sa progression. Pour que celle-ci soit assurée, il faut que le bec de l'instrument continue à se relever tout en avançant. La *manœuvre du mandrin* de GUYON permet de réaliser ce *desideratum*. Le mandrin utilisé pour cela est une tige métallique résistante, coudée à angle obtus à une de ses extrémités et munie à l'autre d'une pièce conique à ailerons perforée et jouant sur la tige où elle peut être fixée par une vis de pression (fig. 148). Pour s'en servir on engage à la suite du man-

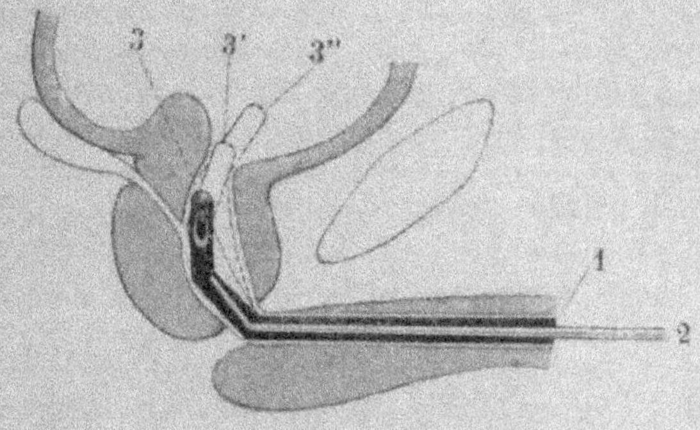

Fig. 119.
Manœuvre du mandrin de Guyon.

drin introduit dans la sonde l'extrémité de la pièce mobile dans le pavillon, de telle sorte que le mandrin ne risque pas de sortir par l'un de ses yeux et de blesser l'urètre. Avec ce mandrin coudé on peut transformer instantanément une sonde droite en sonde coudée, une sonde coudée en sonde bicoudée, et donner à chacune des portions coudées la longueur voulue ; enfin, on peut en retirant la tige métallique mobiliser pour ainsi dire la coudure ou la bicoudure de la sonde et imprimer à son bec le mouvement d'élévation nécessaire à assurer son dégagement dans la vessie (fig. 119). Voici comment on doit accomplir la manœuvre du mandrin : le bec de la sonde étant conduit au delà de la portion membraneuse, à l'entrée de la région prostatique, on saisit entre le pouce d'une part, l'index et le médius de la main gauche d'autre part, le pavil-

lon de la sonde, tandis que de la main droite on s'empare
du mandrin au niveau de la pièce conique. D'un mouvement
simultané des deux mains, on repousse alors vers la vessie la
sonde tenue de la main gauche et on retira le mandrin. On est
averti de la réussite de la manœuvre par la liberté de progression
de la sonde. Que si on éprouve quelque résistance, on doit sans
insister retirer sonde et mandrin et recommencer après avoir
modifié la coudure et la longueur de la sonde par un léger
déplacement de la pièce mobile.

d. *Sondes métalliques*. — Employées volontiers par les anciens
chirurgiens, qui n'avaient à leur disposition que des *algalies* en
gomme de fabrication défectueuse, les sondes métalliques
trouvent rarement de nos jours leur application pour le cathétérisme des prostatiques. Les sondes à béquilles en gomme ont
justement remplacé les *sondes coudées métalliques* de MERCIER et
de LEROY (d'Etiolles). Mais lorsque la prostate très volumineuse
imprime au canal une incurvation prononcée, les sondes métalliques dites *à grande courbure* peuvent rendre des services. Ces
sondes bien différentes de la sonde de trousse, dont la courbure
appartient à un cercle trop petit et mesure un arc trop court
pour se dégager dans la vessie à travers le canal prostatique
incurvé et allongé, ont pris définitivement place dans l'arsenal
chirurgical depuis les recherches anatomiques et cliniques de
GÉLY (de Nantes). Cet auteur a montré que dans l'hypertrophie
prononcée la courbure de l'urètre prostatique peut être inscrite
dans un cercle de 12 centimètres de diamètre et qu'elle en occupe
environ le tiers ; partant de ces données il a fait construire
trois modèles de sondes à grande courbure correspondant, la
première à 13, la seconde à 12 et la troisième à 11 centimètres
de diamètre.

On trouve également chez les fabricants des *sondes en gomme
à grande courbure*, et il y a certainement avantage à les employer lorsqu'elles possèdent une rigidité suffisante.

Qu'elles soient en métal ou en gomme, les sondes à grande
courbure sont conduites à travers le canal suivant les préceptes
formulés à propos de l'introduction des sondes courbes ordinaires (voir p. 37), et qui consistent essentiellement à mainte-

nir le bec des instruments en contact permanent avec la paroi supérieure de l'urètre.

c. Évacuation de la vessie. — La sonde étant introduite, la vessie doit être vidée *lentement, graduellement et d'une façon absolument antiseptique* afin d'éviter les hémorragies *ex vacuo* et les accidents infectieux du côté de la vessie et des reins (GUYON, ALBARRAN). La lenteur de l'écoulement sera assurée par l'emploi d'une sonde d'assez faible calibre, n° 16 par exemple, et par l'abstention de toute pression à l'hypogastre ; de plus, sans chercher à mettre la vessie à sec dès le premier sondage, on emploiera pour obtenir ce résultat un temps variable, suivant l'ancienneté et le degré de la distension vésicale retirant à chaque cathétérisme, répété 8 à 10 fois dans les vingt-quatre heures, une certaine quantité d'urine que l'on remplacera en partie par une solution d'acide borique afin d'aseptiser le milieu urinaire. Si le cathétérisme a été particulièrement difficile, douloureux et s'il existe des fausses routes, il sera prudent de laisser la sonde à demeure.

B. CATHÉTÉRISME FORCÉ. — Imaginé par DESAULT, accepté par BOYER et repris par MAYOR, il consiste à perforer le lobe moyen de la prostate à l'aide d'une sonde conique en métal et à creuser ainsi un tunnel mettant en communication la vessie avec le canal. Ce procédé, qui n'est applicable qu'aux cas dans lesquels existe un bas-fond prononcé, est plein de dangers, car, malgré la précaution recommandée de diriger le bec de la sonde avec le doigt placé dans le rectum, on n'est jamais sûr que *cette fausse route chirurgicale* au lieu de donner accès dans la vessie ne pénétrera pas dans les tissus placés entre le rectum et le réservoir et même ne perforera pas l'intestin. Le cathétérisme forcé est ainsi justement tombé dans l'oubli.

C. PONCTION DE LA VESSIE. — Elle peut se pratiquer par le périnée (DIONIS, TOLET), par le rectum (FLURANT, de LYON), par l'hypogastre (MÉRY, frère COME), par-dessous le pubis (VOLLÈMIER). Les deux premières voies sont aveugles et dangereuses, la dernière a été suivie pour un cas tout à fait exceptionnel par son auteur ;

la voie hypogastrique seule est rationnelle et est demeurée dans la pratique.

La *ponction hypogastrique*, comme toutes les autres opérations, a bénéficié du perfectionnement instrumental et de la méthode antiseptique. A *la ponction à l'aide d'un gros trocart*, qui expose à l'infiltration d'urine et à la péritonite (POUSSON), on a substitué généralement de nos jours la *ponction capillaire et aspiratrice* au moyen des appareils de DIEULAFOY et de POTAIN sans aucun danger. Cependant la ponction avec le gros trocart peut trouver ses indications, par exemple lorsqu'on n'a pas à sa disposition d'autres instruments, lorsque l'éloignement du malade ne permet pas de se rendre assez souvent pour répéter les ponctions, etc. ; c'est pour cela que nous la décrirons.

a. *Ponction au gros trocart.* — Elle se pratique sur la ligne médiane à 2 ou 3 centimètres au-dessus du pubis, point que l'on sent nettement chez les gens d'embonpoint ordinaire, et que l'on détermine chez les obèses en menant une ligne par les deux épines iliaques et en marquant un point à 6 ou 7 centimètres au-dessous d'elle. A ce niveau la vessie n'est recouverte que par la peau, la ligne blanche et le tissu adipeux de la cavité de Retzius, car le péritoine s'éloigne de la symphyse au fur et à mesure que le réservoir s'emplit. Le *trocart courbe* de frère COME n'est pas indispensable, et l'on peut se servir d'un trocart rectiligne quelconque que l'on enfonce d'un seul coup verticalement, le malade étant dans le *décubitus horizontal*, jusque dans la vessie. On retire alors le dard tout en poussant la chemise, et, au fur et à mesure que la vessie se vide, on a soin de déprimer l'hypogastre avec la main qui tient la canule afin que son extrémité n'abandonne pas la cavité.

La vessie évacuée, le trocart est retiré, si l'on prévoit que l'urine pourra reprendre son cours par les voies naturelles, et la plaie des téguments oblitérée à l'aide du collodion iodoformé, et, mieux encore, au moyen d'un pansement antiseptique, qui, tout en mettant la petite solution de continuité à l'abri de l'air, permettra à l'urine de s'écouler librement, au cas où la plaie de la vessie la laisserait transsuder dans le tissu prévésical. Si l'obstacle à la miction est permanent, on doit laisser la canule en place ; mais, comme sa rigidité rendrait son séjour pénible, certains auteurs ont conseillé de lui substituer une sonde en gomme, que l'on introduit par la lumière même du trocart et que l'on fixe ensuite par un artifice quelconque (LALESQUE, d'Arcachon). LEJARS et ROCHET ont réglementé la technique de ce *cysto-drainage*, qui permet de laver et de désinfecter la vessie au moyen d'injections antiseptiques et peut être maintenu pendant des années sans s'opposer à ce que le malade vaque à ses occupations habituelles.

b. *Ponction capillaire.* — En raison de la petitesse de la plaie vésicale, qui s'obture d'elle-même, elle n'offre absolument aucun danger et a pour précieux avantage de pouvoir être répété un très grand nombre de fois (HENRIET, BERGONNIER), permettant ainsi aux tissus périurétraux de se décongestionner après l'évacuation de l'urine et au canal de recouvrer sa perméabilité. On emploie, pour la pratiquer, les appareils aspirateurs de DIEULAFOY ou de POTAIN. La technique ne diffère pas de celle suivie pour l'évacuation des collections pathologiques des autres régions, y compris les précautions de l'antisepsie la plus rigoureuse.

Avec la ponction capillaire, il est, en quelque sorte, plus facile de graduer la sortie de l'urine suivant les indications requises qu'avec la ponction avec le gros trocart ; on peut également bien laver et désinfecter la vessie en injectant lentement une solution antiseptique, que l'on retire ensuite de la même manière que l'urine (VERCHÈRE, BERLIN).

D. CYTOSTOMIE SUS-PUBIENNE. — L'ouverture hypogastrique de la vessie chez les prostatiques a été conseillée par MAC GUIRE (de Richmond) et par A. PONCET (de Lyon). Ce dernier auteur en a certainement étendu les indications à des cas justiciables de moyens plus simples et a fait du fonctionnement *du méat ou de l'urètre sus-pubien* un tableau par trop flatteur ; on ne saurait nier néanmoins que parfois cette opération rend de grands services. Selon nous, elle n'est indiquée que lorsque le cathétérisme est difficile et douloureux, lorsqu'il s'accompagne de saignement de la prostate, d'accès de fièvre et lorsqu'il est démontré que la sonde à demeure ne peut y mettre un terme. Quant aux indications tirées de l'existence d'accidents infectieux, elles ne sont légitimes que si la suppuration de la vessie est abondante et si les reins sont eux-mêmes le siége de foyers purulents ; mais, reconnaissons-le, rarement l'ouverture de la vessie sauve de pareils malades.

Le manuel opératoire de la cystostomie sus-pubienne ne diffère d'abord de celui de la cystotomie que par le peu d'étendue de l'incision vésicale, et son siége, aussi rapproché que possible du col ; mais la vessie ouverte, l'opération est complétée par la suture des lèvres du viscère aux lèvres des téguments de la paroi abdominale, ce qui n'est pas toujours réalisable lorsque les parois de la vessie sont friables et lorsque l'épaisseur de l'abdomen chargé de graisse est considérable. Ainsi est constitué un canal cutanéo-muqueux qui, suivant PONCET, fonctionne comme un urètre et permet au malade d'effectuer la miction à des intervalles plus ou moins éloignés. On peut augmenter encore sa continence en le creusant à travers le muscle droit, ainsi que le recommande JABOULAY. En réalité, l'urètre sus-pubien laisse souvent échapper les urines d'une façon continue, et il est impossible de recueillir avec l'urinal le plus perfectionné le liquide coulant à fleur de peau, aussi est-on presque toujours obligé de mettre une sonde de PEZZER faisant gargouille. Cette sonde fonctionne en général bien, et, grâce à elle, il n'est pas nécessaire de réunir la muqueuse vésicale à la peau pour obtenir la permanence de la fistule. La simple cystotomie nous semble donc préférable à la cystostomie, d'autant plus que le chirurgien, après avoir conjuré les accidents menaçants de l'hypertrophie de la prostate, doit s'employer à obtenir le rétablissement du cours de l'urine par les voies naturelles.

5° Traitement des complications. — Les principales complications de l'hypertrophie prostatique sont, comme nous l'avons vu plus haut, l'hématurie, la cystite et la néphrite.

a. *Traitement de l'hématurie*. — On supprimera aisément l'hématurie provoquée par le passage des sondes en n'employant que des instruments lisses et polis, souples ou appropriés à la configuration de l'urètre. Les hématuries abondantes survenant sans cause ou se déclarant après une rétention prolongée et une évacuation trop rapide seront combattues par le repos, l'immobilité, la glace sur l'hypogastre, les lavements froids et les suppositoires de glace ; on y joindra à l'intérieur la limonade sulfurique, le matico, le tanin, l'acide gallique, l'alun de fer dont nous avons obtenu d'excellents résultats ; l'ergotine sera maniée avec prudence, car en provoquant les contractions de la vessie, elle favorise souvent l'hémorragie au lieu de l'arrêter. Les injections coagulantes recommandées par les auteurs ont de sérieux inconvénients ; en effet, elles remplissent le viscère de caillots dont l'expulsion devient ensuite difficile. On peut après les avoir dissociés et broyés avec un lithotriteur, les abandonner aux forces expulsives de la vessie, mais il vaut mieux en pratiquer l'aspiration avec la seringue ordinaire ou mieux encore avec l'appareil de la lithotritie moderne. Si ces moyens échouent, la taille sus-pubienne s'offre en dernière ressource.

b. *Traitement de la cystite.* — Son traitement est subordonné à la période de l'hypertrophie. À la première période, on aura recours aux instillations argentiques, de préférence aux injections qui ont l'inconvénient de distendre la vessie. Dans la seconde et la troisième période, l'évacuation du réservoir suffit quelquefois à guérir l'inflammation ; s'il est nécessaire, on y joindra des lavages boriqués, argentiques, iodoformés, etc. (Voir *Traitement de la cystite en général*, p. 422), et si la douleur est extrême, on pourra être conduit à pratiquer la cystotomie.

c. *Traitement de la néphrite.* — Les poussées de néphrite aiguë réclament l'administration de la quinine et des antiseptiques à l'intérieur, en même temps que l'emploi de révulsifs sur les lombes : ventouses sèches, cataplasmes sinapisés, etc. Un bon moyen d'enrayer la néphrite aiguë est la mise d'une sonde à demeure. Contre l'inflammation chronique des reins on s'efforcera de suppléer à l'insuffisance de la dépuration du sang en activant le fonctionnement de la peau par des frictions stimulantes et des bains, en provoquant des évacuations intestinales par des purgatifs répétés, en même temps que l'on relèvera les fonctions digestives par des amères et l'état général par des toniques et des reconstituants.

3° *Traitement radical.*

On a cherché à l'obtenir par deux sortes de moyens, des moyens médicaux et des moyens chirurgicaux.

1° Moyens médicaux. — L'efficacité des divers médicaments recommandés tour à tour : extrait de ciguë, chlorhydrate d'ammoniaque, mercuriaux (VELPEAU), ergot de seigle, iode et iodures, est très douteuse ; toutefois, l'iodure de sodium mérite d'être employé, car il agit sur les lésions d'artério-sclérose (GUYON). Dans ces dernières années l'opothérapie a été essayée dans le traitement de l'hypertrophie de la prostate. Les injections de suc testiculaire suivant la méthode de BROWN-SÉQUARD ont relevé les forces des malades, mais sont demeurés sans effet sur le volume de la glande et les troubles fonctionnels de la maladie. Les injections de suc prostatique et son administration par l'estomac auraient donné des résultats encourageants (REINERT, BAZY, ORAISON).

2° Moyens chirurgicaux. — Ils sont extrêmement nombreux et encore à l'étude. On peut les rapporter avec FLOERSHEIM et RAYMOND PETIT en deux grandes méthodes : la méthode directe et la méthode indirecte.

A. MÉTHODE DIRECTE. — Elle s'adresse à la prostate elle-même et comprend trois classes de procédés : 1° ceux qui visent l'atrophie de la glande en provoquant un travail de régression de l'ensemble de son tissu; 2° ceux qui rétablissent par compression ou dilatation la perméabilité du col et du canal prostatique ; 3° ceux qui agissent chirurgicalement sur les portions de la glande s'opposant au passage de l'urine.

a. *Procédés visant l'atrophie de la glande par régression.* — Parmi eux signalons d'abord les injections interstitielles de quelques gouttes de teinture d'iode faites par le rectum à l'aide de la seringue de Pravaz (HEINE), qui, si elles ont produit quelque résultat, ont été suivies parfois d'accidents inflammatoires graves. Moins dangereuse et plus efficace, semble-t-il, est l'application de l'électricité soit sous forme de courants continus ou électrolyse (TRIPIER, MALLEZ, CHÉRON, NEWMANN, VAUTRIN), soit sous forme d'électro-puncture (CASPER).

b. *Procédés visant le rétablissement de la perméabilité du col et du canal prostatique par compression ou dilatation.* — Les opérations destinées à obtenir ce résultat se font à l'aide d'instruments ingénieux, tels que les dépresseurs et dilatateurs de MERCIER, de LEROY d'Étiolles, la sonde redresseuse de CHARRIÈRE, etc. Leur application n'a donné que des résultats médiocres et passagers; mais elle n'offre du moins que peu de dangers. Une simple sonde volumineuse en gomme laissée à demeure peut rendre les mêmes services.

c. *Procédés agissant chirurgicalement sur l'obstacle prostatique.* — Ces procédés comprennent la prostatotomie et la prostatectomie :

α) La *prostatotomie* se pratique soit par les voies naturelles soit par les voies artificielles. Les *voies naturelles*, déjà employées par GUTHRIE et que MERCIER, CIVIALE, MAISONNEUVE avaient utilisées en imaginant pour cela leurs sécateurs, coupe-brides ou kiotomes, sont abandonnées de nos jours malgré les efforts de GOULEY pour les faire revivre. Outre qu'elles ne conviennent qu'aux cas exceptionnels de valvules, de *barres* prostatiques, elles exposent aux hémorragies et à la septicémie. BOTTINI en inventant son prostatotome galvanique a diminué ces dangers sans donner plus de précision à ces manœuvres aveugles. Les *voies artificielles* ont été suivies par GOULEY et HARRISON, qui, après avoir ouvert la portion membraneuse de l'urètre par le périnée, dilatent et sectionnent le trajet prostatique et y placent à demeure une double canule rappelant celle de la trachéotomie. Cette canule, destinée à mettre la vessie au repos et à décongestionner la prostate, est enlevée après un ou deux mois de séjour. Malgré les perfectionnements apportés à ce procédé par SCHMIDT et WATSON, il est souvent insuffisant et ne mérite guère d'être recommandé.

β) La *prostatectomie* donne des résultats bien plus constants. Elle s'exécute soit par le périnée, soit par l'hypogastre à travers la vessie. La *prostatectomie périnéale* se fait ordinairement à l'aide d'une incision médiane conduisant après dilatation de l'urètre sur l'obstacle prostatique, que l'on résèque suivant les cas au bistouri, aux ciseaux ou avec une pince coupante appropriée (HARRISON, BELFIELD, KEYES, WILLIAMS, LANDERER). Mais lorsqu'on veut réséquer les lobes latéraux, on doit inciser à l'exemple de DITTEL, MAX SCHEDE et KUSTER le périnée sur l'un de ses côtés, de la partie moyenne du raphé au coccyx, de manière à pouvoir isoler la prostate du rectum et à enlever une tranche cunéiforme de la glande. La *voie sus-pubienne* beaucoup plus chirurgicale a été mise à contribution par DITTEL, MAC GILL, MAYO ROBSON, KÜMMEL et HELFERICH, DESNOS ; nous-même y avons eu recours un certain nombre de fois. Le premier temps de l'opération ne diffère pas de la cystotomie pour l'extirpation des néoplasmes vésicaux ; la vessie ouverte et maintenue béante par le procédé des fils de GUYON, on peut attaquer à loisir l'obstacle prostatique en excisant simplement le lobe saillant avec le bistouri, la pince coupante ou l'anse galvanique, ou en réséquant un segment cunéiforme des lobes latéraux à l'instrument tranchant ou au galvano-cautère. Suivant les circonstances, la vessie est ensuite fermée ou drainée par l'hypogastre. Cette opération d'après PRAÉDAL aurait donné sur 184 cas 112 succès au point de vue du rétablissement de la miction spontanée, 21 échecs et 33 morts. Elle est des plus recommandables et fournit ses meilleurs résultats dans les cas de développement du lobe médian, lorsque la contractilité vésicale est encore conservée (VIGNARD).

B. MÉTHODE INDIRECTE. — Elle a pour objet de provoquer la diminution de la prostate hypertrophiée en agissant sur divers organes tenant sa nutrition sous leur influence. Ces opérations indirectes sont : 1° la *castration bilatérale ou unilatérale* ; 2° la résection des canaux déférents ou *vasectomie* ; 3° la résection des éléments des cordons à l'exception du canal déférent de l'artère déférentiel et de quelques-unes de ses veinules ou *angionévrecto-*

mie double ; 4° les injections intra-testiculaires ; 5° la ligature de l'iliaque interne.

a. *Castration ou orchidectomie bilatérale.* — L'idée d'appliquer l'ablation des testicules à la cure de l'hypertrophie de la prostate a été inspirée par les observations de GODARD, CURLING, GOSSELIN, qui avaient noté l'atrophie de cette glande après la castration, et c'est à LAUNOIS que revient le mérite de l'avoir formulée dès 1884. Ce n'est qu'en 1893 que presque en même temps RAMM (de Christiania) et WILLIAM WHITE (de Philadelphie) pratiquèrent cette intervention et s'empressèrent d'en communiquer les heureux résultats. Depuis lors cette opération a été étudiée sous toutes ses faces. FLŒRSHEIM, TOUILLON, DASSONVILLE, dans leurs thèses, PÉGURIER, LÉSINE, BAZY, ESCAT et CHAILLOUX et autres ont exposé très complètement les rapports, qui unissent les testicules et la prostate aux divers points de vue de l'embryologie, de l'anatomie, de la physiologie, de la tératologie et de la pathologie ; ENGLISCHE, VAUTRIN, BRUNS, SOCIN ont rapporté des statistiques cliniques étendues ; CARLIER a fait au deuxième congrès d'urologie un rapport important ; enfin ALBARRAN et MOTZ tout récemment se sont efforcés de dégager sans parti pris la valeur de cette opération à l'aide du raisonnement des faits expérimentaux et de l'observation clinique et d'en établir les indications.

La technique de la castration chez les prostatiques ne diffère pas de celle suivie chez les autres malades, mais la mortalité opératoire est plus élevée, ce qui s'explique par l'état d'affaiblissement et d'infection des sujets : elle atteint 14,50 p. 100 d'après ALBARRAN et 19 p. 100 d'après CARLIER. Outre quelques troubles passagers d'affaissement physique et d'affaiblissement intellectuel, on note chez un certain nombre d'opérés des troubles psychiques pouvant aller jusqu'au délire et à la manie aiguë, mais ils sont de courte durée.

Bien que les résultats de l'orchidectomie sur la diminution du volume de la prostate et sur le rétablissement de la miction soient très encourageants, ils ne sont pas d'une constance telle que l'opération puisse être proposée à tous les malades. Elle ne saurait évidemment convenir aux prostatiques artério-scléreux du type décrit par Guyon et Launois (voir *Pathogénie*) ; ceux qui appartiennent au type décrit par Motz ne peuvent en retirer qu'un bénéfice indirect par suite de l'atténuation des poussées congestives ; c'est aux vieillards, dont l'hypertrophie semble uniquement due à l'évolution normale de la glande d'après la conception d'Albarran, que doit s'adresser la castration. Mais même encore chez ces malades, elle a ses indications et ses contre-indications. Par exemple on n'y aura pas recours lorsqu'il existe des accidents infectieux graves, ni lorsque la dysurie, la cystite et les autres troubles de la première et de la seconde période peuvent guérir par les sondages répétés, les instillations aidés des moyens médicaux. La rétention aiguë, qui cède si aisément au cathétérisme, n'en est pas non plus justiciable. L'opération est indiquée surtout dans les rétentions chroniques incomplètes et chroniques complètes, mais même alors si l'exploration méthodique du col révèle l'existence d'un lobe faisant opercule elle doit céder le pas à la prostatectomie. A *priori* l'état de la contractilité vésicale semble devoir peser d'un grand poids dans la détermination opératoire, les faits cliniques, d'après Albarran, tendent à prouver qu'il n'en est rien, car, outre que la perte absolue de la contractilité du réservoir est rare dans l'hypertrophie de la prostate (Genouville), la castration paraît avoir un effet dynamogénique sur la puissance contractile de la vessie inhibée chez les prostatiques (Albarran). Les difficultés du cathétérisme, les hémorragies sont presque sûrement supprimées à la suite de l'ablation des testicules, mais d'autres moyens moins radicaux comme la vasectomie et l'angionévrectomie pouvant donner les mêmes résultats doivent lui être préférés.

b. *Castration ou orchidectomie unilatérale*. — Elle a été proposée dans le but d'éviter ou tout au moins d'atténuer les inconvénients de la castration double. Mais les résultats expérimentaux presque tous négatifs obtenus par Pavone, Pyzewalski, Caminiti, Albarran et Motz, les observations contradictoires faites chez l'homme sain ayant subi l'ablation d'un testicule par Launois, Morton, Bazy, Laugton, Watson, Routier, Bryson, Fenwick, etc., enfin les faits cliniques d'orchidectomie unilatérale pratiquée chez les prostatiques réunis par ALBARRAN et MOTZ, conduisent ces derniers auteurs à conclure « que la castration unilatérale ne présente aujourd'hui aucune indication dans le traitement de l'hypertrophie de la prostate ».

c. Ligature et résection des canaux déférents ou vasectomie. — Pratiquée d'abord par HARRISON puis par MEARS et étudiée expérimentalement par WHITE et PAVONE, la vasectomie a été introduite dans la pratique en 1895 par ISNARDI, CHALOT, GUYON, LEGUEU, ROUTIER, HELFERICHS, ENGLISH, etc. Cette opération facile et ne nécessitant que l'emploi des anesthésiques locaux réalise, comme le dit GUYON, une véritable castration physiologique, mais, fait remarquable, les testicules ne s'atrophient pas : aussi la résection des déférents moins dangereuse pour la vie que l'orchidectomie, bien qu'elle comporte encore une mortalité de 13 p. 100 (FLOERSHEIM), est-elle en outre moins grave au point de vue de l'affaissement physique et intellectuel des malades, qui tout en étant stériles conservent la faculté d'avoir des érections et même de pratiquer le coït (NOVÉ JOSSERAND). Malheureusement la vasectomie ne semble avoir sur l'atrophie de la prostate qu'un effet très faible et tardif (GUYON et LEGUEU), son action clinique se bornant surtout à l'atténuation des phénomènes d'ordre congestif : diminution de la fréquence des mictions qui deviennent moins impérieuses et plus aisées, facilité du cathétérisme, abaissement de la quantité d'urine résiduelle, suppression des hématuries. En conséquence, cette opération trouvera ses indications chez les prostatiques congestifs (GUYON), mais devra être rejetée dans les cas où l'hypertrophie de la glande est scléreuse et à évolution torpide.

d. Résection des vaisseaux et nerfs du cordon ou angionévrectomie. — Des expériences faites par ALBARRAN et DE MOTZ leur ayant montré que la résection de tous les vaisseaux et nerfs du cordon, à l'exception de l'artère déférentielle et d'une ou de deux de ses veines satellites, est suivie de l'atrophie du testicule et de la prostate, ces auteurs ont proposé de substituer à la vasectomie l'angionévrectomie. Bien mieux que la première, cette opération mérite la dénomination de castration physiologique : elle est aussi simple et les résultats cliniques, quoique peu nombreux, obtenus jusqu'à ce jour donnent à penser que c'est à elle qu'on devra avoir recours lorsque l'orchidectomie sera contre-indiquée par l'état grave du malade ou refusée par lui.

e. *Injections intra-testiculaires.* — Des injections interstitielles de chlorure de zinc et de teinture d'iode destinées à atrophier le testicule ont été expérimentées par ALBARRAN et MOTZ, et ces auteurs ont remarqué que « l'atrophie de la prostate était d'autant plus prononcée que l'atrophie testiculaire l'était elle-même davantage ».

f. *Ligature de l'iliaque interne.* — Pour terminer ce résumé des opérations proposées pour obtenir la cure radicale de l'hypertrophie prostatique, nous signalerons la ligature de l'iliaque interne que BIER et après lui W. MEYER ont proposé. C'est là une opération des plus graves, qui s'est terminée par la mort dans la plupart des rares cas où elle a été pratiquée et qui n'a donné que des résultats médiocres, lorsque les malades ont survécu.

CHAPITRE IV

TUMEURS DE LA PROSTATE

Nous décrirons sous cette dénomination générique : 1° le cancer ; 2° la tuberculose ; 3° les kystes ; 4° les concrétions et calculs de la prostate.

§ 1. — CANCER DE LA PROSTATE

1° Etiologie. — Le cancer de la prostate est primitif ou secondaire.

La forme secondaire est exceptionnelle (6 fois sur 45 cas, JOLLY, 11 fois sur 62, ENGELBACH). La prostate se prend alors par infection à distance dans le cours d'un cancer de l'estomac (LANGSTAFF, MERCIER, GUYOT), de la dure-mère (LEBERT) d'un sarcome de l'humérus (REBOUL), ou est envahie par propagation au contact d'un organe voisin dégénéré, par exemple d'un cancer du rectum (CURLING et BENETT), d'un cancer de la vessie (très rare), des vésicules séminales, du pénis.

D'après ENGELBACH, le cancer primitif de la prostate ne serait pas aussi rare que l'affirment les auteurs, car il en a rencontré 4 cas sur 700 malades observés à la consultation du service de Necker, soit un peu plus d'un cancéreux prostatique pour 200 urinaires.

On ne sait rien sur les causes prédisposantes ou déterminantes du cancer de la prostate. On a bien signalé les affections antérieures de l'urètre, les maladies de la prostate, en particulier l'hypertrophie (THOMPSON), mais cela sans preuve démonstrative. Contrairement à ce qu'on observe pour les autres cancers, l'hérédité n'a pas été relevée dans le passé des malades observés ; cependant elle était très nette chez un malade que nous avons observé.

Ici, comme pour la plupart des lésions cancéreuses, c'est après cinquante ans que la maladie a sa plus grande fréquence, mais les tout jeunes enfants n'en sont pas exempts, et au-dessous de dix ans la proportion des cancéreux prostatiques est plus grande que dans la période moyenne de la vie. Sur 89 observations Engelbach en a trouvé 9 se rapportant à des enfants, dont trois avaient moins d'un an.

2° Anatomie pathologique. — Toutes les variétés histologiques de cancer ont été rencontrées dans la prostate. Il résulte des examens de Kyster en Allemagne et de Engelbach en France, qu'on observe par ordre de fréquence : le carcinome, (48 fois sur 55 cas) particulièrement l'encéphaloïde ; le sarcome (7 fois sur 55 cas) commun surtout chez l'enfant, et loin derrière le squirrhe, puis le cancer colloïde, mélanique, ossifiant,

Contrairement à ce qui a lieu dans la prostatite chronique et la tuberculose de la prostate, le cancer de cette glande envahit d'emblée la totalité de l'organe, mais souvent les lésions prédominent dans le lobe droit (Jolly). Le volume de la tumeur, toujours considérable, dépasse ordinairement celui d'un œuf de poule et atteint parfois la grosseur d'une orange, du poing, d'une tête de fœtus. La consistance du néoplasme est dure au début, qu'il s'agisse d'un sarcome ou d'un carcinome, mais elle se ramollit bientôt, devient inégale, en même temps que la surface de la tumeur se hérisse de bosselures, de mamelons.

A la coupe, l'aspect du tissu pathologique varie suivant sa structure histologique. Dans la forme carcinomateuse encéphaloïde, la plus fréquente, la coupe est d'un gris rosé avec des taches ecchymotiques disséminées çà et là résultant d'hémorragies interstitielles ; parfois le sang, épanché en plus grande abondance, forme de petits foyers, de petits kystes sanguins; ailleurs le tissu ramolli offre dans son intérieur des poches remplies d'une matière puriforme.

Telles sont les lésions présentées par la prostate, mais il est absolument exceptionnel qu'elles soient limitées à cet organe et très rapidement la tumeur, débordant la loge aponévrotique, diffuse pour ainsi dire dans toute la cavité du petit bassin. En effet, comme l'a fait remarquer Guyon, ce qui domine dans l'histoire anatomique du cancer de la prostate, c'est sa tendance à envahir les ganglions pelviens, à pousser des prolongements dans les régions voisines, en un mot, c'est sa *grande diffusibilité*. C'est pour rappeler ce caractère essentiel qu'il a proposé la dénomination de *carcinose prostato-pelvienne diffuse*.

Ainsi donc, très rapidement les ganglions se prennent, et cette adénopathie se prolonge sous forme de masses continues le long des gros vaisseaux du bassin jusque sur l'aorte et la veine cave, et le long des uretères jusqu'aux reins. Le tissu périganglionnaire, dégénérant bientôt lui-même, forme une gangue compacte dans laquelle il faut sculpter les organes précédents pour les mettre à découvert. Par suite de cet envahissement des ganglions et de leur tissu ambiant, le néoplasme pousse rapidement des prolongements dans les régions voisines, divisés par Guyon : 1° en prolongements latéraux s'avançant vers les échancrures sciatiques ; 2° en prolongements postérieurs vers le sacrum ; 3° en prolongements antérieurs vers l'ogive pubienne. Assez rapidement toute la cavité du petit bassin est remplie par la masse néoplasique, qui se fusionne avec le squelette. Chose remarquable, à part les vésicules séminales, tous les organes de la région (vaisseaux, nerfs, rectum, vessie, uretères), engainés, comprimés par le tissu pathologique, restent le plus souvent indemnes de toute dégénérescence (Moore). Par contre la néoplasie se propage assez souvent à l'urètre, aux corps spongieux et caverneux.

Assez souvent le cancer de la prostate se généralise et il n'est pas rare de trouver des noyaux cancéreux dans le rein, l'estomac, la colonne vertébrale, les poumons, la face, les os (Recklinghausen). Mais ces généralisations sont-elles toujours secondaires ?

3° Symptomatologie. — Le cancer de la prostate s'annonce en général chez l'enfant d'une façon brusque, par la rétention d'urine par exemple. C'est qu'alors la néoplasie a envahi sourdement tout le petit bassin, sans donner lieu à aucun phénomène prémonitoire jusqu'au jour où éclatent subitement des symptômes alarmants. Chez l'adulte l'affection détermine d'abord des troubles vagues de la miction, tels que fréquence, douleurs, difficulté dans l'émission des urines pouvant parfois simuler un rétrécissement, hématurie, etc.

A. TROUBLES FONCTIONNELS. — Une fois confirmée, la maladie se caractérise au point de vue des troubles fonctionnels par : 1° des troubles urinaires ; 2° des phénomènes du côté du rectum ; 3° des douleurs ; 4° des modifications dans la composition des urines.

a. *Troubles urinaires.* — Les troubles urinaires consistent surtout dans de la dysurie. Le malade éprouve de la difficulté à émettre ses urines ; l'expulsion des dernières gouttes est particulièrement pénible, ce qui tient à la compression et à la déviation de l'urètre prostatique. Il accuse de la fréquence des mictions et est atteint de polyurie ; ces deux phénomènes s'accentuent pendant la nuit sous l'influence de la congestion que détermine, chez eux comme chez les gens atteints d'hypertrophie de la prostate, le décubitus dorsal au lit. A la fin, on peut voir survenir de la rétention ou, au contraire, de l'incontinence par regorgement, ou par destruction du sphincter du col par la néoplasie.

b. *Phénomènes rectaux.* — Les phénomènes rectaux sont longtemps nuls et parfois même ne se produisent jamais, mais il existe une forme à évolution rectale dans laquelle les troubles engendrés par la compression qu'exerce le néoplasme sur l'intestin sont très prononcés. Ils consistent d'abord dans le développement d'hémorroïdes, témoignage de la gêne de la circulation veineuse, plus tard survient de la constipation et l'effacement du calibre de l'intestin peut être tel qu'il donne lieu aux phénomènes de l'obstruction intestinale (FENWICK). Il n'est pas rare que la muqueuse s'enflamme (rectite) et détermine des écoulements glaireux, purulents, hémorragiques (OSWALD).

c. *Douleurs.* — Les malades atteints de cancer de la prostate souffrent presque toujours beaucoup, même en dehors des mictions, et leurs douleurs ne sont pas seulement localisées aux organes génito-urinaires, mais elles se propagent souvent très loin, ce qu'explique la diffusion de la néoplasie dans le petit bassin. En outre des irradiations douloureuses à la verge, à la base du gland, au périnée, à l'hypogastre, les patients se plaignent de douleurs continues au sacrum s'accentuant pendant la défécation et s'étendant à tout le bassin ; ils ressentent des élancements névralgiques dans les membres inférieurs, particulièrement dans le territoire du sciatique ; ils souffrent dans la colonne vertébrale et c'est souvent là le prélude d'une paraplégie cancéreuse.

d. Modifications dans la composition des urines. — Les urines restent longtemps claires et limpides, tout au plus renferment-elles de temps à autre quelques gouttes de sang s'écoulant à la fin de la miction ou quelques petits débris de la tumeur. L'hématurie de quelque importance ne se rencontre que chez l'adulte et encore assez rarement (24 fois sur 79, ENGELBACH). Elle ne se montre que tardivement et survient à la suite d'un cathétérisme ou spontanément ; dans ce cas, elle se manifeste soit au début de la miction sous forme de petits caillots, soit à la fin, lorsque les dernières contractions de la vessie expriment les tissus du col dégénéré. Elle est toujours peu abondante et ce n'est qu'exceptionnellement qu'elle est susceptible de mettre la vie des malades en danger comme chez le malade d'ARMITAGE qui, en six jours, perdit six litres de sang. Lorsque la dégénérescence de la prostate s'est compliquée de cystite, les urines deviennent purulentes, fétides, ammoniacales.

B. SIGNES PHYSIQUES. — Pour la recherche des signes physiques, le toucher rectal a une valeur considérable. Le doigt introduit dans le rectum ne trouve plus les limites de la glande, il semble que toute la cavité du petit bassin soit remplie par une masse charnue immobilisable. Sa surface présente des bosselures grosses, dures, mal limitées, qui se différencient précisément par ces caractères des bosselures qu'on observe dans la tuberculose prostatique. « La prostate, dit GUYON, n'est pas lobulée, elle est lobée. » Au début la consistance générale de la glande est dure, ligneuse ; plus tard on constate, disséminés çà et là, des points ramollis, presque fluctuants. Par la palpation abdominale, on sent dans les fosses iliaques des masses ganglionnaires dures, irrégulières, plongeant dans le petit bassin et faisant corps avec la prostate, ainsi qu'on peut s'en rendre compte en combinant le toucher rectal et la palpation hypogastrique. Un signe constant, et que ne saurait expliquer la distribution des lymphatiques, est l'adénopathie inguinale. BROCA la considérait comme le résultat d'un reflux du suc lymphatique altéré vers les ganglions de l'aine, mais il est infiniment plus probable, ainsi que le fait remarquer ENGELBACH, qu'elle est sous la dépendance de l'envahissement par la néoplasie de l'urètre et de la verge.

Le cathétérisme explorateur, qu'on pourrait être tenté de pratiquer, ne fournit que de bien faibles renseignements pour le diagnostic et, comme il pourrait provoquer des hémorragies, il vaut mieux s'en abstenir. Si une rétention d'urine oblige à y avoir recours, on devra se servir d'une sonde en caoutchouc ou en gomme et à béquille, si la première ne peut passer en raison de sa trop grande flexibilité. La sonde, toujours conduite avec la plus grande douceur, fera éprouver à son passage dans le canal prostatique un sentiment de constriction caractéristique.

4° Marche, durée, terminaisons, complications. — La marche et la durée du cancer de la prostate sont variables. Parfois l'allure de l'affection est suraiguë, foudroyante, le malade succombe en quelques jours. Il est infiniment probable que cette rapidité n'est qu'apparente et que la maladie latente existait depuis longtemps. Cette évolution rapide s'observe surtout dans l'enfance et répond à la forme sarcomateuse (BRÉE, WEST, CZERNY). Dans d'autres circonstances la marche est subaiguë et les malades sont emportés après dix ou douze mois de souffrance. Enfin, l'évolution peut être lente, chronique, et la terminaison fatale ne survenir qu'au bout de deux ou trois ans et même davantage (BILLROTH, ROLLET). Dans cette forme les progrès du mal ne sont pas toujours régulièrement croissants ; on peut voir survenir des périodes d'accalmie de plusieurs mois brusquement interrompues par des phases d'exacerbation de tous les symptômes.

Un certain nombre de complications peuvent venir aggraver le mal et précipiter le dénouement. Nous signalerons l'œdème des membres inférieurs dû à la compression veineuse exercée par les masses ganglionnaires, la *phlegmatia alba dolens*, le gonflement des testicules et des bourses consécutifs à l'oblitération des veines spermatiques en un point de leur long trajet, l'hydronéphrose, le pyélonéphrite par effacement du calibre des uretères. Lorsque les patients ne sont pas emportés par quelqu'une de ces complications, ils succombent à la généralisation et à la cachexie.

5° Diagnostic. — Quoi qu'en disent JULIEN et JOLLY, une analyse minutieuse des symptômes présentés par les malades atteints de cancer de la prostate permettra souvent de faire par exclusion le diagnostic du mal dès son début. La maladie confirmée, on ne la confondra ni avec la cystite, ni avec les calculs vésicaux, dont les symptômes sont si caractéristiques. Les tumeurs de la vessie présentent dans leur symptomatologie certains points de ressemblance avec les néoplasmes de la prostate. Cependant l'hématurie des tumeurs vésicales est plus abondante, plus durable, survenant et disparaissant sans cause ; la prostate conserve son volume normal, et si le doigt rectal trouve quelques indurations, il les rencontre au-dessus, au niveau même de la vessie ; enfin le cathétérisme vésical, lorsqu'il donne des résultats positifs, et la cystoscopie lèveront tous les doutes. Dans la prostatite chronique la glande est moins grosse, ses bosselures sont plus petites, il y a des écoulements urétraux et pas d'adénopathie iliaque. La prostatite tuberculeuse se différencie à peu près par les mêmes signes. Enfin dans l'hypertrophie de la prostate, l'organe est moins volumineux, sa surface plus régulière, le malade n'éprouve pas de douleurs à moins de complications, les hématuries sont exceptionnelles, il n'y a pas de retentissement sur les ganglions.

6° Traitement. — Le traitement du cancer de la prostate est avant tout palliatif ; il est dirigé contre la douleur, la rétention et les troubles rectaux. La douleur sera combattue par l'opium et ses dérivés, par la belladone, par la jusquiame, par l'antipyrine, administrés à l'intérieur ou sous forme de lavements, de suppositoires, d'onctions. Une mention spéciale doit être faite des injections hypodermiques de morphine très recommandables.

S'il survient de la rétention d'urine, le cathétérisme pratiqué avec une grande douceur, de préférence à l'aide d'une sonde en caoutchouc, car on a vu des sondes rigides passer dans le rectum à travers la prostate dégénérée, sera indiqué. Mais pour peu que l'introduction de la sonde soit difficile, douloureuse, on aura recours à la ponction hypogastrique. La cystotomie elle-même sera parfaitement légitime dans certains cas ; à l'avantage de donner une issue facile aux urines, elle joindra celui de mettre au repos le réservoir et plus particulièrement son col et l'urètre dégénéré. Pour ce faire, la taille hypogastrique devra être préférée à la taille périnéale pratiquée par Lund, Warthon, Harrison, dans laquelle l'incision chirurgicale traverse la prostate malade.

On remédiera à la constipation au moyen de lavements, de laxatifs, de purgatifs. Si le calibre du rectum tend à être effacé par la néoplasie, on tâchera de le dilater à l'aide de bougies rectales ; que s'il survenait une obstruction complète on pourrait, à l'exemple de Barwell et de Fenwich, pratiquer un anus lombaire ou iliaque.

Le chirurgien peut-il faire plus que de combattre les symptômes du cancer de la prostate, et est-il en droit de tenter un traitement curatif par l'extirpation de l'organe dégénéré ? Opératoirement la chose n'est pas impossible, ainsi que le prouvent les essais cadavériques de Küchler, Cadge, Fergusson, Keil, et les tentatives faites sur le vivant par Demarquay, Billroth, Spanton, Leisrink et Czerny, mais si on réfléchit à la diffusion rapide du cancer par les lymphatiques si nombreux dans la prostate, on comprendra combien peu cette opération très grave en elle-même est justifiée en pratique.

<h3 style="text-align:center">§ 2. — Tuberculose de la prostate</h3>

Le développement des tubercules dans la prostate n'est en général qu'un épisode de la tuberculisation des organes génito-urinaires. Cependant si la tuberculisation de cette glande est le plus souvent *secondaire*, il est hors de doute que dans un certain nombre de cas elle peut être *primitive*, c'est-à-dire envahir d'abord cet organe et y rester cantonnée quelque temps.

1° **Pathogénie**. — Comme dans toutes les autres parties de l'appareil génito-urinaire, l'infection bacillaire de la prostate peut apparaître au cours d'une tuberculose pulmonaire ou survenir chez des sujets dont la poitrine est parfaitement saine. Les statistiques de RECLUS, de JULLIEN, de DESNOS, de VILLARD s'accordent à montrer que dans la moitié des cas environ les malades, qui présentent des lésions tuberculeuses prostatiques, en offrent également dans les poumons. Quant à la tuberculisation concomitante des autres organes de l'économie, elle est tout à fait exceptionnelle mais ne saurait être niée.

S'il est surabondamment prouvé que l'appareil génito-urinaire peut se tuberculiser primitivement, la plus grande incertitude règne encore sur le point de départ de cette tuberculose et nous aurons occasion, à propos de l'infection bacillaire de la vessie et du rein, d'exposer les diverses hypothèses émises à ce sujet.

En ce qui concerne la prostate quelques faits cliniques bien observés, tels que ceux de BÉRAUD et de PITHA, démontrent que l'infection tuberculeuse de cette glande peut être *primitive* et se faire à l'exclusion de tout autre point de l'appareil uro-génital; H. CLAUDE a rapporté il y a quelques années à la Société anatomique une autopsie, qui ne laisse aucun doute à cet égard. L'ensemencement bacillaire se fait sans doute alors par la voie sanguine, et nous verrons lorsque nous étudierons la tuberculose vésicale ce qu'il faut penser de la pénétration directe de l'organisme de KOCH par l'urètre dans le coït.

Dans la majorité des cas la tuberculisation de la prostate est *secondaire*. Sans nous attarder à discuter la question de savoir si elle est plus souvent d'origine urinaire que d'origine génitale, contentons-nous de dire que ces deux modes existent et que la prostate placée au confluent des voies de l'urine et du sperme peut se tuberculiser par continuité comme cela s'observe plus particulièrement au cours de la tuberculose vésicale, ou à distance à la suite de la tuberculose rénale ou de la tuberculose orchi-épididymaire, sans que la migration des bacilles laisse de trace dans l'uretère ou le canal déférent.

2° Étiologie. — L'hérédité joue un rôle considérable dans la prédisposition à cette affection. Sur 35 cas, 16 fois la tuberculose a été notée chez les ascendants, d'après Desnos. La maladie apparaît surtout dans la période de l'activité sexuelle, de vingt à quarante ans ; exceptionnellement elle se développe dans la vieillesse et le jeune âge.

Presque toujours l'éclosion des tubercules dans la prostate est déterminée par une cause occasionnelle. Les excès de coït, la masturbation en congestionnant la glande, les cystites de diverse nature, les prostatites antérieures, les rétrécissements, en un mot toutes les causes d'irritation peuvent déterminer l'invasion de la tuberculose dans cet organe, mais aucune de ces causes n'a l'influence de l'inflammation blennorrhagique de l'urètre postérieur qui, suivant l'expression du professeur Guyon, est la *pierre de touche* de la santé des individus à tempérament suspect.

3° Anatomie pathologique. — Inutile d'insister sur les lésions microscopiques de la tuberculose de la prostate. Elles consistent d'abord dans le développement des granulations grises caractéristiques dans l'épaisseur des parois des glandules, entre l'épithélium et la couche conjonctive d'après Thompson et Simmonds, puis dans leur transformation en granulations jaunes, qui bientôt, par leur ramollissement et leur fusion entre elles, forment des noyaux caséeux où pullulent les bacilles de Koch.

C'est en général à la périphérie de la glande, dans les lobes latéraux que se développent ces masses caséeuses ; d'après Guyon et Thompson, la tuberculose de la prostate est plus souvent excentrique que centrale. La glande est augmentée de volume, soit régulièrement dans toutes ses parties, soit seulement dans un de ses lobes, qui correspond, si la tuberculose est secondaire à l'infection testiculaire, au testicule pris (Simmonds). Sa surface est irrégulière, bosselée, mamelonnée. Sa consistance au début est ferme, dure, on dirait, suivant l'expression de Richet que l'organe a été injecté au suif puis, lorsque les foyers caséeux se sont ramollis, elle devient molle.

A la coupe on voit au début disséminés dans l'épaisseur de la glande un plus ou moins grand nombre de points grisâtres et jaunâtres, qui sont les tubercules crus ou ramollis. Plus tard, de véritables foyers caséeux leur font place : enfin des éléments purulents s'étant mélangés au produit de ramollissement des tubercules de petits abcès prennent naissance. Ces abcès, très nombreux, parfois 10, 20, 30 (Lloyd) communiquent d'abord simplement par de légères traînées entre eux, mais tôt ou tard le tissu intermédiaire se ramollit, disparaît dans la désorganisation générale, et un foyer unique plus ou moins vaste, véritable caverne aux parois anfractueuses contenant un pus jaunâtre, mal lié, mélangé de débris de tissu, y fait place. Cette fonte purulente peut détruire ainsi toute la glande, mais il est remarquable de voir que parfois le col de la vessie et l'urètre restent longtemps intacts.

Rarement les abcès tuberculeux de la prostate se terminent par résorption, induration ou transformation crétacée, ainsi que Le Dentu et Broca en ont rapporté des exemples, presque toujours leur contenu s'évacue au dehors. Cette évacuation peut se faire, par l'urètre, le bas-fond de la vessie, le périnée, le rectum, l'anus, les régions hypogastrique et abdominale. La tuberculisation fréquente des vésicules séminales sur laquelle insiste Guyon, et l'envahissement du tissu cellulaire péri-vésiculaire d'après English préparent la migration du pus au dehors de la loge prostatique ; une part revient aussi à l'infiltration et au ramollissement des ganglions situés entre la vessie et le rectum et dont Lannelongue a signalé l'existence.

Le pus évacué par l'urètre, il reste à la place de la prostate une cavité où s'accumule et s'altère l'urine, tandis que la vessie revient sur elle-même.

Lorsque la suppuration se fait jour par les autres régions, il en résulte des fistules, qui, suivant que leurs parois s'infiltrent ou non de tubercules, sont incurables ou susceptibles de guérison (Dolbeau).

Nous n'avons point à décrire ici les lésions tuberculeuses concomitantes, que l'on observe du côté de l'appareil génito-urinaire et des autres organes de l'économie.

4° Symptomatologie. — Débutant en général loin de l'urètre, du côté de la face rectale de la prostate, la tuberculose de cette glande à son début passe inaperçue. Les malades peuvent accuser un peu de gêne, de pesanteur, de douleur pendant la défécation, mais tout cela est vague. Au contraire si les tubercules évoluent d'abord du côté de l'urètre, ce qui est exceptionnel, il existe des troubles précoces de la miction : douleur en urinant, fréquence, besoins impérieux, tous phénomènes qui traduisent l'urétrocystite symptomatique.

La symptomatologie de la maladie confirmée se caractérise : *par des symptômes fonctionnels* : apparition ou aggravation des troubles de la miction ; écoulements urétraux ; adultération des urines souillées de pus et de sang ; et *par des signes physiques* mis en valeur par l'exploration des organes.

A. SYMPTÔMES FONCTIONNELS. — a. *Troubles de la miction.* — Les troubles de la miction, déjà signalés au début, consistent d'abord en ce que le malade ne peut satisfaire le besoin d'uriner sitôt son désir ; il souffre en urinant et il lui semble après avoir accompli la miction que sa vessie contient encore de l'urine ; il éprouve même parfois du ténesme. Ce n'est que si la néoplasie a envahi le col que les besoins sont impérieux, fréquents et très douloureux à la fin.

b. *Écoulements urétraux.* — Que la muqueuse de l'urètre prostatique ensemencée de tubercules soit superficiellement enflammée et donne lieu à une sorte de blennorrhagie tuberculeuse, ainsi que l'appelait RICORD, ou que l'inflammation spécifique occupe les glandules de la prostate, ou qu'elle ait enfin envahi le parenchyme lui-même, le liquide versé dans l'urètre en arrière du sphincter membraneux n'apparaît au méat malgré cette diversité d'origine que par intermittence, sous forme de petites éjaculations provoquées mécaniquement par le passage du bol fécal, par la pression de la glande avec le doigt, ou par toute autre cause. Il se passe dans la manière d'être de cet écoulement quelque chose de tout à fait comparable à ce qui a lieu dans la prostatite chronique. Mais, par son aspect nettement purulent, le liquide de la prostatite tuberculeuse se distingue aisément de celui de la prostatite simple. Le microscope dans les cas ambigus éclairera le diagnostic en montrant, avec de nombreux leucocytes et des débris de la prostate, les bacilles de Koch. Un explorateur à boule, introduit dans l'urètre prostatique et ramenant sur son talon le produit de la sécrétion, permet d'en faire l'examen en tout temps.

c. *Adultération des urines.* — Étant donnée en général la petite quantité de pus et de sang mélangée à l'urine, il faut avoir recours pour reconnaître l'adultération de ce liquide à l'épreuve des trois verres. Le jet d'urine émis d'abord lavant l'urètre prostatique, le premier verre seul contient l'urine altérée, le contenu du second verre est limpide, de même celui du troisième, à moins que les violentes contractions des muscles du périnée expriment la glande gorgée de suc purulent et de sang. C'est souvent par ce mécanisme, et seulement à la fin de la miction, que le sang apparaît dans l'urine. Cette apparition est du reste précoce dans l'évolution des symptômes, les hématuries sont ici analogues aux hémoptysies des tuberculeux pulmonaires et surviennent au début, sous l'influence de la congestion provoquée par la présence des tubercules. Presque toujours émis en quantité minime, le sang ne réalise pour ainsi dire jamais de véritables hémorragies. Dans ce dernier cas il se déverse dans la vessie et donne lieu au phénomène hématurie; il est tout à fait exceptionnel de le voir s'écouler sous forme d'urétrorrhagie, ainsi que le dit Jullien, il sort plutôt par intermittences simulant de petites éjaculations. Les véritables éjaculations sanglantes n'appartiennent pas à la tuberculose prostatique, mais relèvent d'une lésion des vésicules séminales.

B. Signes physiques. — L'exploration de l'urètre postérieur, qui peut être rendue impossible d'abord par le spasme réflexe de la portion membraneuse et en second lieu par la douleur vive de la région prostatique, n'est pas indispensable au diagnostic, mais on ne doit jamais négliger de l'essayer. Quand l'explorateur peut passer, il révèle une sensibilité de la traversée prostatique, quelquefois il fait reconnaître un relief indiquant un petit foyer caséeux non ramolli ; presque toujours il ramène sur son talon un liquide purulent utile à analyser. Lorsque l'urètre a été détruit, l'instrument pénètre dans les cavernes et ne peut arriver dans la vessie.

Le toucher rectal, plus fertile en renseignements, révèle d'abord une sensibilité très variable de l'organe, mais toujours plus grande que dans la prostatite chronique ; en second lieu, une augmentation de volume, portant en général sur un seul côté, et des bosselures plus ou moins saillantes limitées par un bord net et non diffus donnant « la sensation de grains de plomb incrustés dans un parenchyme élastique ou rénitent ». Le doigt rectal fait aussi souvent constater l'infiltration des vésicules séminales et parfois celle du bas-fond de la vessie, qui alors a perdu sa souplesse et est très sensible au toucher. Lorsque les tubercules ramollis ont donné lieu à la formation d'abcès, il est rare que le doigt perçoive de la fluctuation à leur niveau, car ces abcès sont toujours petits, il éprouve plutôt une sensation de résistance due à l'infiltration périphérique ; d'ailleurs le pus ulcère très vite les tissus et se fait jour au dehors, laissant à sa place des clapiers plus ou moins anfractueux.

5° Marche, durée, terminaisons, pronostic. — La marche de la prostatite tuberculeuse varie suivant le siège des lésions. Elle est très lente, peu bruyante si le développement des tubercules est excentrique ; il existe alors un contraste frappant entre les signes révélés par le toucher rectal et les symptômes fonctionnels. Elle est rapide et s'accompagne de manifestations douloureuses s'étendant à la vessie, si les lésions sont centrales et intéressent la muqueuse de l'urètre prostatique. Lente ou rapide, la marche est irrégulière ; de temps à autre, il se fait, à l'instar de ce qui se passe dans le poumon, des poussées congestives autour des nodules tuberculeux déterminant une recrudescence dans les symptômes. Par contre, il peut survenir des périodes d'accalmie de très longue durée équivalant presque à une guérison. Mais cette guérison n'est jamais définitive, et tôt ou tard les tubercules, s'ils étaient primitivement localisés à la prostate, finissent par envahir le col de la vessie, le testicule, les vésicules séminales; parfois ils déterminent des fistules incurables, toutes lésions qui entraînent, par des mécanismes divers et principalement par épuisement, la mort des malades. Quelquefois aussi celle-ci arrive par généralisation.

6° Diagnostic. — Le diagnostic de la prostatite tuberculeuse est facile. Les symptômes diffèrent trop de ceux des cystites pour donner lieu à quelque méprise. La prostatite chronique simple a plus d'un point commun avec l'affection qui nous occupe, mais on trouve déjà des signes différentiels dans les conditions qui président à son développement; en outre les indurations auxquelles elle donne lieu sont moins nettes, plus diffuses; les écoulements qu'elles provoquent ne présentent pas de bacilles, enfin on ne voit jamais survenir de phénomènes généraux graves. Dans un cas de syphilis prostatique, RELIQUET constata tous les signes propres à la prostatite tuberculeuse, mais il n'existe jusqu'ici que cette unique observation.

7° Traitement. — Tant que les tubercules sont à l'état d'infiltration dans la prostate, le traitement doit être purement médical. Il consiste dans l'administration à l'intérieur de l'arsenic, de l'huile de foie de morue, des phosphates, et en particulier de la créosote et de l'iodoforme. On doit s'abstenir de tout traitement local, car l'application de topiques dans l'urètre prostatique nécessite des manœuvres qui pourraient favoriser l'ulcération de la muqueuse. Si des instillations faites à base d'iodoforme, de sublimé très dilué, ne présentent pas grands dangers, les instillations de nitrate d'argent doivent être rigoureusement proscrites, car elles sont susceptibles d'irriter et de mortifier la muqueuse infiltrée de tubercules.

La douleur sera combattue par les moyens généraux ordinaires et spécialement par des lavements calmants, des suppositoires, au besoin des injections sous-cutanées de morphine.

S'il survient de la rétention d'urine, le cathétérisme évacuateur sera pratiqué à l'aide de sondes molles, de façon à ne pas éroder la muqueuse infiltrée et ramollie.

Les petit foyers de suppuration ne réclament aucun traitement spécial ; mais par contre, lorsqu'un volumineux abcès s'est développé, son ouverture s'impose. Comme pour les abcès chauds, on donnera la préférence à l'incision par le périnée ; le foyer caséeux ouvert sera unifié par la destruction des tractus qui le cloisonnent, ses parois seront grattées et curettées, cautérisées au chlorure de zinc ou au thermo-cautère ; il va sans dire qu'on s'attachera à respecter l'urètre, qui, comme nous l'avons fait remarquer à propos de l'anatomie pathologique, est souvent intact. S'il existe des fistules conduisant dans les clapiers, on s'en servira pour arriver sur les cavernes intra-prostatiques (BOUILLY). Dans les formes excentriques infiltrées de la tuberculose prostatique, on pourra avec avantage essayer la méthode sclérogène de LANNELONGUE, par les injections de chlorure de zinc (DESNOS).

§ 3. — KYSTES DE LA PROSTATE

Les kystes de la prostate constituent une affection rare, à symptômes assez obscurs, aussi n'insisterons-nous pas beaucoup sur leur histoire. Tout d'abord nous ne ferons que signaler l'existence de kystes susceptibles de se développer autour des calculs de la prostate et dont PLANTY MAUXION a tracé la description ; nous ferons de même pour les kystes purulents, qui, quoi qu'en dise THOMPSON, ne sont que des abcès. Nous ne décrirons que : 1° les kystes par rétention ou kystes séreux, et 2° les kystes hydatiques.

1° Kystes par rétention. — Bien que leur pathogénie ne soit pas absolument élucidée, il est infiniment probable qu'ils résultent de la rétention dans les glandes prostatiques du produit de leur sécrétion se modifiant dans la suite. Ils se présentent sous deux aspects différents, constituant deux variétés.

La *première variété* comprend des kystes petits, ne dépassant pas le volume d'un grain de raisin, coïncidant souvent avec l'hypertrophie de la prostate et se rencontrant de préférence dans le lobe moyen. Ils font relief dans la cavité vésicale ou encore au-dessous de la muqueuse de l'urètre.

La *seconde variété* comprend des kystes volumineux multi-loculaires (cas unique de CRUVEILHIER) ou uniloculaires (cas de LE DENTU, DESNOS) occupant toute la prostate. Le contenu vis-queux, filant, lactescent, contient des granulations graisseuses, des cellules épithéliales, des leucocytes, des globules rouges. D'après DESNOS, il se pourrait que ces kystes, suppurant sous l'influence d'une inflammation des voies génitales et urinaires, soient le point de départ de ces abcès que l'on voit se produire chez le vieillard sans cause appréciable et qui revêtent une allure absolument froide.

2° Kystes hydatiques. — Suivant les auteurs, l'existence des kystes hydatiques primitivement développés dans la pros-tate n'est rien moins que prouvée, et sur les 33 cas de kystes à échinocoques du petit bassin, réunis par Nicaise quatre fois seulement la prostate est signalée comme en étant véritable-ment le point de départ (cas de MILLET, TILLAUX, LODWEL, BUTRUILLE).

Dans les autres faits la collection parasitaire était para-pros-tatique et s'était développée dans le tissu conjonctif lâche du petit bassin, où les embryons d'échinocoques de provenance rec-tale se fixent et évoluent sans la moindre gêne.

a. *Anatomie pathologique.* — La constitution de la poche hydatique et son contenu est ici la même que partout. Son volume peut atteindre celui d'une tête de fœtus (LODWEL) et elle est bourrée d'hydatides ; cependant dans le cas de BUTRUILLE il n'y avait pas de crochets.

b. *Symptomatologie.* — Qu'ils soient produits par rétention ou par le développement d'hydatides, les kystes de la prostate ne se révèlent que par des troubles de compression du côté de l'urètre d'abord et du rectum ensuite. Sur 33 cas la rétention d'urine est survenue 11 fois et la mort en a été la conséquence. On comprendra en effet la gravité de cet accident en songeant à la difficulté du cathétérisme, à la possibilité des fausses routes et à leurs conséquences. Du côté du rectum, les accidents sont moins graves. Quelquefois la rupture de la poche se fait dans l'intestin et n'entraîne aucune complication fâcheuse ; la rupture dans l'urètre serait moins favorable, car l'urine pénétrant dans la cavité kystique l'enflamme et devient l'origine d'accidents septicémiques (MILLET).

Les signes physiques sont tout aussi obscurs que les signes fonctionnels. L'exploration de l'urètre peut bien révéler l'existence d'un obstacle, mais il n'en indique pas la nature. Le toucher rectal fait constater la présence d'une tumeur plus ou moins volumineuse, lisse, arrondie, médiane, rénitente, occupant en partie ou en totalité la cavité du petit bassin.

Somme toute, le diagnostic des kystes de la prostate est difficile et ne peut se faire que par exclusion.

c. *Traitement.* — Une simple ponction a suffi dans quelques cas pour amener une guérison définitive, comme dans les faits de HUTCHINSON, PÉRIER, MALLEZ. Si ce moyen, plusieurs fois répété, échoue, on devra pratiquer une large incision de la poche soit par le rectum (TILLAUX), soit par le périnée, près la marge de l'anus (DOLBEAU). Ce traitement s'impose absolument si la poche vient à suppurer.

§ 4. — CONCRÉTIONS ET CALCULS DE LA PROSTATE

Les concrétions et calculs de la prostate doivent être classés en deux catégories : 1° les *calculs endoprostatiques*, qui se forment aux dépens des produits de sécrétion ou des éléments histologiques de la glande ; 2° les *calculs extraprostatiques*, qui ont pour origine les sels de l'urine faisant irruption dans la glande.

A) CALCULS ENDOPROSTATIQUES

1° Caractères anatomiques. — ROBIN en a justement admis deux variétés : 1° les concrétions azotées ; 2° les concrétions phosphatées.

a. *Première variété.* — Cette première variété des concrétions endoprostatiques attribués par Mercier à la condensation de l'humeur prostatique, par Quekett à un dépôt de matière terreuse dans les cellules sécrétantes, par Virchow au mélange de sperine et d'une substance protéique insoluble, résultent, d'après Stilling et Lacnois, de la dégénérescence amyloïde des cellules épithéliales glandulaires autour desquelles se déposent concentriquement le produit de sécrétion des glandules. Cette origine s'accorde bien avec l'analyse chimique qu'en ont fait Roux et Squire, et qui y a révélé l'existence d'une matière organique azotée.

En général extrêmement fins, les calculs que nous étudions lorsqu'ils sont très développés ne mesurent pas plus d'un millimètre de diamètre. Leur nombre est considérable (1.000, Thompson). Leur forme arrondie ou ovoïde est parfois polyédrique par pression réciproque. Leur couleur est pâle, jaunâtre, s'ils sont très petits ; elle est plus foncée s'ils sont plus volumineux et parfois ils présentent une coloration noire, qui les a fait comparer à des grains de tabac (Morgani). Au microscope, ils paraissent formés de couches concentriques dont la coloration sur une coupe variant du jaune clair au brun foncé est d'autant moins prononcée qu'on se rapproche de la périphérie. Cet aspect les a fait comparer à des grains d'amidon.

b. *Deuxième variété.* — Cette deuxième variété résulte de l'incrustation de l'enveloppe des calculs précédents par des phosphates de chaux le plus souvent, des carbonates et oxalates exceptionnellement.

Ces calculs sont beaucoup plus rares que les précédents ; comme eux ils s'observent de préférence chez les vieillards. En général ils sont multiples, mais moins nombreux que les concrétions de la première variété (20, 30, 50, 200). Leur volume varie depuis celui d'un grain d'orge, d'une fève, jusqu'à celui d'une noix, d'un œuf de poule ; ovoïdes, parfois polyédriques, ils sont polis à leur surface, ou rugueux, hérissés de saillies comme les calculs muraux des voies urinaires et de couleur brunâtre. Ordinairement entourées par le tissu prostatique qui s'indure autour d'elles, ces concrétions sont parfois contenues dans un véritable kyste qui contient en outre du liquide (PLANTY-MAUXION).

2° Symptômes. — Les petites concrétions de la première variété ne déterminent aucun symptôme; ce sont des trouvailles d'amphithéâtre. Quoi qu'en dise SAPPEY, elles ne jouent aucun rôle dans le développement de l'hypertrophie de la prostate.

Les concrétions plus volumineuses de la seconde variété passent aussi souvent inaperçues cliniquement. Mais si elles atteignent un certain volume, si elles sont nombreuses, si elles siègent du côté de la face rectale de la glande ou du côté de l'urètre, elles se traduisent par des symptômes assez nets. Outre de la gêne, de la pesanteur au périnée, les calculs occupant la face rectale de la prostate se révèlent au toucher par l'existence de saillies dures, irrégulières, quelquefois même s'ils sont nombreux et en contact les uns avec les autres par une sensation de crépitation. S'ils sont sous-jacents à l'urètre, ils entretiennent un priapisme habituel, provoquent des douleurs au moment de l'éjaculation, déterminent de la difficulté de la miction, parfois même de la rétention des urines. C'est dans ce cas que le cathétérisme peut faire constater leur présence.

Abandonnés à eux-mêmes, les calculs endoprostatiques peuvent parfois s'éliminer au dehors par l'urètre, en provoquant des accidents d'infiltration d'urine, de suppuration et des fistules, mais le plus souvent ils restent silencieux dans la glande.

3° Traitement — Les calculs endoprostatiques, qui ne déterminent aucun trouble, ne sont justiciables d'aucune intervention. Lorsqu'ils font saillie du côté de l'urètre, on peut essayer de les extraire avec la pince de COLLIN ou de les broyer avec un lithotriteur urétral. Mais ces manœuvres sont délicates, peuvent déterminer de la fièvre, et il vaut mieux recourir aux voies artificielles; cette voie s'impose quand la concrétion proémine du côté du rectum. Alors à l'incision par l'intestin, qui souvent se termine par une fistule, on préférera l'incision périnéale soit

longitudinale par simple boutonnière, soit transversale comme
dans le premier temps de la taille de Dupuytren.

B) Calculs extra-prostatiques

1º Modes de formation et caractères anatomiques. —
Les calculs extra-prostatiques ont pour origine, ainsi que nous
l'avons dit, les sels de l'urine. Ils se forment dans l'intérieur
même du tissu prostatique, *calculs autochtones*, ou bien ils
pénètrent tout formés dans le parenchyme glandulaire, *calculs
exotiques* (Jullien).

Lorsqu'ils sont *autochtones*, leur formation nécessite toujours
une solution de continuité de l'urètre prostatique donnant accès
à l'urine dans le tissu de la glande ; telles sont les ulcérations
en arrière des rétrécissements, les lésions tuberculeuses, les
opérations chirurgicales à travers la prostate (taille, boutonnière, urétrotomie externe).

Lorsqu'ils sont *exotiques*, ils peuvent pénétrer de vive force
dans la glande ; mais souvent, comme les précédents, ils s'y
engagent grâce à une fissure de l'urètre consécutive à la taille,
ou à un trajet fistuleux.

Les calculs extra-prostatiques, quelle que soit leur provenance,
sont en général composés de phosphates soit en totalité, soit
dans leur partie centrale au noyau. Leur forme est variable :
tantôt assez régulièrement arrondis et comme libres dans une
loge creusée au centre de la prostate, tantôt irrégulière et
rameuse poussant des prolongements dans les trajets préformés
de la glande qui ont donné accès à l'urine. Assez souvent
uniques, ils peuvent être multiples.

Longtemps la prostate les tolère, mais tôt ou tard son tissu
s'enflamme, suppure, et le pus se faisant jour à l'extérieur ou
du côté du rectum donne lieu à des fistules qui ne se ferment
qu'après l'élimination de la concrétion.

2º Symptômes. — Il s'écoule presque toujours une longue
période avant que les calculs extra-prostatiques traduisent leur
présence. Les phénomènes qu'ils déterminent diffèrent peu de

ceux observés chez les malades atteints de calculs endo-prostatiques volumineux : pesanteur, douleur au périnée s'accentuant par crises ; il s'y joint des troubles de la miction et parfois des hématuries, surtout à la suite de l'exploration par le cathétérisme.

Celui-ci peut donner la sensation d'un contact, que le toucher rectal, pratiqué concurremment, pourra rendre plus net.

Ce qui caractérise surtout l'évolution de la lithiase extra-prostatique, ce sont les poussées inflammatoires successives qui se produisent du côté de la glande à des intervalles parfois très éloignés, mais qui finissent toujours par aboutir à la formation d'abcès et de fistules, mode ordinaire de terminaison heureuse de l'affection lorsque le calcul sort par leur trajet.

3° Traitement. — Comme pour les calculs endoprostatique l'extraction s'impose aux moindres phénomènes inflammatoires. A moins de facilités exceptionnelles offertes par la voie urétrale, on devra préférer pour cette extraction la voie périnéale en utilisant, s'il en existe, les fistules préexistantes.

QUATRIÈME PARTIE

MALADIES DE LA VESSIE

CHAPITRE PREMIER

LÉSIONS TRAUMATIQUES

On doit diviser les lésions traumatiques de la vessie en lésions produites à travers une solution de continuité des parois de l'enceinte où se loge cet organe et en lésions produites sans solution de ces parois. A la première catégorie se rapportent les plaies proprement dites, à la seconde les déchirures ou ruptures. Les unes et les autres sont rares, car elles ne figurent qu'au nombre de 3 sur 10 867 malades de chirurgie de Bethanian hospital, de 2 sur 16 711 observés à Saint-Bartholonew's hospital, et de 183 sur les 408 762 blessés de la guerre de sécession.

§ 1. — PLAIES PROPREMENT DITES

1º Étiologie. — Les plaies de la vessie passent souvent inaperçues au milieu des désordres graves qui les accompagnent ; c'est peut-être ce qui explique leur rareté. Ainsi que l'a fait justement remarquer J.-D. LARREY, la réplétion du réservoir y prédispose puissamment.

Leurs causes déterminantes sont les instruments tranchants, piquants et contondants. Au dire des auteurs, BARTELS entre autres, les instruments tranchants n'atteindraient jamais accidentellement la vessie, mais par contre cet organe serait assez souvent blessé par les instruments chirurgicaux. Sans compter les plaies que le chirurgien fait à la vessie de propos délibéré, dans les opérations de taille par exemple, le réservoir urinaire peut être éventuellement atteint au cours d'opérations sur le rectum, l'utérus, l'ovaire, et cela d'autant plus facilement qu'il se trouve dévié et étalé par les lésions de ces organes (EUSTACHE, THOMAS, TERRILLON, JACKSON, LOUMEAU).

Les instruments piquants sont une des causes fréquentes des traumatismes vésicaux accidentels. Ce sont des outils divers, des armes (épées, baïonnettes, lances), des corps effilés et aigus (pierres, échalas), des défenses d'animaux (cornes de taureau, de bison). Tous ces agents peuvent atteindre directement le réservoir par la paroi abdominale ou indirectement par le périnée, le trou obturateur (D. LARREY). Dans ces derniers cas, à la lésion vésicale s'ajoutent presque toujours de graves lésions vasculaires et viscérales (intestin, rectum, etc.).

Les instruments contondants sont de beaucoup les causes les plus ordinaires des plaies vésicales, et dans cette catégorie d'agents traumatiques les projectiles tiennent le premier rang. Ce sont des balles, des éclats d'obus, de bombe ; parfois le projectile est la cause indirecte de la blessure, qui est produite par des esquilles osseuses violemment projetées sur la vessie. C'est ainsi que sur 287 faits MALTRAIT trouve que 131 fois la balle a traversé le squelette du bassin.

2° Anatomie et physiologie pathologiques. — Le fait dominant de l'histoire clinique et thérapeutique des plaies vésicales est leur siège ; aussi convient-il d'établir de suite en anatomie pathologique leur division en plaies *extra-péritonéales* et *intra-péritonéales*. A côté de ces deux caractères fondamentaux, il est bon de savoir que la plaie peut être unique ou double, simple ou compliquée de lésions des organes voisins (rectum, uretères, plexus sacré, artère épigastrique, veine fémorale, etc.), étroite ou large, à bords nets ou déchiquetés. La position, la longueur, la largeur, l'irrégularité du trajet suivi par l'agent vulnérant doivent être aussi pris en très grande considération. On en comprend aisément les raisons : déclive, large et régulier, le trajet permet le libre écoulement de l'urine et met à l'abri de bien des complications fatales.

VINCENT et TUFFIER ont étudié chacun de son côté le mode de réparation des plaies de la vessie. Lorsqu'il ne s'agit que d'une piqûre ou d'une plaie minime, la hernie de la muqueuse, qui ne manque jamais, s'oppose à la sortie de l'urine et aide au processus réparateur. Si le réservoir est ouvert plus largement, il laisse échapper son contenu et se rétracte, détruisant ainsi le parallélisme entre la plaie viscérale et la plaie pariétale ; les lèvres de la plaie vésicale s'écartent plus ou moins, mais ici encore la muqueuse tend à faire hernie à travers la musculeuse et à apporter un certain obstacle à l'issue de l'urine. Dans les plaies très larges, l'urostase et la réparation se font par des mécanismes différents, suivant que la solution de continuité est intra ou extra-péritonéale. Dans le premier cas, l'intestin et l'épiploon venant obturer l'orifice des adhérences se forment avec le feuillet péritonéal de la vessie, qui préviennent l'épanchement d'urine et permettent à la muqueuse et à la musculeuse vésicale de bourgeonner et de réparer la brèche par un tissu de cicatrice. Dans les plaies extra-péritonéales la réparation s'accomplit par bourgeonnement, malgré l'issue incessante de l'urine, ainsi que la pratique des tailles a permis de le vérifier depuis de longs siècles. Lorsque la plaie est suturée, le processus de réparation se fait rapidement par réunion respective des lèvres de la muqueuse, de la musculeuse et de la séreuse.

Nous verrons à propos des ruptures ce qu'il advient de l'épanchement de l'urine dans le tissu cellulaire et dans le péritoine, lorsque la solution de continuité reste béante et que les reins continuent à sécréter.

3° **Symptomatologie**. — Les premiers symptômes des plaies vésicales de quelque importance sont ceux des grands traumatismes abdominaux : douleurs violentes, irradiées à tout le ventre, aux lombes, aux membres inférieurs ; chute, perte de connaissance ; petitesse et fréquence du pouls, abaissement de la température, pâleur de la face, refroidissement général, etc. Le malade revenu à lui est tourmenté par des envies intolérables d'uriner sans pouvoir les satisfaire et par du ténesme vésical, puis on voit se dérouler une série de symptômes très variables, suivant que la plaie est intra ou extra-péritonéale.

a. *Plaies vésicales extra-péritonéales*. — Les plaies de la vessie sans ouverture du péritoine s'accompagnent des trois signes suivants, qui ont presque une valeur pathognomonique : écoulement d'urine au dehors par la plaie, hémorragie ; troubles de la miction. L'écoulement de l'urine par la plaie revêt des allures diverses suivant les cas. Parfois il apparaît abondant, en flot, au moment de l'accident, puis disparaît définitivement par suite du gonflement des tissus, ou passagèrement pour reparaître au moment de leur affaissement. D'autres fois il n'a lieu qu'au bout de quelques jours à la chute des escarres. Ailleurs enfin, il persiste depuis le moment de l'accident jusqu'à une époque plus ou moins tardive et même indéfiniment. Dans ces diverses circonstances cet écoulement d'urine peut être continu ou intermittent, se faire goutte à goutte ou en jet. Lorsqu'il manque, il arrive souvent que l'urine, s'infiltrant dans les tissus périvésicaux, détermine des poches, des abcès urineux et plus fréquemment, malheureusement, des infiltrations d'urine en raison de sa septicité.

Comme l'écoulement de l'urine par la plaie, l'hémorragie est primitive ou secondaire. Le sang sort pur ou mélangé au liquide urinaire. Quelquefois il tombe dans la vessie et s'y accumule en se coagulant.

Si toute l'urine passe par la plaie, le blessé ne peut évidemment pas en émettre par l'urètre, mais dans le cas contraire il en rend presque toujours une quantité variable, souvent mélangée de sang. D'autres causes capables de s'opposer à la miction sont : le spasme de l'urètre, la présence de caillots dans la vessie, voire même la suppression réflexe de la sécrétion rénale ou anurie. Dans ces cas le cathétérisme évacuateur fournira d'utiles renseignements, mais il devra être pratiqué avec prudence et asepsie, à l'aide d'une sonde en gomme ou en caoutchouc de préférence à une sonde métallique, de façon à ne pas agrandir la blessure, détacher les caillots ou détruire les adhérences déjà formées, et surtout à ne point infecter la vessie.

b. *Plaies vésicales intra-péritonéales.* — Les plaies vésicales intra-péritonéales peuvent s'accompagner des mêmes signes physiques que la variété précédente, car il existe aussi un orifice extérieur mettant en communication la vessie avec le dehors à travers la séreuse, mais ils font défaut lorsque l'urine et le sang s'épanchent entièrement dans le péritoine. Dans ce cas toute la symptomatologie se résume dans des phénomènes abdomino-péritonéaux extrêmement graves. Après quelques heures, deux ou trois jours, quelquefois même dix, quinze jours, au moment de la chute des escarres, le hoquet, les vomissements, la sensibilité et le ballonnement du ventre, la petitesse et la rapidité du pouls, l'élévation de la température, l'agitation et le délire annoncent l'invasion de la péritonite, qui ne tarde pas à emporter le malade.

Il n'est cependant pas impossible que, la brèche vésicale venant à s'oblitérer par l'un des mécanismes invoqués précédemment, la guérison survienne sans encombre. Exceptionnellement aussi il peut se développer une péritonite adhésive, qui enkyste l'urine primitivement épanchée dans la séreuse abdominale.

4° Marche, durée, terminaisons. — Les plaies extrapéritonéales très petites, ne permettant pas la sortie de l'urine de son réservoir, ou au contraire les plaies très larges lui donnant une issue facile, se terminent en général par la guérison complète en trois à quatre semaines, ou avec persistance de fistules soit cutanées, soit viscérales. Les plaies étroites, à trajet déchiqueté, long et sinueux, comme celui que crée les projectiles, surtout lorsqu'ils ont entraînés avec eux des esquilles osseuses, donnent lieu presque fatalement à des accidents d'infiltration d'urine, de fièvre urineuse, de septicémie, à moins d'une intervention qui assure l'écoulement des liquides et permet de désinfecter le foyer traumatique. Lorsque ces plaies évoluent vers la guérison elles se ferment toujours lentement et fait à retenir, signalé par Bartels et autres auteurs, lorsqu'il existe deux trajets l'un antérieur et l'autre postérieur, c'est celui-ci qui s'oblitère le premier sans doute en raison de ses courbures et de son obliquité.

Les plaies intra-péritonéales abandonnées à elles-mêmes se terminent presque toujours par la mort, à moins qu'une circonstance heureuse, éversion de la muqueuse, obturation par l'épiploon ou une anse de l'intestin, péritonite adhésive, préviennent l'épanchement de l'urine et permettent à la plaie de se réparer.

5° Complications. — La blessure des gros vaisseaux de l'abdomen et du petit bassin est une complication fort redoutable des plaies de la vessie, au point que la gravité de la solution de continuité vésicale s'efface devant celle de l'ouverture vasculaire. La perforation du vagin et du rectum n'a d'autre conséquence en général que d'exposer à la formation de fistule ; mais la perforation de l'intestin à travers la cavité péritonéale est très grave, car le malade se trouve doublement exposé à l'infection du péritoine et par l'urine et par les matières intestinales.

A côté de ces complications immédiates nous devons signaler celles qui résultent de la présence d'un corps étranger, tels que esquilles osseuses, lambeaux du vêtement, pièces de l'équipement (boutons d'uniforme chez les militaires), projectiles, etc. Le plus souvent la pénétration dans la vessie de ces corps étrangers ne détermine d'abord aucun accident, et le plus grand nombre d'entre eux sont expulsés spontanément par l'urètre (34 fois sur 92, d'après Bartels). Lorsqu'ils demeurent dans la vessie, ils sont longtemps bien tolérés, mais à la longue ils s'incrustent de sels calcaires et deviennent le centre de formation de calculs secondaires. Résultant eux-mêmes de l'inflammation de la vessie, ces calculs à noyaux hétérogènes l'entretiennent et peuvent ainsi devenir le point de départ de l'infection ascendante des reins.

La complication tardive la plus fréquente des plaies vésicales est la formation d'une fistule, qui persiste parfois indéfiniment. Elle se montre surtout à la suite des plaies longues et anfractueuses. HGYEL et BARTELS en ont admis un très grand nombre de variétés qu'on peut réduire avec TUFFIER à trois : fistules vésico-rectales, vésico-vaginales, vésico-cutanées, l'orifice superficiel de ces dernières s'ouvrant parfois fort loin de la région périnéale ou hypogastrique.

6° Diagnostic. — Le diagnostic des plaies extra-péritonéales de la vessie repose sur les signes objectifs signalés plus haut. S'ils manquent, les commémoratifs, la nature, la longueur de pénétration du corps vulnérant, sa direction ne fourniront que des présomptions sur l'existence de la plaie vésicale. C'est dans ces cas qu'un cathétérisme prudent et aseptique, en donnant issue à une urine rare, sanguinolente, pourra être de quelque utilité. Quant à l'exploration de la plaie avec un stylet, les auteurs étaient naguère d'avis de la proscrire en raison des dangers d'hémorragie et de transformation d'une plaie non pénétrante en plaie pénétrante qu'il peut faire courir, nous pensons qu'on peut y avoir recours aujourd'hui en se tenant prêt à agir suivant les indications qui surgissent.

Les commémoratifs joints à l'absence des mictions ou au peu d'abondance de l'urine émise malgré les envies d'uriner, le ténesme vésical, le cathétérisme évacuateur serviront à faire le diagnostic des plaies intrapéritonéales. Mais trop souvent, malgré une analyse minutieuse de tous les phénomènes symptomatiques, ce diagnostic est impossible, et il ne s'affirme que quelques jours après d'une façon bruyante et fatale par le développement de la péritonite.

7° Pronostic. — Le pronostic des plaies de la vessie est très grave ; cependant la chirurgie moderne en a rappelé du vieil aphorisme d'HIPPOCRATE, *cui persecta vesica, lethale,* infirmé déjà depuis longtemps par la terminaison des plaies opératoires. Abandonnées à elles-mêmes, les plaies intra-péritonéales sont presque infailliblement mortelles : la mort survient du deuxième au troisième jour lorsqu'elles ont été produites par instruments tranchants ; elle peut être retardée jusqu'au quinzième jour au moment de la chute des escarres lorsqu'elles sont le résultat des armes à feu. Les plaies extrapéritonéales guérissent assez souvent même en dehors de toute intervention. D'après Bartels leur mortalité générale est de 22,7 p. 100 ; les plaies par armes à feu sans lésions osseuses sont les moins graves, leur léthalité étant de 17,5 p. 100, puis viennent les plaies par instruments piquants ou contondants avec 22,4 p. 100, enfin les plaies par armes à feu accompagnées de lésions osseuses, avec 29,9 p. 100. D'après le même auteur, les plaies à un seul orifice sont plus graves que celles qui en présentent deux, les liquides s'écoulant alors plus facilement ; enfin les plaies dont l'orifice est antérieur se termineraient plus favorablement que celles dont l'orifice est postérieur.

8° Traitement. — Le traitement des plaies de la vessie varie suivant que le péritoine a été intéressé ou est demeuré intact.

a. *Dans les cas de plaies extrapéritonéales*, les indications thérapeutiques, toujours faciles à saisir, sont parfois très difficiles à réaliser à cause de la situation, de l'irrégularité et des autres caractères de la solution de continuité. Ces indications, qui ne sont pas sans une certaine analogie avec celles que présentent les ruptures de l'urètre, consistent : 1° à arrêter l'hémorragie ; 2° à assurer un libre écoulement à l'urine et surtout à prévenir son infiltration.

Les injections de liquides froids hémostatiques, le tamponnement fait avec soin et attentivement surveillé, au besoin le débridement avec forcipressure et ligature des vaisseaux, la glace sur l'hypogastre, les injections hypodermiques d'ergotine dans le cas d'hémorragie intra-vésicale satisferont à la première indication.

Pour assurer l'écoulement de l'urine et prévenir son infiltration, on a tour à tour conseillé la sonde à demeure, la suture de la plaie vésicale, les larges débridements. Tous ces moyens trouveront leur emploi suivant les circonstances. Si la plaie est située sur l'hémisphère supérieur de la vessie, la sonde en caoutchouc rouge soutirera l'urine, préviendra l'infiltration et mettra la solution de continuité dans les meilleures conditions de réunion en assurant le repos de l'organe. Une antisepsie soignée du trajet et de la vessie par des injections boriquées, l'administration de l'opium et autres calmants à l'intérieur, aideront au résultat. Lorsque la plaie intéresse l'hémisphère inférieur, faut-il en pratiquer d'emblée la suture ? Cette pratique, conseillée il y a longtemps par PIXEL-GRANDCHAMP, ne s'est pas généralisée, et, même de nos jours, malgré la méthode antiseptique, beaucoup de chirurgiens y répugnent ; tout au plus l'admettent-ils lorsque la plaie est facilement accessible et ses bords nets. Mais alors si on n'obture pas la plaie par la suture, il faut redoubler de précautions pour assurer l'écoulement de l'urine et, si on a le moindre doute sur le bon fonctionnement de la sonde à demeure, on doit détourner son cours soit par un drainage à travers le trajet même de la plaie (cas de SOCIN), soit en pratiquant la cystotomie (WEIR), enfin, au moindre signe de rétention et d'infiltration, il ne faut pas hésiter à faire de larges débridements. Dans ces cas particuliers, BOUILLY va plus loin, et il veut que l'on fasse « la laparotomie avec suture complète de l'organe si la plaie est petite et régulière, avec suture partielle et application d'un tube à demeure faisant siphon, si elle est grande ou difficilement accessible ».

b. *Dans les plaies intrapéritonéales*, la mort étant fatale, il faut intervenir hardiment et hâtivement. Les beaux succès qu'ont obtenus dans leur pratique WALTER (de Pittsburg) et SOCIN (de Bâle), les expériences de VINCENT (de Lyon) ne laissent place à aucune hésitation, et les classiques LE DENTU, FOLLIN, BOUILLY, préconisent cette conduite. Après avoir fait la laparotomie, sur la ligne médiane si la paroi abdominale est intacte, et en utilisant la solution de continuité accidentelle s'il en existe, le chirurgien débarrassera le péritoine du sang et de l'urine et en fera un lavage soigné. Puis il recherchera la solution de continuité du réservoir, régularisera et ébarbera ses lèvres s'il est nécessaire, et en fera la suture complète d'après le procédé de LEMBERT-CZERNY, c'est-à-dire avec adossement péritonéal. Suivant les uns, il n'y a aucun inconvénient à fermer complètement la vessie et à assurer l'écoulement de l'urine par une sonde à demeure ; suivant les autres il est prudent de laisser béante une boutonnière à l'hypogastre et d'y fixer le tube évacuateur de sûreté de Guyon-Périer.

§ 2. — Ruptures de la vessie

On désigne sous le nom de ruptures de la vessie les solutions de continuité de ce viscère survenues sans plaie extérieure.

1° Classification et étiologie. — Les ruptures de la vessie reconnaissent des causes multiples agissant par des mécanismes bien différents suivant que la vessie est saine ou malade, toutes circonstances, dont les traités didactiques ne tiennent pas un compte suffisant dans leur classification, qui est par cela même incomplète et ambiguë. Voici celle que j'ai proposée il y a quelques années :

I. *Ruptures (vessie saine).*	Traumatiques.	Par cause directe.
		Par cause indirecte.
	Par effort.	
II. *Ruptures pathologiques (vessie malade).*	Par perforation.	
	Par contraction musculaire de ses propres parois.	

L'étude des causes de ces diverses variétés de rupture de la vessie et l'analyse de leur mécanisme feront saisir les avantages de cette classification.

A. Ruptures de la vessie saine. — Une condition, qui prédispose puissamment aux ruptures de la vessie lorsque ces parois sont saines, est un certain degré de distension. Aussi observet-on de préférence cet accident chez les gens ivres, qui perdent aisément la sensation du besoin d'uriner, et chez les combattants (D. Larrey).

a. *Causes directes.* — Dans ces conditions un coup sur l'hypogastre (groupe des batailleurs de Bartels), une chute sur le ventre (groupe des ivrognes), un choc quelconque (groupe des écrasés), éboulement, écrasement, tamponnement, font éclater la vessie par un mécanisme facile à comprendre : le traumatisme augmentant subitement la pression du liquide jusqu'à lui faire dépasser la résistance des tuniques du réservoir urinaire. Lorsqu'il existe en même temps que la rupture de la vessie une fracture du bassin, on peut admettre que l'agent vulnérant, après avoir brisé la ceinture osseuse, est venu atteindre directement la vessie. Mais il peut aussi se faire que des fragments d'os, des esquilles, aient produit la solution de continuité, ou encore que le déplacement des portions du squelette rompu, dans les fractures du pubis par exemple, aient tiraillé la vessie jusqu'à en amener la déchirure, ainsi que cela se passe, dans certaines variétés de rupture de l'urètre (VINCENT, CHARBONNEAU). Les adhérences de la vessie aux parois du bassin, comme celles qui succèdent à la péricystite et à la pelvipéritonite, d'après ZIEMACHI, aident à ce fâcheux résultat. On désigne plus spécialement sous le nom de déchirures de la vessie les lésions produites par ces deux derniers mécanismes.

b. *Causes indirectes.* — Une chute sur les pieds, les genoux, le siège, un coup violent sur la région sacrée, sont les causes indirectes des ruptures vésicales. LAUGIER pensait que dans toutes ces circonstances la vessie violemment projetée contre l'angle sacro-vertébral venait s'y briser. FERRATON et ANICET ont combattu cette interprétation qu'infirme d'ailleurs dans un grand nombre de cas le siège même de la solution de continuité. Pour FERRATON, les deux pôles de la vessie se rapprochent au moment du choc, et le liquide incompressible, se portant brusquement à l'équateur de la sphère, la fait éclater à ce niveau.

c. *Effort.* — Les ruptures par effort peuvent se produire dans tous les actes qui réclament une violente contraction musculaire. C'est ainsi qu'on les a vues survenir chez les individus soulevant de lourds fardeaux, chez la femme pendant l'accouchement (RIVINGTON), chez les personnes soumises à l'influence des anesthésiques, en particulier l'éther (GOULEY), pendant la période d'excitation. J'ai expliqué le mécanisme de l'éclatement du réservoir dans ces diverses circonstances par la pression brusque qu'exercent sur le viscère plus ou moins distendu les muscles de la paroi abdominale. Si le liquide peut fuir, la vessie échappe aux effets du traumatisme; mais si, en raison de l'instantanéité du choc ou d'une altération pathologique de l'urètre (rétrécissement), la retenue de l'urine est absolue, elle fait effort sur la paroi et en provoque la rupture.

B. Ruptures pathologiques. — Les ruptures pathologiques sont préparées par deux ordres d'altérations absolument opposées : d'une part, l'amincissement, les dégénérescences diverses des parois vésicales qui en diminuent la résistance ; d'autre part, le développement exagéré de la musculature de la vessie. Si paradoxal que cela puisse paraître, rien n'est plus réel que l'influence de l'hypertrophie de la musculeuse sur les auto-ruptures de la vessie. J'en ai développé le mécanisme ailleurs. Il se passe dans ces vessies, à musculature puissante et se contractant irrégulièrement sur le liquide qui y est renfermé, quelque chose d'analogue à ce qui se produit dans l'utérus, lorsque le produit de la conception arrêté par un obstacle quelconque offre un point d'appui solide à ses contractions désordonnées ; le viscère se rompt sur son contenu. C'est chez les hommes jeunes atteints d'hypertrophie de la vessie consécutivement à l'existence d'un rétrécissement, d'un calcul, d'une cystite violente et douloureuse, que l'on observe de préférence cet accident. Il s'est produit un certain nombre de fois pendant les manœuvres de la distension préparatoire de la vessie pour la taille hypogastrique.

2° Anatomie et physiologie pathologique. — La forme de la solution de continuité, qui peut être en fente linéaire, curviligne, étoilée, avec ou sans perte de substance, sa direction transversale, verticale ou oblique, son étendue qui, suivant Bartels, atteint 5 centimètres en moyenne, sont des caractères importants à connaître pour l'anatomo-pathologiste, mais le siège l'emporte sur tous les autres pour le chirurgien.

Comme pour les plaies, la division en ruptures intra et extrapéritonéales s'impose. D'après Maltrait (de Lyon), les ruptures *intrapéritonéales* sont plus fréquentes que les ruptures *extrapéritonéales* dans la proportion de 95 contre 57. D'après le même auteur, la rupture a lieu dans la moitié des cas en arrière, dans le quart des cas en haut, dans le sixième en avant et tout à fait exceptionnellement sur les côtés. Ruvington, dans un travail plus récent, est arrivé sensiblement aux mêmes conclusions que MALTRAIT, de même que FENWICH et ULLMANN. On a recherché s'il n'existerait pas une loi, qui permettrait de conclure du genre de traumatisme, de sa direction, de sa violence, etc., au siege de la rupture ; cette loi est encore à trouver.

Inutile d'insister sur les désordres produits par la rupture de la vessie, et dont le principal est l'épanchement de sang et d'urine dans le tissu cellulaire sous-péritonéal ou dans le péritoine, déterminant des accidents inflammatoires plus ou moins graves. Mais nous devons faire remarquer que, contrairement à ce que l'on pourrait croire à priori, il résulte des faits interprétés par RIVINGTON, FERRATON ; que même dans les ruptures intrapéritonéales l'épanchement d'urine dans la séreuse et, partant, la péritonite sont exceptionnels dans les premiers jours, qui suivent l'accident. C'est ainsi qu'à l'autopsie de blessés morts, vingt-quatre, quarante-huit heures et même trois ou quatre jours après l'éclatement du réservoir, la solution de continuité paraît fraîchement produite ; ses bords n'ont subi aucune réaction inflammatoire, il n'y a pas d'urine dans la cavité péritonéale et la séreuse est intacte. La puissance d'absorption du péritoine peut expliquer cette absence de liquide urinaire ; de même que la tolérance de la séreuse pour l'urine aseptique, bien démontrée par MAAS, ULLMANN et TUFFIER, permet de comprendre qu'il ne se soit pas déclaré de péritonite. Dans certains cas cependant on peut voir une plus ou moins grande quantité d'urine s'enkyster par une péritonite adhésive (MAUBRAC). Suivant FERRATON, on trouverait dans les recherches de BROWN-SÉQUARD touchant l'influence des actions inhibitoires sur l'arrêt des échanges nutritifs l'explication de l'absence de tout travail réactionnel au niveau de la rupture. L'irritation des extrémités nerveuses du grand sympathique au contact de l'urine suspendrait non seulement la sécrétion urinaire, mais encore tous les actes organiques.

3° Symptomatologie. — L'évolution clinique des ruptures de la vessie n'est pas sans analogie avec celle des plaies de cet organe. On voit se dérouler au moment de l'accident les mêmes phénomènes généraux graves : lipothymie, syncope, pâleur de la face, sueurs froides, petitesse du pouls, hypothermie. Il s'y joint parfois une sensation de déchirure intérieure. Ces phénomènes de début calmés, le malade accuse une douleur violente dans le bas-ventre, des besoins impérieux d'uriner avec épreintes, ténesme vésical et rectal. Malgré tous ces efforts, il ne parvient à émettre que quelques gouttes d'urine sanguinolente. La palpation à l'hypogastre révèle la vacuité de la vessie, et le cathétérisme ne donne issue qu'à une faible quantité d'urine teintée de sang. Parfois au cours de cette exploration le bec de la sonde passant par la fente viscérale fournit des renseignements utilisables pour le diagnostic du siège de la rupture, comme nous l'allons voir. Les liquides injectés dans le réservoir rompu ne distendent plus le globe et ne reviennent plus ou ne reviennent qu'en partie par la sonde.

4° Marche, durée, terminaisons. — La mort peut survenir dans les premières heures par shock ; elle peut se produire du troisième au cinquième jour avec tous les symptômes de la péritonite ; enfin le malade peut succomber tardivement aux phénomènes d'empoisonnement urineux, d'infiltration d'urine, de septicémie, etc. Dans les ruptures intrapéritonéales abandonnées à elles-mêmes, l'issue est toujours fatale et le cas de guérison spontanée rapporté par Henry Morris est jusqu'ici unique dans la science. Les ruptures extrapéritonéales peuvent parfois se terminer par la guérison en dehors de toute intervention ; d'après Bartels, leur mortalité serait de 73 p. 100, et de 65 p. 100, suivant Malherbe. Souvent elles laissent à leur suite des fistules vésico-tégumentaires, vaginales, intestinales.

5° Diagnostic. — L'ensemble des symptômes précédemment énumérés, aidé des commémoratifs, ne permet guère de méconnaître les ruptures vésicales.

Quant au diagnostic entre les ruptures intra et extrapéritonéales, les anamnestiques, l'intensité des phénomènes généraux lorsque le péritoine est intéressé, seront des signes de présomption que transformeront en signes de certitude l'examen méthodique du patient. La situation du bec de la sonde, sentie à travers la paroi abdominale ou par le toucher rectal, fournira à cet égard des renseignements précieux, mais nous ne saurions trop rappeler combien il faut être sobre de ces explorations instrumentales. Les injections dans la vessie rompue seraient préférables et fourniraient, d'après FERRATON, des signes plus certains. A cet effet, il conseille, après avoir vidé la vessie de ce qu'elle peut contenir, d'injecter 2 à 3 litres d'eau tiède et même plus. Si la plaie est extrapéritonéale, le liquide diffuse dans le tissu périvésical, où il ne peut être perçu ; si la plaie est intrapéritonéale, il se répand dans le péritoine et donne lieu à une ascite artificielle facile à reconnaître. C'est là un moyen de diagnostic tout théorique, qui ne serait peut-être pas sans danger dans la pratique, et qui, dans les cas de VARNIER et de BRYANT, a laissé méconnue une rupture intrapéritonéale. Le procédé de KEEN, qui injecte de l'air stérilisé de manière à produire un tympanisme artificiel n'a pas beaucoup plus de valeur.

6° Pronostic. — Il découle de ce que nous avons dit des terminaisons ; cependant les statistiques de BARTELS, de RIVINGTON, qui nous a servi à établir la mortalité des ruptures vésicales étant antérieures à la période antiseptique, il est juste d'en rappeler de cette gravité ; sur 14 interventions pour ruptures intrapéritonéales relevées par TUFFIER, on trouve 6 guérisons et 8 morts, soit une mortalité de 58 p. 100. Il va sans dire que les complications du côté du squelette aggravent singulièrement le pronostic, et que les grands fracas osseux résultant d'un écrasement du bassin sont beaucoup plus dangereux que les blessures des os par armes à feu.

7° Traitement. — Le traitement des ruptures de la vessie comporte les mêmes indications que celui des plaies. Nous n'y reviendrons pas, mais nous ferons remarquer que dans les ruptures intrapéritonéales la laparotomie hâtive s'impose avec plus de force encore que dans les plaies, car la mort est certaine si on n'intervient pas, tandis que l'opération offre de sérieuses chances de succès, ainsi qu'en témoignent les statistiques de

RIVINGTON, ULLMANN, LESUR, DIETZ. Pour si hâtive que doive être la laparotomie, il faut attendre que le malade soit revenu du shock traumatique. L'abdomen ouvert sera débarrassé des caillots, du sang et de l'urine, et le péritoine soigneusement lavé à l'eau boriquée ou simplement bouillie ; la solution de continuité de la vessie devra alors être suturée, après ébarbement des portions meurtries de ses lèvres, à l'aide d'une suture à points séparés ou mieux encore, selon nous, d'une suture en surjet au catgut ou à la soie fine : si l'intervention a été rapide et que l'on juge que le péritoine n'a pas été infecté, on pourra fermer l'abdomen ; dans le cas contraire on le laissera ouvert et l'on pratiquera un drainage à la MICKULICZ. Pour assurer la réussite de la suture, il conviendra de placer une sonde à demeure dans la vessie, et d'utiliser, si elle existe, une rupture extra-péritonéale pour mettre les tubes de GUYON-PÉRIER.

CHAPITRE II

INFLAMMATION DE LA VESSIE

(CYSTITES)

§ I. — CYSTITES EN GÉNÉRAL

L'inflammation de la vessie n'est le plus souvent qu'un épisode survenant au cours des maladies des organes urinaires (*cystite symptomatique*), mais elle peut s'observer aussi en dehors de toutes affections de ces organes (*cystite primitive*, dénomination préférable à celle de *cystite essentielle* ou *idiopathique*). Ses causes sont extrêmement nombreuses, et l'étude préalable des différents facteurs aujourd'hui bien connus, qui interviennent conjointement dans sa pathogénie, nous permettra de les grouper méthodiquement.

1° Bactériologie, pathogénie. — Toute cystite est de nature microbienne. Cette proposition entrevue par PASTEUR (1859), puis par son élève VAN TIEGHEM (1864), formulée catégoriquement en 1874 par le créateur même de la bactériologie et admise à l'étranger par TRAUBE, NIEMEYER, NEUBAUER et VOGEL, fut d'abord vivement contestée en France au nom de la clinique par GOSSELIN, BLOT, RICORD, et au nom du laboratoire par FELTZ et RITTER, COLIN, BÉCHAMP, BASTIAN en Angleterre et MUSCULUS (de Strasbourg). Les travaux de GUYON et de son école, les expériences de LÉPINE et ROUX, celles de BUMM, les importantes recherches de ROVSING, KROGIUS, SCHNITZLER, MAX MELCHIOR ne permettent plus de mettre en doute l'origine bactérienne de la cystite.

L'inflammation de la vessie ne se soustrait donc point aux lois de la pathologie générale, d'après laquelle toute suppuration est fonction de microbe ; cette similitude pathologique avec les autres organes est si parfaite, qu'elle se retrouve même dans la dérogation que certains cas font à la règle. En effet, de même qu'il existe exceptionnellement dans les autres tissus des suppurations sans microorganismes (STRAUSS, GRAWITZ et de BARY, CHRISTMAS), on peut observer des phlegmasies aseptiques de la vessie : telle par exemple la cystite cantharidienne.

Nous étudierons successivement : 1° les microorganismes susceptibles de déterminer la cystite ; 2° la provenance et les voies qu'ils suivent pour parvenir jusqu'à la vessie ; 3° les conditions que doit remplir ce viscère pour qu'il s'enflamme à leur contact.

A. MICROORGANISMES CYSTITOGÉNES. — Depuis la découverte dans les urines de la torulacée ou micrococcus ureæ de PASTEUR et VAN TIEGHEM, un très grand nombre de microbes cystitogènes y ont été rencontrés. Signalons simplement le bacillus ureæ de MIQUEL (1879), mais arrêtons-nous sur la bactérie en bâtonnet de BOUCHARD (1880), qui joue un rôle prépondérant dans l'infection de la vessie comme dans celle des autres départements de l'appareil urinaire et qui est aujourd'hui définitivement identifiée avec le bactérium coli commune au coli bacille d'ESCHERICH. Après BOUCHARD, CLADO en 1887 l'isole et la cultive sous le nom de bactérie septique de la vessie ; en 1888, HALLÉ et ALBARRAN la rencontrent et la dénomment bactérie pyogène ; à partir de 1891, elle est presque uniquement observée soit seule, soit associée avec d'autres microbes dans toutes les urines pathologiques par DOYEN, qui la signale sous des noms divers, par MORELLE et DENYS, qui l'appellent bacterium lactis aerogenes, par KROGIUS qui la désigne sous la dénomination de bacillus non liquefaciens, par ACHARD et RENAULT, par REBLAUD, BARLOW, SCHMIDT et ASCHOFF, MAX MELCHIOR[1].

[1] Ce dernier, auteur du travail le plus important sur la question, sur 35 cystites dans les 2 sexes relève la présence de cet organisme

Après le coli-bacille l'organisme le plus fréquemment pathogène pour la vessie serait le staphylococcus avec ses diverses variétés : staphylococcus pyogenes aureus et citreus (ROVSING, BAZY) ; staphylococcus albus (REBLAUD) ; staphylococcus ureæ liquefaciens (MELCHIOR, LUNDSTROEM). Vient ensuite le streptococcus pyogenes (MELCHIOR, ROVSING), qui ici, comme dans tous les cas où il se trouve associé à d'autres organismes, imprime un caractère de gravité excessive aux phlegmasies vésicales. L'uro-bacillus liquefaciens septicus découvert par KROGIUS (1890), bien étudié par SCHNITZLER, et décrit sous le nom de proteus de HAUSER par MELCHIOR, mérite une mention à part, non pas tant en raison de sa fréquence qu'à cause de sa virulence extrême ; seul et sans circonstances adjuvantes il décompose l'urée, détermine de la cystite, et entraine des accidents graves et presque toujours mortels.

Au nombre des autres organismes moins souvent rencontrés dans les urines des cystites, signalons le micrococcus albicans amplus, le diplococcus subflavus, le bacillus griseus, le diplococcus ureæ liquefaciens, le streptobacillus anthracoïdes (ces deux espèces nouvelles ont été découvertes par MELCHIOR), le bacillus typhosus. Le bacille de KOCH et le gonocoque de NEISSER sont également cystitogènes, ainsi que nous le verrons.

B. PROVENANCES ET VOIES SUIVIES PAR LES MICROBES POUR PARVENIR JUSQU'A LA VESSIE. — Selon leur provenance, les microbes arrivent à la vessie par quatre voies : 1º l'urètre ; 2º les parois

---

24 fois, dont 17 fois à l'état de culture pure, et, rectifiant les erreurs de ses prédécesseurs relativement à l'identité des espèces microbiennes décrites par eux, établit que la bactérie essentiellement polymorphe, se décolorant par le gram, se liquéfiant par la gélatine, pyogène, qui figure le plus souvent dans les résultats de leurs examens n'est autre que la bacterium coli commune ou coli-bacille d'ESCHERICH. ROVSING, probablement parce que ses recherches ont principalement porté sur des urines ammoniacales, est le seul bactériologiste qui conteste la prédominance du coli-bacille dans la genèse de la cystite ; d'après lui ce microbe serait exceptionnellement cystitogène et n'aurait d'autre effet que de déterminer de la bactériurie.

de réservoir à travers lesquelles ils passent soit par effraction, soit en cheminant dans l'interstice des éléments anatomiques ; 3° le filtre rénal et les uretères ; 4° les vaisseaux de la muqueuse vésicale.

a. *Voie urétrale.* — La voie urétrale signalée d'abord par Pasteur est de beaucoup la plus fréquentée. Les microbes cystitogènes proviennent alors : 1° du monde extérieur ; 2° des régions para-urétrales (gland, sillon balano-préputial, prépuce chez l'homme, vulve, vagin chez la femme) (Goenner, Dœderlein, Van Ott, Thomen et Winter), où prospère le coli-bacille dans la proportion de 25 p. 100 dans le sexe masculin et de 50 p. 100 dans le sexe féminin, d'après Melchior ; 3° du canal lui-même, qui à l'état sain présente une flore bactérienne des plus riches (Lustgarten et Mannaberg, Rovsing, Legrain, Steinschneider et Galewski, Petit et Wassermann) et dans lequel pullule à l'état pathologique un nombre encore plus grand de microorganismes à virulence exaltée. Dans les deux premiers cas l'infection vésicale se fait toujours chez l'homme par l'intermédiaire du cathétérisme (Traube, Miemeyer, Neubauer) ; chez la femme par la migration spontanée des microbes à travers l'urètre large et court (Bealioz, Fürbringer, Guyon). Dans le troisième cas le cathétérisme serait également nécessaire à la propagation des germes vers la vessie lorsque le canal est sain ; mais lorsque l'urètre est malade, cette propagation pourrait aussi se faire par continuité de tissus, par exemple dans l'urétrite, ou bien par reflux de l'urine dans la vessie lorsqu'il existe un rétrécissement en interceptant le libre cours (Rovsing).

b. *Voie vésicale.* — La deuxième voie d'accès des microbes pathogènes à la vessie est frayée d'abord par l'ouverture dans ce viscère d'abcès et de foyers infectieux de voisinage, mais il s'en faut de beaucoup, et nous en verrons la raison, que l'irruption du pus et des liquides microbiens entraîne toujours de la cystite. Récemment Reymond et après lui Wreden ont démontré que les organismes des collections purulentes périvésicales et des cavités naturelles (coli-bacilles de l'intestin et du rectum) peuvent aussi accéder à la vessie à travers l'interstice des tissus sains intermédiaires.

c. *Voie rénale*. — L'infection de la vessie par la voie rénale[1] ne saurait être niée après les expériences de ROVSING, qui a provoqué de la cystite chez des lapins en injectant dans le sang des cultures de staphylocoques, et après les observations cliniques si rigoureusement interprétées de MELCHIOR.

d. *Voie vasculaire*. — Bien que les faits d'infection générale plaident peu en faveur de l'hypothèse d'après laquelle les germes pathogènes charriés par le sang s'arrêtent dans les vaisseaux de la vessie (NOEL HALLÉ), la chose n'est pas impossible, mais elle n'a jamais été vérifiée que pour le bacille de KOCH.

C. CONDITIONS QUE DOIT REMPLIR LA VESSIE POUR QU'ELLE S'ENFLAMME AU CONTACT DES MICROBES PATHOGÈNES. — La vessie, comme les autres organes de l'économie, ne peut s'infecter que si elle est mise dans certaines conditions de réceptivité à l'invasion microbienne. Ces conditions, outre les traumatismes et les troubles de nutrition, se résument toutes dans la congestion, l'hyperhémie de ses parois et en particulier de la muqueuse, et sont réalisées par une foule d'affections, que nous énumérerons au paragraphe de l'*Étiologie*. Un seul microorganisme, l'urobacillus liquefaciens septicus, nous l'avons déjà dit, serait capable de déterminer la phlegmasie de la vessie, alors même qu'elle jouit de l'intégrité de sa structure anatomique et de son fonctionnement physiologique.

En terminant ce résumé de la pathogénie de la cystite, faisons remarquer que, contrairement à l'opinion de ROVSING, la plupart des microbes cystitogènes déterminent l'inflammation de la vessie directement et sans décomposition préalable de l'urée en carbonate d'ammoniaque. Après les recherches de MAX MELCHIOR et de REBLAUD, on ne saurait admettre que l'ammoniurie soit le fait dominant de toute phlegmasie vésicale et accepter la distinction établie par ROVSING des cystites, en cystites catarrhales caractérisées simplement par la transformation ammoniacale de l'urine et par l'absence de pus, et en cystites suppurées dans

___

[1] Voir au chapitre des *Néphrites* dans quelles conditions les organismes circulant dans le sang sont éliminés par le rein.

lesquelles la purulence est subordonnée à la décomposition de l'urée en carbonate d'ammoniaque par les microorganismes. Toutes les observations cliniques de Fürbringer en Allemagne, de Mygge et L. Saxtorph en Danemark, de Denys et Morelle en Belgique ont abouti à la confirmation de cette proposition de Guyon : « Pour qu'il y ait cystite, la présence du pus dans l'urine est indispensable. » Les cas, dans lesquelles l'urine contient un grand nombre de microbes sans leucocytes, doivent être séparés de la classe des cystites et décrites, comme le fait Knorr, sous la rubrique de bactériurie vésicale.

2° Étiologie. — On doit ranger sous trois chefs les nombreuses causes de la cystite : 1° *causes prédisposantes*, préparant le terrain vésical à l'ensemencement et à la fructification des germes ; 2° *causes occasionnelles*, rendant effective l'action de ces germes au contact desquels la vessie demeurait jusqu'alors indifférente ; 3° *causes déterminantes*, provoquant la cystite soit simplement en introduisant dans la cavité du réservoir préalablement en état de réceptivité les microbes cystitogènes, soit en y introduisant ces microbes et en créant en même temps les conditions propices à leur pullulation.

A. Causes prédisposantes. — L'âge joue un rôle prépondérant dans la prédisposition à la cystite : rare dans l'enfance, cette affection se rencontre souvent à la période moyenne de la vie et acquiert son maximum de fréquence dans la vieillesse. Cela tient moins à la grande diversité des causes de dysurie chez les vieillards qu'aux modifications apportées à l'état anatomique de leur vessie, particulièrement du côté du système circulatoire, qui rend si faciles les congestions. Le sexe masculin paie un plus large tribu que le sexe féminin, cependant la cystite féminine est loin d'être rare. E. Monod, Terrillon, Hache, Boissard, Legueu ont montré toutes les conséquences, qui découlent des étroits rapports anatomiques et physiologiques unissant les organes de la génération à la vessie. La congestion cataméniale n'a qu'une influence minime, mais la grossesse entre le deuxième et le quatrième mois (E. Monod et Terrillon) et surtout la puerpéralité pour peu que l'accouchement ait été laborieux, jouent un rôle considérable. Il en est de même des divers états morbides de l'utérus et de ses annexes (métrites, fibromes, dégénérescences organiques, déviations, hématocèle, pelvi-péritonite, etc.), qui agissent par les troubles dynamiques ou mécaniques apportés au régime circulatoire de la vessie et à son fonctionnement.

Les états constitutionnels prédisposent à la cystite à des degrés divers : la tuberculose à cet égard tient le premier rang ; le lymphatisme, le rhumatisme, l'herpétisme, l'arthritisme, contrairement à Besnier, Homolle, Chauvel, qui admettent une cystite rhumatismale vraie, et à Todd, Charcot, Simonnet, Thompson, qui décrivent une cystite goutteuse, sont impuissants à provoquer la phlegmasie vésicale, mais ils l'entretiennent et lui impriment certaines allures. Notons en dernier lieu les maladies du système nerveux central et des nerfs de la vessie, qui agissent par l'intermédiaire des troubles apportés à l'évacuation complète de l'urine et par influence trophique sur la muqueuse engendrant des lésions comparables au zona cutané (Charcot).

B. Causes occasionnelles. — Le froid, en déterminant par répercussion un état hyperhémique de la vessie favorable au développement de germes pathogènes jusqu'alors inactifs, tient le premier rang dans les causes occasionnelles de la cystite (cystite *a frigore* des anciens). Les brûlures étendues, la suppression des règles ou d'un flux sanguin périodique agissent de la même façon. Ce sont là les cystites hyperhémiques de Voillemier et Le Dentu. Toutes les excitations génésiques violentes (abus du coït, masturbation), par la congestion qu'elles provoquent du côté de la vessie, sont aussi des causes à l'occasion desquelles ce viscère s'enflamme. Outre les phénomènes congestifs qu'ils entraînent dans les organes abdominaux et pelviens, les excès de table, l'ingestion de mets épicés et de boissons alcooliques déterminent encore dans la composition des urines des modifications, qui ne sont sans doute pas étrangères à l'irritation de la muqueuse vésicale et partant à son inflammation. Nous reviendrons plus loin sur cette interprétation.

C. Causes déterminantes. — Elles sont très nombreuses et, pour mettre quelque ordre dans leur étude, nous examinerons successivement : 1° celles qui agissent directement sur les parois vésicales ; 2° celles qui ne les influencent que médiatement par l'intermédiaire de l'urine ; 3° celles qui dépendent d'une affection siégeant dans un point de l'appareil urinaire sus ou sous-jacent à la vessie ; 4° celles qui se lient à une maladie des organes avoisinant la vessie ; 5° celles enfin qui tirent leur origine d'une maladie générale infectieuse.

a. *Causes déterminantes agissant directement sur les parois vésicales.* — Au nombre des causes agissant directement sur les parois vésicales se trouvent d'abord les traumatismes, mais pas tous indifféremment. En effet les plaies chirurgicales de la ponction et de la taille, les froissements et les pincements de la muqueuse au cours de la lithotritie sont très rarement suivis de phlegmasie du réservoir ; ainsi les cystites opératoires considérées comme fréquentes par Chauvel ont à peu près complètement disparu grâce à l'antisepsie ; mais les traumatismes accidentels presque toujours septiques y donnent lieu presque inéluctablement. La compression exercée sur la vessie par l'utérus gravide dans certains cas de déviation utérine et de fixation prématurée de la tête dans une position déclive (Le Dentu), la contusion déterminée par les parties fœtales au cours de l'accouchement ou de l'avortement, surtout s'il y a dystocie, sans être les uniques facteurs des cystites postpuerpérales de E. Monod et *post partum* de Boissard, ont une part importante dans leur pathogénie (Budin). Les injections intravésicales faites sans méthode et au mépris des règles établies par Guyon, qui a bien montré l'effet hyperhémique des liquides poussés trop violemment ou en trop grande quantité dans la vessie, peuvent être assimilées à un traumatisme capable de déterminer une cystite thérapeutique (Hache). Le cathétérisme et la sonde à demeure aseptiquement employés ne peuvent figurer aujourd'hui au nombre des causes de la cystite ; bien plus ces moyens constituent des ressources précieuses dans le traitement de certaines variétés de phlegmasies vésicales. Les néoplasmes, les calculs et les corps étrangers de la vessie ne se compliquent d'inflammation du réservoir que dans certaines conditions bien mises en évidence par Hache, conditions qui dépendent pour les tumeurs de leur siége au niveau du col où elles entravent l'émission de l'urine, et pour les calculs et les corps étrangers de leur faible volume facilitant leur locomotion et leur permettant ainsi de venir irriter le col et blesser la muqueuse.

b. *Causes déterminantes n'influençant les parois vésicales que médiatement par l'intermédiaire de l'urine.* — Les causes agissant par l'intermédiaire des urines sont diverses. Elles tiennent d'abord aux troubles circulatoires, à la fois mécaniques et dynamiques, que l'évacuation incomplète de la vessie détermine dans ses parois et qui consistent dans un état hyperhémique habituel qu'augmentent encore les contractions volontaires ou involontaires du muscle vésical : voilà pourquoi la cystite est si fréquente chez les individus atteints de rétention aiguë, par exemple chez certains prostatiques, chez la plupart des rétrécis, chez les personnes qui professionnellement sont empéchées d'uriner pendant de longues heures (prêtres, magistrats, cochers) (Hache), tandis qu'elle est relativement rare lorsque la vessie se laisse distendre peu à peu et sans réagir. C'est encore la suractivité fonctionnelle congestionnante, pour employer l'expression de Hache, déterminée par la pollakiurie et la polyurie, qui favorise l'infection de la vessie au cours des néphrites et à la suite de l'ingestion de grande quantité de boissons.

Les modifications dans la composition des urines, leur hyperacidité ou leur alcalinité, l'augmentation ou la diminution de leur densité, leur teneur plus grande en sels comme chez les rhumatisants, les goutteux, les fébricitants, ou par contre leur faible minéralisation en provoquant la fréquence des mictions peuvent par le mécanisme précédemment invoqué devenir la cause déterminante de l'infection de la vessie. Il en est de même de certains principes médicamenteux éliminés par les urines : la cantharide, dont l'alcaloïde a sur la muqueuse vésicale une action irritative telle qu'elle peut provoquer la suppuration sans intervention d'aucun microorganisme, le thapsia (Bondu), la moutarde (Le Dentu), le sulfate de quinine, l'iodure de potassium, la morphine (Hoffmann et Baily), les balsamiques pris à trop fortes doses. L'abus des aliments relevés et épicés, l'ingestion de vins acides, de bières mal fermentées, s'ils sont incapables d'allumer l'inflammation, ont sur le redoublement des phénomènes symptomatiques de la cystite une influence des plus évidentes.

Depuis GUIARD on sait que la fermentation ammoniacale des urines est la conséquence et non la cause de la cystite, et nous avons dit précédemment que le plus grand nombre des microbes cystitogènes introduits dans la vessie en provoquent l'inflammation sans décomposition préalable de l'urée en carbonate d'ammoniaque. La pénétration du pus dans le réservoir urinaire et son mélange à l'urine ne déterminent l'infection vésicale, que si l'organe est en état de réceptivité morbide, et rien n'est plus propre à démontrer la nécessité de l'intervention de ces deux facteurs, microbes et terrain, que les nombreux exemples de malades dont les reins et les bassinets déversent de grandes quantités de pus dans la vessie sans que celle-ci s'enflamme. Cette démonstration est encore fournie par l'ouverture intravésicale des collections purulentes de voisinage (abcès froids, suppurations périutérines, etc.) et par la communication accidentelle avec les réservoirs naturels (vagin, utérus, intestin) où pullulent normalement un grand nombre de microbes : la cystite est loin d'être la règle dans tous ces cas.

c. Causes déterminantes dépendant d'une affection sus ou sous-vésicale. — Parmi les affections de l'appareil urinaire siégeant dans le segment sous-jacent à la vessie, les urétrites et en particulier l'urétrite blennorrhagique sont celles qui donnent le plus souvent lieu à la cystite. Nous étudierons à propos de la cystite blennorrhagique le mode de pénétration des organismes dans la vessie et le rôle qui revient dans cette infection au gonocoque, etc. A côté de ces cystites urétrales, signalons les cystites vaginales ou génitales de GUYON, rares mais indéniables d'après REBLAUD. Elles se rencontrent chez les femmes atteintes d'écoulements leucorrhéiques et résultent de la pénétration, par le canal jusqu'à la vessie, des germes pathogènes. Les rétrécissements blennorrhagiques de l'urètre, ses néoplasmes d'ailleurs très rares, ne se compliquent que très tardivement de cystite

(Guyon), car la vessie s'hypertrophiant peu à peu et sans que son régime circulatoire soit profondément troublé, assure l'évacuation complète de l'urine. Par contre les rétrécissements traumatiques, les corps étrangers du canal déterminent rapidement l'inflammation vésicale, la suractivité fonctionnelle du muscle vésical créant de suite les conditions de réceptivité morbide auxquelles s'ajoutent les effets de la rétention incomplète. D'après Segond la propagation de l'inflammation à la vessie serait exceptionnelle dans la prostatite aiguë, et ne surviendrait qu'autant que la phlegmasie de la glande s'oppose à l'émission des urines. Il en est de même de la prostatite chronique et des néoplasmes de la prostate. L'hypertrophie sénile est une des causes les plus fréquentes de cystite ; et cette complication est le résultat à la fois de la gène apportée à l'émission des urines et des modifications survenues dans la circulation de l'appareil urinaire, dont l'anatomie et la physiologie pathologiques ont été étudiées par Launois et Tuffier. En dehors de l'infection de la vessie par le pus dans la pyélo-néphrite, infection que nous savons être très rare, l'inflammation des parties de l'appareil urinaire sus-jacentes au réservoir peut encore exceptionnellement se propager par continuité de tissu par l'intermédiaire de l'uretère. Les néphrites non suppurées, d'ordre médical, ne s'accompagnent que de troubles fonctionnels purement réflexes ou reconnaissant, pour cause l'abondance de la sécrétion urinaire et les modifications survenues dans la composition chimique des urines.

d. *Causes déterminantes liées à une maladie des organes périvésicaux.* — Les affections des organes voisins de la vessie, susceptibles de déterminer de la cystite sont très nombreuses, nous les envisagerons dans les deux sexes. *Chez l'homme* on peut voir la vessie s'enflammer consécutivement à la rectite, aux suppurations rectales et périrectales, aux fistules et fissures rénales, aux inflammations hémorroïdaires, à toutes les phlegmasies des organes pelviens et même abdominaux, sans doute par suite de la migration des microbes pathogènes à travers les tissus suivant le mécanisme démontré par Reymond et Wreden. *Chez la femme*, la multiplicité des organes avoisinant la vessie rend ce mode d'infection vésicale beaucoup plus fréquent encore :

c'est ainsi qu'on la voit survenir à la suite de métrites et péri-métrites, salpingites, ovarites, etc. A ce mode pathogénique d'infection par migration interstitielle des microbes, il convient d'ajouter l'infection résultant du déversement du pus dans la vessie à la suite de l'effraction de ses parois.

e. *Causes déterminantes d'origine infectieuse.* — Quel que soit le mode de pénétration dans la vessie des microbes circulant dans le sang (élimination par les reins sains ou malades, ou bien colonisation dans les vaisseaux de la muqueuse vésicale), l'existence des cystites consécutives aux maladies infectieuses générales est aujourd'hui hors de toutes contestations de par les études bactériologiques. Il n'est pas une seule maladie microbienne qui ne soit susceptible d'y donner lieu, mais certaines ont sur son développement une influence plus grande que les autres : tels sont par exemple les septicémies, en particulier la septicémie puerpérale (HERVIEUX), la scarlatine (FORSTER et KLEBS), la rougeole (BORDU), les oreillons (KOCHER), le typhus, le choléra, la variole, etc. L'influence nocive, qu'ont sur la vessie les microbes infectant l'organisme, ont jeté une vive lumière sur la pathogénie de cystites restée jusqu'ici obscure. C'est ainsi que BAZY a signalé des phlegmasies vésicales à la suite d'angines, et que MAX MELCHIOR en a observé, qui ne reconnaissaient d'autres provenances bactériennes que la pénétration dans le sang des coli-bacilles intestinaux à la suite de constipation habituelle et de paresse intestinale.

3° Classification des cystites. — Une bonne classification des cystites doit reposer sur un ensemble de caractères propres à constituer de véritables espèces nosologiques ; aussi doit-on considérer comme sans profit celles qui prennent seulement pour base l'étiologie (c. *traumatique, blennorrhagique, calculeuse, par congestion, par rétention, a frigore* etc.), l'anatomie pathologique (c. *du col, du corps, muqueuse, parenchymateuse, pseudo-membraneuse, gangréneuse,* etc.), ou la symptomatologie (c. *muco-purulente, ammoniacale, hémorragique, douloureuse,* etc.). Les classifications pathogéniques, telles que celle proposée par ROVSING, qui divise les cystites en *cystite catarrhale* causée par des microbes non pyogènes doués de la propriété de décomposer l'urée, et en *cystite suppurative* déterminée par des microbes pyogènes, consacrant ainsi une erreur, et celle de DENYS qui admet autant de variétés de cystites que de microbes cysti-togènes, ne sauraient avoir, comme le fait remarquer MAX MELCHIOR, qu'un intérêt scientifique sans utilité clinique. Sui-vant l'auteur danois la division des cystites doit reposer sur la connaissance des propriétés biologiques de ces deux éléments : microbes d'une part et terrain de l'autre. La classification de GUYON qui s'appuie « sur l'étude simultanée de l'étiologie, de l'anatomie pathologique, de la symptomatologie » et tient compte « du terrain morbide offert à la cystite, qui modifie son évolution et lui imprime les caractères particuliers que la clinique nous apprend à reconnaître » est celle qui répond le mieux aux desiderata exprimés par MAX MELCHIOR. Nous l'accep-terons avec quelques modifications nécessitées par le caractère élémentaire et synthétique de ce précis. Au lieu de décrire suc-cessivement les grandes espèces cliniques de *cystites blennor-rhagique, tuberculeuse, calculeuse, des rétrécis, des prostatiques, des cancéreux, douloureuse* et *pseudo-membraneuse*, nous nous contenterons d'étudier la *cystite aiguë et chronique* en général, en signalant les particularités imprimées aux lésions anato-miques, aux symptômes, à l'évolution et au pronostic par les diverses espèces étiologiques. Toutefois nous croyons devoir consacrer un paragraphe spécial à la cystite blennorrhagique et à la cystite pseudo-membraneuse. Quant à la cystite tuberculeuse elle trouvera son histoire au chapitre de la *Tuberculose vésicale.*

4º Anatomie pathologique. — Si, comme nous le verrons, il n'y a aucune raison pour décrire séparément les symptômes de la cystite aiguë et de la cystite chronique, la description séparée de ces deux modalités s'impose en anatomie patholo-gique.

a. *Cystite aiguë.* — Dans la très grande majorité des cas les lésions siègent dans la muqueuse (cystite proprement dite ou muqueuse) ; plus rarement elles envahissent la tunique muscu-leuse (cystite interstitielle), alors elles gagnent parfois le tissu péri-vésical (péricystite). En égard à leur distribution, elles peuvent occuper toutes les régions du viscère, mais elles se groupent de préférence sur le trigone, à l'orifice des uretères et principalement à celui de l'urètre.

La cystite aiguë déterminant rarement la mort, on ne peut guère étudier ses lésions sur le cadavre, aussi a-t-on eu recours pour y suppléer aux expériences sur les animaux. Dans ces derniers temps la cystoscopie a aussi permis de faire en quelque sorte de l'anatomie pathologique sur le vivant.

Dans un premier degré la muqueuse est rouge, surtout au niveau du trigone et du bas-fond ; sur cette rougeur uniforme se dessinent des arborisations vasculaires, et par place se voient de petites hémorragies punctiformes ou en plaques formant des ecchymoses. La muqueuse est gonflée, œdémateuse, mais son épithélium est intact.

Dans un second degré l'épithélium se desquame et tombe dans la vessie ; des leucocytes et des éléments embryonnaires du derme muqueux proliférés se mêlent aussi à l'urine. A ce second degré se montre parfois une lésion curieuse, signalée d'abord par Cornil et Ranvier, retrouvée depuis par plusieurs observateurs et dont l'interprétation est encore discutée. Elle consiste en vésicules saillants de 1 à 2 millimètres de diamètre, renfermant un mucus transparent ou louche et disposées sur le trigone particulièrement à l'embouchure de l'urètre. Pour Cornil et Ranvier, ces vésicules sont dues à la distension par le produit de leur sécrétion des glandules vésicales, dont l'existence n'est plus contestée aujourd'hui. S'appuyant sur les examens histologiques faits par Clado, Guyon pense que ces vésicules sont le résultat d'une transformation muqueuse des cellules ou de simples extravasations séreuses et il les compare aux sudamina de la peau. La chute de l'épithélium et l'ouverture des vésicules donnent lieu à de petites ulcérations, ne dépassant pas en général le derme muqueux et se réparant rapidement et complètement sans trace cicatricielle. Le plus souvent tout se borne là, exceptionnellement se produisent les altérations plus profondes et irréparables de la troisième période.

Le processus inflammatoire gagne alors le tissu cellulaire

sous-muqueux et celui qui est interposé aux faisceaux musculaires de la musculeuse, en suivant de préférence les vaisseaux
qui apparaissent entourés de cellules rondes, embryonnaires
(*cystite interstitielle*). Parfois de petits abcès isolés se forment
dans l'épaisseur des tuniques enflammées, et s'ouvrent dans la
cavité vésicale en donnant lieu à de petites ulcérations.
Exceptionnellement ces abcès devenus confluents forment une
nappe purulente (*cystite phlegmoneuse*). Quant à l'inflammation
gangréneuse des tuniques de la vessie, à leur perforation, à la
création d'orifices faisant communiquer le réservoir avec les
cavités voisines, rien n'est moins prouvé que leur existence. Ces
perforations se font bien plutôt de dehors en dedans à la suite
de péricystite, de prostatite suppurée, etc.

b. *Cystite chronique*. — Contrairement à ce qui a lieu pour la
cystite aiguë, les occasions ne manquent pas d'étudier à l'amphithéâtre les lésions de la cystite chronique. A l'ouverture de la
vessie il s'échappe un liquide composé d'urine et de pus plus ou
moins épais, gris jaunâtre, ammoniacal, exhalant une odeur
repoussante ; il se détache difficilement de la muqueuse et il
faut laver soigneusement l'intérieur du viscère pour en bien
voir la face interne. Comme dans la cystite aiguë les lésions
occupent le trigone et le bas-fond et sont groupées surtout
autour des orifices des uretères et de l'urètre. En ces points la
muqueuse présente une coloration rouge grisâtre ou gris ardoisé
avec des plaques ecchymotiques, rouge sombre et noirâtres.
Ces dernières, prises à tort pour des plaques gangréneuses, sont
produites par la transformation en hématosine de l'hématine
qui les infiltre. Entre ces plaques existent des arborisations
vasculaires visibles à l'œil nu ou à la loupe. La muqueuse est
ramollie et se réduit sous l'influence du raclage avec le manche
d'un scalpel en une pulpe formée d'un mélange de cellules
épithéliales altérées, d'éléments du chorion muqueux et de produits de suppuration. Outre ce ramollissement, la muqueuse
offre encore un épaississement considérable qui lui donne l'aspect boursouflé. Elle se décolle facilement des tissus sous-jacents,
grâce sans doute à l'œdème de la couche cellulaire interposée à
la muqueuse et à la musculeuse.

Assez souvent les lésions de la cystite chronique dépassent la muqueuse et envahissent la tunique musculaire, qui est épaissie, indurée et présente une infiltration embryonnaire du tissu conjonctif inter-fasciculaire. Il n'est pas rare alors d'y rencontrer de petits abcès, du volume d'un grain de chènevis, d'un pois, s'ouvrant dans la vessie et déterminant des ulcérations sur lesquelles nous reviendrons. Ces abcès s'observent surtout lorsque, comme cela est fréquent, une poussée de cystite aiguë est venue se greffer sur une cystite chronique.

Du fait de l'abondante prolifération d'éléments jeunes dans le tissu interstitiel de la musculeuse, cette tunique atteint une épaisseur considérable, ainsi se trouve diminuée d'autant la capacité anatomique de la vessie. De plus, le tissu conjonctif de nouvelle formation en étouffant les fibres musculaires et en s'y substituant rend la paroi vésicale rigide et partant impropre à la dilatation et à la contraction, ce qui annihile presque complétement la capacité physiologique du réservoir.

Telles sont les lésions types, fondamentales et essentielles de la cystite chronique, sur l'histologie desquelles nous n'insisterons pas, renvoyant pour cela aux recherches de CLADO. A côté d'elles, on rencontre assez souvent un certain nombre de lésions que nous devons signaler, ce sont : les ulcérations, les granulations, les villosités, les excroissances. Les ulcérations, que certains auteurs donnent comme fréquentes, sont en réalité assez rares dans la cystite chronique. Elles résultent presque toujours de l'ouverture des abcès interstitiels dans la cavité vésicale ; cependant on ne saurait nier l'existence d'ulcérations proprement dites au cours de la cystite chronique. Les granulations siègent sur le trigone, le bas-fond, l'hémisphère inférieur, mais jamais sur l'hémisphère supérieur. Leur volume est très variable ; tantôt elles sont fines, très rapprochées les unes des autres et donnent à la muqueuse l'aspect de peau de chagrin ; d'autres fois, elles ont la grosseur d'un grain de chènevis et sont plus discrètes. Les villosités sont constituées par des filaments très grêles, de quelques millimètres de longueur, multiples et se présentant soit à l'état d'isolement, soit à l'état de groupement en îlots. On les rencontre exclusivement au niveau du trigone et du bas-fond, principalement dans la cystite blennorrhagique. D'après CLADO, elles se composent histologiquement d'un axe de fibres conjonctives engainées dans une simple couche de cellules épithéliales cylindriques. C'est ce qui les distingue des papillomes, où le revêtement épithélial est épais et disposé en plusieurs couches. Les excroissances fongo-vasculaires sont tout à fait exceptionnelles et ne se rencontrent que dans les très vieilles cystites. Elles siègent dans l'hémisphère inférieur du réservoir, ont le volume d'un grain de blé à une petite noisette et présentent l'aspect d'une surface framboisée surmontée de petites villosités. Elles sont formées histologiquement d'un groupe de vaisseaux recouverts des éléments de la muqueuse.

Les irrégularités de la face interne de la vessie que l'on constate si souvent à l'examen des pièces de cystite, les saillies (colonnes), les anfractuosités (vacuoles, cellules), ne sont pas les conséquences de l'inflammation, mais dépendent d'une maladie préexistante comme l'hypertrophie de la prostate, un rétrécissement de l'urètre, etc.

e. *Péricystites*. — Dans les cystites invétérées, le processus inflammatoire peut gagner les tissus voisins et provoquer des lésions phlegmasiques du côté du tissu cellulaire périvésical. Cette péricystite, qui n'avait pas échappé aux anciens auteurs, a été dans ces dernières années l'objet de travaux intéressants de la part des pathologistes allemands et de HALLÉ en France. Elle peut être simple, scléro-adipeuse, ou suppurée donnant lieu à une collection purulente susceptible de communiquer avec la vessie. Son siège de prédilection est au sommet et à la base de la vessie, mais elle peut aussi s'étendre à tout le tissu cellulaire périvésical. Dans les formes suppurées en particulier le péritoine pelvien lui-même s'enflamme et les anses intestinales soudées à son contact forment une tumeur plus ou moins volumineuse.

La scléro-lipomatose vésicale consécutive aux lésions chroniques de la vessie a la même signification que la scléro-lipomatose périrénale et péri-urétérale dans les maladies chroniques de ces organes; c'est une lésion de nutrition, dont la cause prochaine nous échappe.

La péricystite suppurée reconnaît plusieurs modes pathogéniques. Lorsque l'abcès résulte de l'ouverture dans le tissu périvésical d'une collection purulente développée dans les parois de la vessie, la chose est facilement explicable ; lorsque la suppuration s'est faite à distance on peut invoquer le développement d'une lymphangite péri-vésicale aujourd'hui que les recherches d'ALBARRAN et autres auteurs ne laissent aucun doute sur l'existence des lymphatiques de la vessie et des ganglions périvésicaux ; on peut aussi, s'appuyant sur les expériences de GUYON et REYMOND relatives à la migration des microbes pathogènes dans les tissus, supposer que les organismes infectant la vessie sont venus coloniser à distance dans les tissus voisins. Avec HALLÉ faisons remarquer « l'analogie générale qui existe entre toutes ces lésions périvésicales encore peu connues et les lésions péri-utérines déjà tant étudiées ».

5° Symptomatologie. — Nous décrirons simultanément les symptômes de la cystite aiguë et de la cystite chronique, car ces deux modalités de l'inflammation vésicale présentent, comme nous le verrons à propos de la marche, la plus grande irrégularité dans leur succession. Souvent aiguë d'abord, la cystite est parfois chronique d'emblée et durant sa lente évolution, elle est sujette à de fréquents retours à l'état aigu.

A. SIGNES FONCTIONNELS. — Aiguë ou chronique, toute cystite se révèle par la triade symptomatique suivante : 1° fréquence des mictions ; 2° douleurs fonctionnelles ; 3° altérations de l'urine dans laquelle le pus ne fait jamais défaut.

a. *Fréquence des mictions*. — Les besoins d'uriner sont constamment augmentés dans la cystite, mais cela dans des limites très larges. Certains malades sont obligés d'uriner toutes les heures, d'autres toutes les demi-heures, tous les quarts d'heure, toutes les dix minutes et même toutes les cinq minutes. Le repos de la nuit et le sommeil le plus profond n'ont aucune action sur la disparition de ces mictions irrésistibles et incessantes, qui font que cet état est souvent dénommé à tort incontinence.

b. *Douleurs fonctionnelles*. — Dans l'intervalle des mictions le malade, à moins d'un état inflammatoire très aigu, ne souffre pas ou n'éprouve que de légères douleurs sourdes au-dessus et en arrière du pubis, s'irradiant quelquefois dans la verge, l'aine, le testicule en remontant vers les lombes. Mais au moment de la miction la douleur se réveille plus ou moins intense, s'accroît parfois dans des proportions considérables pendant l'émission pour se terminer par une crise intolérable, qui s'accompagne d'un spasme violent des muscles évacuateurs de l'urine et des matières fécales. Ces crises se répétant plusieurs fois par heure sont communes à plusieurs variétés de cystites d'origine différente, et par leur prédominance sur tous les autres symptômes, par les indications thérapeutiques qu'elles réclament, elles constituent, d'après GUYON, un groupe clinique parfaitement défini, les *cystites douloureuses*, bien étudiées par HARTMANN. Notons que la douleur n'est pas toujours en raison directe de l'intensité de l'inflammation, ni même de son siège, mais dépend beaucoup du tempérament individuel. Le froid, l'humidité, les excès alcooliques, les plaisirs vénériens exaspèrent les souffrances et les rappellent alors qu'on les croit disparues.

c. *Altération des urines*. — Le résultat de toute cystite est de déverser dans les urines des éléments étrangers, pus, sang, ou d'y précipiter après les avoir altérés certains sels, tels que les phosphates ammoniaco-magnésiens.

Il n'y a pas de cystite sans pus dans l'urine ou *pyurie*, mais ses proportions varient dans des limites étendues et l'aspect du liquide urinaire est très différent suivant les cas. Au début de la cystite aiguë, lorsque celle-ci n'est pas greffée sur une vieille inflammation chronique, les urines recueillies dans un verre et regardées par transparence sont vaguement troublées : on y voit flotter un nuage floconneux constitué par ce qu'on nomme improprement du mucus. Il n'y a pas encore de pus, visible à l'œil nu, mais l'examen des dépôts au fond du vase y fait découvrir déjà, outre de nombreuses cellules épithéliales de la vessie altérées, la présence de leucocytes. Bientôt le pus apparaît nettement et donne à l'urine une coloration d'un blanc sale, qui s'éclaircit par le repos. Lorsque le pus est ainsi en petite quantité, il n'est pas expulsé en égale proportion au début, au milieu et à la fin de la miction, et il y a un réel intérêt pour le diagnostic du siège des lésions, à savoir à quel moment il est émis en plus grande abondance. L'expérience dite de trois verres permet de résoudre ce problème. Elle consiste à recueillir le produit d'une miction dans trois verres ; lorsque l'urine contient peu de pus, le verre du milieu en est ordinairement exempt et l'attention doit se porter seulement sur les deux verres extrêmes ; si le premier en contient une assez grande quantité, on doit en inférer que les lésions siègent principalement dans l'urètre postérieur et au niveau du col ; si le dernier verre en renferme une grande proportion, on doit penser que le bas-fond est pris ou plutôt que les lésions du trigone et du col y ont laissé déposer le produit de la suppuration. Lorsque le pus est abondant dans les urines, il leur donne une coloration lactescente, gris sale ou rouge sale s'il s'y mêle du sang. Ce pus se précipite par le repos et forme une couche pulvérulente qui, dès que l'urine devient ammoniacale, se transforme

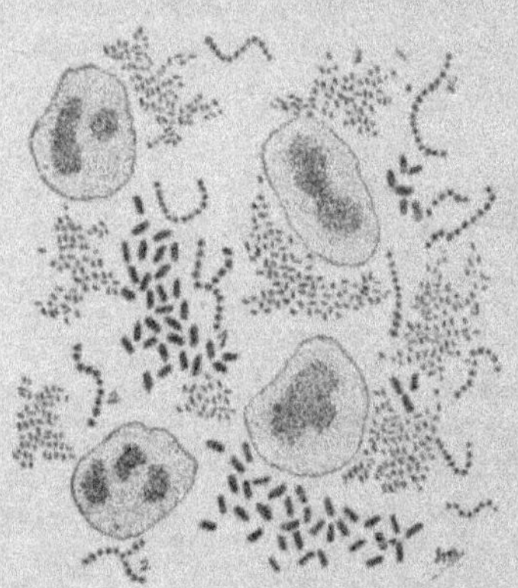

Fig. 120.

Dépôts urinaires dans la cystite.

1, coli-bacilles. — 2, streptocoques. 3, bactéries en zooglées.

en un dépôt visqueux, glaireux, analogue à du blanc d'œuf, fortement adhérent aux parois du vase et se transvasant tout d'un bloc lorsqu'il en a été détaché. Dans ces conditions ces urines sont franchement alcalines ; elles contiennent une grande quantité d'albumine provenant des leucocytes et exhalent l'odeur pénétrante du carbonate d'ammoniaque.

L'examen histobactériologique du dépôt y montre la présence de cellules épithéliales déformées et de leucocytes polynucléés, avec une plus ou moins grande quantité de microbes, parmi lesquels le coli-bacille, le streptocoque tiennent le premier rang (fig. 120).

Après le pus, l'élément qui altère les urines dans la cystite, c'est le sang. L'expérience des trois verres est encore précieuse ici pour déterminer le siège de l'extravasation sanguine. Le sang se montre-t-il dans le premier verre? On conclura à des ulcérations du col. S'il apparaît dans le dernier verre, on attribuera également sa provenance au col, d'où l'expriment les derniers efforts spasmodiques de la miction. S'il teint principalement l'urine du second verre, on en inférera qu'il vient du corps même de la vessie. Dans ce cas il est parfois très abondant et imprime une forte coloration rouge à la masse des urines.

A côté du pus et du sang, signalons la présence d'éléments salins altérés et en suspension à l'état de fines particules, principalement les phosphates ammoniaco-magnésiens, qui sont l'origine des incrustations des parois vésicales et des concrétions calculeuses (fig. 124). Enfin notons l'existence d'un phénomène rare, à savoir l'émission de

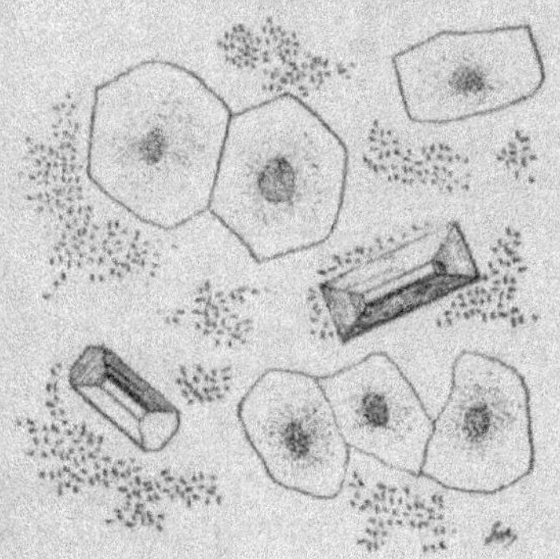

Fig. 124.

Cristaux de phosphate ammoniaco-magnésien dans le dépôt de la cystite chronique.

gaz par l'urètre à la fin de la miction. La pneumaturie longtemps considérée, d'après les travaux de GUIARD, comme le résultat de la fermentation des urines diabétiques a été signalée au cours des inflammations chroniques de la vessie avec urines purulentes et ammoniacales par BAZY et CH. TISNÉ. Nous-même en avons observé trois cas en dehors de toute glycosurie : l'un de nos malades âgé était atteint de cystite prostatique ; l'autre encore jeune avait une cystite néoplasique ; le troisième était atteint de cystite tuberculeuse.

B. SIGNES PHYSIQUES. — La sensibilité de la vessie est avec les trois symptômes précédents un des caractères cliniques importants de la cystite. La douleur provoquée ne fait jamais défaut dans cette affection, et comme elle lui appartient exclusivement, elle est véritablement pathognomonique. Cette douleur est mise en évidence : *a*) par la palpation hypogastrique exercée à l'aide de la main déprimant fortement la paroi abdominale au-dessus et en arrière du pubis ; *b*) par le toucher rectal chez l'homme, vaginal chez la femme, combiné ou non dans l'un et l'autre sexe avec la palpation hypogastrique ; *c*, par le toucher intra-vésical au moyen d'un explorateur souple prudemment manié ; *d*, enfin par l'injection intra-vésicale. Ce dernier moyen de rechercher le symptôme douleur ne doit être pratiqué qu'avec de grands ménagements, car, mettant en jeu l'exquise sensibilité de la vessie à la distension, il peut avoir des conséquences graves en déterminant une recrudescence subite de la cystite et même en provoquant un retentissement inflammatoire sur les reins préalablement malades.

C. Phénomènes généraux. — Il va sans dire que, dans les cystites intenses, les envies fréquentes d'uriner, les douleurs intolérables qui les accompagnent empêchant les malades de prendre aucun repos et de s'alimenter, déterminent à la longue des phénomènes généraux d'affaiblissement, d'amaigrissement, de dépression physique et morale ; mais, d'après Guyon, l'apyrexie est toujours complète. L'élévation de température que signalent les classiques, la fréquence, la petitesse, l'irrégularité du pouls, les frissons, les sueurs profuses, les troubles digestifs (sécheresse de la langue, anorexie, vomissements, diarrhée ou au contraire constipation, etc.), doivent être mis sur le compte de la fièvre urineuse et des diverses complications survenant si souvent chez les vieux urinaires, particulièrement du côté des reins. Ce n'est que tout à fait exceptionnellement, dans les cystites parenchymateuses avec abcès interstitiels et dans les péricystites, que l'on voit la fièvre s'allumer.

6° Variétés cliniques. — L'allure et la prédominance de quelques-uns des phénomènes symptomatiques des cystites ont fait admettre par les auteurs un certain nombre de variétés cliniques que nous nous contenterons de rappeler. Ce sont : *a*) la *cystite du col* caractérisée par la grande fréquence de la miction, la douleur finale excessive, les spasmes vésical et rectal, parfois la rétention d'urine et une grande sensibilité du col de la vessie au passage de la sonde ; *b*) la *cystite du corps*, se traduisant par une fréquence modérée du besoin d'uriner, une douleur supportable à la miction, mais une sensibilité assez vive de la vessie à la palpation hypogastrique, au toucher rectal et au cathétérisme, enfin la présence d'une grande quantité de pus dans l'urine ; *c*) la *cystite hémorragique*, où prédomine l'extravasation sanguine ; *d*) la *cystite muqueuse, muco-purulente, purulente* ou *catarrhe de la vessie* ; toutes expressions consacrées par l'usage, commodes pour les besoins de la pratique, mais qui ne sauraient s'appliquer à des espèces à part ni même à des degrés de l'évolution progressive de la cystite.

7° Marche, durée, terminaisons. — Le propre de la cystite en général est d'avoir une marche essentiellement irrégulière, d'être entrecoupée d'épisodes inattendus, de retours soudains à l'état aigu, que provoquent ordinairement des imprudences du malade, des écarts de régime, des fautes d'hygiène et aussi des erreurs thérapeutiques. La durée est commandée par l'espèce étiologique de la cystite. Lorsqu'on peut en supprimer la cause (cantharides, rétrécissements de l'urètre, calculs, etc.), l'inflammation cède le plus souvent comme par enchantement et d'une façon définitive. Au contraire, les cystites, dont la cause échappe à l'action thérapeutique directe (tuberculose, prostatisme), ont une durée très longue sinon indéfinie.

Leurs terminaisons sont également régies par leur nature. Les cystites franchement aiguës (cantharidiennes, blennorrhagiques) se terminent dans la grande majorité des cas par une guérison rapide ; de même les cystites aiguës, subaiguës ou chroniques, des rétrécis ou des calculeux, une fois l'obstacle du canal et la pierre vésicale supprimés.

Il est tout à fait rare que la phlegmasie de la vessie, si violente qu'elle soit, se termine par la suppuration, la perforation, la gangrène des parois du réservoir et leurs conséquences, à savoir : l'infiltration septique du tissu cellulaire du petit bassin, la péritonite, etc., mais la chose est possible. Les cystites chroniques entraînent encore plus exceptionnellement la mort par elles-mêmes que les cystites aiguës ; c'est indirectement par la fièvre urineuse, la pyélite, la pyélonéphrite, etc., que les malades sont emportés dans le cours des cystites chroniques.

8° Diagnostic. — Le diagnostic de la cystite est facile, et c'est contre la tendance à la voir là où elle n'est pas plutôt qu'à la méconnaître que l'on doit se prémunir. Aucun des termes de la triade symptomatique : fréquence des mictions, douleur fonctionnelle, altération des urines, ne doit manquer pour que l'on soit en droit de porter le diagnostic inflammation de la vessie. Le malade se plaint-il seulement d'un seul de ces symptômes, on peut être sûr qu'il est atteint d'une tout autre affection ; alors en fouillant dans son histoire pathologique on trouvera soit du côté de l'urètre, de la prostate, de la vessie elle-même et des reins, soit du côté de la moelle et aussi du système nerveux général, l'explication de ce symptôme isolé. Ainsi seront différenciés de la cystite le prostatisme à ses débuts, certains états névropathiques de la vessie et certaines affections psychopathiques, qui se traduisent seulement par la pollakiurie, de même les névralgies de la vessie qui ne s'accompagnent de douleurs qu'au moment des mictions et qui, en dehors de là, laissent la vessie indolente.

Des trois symptômes fondamentaux de la phlegmasie vésicale, la présence du pus dans l'urine est celui que le médecin peut contrôler par lui-même ; aussi doit-il toujours se faire présenter les urines du patient et user des moyens divers, précédemment signalés, pour dépister les moindres traces de suppuration. Parmi ces moyens l'épreuve des trois verres a une valeur considérable, car elle permet de reconnaître si la suppuration est sous la dépendance d'une urétrite postérieure ou d'une phlegmasie de la prostate. Nous avons vu, en étudiant les conditions de réceptivité de la vessie à l'infection, que l'ouverture de collections purulentes périvésicales dans sa cavité était loin de déterminer son inflammation. Une pyurie abondante n'est donc point le signe d'une cystite, d'un catarrhe purulent de la vessie si le malade n'a ni fréquence des mictions, ni douleur en urinant.

La connaissance du siège des lésions est très importante, pour le diagnostic étiologique de la cystite, la façon dont le pus se répartit dans les trois verres est le principal moyen que nous ayons de le préciser. Un interrogatoire bien conduit et une interprétation raisonnée de tous les phénomènes morbides contribueront d'autre part à faire soupçonner l'origine de cette complication chez un blennorrhagique, un rétréci, un prostatique, un néoplasique, etc., et finalement l'examen local du canal, de la prostate, de la vessie changera ces présomptions en certitude. Que si tous les efforts pour saisir la cause de l'inflammation vésicale restent vains, on devra penser à la tuberculose et diriger vers la découverte de cette diathèse l'interrogatoire et l'examen du patient, en accordant une grande importance à la constatation d'indurations des épididymes, de la prostate et des vésicules et en s'aidant de l'examen bactériologique contrôlé par les inoculations de l'urine soupçonné bacillaire.

Pour être complet, le diagnostic de l'inflammation de la vessie comporte un dernier point, c'est de reconnaître les complications, qui peuvent l'accompagner, soit du côté des parties supérieures de l'arbre urinaire (uretérite, pyélite, pyélo-néphrite), soit du côté des grands appareils (tube digestif en particulier).

9º Pronostic. — Il est très variable. Plus grave dans la cystite chronique que dans la cystite aiguë, il dépend dans l'une comme dans l'autre des circonstances qui ont allumé l'inflammation, de leur persistance ou au contraire de leur disparition. C'est ainsi que, passagère et durant à peine quelques jours, la cystite consécutive à un cathétérisme septique, chez un sujet, dont l'appareil urinaire est normal, ne peut être comparée par sa gravité à la cystite chronique, sujette à des alternatives de trêves et de retours offensifs, qui s'est établie chez un prostatique, un néoplasique, ou encore un diathésique, par exemple un scrofuleux ou un tuberculeux. La cystite des rétrécis, des calculeux en dehors de toutes altérations du côté des parties supérieures de l'appareil urinaire, cède rapidement après que l'on a rendu au canal son calibre primitif et que l'on a débarrassé la vessie de la pierre.

Certaines variétés d'inflammation vésicale comportent un pronostic particulierement grave : telle est la cystite douloureuse. Outre les phénomènes généraux qu'elle engendre en privant le malade de tout repos, on voit se développer très rapidement chez lui de l'urétéro-pyélo-néphrite ascendante par suite des contractions incessantes de la vessie déterminant le reflux des urines infectées dans l'urètre.

Nous avons dit combien étaient rares et les suppurations intra et périvésicales et les ulcérations perforantes de la vessie. Lorsqu'elles se produisent, on comprend qu'elles peuvent causer la mort, mais le plus souvent lorsque la cystite se termine fatalement, c'est par l'extension du processus infectieux vers le rein.

10e Traitement. — Une foule de médications et de médicaments ont été conseillés dans le traitement de la cystite. Leurs indications et leurs contre-indications reposent et sur les notions de physiologie normale et pathologique du réservoir urinaire si bien étudiées par Guyon et sur le rôle des organismes pathogènes dans son infection.

A. Médication préventive. — Tout d'abord la cystite survenant le plus souvent à titre de complications dans le cours des maladies des organes urinaires, on devra s'efforcer de la prévenir en recommandant au malade l'hygiène la plus sévère. On le mettra en garde contre l'influence du froid, des fatigues, des excitations générales ou locales capables de congestionner les organes du petit bassin, en particulier les excitations génésiques; on prescrira un régime alimentaire tonique et réparateur d'où seront exclus les mets épicés, les venaisons, les salaisons, les poissons de mer, les huîtres, les asperges, l'oseille, les tomates, les fruits acides, les fromages forts, etc. Les boissons alcooliques, le thé, le café seront défendus; mais le patient pourra toutefois boire un peu de vin mouillé à ses repas. Tout en prescrivant un régime doux il faut en effet se garder de débiliter les malades, qui devront au contraire user d'une nourriture reconstituante : le régime lacté exclusif ou mitigé leur convient admirablement. On y joindra des préparations toniques comme le quinquina, le fer, l'arsenic. L'état des fonctions digestives sera surveillé avec soin et la constipation prévenue. L'antisepsie intestinale a une certaine importance, depuis que l'on connaît le rôle du coli-bacille dans l'infection urinaire et ses divers modes de pénétration dans la vessie.

Portant constamment son attention sur le fonctionnement de la vessie, le médecin devra veiller à ce qu'elle se vide régulièrement et complétement, et au besoin suppléer à son évacuation spontanée par des sondages méthodiques et rigoureusement aseptiques.

B. Médication causale. — S'il existe malheureusement un grand nombre de cystites contre lesquelles nous sommes réduits à un traitement purement symptomatique, il y en a un certain nombre contre lesquelles la thérapeutique a une action puissante et rapidement curative. Il est remarquable de voir avec quelle rapidité le rétablissement du calibre d'un canal rétréci, l'extraction d'un calcul de la vessie pour la taille ou la lithotritie moderne, l'extirpation d'une tumeur vésicale sont suivis de la disparition de tous les phénomènes inflammatoires. Longtemps regardée comme une contre-indication opératoire, l'inflammation de la vessie, pourvu qu'elle ne soit pas à un degré d'acuité extrême, doit au contraire forcer le chirurgien à intervenir.

C. Médication symptomatique. — Mais si l'enquête la plus minutieuse ne fait pas découvrir la cause de la phlegmasie, le clinicien se contentera de la médication symptomatique, qui rend encore de grands services et doit être du reste, dans tous les cas, employée concurremment avec la médication causale.

a. *Traitement du symptôme douleur.* — Le premier symptôme à combattre, c'est la douleur qui non seulement tourmente les malades, mais encore par les contractions violentes qu'elle détermine du côté des parois du réservoir entretient la congestion et fournit ainsi des aliments à l'inflammation. Les moyens dirigés contre cet élément sont médicaux et chirurgicaux.

α) *Moyens médicaux.* — *Antiphlogistiques.* — Exceptionnellement seront indiqués les antiphlogistiques puissants, tels que les saignées locales (sangsues au périnée, à l'hypogastre) ou générales (phlébotomie) ; dans la grande majorité des cas les grands bains, les bains de siège maniés avec prudence, les cataplasmes laudanisés sur l'hypogastre et le périnée, les petits lavements émollients suffiront.

Narcotiques et antispasmodiques. — S'ils échouent, on y joindra l'emploi de lavements et de suppositoires à la belladone, à la jusquiame, au chloral et surtout à l'opium et à ses dérivés administrés à larges doses, sans crainte d'ailleurs des effets de l'accumulation médicamenteuse, quel que soit l'état des reins (GUYON). Parmi les préparations opiacées recommandées nous mentionnerons : de petits lavements de graine de lin, d'eau de guimauve avec V à XX gouttes de laudanum répétés deux fois dans les vingt-quatre heures ; des suppositoires avec 1 ou 2 centigr. de chlorhydrate de morphine ; surtout les injections hypodermiques de morphine. Le chloral, qui est aussi un bon calmant, s'administre à la dose de 2 à 5 grammes par la bouche ou par le rectum, en choisissant le lait comme véhicule, afin de prévenir l'irritation de la muqueuse de l'intestin. Nous nous sommes plusieurs fois très bien trouvé de l'emploi d'un lavement composé comme suit :

> ℞ Chloral . . . . 4 grammes.
> Laudanum de Sydenham . . . . . . X à XX gouttes.
> Chlorhydrate de cocaïne . . . . 10 à 20 centigrammes.
> Eau de pavots . . . . 300 grammes.
> Jaune d'œuf . . . . N° 1.

A prendre par tiers dans les vingt-quatre heures.

L'antipyrine à la dose de 4 à 6 grammes en lavement, nous a aussi donné de bons résultats.

Balsamiques, tisanes, antiseptiques. — Prises par la bouche, les substances même les plus actives et les plus réputées dans le traitement des phlegmasies vésicales n'ont qu'une action précaire et peuvent devenir nuisibles. Aussi doit-on en user avec précaution et modération, sous peine de voir s'aggraver chez quelques malades les phénomènes congestifs du côté de la vessie, soit en raison de leur pouvoir spécifique, soit en vertu de leur pouvoir diurétique sollicitant incessamment le fonctionnement du muscle vésical. C'est ainsi que les *balsamiques* à hautes doses sont contre-indiqués dans les cystites aiguës et dans les poussées aiguës, qui surviennent au cours des cystites chroniques.

Cette restriction faite, il est juste d'ajouter que l'on ne doit pas proscrire complètement la médication interne et que le médecin peut céder aux désirs du malade et de son entourage, ne manquant jamais de réclamer une tisane. THOMPSON attache une grande importance à cette question des *tisanes* dans son livre et étudie avec soin l'action des diverses substances, leur mode de préparation, d'administration, etc. Nous ne ferons qu'indiquer ici les noms de celles, qui sont le plus journellement employées. Ce sont, parmi les émollients : la graine de lin, l'orge, la mauve des marais, la mousse d'Islande, l'orme poli ; parmi les diurétiques : le chiendent, la queue de cerise, la pariétaire, les stigmates de maïs ; parmi les substances qui agissent à la fois en augmentant la sécrétion de l'urine et en diminuant les sécrétions de la vessie : le buchu, le parrera brava, la salicaire, la busserole ou uva ursi ; parmi les astringents : le matico, l'epigea repens, la chimaphile ou gazon d'hiver, etc.

A ces tisanes végétales, dont les principes actifs ne sont jamais bien définis, on peut joindre l'administration en solution, en potion, en poudre ou en cachets de médicaments pharmaceutiques destinés à rendre les urines aseptiques, tels sont l'acide benzoïque (GOSSELIN), les benzoates, en particulier le benzoate de soude (A. ROBIN), l'acide salicylique et les salicylates, l'acide borique et le biborate de soude (TERRIER), le salol (SAHLI, de Berne, F. DREYFOUS, LÉPINE, BAZY, TALAMON) ; l'acide camphorique employé par FÜRBRINGER, la naphtaline, la créoline, qui jouissent d'une certaine faveur en Allemagne, etc. Mais, comme nous l'avons dit, il ne faut guère compter sur l'action microbicide de ces médicaments éliminés par les reins.

β) *Moyens chirurgicaux.* — *Injections.* — Parmi les moyens chirurgicaux destinés à combattre la douleur, le traitement topique par les injections semble devoir venir en première ligne. On a cru pendant longtemps que les injections émollientes, calmantes, narcotiques, constituaient la meilleure ressource pour combattre les phénomènes douloureux ; rien n'est plus faux. Aux données de la physiologie, qui enseigne que la vessie même enflammée n'absorbe pas, à moins d'effraction de son épithélium, viennent s'ajouter celles de la clinique, qui montrent l'inutilité et les détestables effets des injections dans une vessie atteinte d'inflammation aiguë, douloureuse et partant intolérante. Les injections sont donc formellement contre-indiquées dans les cystites aiguës ; mais on peut y avoir recours avec avantages dans les cystites chroniques. Aux narcotiques et antispasmodiques, tels que le laudanum, la morphine, l'extrait de belladone, dont l'action est modérée, on a substitué de nos jours des substances beaucoup plus actives, comme la cocaïne, l'antipyrine, le gaïacol iodoformé. En cas d'exulcération de la surface interne de la vessie, la cocaïne peut présenter quelques dangers et doit être maniée avec prudence, la quantité d'alcaloïde injectée ne pouvant dépasser 10 centigrammes. L'emploi des solutions d'antipyrine, que VIGNERON et nous-même avons recommandé, est inoffensif et l'on peut aller, d'après NOGUÈS, jusqu'à 5 grammes. Il en est de même du gaïacol iodoformé préconisé par G. COLLIN, qui a utilisé la formule du professeur PICOT (de Bordeaux) :

<pre>
Gaïacol. . . . .   5 grammes.
Iodoforme pulvérisé.   1   —
Huile d'olive stérilisée.   100   —
</pre>

On ne doit cependant pas dépasser la dose de 2 grammes de gaïacol dans les vingt-quatre heures, sous peine d'exposer le malade à de la diarrhée, des coliques et même du collapsus.

Instillations. — Contrairement aux injections les *instillations* médicamenteuses, suivant la méthode de GUYON, sont presque toujours bien supportées, car elles ne mettent pas en jeu la sensibilité de la vessie à la distension ; aussi donnent-elles dans la majorité des cas d'excellents résultats dans les cystites aiguës et même douloureuses. On peut se servir à cet effet de la cocaïne, de l'antipyrine et du gaïacol iodoformé comme pour les injections, mais en concentrant les solutions. Le nitrate d'argent, en raison de son action modificatrice et substitutive sur la muqueuse enflammée, peut également être considéré comme un médicament de la douleur dans les cystites, ainsi que l'a démontré Guyon. On doit l'employer sans attendre, même dans les cas les plus aigus, et user d'une solution assez concentrée et libéralement administrée : de XX à XXX gouttes de la solution à $\frac{1}{50}$; si la douleur ne se calme pas, on augmente rapidement le nombre de gouttes et le titre de la solution qu'on peut porter à $\frac{2}{100}$, $\frac{4}{100}$ et même $\frac{5}{100}$. L'instrumentation et le manuel opératoire ne diffèrent pas de ceux employés dans l'uréthrite chronique ; il faut seulement avoir soin de faire uriner le malade auparavant.

Cystotomie et dilatation du col. — Dans les cystites très douloureuses, lorsque les moyens précédents et en particulier

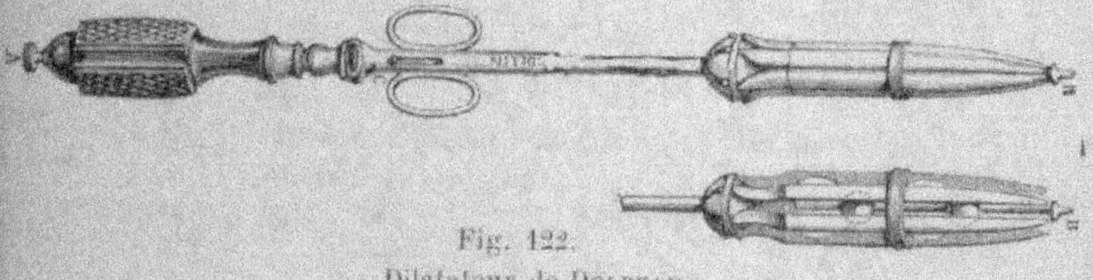

Fig. 122.
Dilatateur de DOLBEAU.

les instillations argentiques ont échoué, il reste un moyen héroïque de calmer la douleur, c'est de supprimer, par une opération, la vessie en tant que réservoir. Cette pratique originaire d'Amérique, où elle a été conseillée par SIMS et exécutée par EMMET, BOZEMAN, chez la femme, s'est acclimatée en France sous l'influence de GUYON et de son élève HARTMANN et a été étendue aux cystites douloureuses chez l'homme. Pour supprimer physiologiquement la vessie chez la femme on peut avoir recours, soit à la dilatation du col vésical pratiquée à l'aide d'un des nombreux dilatateurs qui se trouvent dans l'arsenal chirurgical (fig. 122 et 123) et plus particulièrement du dilatateur de GUYON (fig. 124), soit à la taille vésico-vaginale ou kolpocystotomie. Cette dernière opération, à peine plus grave que la première, doit lui être préférée, car ses résultats sont plus sûrs et

plus durables. Chez l'homme THOMPSON a surtout préconisé la
dilatation du col au moyen de la boutonnière périnéale, mais

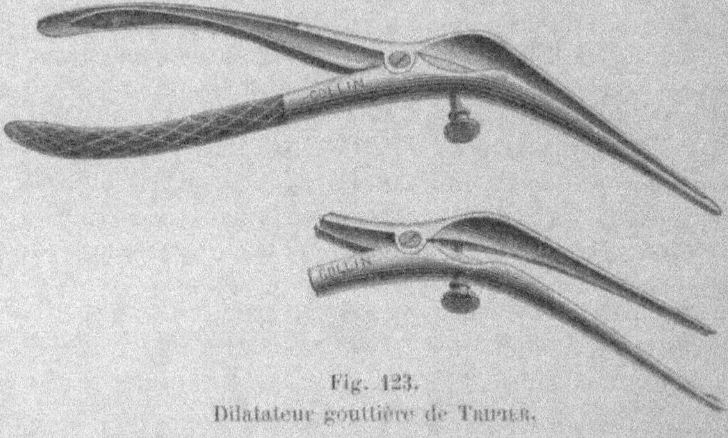

Fig. 123.
Dilatateur gouttière de TRIPIER.

cette opération est certainement inférieure aux divers procédés
de taille ; c'est donc à eux qu'on devra avoir recours. Pendant

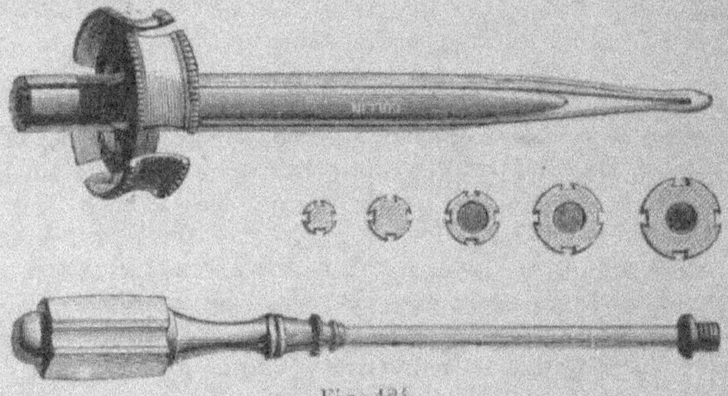

Fig. 124.
Dilatateur GUYON-DUPLAY.

longtemps GUYON a donné la préférence exclusive à la cystotomie
hypogastrique, qui, outre son avantage d'assurer le repos de la

vessie, en présente un autre non moins important dans les cystites chroniques, à savoir le traitement topique par le raclage, la tonsure, la cautérisation potentielle ou ignée de la muqueuse enflammée ; mais dans ces derniers temps il a conseillé d'avoir recours dans les formes très douloureuses à la taille périnéale avec dilatation du canal prostatique avec les dilatateurs employés chez la femme, et curettage du col, suivi d'un drainage prolongé au moyen d'une grosse sonde de Pezzer. Legueu a obtenu de bons résultats de cette pratique ; nous y avons eu nous-même recours avec succès chez des malades que nous avions déjà opérés sans bénéfice par l'incision hypogastrique.

b. *Traitement du symptôme fréquence.* — Il est subordonné à celui de la douleur, la pollakurie disparaissant le plus souvent avec elle. C'est un mythe et un danger que de vouloir obtenir la tolérance de la vessie pour les urines au moyen des injections dilatatrices, car une pareille pratique est en contradiction avec les données de la physiologie du réservoir.

c. *Traitement du symptôme altération des urines.* — Comme la douleur, l'altération des urines est combattue par des moyens médicaux et des moyens chirurgicaux. Plusieurs d'entre eux conviennent également au traitement de ces deux symptômes.

α) *Moyens médicaux.* — C'est surtout en modifiant la composition des urines que les tisanes agissent sur le phénomène douleur ; il en est de même des médicaments précédemment énumérés : acide benzoïque et benzoates, acide salicylique, salicylates, etc. Mais toutes ces substances n'ont qu'une action bien faible dans ce qu'on est convenu d'appeler le catarrhe de la vessie, avec alcalinité et fermentation ammoniacale des urines. Comme le fait remarquer Thompson, nous ne possédons pas et ne pouvons posséder un médicament interne capable d'acidifier les urines dans la vessie, mais de puissants modificateurs de la composition des urines et de la sécrétion de la muqueuse vésicale chroniquement enflammée se trouvent dans la série balsamique. La térébenthine, le santal, le goudron, le tolu, le copahu, l'eucalyptus, la terpine, etc., qui se prêtent aux préparations les plus variées (tisanes, sirops, potions, pilules), seront tour à tour employés, le praticien se rappelant que leurs effets s'épuisent vite.

β) *Moyens chirurgicaux : lavages de la vessie.* — Un premier moyen chirurgical de remédier à l'altération des urines et en particulier à la pyurie consiste dans l'évacuation complète et régulièrement pratiquée du réservoir. Il y suffit parfois. S'il échoue, il faut joindre aux sondages les lavages, mais à condition que la vessie soit insensible et tolérante. Ces lavages ne doivent jamais être assez abondants pour mettre en tension les parois vésicales ; ils doivent être tièdes pour ne pas faire entrer en jeu la sensibilité de la muqueuse ; enfin ils doivent être parfaitement aseptiques et mieux antiseptiques.

Choix des instruments servant aux lavages. — La première condition requiert pour être remplie une instrumentation appropriée. Les lavages sans sonde ou lavements vésicaux de Bertholle, repris dans ces derniers temps par Lavaux, ne nous paraissent pas devoir être recommandés. Outre qu'on s'expose à violenter le sphincter et le col de la vessie en poussant l'injection, on impose, comme le fait justement remarquer Desnos, une miction de plus à une vessie déjà trop irritée par des contractions répétées. Pour faire dans de bonnes conditions un lavage de la vessie, on doit se servir d'une sonde à deux yeux latéraux en caoutchouc ou mieux en gomme, la lumière de ces dernières étant pour un même calibre plus large que celle des premières.

La seringue à anneaux est le meilleur appareil injecteur, mais elle ne peut être maniée par le malade lui-même. En conséquence, lorsque l'on croira pouvoir confier au patient le lavage de sa vessie, on remplacera la seringue soit par un irrigateur, soit par un tube adapté à un entonnoir et susceptible d'être élevé à une certaine hauteur. Cette sorte de siphon est préférable à l'irrigateur, dont le débit peut devenir trop violent par suite d'une fausse manœuvre du robinet.

Quantité de liquide à injecter. — Quel que soit l'appareil employé, le liquide doit toujours être injecté en assez petite quantité à la fois, environ 40 à 60 grammes ; et on répète plusieurs fois l'injection dans une seule séance jusqu'à ce que les urines sortent claires ; les séances sont renouvelées à intervalles plus ou moins rapprochés, suivant les cas.

Nature des liquides à injecter. — Les liquides employés varient suivant l'indication à remplir. Ce sont tantôt des liquides calmants comme les décoctions de pavots, de camomille ; tantôt des liquides émollients comme la graine de lin, la guimauve ; d'autres fois des liquides astringents comme les solutions d'alun, d'acétate de plomb. Mais le liquide de choix pour toutes les opérations de lavage est l'acide borique, introduit il y a long-temps dans la pratique des voies urinaires par Guyon, sur les conseils de Pasteur : une solution saturée, c'est-à-dire à 4 p. 100, assure une asepsie complète : cependant le pouvoir antiseptique de cette solution est trop faible pour détruire les organismes qui pullulent au sein d'une vessie atteinte d'inflammation ancienne. Aussi a-t-on cherché à augmenter le degré de solubilité de l'acide borique et partant sa puissance d'action, comme nous l'avons indiqué page 18. Malgré ce degré de concentration, les solutions d'acide borique sont insuffisantes dans bien des cas, car si elles détruisent les microorganismes pathogènes et aseptisent le milieu vésical, elles n'ont aucune action modificatrice sur la vitalité de la muqueuse vésicale. La même remarque peut être faite pour l'acide camphorique, la naphtaline, la créoline et autres substances fort employées par les chirurgiens allemands.

Pas plus que les substances précédentes l'iodoforme ne possède d'action modificatrice, mais employé sur la forme d'émulsion il se dépose sur les parois de la vessie, et y adhère pendant plusieurs jours, jouant ainsi le rôle d'un véritable pansement. Son emploi est donc tout à fait recommandable dans la cystite, avec ulcérations ; faisons remarquer de plus qu'il est analgésiant. Nous l'employons d'après Frey sous forme d'une mixture ainsi composée :

Iodoforme.	20 grammes.
Glycérine	10 —
Gomme adragante	0,25 —
Eau	20 —

Dont une cuillerée à café est délayée dans 200 à 250 grammes d'eau boriquée.

Dans les cystites intenses au lieu de substances simplement antiseptiques on donnera la préférence aux agents médicamenteux susceptibles de déterminer dans la muqueuse vésicale enflammée une irritation substitutive énergique ; comme le chlorure de zinc, l'acétate de plomb, l'acide phénique, le sublimé, le nitrate d'argent, l'eau oxygénée, etc. Par son grand pouvoir microbicide et son action cathérétique le nitrate d'argent mérite la préférence qu'on lui a accordée en France sur tous les autres, sous le patronage de Guyon. On peut employer, suivant les cas, des solutions de sel lunaire de $\frac{1}{500}$, $\frac{1}{300}$ et même $\frac{1}{150}$. Avant de les introduire dans la vessie, on doit procéder à un lavage du réservoir urinaire au moyen d'une solution boriquée ; puis, après avoir laissé la muqueuse pendant quelques minutes au contact de la solution argentique, on peut si les douleurs sont trop vives en débarrasser les replis à l'aide d'un nouveau lavage boriqué.

§ 2. — CYSTITE BLENNORRHAGIQUE

En raison de sa physionomie clinique toute particulière et surtout de sa pathogénie, la cystite consécutive à l'infection gonococcique nous a paru mériter d'être décrite à part, à la suite de la cystite en général.

1° Nature et bactériologie. — Diday (de Lyon) considérait les symptômes de la cystite survenant au cours de l'urétrite blennorrhagique comme d'ordre nerveux et sous la dépendance d'un spasme du col, d'une sorte de cystalgie. Après lui Van Roshroeck et Bonnières soutinrent l'un et l'autre que la cystite blennorrhagique ne pouvait pas exister, car pour le premier l'absence de crypte dans la muqueuse vésicale s'opposait à la propagation de l'inflammation spécifique, et pour le second l'absence de lymphatique ne permettait pas à la lymphite, qui pour lui était le *substratum* anatomique de la blennorrhagie, de gagner le réservoir de l'urine. Personne aujourd'hui ne met en doute la réalité de la cystite blennorrhagique, on discute seulement

sur le rôle que le gonocoque et les autres microbes associés
jouent dans la pathogénie de l'affection. Aux opinions de
Bockhart, de Bumm, de Sanger, de Rovsing, qui avancent que les
gonocoques ne peuvent vivre sur les muqueuses à épithélium
aplati et stratifié comme celui de la vessie, sont venues s'opposer
celles de Dinckler, qui a trouvé dans l'ophtalmie blennorrhagique le diplocoque de Neisser jusque dans les canaux lymphatiques et dans les couches les plus profondes de l'épithélium
cornéen, et celles de Touton, de Jadassohn et autres, qui ont
rencontré le même organisme dans l'épithélium des follicules
para-urétraux. Ainsi le gonocoque peut cultiver sur des muqueuses autres que celles qui sont recouvertes d'épithélium
cylindrique, il peut donc cultiver dans la vessie, et il a été
constaté par Krogius au sein des leucocytes dans des urines
recueillies avec toutes les garanties de stérilité chez des malades
atteints de cystite blennorrhagique. Max Melchior a également
fait les mêmes constatations et pour lui « il y a de véritables
cystites blennorrhagiques, causées par l'agent spécifique même,
le gonocoque ». Mais cet auteur les croit rares ; dans la majorité des cas la cystite chez les blennorrhagiques serait le résultat
d'une infection mixte, produite par les nombreux microbes
pyogènes associés aux gonocoques. Hallé, son commentateur,
partage la manière de voir de Max Melchior et déclare que, sur
la grande quantité de cystites blennorrhagiques traitées chaque
année à la clinique de Necker, on en trouve quatre à cinq exclusivement dues aux gonocoques.

2° **Étiologie**. — De tout temps les auteurs ont admis la
grande fréquence de la cystite chez les blennorrhagiques ; Guyon
a montré qu'on était encore resté au-dessous de la réalité dans
cette appréciation. La propagation de l'urétrite spécifique à la
vessie se fait exceptionnellement dès le début de l'infection du
canal, ordinairement elle se produit de la troisième à la quatrième semaine, mais elle peut aussi se déclarer tant que dure
l'inflammation urétrale et même après la disparition de tout
état inflammatoire apparent. Ce sont précisément ces cas, qui
ont été mis en relief par Guyon et qui ont grossi le contingent

de la cystite des blennorrhagiques. L'apparition tardive des accidents vésicaux s'expliquerait par l'existence d'une urétrite latente (GUIARD).

Les causes, qui aux divers âges de l'urétrite blennorrhagique déterminent la propagation de l'inflammation de l'urètre à la vessie, sont multiples. Elles sont d'abord mécaniques : telles sont les injections mal faites, trop copieuses, dépassant par exemple 4 à 5 centimètres cubes (JAMAIN), ou trop vigoureusement poussées. L'influence des sondages n'est pas aussi nocive que celle des injections, d'après les observations cliniques de WICKHAM et les expériences de LEPRÉVOST. Ce dernier auteur a en effet démontré que le sphincter interurétral, essuyant pour ainsi dire l'explorateur au passage, prévenait toute inoculation du pus de l'urètre antérieur à l'urètre postérieur.

Les causes suivantes, quoique banales en apparence, agissent d'une façon plus effective que les causes mécaniques. Ce sont : les écarts de régime, les excès de table, l'abus et même le simple usage des épices, des asperges, de l'alcool ; les fautes d'hygiène, le froid, la fatigue, le surmenage ; les excitations générales ou locales ; les marches forcées, l'équitation, la danse, la reprise hâtive du coït, la masturbation ; enfin l'emploi d'une médication irrationnelle comme l'abus des diurétiques, des balsamiques.

Mais ce qui domine de haut l'étiologie de la cystite au cours de la blennorrhagie, ce sont les diathèses : le rhumatisme, l'arthritisme, la tuberculose, la scrofule, le lymphatisme. Souvent latents jusqu'alors, ces états diathésiques s'affirment à l'occasion d'une blennorrhagie qui devient ainsi pour elles, suivant l'expression de GUYON, une véritable pierre de touche.

3° Anatomie pathologique. — Dans l'immense majorité des cas la cystite blennorrhagique siège au col de la vessie. Mais que doit-on entendre par cette expression col vésical ? La discussion, qui a si longtemps divisé les anatomistes, se retrouve aussi sur le terrain de la pathologie : pour la majorité des auteurs, les lésions de la cystite blennorrhagique sont topographiquement réparties dans la portion de la muqueuse vésicale, qui entoure l'embouchure de l'urètre ; cependant LEPRÉVOST s'est élevé contre cette assertion, et pour lui les lésions restent cantonnées exclusivement dans l'urètre postérieur, la cystite blennorrhagique n'est qu'une urétrite postérieure aiguë. GUYON a combattu justement cette opinion, et il n'a pas eu de peine à prouver que l'inflammation de la muqueuse vésicale avoisinant le méat postérieur existe bien réellement ; mais il reconnaît aussi que l'inflammation de l'urètre postérieur coïncide toujours avec elle. La cystite blennorrhagique est en définitive pour l'anatomo-pathologiste une urétro-cystite, notion capitale pour la thérapeutique. Quelquefois, le fait est rare mais incontestable, les lésions envahissent le corps du réservoir.

Faute d'autopsie, on ignore les lésions de la cystite blennorrhagique aiguë. Mais il est permis de penser qu'elles ne diffèrent guère de la cystite aiguë vulgaire.

Les lésions de la cystite blennorrhagique chronique ont pu être étudiées *de visu* sur le cadavre ou même sur le vivant au cours d'opération, d'incision hypogastrique. GUYON a pu ainsi vérifier le siège des lésions, qui occupent le col, le trigone, le bas-fond et même tout le corps du réservoir. Elles consistent en végétations, fongosités, excroissances mamelonnées ayant jusqu'au volume d'un pois. Outre ces produits végétants à la surface de la muqueuse, la trame de cette tunique présente des infiltrations plastiques en noyaux et en plaques, dont quelques-unes renferment des abcès miliaires. Dans quelques cas la prolifération embryonnaire pénètre dans les interstices des faisceaux de la musculeuse et gagne jusqu'à la couche sous-séreuse ; on a même vu le grand épiploon soudé par ce mécanisme au sommet de la vessie.

Comme les autres variétés de cystite, la cystite blennorrhagique peut se compliquer de péricystite.

4° Symptomatologie. — On retrouve dans la symptomatologie de la cystite blennorrhagique la triade caractéristique de toute cystite : fréquence des mictions ; douleurs fonctionnelles, altérations des urines ; mais chacun de ces termes présente des particularités, qui impriment une physionomie vraiment spéciale à l'inflammation blennorrhagique, et quelques autres symptômes viennent s'y joindre, qui complètent sa personnalité.

La fréquence des mictions et la douleur qui l'accompagne sont extrêmement variables et ont servi à Guyon à créer trois types. Des *cas bénins*, caractérisés par le peu de fréquence des mictions n'obligeant pas le malade à se lever la nuit, par l'absence de douleur en urinant : tout se réduit à un peu de gêne, une sensation désagréable à la fin de l'acte. En général il n'y a pas de sang dans l'urine, et le pus en très petite quantité doit être recherché avec soin. Des *cas moyens*, dans lesquels les envies d'uriner sont fréquentes et impérieuses, reviennent toutes les deux heures, toutes les heures, et s'accompagnent de pesanteur au périnée, de ténesme. Les dernières gouttes d'urine contiennent du sang et du pus en assez grande quantité pour troubler manifestement le liquide urinaire. Enfin des *cas graves*, dans lesquels les besoins d'uriner sont extrêmement fréquents et très douloureux. Ces besoins se répètent toutes les demi-heures, tous les quarts d'heure, et même toutes les cinq minutes ; ils s'annoncent par des épreintes au col, s'irradiant au périnée, à la verge, aux testicules, et sont irrésistibles. Les douleurs augmentent pendant la miction, qui donne issue à une petite quantité d'urine mélangée de sang et même à la fin à du sang pur. Le tableau que présente alors parfois le malade à chaque crise est véritablement lamentable, et comme ces crises se reproduisent à chaque instant, le patient, privé de tout repos, incapable de se livrer au sommeil et de satisfaire son appétit, ne tarde pas être épuisé.

Ce sont les cas moyens que l'on observe le plus souvent, et nous devons insister sur les particularités que présentent le pus et le sang mélangés à l'urine. La particularité la plus importante est relative au moment de leur apparition dans le produit d'une même miction. Pour faire cette constatation, il faut avoir recours à *l'expérience des trois verres*, qui ordinairement donne les résultats suivants : le premier verre contient une certaine quantité de pus ; le second renferme une urine claire ou très peu trouble commençant parfois à se teinter en rouge ; le troisième recueille du sang en plus ou moins grande quantité. Les choses se présentant ainsi simplement justifient, on le comprend, l'opinion de Lereboyost localisant exclusivement les lésions de la cystite blennorrhagique à l'urètre postérieur. Mais il arrive assez souvent que le pus souille l'urine des trois verres ou apparaît en assez grande abondance dans le dernier verre comme dans le premier ; il ne saurait être douteux alors que les lésions ont gagné le trigone et le bas-fond. Lorsque le pus se trouve en égale abondance dans les trois verres, il témoigne de l'envahissement du corps entier de la vessie par le processus inflammatoire. Le sang, qui fait rarement défaut dans la cystite blennorrhagique, ne se présente en général qu'en petite quantité et dans le troisième verre, car il résulte de l'expression de la muqueuse du col par les dernières contractions expulsives de la vessie. Rarement il est assez abondant pour teindre toute l'urine en rouge, et jamais il n'est suffisant pour former des caillots dans le réservoir, comme on l'observe dans la cystite des tuberculeux et des néoplasiques.

La palpation hypogastrique, le toucher rectal, le cathétérisme révèlent ici comme dans toute cystite la sensibilité du col et du corps de la vessie.

Il est deux accidents susceptibles de se montrer au cours de la cystite blennorrhagique et sur lesquels nous devons particulièrement appeler l'attention : ce sont la rétention et l'incontinence d'urine. La rétention que MAURIAC rapporte à la contracture du col, à la *tétanie urétrale*, est quelquefois assez intense pour s'opposer au cathétérisme, mais en général elle est passagère et cesse d'elle-même. L'incontinence est plus souvent fausse que réelle. Le malade a conscience de l'issue involontaire de ses urines, mais les besoins d'uriner sont chez lui si violents et si rapprochés qu'il ne peut prendre assez vite ses précautions et mouille son linge. Quelquefois l'incontinence est vraie, et elle résulte sans doute de la paralysie du sphincter au-dessous de la muqueuse enflammée, suivant la loi de STOKES.

Pas plus que les autres cystites, la cystite blennorrhagique ne s'accompagne de fièvre et de phénomènes généraux. Si ceux-ci surviennent c'est qu'ils sont déterminés par la violence des douleurs, l'insomnie, la perte d'appétit, etc., et si la fièvre s'allume, c'est qu'il surgit une complication qu'il faut chercher souvent du côté des reins.

5° Marche, durée, terminaisons. — La cystite blennorrhagique est peut-être de toutes les cystites celle qui débute le plus franchement et qui a la marche la plus régulière. C'est ainsi qu'on la voit évoluer chez certains malades en quelques jours, quelques semaines, et disparaître au bout de ce temps complètement et pour toujours. Cependant elle passe encore assez souvent à l'état chronique et dure des mois, des années, avec des recrudescences subites des symptômes. C'est dans ces cas que les lésions anatomiques s'accentuant de plus en plus rendent la guérison impossible et que le malade peut succomber, soit aux phénomènes d'épuisement qu'entraînent les douleurs successives, la perte d'appétit, etc., soit à l'urétérite, à la pyélo-néphrite suppurée ou interstitielle résultant de la propagation de la phlegmasie aux parties supérieures de l'arbre urinaire.

6° Diagnostic. — Lorsque la cystite survient au cours d'une blennorrhagie aiguë ou chronique manifestement caractérisée, le diagnostic de sa nature ne peut être hésitant un instant. Mais il faut pour cela que le malade, si on n'a pas été appelé jusqu'alors près de lui, fasse l'aveu de sa blennorrhagie, car souvent il arrive que la fréquence des mictions, balayant à chaque instant le canal, ne permet pas aux produits de sécrétion de s'y accumuler et de témoigner par leur présence de l'existence de l'urétrite.

Le diagnostic peut errer lorsque l'inflammation de la vessie s'est déclarée subitement au cours d'une urétrite latente, silencieuse depuis de longues années. Dans ces circonstances un interrogatoire minutieux permettra presque toujours à un chirurgien prévenu de remonter à la cause de cette inflammation en apparence spontanée. La recherche des gonocoques, pour les raisons tirées de la bactériologie de la cystite blennorrhagique, ne peut servir à éclairer le diagnostic que si ses résultats sont positifs. Nous verrons qu'il en est de même de la recherche des bacilles de Koch dans la cystite tuberculeuse. Le diagnostic présente donc à ce point de vue un desideratum d'autant plus regrettable qu'il existe des *cas limites* (GUYON), où les données de la clinique sont impuissantes à faire pencher la balance plutôt du côté de la cystite blennorrhagique que du côté de la cystite tuberculeuse.

7º Traitement. — Après ce que nous avons dit du traitement des cystites en général, nous serons bref sur le traitement de la cystite blennorrhagique. La médication purement médicale (bains, cataplasmes à l'extérieur, émollients, balsamiques, calmants, narcotiques, antispasmodiques, antiseptiques à l'intérieur) donnera seule quelques succès dans les cas légers ou de moyenne intensité. Mais le traitement véritablement héroïque de la cystite blennorrhagique, celui qui convient également bien à toutes ses périodes et n'échoue que dans les formes très anciennes alors que les lésions ne peuvent être modifiées, c'est le traitement par les instillations de nitrate d'argent. Bien faites, c'est-à-dire exactement portées au niveau de l'urètre postérieur, du col et du bas-fond, et pratiquées avec une solution suffisamment forte et dont le titre sera commandé par l'intensité de l'inflammation et surtout de la douleur, ces instillations guérissent rapidement et sûrement la cystite blennorrhagique. En général, dès la première instillation, la fréquence diminue, le sang disparaît après la troisième ou quatrième, et les urines reprennent leurs caractères normaux au bout de six ou huit séances dans les cas aigus. Les cas chroniques sont plus rebelles et il faut faire un très grand nombre d'instillations pour en avoir raison ; on se trouve parfois bien alors de remplacer le nitrate d'argent par le sublimé. Si les douleurs et les autres symptômes résistent à tous les topiques, l'ouverture de la vessie et l'attaque directe des lésions de la muqueuse s'imposent en dernier ressort.

§ 3. — CYSTITES MEMBRANEUSE ET PSEUDO-MEMBRANEUSE

Pour les mêmes raisons, qui nous ont fait décrire à part la cystite blennorrhagique, nous décrirons ici les cystites membraneuse et pseudo-membraneuse.

Les productions membraneuses caractéristiques de ces deux

variétés de cystite, sur la nature et la pathogénie desquelles on a tant discuté depuis Morgagni jusqu'aux travaux récents de Pinard et Varnier, de Guyon et de Pepin, sont de deux sortes : des membranes vraies ayant la structure plus ou moins altérée de la muqueuse vésicale et des fausses membranes fibrineuses.

1° Etiologie et pathogénie. — La *cystite membraneuse vraie*, encore désignée sous les noms de *cystite exfoliante*, de *cystite gangréneuse*, d'abord considérée comme propre au sexe féminin et se développant au cours de la grossesse lorsque l'utérus est en rétroversion ou à la suite d'un accouchement laborieux, peut aussi s'observer chez l'homme (Guyon et J.-C. Pepin). Plusieurs théories ont été édifiées pour expliquer la pathogénie de l'exfoliation des parois vésicales. A la théorie mécanique de Shatz, de Carl Klein, de Hubry, qui invoquent la surdistension de la vessie enflammée ou saine mettant en jeu l'extensibilité inégale de ses membranes d'où décollement de la muqueuse, à celle de Pinard et Varnier, qui pensent que la gangrène est due aux troubles circulatoires du petit bassin produit par la compression de l'utérus gravide et par un accouchement laborieux, à celle de Dolbeau, qui suppose l'existence d'une cystite sous-muqueuse, Guyon en a substitué une beaucoup plus générale, susceptible de s'appliquer à tous les cas. Pour lui, la gangrène de la muqueuse de la vessie reconnaît pour cause « une extrême intensité des phénomènes inflammatoires ». J.-C. Pepin a complété cette notion pathogénique, en attribuant à l'exaltation de la virulence des microbes cystitogènes et en particulier au coli-bacille la mortification de la tunique interne de la vessie.

La *cystite pseudo-membraneuse*, qui s'observe le plus souvent à la suite de l'absorption de la cantharide surtout lorsque cette substance est prise par la bouche, peut aussi être provoquée par toute autre cause pourvu que le processus inflammatoire atteigne un degré excessif d'intensité, facteur auquel se joignent souvent la rétention et la transformation ammoniacale des urines.

2º Anatomie pathologique. — Dans la cystite membraneuse les membranes plus ou moins larges et pouvant parfois représenter toute l'étendue de la face interne de la vessie (Dolbeau, Dubar, Pepin) sont d'un blanc sale, d'un gris noirâtre et répandent une odeur infecte. Leur épaisseur varie de 1 à 3 millimètres et leur résistance considérable est bien supérieure à celle des pseudo-membranes. Leur face superficielle est plane, d'aspect muqueux, comme sablée par de fines concrétions ammoniaco-magnésiennes et quelquefois uratiques, tandis que leur face profonde est irrégulière, hérissée de petites saillies, de petits filaments, qui donnent l'impression qu'elle a été décollée des tissus sous-jacents. Au microscope, l'examen des coupes faites perpendiculairement aux deux surfaces de la membrane montre qu'elle est formée de la muqueuse seule ou de la muqueuse doublée d'une couche plus ou moins épaisse de la musculeuse et même du péritoine ou du tissu périvésical sous-jacent : mais leurs éléments constitutifs sont plus ou moins altérés et on y voit avec de nombreuses granulations une prodigieuse quantité de microbes variés.

Dans la cystite pseudo-membraneuse on trouve par place dans la vessie ou tapissant toute sa cavité des membranes d'un gris jaunâtre, parfois brunâtre, d'épaisseur et de consistance variables. Elles adhèrent par toute leur étendue à la paroi interne du réservoir, ou bien elles en sont détachées complètement ou en partie et flottent dans les urines. Toujours recouvertes de poussières ou de grains phosphatiques et calcaires, elles offrent histologiquement, d'après DE GENNES, toute l'apparence des fausses membranes fibrineuses analogues à celles de la diphtérie, mais elles sont infiltrées de cristaux de phosphates ammoniaco-magnésiens et de nombreuses bactéries, micrococcus ureæ et bacilles de la putréfaction.

3º Symptomatologie. — Les cystites membraneuse ou pseudo-membraneuse se greffent toujours sur une cystite aiguë ou une cystite chronique, subitement aggravée et se compliquant de rétention complète ou incomplète. Parfois des hématuries résultant de la violence de l'inflammation, plus souvent un état fortement ammoniacal des urines, leur purulence excessive et leur odeur très fétide rappelant celle des macérations anatomiques en même temps que l'aggravation des phénomènes généraux, précèdent et annoncent l'invasion de la maladie. Celle-ci est essentiellement caractérisée par l'expulsion de membranes ou de pseudo-membranes petites et minces, ou au contraire épaisses et de vaste étendue au point de représenter l'aire entière de la face interne de la vessie. Tandis que les premières passent aisément par le canal, les secondes déterminent des troubles dysuriques, qui peuvent aller jusqu'à la rétention absolue et complète. Cependant, même lorsqu'elles sont larges, les membranes ou pseudo-membranes peuvent être expulsées par l'urètre, surtout chez la femme, soit spontanément en un seul temps ou après quelques jours d'arrêt dans le canal (Rosen-planter, Wittisch, Frankenhauser, Madurowicz), soit à la suite d'un cathétérisme et de leur entraînement par la sonde.

L'issue des membranes ou pseudo-membranes présage assez souvent un mode de terminaison heureuse, car l'urine fétide sort alors avec facilité et la désinfection de la vessie par des lavages antiseptiques devient possible, mais même dans ces cas la mort peut survenir par continuation des accidents infectieux du côté des reins, dans le bassinet desquels on peut trouver des productions membraniformes, ou par perforation vésicale et péritonite, la paroi du viscère étant gangrénée dans toute son épaisseur.

4° Traitement. — Les indications que comporte le traitement des cystites membraneuse et pseudo-membraneuse consistent d'abord dans l'évacuation de l'urine par des cathétérismes répétés ou la mise à demeure d'une sonde ; en second lieu, dans les lavages antiseptiques *larga manu* de la vessie à la solution boriquée ; enfin dans l'extraction des produits membraneux par les voies naturelles. Que si celles-ci n'offrent pas une issue suffisante on sera autorisé à pratiquer l'ouverture sus-pubienne de la vessie : opération dont on comprendra toute la gravité, si on se rappelle la virulence des microbes, qui infecte la vessie dans cette variété de cystite.

CALCULS DE LA VESSIE

(LITHIASE URINAIRE EN GÉNÉRAL)

Les calculs vésicaux étant de toutes les concrétions urinaires sinon les plus fréquentes celles du moins que les observateurs ont le plus étudiés, il nous semble opportun de présenter à leur sujet une étude générale de la lithiase au triple point de vue de la chimie, de la pathogénie et de l'étiologie.

La lithiase urinaire résulte de la précipitation et de l'agglomération en masses plus ou moins volumineuses dans un point quelconque du canal excréteur de l'urine, des substances solides normalement ou accidentellement en dissolution dans ce liquide. Suivant leur volume, les concrétions lithiasiques sont dénommées sables, gravelles, graviers, calculs ou pierres (CIVIALE).

§ 1. — COMPOSITION CHIMIQUE DES CALCULS URINAIRES EN GÉNÉRAL

Les notions que nous possédons à ce sujet sont une conquête de la chimie moderne. C'est le Suédois SCHEELE qui, en 1776, ouvrit par la découverte de l'acide lithique (ou urique de PEARSON) la série des travaux que publièrent successivement WOLLASTON, FOURCROY et VAUQUELIN, MARCET, BRUGNATELLI, PROUT MAGENDIE, etc., et de nos jours, BIGELOW, MÉHU, ORD, ULTZMANN, LOEBISCH, etc. Aux procédés d'analyse courante employée par ces chimistes, CH. ROBIN et plus récemment ESBACH ont eu l'idée de substituer l'analyse micro-chimique n'exigeant qu'une très minime quantité de matière à essayer.

A l'exemple de BIGELOW et de CH. ROBIN nous grouperons dans

le tableau suivant les substances, qui ont été trouvées dans la composition des concrétions urinaires :

Principes d'origine organique.

1° Acide urique.
2° Urate d'ammoniaque.
3°   —   de chaux.
4°   —   de potasse.
5°   —   de soude.
6°   —   de magnésie.
7° Oxalate de chaux.
8° Xanthine.
9° Benzoate d'ammoniaque.
10° Oxalate d'ammoniaque.
11° Cystine.
12° Urostéalithe.
13° Indigo.
14° Matière animale muqueuse.

Principes d'origine minérale.

1° Carbonate de chaux.
2°   —   de magnésie.
3° Silice.
4° Oxyde de fer.
5° Phosphate de fer.
6°   —   ammoniaco-magnésien.
7°   —   de chaux.
8° Chlorhydrate d'ammoniaque.

Il nous paraît utile de rapprocher des résultats donnés par l'analyse des calculs ceux fournis par l'examen des éléments normaux et étrangers, qu'on trouve dans les urines soit à l'état physiologique, soit à l'état pathologique.

Éléments normaux entrant dans la constitution de l'urine saine :

1° Eau.
2° Urée.
3° Créatine.
4° Créatinine.
5° Allantoïne.
6° Xanthine *.
7° Matières colorantes.
8° Acide carbon. * (et ses combinaisons)
9° Acide urique * (et ses combinaisons).

10° Acide hippurique.
11°   —   benzoïque.
12° Chlorures alcalins.
13° Phosphate de soude.
14°   —   de potasse *.
15°   —   de chaux *.
16°   —   de magnésie *.
17° Phosphate acide de soude *.
18° Sulfate.
19° Sels ammoniacaux et sels de fer (tr.).
20° Combinaisons organiques sulfurées, phosphorées.

Éléments étrangers susceptibles de se trouver dans l'urine pathologique.

1° Sang.
2° Pus.
3° Bile.
4° Épithélium.
5° Spermatozoïdes.
6° Champignons et infusoires.
7° Glycose.
8° Albumine.
9° Matières grasses * (peut-être l'urostéalithe).
10° Acide oxalique et oxalates *.
11° Cystine *.
12° Carbonate d'ammoniaque.
13° Phosphate ammoniaco-magnésien *.
14° Urate acide d'ammoniaque *.

(Nous marquons d'un astérisque les substances susceptibles d'entrer dans la composition des concrétions.)

En comparant le tableau ci-dessus au précédent, on voit que la plupart des éléments en dissolution dans l'urine normale ou pathologique peuvent entrer dans la constitution des calculs urinaires. L'étude que nous ferons ultérieurement de ces concrétions et spécialement celle du *noyau*, nous montrera qu'il en est de même des matériaux, qui y sont simplement en suspension (pus, épithélium, champignons, etc.). Nous pouvons donc conclure que, si nombreux que soient les éléments dont la chimie moderne révèle l'existence dans les calculs, la formule originale de Van Helmont, qui prétendait que l'homme rend journellement la pierre en détail, ne cesse pas d'être vraie.

Un autre élément d'une importance capitale entre dans la constitution des calculs urinaires, c'est la matière animale ou organique, qui n'avait pas échappé aux recherches des anciens et que Tenon, il y a plus d'un siècle, regardait comme le canevas de l'édifice pierreux. Les auteurs sont loin de s'entendre sur sa nature. Pour Fourcroy et Vauquelin elle consiste tantôt dans de l'albumine, tantôt dans de la gélatine avec ou sans urée ; Henry pense qu'elle est toujours constituée par de l'albumine, Brande par un mélange de gélatine et d'urée, et Marcet revenant à l'opinion des anciens par le mucus vésical.

§ 2. — LITHOGÉNIE URINAIRE;
CAUSES PROCHAINES DE LA FORMATION DES CALCULS

Cette question de lithogénie soulève un double problème : pour quelles raisons les substances normales ou anormales en dissolution dans l'urine se précipitent-elles dans l'un des points de l'appareil urinaire d'une part ? et d'autre part pourquoi s'agglomèrent-elles et s'agglutinent-elles en sables, graviers et calculs ? Assurément un certain nombre de dispositions pathologiques des voies parcourues par ce liquide ont une influence sur la précipitation des matériaux, qui y sont dissous ; il en est de même de la proportion des parties dissolvantes de l'urine par rapport aux éléments, qui s'y trouvent à l'état de dissolution ; mais que ces conditions sont loin de commander la genèse des calculs ! On doit donc conclure qu'il existe une force inconnue présidant à leur formation.

Rappelons seulement pour mémoire les théories purement imaginatives de la force pétrifiante de Van Helmont, du catarrhe lithogène de Meckel, de l'influence de l'électricité invoquée par Beckerel, mais insistons sur celles qui méritent considération et que l'on peut dénommer pensons-nous, théories *a*) chimique ; *b*) physique ; *c*) histo-nécrotique ; *d*) bactérienne.

1° Théorie chimique. — Scherer (1843) émit la première théorie vraiment scientifique. Suivant lui, l'urine subit dans ses voies d'excrétion deux sortes de fermentation : l'une acide chassant l'acide urique de ses combinaisons et le mettant en liberté ; l'autre alcaline, décomposant l'urée en carbonate d'ammoniaque peu fixe et dont la base se déplace pour former des urates et des phosphates ; mais ces fermentations, qui peuvent expliquer la précipitation d'un certain nombre de principes salins de l'urine, sont impuissantes à rendre compte de leur agglutination et de leur agglomération. C'est à l'intervention de la matière animale précédemment signalée, que fut attribuée cette agglutination jusqu'au jour où Ch. Robin soutint que, combinée molécule à molécule avec les sels urinaires, la matière animale ne joue aucun rôle dans l'adhésion des cristaux, qui est le résultat du fait physique de la juxtaposition immédiate par contact réciproque. Cela peut être vrai, mais l'opinion de Ch. Robin cesse d'être conforme à la clinique, lorsqu'il dit que les principes solides en dissolution dans l'urine se précipitent toutes les fois que le liquide leur servant de dissolvant devient moins abondant ou qu'eux-mêmes y sont en excès.

2° Théorie physique. — Elle se résume dans la théorie des colloïdes qui, édifiée en Angleterre par Ord, donne une explication des plus satisfaisantes de la précipitation et de l'agglomération des substances dissoutes dans l'urine et s'accorde de tout point avec les faits cliniques. Elle repose sur des observations très curieuses faites par G. Rainey. Cet expérimentateur, ayant fait précipiter au sein d'une solution gommeuse différents sels et remarqué que les cristallisations avaient une tout autre structure que les cristallisations ordinaires, en conclut que la viscosité de la gomme détruit la polarité du cristal et laisse les molécules obéir à la loi de mutuelle attraction. Dans une autre série d'expériences, ces cristallisations artificielles ayant été placées dans de nouvelles solutions gommeuses de poids spécifique différent se brisèrent, se désagrégèrent et retournèrent à leur disposition moléculaire primitive. D'après Ord, les substances colloïdes qui se trouvent dans l'urine normale (mucus, matière colorante extractive), ou pathologique (albumine, sucre, sang, pus), joueraient vis-à-vis des matières salines en dissolution le rôle de la gomme vis-à-vis des sels mis en expériences *in vitro*. Ainsi pour l'auteur anglais, la condition *sine quâ non* de la genèse de tout calcul est la présence des substances colloïdes dans l'urine : la composition de ce liquide, sa richesse en principes solides dissous ne sont que des causes prédisposantes rendant imminente la formation de la pierre.

3° Théorie histo-nécrotique. — Ebstein et Nicolaier en 1889 ont donné une théorie du mode de formation des calculs primitifs du rein qui, sans avoir le caractère de généralisation de celle des colloïdes, s'applique à un très grand nombre de cas. Ces auteurs, ayant trouvé dans le rein l'uretère ou la vessie des concrétions calculeuses chez des animaux soumis à l'administration de l'oxamide, pensent que l'élimination de cette substance détermine la dégénérescence graisseuse et la nécrose de l'épithélium rénal et que les cellules mortifiées se détachent et deviennent le noyau autour duquel se précipitent et s'agglomèrent les sels calcaires. Guyon faisant la critique de cette théorie ne croit pas que chez les calculeux uriques l'élimination de l'oxalate de chaux, phénomène rare et toujours peu prononcé lorsqu'il existe, soit pour quelque chose dans la genèse des concrétions, mais il serait porté à admettre que les cristaux d'acide urique de formes essentiellement irrégulières, caractéristiques des urines des calculeux d'après Méhu, agissent à leur passage sur les épithéliums rénaux pour en provoquer la desquamation et en faire le centre de formation calculeuse. Suivant Penzoldt, toute une série d'aliments dits « aggressifs », en déterminant la chute des cellules épithéliales du rein et l'exode des hématies et des leucocytes, jouerait aussi un rôle considérable en lithogénie.

4° Théorie bactérienne. — La constatation de microorganismes au sein des calculs a conduit Valdeyer et Galippe à admettre leur influence pathogénique. Cette théorie parasitaire, inadmissible *a priori* pour la génèse des calculs uriques prenant naissance dans un appareil urinaire aseptique, a été définitivement ruinée du jour où Ebstein et Doyen et après eux Chantemesse et Vidal y ont montré l'absence de tous microbes. Le seul rôle joué par les organismes inférieurs en lithogénie est un rôle détourné, résultant de leur action sur les altérations de l'urine et sur la vitalité de la muqueuse urinaire, mais cette influence ne saurait être niée, et il semble qu'elle soit nécessaire pour provoquer le dépôt des sels de l'urine autour des corps étrangers des voies urinaires (Tuffier et autres).

§ 3. — Étiologie

On peut classer en trois catégories les causes nombreuses des calculs urinaires : *a*, causes générales ; *b*, causes individuelles ; *c*, causes locales. Les deux premières déversent en grande quantité dans les urines les matériaux entrant dans la composition des calculs ; les dernières créent dans les voies urinaires des états pathologiques propres à déterminer la précipitation des sels.

1° Causes générales. — Avec Rey et Mahé nous pensons que les conclusions, que l'on a voulu tirer de la distribution géographique de l'affection calculeuse touchant l'influence du climat, n'ont aucune valeur. Outre que les documents à cet égard sont forcément incomplets, les auteurs n'envisagent que le milieu et ne tiennent pas compte de l'alimentation, de la race, des diathèses et autres circonstances, qui ont une bien plus grande influence que la température et cet ensemble de phénomènes qui a pour résultante le climat. La nature du sol même, à laquelle est étroitement liée la qualité des eaux, est loin d'influencer la formation des calculs d'après les observations de Civiale, Dobson ; Denys va même jusqu'à accuser l'absence des

sels terreux dans les eaux de la Hollande d'être la cause de la
grande fréquence de la pierre dans ce pays. Ce que nous
savons des mutations biologiques subies par les diverses substances introduites dans l'organisme nous montre que le problème des excrétions est complexe, et qu'il ne suffit pas qu'une
eau soit riche en carbonate de chaux pour qu'elle laisse déposer
ses sels dans les voies urinaires ; il est seulement permis de
supposer que les eaux calcaires et magnésiennes constituent des
conditions prédisposantes. Ces réserves faites, voici rapidement
résumée la répartition de l'affection calculeuse, d'après les travaux de MARTIN en Amérique, de LOMBARD et de REY et MAHÉ en
France. En Europe, les calculs paraissent rares en Allemagne
(sauf en Bavière), en Autriche en Danemark, en Espagne, en
Irlande (où ils seraient presque inconnus dans le comté de
Corke, d'après PORHAM cité par HIRSCH), en Italie, en Suède, en
Norvège, dans les provinces méridionales et septentrionales de
la Russie, en Suisse ; par contre ils seraient fréquents en Angleterre, particulièrement dans le territoire de Norwich et surtout
en Écosse, en Bavière, en Hollande, terre classique de l'affection
calculeuse où, d'après CAMPER, sévissait de son temps une véritable endémie de calculs entre Rotterdam et Genda, en Macé-
doine, en Épire, en Thessalie et dans les provinces orientales et
centrales de la Russie. La France paye un lourd tribut à la
lithiase urinaire, puisqu'il y a quelques années on comptait sur
10.000 décès généraux, 10 décès dus aux accidents divers déterminés par les concrétions de l'appareil urinaire. Depuis le perfectionnement des opérations dirigées contre les calculs et en
particulier de la lithotritie, cette léthalité s'est abaissée à
8 p. 10.000. L'affection est d'ailleurs inégalement répartie sur
notre territoire. Très commune en Lorraine, dans les Vosges,
dans la Champagne, dans le Berri, la Vendée, les Charentes et
la Gironde, elle serait rare dans quelques départements du
centre comme le Tarn, le Lot, la Lozère et serait pour ainsi
dire inconnue dans la basse Normandie, d'après DENIS-DUMONT,
de Caen. En Asie, l'Inde est la région du globe où la lithiase est
la plus fréquente ; viennent ensuite la Perse, l'Asie Mineure,
l'Arabie ; en Chine, à part Canton et Takou dans l'île Formose,

on n'observerait pas de calculeux dans ce vaste empire. Dans les États-Unis d'Amérique la maladie est rare, à l'exception des États du centre et de ceux du bassin du Mississipi. Il en est de même des États de l'Amérique du Sud, au Brésil, à la Plata. En Afrique, la pierre, exceptionnelle dans la haute Égypte, serait fréquente dans la région du Delta.

2° Causes individuelles. — Ces causes, très nombreuses, sont de deux ordres : 1° celles que l'individu subit et contre lesquelles il ne peut rien : race, sexe, âge, hérédité, constitution, maladies aiguës ou chroniques ; 2° celles auxquelles il peut se soustraire : positions sociales, professions et habitudes, alimentation, boissons.

a. *Race.* — L'influence de la race est diversement jugée ; tandis qu'elle serait nulle pour REY, pour MAHÉ au contraire les blancs et parmi eux les Anglo-Saxons seraient beaucoup plus fréquemment atteints de la lithiase que les nègres. GROSS en Amérique a trouvé la proportion de 1 nègre sur 6 blancs, et MARTIN sur 3.039 tailles n'enregistre que 102 noirs et 31 mulâtres. En Égypte d'après RAYER et BAUXET, le noir échapperait à l'affection, mais l'Arabe en serait fréquemment atteint. Notons la grande prédisposition des Hindous et des Persans au centre de l'Asie.

b. *Sexe.* — Tous les auteurs reconnaissent que les calculs urinaires sont beaucoup plus fréquents dans le sexe masculin que dans le sexe féminin. Cela ressort des relevés de COULSON, qui trouve 100 hommes calculeux contre 5 femmes, de ceux de M. C. WILLIAMS d'après HYBORD, qui, sur 910 malades traités pour la pierre à Norfolk et Norwich Hospital, compte 809 hommes contre 44 femmes, de ceux de RAOUL LEROY (d'Étiolles), qui n'enregistre que 42 femmes sur plus de 1.100 calculeux observés par son père. Cette immunité relative de la femme, qui pour les calculs vésicaux s'explique aisément par la disposition anatomique des organes d'excrétion de l'urine, se retrouve encore pour les calculs des reins, des bassinets et des uretères. Sur 326 malades atteints de gravelle, DURAND-FARDEL ne relève que 63 femmes ; cependant TUFFIER, ayant trouvé 94 hommes et 109 femmes sur 203 interventions, pense que les deux sexes sont également exposés à la lithiase rénale, et Moeller déclare que la femme y est plus prédisposée.

c. *Age.* — L'affection calculeuse s'observe à tous les âges, ainsi que cela résulte des relevés anciens de Prout, de Civiale et de ceux plus récents de Gross (de Philadelphie), de Thompson et autres. A la simple lecture des chiffres donnés par ces auteurs, on pourrait être conduit à conclure que la disposition à la lithiase diminue dans la vieillesse. Ce serait une erreur; il faut en effet, comme le font remarquer Coulson et Le Dentu, tenir compte de la moyenne de vivants aux deux extrêmes de la vie. En réalité, la lithiase est beaucoup plus fréquente dans la vieillesse que dans le jeune âge; c'est dans l'adolescence et l'âge adulte qu'elle présente son minimum de fréquence. Civiale a rapporté une assez longue liste d'auteurs, ayant observé des calculs chez de tout jeunes enfants et même chez des fœtus. Au fur et à mesure que nous avancerons dans cette étude étiologique, nous verrons quelles sont les causes multiples favorisant la formation des calculs aux principales étapes de la vie. Disons seulement par anticipation que l'urolithiase, si fréquente chez les enfants des classes pauvres semble résulter du régime végétarien disproportionné par l'abondance et la qualité des aliments à leur puissance digestive et à leur capacité assimilatrice, et qu'elle relève sans doute d'une cause de même ordre, l'usage d'une nourriture trop fortement azotée, lorsque exceptionnellement elle s'observe chez les enfants riches. Chez les adultes la rareté de l'affection s'explique par la balance des recettes et des dépenses, en même temps que par le fonctionnement régulier de l'appareil urinaire; chez les vieillards au contraire la déséquilibration du budget (excès des recettes sur les dépenses) et aussi les obstacles à l'émission des urines rend compte de sa fréquence.

d. *Hérédité.* — De tous temps la transmission héréditaire de la gravelle urique a été admise par les auteurs; cela est surtout vrai si, à l'exemple de Ch. Bouchard, on entend « non pas l'hérédité de la maladie, mais l'hérédité de la disposition morbide ». Le rôle de l'hérédité n'a pas été établi pour les gravelles phosphatique et oxalique, mais son influence serait hors de doute pour les calculs de cystine (Leroy d'Etiolles).

e. *Constitution et tempérament*. — Étudier le rôle de la constitution et du tempérament, c'est toucher au cœur même du problème étiologique de l'urolithiase. Ce qui commande l'apparition dans les urines des matériaux susceptibles de devenir l'origine des concrétions, c'est la façon dont l'individu est capable de les utiliser et de les consumer. Le tempérament morbide, la diathèse est la cause première de l'affection calculeuse (calculeux diathésiques de Durand-Fardel, graveleux par trouble de la nutrition de Ch. Bouchard). Déjà signalés par Sydenham et Morgagni, les rapports entre la goutte et la gravelle urique ont fait l'objet des travaux importants de Lécorché, Ch. Bouchard, Durand-Fardel, qui ont montré, en outre, les liens qui unissent à la lithiase les autres manifestations de l'arthritisme. Le plus ordinairement les concrétions dépendant de cette dystrophie sont constituées par l'acide urique et ses sels, mais elles peuvent être aussi composées d'acide oxalique et d'oxalates, de cystine et de xanthine[1].

[1] Les calculs d'acide oxalique et d'oxalates, qui trouvent le plus souvent leur origine dans une alimentation végétale seraient aussi susceptibles, d'après les expériences de Cl. Bernard, de dériver de l'acide urique par défaut d'oxydation des matières azotées (Bence Jones) ou au contraire par excès d'oxydation (Gallois, Debout, Golding Bird, Owen Rees). D'autre part, Schultzen, Furbringer pensent que l'acide oxalique peut être produit par l'organisme lui-même et constituer une véritable maladie, l'oxalurie, imputable pour Somma à un trouble du grand sympathique et, pour Ellis à l'action de certaines bactéries d'origine intestinale, ayant la propriété de transformer en acide oxalique d'autres acides organiques. La cystine serait aussi, d'après Pelouze et Frémy, un dérivé de l'acide urique. Cette conclusion chimique a été confirmée par les observations cliniques de L. Desnos et Debout d'Estrées, qui ont vu chez un même sujet alterner les concrétions d'acide urique et de cystine. Dans ces dernières années, Baumann, Goldmann, Brieger, d'après Furbringer auquel nous empruntons ces détails, ont attribué la cystinurie à une mycose intestinale, d'où résulteraient des diamines se combinant dans l'intestin avec la cystine, produit normal des transformations intra-organiques ; ces diamines combinées passeraient dans l'urine acide. Enfin l'origine de la xanthine, dont les calculs sont comme ceux de cystine très rares, quoique peu étudiée semble encore provenir de l'acide urique.

A côté de la diathèse urique engendrant les diverses manifestations de la lithiase acide, il y a lieu d'admettre aujourd'hui, après les travaux de Bence Jones, Leroy d'Etiolles, Debout d'Estrées, Ch. Bouchard, une diathèse phosphatique produisant la lithiase alcaline. A la vérité le plus souvent *secondaires* et résultant d'une inflammation microbienne de l'appareil urinaire, les calculs phosphatiques, ammoniaco-magnésiens ou de carbonate de chaux peuvent exceptionnellement être *primitifs*. Ils sont alors la conséquence d'une dystrophie, dans laquelle le sang surchargé de carbonate de soude et de potasse les livre en abondance à l'urine qui, devenue ainsi alcaline, laisse se précipiter les sels terreux. Cette diathèse se rencontrerait chez les marins retour de Cochinchine et du Sénégal, qui par suite des troubles apportés à leur nutrition par le climat brûleraient au contraire des graveleux uriques les matières organiques et laisseraient déposer les matières minérales de leur économie (Debout d'Estrées).

f. *Maladies chroniques ou aiguës.* — Certaines maladies chroniques ou aiguës ont été considérées comme propres à déterminer l'urolithiase. C'est ainsi que Leroy d'Etiolles rapporte plusieurs observations de concrétions survenues chez des individus confinés au lit à la suite de fracture, d'ostéo-arthrite tuberculeuse, de mal de Pott, etc., et dont la formation s'explique peut-être par le défaut d'exercice favorisant l'accumulation des urates dans le sang et partant dans les urines. Prout, Kletzinsky, Beale ont signalé la tendance aux dépôts d'oxalate de chaux chez les cholériques. Certaines fièvres en concentrant les urines détermineraient des formations calculeuses, et on a même prétendu que toutes les concrétions rénales prenaient naissance sous l'influence d'un mouvement fébrile (Keyes).

g. *Positions sociales, professions et habitudes.* — La part, qui revient dans l'étiologie de l'affection calculeuse aux positions sociales et aux professions, est très difficile à déterminer exactement à l'aide des statistiques : tandis que pour Civiale leur rôle est nul, pour Thompson aucune maladie n'affirme d'une façon plus nette sa relation avec les classes de la société. Les grandes propositions suivantes sont vraies, croyons-nous ; dans l'enfance et l'adolescence les calculs sont plus fréquents chez les pauvres que chez les riches ; dans l'âge adulte et la vieillesse la lithiase s'observe chez les uns et les autres, sans qu'on puisse dire exactement dans quelle proportion.

h. *Alimentation*. — Entre l'opinion de ceux qui prétendent que le régime alimentaire a une influence considérable dans la production des calculs et ceux qui croient que cette influence est nulle, il convient d'accepter une opinion intermédiaire en se rappelant le rôle prépondérant joué par la constitution et le tempérament, de telle sorte qu'on peut dire que *tout calculeux est l'artisan de sa pierre* (Poussox). Cette restriction faite, il n'est pas douteux que la bonne chère et l'abus des substances richement azotées prédisposent puissamment à la gravelle urique, et même à la formation des calculs d'oxalates, de phosphates calciques et ammoniaco-magnésiens, de cystite et de xanthine par le mécanisme biologique précédemment rappelé. L'influence d'un régime exclusivement végétal composé d'oseille, de tomates, de céleri, de haricots verts (aliments agressifs de Penzoldt) est trop universellement connue pour y insister.

i. *Boissons*. — Le rôle des eaux calcaires ou magnésiennes n'est pas nul, mais il a été certainement exagéré ainsi que le prouve la distribution géographique de l'affection calculeuse. L'influence des boissons alimentaires est plus certaine. Les grands vins de Bourgogne, ceux du Saint-Emilionnais et quelques-uns du Médoc favorisent incontestablement la gravelle ; par contre, les vins de Champagne, du Rhin, de la Moselle combattent peut-être les effets de la diathèse urique par leur richesse en acide carbonique et en bitartrate de potasse, mais par leur teneur en acide oxalique ils peuvent aussi devenir nuisibles. La bière a tour à tour été considérée comme favorisant ou au contraire entravant la lithiase ; ces effets opposés s'expliquent par la composition très variable de cette boisson. D'après Denis Dumont (de Caen), le cidre serait un agent d'immunité en raison de ses propriétés diurétiques et lithontriptiques dues aux carbonates alcalins, qui le rapprochent des eaux de Vichy, Vals, Contrexéville, etc.

3° **Causes locales**. — Seules elles peuvent provoquer la for-

mation de certaines concrétions urinaires, mais plus souvent
elles s'ajoutent aux conditions étiologiques que nous venons
d'étudier. En premier lieu vient l'inflammation de la muqueuse
des voies urinaires, qui a le double effet de produire les colloïdes nécessaires d'après Ord à l'agglutination en masse des
matières calculeuses et de rendre alcalines les urines, donnant
ainsi aux phosphates solubles seulement dans un milieu acide
la possibilité de se précipiter. La stagnation des urines dans
les strictures urétrales, l'hypertrophie de la prostate, l'atonie et
la paralysie vésicales dans les affections du système nerveux
sont une cause puissante de formation de la pierre, mais il faut
encore ici l'intervention de la cystite et de l'ammoniurie. C'est
par le même processus intermédiaire que les corps étrangers se
recouvrent de sels calcaires, car on a vu des objets aseptiques
petits et arrondis, en particulier des projectiles, séjourner pendant des mois dans la vessie sans devenir le noyau d'un calcul.
Parmi les corps étrangers susceptibles de devenir le point de
départ des calculs de la vessie signalons les œufs de BILHARZIA
hematobia, que les populations pauvres de l'Egypte absorbe-
raient en buvant les eaux du Nil (ZANCAROL).

§ 4. — ANATOMIE PATHOLOGIQUE

1° Caractères extérieurs des calculs. — Généralement la
pierre vésicale est unique, il n'est pas rare cependant d'en rencontrer 2, 3, 4 ou 5, exceptionnellement on en trouve un plus grand
nombre (PORTAL compta 55 calculs dans la vessie de BUFFON,
ROUX chez un de ses malades en découvrit 193, DESAULT 200,
MURAT 678, GIBSON cité par KEYES plus de 1.000). Cette multiplicité, qui peut s'observer même chez la femme (GOODRICK retira
96 calculs chez une jeune fille et on lit dans les transactions phi-
losophiques une observation d'une femme, qui avait dans la
vessie 214 pierres), n'est pas l'apanage exclusif des personnes
âgées.

Le volume moyen des calculs vésicaux serait, d'après les
relevés de la thèse de DESNOS, de 3 à 5 centimètres ; lorsqu'ils
sont solitaires, ils acquièrent parfois des dimensions colossales

(gros œuf de poule, de dinde, poing d'adulte, œuf d'autruche,
Leroy d'Étiolles) ; lorsqu'ils sont multiples et au nombre de

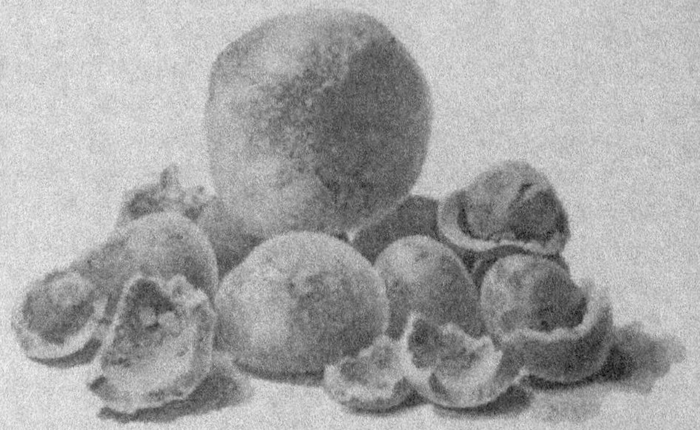

Fig. 125.
Calculs multiples de la vessie (19) extraits par la taille
hypogastrique.

4 ou 5, ils ont tous à peu près la même dimension, ne dépassant
guère la grosseur d'une noix, d'un œuf de pigeon : au-dessus de
ce nombre il n'est pas
rare de voir à côté d'un
calcul volumineux une
série de concrétions, dont
la grosseur varie depuis
celle d'un pois à celle d'un
haricot, d'une amande
(fig. 125).

La densité est variable
et à ce point de vue les
calculs le plus commu-
nément rencontrés dans
la pratique se classent
ainsi : oxalate de chaux,

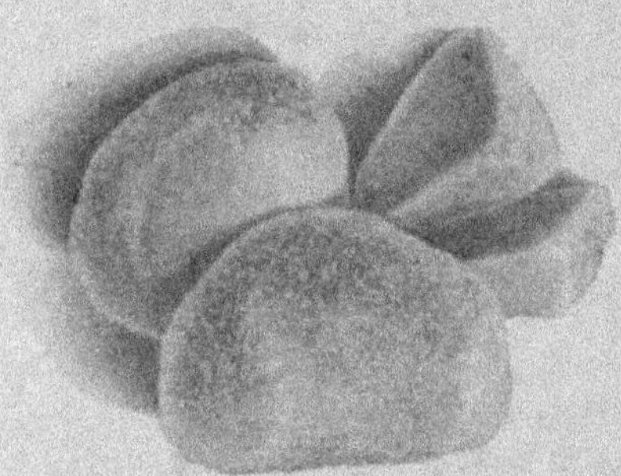

Fig. 126.
Calculs multiples polyédriques par
pression réciproque.

acide urique, urate d'ammoniaque et phosphates : à part les
concrétions de phosphate de magnésie pur tout à fait excep-

tionnelles (Méhu), tous les calculs sont plus denses que l'urine.
Le poids, qui dépend à la fois et du volume et de la composition
chimique, est parfois considérable (750 grammes, Deschamps;
895 grammes, Tolet; 1.400 grammes, Beale).

La configuration est en général celle d'un ovoïde plus ou

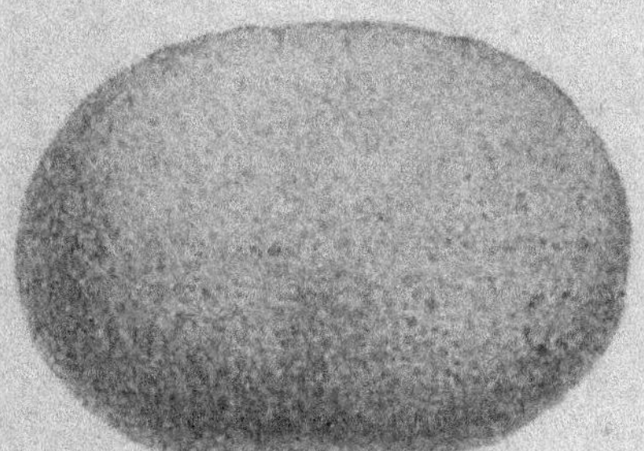

Fig. 127.
Calcul uratique extrait par la taille hypogastrique.

moins aplati, d'une sphère, d'un cône, d'une pyramide polyédrique; cette dernière s'observe lorsque les calculs sont multiples (fig. 126). La constitution chimique a sur la forme et
l'aspect de la surface une certaine influence :
les calculs d'acide urique et d'urates sont
ovales et aplatis en forme de galet, lisses et
unis mais parfois aussi granuleux (fig. 127);
les calculs d'oxalates et de cystine sont sphériques, les premiers étant granuleux et ma-
melonnés (calculs mûriformes) (fig. 128); les
calculs phosphatiques se montent sur les corps
étrangers leur servant de noyaux, ou si ceux-ci
font défaut, ils prennent la forme d'un

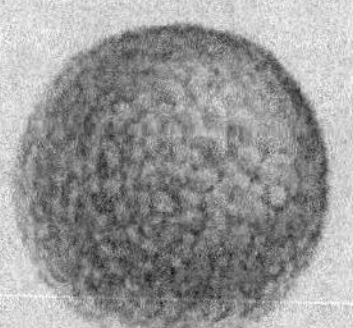

Fig. 128.
Calcul mûri-
forme.

ovoïde aplati, rude, râpeux, parfois grenu et tuberculeux
(fig. 129).

La coloration est également en rapport avec la composition
chimique : les calculs uriques et uratiques sont jaunes fauves ou
grisâtres, de même ceux de cystine et de xanthine; les pierres

phosphatiques sont blanchâtres ; les concrétions d'oxalate de chaux noirâtres.

La consistance varie dans des limites étendues, allant d'une mollesse extrême à la dureté du marbre, du silex. Elle dépend

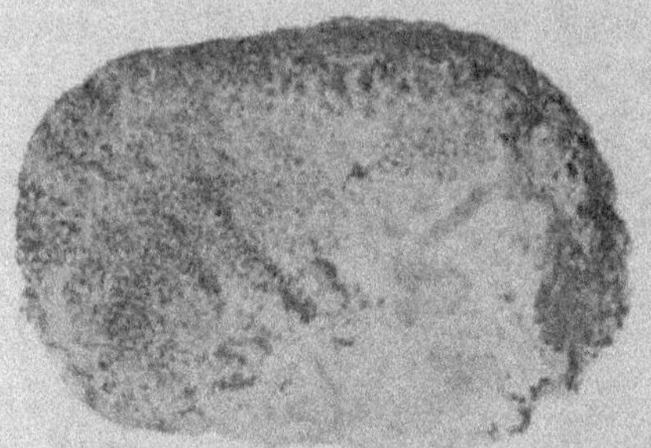

Fig. 129.
Calcul phosphatique.

du volume, de l'ancienneté du calcul, du mode d'agrégation de ses éléments et surtout de sa composition chimique : les pierres composées de phosphates et de carbonates sont molles, pâteuses, les pierres uriques et oxaliques sont extrêmement dures.

2° Configuration intérieure et texture. — Tout vrai calcul (KEYES) se compose, ainsi qu'on peut le voir à la coupe, d'une partie centrale, *noyau*, et d'une partie périphérique, *écorce*. Le noyau, base de l'édifice pierreux, formé des substances les plus variées (acide urique et urates dans la proportion de 80 p. 100, d'après ULTZMANN, oxalates, phosphates, mucus, sang, fibrine, débris des parois des conduits urinaires, œufs d'entozoaires, etc., corps divers étrangers à l'organisme), est unique ou multiple ; dans ce dernier cas CIVIALE, après DESAULT et DESCHAMPS, pense que la pierre résulte de la soudure de plusieurs concrétions en une seule masse. Presque toujours le noyau se continue sans intermédiaire avec les couches périphériques ; parfois il existe un vide entre le noyau et l'écorce et la masse nucléaire est libre et mobile à l'instar du grain métallique d'un grelot ; d'autres fois, elle est remplacée par une substance pulvérulente de teinte variée ou bien la cavité est absolument vide. Chopart, Hwoship, Wilson, Civiale considèrent cette géode comme le moule en creux d'une matière organique (mucus, sang, fibrine, etc.) desséchée, opinion s'accordant bien avec la théorie d'Ebstein et Nicolaïer sur le rôle lithogénique de l'épithélium rénal.

L'écorce, d'autant plus épaisse que le calcul est plus ancien,

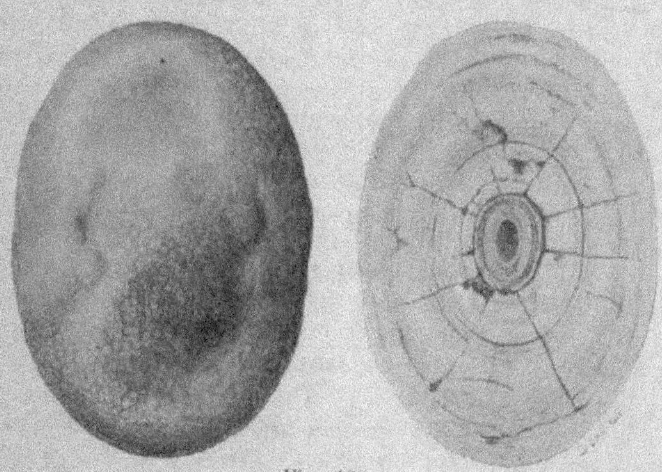

Fig. 130.

Calcul lamelleux face extérieure et coupe.

Ce calcul extrait par la taille hypogastrique de la vessie d'un homme de soixante-sept ans mesurait 9 centimètres sur 12 centimètres et pesait 375 grammes.

présente des aspects divers : tantôt sa coupe est uniforme, homogène, de sorte qu'il est impossible de distinguer les diverses étapes du travail formateur, tel est le cas pour certains calculs d'acide oxalique et d'oxalate de chaux, tantôt elle est composée d'une infinité de petits grains réunis d'une façon plus ou moins serrée (calculs granuleux de Civiale), tantôt elle est formée de lamelles emboîtées les unes dans les autres (calculs lamelleux) (fig. 130). Lorsque ces lamelles sont constituées par des substances diverses, leur coloration est nettement différenciée (calculs alternants des Anglais).

3° Rapports de la pierre avec les parois de la vessie.
— En général un calcul petit et de moyen volume, libre et mobile dans une vessie saine, obéit aux lois de la pesanteur et repose dans le bas-fond, loin du col, surtout chez le vieillard où le développement du lobe moyen de la prostate l'empêche de s'engager. Dans les vessies irritables les contractions partielles de la musculeuse peuvent enserrer le calcul et le maintenir au-dessus du col, sur l'un des côtés de la vessie et même au sommet : cet encellulement passager (Guyon) ne doit pas être confondu avec l'enchatonnement permanent que nous signalons plus bas. Au fur et à mesure qu'elle se développe la concrétion se déplace plus difficilement, déprime les parties qu'elle touche et s'y immobilise, par exemple dans la loge rétroprostatique chez l'homme et dans une excavation située sur le côté de l'utérus chez la femme. Cette immobilité physiologique, qui n'est jamais que relative, doit être distinguée des cas où le calcul est définitivement fixé aux parois du réservoir par une disposition pathologique.

La fixité pathologique est réalisée par *a*) le prolongement des concrétions dans les orifices naturels (urètre, uretères) ; *b*) l'enchevêtrement dans des productions villeuses de la muqueuse vésicale ; *c*) l'enchatonnement dans une cellule ; *d*) l'emprisonnement dans un kyste. En réalité on ne rencontre guère dans la pratique ces diverses dispositions : l'enchatonnement, contrairement à ce que croyaient les anciens, est rare (Ch. Moxon, Pousson) et se voit surtout chez les vieillards en proie depuis longtemps à des troubles urinaires ; quant à l'enkystement il est tout à fait exceptionnel.

4° Lésions vésicales. — Elles sont de deux ordres : les premières physiologiques, résultant de la réaction des parois vésicales sur le calcul, consistent dans l'hypertrophie de la tunique musculaire, qui en général est partielle et porte sur un plus ou moins grand nombre de faisceaux faisant relief intérieurement et constituant la vessie à colonnes. Le second ordre de lésions est le résultat de l'inflammation. Contrairement à ce que l'on a cru pendant longtemps la cystite n'est point la compagne obligée de la pierre : celle-ci ne fait que prédisposer à l'inflammation de la muqueuse (Guyon et ses élèves Boussavit, Hache). N'ayant pas ici à décrire les lésions de la cystite, disons simplement que parfois modérée, subaiguë, lente et chronique, elle peut dans certaines circonstances revêtir une marche suraiguë, très grave, aboutissant à la suppuration, la gangrène, l'ulcération de ses parois.

De même nous ne rappellerons que pour mémoire les lésions aseptiques (sclérose) ou septiques (inflammation), que peuvent présenter les uretères, les bassinets et les reins, et qui se développent soit primitivement du fait de la lithiase rénale, soit consécutivement à la présence de la pierre dans la vessie.

§ 5. — Physiologie pathologique

Sans revenir ici sur ce que nous avons dit au sujet de la lithogénie, nous étudierons l'accroissement des calculs et leur fragmentation spontanée.

1° Accroissement. — Le noyau une fois formé, les calculs s'accroîtraient par le dépôt en couches successives des substances salines de l'urine, de la même manière que dans la confection des dragées les couches de sucre se déposent autour de l'amande (Dionis), les mouvements et les contractions de la vessie régulariseraient leur répartition (Le Roy d'Étiolles) ; mais cet accroissement, loin d'être continu et progressif, se ralentit et s'accélère sous l'influence de la composition changeante des urines à la suite des variations de régime, de la médication ou de toutes autres causes, de sorte que l'histoire du patient se trouve pour ainsi dire écrite dans l'écorce du calcul.

Bien qu'il soit difficile de mesurer exactement la vitesse d'accroissement des calculs urinaires, on peut cependant arriver à des résultats approximatifs. Grosse pour résoudre ce problème a divisé le poids du calcul par le nombre d'années pendant lesquelles le malade a éprouvé les symptômes de la maladie et est arrivé à conclure que, chez l'adulte un calcul d'acide urique ou d'oxalate calcaire croît généralement d'un à deux gros (4 à 8 grammes) par an. Ultzman a usé d'un autre procédé : il a plongé un certain nombre de petits graviers dans sa propre urine acide renouvelée chaque jour, et a trouvé que dans l'espace d'un an ces graviers ont augmenté d'un dixième de leur poids environ. La rapidité d'accroissement varie avec la nature des calculs : les calculs uratiques et oxaliques à structure compacte se développent beaucoup plus longtemps que les calculs spongieux, comme les concrétions phosphatiques. Le développement des uns et des autres n'aurait d'autres limites que la capacité du réservoir, si quelques complications ne venaient presque toujours mettre un terme à l'affection.

2° Fragmentation spontanée. — La fragmentation spontanée des calculs dans la vessie, phénomène assez rare mais réel, a suscité des interprétations variées. Pour Fabrice de Hilden, Govillard, Civiale, elle est déterminée par les contractions de la vessie hypertrophiée ; Leroy d'Étiolles, s'élevant contre cette assimilation de la vessie à un gésier d'oiseau, suppose que les diverses couches en se desséchant du centre à la périphérie et en se rétractant inégalement se fissurent et subissent une sorte de déhiscence. Rappelons seulement à titre de curiosité la théorie de la fermentation du noyau de Neuhor (de Londres), et celle de gaz développés dans son intérieur imaginée par Southam. La théorie lithogénique des colloïdes de Ord est celle qui rend le mieux compte du phénomène : suivant cet auteur, il se produit par deux sortes de mécanisme : tantôt l'urine changeant de réaction et de densité imbibe la matière cémentaire et produit sa désintégration moléculaire ; tantôt l'imbibition urinaire pénètre jusqu'au noyau, qui gonfle et fait éclater le calcul. D'après Ord, on peut aussi dans certains cas accorder un rôle dans la désintégration des calculs à la présence de spores et de mycelium qu'on trouve sur la tranche des fragments.

§ 6. — Classification des calculs

Bien des classifications des calculs ont été proposées, toutes laissent à désirer. C'est ainsi que parmi les plus connues celles de Fourcroy, de Bigelow, de Thompson, que nous rappelons,

CLASSIFICATIONS DES CALCULS URINAIRES

FOURCROY	BIGELOW	THOMPSON
3 classes.	2 classes.	3 classes.
1° *Calculs simples* : formés d'une même substance ou dans lesquels une substance prédomine de beaucoup.	1° *Calculs organiques* composés de principes immédiats.	1° *Calculs engendrés* par l'acide urique et ses combinaisons.
2° *Calculs composés* : dans la composition desquels entrent plusieurs substances.	2° *Calculs inorganiques* composés de principes médiats.	2° *Calculs formés* par l'acide phosphorique combiné avec l'ammoniaque et les bases terreuses.
3° *Calculs ayant pour noyau* un corps étranger.		3° *Calculs composés* d'oxalate de chaux.

ont pour défaut commun de reposer uniquement sur la nature chimique et de ne tenir aucun compte des circonstances cliniques favorisant la précipitation des sels urinaires. Prenant pour base la réaction de l'urine, ULTZMANN a proposé une classification, s'appuyant à la fois sur la constitution chimique, la physiologie pathologique et l'expression clinique des calculs ; c'est celle que nous adopterons avec les modifications que KEYES lui a fait subir.

1re CLASSE : *Calculs primaires* prenant naissance dans une urine acide ou non alcaline :

    Calculs d'acide urique.
    —   d'urate de soude.
    —   —   de potasse, de chaux.
    —   d'oxalate de chaux.
    —   de cystine.
    —   de xanthine.
    —   de carbonate de chaux.
    —   de phosphate bicalcique.
    —   d'indigo.

2e CLASSE : *Calculs secondaires ou symptomatiques* se formant dans une urine alcaline et alors qu'il existe des lésions inflammatoires de la muqueuse urinaire :

    Calculs d'urate d'ammoniaque.
    —   de phosphate tricalcique.
    —   de phosphate ammoniaco-magnésien.
    —   de phosphate amorphe de chaux.
    —   d'urostéalithe.

Le tableau que nous donnons ci-après permet d'embrasser d'un seul coup d'œil la nature des diverses variétés chimiques de calculs, leur degré de fréquence et leurs principaux caractères :

TABLEAU RÉSUMANT LES CARACTÈRES DES PRINCIPA

VARIÉTÉS CHIMIQUES	DEGRÉ de fréquence.	NOMBRE ET VOLUME	CONFIGURATIO
CALCUL D'ACIDE URIQUE : (souvent pur, parfois mélangé de différents urates et d'oxalate de chaux ; fréquemment recouvert de couches phosphatiques).	Le plus fréquent.	Souvent multiples s'ils sont petits ; solitaires s'ils sont de moyen volume. En général pas très volumineux.	Ovale, assez sou… aplati comme un g… Présentant des face… s'ils sont multiple…
CALCUL D'OXALATE DE CHAUX (rarement pur ; souvent mélangé d'acide urique et d'urates divers, de carbonate de chaux ; fréquemment enveloppé de dépôts phosphatiques).	Presque aussi fréquent que l'acide urique.	Presque toujours solitaire. Ne dépasse guère le volume d'une noix.	Rond sphérique…
CALCUL DE PHOSPHATE TRIBASIQUE (chaux, ammoniaque, magnésie). Calcul fusible de Wollaston.	Très fréquent. Il prend naissance toutes les fois que la muqueuse urinaire est irritée et enflammée. Il constitue l'enveloppe du plus grand nombre des calculs uriques, uratiques et oxaliques et forme les concrétions se développant autour des corps étrangers.	En général unique. Volume des plus variables, allant des concrétions les plus petites jusqu'aux plus monstrueuses.	Se moule au d… sur le corps qui… sert de noyau, et pr… également la form… l'endroit où il se d… loppe lorsqu'il est g… Libre dans la vessi… affecte la forme sp… rique.
CALCUL D'URATE D'AMMONIAQUE (très rarement pur, presque toujours mélangé à l'acide urique, l'oxalate de chaux et les phosphates).	Très rare. Il n'y en a pas une demi-douzaine de cas dans la science.	Unique. Peu volumineux.	Ovale et aplati.
CALCUL DE PHOSPHATE AMMONIACO-MAGNÉSIEN (presque toujours mélangé à la chaux).	Seul, il forme très rarement des calculs, mais il entre souvent dans la composition des couches des calculs alternants.	Volume très variable.	Irrégulièrement rondi.

...RIÉTÉS CHIMIQUES ET CLINIQUES DES CALCULS URINAIRES

COULEUR	ASPECT de la surface extérieure.	ASPECT de la coupe.	CONSISTANCE	RÉACTION des urines où ils ont pris naissance.	VARIÉTÉS cliniques.
...one fauve.	Parfois très poli, souvent râpeuse ou granuleuse, à grains très fins.	Deux aspects différents : a, lamelliforme ; b, amorphe, uniforme, présentant parfois des fissures rayonnantes.	Très dure; parfois cependant molle, principalement lorsqu'il existe des fissures rayonnantes.	Acide.	CALCUL PRIMAIRE.
...s sombre; parfois... Exceptionnellement jaunâ... ou rougeâtre.	Très rugueux, tuberculeux, mûriforme. Certains petits calculs prenant naissance dans le rein sont arrondis, lisses, rappelant un grain de chènevis.	Couches lamellées fortement ondulées.	Très dur, résiste très souvent aux instruments broyeurs.	Acide.	CALCUL PRIMAIRE.
...une plus ou ...s sale, gris, ...arfois bru...	Parfois assez lisse et poli à l'œil, mais râpeux, rugueux, granuleux au toucher.	Parfois lamellé, d'autrefois granulé; d'autrefois amorphe.	Variable, en rapport avec le mode de structure et la prédominance de l'une des bases.	Alcaline.	CALCUL SECONDAIRE.
...sardoisé ou ...ur de terre...	Lisse ou granuleux.	Lamellé, mais les lamelles sont si intimement unies que la fracture paraît souvent amorphe.	Fragile et très propre à la lithotritie.	Alcaline.	CALCUL SECONDAIRE.
...ur... foncé ...chant.	Surface cristalline.	Coupe crayeuse cristalline et non lamellée.	Friable, très facile à lithotritier.	Alcaline.	CALCUL SECONDAIRE.

VARIÉTÉS CHIMIQUES	DEGRÉ de fréquence.	NOMBRE ET VOLUME	CONFIGURATION
Calcul de phosphate de chaux (presque toujours mélangé au précédent).	Très rare.	Variable : en général petit.	Constitue très rarement des masses fibreuses; se présente sous l'aspect de masses informes, mélangées au mucus et ressemblant à du mortier.
Calcul de carbonate de chaux (très rarement pur dans l'espèce humaine où il se trouve presque toujours mélangé à l'oxalate et aux phosphates de chaux; se rencontre assez souvent à l'état de pureté chez les herbivores).	Très rare. Se rencontrerait plus souvent dans les reins que dans la vessie.	Le plus souvent multiple dans les reins : ne dépasse pas la grosseur d'une noix.	
Calcul de cystine (pur ou mélangé d'acide urique, de phosphate, d'oxalate ou de carbonate de chaux).	Excessivement rare. Il n'en existe que 50 cas environ dans la science.	Ordinairement solitaire, mais encore assez souvent multiple. Généralement petits, mais on en a trouvé qui pesaient plusieurs onces.	Arrondi.
Calcul de xanthine.	Excessivement rare. On n'en connaît que 9 cas.	Petit.	
Calcul d'uro-stéalithe.	Excessivement rare. Il n'en existe que 4 cas.	Toujours multiple. Volume variable.	Arrondi, aplati, configuration variée en raison de la grande malléabilité de la substance constituante.

§ 7. — SYMPTOMATOLOGIE

Les calculs de la vessie se révèlent par des symptômes rationnels de présomption et des signes physiques de certitude.

1° Symptômes rationnels. — Ils consistent en phénomènes

COULEUR	ASPECT de la surface extérieure.	ASPECT de la coupe.	CONSISTANCE	RÉACTION des urines où ils ont pris naissance.	VARIÉTÉS cliniques.
…risâtre.			Très molle, empâte les ins-truments.	Alcaline.	CALCUL SECONDAIRE.
…quelquefois …, mais plus …vent gris jau-…re, brunâtre, …reâtre, ou …cé, parfois …ré.	Souvent gre-nu.	Lamellé en couches curvi-lignes, concen-triques au noyau. Quelquefois les noyaux sont mul-tiples.	Très dure.	Acide.	CALCUL PRIMAIRE.
…dinairement …âtre, quel-…ois blanc ou …à fait noir. …coloration …ère à la lon-…	Lisse ou comme rongé à la sur-face.	La coupe est d'un vert pâle, d'aspect cireux, non lamellé. La fracture donne une surface bril-lante satinée.	Molle et fria-ble; bonne pour la lithotritie.	Acide ? D'a-près Roberts, l'urine est sou-vent pâle et répand une odeur sulfhy-drique et am-moniacale.	CALCUL PRIMAIRE.
…un ou rou-…tre.	Lisse et polie.	Lamellé, prend l'apparence de la cire par le frot-tement.	Consistance analogue à celle de l'acide urique.	Acide.	CALCUL PRIMAIRE.
…umâtre ou …âtre.		Aspect cireux.	Consistance molle et malléa-ble.	?	CALCUL SECONDAIRE?

douloureux, en troubles de la miction, en modifications des caractères de l'urine.

a. *Phénomènes douloureux.* — Les douleurs des calculeux sont spontanées ou provoquées. *Spontanées*, elles se réduisent souvent au début à des sensations vagues de pesanteur au périnée et dans le rectum, mais par les progrès de la maladie elles augmentent d'intensité et acquièrent un degré extrême. Elles procèdent alors par crises, séparées par des périodes d'accalmies parfois très longues. Ayant leur maximum au col de la vessie, le bas-ventre, le périnée, elles irradient parfois non seulement dans les organes voisins, la verge, l'urètre, les reins, les bourses, les testicules, le rectum et l'anus, mais encore dans les aines, le sacrum, le coccyx, les lombes, dans les membres inférieurs, le gros orteil (GUYON), la plante du pied (podalgie de CURTIS et des pathologistes américains), et même les membres supérieurs (HUNTER). Parmi ces irradiations douloureuses les plus fréquemment observées sont celles qui ont pour aboutissant l'extrémité de la verge et du gland. Ce sont des sensations de brûlure, d'ardeur, de picotement intolérable, qui incitent les malades à porter la main à leur pénis, à le tirailler, à presser, à malaxer leur gland, d'où chez les enfants des habitudes de masturbation et chez tous les malades un état permanent d'excitation, de congestion, qui à la longue détermine une augmentation considérable du gland, un allongement du prépuce et même une hypertrophie de la verge. Naguère attribuées à la simple pression du calcul sur la muqueuse vésicale, ces douleurs sont expliquées aujourd'hui par les contractions irrégulières et violentes de la vessie enflammée sur le corps étranger, car on les observe surtout chez les enfants et les hommes jeunes, la couche musculaire s'hypertrophiant facilement à cet âge, tandis que chez les vieillards les parois vésicales amincies ne sont plus capables de réaction.

Les douleurs *provoquées* ne font pour ainsi dire jamais défaut : elles se montrent aussi bien chez les malades dont la vessie est saine que chez ceux qui sont atteints de cystite. La grande sensibilité du col vésical à l'état normal fait aisément comprendre ce fait, la pierre libre dans le réservoir venant au moindre mouvement se mettre en contact avec la portion cervicale. La simple station debout et peut-être plus encore la station assise réveillent les souffrances, qui s'exagèrent et atteignent leur maximum d'acuité lorsque le malade se livre à quelque mouvement. La marche devient pénible et le moindre faux pas retentit douloureusement sur la vessie ; la course, le saut, l'équitation sont rendus impossibles ; il en est de même de la locomotion en voiture. Remarque importante et qui confirme bien l'explication précédemment donnée de la douleur, tandis que les calculeux ne peuvent supporter les voitures légères, bien suspendues, ils s'accommodent assez bien des lourds véhicules, des chemins de fer et surtout des omnibus et tramways. La tolérance parfaite pour ces derniers tient sans doute aux oscillations latérales de la pierre.

b. *Troubles de la miction*. — Les troubles de la miction consistent principalement en douleur et fréquence du besoin d'uriner. Ce que nous venons de dire touchant l'explication des phénomènes douloureux au repos et dans les différents genres de locomotion fait aisément comprendre que, tandis que le début et le milieu de la miction sont indolents, des souffrances parfois très vives éclatent à la fin, la pierre venant à ce moment se mettre en contact avec le col. Une autre particularité, qui donne une grande valeur séméiologique à ce trouble de la miction, c'est qu'il n'est pas rare de voir des malades uriner librement dans le décubitus dorsal, qui éprouvent des douleurs intolérables lorsqu'ils vident leur vessie dans la station verticale.

La fréquence de la miction est, comme la douleur, influencée par le mouvement, et tandis qu'au repos les malades n'urinent pas plus souvent que les autres personnes, ils sont obligés d'émettre à chaque instant leurs urines dès qu'ils se livrent à la marche, à un travail actif. Cette fréquence diurne des calculeux contraste singulièrement avec la fréquence nocturne des prostatiques.

La durée, le volume, le degré de projection, la forme du jet de l'urine n'ont aucune valeur symptomatologique. Il n'en pas de même, au dire de certains pathologistes, de son interruption brusque au cours de la miction. Cette assertion n'est vraie qu'en partie ; car cet arrêt peut se présenter chez les gens impressionnables, aux contractions irrégulières et impuissantes de la vessie, ou encore chez les vieux prostatiques, dont le muscle vésical est bientôt épuisé par les efforts, et on ne l'observe même chez les calculeux que dans certaines conditions. Il faut que la pierre soit mobile, peu volumineuse, que le développement de la prostate ne s'oppose pas à son application sur le col, aussi ce symptôme se rencontre-t-il principalement chez l'adulte et surtout chez l'enfant, et pour qu'il ait quelque valeur en clinique, il doit se produire seulement lorsque le malade urine debout et disparaître toutes les fois qu'il urine dans la station horizontale. La rétention est exceptionnelle, les conditions de l'engagement permanent de la pierre dans le col se trouvant rarement réunies. Il en est de même de l'incontinence, qu'on observe toutefois encore assez souvent chez l'enfant et chez l'adulte ; lorsqu'elle se produit, elle est déterminée par l'engagement dans l'orifice profond de l'urètre d'un calcul irrégulier, creusé en rigole, qui le dilate sans l'obturer.

c. *Modifications des caractères de l'urine, hématurie.* — La modification la plus importante des caractères de l'urine, c'est le pissement de sang, l'*hématurie*. Les circonstances dans lesquelles survient ce phénomène permettent seules d'en détruire toute la valeur diagnostique. Cette hématurie ne se produit jamais sans quelque provocation, elle n'est jamais spontanée. Elle apparaît après une marche, une promenade en voiture, une fatigue quelconque. Le sang rendu est franchement rouge, intimement mélangé à l'urine ou même pur ; il est liquide et n'est jamais pris en caillot. Le pissement sanguin, de très courte durée, disparaît dès que le malade est au repos, et sa réapparition est étroitement subordonnée aux causes qui l'ont produit une première fois. Le mécanisme qui préside aux hématuries des calculeux rend parfaitement compte de leurs caractères ; elles résultent en effet du traumatisme infligé à la muqueuse vésicale par le calcul violemment agité dans la vessie.

Les autres altérations de l'urine n'ont aucune signification pour le diagnostic de la présence de la pierre dans la vessie. La polyurie, malgré la fréquence des mictions, est rare, ce qui tient à ce que les excitations de la muqueuse essentiellement passagères et transitoires sont insuffisantes à provoquer ces congestions permanentes réflexes du rein, qui sollicitent à un si haut degré son fonctionnement. La présence du pus et de dépôts glaireux dans l'urine témoigne de l'existence concomitante d'une cystite, et loin de servir, comme on l'écrit communément, à éclairer le diagnostic, elle ne fait que l'obscurcir. La constatation de sables, de graviers pendant la miction, traduit la prédisposition du malade à la pierre vésicale, mais n'indique nullement sa présence dans le réservoir urinaire.

2° **Signes physiques**. — Ils sont fournis par un certain nombre de manœuvres chirurgicales, qui ont pour but de mettre en contact direct ou indirect avec elle.

A. Toucher rectal chez l'homme, vaginal chez la femme. — Le toucher rectal ne peut donner de renseignements que chez les enfants et chez les adultes maigres. Chez ces derniers, si l'on veut retirer quelque bénéfice de cette manœuvre, il ne faut pas se contenter de palper avec la pulpe du doigt le cul-de-sac vésical, mais il faut, à la façon des accoucheurs, lui imprimer un petit choc brusque qui, soulevant le calcul, le laisse bientôt retomber de tout son poids, et produit quelque chose qui rappelle le ballottement fœtal. Chez la femme, le toucher vaginal permet très souvent de sentir avec une grande aisance la pierre dans la vessie. Mais ni le toucher rectal, ni le toucher vaginal ne peuvent en rien renseigner le clinicien sur le volume, la forme et les autres caractères de la pierre. Il en est de même de la palpation hypogastrique combinée au toucher rectal et vaginal.

B. Exploration intravésicale. — L'exploration intravésicale donne les renseignements les plus certains, et elle primerait tous les autres modes d'investigation si elle ne requérait une véritable opération chirurgicale, qui, outre qu'elle exige une certaine habileté, n'est pas toujours sans danger et ne peut être pratiquée que dans certaines conditions.

a. *Indications et contre-indications*. — Cette exploration ne saurait en effet être pratiquée indifféremment chez tous les calculeux, elle comporte des indications et des contre-indications. On ne doit pas l'entreprendre chez un individu en proie à la fièvre ou à quelque autre manifestation de l'empoisonnement urineux. On n'y procédera qu'après quelques jours de repos, chez un malade qui vient de faire un petit voyage ou de quitter seulement ses occupations journalières pour consulter. Les violentes douleurs de cystite ne contre-indiquent pas absolument l'exploration de la vessie, mais elles imposent au chirurgien l'emploi des anesthésiques généraux de préférence aux anesthésiques locaux.

b. *Choix de l'instrument explorateur. Précautions préliminaires ; position du malade ; injection préalable.* — Pour ce qui est de toutes ces questions nous renvoyons au chapitre ii traitant du cathétérisme en général (p. 24).

c. *Recherche du calcul et appréciation de ses divers caractères.* — Le bec de l'explorateur dégagé et libéré dans la vessie il importe pour obtenir de cette exploration tous les renseignements

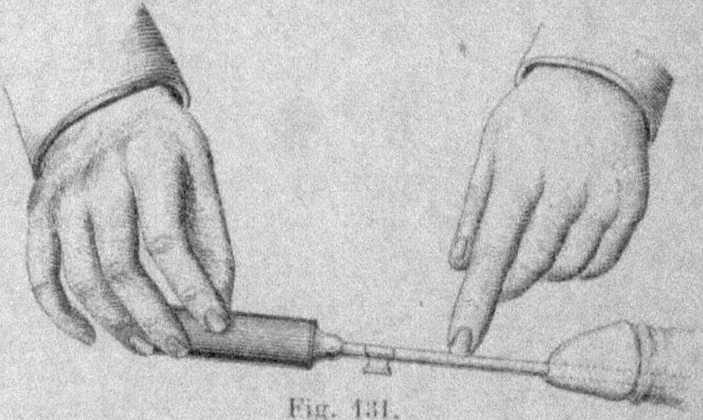

Fig. 131.
Moyen de mesurer approximativement un calcul.

désirables de le promener méthodiquement dans tous les points du viscère de manière à en frôler les parois avec son extrémité. Si ce frôlement ne fait rien découvrir, on recommence à explorer le réservoir en imprimant au bec de petits mouvements de percussion obtenus par une rotation rapide du manche. Le bec s'insinuant ainsi dans les parties les plus anfractueuses traduit la présence de la pierre par une sensation de frottement plus ou moins âpre, de résistance perçue par la main du chirurgien, et un bruit de choc perceptible par les assistants eux-mêmes et dont la tonalité claire ou grave peut dénoter sa nature uratique ou phosphatique (Thompson). Ces petits mouvements de percussion permettent aussi d'apprécier les dimensions du calcul : pour cela la position de la pierre étant reconnue, on la dépasse avec

le bec de l'explorateur, puis on retire doucement l'instrument en
percutant le corps étranger : si l'on a pris soin de mettre l'index
gauche sur la tige de la sonde au ras du méat, au moment du
premier contact, et de laisser ce doigt en place pendant qu'on
retire l'instrument jusqu'à ce que la pierre cesse d'être perçue,
on peut ainsi rendre visible la dimension du calcul (fig. 131). La
même sonde sert encore à apprécier le nombre des calculs. S'il
n'y en a qu'un, de petits mouvements de rotation incomplète ne
font percevoir qu'un choc unilatéral du bec ; s'il y en a deux,
la sonde rencontre une résistance des deux côtés et produit un
double bruit ; enfin s'il y en a plusieurs, elle chemine dans leurs
intervalles et produit un véritable bruit de cliquetis. Tous ces
renseignements sur le volume, la consistance, le nombre des
calculs, sont fournis d'une façon plus exacte, on le comprend,
au moyen du lithotriteur, et en particulier du petit lithotriteur
construit dans ce but par COLLIN. Mais dans toutes ses manœuvres avec le brise-pierre le chirurgien devra agir avec prudence et légèreté de main de façon à ne pas briser le calcul,
car la fragmentation réclame le débarras immédiat de la vessie,
et ce n'est pas sans inconvénients et parfois même sans danger
qu'on y laisserait les débris.

d. *Moyens de déceler les calculs qui se soustraient au mode
habituel d'exploration.* — L'exploration, pratiquée avec les précautions, et suivant les règles que nous venons de rappeler,
révélera toujours l'existence d'un calcul se présentant dans les
conditions ordinaires ; mais à coté de ces cas les plus simples
et aussi les plus communs il en est où la pierre échapperait
à toutes les recherches, si le clinicien n'avait à sa disposition
un certain nombre de moyens qui forcent la vessie à lui livrer
ses secrets.

Parmi les causes qui soustraient le calcul aux recherches intravésicales, notons son petit volume et sa légèreté, qui empêchent
toute sensation d'être perçue. Pour ces cas on a imaginé divers
appareils amplificateurs, tels sont le tube acoustique de LEROY
D'ETIOLLES, le microphone, employé pour la première fois par
H. THOMPSON. Ces appareils compliqués sont infidèles, et le
dernier dépasse le but, car le choc contre un pli, une colonne

de la vessie peut donner naissance à un bruit capable de faire croire à une concrétion. La manœuvre, qui consiste à déprimer le bas-fond de la vessie avec le brise-pierre ouvert et à imprimer de brusques secousses au bassin de manière à faire tomber entre les mors le calcul soupçonné, est plus simple et plus sûre (Guyon). On peut encore, pour dépister ces petits calculs, avoir recours à l'aspirateur de la lithotritie moderne. Le calcul soulevé et entraîné par les courants liquides produit un bruit de cliquetis caractéristique.

L'hypertrophie de la prostate, qui en se développant forme une saillie surplombant le bas-fond de la vessie et en augmentant la déclivité, peut dérober le calcul à l'explorateur, qui alors passe au-dessus de lui. Mais en élevant le siège du malade et en plongeant le bec de la sonde dans le bas-fond, tandis qu'on en relève le manche, le chirurgien manquera bien rarement de rencontrer le corps étranger.

Bien qu'on ne doive guère compter dans la pratique avec les calculs enchatonnés et enkystés, il convient d'apprendre à les reconnaître. Si en même temps que le malade présente tous les signes atténués de la pierre, la sonde rencontre à chaque exploration et toujours à la même place quelque chose qui y fasse songer, on devra essayer de saisir ce quelque chose avec un lithotriteur : si l'on n'y parvient pas ou si, l'ayant saisi, on n'arrive pas à le déplacer, le diagnostic acquerra ainsi une certitude suffisante (Ch. Monod).

Les déformations passagères de la vessie, produites par les contractions irrégulières de ses parois, qui, saisissant le calcul l'enveloppent et le dérobent au contact de l'explorateur, réclament de la part du chirurgien une extrême douceur dans ses manœuvres et l'emploi des anesthésiques. Il faudra surtout se garder de chercher à développer le viscère en y injectant des liquides, car on ne ferait qu'augmenter ses contractions. C'est d'ailleurs une erreur que de croire que les recherches sont plus faciles dans un réservoir très distendu : rien au contraire n'est plus laborieux que la recherche d'une petite pierre dans les vessies spacieuses des vieillards aux parois flasques et sans résistance. Il en est de même de l'exploration vésicale chez la femme et l'enfant, que l'absence de la prostate ou son développement à peine ébauché rend très dépressible.

3° Accidents. — En général tardifs, mais faisant rarement défaut chez les vieux calculeux, ils peuvent porter sur tous les systèmes organiques et doivent être rattachés à une commune origine, à savoir, l'empoisonnement urineux pouvant résulter des lésions de la vessie et de ses troubles fonctionnels et en particulier de la rétention, mais reconnaissant le plus souvent pour cause les lésions aseptiques ou septiques des uretères, des bassinets et des reins. Il se révèle par de l'inappétence, de la sécheresse ou un état saburrhal de la langue, du muguet, des vomissements, de la dyspepsie, de la diarrhée ; de la gêne de la respiration, de la dyspnée, de l'irrégularité du pouls ; du délire ou de l'apathie des facultés cérébrales, et principalement des accès de fièvre très irréguliers dans leur apparition et leur allure. Ces phénomènes éclatent parfois sans provocation, mais sont plus souvent déterminés par un excès de fatigue, une exploration intempestive.

§ 8. — MARCHE, DURÉE, TERMINAISONS

La marche de l'affection calculeuse de la vessie est essentiellement irrégulière. Non seulement elle peut être traversée par les complications, qui viennent d'être signalées, mais encore ses symptômes propres (douleurs, hématuries) prennent souvent à un moment donné une intensité, qui en accroît subitement la gravité. Il s'en faut cependant que tous les calculeux présentent ces accidents et ces exacerbations des symptômes, et il n'est peut-être pas de maladie où les réactions de l'organisme soient plus variables d'individu à individu. C'est ainsi qu'il

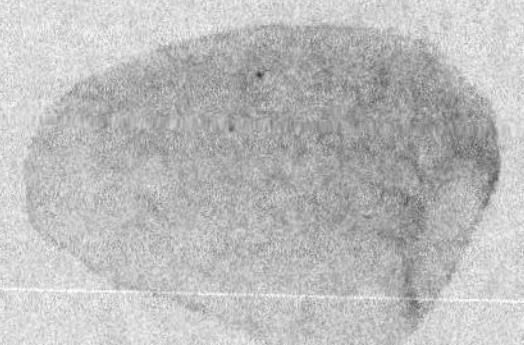

Fig. 132.
Calcul rendu spontanément par une femme de soixante-quatre ans (2 cent. 1/2 de diamètre).

existe des malades, qui souffrent à peine de leurs calculs et vaquent à leurs occupations journalières, tandis que d'autres, en proie aux plus graves phénomènes, traînent une vie misérable.

Il n'est pas possible de fixer, même d'une façon approximative, la durée de l'affection, car trop de facteurs interviennent qui retardent son évolution ou en précipitent le dénouement. Abandonnée à elle-même, elle finit le plus souvent par tuer son malade, et c'est en général à une des formes de l'intoxication urineuse aiguë ou chronique qu'il succombe. Cependant on a signalé quelques cas de guérison en dehors de toute intervention, par expulsion spontanée de la pierre, soit à travers les voies naturelles lorsqu'elle est petite ou qu'elle a subi la fragmentation spontanée, soit par une voie artificielle, par exemple par l'intermédiaire d'une fistule périnéale consécutive à une taille, ou encore d'un abcès dans l'épaisseur du périnée (G. Mercier). Chez la femme l'issue du calcul même volumineux par le canal n'est pas rare (fig. 132).

§ 9. — Diagnostic

Après ce qui a été dit de la signification si précise des symptômes rationnels de la pierre et des moyens nombreux et si bien réglés de dépister sa présence dans la vessie, il est inutile d'insister longuement sur le diagnostic. Il faudrait étudier d'une manière bien imparfaite les phénomènes présentés par le malade pour croire à la présence d'un calcul vésical, alors qu'il s'agit d'une cystite simple, d'une hypertrophie de la prostate, d'une tumeur de la vessie ; d'ailleurs l'exploration intravésicale lèverait toutes les hésitations, si les symptômes présentaient quelque ambiguïté dans leur évolution même ou dans la manière dont le patient les exposerait. Quant aux signes fournis par l'exploration, il ne saurait véritablement y avoir de méprise sur leur interprétation. Il n'y a que les colonnes de la vessie et les incrustations calcaires de ses parois, qui puissent donner quelques sensations analogues à celles de la pierre ; mais, outre qu'elles sont rares, ces altérations vésicales donnent seulement au bec de la sonde une sensation de résistance de dureté, mais ne font pas entendre le choc caractéristique des calculs à la percussion. Il ne paraît pas enfin nécessaire de rappeler les signes, qui préviendront ces grossières erreurs de confusion d'une tumeur osseuse ou cartilagineuse du bassin, d'une déviation de l'utérus avec un calcul.

§ 10. — PRONOSTIC

La maladie de la pierre dans la vessie était considérée par les anciens comme l'une des plus meurtrières. De nos jours le pronostic s'est beaucoup amendé, grâce à la perfection des moyens de diagnostic et aux progrès immenses accomplis par la thérapeutique. Mais ce pronostic reste encore sérieux, car malgré tous les efforts faits dans ce sens, on n'est pas encore parvenu à extirper le mal dans sa racine, c'est-à-dire à détruire cette fâcheuse disposition de l'organisme ou des organes à fabriquer les concrétions lithiques.

Le volume, la consistance, le nombre des calculs et surtout leur nature influent sur la gravité de la maladie. La retenue dans la vessie de pierres uriques ou uratiques, de certaines pierres oxaliques ne constitue parfois qu'un épisode insignifiant de la diathèse correspondante, et une opération simple en débarrasse sans danger le malade ; les calculs phosphatiques, au contraire, relevant d'une maladie profonde des organes urinaires, ont un pronostic beaucoup plus sombre, car l'intervention est alors plus périlleuse et la guérison des lésions locales qui en sont l'origine est presque impossible.

§ 11. — TRAITEMENT

Le seul traitement dont la pierre dans la vessie soit justiciable est un traitement chirurgical, car, malgré tous les efforts tentés dans cette voie, on n'a pas encore trouvé de médication capable de dissoudre ou seulement de dissocier les calculs dans le réservoir urinaire pour en permettre l'expulsion en détail pour l'urètre.

Mais avant d'exposer les divers moyens mis en œuvre pour débarrasser la vessie des calculeux, nous devons rappeler les agents dont dispose la thérapeutique pour attaquer l'affection à son origine, et pour en affaiblir les causes productrices, sinon pour les supprimer d'une façon complète.

A) Traitement préventif médical

Il est général et s'adresse à la constitution même du malade, si la pierre est d'origine constitutionnelle ou diathésique ; il est local si la pierre est d'origine locale ou symptomatique.

Le traitement préventif des concrétions diathésiques s'adresse à la diathèse urique, à la diathèse oxalique et tout à fait exceptionnellement à la diathèse phosphatique.

1° Lithiase urique. — La première indication consiste à bannir de l'alimentation toutes les matières capables de fournir à la genèse de l'acide urique qui, d'après J. Horbaczenski, provient de la nucléine et est un produit de désintégration de certains tissus. Sans rejeter l'usage de la viande et des aliments riches en éléments azotés, il conviendra de choisir de préférence les viandes blanches, les œufs et les laitages, d'user avec modération des viandes rouges de boucherie et d'éviter les venaisons, la charcuterie, le foie gras, les poissons de mer. Les végétaux seront recommandés, car il ressort des expériences de Garrod que les légumes et les fruits transforment dans l'organisme en hippurates très solubles les urates infiniment plus stables et presque insolubles ; cependant on proscrira les végétaux acides, la tomate, l'oseille, car l'acide oxalique qu'ils contiennent augmente les proportions d'acide urique et facilite la formation des oxalates, que l'on voit assez souvent coïncider avec les urates. Les grands vins et les alcools devront être soigneusement bannis, mais il n'y aura pas inconvénient à user modérément de boissons fermentées légères, tels que les vins blancs nouveaux de la Champagne et de l'Anjou, les vins du Rhin, les vins de Bordeaux, la bière légère, le cidre. Toutes ces boissons plus ou moins diurétiques agissent peut-être même favorablement en lavant les tissus qu'elles traversent, et en entraînant les déchets organiques, qui encombrent les voies de sécrétion de l'urine. L'eau ordinaire agit de la même façon et les eaux faiblement minéralisées comme Vittel, Contrexéville, Evian, ont une action encore plus efficace en raison de leur grand pouvoir dissolvant.

La seconde indication consiste à activer les échanges nutritifs et à provoquer sous des formes variées l'élimination de l'acide urique. Dans ce but on recommandera d'abord les exercices musculaires au grand air, le massage, les bains, les frictions, l'hydrothérapie. En tête de la liste des médicaments jouissant de la propriété de provoquer l'élimination de l'acide urique et des urates se place la médication alcaline, qui diminue d'abord et même fait disparaître l'acidité des urines et leur rend leur limpidité, grâce à la grande solubilité de l'acide urique et des urates dans un milieu neutre ou alcalin. Contrairement à H. Thompson, qui pense que la médication alcaline ne peut rien sur la dissolution des urates dans l'intimité des tissus, Ch. Bouchard professe que les gens atteints de la diathèse urique en retirent d'excellents effets qui se continuent plusieurs mois après sa suppression. Les sels de soude doivent être préférés aux sels de potasse, dont le maniement est difficile; la lithine, sous forme de carbonate, de benzoate, de salicylate, est particulièrement recommandable, car, outre qu'elle forme avec l'acide urique un urate de lithine très soluble, elle est de plus éminemment diurétique. A ces médicaments connus depuis longtemps ajoutons la pipérazine et le lycétol dissolvants énergiques de l'acide urique récemment introduits en thérapeutique. Il en est de même de l'acide benzoïque et des benzoates, qui transforment les urates insolubles en hippurates très solubles. Il est aussi un très grand nombre d'eaux naturelles minéralisées, qui jouissent d'une réputation méritée dans le traitement de la diathèse urique. Les unes, telles que celles d'Evian, de Vittel, de Contrexéville, dont la teneur en principes minéraux est presque nulle, n'interviennent guère que comme diurétiques : les autres, riches surtout en bicarbonates de soude, comme celles de Vichy, Royat, Vals, Pougues, Néris, Ems, entraînent les urates à leur passage dans les tissus ; d'autres enfin, contenant avec du bicarbonate de soude, des chlorures et des sulfates de soude : Carlsbad, Marienbad, Kissingen en Allemagne, Plombières, Bourbonneles-Bains, Bourbon l'Archambault en France, agissent par l'intermédiaire du tube digestif en stimulant la fonction du foie, dont le rôle dans l'excrétion de l'acide urique est considérable. THOMPSON, qui attribue un rôle prépondérant à la paresse hépatique dans la genèse des calculs urinaires, insiste sur l'emploi des eaux purgatives de Hunyadi-Janos, de Pûllna, de Friedrichshall, de Marienbad, Carlsbad et sur l'administration des mercuriaux et en particulier des pilules bleues.

2° Lithiase oxalique. — La diathèse oxalique ayant par ses causes et son origine plus d'un point commun avec la diathèse urique, toutes les mesures préventives précédentes s'appliquent aux oxaluriques. On bannira surtout avec soin de leur alimentation les substances renfermant de l'acide oxalique en grande proportion, et qui, d'après le tableau d'ESBACH, se placent pour les aliments usuels dans l'ordre suivant en commençant par les plus riches en oxalates : thé, cacao, café, oseille, rhubarbe, épinards, tomates, haricots verts. Mais il faudra principalement s'appliquer à combattre les états favorisant l'oxalurie, états qui tiennent aux prédispositions individuelles ou diathésiques et souvent aussi aux troubles dyspeptiques, d'après les expériences de CHABRIÉ faites sur lui-même. Sans donc proscrire rigoureusement tous les aliments contenant de l'acide oxalique, ce qui serait presque impossible, il faudra comme le recommande GUYON ne conseiller que ceux, qui sont de digestion facile et rapide et complètement assimilables. Si, malgré cette prophylaxie, l'acide oxalique apparaît en abondance dans l'urine on devra d'abord chercher à neutraliser l'acidité de ce liquide par les alcalins et favoriser la nutrition générale par l'exercice, les frictions, les bains, l'hydrothérapie. Avant de quitter cette question du régime végétal, il convient de rappeler que, d'après les expériences de PENZOLDT précédemment signalées, il faut chez les malades prédisposés aux calculs se garder des aliments « agressifs » pour le rein, comme le thé, le café, les asperges, la moutarde, les radis.

3° Lithiase phosphatique. — Les concrétions phosphatiques sont exceptionnellement d'origine diathésique et les moyens que nous avons d'y remédier nous échappent, car l'origine de cette dystrophie est encore très obscure. On comprend toutefois qu'il sera nécessaire de se garder de l'usage des boissons et des aliments susceptibles d'introduire dans l'organisme des carbonates de soude ou de potasse, qui, en rendant les urines alcalines, favorisent la précipitation des phosphates et carbonates calciques. La médication alcaline est pour cette raison formellement contre-indiquée, et il y aura lieu au contraire d'avoir recours à une médication interne acide. Malheureusement, malgré l'emploi à l'intérieur des acides minéraux (acide chlorhydrique, phosphorique et carbonique), conseillés par Heller et des acides organiques (lactique et salicylique recommandés) par Deecke, Cantani, Furbringer, ce résultat peut d'autant moins être atteint que, concurremment avec la diathèse phosphatique, il existe des lésions des voies urinaires, qui transforment l'urée en carbonate d'ammoniaque et par conséquent alcalinisent les urines au fur et à mesure qu'elles sont sécrétées.

Les calculs secondaires, formés par la précipitation des sels terreux dans une urine alcaline, ne peuvent être prévenus que par des injections acides. Thompson et les auteurs anglais conseillent dans ce but les injections d'acide acétique, d'acétate de plomb, d'acide tannique, d'acide chlorhydrique. En France, grâce à l'enseignement de Guyon, le nitrate d'argent est à peu près exclusivement employé : il agit surtout en modifiant l'état de la muqueuse vésicale, dont l'inflammation est, on le sait, d'après Griard, la condition *sine quâ non* de la transformation ammoniacale des urines.

B) Traitement curatif par les dissolvants

Le problème de la dissolution de la pierre dans la vessie poursuivi depuis Pline est loin d'être résolu, malgré les efforts vraiment scientifiques faits dans ce sens depuis le commencement du siècle. Les breuvages et les mixtures plus ou moins répugnantes conseillées empiriquement avant les découvertes de la chimie n'agissaient que par les sels de soude, de potasse et de chaux qu'ils renfermaient, et les thérapeutistes de nos jours n'ont ajouté à la vieille médication alcaline que quelques acides. Les lithontriptiques ont incontestablement une action favorable sur l'atténuation de quelques-uns des symptômes de la pierre et sur son accroissement, mais il est prouvé qu'aucun médicament pris à l'intérieur, pas plus qu'aucun dissolvant mis directement en contact avec la pierre dans la vessie, n'est capable de dissoudre les concrétions urinaires. Les expériences de Roberts (de Manchester), qui obtint une diminution de calculs placés *in vitro* dans une solution de carbonate de potasse, pas plus que celles de Benjamin Brodie, qui parvint à dissoudre de minimes concrétions retenues dans la vessie à l'aide d'injections d'acide nitrique, ne peuvent être réalisées dans la pratique. La médication alcaline mettrait en effet un temps considérable à obtenir la réduction d'un calcul urique même de petit volume, et exposerait à la formation de stratifications phosphatiques si la mesure était dépassée (H. Thompson) ; quant aux injections acides, si elles sont incapables de dissoudre les concrétions phosphatiques, elles entravent parfois leur marche croissante et préviennent leur retour dans une vessie malade. A ce titre les injections d'acétate de plomb, d'acide chlorhydrique de Thompson méritent d'être recommandées.

L'électricité n'a pas manqué d'être employée à la dissolution des calculs, mais ses effets sont demeurés négatifs (Gruituisen, Prevost et Dumas). Yvon récemment aurait obtenu quelques résultats *in vitro* par l'électrolyse.

C) Traitement curatif chirurgical

Le traitement chirurgical de la pierre dans la vessie comprend un grand nombre de procédés, qui relèvent de deux grandes méthodes : la *taille* et la *lithotritie*.

1° *Taille ou cystolitholomie.*

La taille, très improprement désignée sous les dénominations de lithotomie, de cystotomie, serait, à notre avis, beaucoup mieux dénommée *cystolitholomie*. Suivant la région traversée pour atteindre la vessie, elle est *périnéale*, *hypogastrique*, *recto-vésicale* : cette dernière justement abandonnée de nos jours ne nous occupera pas.

1° Taille périnéale. — A. HISTORIQUE ET CLASSIFICATION. — Les très nombreux procédés mis en œuvre par la taille périnéale sont issus de trois méthodes fondamentales, dont les modifications et les perfectionnements à travers les âges sont comme les branches de trois grandes familles.

a. *Première famille : taille de Celse ou par le petit appareil.* — Son origine remonte à CELSE au premier siècle. Elle consistait primitivement à inciser transversalement les parties molles du périnée et le corps de la vessie sur le calcul accroché avec les doigts introduits dans le rectum. Au VIIe siècle, PAUL D'EGINE modifia l'incision de CELSE en la faisant à gauche du raphé et obliquement en dehors et en arrière, ce qui permit d'en étendre la pratique aux adultes et même aux vieillards. Au XIVe siècle, GUY DE CHAULIAC rappela à ses véritables principes la taille de CELSE et de PAUL D'EGINE, dont la pratique s'était altérée entre les mains des Arabes et des arabistes. Ainsi restaurée, la taille de CELSE se conserve avec certaines modifications jusqu'au XVIIIe siècle, où son principe fondamental d'ouvrir la vessie sans intéresser le canal et la prostate se retrouve dans la taille de FOUBERT et de THOMAS. En mémoire de son inventeur et de son restaurateur le plus éminent, cette taille est désignée sous les noms de *taille celsienne, taille guidonienne, taille par le petit appareil* parce qu'elle ne nécessite qu'un nombre restreint d'instruments et de manœuvres.

b. *Deuxième famille : taille de Jean des Romains et de Marianus Sanctus ou par le grand appareil.* — Cette seconde famille vit le jour dans la première moitié du XVIe siècle. Préoccupé d'assurer au chirurgien la pénétration dans la vessie à travers le col ainsi que la protection des organes de la région, JEAN DES ROMAINS imagina à cet effet un conducteur (*itinerarium*) destiné à être introduit dans l'urètre et à guider un dilatateur (*aperiens*), servant à dilater l'urètre et le col de la vessie. Un de ses élèves, MARIANUS SANCTUS, vulgarisa le procédé de son maître qui fut enseigné en France à LAURENT COLOT vers 1560. Les COLOT se transmirent comme un patrimoine le secret de ces manœuvres pendant près de deux siècles. A la fin du XVIIIe siècle le procédé tomba dans le domaine public, mais malgré les perfectionnements apportés par Tolet, qui substitua à l'aveugle dilatateur le gorgeret, et par Maréchal, qui remplaça le gorgeret par un court lithotome destiné à inciser la prostate suivant son diamètre médian postérieur, il ne tarda pas à tomber en désuétude à cause de ses dangers. Il y a une trentaine d'années, Boursson (de Montpellier) a essayé de le réhabiliter en modifiant un peu l'incision de la prostate, mais il n'a pas réussi, et de la taille de Jean des Romains il ne reste plus dans la pratique des chirurgiens français que ce que l'on appelle la boutonnière périnéale réservée à l'extraction de certains corps étrangers peu volumineux, peu offensifs pour le canal creusé à travers le périnée. En raison de son vulgarisateur, la taille dont nous venons de rappeler l'évolution, est désignée sous le nom de *taille marianne*, elle a donné naissance à la *taille médiane* (Tolet), à la *taille pararaphéale* (Boursson), à la *taille d'Allarton*. Tous ces procédés sont encore englobés sous le nom de *taille par le grand appareil*, car ils réclament une instrumentation compliquée et des manœuvres complexes.

c. Troisième famille : taille latéralisée de frère Jacques et bilatérale de Dupuytren. — Pour certains auteurs, c'est à Franco que revient le mérite d'avoir montré l'avantage qu'offre au chirurgien, pour l'extraction des calculs, l'incision de la prostate suivant un de ses diamètres obliques ; pour d'autres, cet honneur appartient à Jacques de Beaulieu, dit frère Jacques. Qu'il ait ou non imaginé cette nouvelle incision prostatique, frère Jacques par sa ténacité sut donner à l'opération, qu'il commença à pratiquer vers la fin du siècle dernier, une telle perfection que c'est d'elle que dérivent tous les procédés de taille mis en usage de nos jours et qui constituent la troisième famille des tailles. Le lithotome simple à lame cachée de frère Come a ajouté seulement à la facilité d'exécution de la taille de frère Jacques ; mais l'incision de la prostate suivant ses deux diamètres obliques postérieurs préconisée par Dupuytren et pratiquée avec son lithotome double constitue un véritable progrès en doublant presque les dimensions de la voie d'extraction des calculs. Nélaton, en recommandant de suivre la paroi antérieure du rectum pour aller à la recherche du cathéter et éviter le bulbe de l'urètre si

1re famille. — *Petit appareil. Taille de Celse et ses dérivés.*

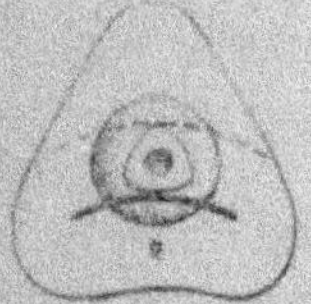

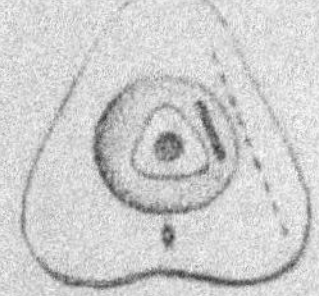

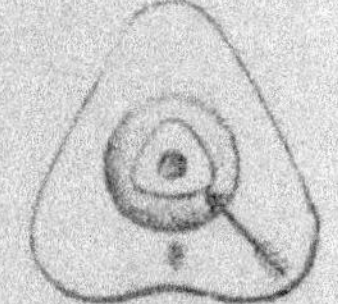

Taille de Celse.   Taille de Paul d'Egine   Taille de Foubert.
et de Guy de Chauliac.

2e famille. — *Grand appareil. Taille de Jean des Romains et ses
dérivés.*

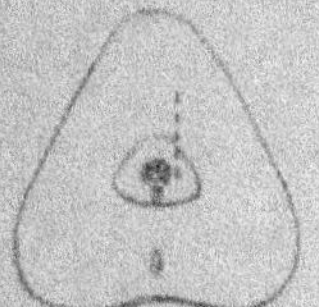

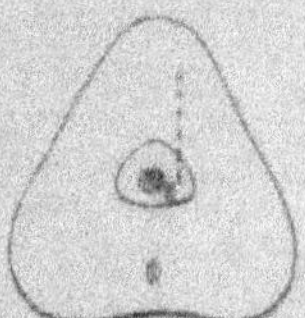

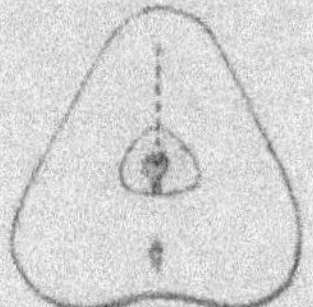

Taille de Jean des   Taille de Bouisson.   Taille de Allarton.
Romains de Tollet
et de Maréchal.

3e famille. — *Taille latéralisée de frère Jacques et ses dérivés.*

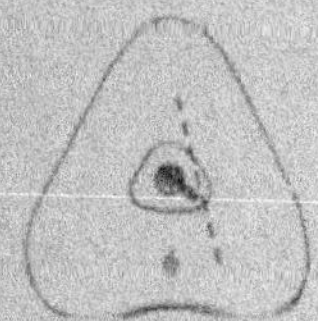

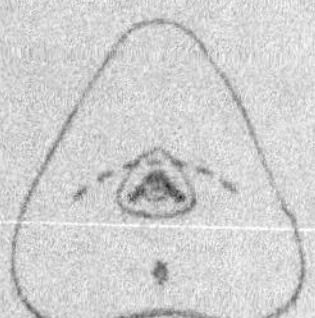

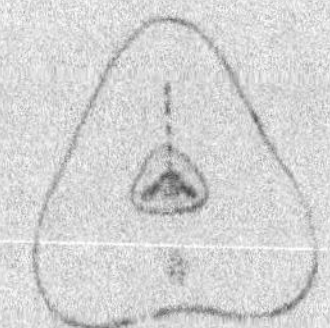

Taille latéralisée de   Taille bilatérale de   Taille médio-bilaté-
frère Jacques, la-   Dupuytren ; pré-   rale de Civiale.
térale de Chessel-   rectale de Néla-
den, taille de frère   ton.
Côme.

développé chez le vieillard, a régularisé encore l'un des temps
les plus périlleux de la taille de Dupuytren. Ce sont les incisions
de la prostate, qui servent à désigner les tailles, qui appar-

tiennent à cette troisième famille très florissante de nos jours, puisque presque tous ses procédés sont pratiqués à notre époque. Ayant pour point de départ la *taille latéralisée* de frère JACQUES, elle a donné issue à la *taille bilatérale* de DUPUYTREN, à la *taille prérectale* de NÉLATON, à la *taille médio-latérale* de REYNAUD et de JULES ROUX, à la *taille médio-bilatérale* de CIVIALE.

Le tableau suivant présente ce que nous appellerons la généalogie des tailles périnéales, et le petit atlas de la page 477, permet de saisir aisément leurs liens de parenté :

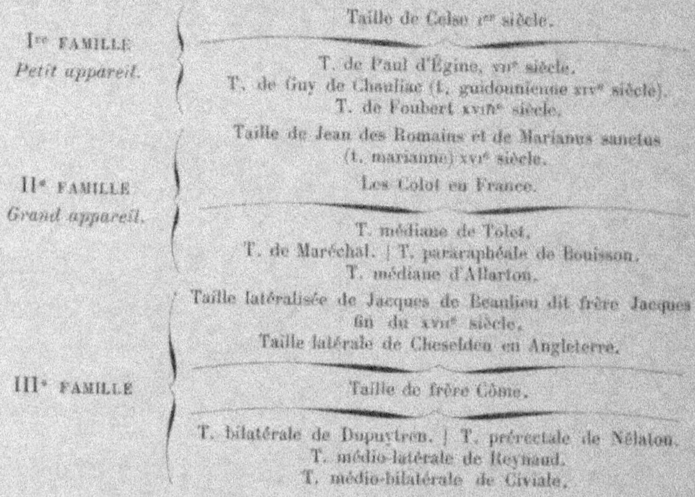

B. DESCRIPTION DE LA TAILLE PRÉRECTALE DE NÉLATON. — La taille prérectale de NÉLATON, qui n'est en définitive que la taille

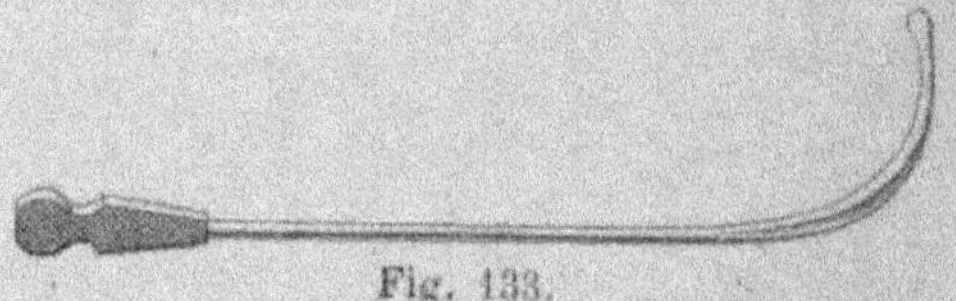

Fig. 133.
Cathéter courbe cannelé sur la convexité.

bilatérale de DUPUYTREN légèrement modifiée, étant à peu près

exclusivement pratiquée de nos jours en France, c'est la seule
que nous décrirons.

a. *Instruments et précautions préliminaires*. — Outre les ins-

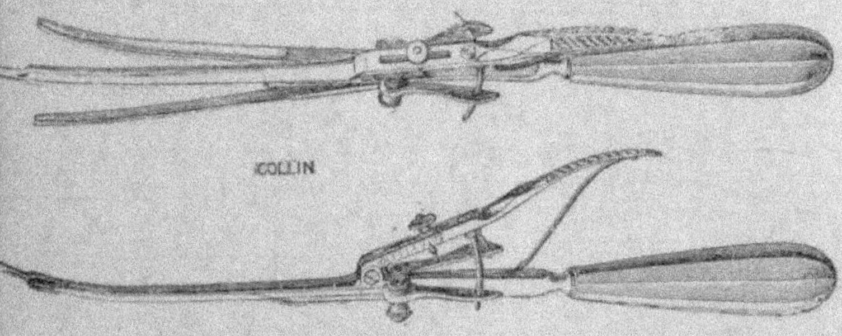

Fig. 134.
Lithotome double de Dupuytren à lame cachée.

truments accessoires réclamés par toute opération sanglante, le
chirurgien doit se prémunir : 1° d'un cathéter courbe cannelé

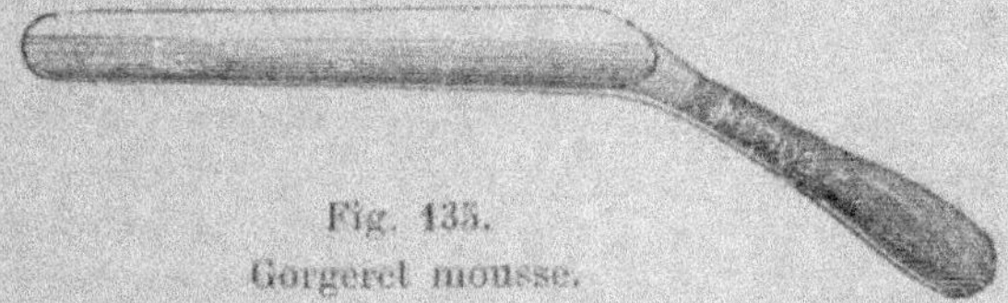

Fig. 135.
Gorgeret mousse.

sur la convexité (fig. 133) ; 2° d'un bistouri fort et solide à
manche fixe ; 3° d'un lithotome à lame cachée, simple ou double

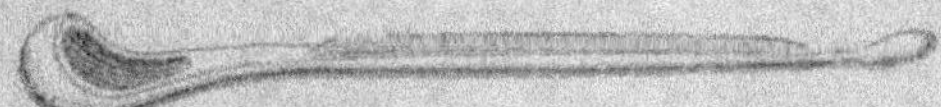

Fig. 136.
Bouton à crête et à curette.

(fig. 134) ; 4° d'un gorgeret mousse, sorte de gouttière, destiné
à guider le doigt et les instruments jusque dans la vessie
(fig. 135) ; 5° d'un bouton à crête et à curette servant à constater
la position de la pierre par l'une de ses extrémités et par l'autre

à extraire les petits fragments, la crête sert à diriger les instruments dans la vessie (fig. 136) ; 6° des tenettes de formes et de dimensions variées destinées à saisir, extraire et au besoin broyer la pierre (fig. 137, 138 139 et 140). On peut aujourd'hui se passer des entraves et des lacs qui, avant l'usage des anesthésiques, étaient indispensables. Deux aides suffisent à maintenir les membres inférieurs. On peut aussi se servir avec grand avantage des tables à opérations gynécologiques, qui maintiennent en si bonne position les membres et étalent si bien le périnée.

Le malade est purgé la veille de l'opération, et le matin même son intestin est débarrassé à l'aide d'un grand lavement d'eau chaude. Le périnée étant soigneusement rasé, lavé au savon et à l'eau phéniquée, le patient est placé sur une table peu large, solide, de hauteur proportionnée à la taille du chirurgien, qui opérera assis entre les jambes du malade. Le bassin de ce dernier est relevé par un coussin, et ses membres inférieurs sont mis dans la position gynécologique de manière à bien étaler le périnée.

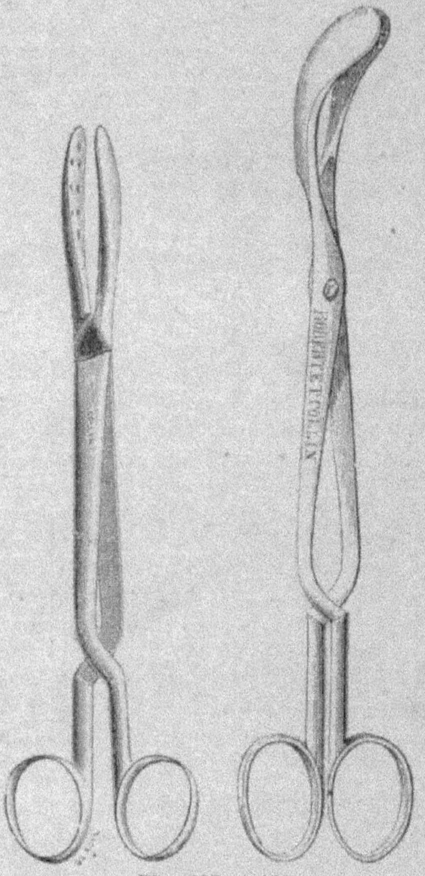

Fig. 137 et 138.
Tenettes droites et courbes.

Après avoir vidé et lavé la vessie, le chirurgien introduit dans l'urètre le cathéter cannelé et, s'étant assuré une dernière fois de la présence de la pierre, il le confie à un aide sûr et expérimenté, qui doit le maintenir solidement bien sur la ligne médiane, et toujours engagé d'environ 5 centimètres dans la vessie.

b. *Incision du périnée, de l'urètre et de la prostate.* — On commence par porter l'index gauche dans le rectum, pour déterminer le point qui correspond au sommet de la prostate, et au niveau duquel on peut sentir à travers les parties molles la cannelure du cathéter. Pressant avec ce doigt sur la partie postérieure du périnée pour tendre les téguments, on pratique à 10 ou 12 millimètres en avant de l'anus une incision, en travers de 3 centimètres d'abord, que l'on prolonge ensuite de chaque côté par deux incisions obliques en arrière, aboutissant à 2 centimètres des parties latérales du rectum. La peau divisée, l'opérateur attire en arrière la lèvre postérieure de l'incision pour tendre le sphincter, que l'on coupe avec précaution et couche par couche, en l'écartant du bulbe et se rapprochant de l'intestin. Le sphincter divisé dans toute sa largeur,

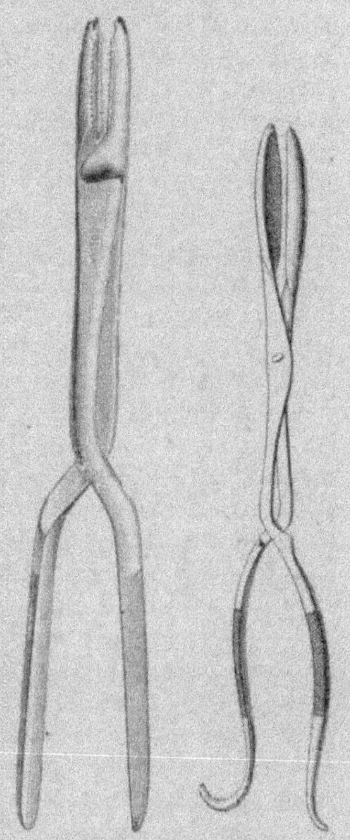

Fig. 139 et 140.
Tenettes à broiement.

toute la paroi antérieure du rectum s'abaisse avec facilité, mettant à découvert le fond de la plaie ; on arrive facilement sur l'urètre au point où il sort de la prostate ; en l'ouvre sur la cannelure du cathéter en tour-

nant le tranchant du bistouri en avant ; après quoi on introduit le lithotome double. L'ongle du doigt indicateur gauche
placé dans la partie supérieure de la plaie sert de guide à cet
instrument qui, tenu de la main droite, le pouce en dessous et
les deux doigts suivants en dessus, est présenté au cathéter la
convexité de la courbure correspondant en bas à l'anus. Le
contact métallique bien reconnu, le chirurgien saisit de la main
gauche la plaque du cathéter, et l'élevant sous la symphyse
des pubis glisse le long de la cannelure le lithotome jusque
dans la vessie. Le cathéter est ensuite retiré et le lithotome retourné de telle sorte qu'il présente sa concavité à l'anus. Enfin
le chirurgien, le saisissant à la manière ordinaire, embrasse
avec la main la bascule, l'applique au manche, et retire l'instrument ouvert, non pas horizontalement, mais en l'inclinant
progressivement en bas jusqu'à ce que les lames soient entièrement sorties (L. Le Fort).

c. *Extraction de la pierre*. — La voie à travers le périnée étant
ainsi frayée, le chirurgien procède à l'extraction de la pierre. A
cet effet, sitôt les instruments retirés, il introduit dans la plaie
l'index de la main gauche qui régularise et dilate le trajet et
renseigne sur la situation, la forme, le volume, le nombre des
calculs. Sur ce doigt il fait glisser dans la vessie la curette bouton
et mieux le gorgeret mousse, qui une fois le doigt retiré assureront sans hésitation la pénétration des tenettes et autres instruments dans la vessie. Les tenettes maintenues de la main
droite comme des ciseaux sont introduites prudemment au contact
de la pierre et sur un de ses flancs. Pour la saisir, le chirurgien
déprime la paroi vésicale avec la partie convexe du mors inférieur, tandis qu'il relève doucement l'autre en inclinant au fur
et à mesure l'instrument entier vers le calcul. Si cette manœuvre
échoue, on porte les mors sur la pierre même et on les ouvre
lentement de façon à ce qu'ils glissent sur ses côtés lorsque leur
écart est suffisant. On se sert de tenettes droites si le bas-fond
de la vessie est peu développé, mais il faut avoir recours à des
tenettes courbes si le bas-fond est déprimé et la prostate volumineuse. Le calcul saisi, on s'assure par de petits mouvements
de rotation qu'il est libre et qu'on ne tient que lui, puis on pro-

cède à son extraction proprement dite. Pour cela, serrant modérément les anneaux de la tenette pour bien tenir le calcul sans le broyer, le chirurgien tire sans efforts et sans secousses dans la direction du trajet. S'il est arrêté et que l'écartement des branches de la tenette ne révèle qu'un calcul, dont les dimensions sont telles qu'il puisse passer par le trajet périnéal, de légers débridements multiples et successifs aideront sans danger à son passage. S'il est trop volumineux on emploiera pour le briser différents brise-pierre, tels que celui de MATHIEU, les lithoclastes de MAISONNEUVE, de DOLBEAU, de GUYON. La pierre extraite, on s'assure qu'il ne reste aucun débris dans la vessie; la curette et de copieux lavages aseptiques assureront d'ailleurs aisément la netteté du réservoir urinaire.

d. *Pansements, suites opératoires.* — Bien qu'on ait signalé quelques cas de réunion par première intention après la taille périnéale, on ne doit pas les rechercher ; en raison de ses conditions particulières il ne faut pas fermer la plaie périnéale, mais il convient par des pansements fréquents d'assurer son asepticité. C'est là chose difficile à cause de la situation de la plaie, de son irrigation continuelle par l'urine, de son voisinage de l'anus ; cependant, il est juste de le reconnaître, les plaies résultant de la taille périnéale se cicatrisent en général mieux qu'on serait tenté de le croire *a priori*. Les urines, qui ont repris dès le lendemain de l'opération leur coloration normale, s'écoulent toutes par la plaie durant deux ou trois jours ; à ce moment, par suite de gonflement des tissus obstruant le trajet chirurgical elles peuvent prendre le chemin de l'urètre, mais leur écoulement par cette voie ne se fait d'une façon complète que vers le huitième ou dixième jour. Quant à la cicatrisation parfaite du périnée, elle n'a pas lieu avant la cinquième ou sixième semaine.

e. *Difficultés et accidents.* — Nous ne pouvons pas insister ici sur les difficultés et les accidents des tailles périnéales. Ils sont nombreux, tous les temps de l'opération en comportent et plusieurs sont extrêmement graves. L'hémorragie est certainement le plus fréquent et le plus redoutable, puisque, d'après ROUSSEAU, elle surviendrait dans près d'un septième des cas et serait mortelle une fois sur sept. A vrai dire, l'antisepsie a diminué les chances de ces hémorragies, qui étaient le plus souvent secondaires et résultaient de la septicémie, mais la possibilité de blesser les éjaculateurs, les risques d'une fistulisation périnéale et surtout la difficulté de remplir toutes les indications que nécessitent l'extraction de certains calculs adhérents, enchatonnés, volumineux, ont fait délaisser à peu près complétement de nos jours les tailles périnéales.

2° **Taille hypogastrique**. — Il est d'usage d'attribuer à Franco, en 1560, le mérite d'avoir imaginé d'ouvrir la vessie par-dessus le pubis : aussi cette taille est-elle connue sous le nom de *taille franconienne* ; on l'appelle encore *taille par le haut appareil, taille hypogastrique ou sus-pubienne*. Nous ne rappellerons pas toutes les vicissitudes qu'elle a subies. Malgré les perfectionnements apportés à son manuel opératoire par frère Côme et l'éloquent plaidoyer fait en sa faveur par Belmas, elle avait, en France du moins, peu de partisans, lorsqu'en 1880 Pétersen (de Kiel) publia un important mémoire sur la section haute, où il indiquait le moyen de parer aux deux accidents les plus redoutés jusqu'alors : à savoir la blessure du péritoine par le relèvement de son cul-de-sac antérieur au moyen du ballonnement du rectum, et l'infiltration d'urine et autres accidents septiques par les pansements antiseptiques. Dès 1881, Périer pratiqua le premier dans notre pays avec un plein succès l'opération de Pétersen, et Guyon ne tarda pas à lui donner toutes ses préférences et à perfectionner son manuel opératoire. Aujourd'hui elle est adoptée par la grande majorité des chirurgiens, qui pensent que, si elle ne doit pas être substituée dans tous les cas aux tailles périnéales dans le traitement des calculeux, elle présente d'énormes avantages sur elles et doit constituer la méthode générale d'extraction des pierres de la vessie toutes les fois qu'elles échappent aux ressources de la lithotritie.

a. *Précautions préliminaires*. — Un des premiers avantages de la taille hypogastrique est de pouvoir être pratiquée à la rigueur sans le secours d'instruments spéciaux et avec les ressources instrumentales d'une trousse. Cependant il vaut mieux, si l'on

désire suivre le manuel de Pétersen, se précautionner à l'avance
d'une sonde métallique à grande courbure munie d'un robinet,
d'un ballon de caoutchouc à parois épaisses et résistantes d'une
contenance de 300 à 600 grammes (fig. 141), de deux écarteurs à
larges valves comme celles de Sims ou mieux des écarteurs de
Bazy (fig. 142), de deux gros tubes de caoutchouc isolés ou mieux

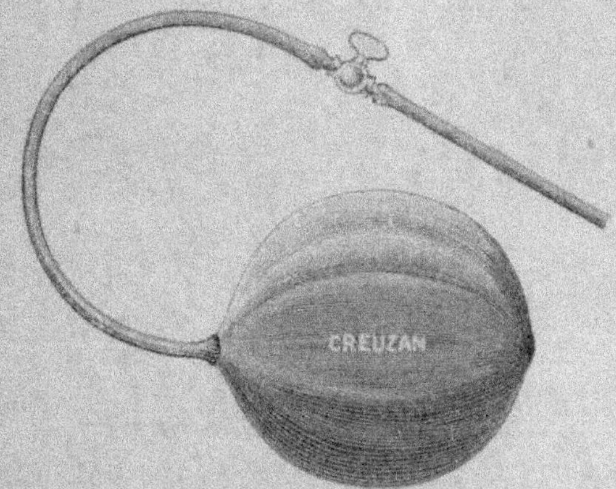

Fig. 141.
Ballon de Pétersen.

accouplés comme les canons d'un fusil (tubes de Guyon-Périer,
fig. 143).

Le malade, dont la région hypogastrique a été rasée et lavée
au savon et à la solution phéniquée forte, est placé sur un lit ou
une table un peu haute, le bassin soulevé et les épaules basses.
Le chirurgien commence par laver la vessie à la solution boriquée soit par l'intermédiaire de la sonde métallique à robinet,
soit par l'intermédiaire d'une sonde en gomme ordinaire. Puis il
place le ballon dans le rectum, en prenant la précaution de ne
pas le replier sur son axe de manière à ce qu'il se développe
dans toute son ampleur. Après avoir étroitement appliqué le
canal sur la sonde au moyen d'une ligature élastique de la verge
pour éviter le reflux du liquide, il pousse lentement dans la

vessie avec une seringue à piston très sensible une solution
d'acide borique à 4 p. 100 et arrête l'injection à la moindre
résistance du réservoir avec lequel il faut se garder de rentrer

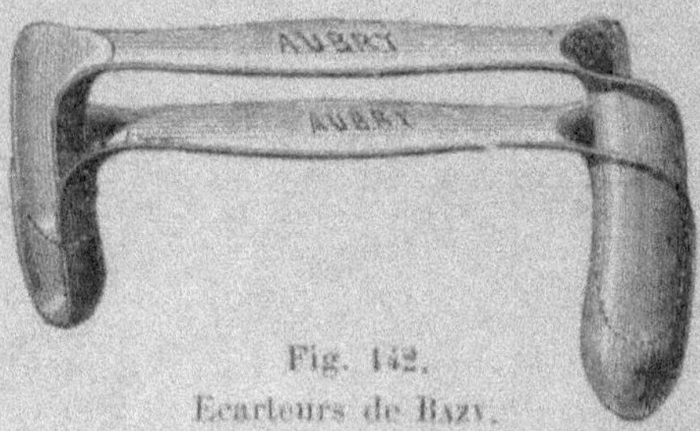

Fig. 142.
Écarteurs de BAZY.

en lutte, car on pourrait le faire éclater : on ne peut donc donner
de chiffre à cet égard.

Le réservoir urinaire distendu, l'opérateur dilate le ballon

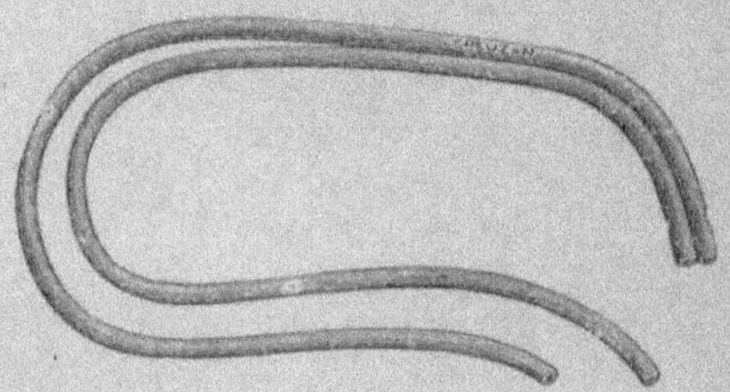

Fig. 143.
Tube de GUYON-PÉRIER.

rectal avec de l'eau à la température du corps. A mesure que
le liquide pénètre dans le ballon, la vessie soulevée se dessine à
l'hypogastre et son relief avertit du moment où le ballonnement
est suffisant [1].

[1] Le ballonnement du rectum n'est pas indispensable : il applique
la vessie à la paroi abdominale mais ne relève pas le cul-de-sac
péritonéal (Duchatelet, Broussin), ce relèvement dépend uniquement

b. *Incision de la paroi abdominale et de la vessie.* — Les choses ainsi préparées, le chirurgien fait bien exactement sur la ligne médiane une incision de 10 à 12 centimètres empiétant un peu sur le pubis. Cette incision, après avoir intéressé une couche plus ou moins épaisse de tissu cellulo-graisseux met à nu la ligne blanche, qui est incisée sur la sonde cannelée introduite de bas en haut à la faveur d'une petite boutonnière faite au niveau du pubis. Si l'aponévrose a été sectionnée bien directement sur la ligne médiane, rien n'est plus facile que de pénétrer dans l'interstice des muscles droits ; si la section a un peu dévié, la sonde cannelée et mieux la pointe du bistouri prudemment manié feront la voie ; dans les deux cas le tissu cellulo-adipeux jaune qui recouvre la vessie ne tardera pas à apparaître. Pour en dépouiller la face antérieure du réservoir, GUYON conseille de saisir les fibres aponévrotiques du fascia transversalis près du pubis à l'aide d'une pince, et de les inciser en dédolant, puis d'agrandir l'incision avec le doigt indicateur de la main gauche qui, ramené en haut vers l'ombilic, refoulera devant lui le tissu cellulaire et le cul-de-sac du péritoine. La vessie apparaît alors sous la forme d'un globe, qui n'est pas sans analogie avec la tête du fœtus se présentant à la vulve. Pour l'inciser le chirurgien plonge délibérément d'un seul coup son bistouri à travers ses parois et descend la lame en coupant vers le pubis mais en s'arrêtant assez tôt pour ne pas blesser le plexus veineux péricervical. L'incision vésicale faite, l'index de la main gauche est introduit dans le réservoir et tandis qu'il le soutient, comme le ferait un gorgeret suspenseur, l'opérateur passe dans chacune de ses lèvres une anse de fil qui permet de maintenir béante l'ouverture de la vessie et d'éviter le décollement prévésical.

c. *Extraction de la pierre.* — Les parois vésicales saignent peu, et comme dans la trachéotomie tout écoulement sanguin important cesse aussitôt le réservoir ouvert, on peut donc procéder sans se presser à l'extraction des calculs. Pour cela le

des variations de volume de la vessie. Depuis longtemps nous n'avons plus recours au ballon de Pétersen pour la cystolithotomie et nous ne distendons même que modérément la vessie : le danger de la blessure du péritoine nous paraît avoir été singulièrement exagéré.

doigt ayant reconnu leur volume, leur nombre, leur position, le chirurgien n'est nullement embarrassé dans le choix des pinces, des tenettes et dans les manœuvres réclamées par tel ou tel cas particulier, il peut ainsi sans danger, soit briser un calcul volumineux, soit remplir les indications délicates que réclame un calcul enchatonné.

Lorsque la pierre a été extraite, on doit s'assurer non seulement avec le doigt promené dans la vessie, mais encore avec le regard plongeant dans sa cavité et en explorant toutes les anfractuosités du débarras complet et de l'état de la muqueuse. A cet effet l'éclairage artificiel, à l'aide d'une lampe à incandescence par exemple, rend de grands services, car il permet de reconnaître s'il existe des lésions de cystite concomitante et de les attaquer directement.

d. *Pansements et soins consécutifs.* — Lorsque les manœuvres d'extraction ont été simples et que la vessie est saine, il y a avantage à fermer le viscère par une suture en surjet au catgut et les différents plans de la paroi abdominale (muscles droits, aponévroses de la ligne blanche, téguments) par étage, mais en les solidarisant entre eux, une sonde de Pezzer ou de Malécot assurant l'écoulement de l'urine. Dans le cas contraire il est prudent d'établir au drainage hypogastrique avec les tubes en canon de fusil de Guyon-Périer, que l'on accompagne jusque dans le bas-fond vésical après retrait du ballon de Petersen et qu'on fixe aux lèvres de la plaie abdominale par un fil ; puis on ferme au-dessus et au-dessous la boutonnière vésicale au catgut et les plaies sus-jacentes y compris les téguments. La région hypogastrique est recouverte d'un pansement antiseptique, à travers lequel passent les tubes qui plongent dans un urinoir placé entre les cuisses du malade. Si les tubes fonctionnent bien, l'urine sort rouge pendant le premier jour et reprend dès le lendemain sa coloration normale. Des injections boriquées faites matin et soir alternativement par les deux tubes, en même temps qu'elles entretiennent leur perméabilité, aseptisent le milieu vésical. Si tout va bien et que la température ne s'élève pas le pansement peut rester en place six à huit jours. On le défait alors et on enlève les tubes après avoir mis dans l'urètre une

sonde à demeure ; la réunion encore précaire de la plaie abdominale et l'obturation de l'orifice des tubes sont assurés par
divers moyens, dont le plus simple est l'application de bande-
lettes de diachylon aseptique. En dix ou quinze jours après la
suppression des tubes la fermeture de la vessie est complète.

e. *Accidents*. — La blessure du péritoine étant presque sûrement prévenue par la perfection du manuel opératoire adopté
de nos jours et l'infiltration d'urine presque à coup sûr écartée
par le pansement actuel, on peut dire que la taille hypogastrique
est dépourvue de tout danger. Les autres accidents tels que la
rupture de la vessie, l'éclatement du rectum par le ballonnement, la fistulisation de l'ouverture hypogastrique, l'éventration
ne doivent guère entrer en ligne de compte dans le pronostic,
car on peut toujours les éviter ou facilement y remédier.

2º *Lithotritie*.

La lithotritie est une opération, qui consiste à broyer la pierre
dans la vessie par l'intermédiaire des voies naturelles et à confier l'expulsion de ses débris aux contractions vésicales ou mieux
à les extraire par l'aspiration.

1º Historique. — En réfléchissant à la longueur des voies
qui donnent accès dans la vessie chez l'homme, à leur étroitesse,
à leur impressionnabilité, aux réactions du réservoir urinaire,
on comprendra au prix de quels efforts et de quelles difficultés
on est parvenu à réaliser l'opération de la lithotritie. Et cependant un demi-siècle a vu cette conception éclore, se développer,
se parfaire dans son exécution, qui ne laisse pour ainsi dire rien
à désirer aujourd'hui.

Comme on le pense bien, cette invention ne fut pas l'œuvre
d'un seul, et parmi ceux qui y contribuèrent à des titres divers
il est juste de retenir les noms d'AMUSSAT, de LEROY D'ÉTIOLLES,
d'HEURTELOUP et de CIVIALE. Ces deux derniers, HEURTELOUP en
imaginant son percuteur, sur le mécanisme duquel ont été cal-
qués depuis tous les lithotriteurs, et CIVIALE en traçant les
règles qui doivent présider au broiement de la pierre dans la
vessie, firent sortir la lithotritie de la période d'enfantement

pour la faire entrer dans la période pratique. Avec CIVIALE d'autres chirurgiens, GUILLON père, MERCIER, NÉLATON, GUYON, RELIQUET, en France, THOMPSON en Angleterre, par le soin qu'ils mirent à étudier et perfectionner sans cesse le manuel opératoire, contribuèrent à ériger en véritable méthode la lithotritie pratiquée sans règles à ses débuts. L'opération réglée par eux était caractérisée par la brièveté des séances, qui ne dépassaient guère trois à quatre minutes et étaient répétées à cinq ou six jours d'intervalle, sans chloroforme, jusqu'à ce que la pierre eut été complétement broyée et expulsée par la miction.

Tels étaient, il y a vingt ans, les principes de la lithotritie « qui s'avançait d'un pas lent et tranquille dans la voie du progrès, comme le dit KIRMISSON, lorsque brusquement, au commencement de 1878, un novateur hardi est venu la jeter hors des sentiers battus, opérant ainsi dans sa marche une véritable révolution ». BIGELOW (de l'université d'Harward), partant de ce fait d'observation que les séances courtes et répétées laissent après elles dans la vessie de nombreux fragments aigus propres à irriter la muqueuse, à l'enflammer et à devenir le point de départ de toutes les complications, imagina à cette époque de broyer la pierre, et d'évacuer ses fragments en une seule séance. Mieux avisé que les opérateurs, qui avant lui avaient essayé de réaliser cette opération, le chirurgien américain comprit que pour mener à bien le débarras de la vessie en une seule séance, il fallait prolonger sa durée aussi longtemps qu'il était nécessaire et employer des instruments broyeurs et aspirateurs de puissance suffisante. Le chloroforme lui permit de remplir la première condition, et son génie inventif aidé des recherches d'OTIS sur le calibre de l'urètre mit à sa disposition l'instrumentation. La *litholapaxie* de BIGELOW, accueillie de suite par les chirurgiens américains, ne tarda pas à franchir l'Atlantique et à s'introduire en Angleterre, où elle fut acclimatée par Sir HENRI THOMPSON, et en France, où GUYON fit subir d'importantes modifications à sa technique et la rendit tributaire de l'antisepsie à l'égal de toutes les autres opérations de la chirurgie.

2° Manuel opératoire. — C'est le manuel opératoire de la *lithotritie à séances prolongées* de GUYON, que nous exposerons.

a. *Instrumentation*. — Outre les instruments et accessoires communs à toutes les opérations chirurgicales, le chirurgien qui se propose de faire la lithotritie moderne doit se prémunir : 1° de lithotriteurs ou brise-pierre sur le mécanisme desquels nous n'insisterons pas, nous contentant de faire remarquer que tandis que BIGELOW et les Américains emploient des instruments à mors puissants et très volumineux, les opérateurs anglais et français, THOMPSON, HARRISSON, GUYON, RELIQUET, ont conservé leur ancien arsenal se composant de lithotriteurs à écrou brisé et à mors fenêtrés ou pleins (fig. 144, 145, 146, 147) ; 2° d'un marteau métallique ; 3° de sondes évacuatrices en métal à grande et à petite courbure du calibre 20 à 25 de la filière CHARRIÈRE, pourvues de deux grands yeux latéraux et d'un mandrin métallique spiral (fig. 148) ; 4° d'un aspirateur dont le modèle GUYON est le plus généralement employé chez nous (fig. 149).

b. *Préparation du malade*. — Le malade est soumis à la préparation que réclament toutes les opérations sur les voies urinaires : repos au lit, purgatifs la veille, quinine, salol ou autres médicaments antiseptiques à l'intérieur. Des lavages antiseptiques de la vessie peuvent être pratiqués dans les jours qui précèdent si elle est infectée, mais si le réservoir est douloureux et irritable il vaut mieux s'en abstenir, car on ne ferait qu'augmenter son intolérance à la distension.

Par contre, si le canal était rétréci, il faudrait avoir soin de le dilater préalablement par des sondages répé-

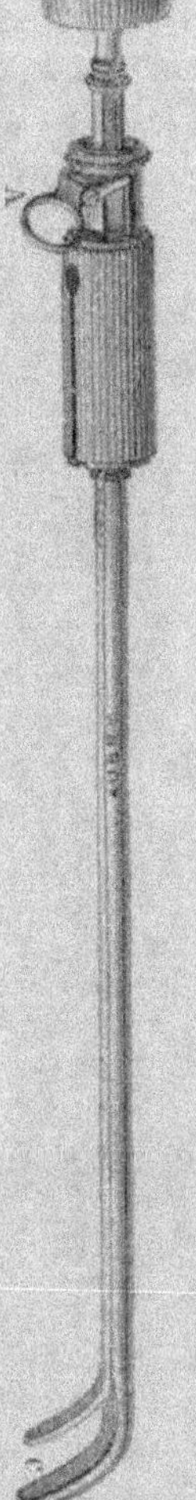

Fig. 144.
Lithotriteur
français à
écrou brisé.

tés. Il est inutile d'employer un lit spécial, une table à opération ordinaire suffit et le lit même du malade peut servir à condition qu'il soit à bonne hauteur, plat et un peu dur. Le patient y est couché à plat près du bord droit, du côté du chirurgien, le siège un peu élevé à l'aide d'un coussin, les membres inférieurs fléchis et légèrement écartés.

Le chloroforme étant administré les organes génitaux externes et les régions voisines sont

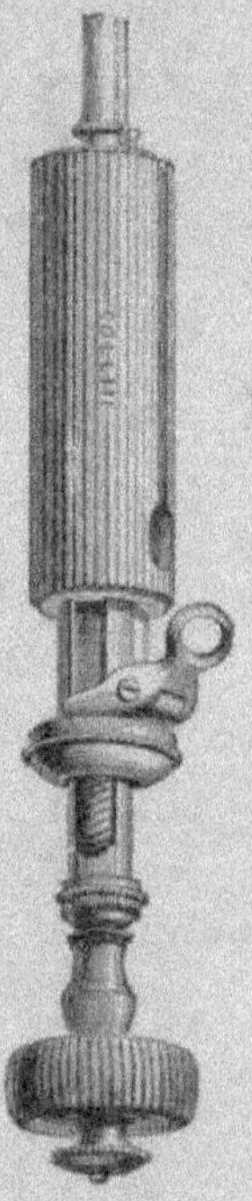

Fig. 145.
Poignée du litho-
triteur français
à écrou brisé.

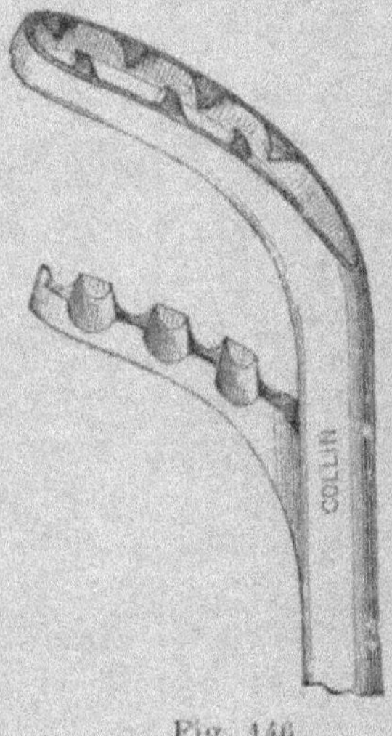

Fig. 146.
Mors fenêtrés.

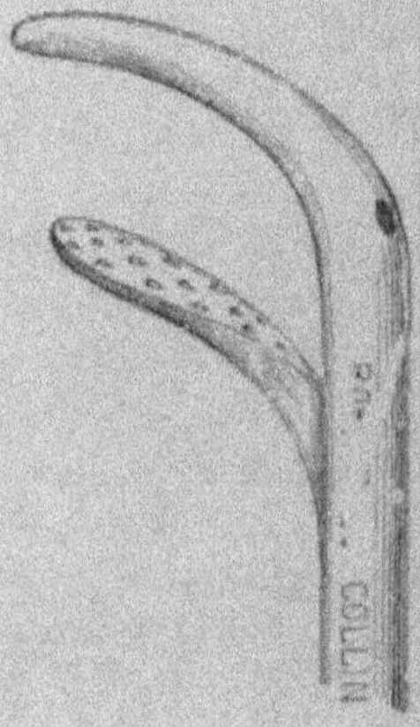

Fig. 147.
Mors plats.

lavés et désinfectés, l'urètre est largement irrigué à la solution de nitrate d'argent à 1/500e, et une sonde étant après cela introduite dans la vessie, celle-ci est également injectée avec la même solution que l'on évacue après avoir malaxé le viscère par des pressions à travers la paroi hypogastrique. La vessie aseptisée on substitue à la solution nitratée la solution d'acide borique qu'on injecte en quantité subordonnée à la résistance

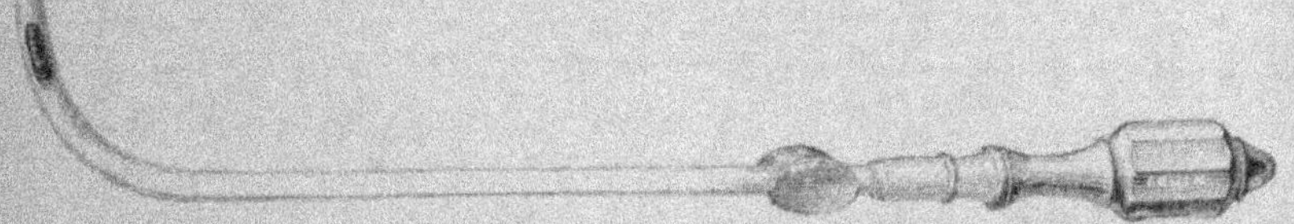

Fig. 148.
Sonde évacuatrice munie de son mandrin.

du viscère à la distension. 150 grammes à 250 grammes sont bien suffisants lorsque la vessie les tolère, et il est plus facile

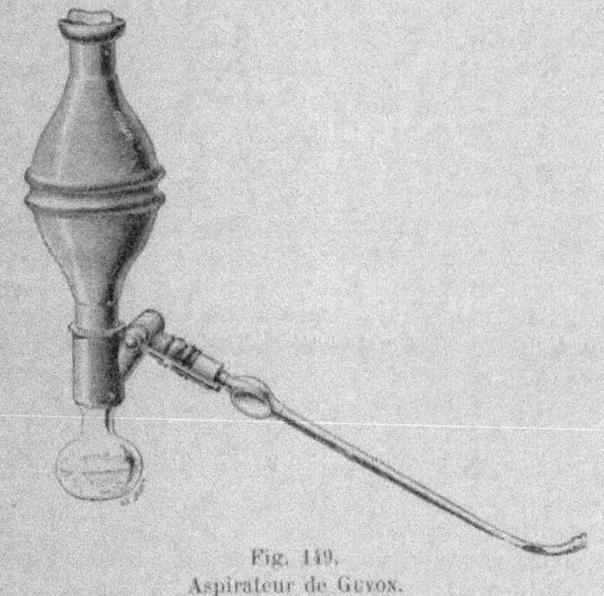

Fig. 149.
Aspirateur de Guyon.

de pratiquer le broiement dans une vessie modérément distendue.

c. *Broiement.* — La sonde retirée, le chirurgien, qui a choisi un lithotriteur proportionné au volume et à la résistance du calcul, l'introduit après l'avoir bien graissé doucement dans l'urètre, le laissant pénétrer par son propre poids jusqu'à la rencontre du collet du bulbe, où le bec s'arrête. Se gardant alors d'abaisser la poignée, l'opérateur se contente de maintenir le lithotriteur vertical et le laisse s'avancer lentement de lui-même, en l'aidant par de petits mouvements de rotation et par des pressions légères sur le périnée, jusqu'à ce qu'il lui soit permis d'abaisser la poignée. Lorsque le bec de l'instrument est ainsi dégagé dans la vessie, il va à la recherche du calcul avec douceur et méthode. A cet effet, conduisant les mors au centre du réservoir, il les ouvre de 2 à 3 centimètres et les incline successivement à droite et à gauche en faisant tourner la poignée sur son axe d'un quart de cercle environ. L'instrument étant fermé dans chacune de ces positions saisira souvent la pierre, si elle est dans les conditions de volume et de situation ordinaire. Si elle ne se présente pas entre les mors, cela peut tenir au développement de la prostate. Pour la saisir dans ce cas, il faut placer le lithotriteur verticalement de manière à ce que les mors plongent en arrière de la glande ; quelquefois même il est nécessaire de renverser l'instrument le bec en bas. Inversement, il peut se faire que la pierre soit située au-dessus du col, et que pour la prendre on soit obligé d'abaisser fortement le manche du lithotriteur, de manière à porter son bec vers le sommet de la vessie. Une manœuvre, à laquelle la prise des calculs échappe rarement, consiste à déprimer la paroi vésicale avec la branche femelle du lithotriteur et à ouvrir l'instrument en le maintenant dans cette position ; cela fait, on imprime quelques secousses brusques au bassin en frappant avec la paume de la main sur la crête iliaque. Le calcul mis en mouvement par cet ébranlement obéit à la pesanteur et tombe de lui-même entre les mors du brise-pierre (GUYON).

La pierre saisie, on abaisse la bascule et on imprime quelques mouvements de rotation à la vis pour faire mordre les mors, tout cela sans brusquerie pour ne pas laisser échapper la prise. On ramène alors les mors chargés au centre de la vessie, on s'assure par de petits mouvements de rotation qu'ils sont libres et que la muqueuse n'a pas été pincée, puis on tourne progressivement le volant jusqu'à ce qu'un craquement ou une sensation de résistance brusquement vaincue annonce l'éclatement du calcul. Lorsque la pierre résiste à tous les efforts de pression, on a recours à la percussion. A cet effet le corps étranger restant engagée entre les mors, la bascule de l'écrou est relevée, la poignée du lithotriteur est tenue à pleine main et l'opérateur frappe sur l'extrémité de la branche mâle avec le marteau de plomb. Si ces manœuvres échouent, on prend un instrument plus puissant, on tâche de saisir la pierre par son petit diamètre et si on ne réussit pas après toutes ces tentatives, on en conclut que la lithotritie est impuissante et qu'elle doit céder le pas à la taille.

Lorsque la pierre a éclaté, ses fragments tombent tout près du point où ils ont été broyés, et c'est là qu'il faut aller les chercher pour parfaire leur broiement. Tandis que BIGELOW se contente de concasser grossièrement le calcul et en aspire tout aussitôt les débris, introduisant et réintroduisant un très grand nombre de fois les instruments broyeurs et les sondes évacuatrices dans une même séance, THOMPSON et GUYON poussent au contraire le broiement très loin et ce n'est qu'après une pulvérisation minutieuse qu'ils évacuent la vessie.

d. *Évacuation*. — GUYON commence d'abord cette évacuation par des lavages. Pour cela, immédiatement après le retrait du lithotriteur, il introduit dans la vessie la grande sonde métallique à mandrin spiral et fait suspendre le chloroforme pour permettre aux contractions vésicales de devenir les auxiliaires du lavage. Se servant de la seringue à anneau munie de son gros embout, il vide dans la vessie un certain nombre de fois son contenu, jusqu'à ce que le liquide qui revient sorte à peu près incolore et sans entraîner de débris. Le moment est venu de procéder à l'aspiration. Le chloroforme est poussé aussi loin que possible, car il faut que la vessie soit absolument inerte : le viscère est distendue à l'aide d'une injection boriquée doucement poussée, et son contenu mis en communication avec l'aspirateur par l'intermédiaire de la grosse sonde métallique. L'aspirateur est maintenu verticalement par un aide soutenant le récipient avec une main placée à plat, tandis que l'autre embrasse l'ar-

mature métallique supérieure. Le chirurgien soutient le pavillon
de la sonde de la main gauche et actionne l'aspirateur de la
main droite en déprimant le ballon fortement avec le pouce et
les autres doigts et en l'abandonnant brusquement ensuite. Les
fragments sont d'abord soulevés sous l'influence du remous que
produit le courant de l'aspirateur vers la vessie, puis saisis et
entraînés par le courant contraire avant qu'ils aient eu le temps
de regagner le fond du réservoir urinaire. Les pressions aspira-
trices ne doivent pas être trop précipitées pour être effectives.
Il faut avoir soin de faire successivement parcourir au bec de la
sonde les divers points de la vessie, afin d'évacuer tous les fragments, car la force du courant aspirateur ne se fait sentir que
dans une petite étendue. Un bruit particulier, bruit de cliquetis,
indique qu'il reste quelque chose dans la vessie, et c'est jusqu'à
sa disparition complète qu'on doit continuer l'aspiration. S'il ne
disparaît pas, c'est que le fragment est trop gros pour passer
dans la sonde. On retire donc celle-ci en ayant soin d'y adapter
son mandrin, et réintroduisant un lithotriteur à mors plats on
broie le fragment et on en évacue les débris par de nouveaux
lavages et une nouvelle aspiration. Pour terminer, la vessie est
lavée à la solution nitratée et, s'il existait de la cystite, on se
trouvera bien d'injecter la mixture iodoformée de FREY, qui, se
déposant sur la muqueuse constitue, un véritable pansement.

3° Suites opératoires. — La séance terminée, le malade
ramené dans son lit est couvert chaudement, et lorsque les
vomissements chloroformiques ne sont plus à redouter, on lui
administre des boissons chaudes excitantes (thé au rhum) s'il
est nécessaire, ou simplement des liquides diurétiques (lait coupé
de chiendent). En général, les douleurs se réduisent à une sensation de chaleur dans le canal, surtout au moment du passage
des urines, qui d'abord rouges, puis teintées en rose, reprennent
dès le soir même ou le lendemain leur coloration habituelle et
contiennent assez souvent de menues poussières et des sables.

L'absence de fièvre est la règle; tout au plus observe-t-on le
soir de l'intervention une élévation de 1° à 1°,5. Dès le troisième
ou quatrième jour le malade peut se lever, mais il est bon,

avant de le lui permettre, de procéder à une séance de vérification pour s'assurer qu'il ne reste aucun fragment ; la cystoscopie rend à cet effet de grands services.

4° Difficultés et accidents. — Avec de l'attention et de la prudence un chirurgien digne de ce titre triomphera toujours des difficultés et évitera les accidents de la lithotritie, tels que le spasme de la portion membraneuse, qui peut obliger à différer l'intervention ; les contractions exagérées de la vessie presque toujours annihilées par de fortes doses de chloroforme ou au contraire son extrême flaccidité réclamant une grande délicatesse de main ; l'enclavement des mors du brise-pierre par la pâte des pierres phosphatiques ; la faussure et la rupture des instruments. L'hémorragie est absolument exceptionnelle ; elle prend sa source dans des lésions du canal et de la vessie surtout au moment de l'aspiration et cesse presque toujours d'elle-même ou à la suite d'un traitement approprié.

Les complications consécutives, rares comme les accidents opératoires, sont également sans gravité. Notons seulement la prostatite, l'orchite, la cystite ; celle-ci fréquente autrefois est exceptionnelle depuis que l'aspiration enlève toutes les causes d'irritation mécanique et que l'antisepsie prévient la pénétration des germes pathogènes. L'engagement des fragments si redouté dans l'ancienne lithotritie, surtout chez les jeunes sujets dénués de prostate, est devenu impossible à moins de débarras incomplet ; que si on en prévoyait la possibilité, la mise d'une sonde à demeure conjurerait ce danger. La néphrite suppurative est le seul accident grave susceptible de se montrer après la lithotritie moderne, mais elle est d'une extrême rareté.

5° Indications et contre-indications opératoires, choix de l'opération. — La lithotritie constitue aujourd'hui la méthode opératoire la plus rapide, la plus bénigne au point de vue de ses accidents consécutifs et aussi la moins meurtrière que nous ayons de débarrasser la vessie des calculeux. Elle doit donc être l'opération de choix et la taille l'opération de nécessité. Cette dernière « ne vit plus que des contre-indications de la lithotritie (Boecilly) » et lorsqu'elle s'impose, la préférence doit être donnée à la taille hypogastrique sur la taille périnéale, quel que soit son procédé, car la taille rajeunie de Franco comporte un pronostic bien moins grave que les tailles par le périnée, et seule elle permet de remplir toutes les indications que réclament les calculs vésicaux qui échappent à la lithotritie. Sans discuter par le menu les indications et les contre-indications de ces deux méthodes, qui se complètent l'une par l'autre, nous passerons rapidement en revue les circonstances qui doivent faire incliner vers l'une ou vers l'autre. Ces circonstances sont relatives à l'individu ; sexe, âge, constitution et état général (fièvre) ; à l'état des organes urinaires : néphrite, pyélonéphrite, rétrécissements de l'urètre, hypertrophie de la prostate, tumeur de la vessie, cystite ; à la pierre elle-même adhérence enchatonnement, enkystement, volume et consistance.

a. *Sexe*. — Si chez l'homme la préférence doit être accordée à la lithotritie sur la taille, chez la femme l'entente n'est pas aussi absolue sur la valeur du broiement. Cependant, de nos jours, la majorité des chirurgiens est d'avis de ne pas lui refuser le bénéfice de la lithotritie rapide toutes les fois qu'une opération encore plus simple, la dilatation du canal, ne permettra pas l'extraction du calcul. La taille hypogastrique plutôt que la taille vésico-vaginale sera réservée aux calculs volumineux et incassables.

b. *Âge*. — Aux deux extrémités de la vie la lithotritie ancienne perdait autrefois beaucoup de ses droits, dans le jeune âge à cause des risques de l'engagement des calculs dans l'urètre par suite du peu de développement de la prostate, et chez les vieillards en raison de la lenteur du traitement qui exposait aux accidents du décubitus prolongé. Aujourd'hui la lithotritie moderne est formellement indiquée dans la vieillesse ; bien qu'il soit plus difficile de formuler une règle pour ce qui concerne la jeunesse, nous croyons qu'en raison du faible calibre de l'urètre chez l'enfant et de la dureté fréquente des concrétions (oxaliques) la taille sus-pubienne, si facile chez lui, doit être l'opération de choix, c'est aussi l'opinion de Thompson, Harrisson.

c. *Constitution, état général*. — Si la santé générale est

ruinée non seulement par le retentissement de l'affection calculeuse sur l'économie, mais encore par une maladie grave diathésique (tuberculose, cancer), on devra s'abstenir de toute opération. Que si cependant les douleurs ou quelque autre symptôme
aggravant la situation forcent la main, la lithotritie rapide
offrira moins de danger que la taille pour l'organisme affaibli.
La fièvre, loin d'être une contre-indication à l'intervention, doit
la commander. La lithotritie peut être pratiquée avec succès,
même chez un individu infecté, mais lorsqu'il existe des lésions
profondes de la muqueuse vésicale, la taille offre plus de chance
et doit avoir la préférence.

d. *Néphrite et pyélonéphrite*. — Lorsque la fièvre et les autres
symptômes révèlent l'existence d'une néphrite et d'une pyélonéphrite, la lithotritie en une seule séance peut trouver ses
indications auprès d'un chirurgien habitué à ses manœuvres,
mais entre des mains inexpérimentées la taille hypogastrique
offre, croyons-nous, une sécurité plus grande.

e. *Rétrécissement de l'urètre*. — La dilatation préalable, l'urétrotomie interne au besoin assureront presque toujours un
passage suffisant aux instruments broyeurs; ce n'est que dans
les cas de canal dur calleux, ou très sensible, douloureux, saignant très facilement, que le broiement devra être rejeté pour
l'extraction sanglante.

f. *Hypertrophie de la prostate*. — Lorsque l'allongement et
la déformation du canal ne permettent pas le dégagement des
mors du brise-pierre, la lithotritie est évidemment impossible :
de même lorsque le sinus rétro-prostatique est très profond et
que les mors de l'instrument ne peuvent saisir la pierre en-
clavée dans sa cavité. C'est pour ces cas que certains ont combiné la boutonnière périnéale au broiement, double opération
à laquelle est bien préférable la taille sus-pubienne. A part ces
dispositions rares, l'hypertrophie sénile de la prostate n'apporte
aucune contre-indication à la lithotritie.

g. *Tumeurs de la vessie*. — En raison de la difficulté de l'évacuation et des dangers d'hémorragie engendrée par l'aspiration, les néoplasmes vésicaux contre-indiquent la lithotritie et
réclament la taille sus-pubienne.

h. *Cystite*. — L'inflammation de la vessie, à moins d'une très grande irritabilité du viscère ne cédant pas aux anesthésiques, ne saurait faire rejeter le broiement intra-vésical, mais la condition impérieuse s'impose alors d'évacuer complètement le réservoir de tous ces débris.

i. *Calculs adhérents, enchatonnés ou enkystés*. — On ne saurait entreprendre sans grand danger la lithotritie lorsque les calculs se présentent dans ces conditions, et la taille trouve dans ces circonstances une de ses plus formelles indications.

j. *Volume et consistance*. — Il est impossible de fixer numériquement les dimensions de la pierre s'opposant à son broiement ; de même son degré de consistance ne peut être apprécié par avance. A moins de se trouver en face de concrétions de volume exceptionnel, il faut toujours tenter la lithotritie; mais si elle est reconnue impraticable et que le calcul ait été entamé dans ces tentatives, on devra séance tenante recourir à la taille pour débarrasser la vessie des éclats produits.

CHAPITRE IV

CORPS ÉTRANGERS DE LA VESSIE

Sous le nom de corps étrangers de la vessie, nous décrirons tous les corps ayant pénétré accidentellement dans le réservoir urinaire à l'exclusion des calculs.

1° Étiologie. — Leur introduction dans la vessie peut se faire par trois mécanismes : par effraction à la suite d'un traumatisme ; par ouverture inflammatoire ou ulcérative des parois vésicales ; par cheminement à travers les voies naturelles.

Les corps introduits par les deux premiers mécanismes ne sont que des épiphénomènes dans l'histoire des plaies, des ruptures, des ulcérations de la vessie. Leur présence complique la situation, mais ne caractérise pas la lésion pathologique. Rappelons donc seulement qu'à la suite des traumatismes vésicaux, des projectiles, des lambeaux de vêtements, des fragments d'os peuvent être introduits dans le réservoir de l'urine ; qu'à la suite d'ulcérations mettant la vessie en communication avec les viscères voisins (rectum, intestin) ou avec des productions pathologiques développées dans ses environs (kystes de l'ovaire, abcès, etc.), peuvent pénétrer dans la vessie des matières fécales, des noyaux de fruits, des pépins de raisins, des vers, des hydatides, des poils (pilimiction), des dents, des débris d'embryon (kystes dermoïdes), des séquestres osseux, etc.

Les corps étrangers introduits par les voies naturelles sont de beaucoup les plus nombreux. Leur introduction peut être le résultat d'un accident du cathétérisme ou de manœuvres érotiques chez des sujets sains d'esprit ou atteints d'aliénation mentale. Très souvent les malades, pour remédier eux-mêmes à des difficultés de la miction, s'introduisent dans l'urètre des instruments primitifs ou défectueux qui se brisent et tombent dans la vessie ; d'autres fois cet accident survient au cours de manœuvres pratiquées par le chirurgien et des bouts de bougies conductrices, de sondes en gomme ou métalliques, des fragments de lithotriteurs sont ainsi restés dans le réservoir de l'urine. La liste des corps étrangers introduits par les sujets pervers ou déments dans la vessie serait longue, et nous renvoyons au tableau de Poulet que nous avons reproduit précédemment. (Voir *Corps étrangers de l'urètre.*) Il n'y a aucun objet de vêtement, de toilette, aucun ustensile professionnel, qui n'ait été rencontré dans la vessie, et remarque, dont la raison est facile à saisir et qui a bien sa valeur pratique, le corps étranger est en général celui que les sujets ont le plus aisément à leur portée. C'est ainsi que chez les femmes on rencontre des épingles à cheveux, des crochets à broder, des passe-lacets, etc.

2° Anatomie et physiologie pathologiques. — Il importe de distinguer les corps étrangers de la vessie en un certain nombre de catégories relativement à leur forme, leur consistance, leur volume, leur conformation, leur poids spécifique, etc. Les uns sont souples, flexibles, non friables comme de fines bougies, des sondes en caoutchouc, des écheveaux de fil, des fragments d'étoffe, etc. ; les autres sont rigides, mais friables comme des morceaux de sonde en caoutchouc altéré, des tuyaux de pipe, des tiges de verre, etc. Il en est, qui ont la forme allongée, et c'est le plus grand nombre, d'autres sont courts, ovoïdes, sphériques, comme des fèves, des haricots, des pois. Certains sont réguliers à leur surface, d'autres sont raboteux, couverts d'aspérités. Enfin, ceux qui sont lourds tombent au fond de la vessie, tandis que ceux qui sont légers flottent dans l'urine. A chacune de ces variétés sont applicables, nous le verrons, des manœuvres d'extraction particulières, qui ne sont pas seulement commandées par leurs caractères physiques, mais encore par leur position dans la vessie, question que nous devons maintenant étudier.

Les corps petits, courts, de conformation régulière, un peu lourds, occupent le bas-fond de la vessie ; les corps irréguliers, à saillies aiguës, à extrémités pointues venant se ficher dans les parois du réservoir, n'ont pas de position fixe. Les corps rigides et mousses d'une longueur de 6 à 9 centimètres, obéissant, d'après les recherches de GUYON et HEXRET, à une véritable *loi d'adaptation* régie par la forme même de la vessie dont le diamètre transversal est seul constant, se placent transversalement suivant le plus grand diamètre de la vessie revenue sur elle-même. Au-dessus de 9 centimètres, les corps allongés, qui ne peuvent alors pénétrer dans la vessie qu'à la faveur de son extrême distension, prennent une direction verticale ou oblique.

La plupart des corps étrangers de la vessie finissent par s'incruster d'urates, de phosphates et surtout de phosphate ammoniaco-magnésien. Certains cependant, même après un séjour très long dans une vessie saine, demeurent presque intacts : tels sont la gutta-percha, le plomb. Tous les autres en raison de leur configuration irrégulière, des aspérités qu'ils offrent, des produits septiques dont ils sont chargés, provoquent de l'inflammation de la muqueuse vésicale et préparent ainsi leur incrustation. Les dépôts calcaires modifient leur volume

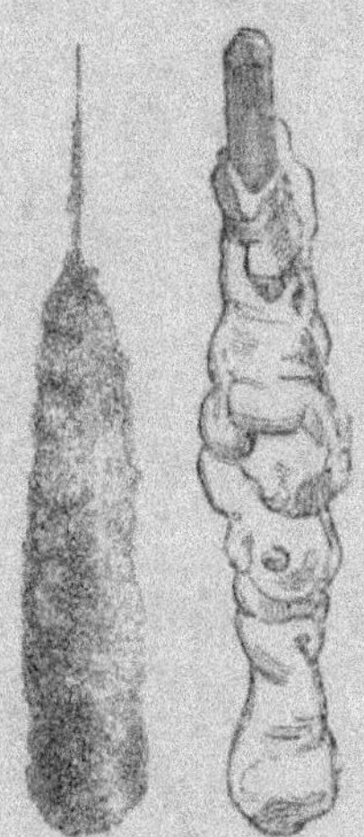

Fig. 150 et 151.

Aiguille et bout de sonde incrustés de sels calcaires.

(fig. 150 et 151), altèrent leur forme et deviennent pour le réservoir urinaire une sauvegarde de ses parois en en prévenant les ulcérations et les perforations. Ainsi recouverts de ces incrustations, les corps étrangers de la vessie constituent de véritables calculs susceptibles de se compliquer du côté des uretères et des reins de tous les accidents, que nous avons étudiés à propos de la pierre dans la vessie.

3° **Symptomatologie**. — Les phénomènes, qui traduisent la

présence d'un corps étranger dans la vessie, sont très variables. Ils peuvent être nuls, si le corps est petit, lisse, régulier, en un mot inoffensif. Ils sont très graves et revêtent de suite la physionomie clinique d'une cystite grave, si le corps est long, pointu, couvert d'aspérités, très irritant. C'est dans ces cas qu'on a vu survenir l'ulcération, la perforation de la vessie. Entre ces deux extrêmes, tous les degrés d'expression symptomatique peuvent être observés.

A part les symptômes du début, les corps étrangers de la vessie une fois recouverts de sels calcaires donnent lieu aux mêmes signes fonctionnels que les calculs. Notons seulement que les douleurs, la cystite, les phénomènes de voisinage paraissent plus fréquents que dans cette dernière affection.

4° Marche, durée, terminaisons. — Suivant BARTELS, l'expulsion spontanée des corps étrangers par l'urètre n'est pas rare, car elle aurait été observée 28 fois sur 87. Cette expulsion s'observe surtout peu après leur pénétration dans la vessie ; elle se fait alors très facilement ; mais elle peut se produire assez tardivement et elle est d'autant plus douloureuse que l'incrustation a rendu le corps plus volumineux. Cependant les dépôts calcaires en émoussant les angles, les saillies du corps peuvent aussi favoriser son passage à travers les voies naturelles. L'issue heureuse par une perforation, une ulcération du réservoir urinaire n'est pas impossible ; mais presque toujours, lorsque l'hôte vésical prend cette voie, des accidents inflammatoires éclatent qui entraînent la mort du sujet. Abandonnés à eux-mêmes les corps étrangers de la vessie déterminent une cystite avec douleur et suppuration abondante qui, se compliquant de pyélonéphrite ascendante, emporte le malade.

5° Diagnostic. — Sauf le cas où il est petit, léger, peu résistant, il n'est pas difficile de reconnaître la présence d'un corps étranger dans la vessie, mais il est beaucoup plus délicat, de reconnaître sa nature et sa provenance. Les commémoratifs aplaniraient toutes difficultés, mais ils font presque toujours défaut dans les circonstances où ils seraient le plus nécessaire de les connaître. Si les lubriques confessent quelquefois l'existence dans leur vessie d'un objet qui leur a échappé au cours d'une de leurs manœuvres habituelles, ils ne manquent pas de bonnes raisons pour égarer par des récits fantaisistes l'esprit du chirurgien sur sa forme, sa longueur, sa consistance et ses autres caractères. Nous verrons cependant que ce sont là des notions indispensables à toute intervention thérapeutique rationnelle. Si donc il en est privé, le chirurgien, par une exploration méthodique et prudente de la vessie à l'aide du palper abdominal, du toucher rectal et du cathétérisme, s'efforcera d'y suppléer. On peut à cet effet se servir de l'explorateur métallique ordinaire ; mais il vaut mieux avoir recours au petit explorateur à sonnerie de COLLIN qui, grâce à un ingénieux artifice, permet de constater la présence des corps les plus petits et les plus mous saisis entre ses mors (fig. 152). Il va sans dire que sans les commémoratifs le chirurgien reste impuissant à distinguer un calcul développé autour d'un corps étranger d'un calcul ordinaire.

La cystoscopie a dans ces dernières années apporté une ressource précieuse au diagnostic des corps étrangers de la vessie, et l'on ne compte plus les cas où elle a révélé la nature de ces corps et leur position dans le viscère, fournissant ainsi des indications de la plus grande utilité pour leur extraction.

6° Traitement. — Nous avons vu que les corps accidentellement introduits dans la vessie peuvent sortir spontanément par l'urètre. Cette expulsion naturelle doit dicter tout d'abord la conduite du chirurgien, lorsque, bien entendu, la

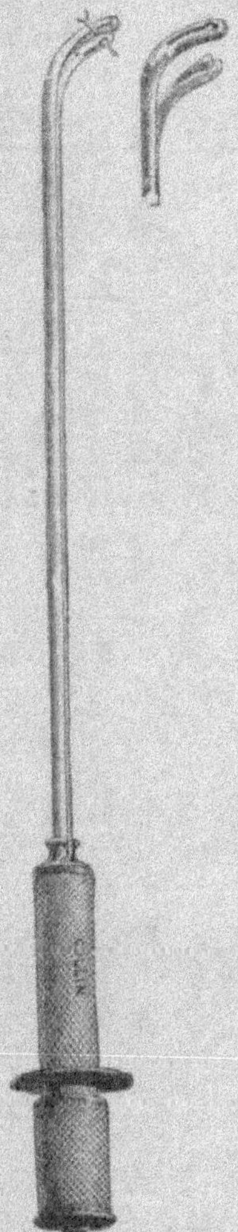

Fig. 152.
Explorateur à
sonnerie de COLLIN.

forme, le volume et toutes les autres circonstances rendront
possible la temporisation. Le repos au lit, l'administration
de boissons émollientes et diurétiques à l'intérieur, au besoin

Fig. 153.
Plicateur de MERCIER.

la dilatation du canal avec les bougies BÉNIQUÉ aideront les
forces de la nature.

a. *Extraction par les voies naturelles.* — Si, au bout de quelques

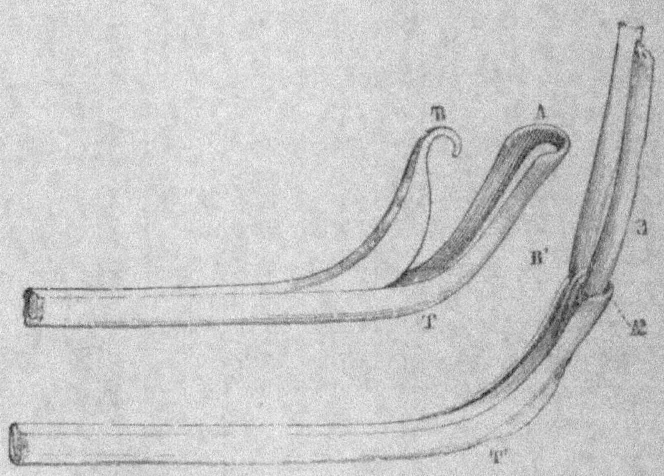

Fig. 154.
Plicateur de LEROY D'ETIOLLES.

jours, l'attente a été vaine, on devra avoir recours à l'extraction
par les voies naturelles, et c'est ici que la notion des divers
caractères physiques du corps étranger a sur le choix du procédé
à employer la plus grande influence. Le corps est-il petit (pois,
balles, grains de plomb, etc.) on emploiera l'aspirateur comme

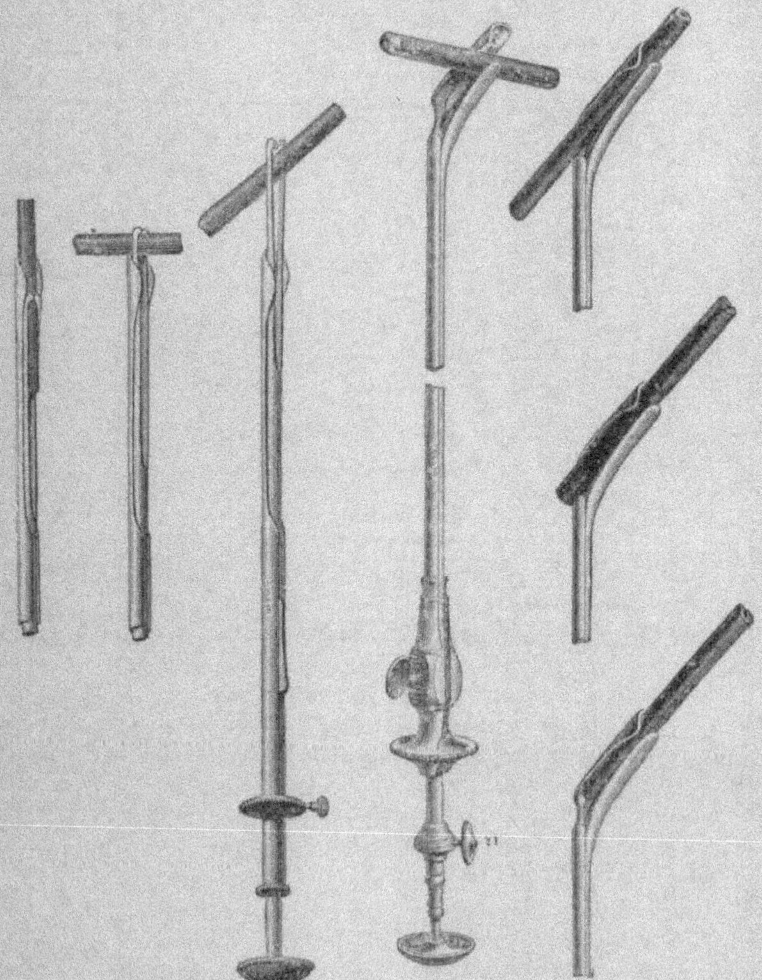

Fig. 155.
Basculateur de COLLIN pour
le sexe féminin.

Fig. 156.
Basculateur de COLLIN pour
le sexe masculin.

dans la lithotritie. Le corps est-il broyable (tuyau de pipe,

sonde altérée) et les fragments inoffensifs, on le broiera d'abord
avec le lithotriteur, puis on extraira ses débris avec l'aspirateur.
Si le corps ne peut être broyé, mais si sa configuration et sa
nature (sonde en gomme, tige de fer mince) permettent de le
plier, on se servira du plicateur ingénieux de MERCIER (fig. 153),
de LEROY D'ETIOLLES (fig. 154), de COURTY (chez la femme). Au
besoin, un lithotriteur pourra concourir au même but. Si le

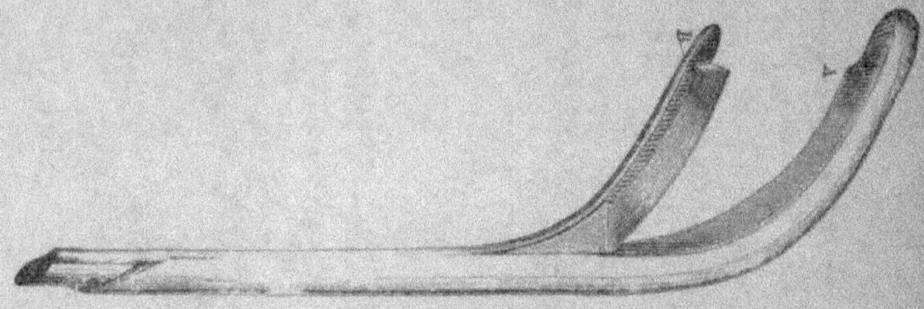

Fig. 157.
Sécateur de CAUDMONT.

corps, rigide et allongé, n'est ni friable ni pliable (crayon, porte-
plume), les instruments redresseurs, qui ramènent l'axe du
corps à extraire dans leur axe propre, seront utilisés avec
avantage. Tels sont le basculateur de LEROY D'ETIOLLES et
l'extracteur à bascule de COLLIN (fig. 155 et 156); que si le corps
est trop long pour évoluer dans le réservoir, on pourra le sectionner au moyen du litholabe incisif de LEROY D'ETIOLLES et
de CIVIALE, ou du sécateur de CAUDMONT (fig. 157).

Pour l'extraction des bougies fines et flexibles, des épingles à
cheveux et objets analogues, GUYON a fait construire une olive
crochet (fig. 158), qui glissant sur la muqueuse des voies urinaires au retour comme à l'aller est bien supérieure au crochet
simple de COLLIN (fig. 159). La constatation préalable de la
nature et de la position du corps étranger par la cystoscopie
aidera beaucoup au succès de l'emploi de cet instrument, et il
est même possible chez la femme de s'aider de l'éclairage de la
vessie pour accrocher le corps à extraire. Le cystoscope à polypes
de NITZE pourra être aussi utilisé avec avantage chez l'homme.

b. *Extraction par les voies artificielles.* — En proposant de broyer avec le lithotriteur l'enveloppe calcaire des corps étrangers incrustés et à les extraire ensuite après leur libération par les voies naturelles, Guyon a reculé les limites de l'intervention non sanglante. Dans la majorité des cas l'extraction par les voies artificielles est une opération de nécessité; elle

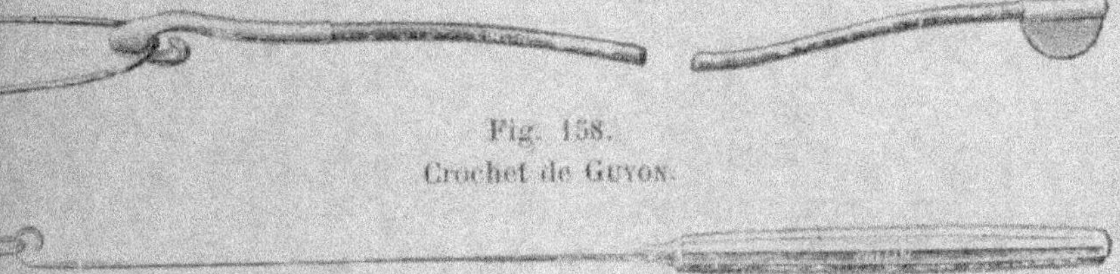

Fig. 158.
Crochet de Guyon.

Fig. 159.
Crochet de Collin.

devient cependant une opération de choix, lorsque le corps étranger par sa nature, sa longueur, son irrégularité, sa friabilité fait courir quelques dangers aux parois de la vessie. La taille périnéale ne convient qu'à l'extraction des corps de petit volume, et c'est alors la simple boutonnière périnéale plutôt que la section large des plans périnéaux que l'on pratiquera le plus souvent. Lorsque le corps à extraire est un peu volumineux et offensif par sa nature, on aura recours à la taille suspubienne, qui permet de satisfaire à toutes les indications prévues et imprévues. Chez la femme on devra donner la préférence à la taille vaginale.

CHAPITRE V

TUMEURS DE LA VESSIE

C'est incontestablement à l'École de Necker que revient le mérite d'avoir envisagé l'étude des tumeurs de la vessie sous tous ses aspects. Les importants ouvrages de J. ALBARRAN, et de CLADO publiés huit ans après notre thèse, qui ouvre l'ère de ces travaux, contiennent l'histoire complète de cette affection ; mais il est juste de citer à l'étranger les travaux de KUSTER, de DITTEL en Allemagne, d'ANTAL en Hongrie, de THOMPSON et HARRISSON en Angleterre, de KEYES en Amérique.

§ 1. — ÉTIOLOGIE

Les néoplasmes vésicaux, que l'on considérait jadis comme rares, sont en réalité fréquents. Sur 1.150 hommes, hospitalisés dans le service de Necker durant une période de quatre ans, 55 étaient atteints de tumeurs vésicales, soit 3,90 p. 100. C'est à peu près la proportion indiquée par ULTZMANN, qui trouve que les néoplasmes de la vessie représentent 3,2 p. 100 des affections de l'appareil urinaire. Relativement aux néoplasmes des autres organes, ceux du réservoir de l'urine se rencontrent dans la proportion de 0,39 p. 100 d'après GURLT (de Vienne), et de 0,76 p. 100 d'après KUSTER (de Berlin).

De trente à soixante ans la fréquence des tumeurs de la vessie va en progressant de façon à atteindre son maximum entre cinquante et soixante ans. A partir de cet âge elle diminue d'abord lentement, puis très rapidement au point qu'au-dessus de soixante-dix ans l'affection devient très rare. Dans l'enfance les tumeurs vésicales ne sont point exceptionnelles (Phocas de Lille); mais de onze à vingt ans, elles constituent de véritables curiosités, car Albarran n'en a réuni que trois faits; de vingt à trente ans leur fréquence se relève sensiblement.

Les individus du sexe masculin sont plus souvent atteints que ceux du sexe féminin de tumeurs primitives, mais ils sont moins exposés au développement des tumeurs secondaires. Tandis que pour Ulrzmann l'affection serait deux fois plus fréquente chez l'homme que chez la femme, la proportion serait pour Albarran de 1 femme contre 3 1/2 hommes.

Il est probable que l'hérédité a sur le développement dans la vessie des néoplasmes malins son influence ordinaire; cependant Ch. Féré n'a trouvé qu'un très petit nombre de faits propres à justifier cette hypothèse et il n'a jamais rencontré l'hérédité locale.

La constitution individuelle semble avoir une certaine action sur la production des tumeurs bénignes, telles que les papillomes, car il y a des vessies à la surface interne desquelles végètent et se reproduisent avec ténacité un grand nombre d'excroissances charnues de forme et de volume variables, ce qui justifie la dénomination de maladie villeuse de la vessie (*villous disease* de Roberts Hautson).

Le rôle de l'irritation sur la genèse des néoplasmes vésicaux a certainement été exagérée, on ne saurait néanmoins la nier absolument; Albarran l'accepte tout en faisant remarquer que les tumeurs « reconnaissent pour point de départ une prédisposition spéciale des cellules à proliférer sous l'action d'une cause irritative extérieure ». Ces causes nombreuses sont les inflammations chroniques de la vessie, les rétentions d'urine avec altérations de ce liquide, les calculs, les traumatismes produits par la répétition des sondages, etc. Si l'on peut encore élever quelques doutes sur les effets pathogéniques de ces irritations locales, il semble à peu près démontré après la thèse de Ricard qu'elles sont susceptibles de faire dévier de son évolution régulière un néoplasme bénin pour le transformer en malin. Signalons en dernier lieu avec Albarran, le rôle important joué par les microorganismes (coccidies et psorospermies) dans la genèse des néoplasmes vésicaux.

§ 2. — Anatomie pathologique

Les néoplasmes de la vessie peuvent se développer *a*) primitivement dans cet organe, ou *b*) l'envahir secondairement.

Nous nous occuperons d'abord des tumeurs primitives.

A) Tumeurs primitives

1° Caractères microscopiques et classification histologique. — Kuster, Barling à l'étranger, Clado en France ont étudié avec soin la structure des néoplasmes vésicaux, mais ce n'est que dans l'ouvrage d'Albarran qu'on trouve une classification histologique s'accordant à la fois avec les idées actuelles sur la spécificité cellulaire et avec les données de la clinique. La division simple en *tumeurs bénignes* et en *tumeurs malignes* que nous avions nous-même admise ne saurait plus être conservée en anatomie pathologique, car la bénignité ou la malignité des néoplasies vésicales sont régies par un ensemble de caractères au nombre desquels la structure peut n'être que secondaire. Se plaçant au point de vue histogénique, Albarran répartit les tumeurs de la vessie en trois grands groupes, suivant qu'elles se forment aux dépens de l'*épithélium*, des *éléments conjonctifs* ou des *éléments musculaires* constitutifs des parois de ce viscère, et il en admet un quatrième formé de tissu n'ayant point leur analogue dans ses parois, *tumeurs hétérotopiques*. Chacun des trois premiers groupes est subdivisé à son tour en groupes secondaires, suivant que le tissu néoplasique reproduit le type embryonnaire ou le type adulte.

A. Néoplasmes prenant naissance dans l'épithélium. — Ils peuvent former 1° des tumeurs compactes et charnues, ou 2° se développer en manière de kyste.

α. *Tumeurs non kystiques*. — De beaucoup les plus fréquentes, elles sont *typiques* ou *atypiques*.

Les *tumeurs épithéliales typiques* sont exceptionnellement constituées (2 cas seulement) par de l'épithélium embryonnaire allantoïdien avec ses cellules claires, cylindriques, à plateau cuticulaire. Dans la majorité des cas, elles sont formées d'épithélium vésical adulte revêtant trois formes différentes : la première forme, constituant le plus grand nombre des tumeurs pédiculées, se compose d'un axe conjonctif pur ou mélangé de fibres lisses, dans lequel pénètrent un ou plusieurs vaisseaux artériels se ramifiant dans chacun des prolongements du néoplasme et se terminant par des capillaires en anses dans les papilles ou villosités, qui en hérissent la surface tapissée de couches de cellules cylindriques aplaties à la superficie, *type de revêtement commun* ; la seconde forme, rare, présente le même stroma conjonctif et vasculaire, mais elle est recouverte de couches épithéliales polygonales et bombées à leur centre avec un noyau arrondi entouré d'un protoplasma clair, *type de revêtement à cellules claires* ; la troisième forme, aussi très rare, est le *type glandulaire ou adénome*, elle prend naissance non dans la prostate, ainsi que Küster et Ultzmann l'ont avancé, mais bien dans les glandes qui existent presque sur tous les points de la paroi du réservoir, d'après Albarran. Les tumeurs épithéliales typiques, que nous venons de décrire, sont en général originellement bénignes et le demeurent.

Les *tumeurs épithéliales atypiques* sont presque toujours malignes d'emblée ; ce sont des épithéliomas proprement dits. Albarran en distingue 6 variétés : 1° l'épithélioma lobulé ou tubulé, variété de cancer que l'on rencontre le plus souvent (30 fois sur 68 tumeurs) ; 2° le cylindrome de Billroth, rare (observé 2 fois seulement) ; 3° l'épithélioma carcinoïde très fréquent (noté 25 fois sur les 68 tumeurs et auquel doivent être rapportés les encéphaloïdes, squirrhes et tumeurs colloïdes des auteurs ; 4° l'épithélioma réticulé (rencontré 3 fois seulement ; 5° le myo-épithéliome ne différant du précédent que par la présence de fibres musculaires lisses dans le stroma des alvéoles (Virchow et Gussenbauer, 2 cas d'Albarran) ; 6° l'adéno-épithéliome, très rare, mais indéniable après les observations de Headley, Neale et Thompson.

b. *Tumeurs à forme kystique.* — Peu fréquentes ; elles ont été étudiées par Limbeck et doivent être classées en gros kystes

et en petits kystes. Les premiers tout à fait exceptionnels
(observations de Segond et de Thiergelin) sont peut-être d'origine extra-vésicale et rentrent dans la catégorie des kystes
séreux rétro-vésicaux, prenant naissance pour Englisch dans les
débris du corps de Wolff ou des canaux de Müller. Les petits
kystes sans histoire clinique se forment, d'après Limbeck, soit
par prolifération de l'épithélium vésical dans le derme muqueux
et transformation kystique secondaire, soit par soudure des
plis de la muqueuse.

B. Néoplasmes prenant naissance dans le tissu conjonctif.
— Ce groupe comprend, pour les formes ataviques : 1° les sarcomes, beaucoup plus rares qu'on l'a cru au début des études
histologiques des tumeurs vésicales (2 exemples sur 89 néoplasmes examinés par Albarran) et qui comprennent toutes les
variétés, mais principalement la variété embryonnaire à cellules
rondes et la variété fuso-cellulaire ; 2° les myxomes purs étudiés
par Guyon et Thompson exceptionnels et l'apanage des enfants,
chez lesquels ils se développent en grand nombre et avec une
excessive rapidité ; 3° les fibro-myxomes, encore plus exceptionnels, finement pédiculés et n'ayant aucune tendance à
pénétrer les parois vésicales (Schatz, Brennecke, Briquet et
Albarran). Les tumeurs conjonctives du groupe adulte se réduisent aux fibromes : elles sont rares et constituent les polypes
fibreux, les fibromes papillaires des auteurs.

C. Néoplasmes prenant naissance dans le tissu musculaire.
— Ce groupe ne comprend qu'une espèce : les myomes, presque
toujours purs (14 fois sur 24 cas, d'après Albarran), ou mélangés
d'éléments histologiques divers donnant lieu aux variétés fibromyomes, myosarcomes, myocarcinomes. Comme ceux de
l'utérus, les myomes de la vessie peuvent être cavitaires, de
beaucoup les plus fréquents, pédiculés ou sessiles, interstitiels
ou excentriques (cas de Belfield et de Polaillon et Legrand).

Les angiomes ne sont représentés jusqu'ici que par les cas de
Gross, Broca, Langhans et Albarran, et constituent des tumeurs
très graves en raison des hémorragies auxquelles elles donnent
lieu.

D. NÉOPLASMES HÉTÉROTOPIQUES. — On peut voir se développer
sur la muqueuse vésicale des épithéliomas offrant tous les
caractères des épithéliomas développés à la surface des muqueuses dérivées du feuillet externe du blastoderme et méritant
la dénomination d'*épithéliomas dermoïdes*, de *cancroïdes*, caractérisés par la présence de perles épidermiques, de filaments
d'union protoplasmique et même de l'éléidine dans les cellules
cornifiées de la périphérie des globes kératinisés (cas de
WINCKEL, THOMPSON, ANTAL, ALBARRAN).

A côté des faits bien connus de kystes dermoïdes de voisinage
ouverts dans la vessie et donnant lieu au phénomène de la
pilimiction (RAYER, BROCA, LE DENTU), il existe des observations
incontestables de kystes dermoïdes développés dans l'épaisseur
même des parois vésicales (HALL, THOMPSON et BRYANT, COULSON,
PAGET). SHATTOCK a décrit un cas de sarcome chondrifiant et
ORDONEZ a rapporté une observation de dégénérescence cartilagineuse fibroïde de la vessie. Jusqu'ici il n'existe qu'un seul cas de
myome strié ou rhabdo-myome rapporté par VICENZI LIVIO.

Pour être complet, nous dirons un mot en terminant des
kystes hydatiques de la vessie. On sait que CHARCOT, dans son
mémoire classique « sur les kystes hydatiques du petit bassin »,
n'a trouvé aucun exemple authentique de cette variété de kyste
développé dans l'épaisseur des parois vésicales et que pour lui
ces tumeurs prennent naissance dans le tissu cellulaire sous-
péritonéal. HACHE, LEGRAND, TUFFIER, FENWICH ont depuis lors
repris l'étude de cette question, mais il résulte de l'interprétation qu'a faite de leurs observations ALBARRAN qu'il n'existe
que deux faits probants de kystes hydatiques réels de la vessie :
l'un a été rapporté par LE SAUVAGE, l'autre par PIZE.

2° Caractères macroscopiques. — a. *Siège*. — Quelle que
soit leur nature histologique, les tumeurs de la vessie occupent
surtout l'hémisphère inférieur du réservoir, et on les rencontre
rarement dans son hémisphère supérieur (FÉRÉ, STEIN, POUSSON,
FENWICH, SPERLING). Dans le but de préciser plus exactement ce
siège, ALBARRAN divisant la vessie en trois zones : une supérieure
et une moyenne comprenant la région étendue entre le sommet

de l'organe et les orifices des uretères, et une inférieure s'étendant des uretères au col de la vessie, y compris le trigone, a établi que, tandis que la zone supérieure est très rarement le siége des tumeurs, celles-ci se développent dans la moitié des cas dans la zone moyenne, et encore assez souvent dans la zone inférieure, particulièrement au voisinage des embouchures des uretères à la vessie.

b. *Nombre et volume.* — Comme nous l'avons dit à propos de

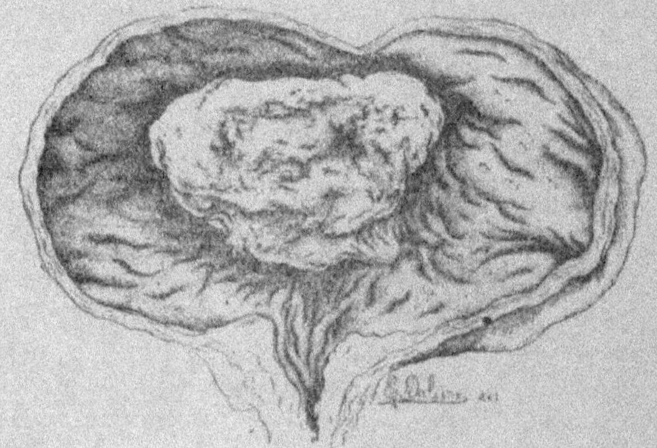

Fig. 160.
Tumeur mamelonnée (carcinome).

l'étiologie, les tumeurs vésicales sont souvent multiples, dans 40 p. 100 des cas, d'après Fenwich, dans 25 p. 100 suivant Albarran. Leur nombre est parfois considérable, et il est presque toujours en raison inverse de leur volume ; c'est ainsi qu'il n'est pas rare de rencontrer, à côté d'une tumeur volumineuse, une série de petites végétations constituant comme des graines de néoplasmes futurs et justifiant la dénomination de *maladie villeuse* des Anglais. Lorsqu'elles sont uniques ou peu nombreuses, leurs dimensions sont très variables ; il en est de petites qui ont la grosseur d'un pois, d'une noisette, d'une noix ; d'autres atteignent celle d'une mandarine, d'une orange, d'un poing d'adulte, etc. Elles arrivent parfois à remplir toute la cavité vésicale et même à la distendre.

c. *Configuration.* — La configuration toute spéciale des néoplasmes vésicaux est des plus remarquables ; elle est le plus souvent indépendante de leur structure histologique, et ce n'est pas là une des moindres raisons qui ont contribué à égarer les anciens auteurs sur leur véritable nature. La grande majorité

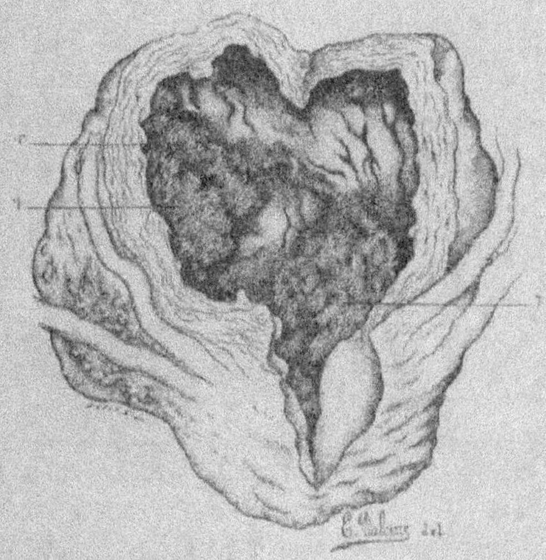

Fig. 161.
Tumeur papillaire.

revêtent à leur surface un aspect irrégulier, végétant, soit en gros mamelons lisses ou déchiquetés qui leur donne l'aspect d'un chou-fleur (*cauliflower like appearence*) (fig. 160), soit en fines papilles d'où la dénomination de papillomes, dont on a abusé et qu'il convient de remplacer par celle de polype, qui ne préjuge en rien la nature histologique, soit le plus souvent en longs et minces filaments flottants dans le liquide à la façon des ramifications des plantes aquatiques (*villous growth, tumeurs villeuses*), (fig. 161 et 162). On a voulu attribuer cette disposition de la surface des tumeurs aux contractions de la vessie, à leur

macération dans l'urine qui ravine et effrite leur surface ; c'est
là une erreur que démontre la continuité du revêtement épithélial à la surface de chacun des prolongements. La raison de ces
végétations néoplasiques se trouve peut-être dans l'origine
allantoïdienne de la muqueuse vésicale, qui conserve sa ten-

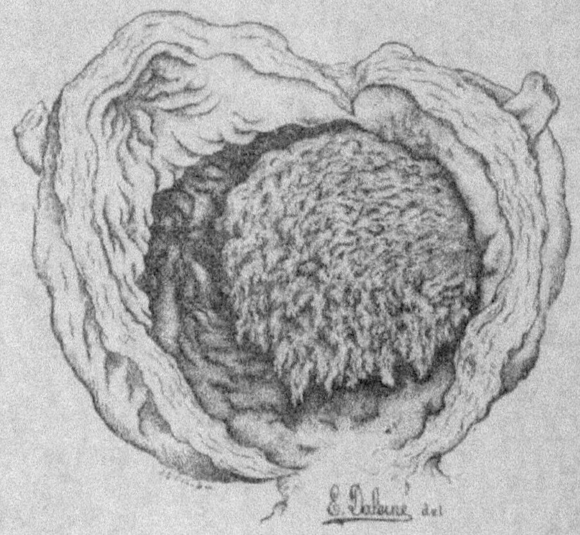

Fig. 162.
Tumeur villeuse.

dance au bourgeonnement jusque dans l'état pathologique,
ainsi que le font remarquer WHITEHEAD et POLLARD.

d. *Consistance*. — Quelques néoplasmes de la vessie sont durs,
résistants au toucher et à la coupe, mais le plus grand nombre
sont mollasses, comme fongueux, cérébriformes, caractère qui
a porté les anciens à englober toutes les tumeurs de la vessie
sous la même dénomination de fongus.

e. *Connexions*. — Les connexions qu'affectent les tumeurs avec
la vessie constituent le point le plus important de leur histoire
anatomique, en raison des applications thérapeutiques qui en
découlent. On peut ramener à trois types principaux les variétés

nombreuses qu'elles présentent en égard à leur implantation : elles sont infiltrées, sessiles, pédiculées. Les tumeurs infiltrées occupent une étendue plus ou moins considérable des parois vésicales, et ont comme conséquence inévitable de faire perdre aux tuniques du réservoir leur souplesse normale et de les transformer en coque rigide. Parmi ces tumeurs les unes sont saillantes dans la cavité vésicale, les autres ne font aucun relief et ont un aspect cancroïdal, formant des plaques qui s'étendent en profondeur et en largeur dans les parois de la vessie. Les tumeurs sessiles s'implantent par une base assez étroite, qui ne modifie que dans ce point la consistance de la vessie. Les tumeurs pédiculées s'attachent par un pédicule très étroit, laissant à peu près indemne la souplesse de la vessie dans toute son étendue.

3° **Propagation et généralisation**. — Contrairement à ce que l'on a cru pendant longtemps, les observations cliniques et les examens nécroscopiques de ces dernières années ont montré que la propagation et la généralisation des tumeurs vésicales, pour être moins fréquentes que celles des néoplasmes des autres régions, sont cependant loin d'être exceptionnelles (ALBARRAN). Les dégérescences de la vessie peuvent envahir par continuité de tissus et d'organe la prostate, l'urètre, les uretères, les vésicules séminales ; elles peuvent gagner le péritoine, l'intestin, le rectum chez l'homme, le vagin chez la femme, mais dans ces cas il est souvent difficile de savoir si la dégénérescence vésicale est secondaire ou primitive. Aujourd'hui que l'on ne met plus en doute l'existence des vaisseaux lymphatiques dans les parois du réservoir urinaire (HOGGAN, ALBARRAN), l'engorgement ganglionnaire dans les néoplasies vésicales n'a plus lieu de surprendre et sur 17 cancers de la vessie ALBARRAN a trouvé envahis 11 fois les ganglions situés le long des vaisseaux hypogastriques et de l'iliaque primitive. Quant à la généralisation à l'organisme, elle est tout à fait exceptionnelle et l'on cite le cas de HOLMES (dégénérescence secondaire des méninges céphaliques), celui de CRUVEILHIER (envahissement du foie) ; plus récemment ALBARRAN a rapporté deux cas de généralisation aux poumons et aux os.

4° Lésions secondaires. — Les néoplasmes de la vessie sont en général pendant longtemps très bien tolérés par le réservoir et ne déterminent aucune lésion du côté de l'appareil urinaire. A la longue cependant il survient de l'épaississement des parois vésicales en dehors du point d'implantation de la tumeur, ou beaucoup plus rarement de l'amincissement.

L'épaississement peut résulter de l'hypertrophie des fibres musculaires luttant contre l'obstacle, qui s'oppose à l'émission de l'urine lorsque la tumeur siège au niveau du col, mais le plus fréquemment il est la conséquence d'une sclérose conjonctive, aussi la vessie des néoplasiques est-elle ordinairement flasque et peu contractile. Cette sclérose conduit à l'amincissement des parois. Lorsque le néoplasme occupe le voisinage des méats urétéraux, il peut déterminer, ainsi qu'ALBARRAN l'a fait remarquer, des lésions rénales aseptiques par lente distension.

A côté de ces lésions d'ordre mécanique se placent des lésions d'ordre infectieux. C'est d'abord la cystite, qui manque rarement au cours de l'évolution des néoplasmes vésicaux, mais est plutôt tardive. Elle n'est point la conséquence immédiate de la tumeur, celle-ci ne fait que préparer le terrain et mettre le réservoir en état d'opportunité morbide pour les microbes cystitogènes. Lorsque la cystite existe, on peut voir les urines modifiées dans leur composition et leur réaction laisser précipiter leurs phosphates sous forme de boue et de graviers, qui incrustent la tumeur et les parois du réservoir ou qui forment des calculs libres. De même que la vessie, les reins sont en imminence d'infection ; l'urétérite, la pyélo-néphrite suppurée avec ou sans distension compliquent très souvent les néoplasmes vésicaux et sont un des modes de leurs terminaisons.

B) TUMEURS SECONDAIRES

Elles se développent soit *par propagation*, soit *par généralisation*. Les premières s'observent surtout chez la femme à la suite du cancer de l'utérus et du vagin ; mais on peut aussi les rencontrer chez l'homme consécutivement aux dégénérescences de la prostate (KLEBS) et de l'intestin. Les tumeurs par généralisation sont exceptionnelles (FÉRÉ) ; elles surviennent surtout dans les cas de mélanose (ALBARRAN).

Nous croyons inutile d'insister sur l'anatomie pathologique des tumeurs secondaires, et nous ne ferons pas davantage leur histoire clinique. Les néoplasmes développés par continuité de tissus sont faciles à reconnaître ; quant à ceux qui se développent à distance dans la vessie lorsqu'un autre organe est envahi, leur symptomatologie est celle des tumeurs primitives.

§ 3. — SYMPTOMATOLOGIE

Naguère la symptomatologie des tumeurs de la vessie était fort obscure. Aujourd'hui elle est des plus nettes, grâce à l'étude des troubles fonctionnels a), et à la constatation des signes physiques b), par des moyens d'exploration perfectionnés.

1° Troubles fonctionnels. — Ces troubles ont une importance considérable qu'a surtout bien fait ressortir GUYON ; dans l'immense majorité des cas, ils peuvent suffire pour faire affirmer l'existence de l'affection. A en croire certains auteurs, ces phénomènes sont fort nombreux, mais il suffit de s'en rapporter à la clinique pour voir que le plus grand nombre d'entre eux n'ont aucune signification dans l'espèce. Ils encombrent la symptomatologie, l'obscurcissent au lieu de l'éclairer ; aussi les laisserons-nous volontiers de côté ; telles sont la difficulté, la fréquence, la douleur des mictions, la rétention ou l'incontinence d'urine, etc.

Les notions vraiment utiles pour le diagnostic se tirent a) des hématuries, b) des caractères de l'urine en dehors des crises hématuriques, c) des douleurs.

a. *Hématurie*. — L'hématurie est le symptôme dominant des néoplasmes de la vessie ; elle manque exceptionnellement, elle en est souvent la première et l'unique manifestation. Son importance est telle qu'il convient d'être instruit sur les moindres détails de son allure, détails saisissants. Elle débute brusquement sans cause provocatrice, aussi bien la nuit, le matin, après un repos prolongé, que le jour et à la suite de fatigues diverses, car l'exhalation sanguine est d'ordre congestif. Toutefois, à côté de cette spontanéité des hématuries, il y a lieu de tenir grand compte des effets du cathétérisme, d'un simple lavage, d'une distension même légère de la vessie ; sous l'influence de ces diverses causes provocatrices le néoplasme saigne souvent très abondamment. L'hémorragie ne s'accompagne d'aucune douleur, d'aucune fréquence des mictions et souvent les malades ne s'aperçoivent du phénomène qu'à la coloration des urines. Elle cesse comme elle est venue, tout d'un coup, et cette disparition soudaine « tient de la féerie », suivant l'expression de FÉRÉ : elle est essentiellement capricieuse ; sa durée en général longue et son abondance très variable augmentent l'une et l'autre au fur et à mesure que la maladie est plus ancienne. En quelque sorte subintrantes, les hématuries procèdent par accès durant plusieurs jours, des semaines et même des mois, séparées par des trêves plus ou moins longues et pouvant durer des années.

La symptomatologie n'a rien à attendre de la façon dont le sang se présente dans l'urine : tantôt il lui est intimement mélangé, tantôt il se précipite en caillots plus ou moins volumineux ; dans certains cas rares il se prend en masse sous forme de gelée. C'est là le phénomène de la *fibrinurie* décrit d'abord par GUERSANT et étudié par GUYON et ULTZMANN ; il est dû à la grande quantité de fibrine transsudant à travers les parois capillaires de la tumeur et s'observe chez les malades qui souffrent et font de violents efforts pour uriner.

Lorsque le sang est en petite quantité, il n'est pas rare de le voir se montrer à la fin de la miction, comme si les dernières contractions de la vessie exprimaient la tumeur. Une pareille constatation a, on le comprend, une certaine valeur pour le diagnostic et ne peut être faite que par l'expérience des trois verres. Un autre moyen de déceler l'existence de l'hématurie indiqué par GUYON consiste à introduire dans la vessie avec la plus grande douceur une sonde en caoutchouc rouge et à recueillir dans trois verres séparés le liquide, qui s'en écoule : le sang provient-il d'un néoplasme, c'est dans le dernier verre que sa coloration s'accuse. Si la tumeur est peu saignante, on peut boucher la sonde pendant quelques instants, puis continuer l'examen par la palpation bimanuelle par exemple, le bouchon enlevé, on voit alors s'écouler du sang rouge et vermeil.

b. *Caractères des urines en dehors des hématuries.* — En dehors des crises hématuriques, les urines sont claires, limpides, ne contenant ni mucus ni pus, à moins de cystite concomitante, complication rare et tardive, nous l'avons dit. Parfois elles renferment des fragments de tumeurs, sous forme de masse charnue grisâtre, déchiquetée, et dont l'examen au microscope jette une vive lumière sur le diagnostic. Tandis qu'en Angleterre et en Allemagne on attache à cette expulsion de débris néoplasiques une grande importance et qu'on cherche à la provoquer, en France on ne la considère que comme secondaire, tout en la mettant à profit lorsqu'elle se produit.

c. *Douleur.* — Le phénomène douleur n'a pas une grande valeur dans l'évolution clinique des néoplasmes vésicaux. Il manque souvent et n'apparaît toujours que très tardivement; il est surtout subordonné à l'état de la muqueuse vésicale, au siège de la tumeur près du col et peut-être aussi au tempérament individuel. Thomson accorde cependant une certaine importance à ce signe : selon lui, la douleur précoce serait en rapport avec le développement d'une tumeur maligne et la douleur tardive avec celui d'une tumeur bénigne, assertions fort contestables (Guyon).

2° Signes physiques. — Comme nous l'avons déclaré, les troubles fonctionnels révèlent souvent, à eux seuls, l'existence des tumeurs vésicales, mais ils ne font que cela, et tous leurs autres caractères, siége, volume, connexions, leur échappent. Les signes physiques seuls peuvent renseigner à cet égard.

Parmi ces signes je rappellerai seulement pour mémoire l'issue du néoplasme à travers l'urètre dilaté, accident qui, se présentant parfois dans le sexe féminin, affirme aux yeux de l'observateur l'existence d'un néoplasme, mais ne fournit aucun renseignement sur son point d'implantation, sa pédiculisation, etc.

Les signes indispensables pour faire ce diagnostic sont fournis : 1° par la palpation hypogastrique et le toucher rectal ou

vaginal isolés ou combinés; 2° par le cathétérisme vésical;
3° par l'endoscopie du réservoir; 4° par une véritable opération
permettant l'exploration digitale de la vessie.

a. *Palpation hypogastrique et toucher rectal et vaginal isolés
ou combinés.* — Pour retirer de la palpation hypogastrique et du
toucher rectal ou vaginal isolés ou combinés tous les renseignements qu'on est en droit d'en attendre, il faut examiner le
patient dans le décubitus dorsal et déprimer lentement, progressivement, la paroi abdominale en suivant dans cette
dépression le rythme des mouvements respiratoires. La palpation hypogastrique seule ne donne en général que des résultats
négatifs, car, on le sait, rarement les néoplasmes siègent sur
la paroi antérieure et au sommet de la vessie. Ce n'est que dans
le cas de tumeur très volumineuse qu'elle pourrait donner
quelques renseignements, et encore faudrait-il que la tumeur
fût assez dure et résistante. Le toucher rectal chez l'homme,
vaginal chez la femme est bien plus fertile en renseignements.
Dans les cas de néoplasie siégeant sur le bas-fond, le trigone, la
paroi postérieure de la vessie, le doigt porté dans le rectum ou
le vagin constate la perte de souplesse des parois, leur rigidité,
la présence de nodosités, de saillies indurées, parfois l'absence
de mobilité de la vessie sur le rectum, le vagin, l'utérus. Toutes
ces constatations sont encore plus nettes et plus faciles à faire,
si on joint au toucher rectal ou vaginal la palpation hypogastrique, de façon à tenir pour ainsi dire les organes entre les
deux mains et à apprécier, comme le fait remarquer BAZY, l'état
de la vessie comme on apprécie l'état de l'utérus dans les
diverses affections du petit bassin (pelvi-péritonite, hématocèle,
etc.). Au besoin le chloroforme rendra plus fécondes ces
recherches, qui devront toujours être pratiquées avec la plus
grande douceur.

b. *Cathétérisme vésical.* — A priori le cathétérisme vésical
paraît être un mode d'investigation devant l'emporter sur tous
les autres par son utilité et sa facilité d'exécution. Il n'en est
rien. Très souvent, en raison de la mollesse du néoplasme, de la
gracilité de ses filaments, la sonde ne transmet à la main du
chirurgien aucune sensation, et cette exploration reste non seu-

lement inutile, mais encore, même lorsqu'elle est habilement et
prudemment conduite, elle peut déterminer des hémorragies
extrêmement graves. Néanmoins le cathétérisme s'impose dans
la plupart des cas, mais il doit être pratiqué avec douceur, légèreté de main, en dehors des hématuries, après repos préalable
du malade au lit. A cet effet on se servira de la sonde à bec
court, sans yeux, afin de ne pas léser la surface friable de la
tumeur, et si la sensibilité du malade est grande et la contractilité vésicale prononcée, on aura recours à l'anesthésie chloro-

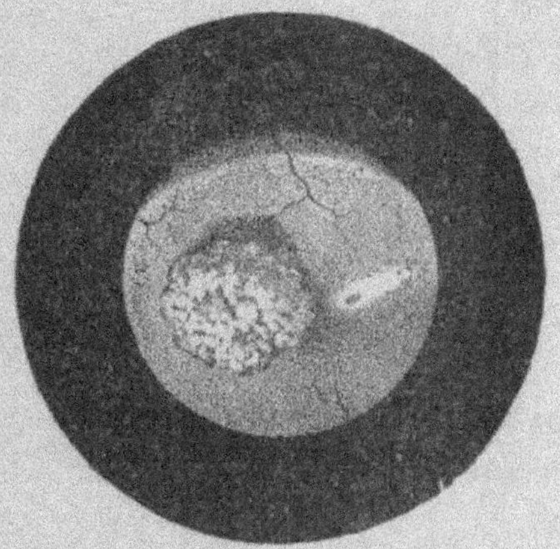

Fig. 163.
Tumeur marronnée sessile (épithélioma lobulé).

formique. Lorsque les renseignements fournis par la sonde ainsi
sagement employée sont positifs, on éprouve une sensation de
rugosités, d'inégalités de la face interne de la vessie, le bec de
l'instrument est dévié et ne se meut pas dans toute l'étendue du
réservoir. Lorsqu'on a affaire à une tumeur villeuse, c'est-à-dire
recouverte de nombreux prolongements minces et déliés, la
sonde semble glisser sur une surface veloutée, spongieuse, ou
s'embarrasser dans les poils d'une barbe soyeuse (GUYON).

c. *Cystoscopie*. — Comme le cathétérisme, l'examen endoscopique de la vessie doit être fait avec de grandes précautions

sous peine de voir se développer des accidents graves. A peu
près inutile lorsque le néoplasme est assez développé pour tra-
duire sa présence et ses divers caractères par les signes mis en
évidence à l'aide des autres modes d'exploration, la cystoscopie
est précieuse au début de l'affection, lorsqu'il n'existe encore
que des symptômes vagues et obscurs. Seule en effet, elle permet
de voir à la surface interne de la vessie ces minimes végétations, qui pourtant versent une grande quantité de sang dans
son intérieur et dont il importe de débarrasser au plus vite le

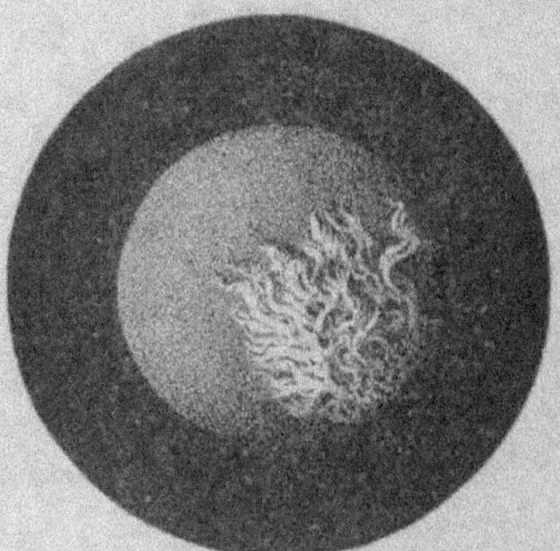

Fig. 164.
Tumeur villeuse (épithélioma villeux).

malade. La notion du siège, du volume, de la forme, du mode
d'implantation des néoplasmes ne peut être acquise que si l'on
est rompu aux difficultés de l'examen endoscopique, mais alors
ce mode d'exploration rend au point de vue des déterminations
opératoires de grands services; il importe donc de s'y familiariser. Les figures 163 et 164 empruntées à ALBARRAN montrent
de la façon la plus nette l'existence de deux petites tumeurs
intravésicales.

d. *Opérations exploratrices*. — Contrairement à la pratique
des chirurgiens anglais et de sir THOMPSON en particulier, GUYON

repousse l'exploration directe de la vessie à l'aide d'une opération préalable. Que si on se croyait en droit d'y avoir recours, la voie hypogastrique recommandée par GUYON pour l'extirpation des tumeurs devrait être préférée à la voie périnéale préconisée par THOMPSON. Chez la femme, la dilatation de l'urètre sous le chloroforme permettant d'explorer sans grand danger et sans difficulté la cavité vésicale avec le doigt, les mêmes considérations que chez l'homme ne doivent pas arrêter le chirurgien dans la recherche directe du néoplasme, s'il en est besoin.

§ 4. — MARCHE, DURÉE, TERMINAISONS

La marche des tumeurs vésicales est extrêmement lente. Leur durée se chiffre par des années. Chose remarquable, cette longue durée s'observe à peu près aussi bien pour les tumeurs malignes que pour les tumeurs bénignes. Pendant cette lente évolution, les malades peuvent jouir de trêves prolongées, susceptibles de donner l'illusion de la guérison, mais ils sont aussi sujets à des retours offensifs subits et imprévus de tous les accidents : hématuries, douleurs, phénomènes de cystite intense, etc.

La terminaison, plus ou moins tardive mais toujours fatale, ne se fait que tout à fait exceptionnellement par cachexie cancéreuse, même dans les néoplasies les plus malignes. Les malades succombent épuisés par la violence des douleurs ou affaiblis par l'abondance des hématuries ; d'autres fois, ils sont emportés par les accidents qu'entraîne l'accumulation de caillots dans le réservoir, par la rétention, par la septicémie, par l'urémie ; enfin des complications rénales peuvent mettre fin à la scène morbide, telles sont la néphrite aiguë suppurative ou non, la néphrite chronique interstitielle et la pyélo-néphrite suppurée.

§ 5. — PRONOSTIC

Le pronostic des tumeurs de la vessie est très grave, et en raison de leur mode uniforme de terminaison il n'y a guère de différence à établir au point de vue de la gravité entre les tumeurs histologiquement bénignes et les tumeurs malignes, car si dans la vessie comme dans les autres organes la structure du néoplasme est un élément important pour en apprécier la gravité, sa valeur s'efface devant celle de son siège d'implantation, de son point de départ dans l'épaisseur des tuniques vésicales, de son mode d'évolution à la surface de la muqueuse ou dans l'intimité de sa trame.

§ 6. — DIAGNOSTIC

Il comporte : 1° le diagnostic de l'existence du néoplasme ; 2° le diagnostic de ses divers caractères.

1° Diagnostic de l'existence du néoplasme. — Dans la majorité des cas il ne présente pour ainsi dire aucune difficulté : l'hématurie avec ses allures si caractéristiques en est le principal élément, mais il ne faut pas négliger les autres symptômes fonctionnels et surtout la recherche des signes physiques par les divers moyens d'exploration et en particulier par la cystoscopie. C'est en réunissant ces renseignements en un faisceau, que l'on distinguera les hématuries vésicales d'origine néoplasique des hématuries symptomatiques de certaines affections rénales et d'un assez grand nombre de maladies hémorragipares de la vessie.

La *tuberculose primitive du rein* parfois, les *néoplasmes* beaucoup plus souvent donnent lieu à des émissions sanguines par l'urètre, qui par leur abondance, leur spontanéité, leur indifférence aux diverses causes provocatrices comme la marche, les exercices violents, peuvent donner le change. La première question à résoudre en pareil cas est de savoir si le sang provient du rein ou de la vessie ; le sondage pratiqué à l'aide d'une sonde molle, comme nous l'avons précédemment indiqué, y suffira parfois, mais si le rein saigne abondamment, le sang déversé par l'uretère passant de suite par la sonde donnera lieu au même phénomène que celui exhalé par un néoplasme intravésical. C'est alors que les antécédents du malade, les anamnestiques, les symptômes subjectifs et objectifs du côté du rein en particulier la recherche de la sensibilité de cet organe, de son augmentation de volume, de son ballottement ont une importance considérable ; on y joindra avec fruit l'examen chimique, histologique et bactériologique des urines ; enfin le dernier mot appartiendra à la cystoscopie, qui dans le cas de lésions rénales montrera l'intégrité anatomique de la muqueuse vésicale et l'issue du sang par l'un des uretères. Le cathétérisme des uretères rendra également de grands services dans ces cas difficiles.

Au nombre des affections hémorragipares de la vessie susceptibles d'être confondues avec les néoplasmes, nous devons seulement signaler certaines formes de cystites, la tuberculose et les varices. Des *cystites aiguës*, celles qui reconnaissent pour cause la blennorrhagie peuvent seules prêter à confusion, car les hématuries qui les accompagnent sont parfois considérables et non sans analogie avec celles des néoplasiques. Dans les cas où l'hématurie apparaît au cours d'une blennorrhagie aiguë, le diagnostic ne présente pas de difficulté, mais lorsqu'elle survient longtemps après l'infection, chez un malade porteur d'urétrite postérieure latente, l'embarras peut être grand, et c'est en se fondant sur le passé urétral du patient, sur l'absence de tous autres signes de néoplasie vésicale, et surtout sur le résultat de la médication topique par le nitrate d'argent que l'on arrivera à la notion pathogénique du pissement de sang. Dans les *cystites chroniques* dites hémorragiques, le diagnostic est parfois impossible : les hématuries peuvent en effet revêtir tous les caractères de celles des néoplasmes, les douleurs sont aussi vives, à la palpation de la vessie on sent que ses parois sont épaissies, la sonde promenée dans son intérieur révèle l'existence de saillies, de rugosités, enfin le cystoscope lui-même, quand il peut être toléré, fait découvrir des papilles, des excroissances qui peuvent induire en erreur. Les antécédents, ce fait que les douleurs ont en général précédé les hématuries, la généralisation de l'épaississement à la plus grande partie des parois de la vessie, la diffusion des lésions vues à l'endoscope devront faire pencher le diagnostic vers la cystite. Les hématuries de la *tuberculose* seront presque toujours aisément reconnues par l'habitus et les antécédents du malade, par les lésions concomitantes du côté des épipidymes, de la prostate et des vésicules, enfin et surtout par la recherche des bacilles dans l'urine et leur inoculation aux animaux. Les *varices de la vessie* sont rares, mais leur existence ne saurait être niée. Donnant lieu à des hématuries d'ordre congestif, elles ne peuvent être différenciées des néoplasies vésicales que par la cystoscopie; cependant l'existence d'autres varices chez le même sujet et en particulier au niveau de la zone génito-rectale peut aussi conduire au diagnostic.

On voit assez souvent survenir chez les *prostatiques* des hématuries spontanées, prolongées et nullement influencées par le repos. Si parfois il est difficile d'en déterminer la nature, on y arrivera toutefois dans un bon nombre de cas en se fondant sur le volume de la glande, sur sa grande friabilité, qui fait qu'elle saigne au passage de l'explorateur à boule, et sur les effets du traitement par les sondages réguliers, car ces hématuries se montrent surtout chez les malades atteints de rétention incomplète d'urine.

2° Diagnostic des divers caractères du néoplasme. — L'existence du néoplasme de la vessie reconnue, il reste à l'opérateur un certain nombre de questions à résoudre avant d'intervenir. Ce serait évidemment d'abord d'en connaître la nature histologique, mais on doit y renoncer, car à part les cas où des fragments sont expulsés par les voies naturelles il n'existe pour cela aucun signe rationnel ou physique et l'on ne peut arriver malgré l'étude la plus attentive du malade et de la maladie qu'à des présomptions vagues à ce sujet. Vient ensuite le diagnostic du volume, du siège, et surtout des connexions de la tumeur avec les parois vésicales, dont la connaissance devient la source d'indications et de contre-indications opératoires très précieuse. Nous savons comment le toucher rectal simple ou combiné à la palpation hypogastrique et le cathétérisme fournissent ces renseignements. Le doigt rectal ou vaginal révèle-t-il des indurations en plaques de la paroi vésicale, on en conclura qu'on a affaire à une tumeur infiltrée. Le même doigt ne rencontre-t-il que des indurations très limitées, uniques ou multiples, en même temps que la sonde révèle l'existence dans le réservoir de tumeurs saillantes, on pensera qu'on se trouve en présence d'une tumeur sessile. Enfin le doigt ne trouve-t-il rien d'anormal et la sonde ne donne-t-elle lieu qu'à une sensation fugace de gazon touffu, de barbe soyeuse, on songera à l'existence d'une tumeur pédiculée et très probablement villeuse. Cette sensation peut même faire défaut et tous les signes physiques manquer, sans qu'on doive pour cela abandonner le diagnostic de néoplasme vésical, si tous les autres symptômes rationnels l'imposent. Comme le fait fort judicieusement remarquer GUYON, les renseignements négatifs fournis par l'exploration de la vessie acquièrent dans ces circonstances une importance capitale au point de vue de la détermination opératoire ; ils indiquent en effet la présence d'une tumeur implantée par un pédicule étroit et qu'on pourra très vraisemblablement extirper jusque dans ses racines.

§ 7. — TRAITEMENT

Jusqu'à ces vingt dernières années, la thérapeutique des tumeurs de la vessie se bornait à combattre les symptômes : douleur, hématurie, incontinence et rétention d'urine, par des moyens médicaux, auxquels on ajoutait pour toute intervention chirurgicale l'emploi de la sonde à demeure, la fragmentation et l'aspiration des caillots, les grands lavages vésicaux à l'aide de solutions astringentes et hémostatiques. Mais la médication interne demeurait le plus souvent impuissante ; quant aux manœuvres intra-vésicales, si parfois elles rendaient quelques services elles n'étaient pas toujours sans danger. On comprend dès lors avec quelle faveur furent acceptées les interventions ayant pour but l'attaque de front des néoplasmes de la vessie, lorsque les progrès de la chirurgie moderne permirent de réaliser presque sans risques les opérations hardies tentées par COVILLARD au XVII⁰ siècle, par LECAT et WARNER un siècle plus tard, par CIVIALE et LEROY D'ETIOLLES il y a cinquante à soixante ans. Ouverte en 1875 par l'opération heureuse de BILLROTH bientôt suivie de celles de VOLKMANN et de KOCHER, cette ère chirurgicale a été remplie par un nombre considérable de travaux, qui ont eu pour objet de perfectionner le manuel opératoire et de déterminer les indications et les contre-indications de l'intervention. Ne pouvant pas même esquisser ici l'historique de cette question si intéressante, contentons-nous de mentionner les travaux de Roberts Hudson, de Stein en Amérique, de Humphry, de Davies Colley, de Berkeley Hill, de sir Henry Thompson, de Whitehead et Pollard, de Harrisson en Angleterre, de Simon, de Winckell, de Sonnenburg, de Trendelenburg, de Küster, de Nitze, de Grunfeld, de Dittel, d'Antal en Allemagne, de Guyon et de ses élèves Bazy, Pousson, Albarran Clado en France.

1° Indications opératoires. — Les opérations dirigées contre les néoplasmes de la vessie sont *palliatives* ou *curatives* :

a. *Opérations palliatives.* — Les opérations palliatives trouvent leurs indications toutes les fois que la tumeur par son siège, son volume, l'étendue de son implantation et surtout la profondeur de sa pénétration dans l'épaisseur des parois vésicales rendent impraticable son extirpation totale. Mais il faut alors, pour que l'on soit en droit d'agir, que les phénomènes graves, dysurie, douleurs, hématuries y engagent. L'intervention palliative est encore indiquée chez les malades épuisés par des hémorragies profuses et qui ne seraient pas en état de supporter les manœuvres réclamées par une exérèse même aisée.

b. *Opérations curatives.* — Les opérations curatives ne doivent être légitimement entreprises que lorsque le néoplasme peut être enlevé dans sa totalité. En effet le principe de la thérapeutique radicale des tumeurs de la vessie ne saurait différer de celui des tumeurs des autres organes de l'économie, mais les indications et les contre-indications qui permettent de s'y conformer sont difficiles à déterminer. Lorsque le néoplasme est unique, ou qu'il végète en nombre restreint à la face interne de la vessie, qu'il est de petit volume, nettement pédiculé ou à surface d'implantation peu étendue, la question de l'intervention est facile à résoudre ; il faut opérer sans tarder. Inversement l'abstention de toute tentative de cure radicale s'impose, lorsque la tumeur adhère par une large base à la paroi vésicale et lorsqu'elle est infiltrée, de

même lorsqu'il existe des signes de retentissement ganglionnaire et *a fortiori* d'envahissement des organes voisins, ou
encore lorsque l'état général est fortement ébranlé, soit par le
fait des pertes de sang, soit par l'altération des organes essentiels et en particulier du rein. Mais, entre ces cas extrêmes, il
existe toute une série d'intermédiaires dans lesquels, la santé
des malades étant excellente et seulement troublée par quelque
gêne de la miction, quelques douleurs, des hématuries modérées
de temps à autre, les connexions des néoplasmes ne peuvent
être suffisamment appréciées et partant la nature de l'intervention nettement déterminée par avance. Il nous semble que dans
ces cas, étant données la lente évolution des tumeurs vésicales,
la tolérance de l'appareil urinaire pendant cette longue période
et la rareté de la généralisation, le principe général de la chirurgie des tumeurs, qui veut qu'on en pratique au plus tôt
l'exérèse perd ici de sa valeur et que le chirurgien, surtout s'il
n'est pas rompu aux manœuvres délicates de la cystectomie
partielle ou totale, doit différer son intervention jusqu'au jour
où quelque phénomène alarmant l'obligera à sortir de sa
réserve.

2º Opérations palliatives. — Elles ont toutes pour but de
supprimer physiologiquement la vessie et de faire cesser ainsi
les hémorragies et les douleurs par un mécanisme bien mis en
lumière par Guyon. Elles consistent, chez l'homme dans la
boutonnière périnéale, la *taille périnéale* et la *taille hypogastrique* ; chez la femme, la *taille vésico-vaginale* et la *taille hypogastrique*. La boutonnière périnéale, recommandée par Thompson, se réduit à l'incision de l'urètre au niveau de la portion
membraneuse et à la dilatation du canal prostatique et du col
de la vessie à l'aide du doigt ou d'un dilatateur quelconque.
C'est une opération peu grave, ne réalisant pas toujours le résultat recherché, à savoir le repos physiologique de la vessie ;
la taille périnéale avec incision de la prostate au moyen du
lithotome lui est préférable ; mais la taille hypogastrique,
aujourd'hui d'une exécution si facile et d'une gravité presque
insignifiante, est bien supérieure à l'une et à l'autre, et c'est à

elle qu'on doit avoir recours. Non seulement elle assure mieux le repos de la vessie, mais encore elle permet de se rendre compte de la nature, et des connexions du néoplasme et de le traiter par le grattage, le curettage, la cautérisation si on le juge nécessaire. Ce traitement palliatif des tumeurs inopérables ne donne point de moins bons résultats que celui qu'on applique aux cancers de l'utérus. Chez la femme, la taille vésico-vaginale, quoique préférable à la boutonnière et à la taille périnéale chez l'homme, est encore inférieure à la taille hypogastrique, et c'est à elle qu'il convient aussi de donner la préférence dans le sexe féminin.

3° **Opérations curatives**. — L'extirpation des néoplasmes vésicaux peut se faire par les voies naturelles ou par une ouverture préliminaire de la vessie permettant d'y accéder.

A. Extirpation par les voies naturelles. — L'extirpation par les voies naturelles doit être envisagée séparément chez l'homme et chez la femme.

a. *Chez l'homme* l'extirpation, exécutée par Civiale au moyen de son trilabe et par Leroy d'Étiolles à l'aide de son porte-ligature, était, on le comprend, un procédé aveugle et plein de dangers, mais l'endoscopie l'a rendue pratiquement réalisable. Grünfeld, puis Géza von Antal ont d'abord arraché avec des pinces introduites par l'urètre des néoplasmes dont ils avaient préalablement reconnu la présence et les connexions à l'examen cystoscopique ; plus récemment Max Nitze a imaginé un cystoscope opérateur qui permet, tout en éclairant la cavité vésicale, de saisir les excroissances dans les mors de la pince tranchante qu'il porte (fig. 165). Quelque ingénieux que soit cet instrument, il sera toujours d'un emploi délicat et ne pourra s'appliquer qu'au traitement d'un fort petit nombre de tumeurs nettement pédiculées.

b. *Chez la femme* la voie urétrale, élargie par la dilatation graduelle en une seule séance sous le chloroforme, à l'aide du doigt ou de divers instruments, tels que les bougies utérines d'Hégar, les mandrins de Simon, les dilatateurs d'Huguier, de

Dolbeau, de Guyon-Duplay (voir fig. 122, 123 et 124), permet
d'attaquer avec une certaine précision les tumeurs vésicales
sans secours de la cystoscopie, et l'on comprend qu'avant la
renaissance de la taille sus-pubienne, les opérateurs lui aient
donné la préférence.

Bien qu'il soit possible, à travers l'urètre dilaté, d'exciser
certains néoplasmes avec les ciseaux ou le serre-nœud, de les

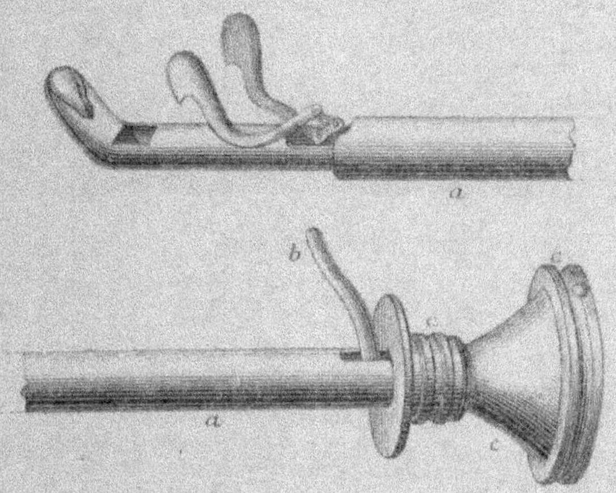

Fig. 165.
Cystoscope opérateur de Nitze.

gratter avec la curette ou le doigt, de les morceler avec des
pinces coupantes, de les arracher par la torsion, on n'est jamais
sûr d'avoir fait ainsi une exérèse complète ; aussi, les chirurgiens actuels sont-ils d'avis d'avoir recours à l'ouverture préalable de la vessie et à la taille hypogastrique plutôt qu'à la taille
urétro-vésicale ou vésico-vaginale.

B. Extirpation par les voies artificielles. — L'extirpation à
la faveur d'une ouverture préliminaire de la vessie doit encore
être envisagée dans les deux sexes.

a. *Chez l'homme,* cette ouverture peut être créée par la *boutonnière périnéale,* la *taille périnéale* ou la *taille hypogastrique,*

et la lutte a été vive entre les partisans de l'un ou de l'autre
de ces procédés. En Angleterre, sir H. Thompson a d'abord recommandé et chaleureusement défendu la voie périnéale et en
particulier la boutonnière ; en France, Guyon s'est rallié d'emblée à l'incision hypogastrique, rendue si facile et si sûre depuis
le manuel opératoire de Petersen. C'est la voie que suivit Bazy
dans la première opération d'extirpation d'un néoplasme vésical
faite en France ; c'est aussi celle qu'a adoptée l'unanimité des
chirurgiens français et allemands. Dans les derniers temps de
sa pratique, Thompson lui-même semble être revenu sur son
opinion première, car il a pratiqué, dans quelques-unes de ses

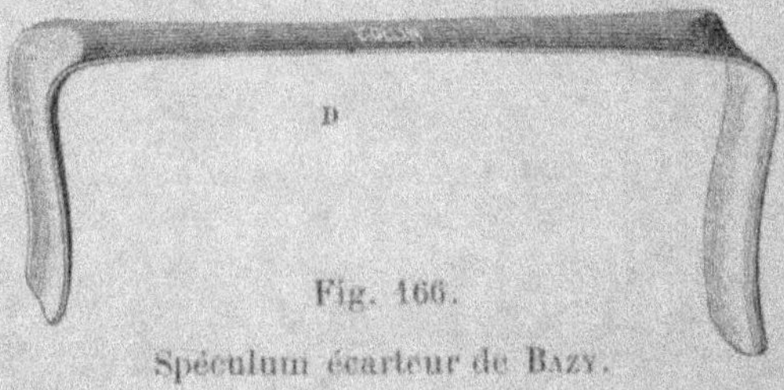

Fig. 166.

Spéculum écarteur de Bazy.

opérations, la cystotomie hypogastrique et lui a reconnu de
sérieux avantages. Dans un travail déjà ancien, j'ai montré
que, sur 15 faits où la mort a été la conséquence directe de
l'intervention, la voie périnéale avait été employée 9 fois et la
voie sus-pubienne 6 fois ; l'opération de Franco, incessamment
perfectionnée, est devenue actuellement encore moins meurtrière. Mais ce n'est pas seulement lorsqu'on envisage les
risques de mort que s'affirme sa supériorité sur les diverses
tailles par le bas appareil ; c'est aussi et surtout dans la facilité
qu'elle offre au chirurgien pour remplir les multiples et délicates indications de l'exérèse des néoplasmes vésicaux. Dans la
majorité des cas, la cystotomie sus-pubienne longitudinale classique donne un accès suffisant dans la vessie, surtout si l'on a
soin de placer le malade dans la position inversée de Morand-
Trendelenburg et de se servir pour écarter les lèvres de l'incision vésicale d'une anse de fil passée dans chacune d'elles, a

la manière de Guyon et des spéculums écarteurs de Bazy (fig. 166) et de Leguer ou encore mieux de celui de Texo, qui est muni d'une lampe électrique dans sa concavité. La taille

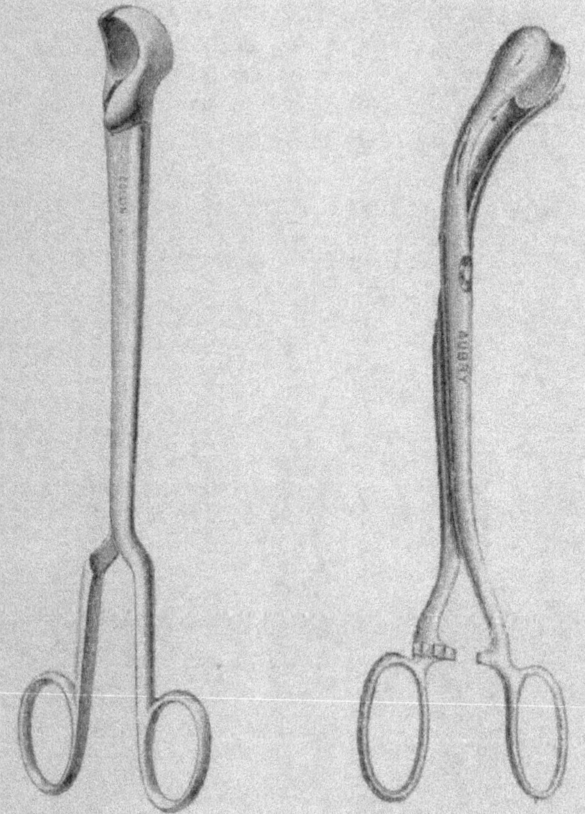

Fig. 167 et 168.
Pinces coupantes pour l'extirpation des tumeurs de la vessie.

transversale de Trendelenburg avec suture temporaire des lèvres de la vessie à la peau n'est véritablement supérieure à la taille longitudinale que dans les cas de tumeur insérée près du col, et elle a l'inconvénient d'exposer aux hernies et à l'éventration. Le procédé d'Helferich, qui résèque un rectangle du pubis, et celui de Tuffier, qui, dans un cas, a appliqué à la

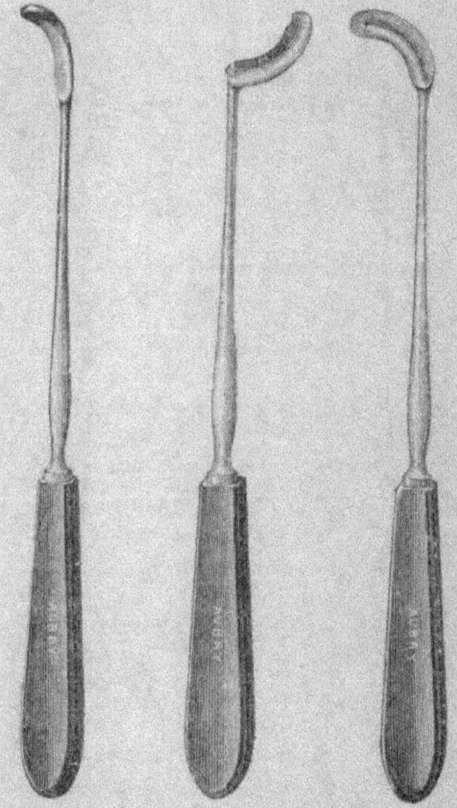

Fig. 169, 170, 171.
Curettes tranchantes.

chirurgie vésicale la symphyséotomie des accoucheurs, seront toujours d'un emploi exceptionnel. Quant aux procédés de Langenbuch et de W. Koch, imités de la taille vestibulaire de Lis-

FRANC et dans lesquels on se fait jour dans la vessie en passant au-dessous du pubis, nous ne les rappelons que pour mémoire, car ils sont pleins de dangers et sans avantages sur les autres.

b. *Chez la femme*, la vessie peut être ouverte *par-dessus le pubis* comme chez l'homme, mais on a proposé aussi la *taille urétro-vaginale*, mise en pratique par NORTON et la *taille vesico-vaginale* en T exécu-

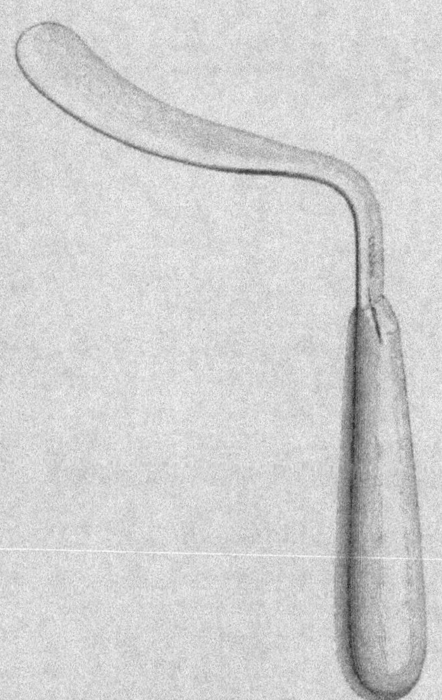

Fig. 172.
Dépresseurs de LEGUEU.

tée par SIMON. Ces deux derniers procédés ne trouvent que rarement leur application et, dans le sexe féminin aussi bien que dans le sexe masculin, l'ouverture hypogastrique a sur tous les autres modes d'accès dans la vessie des avantages tels qu'elle s'impose dans l'immense majorité des cas.

Procédés d'extirpation. — La vessie ouverte et les connexions de la tumeur avec ses parois reconnues, les moyens d'exérèse varient avec le mode d'implantation. L'arrachement, l'écrasement avec des pinces ou un serre-nœud, le grattage ou le curettage à l'aide de pinces ou de curettes coupantes (fig. 167, 168, 169, 170, 171), la cautérisation au thermo ou au galvano-cautère

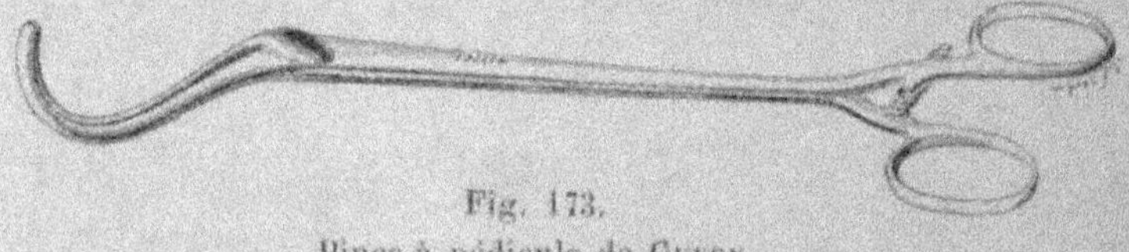

Fig. 173.
Pince à pédicule de GUYON.

conviennent aux néoplasmes infiltrés ou largement pédiculés. Pour tous les autres on doit préférer la dissection au bistouri du pédicule jusqu'à la couche graisseuse limitante de CLADO (GUYON), en se servant pour cela des dépresseurs de LEGUEU (fig. 172) et de la pince à pédicule de GUYON (fig. 173). Cette résection de dedans en dehors a pour conséquence la production d'une cavité ou entonnoir, dont les bords sont ensuite rapprochés et maintenus au contact par une suture au catgut.

C. CYSTECTOMIE PARTIELLE. — Le procédé précédent est pour ainsi dire sans danger, mais il est loin d'assurer l'éradication complète de la tumeur : aussi, pour peu que l'infiltration néoplasique soit profonde, vaut-il mieux avoir recours à la résection de dehors en dedans, véritable cystectomie partielle, après décollement du péritoine et à la suture des lèvres de l'ouverture. C'est ce que firent GÉZA VON ANTAL le premier, et après lui HELFERICH, GUYON, CZERNY. Chez la femme on pourra imiter la conduite de A.-T. NORTON qui, après avoir fait la taille urétrovaginale, disséqua le vagin de la vessie et réséqua aux ciseaux le point d'implantation d'un papillome frangé poussé sur la base du réservoir. Sonnenburg dans un cas, ne pouvant séparer de la vessie le péritoine, dut pratiquer la résection intra-péritonéale de la plus grande partie de la vessie, et Rydygier a conseillé depuis d'ouvrir d'emblée l'abdomen et de faire la laparo-cystectomie.

D. Cystectomie totale. — Dans toutes les opérations que nous venons de mentionner la résection vésicale, si étendue qu'elle soit, n'est que partielle et une partie du bas-fond et le trigone ont toujours été conservés. Dans leur désir de prévenir toute récidive, le zèle des chirurgiens leur a fait pousser plus loin leur audace, et enhardis par les vivisections de Th. Gluch et A. Zell, de Fischer, de Snamenski, de Bardenheuer en Allemagne, de Navaro et de Sanquerico, de Tizzoni et de Poggi, de Paoli et de Busachi en Italie, de Tuffier en France, ils ont proposé d'extirper le réservoir dans sa totalité et d'aboucher les uretères soit à la paroi abdominale soit au rectum. Bardenheuer, Gussenbauer, Küster, Pawlick en Allemagne ont pratiqué la cystectomie totale, mais presque tous leurs opérés ont succombé immédiatement ou dans les quelques semaines qui suivirent l'intervention, cependant la femme opérée par Pawlick vivait encore deux ans et demi après. Notre ami Tuffier a pratiqué devant nous cette opération en octobre 1896 et son malade est encore actuellement en bonne santé.

CHAPITRE VI

TUBERCULOSE DE LA VESSIE

L'existence des tuberculoses locales sans lésions concomitantes des poumons ne saurait être révoquée en doute aujourd'hui, et la loi de Louis a été depuis longtemps infirmée par les constatations anatomo-pathologiques et les faits cliniques. La vessie est précisément un des organes où la présence de la tuberculisation localisée a été d'abord reconnue (Bayle).

1° Etiologie. — Il est rare que les tubercules envahissent la vessie au cours de la phtisie pulmonaire, la tuberculose vésicale *secondaire* est absolument exceptionnelle ; presque toujours elle est *primitive*, mais, chose remarquable, elle reste cantonnée le plus souvent dans les organes génitaux et urinaires et ne se généralise pas, surtout dans les poumons. Cette épithète de primitive appelle d'ailleurs un correctif ; ce n'est pas en effet ordinairement par la vessie, comme le croyait Dolbeau, que débute la tuberculose génito-urinaire, mais par quelque autre partie de ce double arbre anatomique (testicule, épididyme, vésicules séminales, prostate, reins).

a. *Causes prédisposantes*. — La tuberculose vésicale est l'apanage des adolescents et des adultes. Son maximum de fréquence est en effet dans cette période qui s'étend de quinze à quarante ans, mais on la voit aussi frapper de très jeunes enfants et des vieillards. Le sexe masculin y est plus prédisposé que le sexe féminin dans la proportion de trois contre un (Guyon). La raison de ce fait se trouve sans doute dans la communauté anatomique existant entre les appareils génital et urinaire chez l'homme. Ce n'est pas directement, mais à la faveur de l'infection bacillaire patente ou larvée, que les tubercules éclosent dans la vessie et dans les autres parties de l'arbre urinaire. On devra donc toujours rechercher dans le passé du malade et de ses ascendants s'il existe des traces de strume, de scrofule, de lymphatisme, tels qu'éruptions croûteuses, blépharo-conjonctivites, adénites rebelles suppurées ou non, abcès froids, suppurations osseuses, etc., toutes constatations, qui jetteront une vive lumière sur la véritable nature des manifestations vésicales observées. L'enquête devra également porter sur les antécédents de l'appareil urinaire lui-même. Souvent, en effet, on trouvera à ce sujet de précieux renseignements indiquant la faiblesse en quelque sorte native de ces organes, tels que besoins réitérés et impérieux, incontinence infantile, etc., capables d'expliquer pour quelle raison l'infection s'est cantonnée sur ce *locus minoris resistentiæ*.

b. *Causes déterminantes*. — Parfois la cystite tuberculeuse s'installe spontanément, sans cause provocatrice, et ce mode d'invasion a une importance diagnostique considérable, car on doit toujours tenir pour suspectes les cystites dont on ne peut trouver la cause. Le plus souvent elle se déclare à l'occasion de toutes les causes communes déterminantes signalées à propos des cystites en général : froid, fatigues, excès de toute sorte, etc.

La blennorrhagie est, de toutes les influences déterminant l'éclosion de la tuberculose vésicale, la plus active ; l'urétrite chronique postérieure et la cystite blennorrhagique invétérée créeraient un terrain favorable au bacille de Koch. Celui-ci, se substituant insensiblement aux autres microbes pathogènes ou mieux s'y ajoutant, donne lieu à ces cas limites, comme les dénomme Guyon, où le clinicien est incapable de se prononcer sur la véritable nature de la cystite.

2° Pathogénie. — Il n'est pas douteux que, dans un certain nombre de cas, les bacilles circulant avec le sang ou la lymphe puissent s'arrêter dans la muqueuse vésicale et y coloniser à la faveur d'une des lésions que nous avons précédemment signalées : la tuberculose vésicale mérite alors à un double titre l'épithète de primitive. Mais le plus souvent l'ensemencement bacillaire se fait par continuité de tissus consécutivement à l'infiltration tuberculeuse des testicules, des épididymes, des vésicules et de la prostate, ainsi que le professe Guyon. Un autre mode d'infection moins fréquent mais réel a été signalé par Cohnheim et défendu en France par Cayla : c'est celui qui attribue l'inoculation de la vessie aux produits tuberculeux descendant du rein primitivement tuberculisé. Enfin, il y a quelques années, Cohnheim, Verneuil et son élève Verchère, Fernet, Derville ont émis l'hypothèse que la tuberculose pouvait être transmise par les rapports sexuels avec une femme, dont le mucus vaginal contiendrait des bacilles de Koch. Mais aucun des faits rapportés à l'appui de cette opinion n'est concluant, et si l'on réfléchit à l'extrême rareté de la tuberculose vaginale et du col utérin et à ce fait que la tuberculose utérine, quoique moins rare, s'observe surtout avant ou après la période de l'activité sexuelle, on n'accordera qu'un rôle tout à fait exceptionnel à ce mode d'infection, comme le font très justement remarquer Guyon et Aug. Boursier.

3° Anatomie pathologique. — La cystite tuberculeuse étant précédée très souvent et longtemps à l'avance de la tuberculisation vésicale, il convient de décrire avant les lésions inflammatoires spécifiques l'évolution des tubercules dans la vessie. Ils se développent dans l'épaisseur de la muqueuse et peuvent se rencontrer dans toute son étendue, mais on les trouve plus particulièrement au niveau du trigone, à chacun de ses angles et spécialement à l'embouchure de l'urètre. C'est toujours en ce point que les lésions, quel que soit leur âge, offrent le maximum de développement.

Suivant Clado, le tubercule se développe non dans le tissu sous-muqueux, mais dans la muqueuse même et dans ses couches les plus superficielles, immédiatement au-dessous de l'épithélium, couches sillonnées par un grand nombre de capillaires. Il se présente sous forme de granulations fines, dont les unes sont à peine visibles à l'œil nu, tandis que les autres ont le volume d'un grain de chènevis. Elles sont isolées, ou agminées, formant des plaques fermes et grenues (fig. 174). Au microscope, elles apparaissent constituées ici comme partout par une cellule centrale, dite cellule géante, autour de laquelle sont disposées trois ou quatre rangées de cellules épithélioïdes, entourées elles-

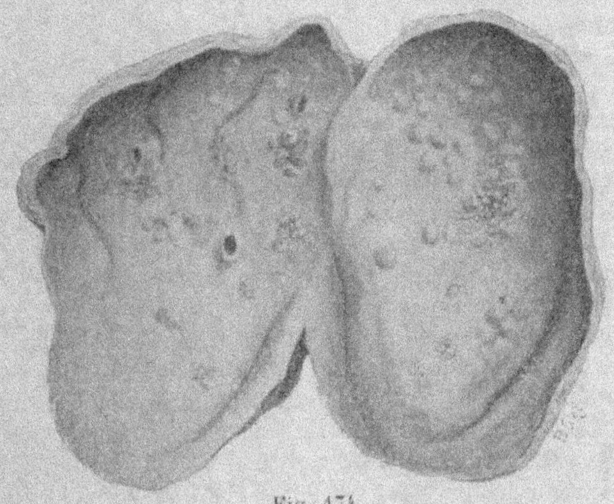

Fig. 174.
Tuberculose de la vessie. Aspect verruqueux de la muqueuse.

mêmes de cellules embryonnaires communes. La technique bactériologique y révèle, cela va sans dire, la présence des bacilles de Koch.

Au bout d'un certain temps, la partie centrale de la granulation grise se désagrège, se ramollit, devient puriforme et jaunâtre, la granulation jaune est alors constituée. Toujours plus volumineuse que la granulation grise, la granulation jaune forme un relief plus ou moins considérable à la surface de la muqueuse et rappelle par son aspect une vésicule d'herpès (TAPRET), une fistule variolique (PARROT), un follicule hypertrophié de l'intestin (DUFOUR).

Le ramollissement central des granulations jaunes ne tarde

pas à envahir leur périphérie; bientôt elles éclatent, se vident
de leur contenu et des ulcérations les remplacent. Lorsqu'elles
sont isolées et superficielles, ces ulcérations rappellent par leur
aspect l'herpès génital ; mais presque toujours elles sont confluentes et forment des ulcérations larges comme une pièce de
20 centimes, de 50 centimes, de 1 franc, de 5 francs et plus.
Leur bord, taillé à pic, surélevé sur le reste de la muqueuse
saine ou de niveau avec elle, induré ou non, est rarement régulier, mais au contraire festonné, car il résulte de la réunion de
plusieurs ulcérations. Leur fond est rosé, mais plus souvent jaunâtre et rappelle assez bien une plaque de favus (Rayer). Leur
profondeur variable ne dépasse presque jamais la muqueuse ;
cependant on l'a vue atteindre la tunique musculeuse et même
perforer la vessie, mettant ce réservoir en communication avec
des abcès péri-vésicaux ou avec des organes voisins, le rectum
par exemple, ainsi qu'il nous a été donné d'en voir un cas.

Pendant que se développent ainsi les tubercules dans la
muqueuse, cette membrane et les autres tuniques vésicales subissent des altérations irritatives qui déterminent la cystite. Ce
sont, du côté de la muqueuse le gonflement, l'œdème, la vascularisation anormale soit en réseau, soit en plaques grisâtres,
ardoisées, ecchymotiques; du côté de la musculeuse l'infiltration dans les espaces inter-fasciculaires d'éléments embryonnaires purement inflammatoires ou spécifiques. Alors la tunique
moyenne est épaissie, dure, comme cartilagineuse; la vessie
fortement rétractée est réduite à une petite masse ratatinée
derrière le pubis et non sans analogie d'aspect avec un utérus.
Dans les cas extrêmes, le processus phlegmasique peut dépasser
les enveloppes vésicales, atteindre le tissu péri-vésical et donner
lieu à des collections purulentes soit à l'intérieur, soit dans les
viscères voisins, comme nous le rappelions il y a un instant.

Il est ordinaire de voir des lésions de même nature, préexistant dans d'autres parties de l'arbre génito-urinaire, ou s'y développant secondairement, subir une aggravation parallèle à celle
de la vessie, de sorte qu'à l'autopsie de la plupart des malades
ayant succombé à une cystite tuberculeuse, on trouve les uretères, les reins, les testicules et épididymes, la prostate, les vési-

cules séminales, l'urètre beaucoup plus rarement, envahis plus ou moins profondément par les tubercules.

4° Symptomatologie. — Si la tuberculisation de la vessie se développe dans le cours d'une cystite, blennorrhagique par exemple, la maladie est de suite confirmée à l'état de cystite. Par contre, lorsque le développement des tubercules précède l'éclosion de la cystite il y a une période initiale de tuberculisation devançant la phase inflammatoire du réservoir. Nous décrirons successivement ces deux étapes de l'affection.

a. *Période de tuberculisation*. — La période initiale de tuberculisation est caractérisée par des phénomènes d'irritation et de congestion se traduisant par la fréquence des mictions, leur caractère impérieux, l'incontinence et dans certains cas l'hématurie. Etudions ce que présente de particulier dans l'espèce chacun de ces symptômes communs à une foule d'affections de la vessie.

La *fréquence des mictions*, variable dans son intensité, oblige parfois les malades à uriner toutes les deux heures, toutes les heures, toutes les demi-heures ou même plus souvent. Son caractère le plus important est d'être aussi prononcée dans le repos que dans l'activité, la nuit que le jour, souvent même elle s'exagère par le décubitus horizontal et la chaleur du lit, ce qui prouve que le phénomène est d'ordre congestif.

Les *mictions sont impérieuses* au point de ne pas donner au malade le temps de satisfaire le besoin et de l'exposer à mouiller ses vêtements. Dans ces cas l'incontinence est fausse, mais il peut survenir aussi, quoique rarement, de l'incontinence vraie, simulant tout à fait l'incontinence infantile lorsque le phénomène se montre chez les adolescents.

L'*hématurie* a été justement comparée au point de vue de sa physiologie pathologique à l'hémoptysie de la tuberculose pulmonaire et elle a pour la vessie la même signification séméiologique que pour le poumon. Les caractères de cette hématurie, symptôme si fréquent dans les affections vésicales, sont d'être spontanée, de survenir aussi bien la nuit que le jour; le mouvement ne l'augmente pas, mais le repos ne la fait pas disparaître : elle cesse brusquement comme elle est venue ; en général peu abondante, elle se réduit à quelques gouttes de sang à la fin de la miction, parfois elle teinte en rouge tout le produit d'une miction, mais elle est exceptionnellement assez copieuse pour donner lieu à la formation de caillots dans le réservoir.

Ces symptômes de la première période de la tuberculose de la vessie sont bien d'accord avec les données de l'anatomie pathologique, qui montre l'absence de phénomènes inflammatoires ; en effet, la douleur et la suppuration, qui avec la fréquence constituent la triade symptomatique de la cystite font défaut. Cette période initiale a une durée indéterminée, elle présente souvent des temps d'arrêt, puis des reprises jusqu'au jour où la cystite s'intalle.

b. *Période de cystite*. — La phase de cystite confirmée se traduit par la continuation et même l'augmentation de la fréquence des mictions, l'apparition des douleurs, la présence du pus dans les urines et, chose digne de remarque, par la diminution des hématuries. A ces symptômes communs à toutes les cystites s'ajoutent du spasme de l'urètre et de l'incontinence.

La *fréquence des mictions* est excessive, le malade est obligé d'uriner tous les quarts d'heure, toutes les dix minutes et quelquefois davantage.

Les *douleurs* concomitantes, qui ne manquent jamais, ajoutent encore à son supplice en l'empêchant de prendre le moindre repos et en lui faisant perdre le sommeil et l'appétit. Il souffre même en dehors de l'émission des urines et éprouve sans cesse une sensation de gêne, de pesanteur, de brûlure derrière le pubis s'irradiant au rectum, au périnée, à la verge. Ces sensations, dues au contact de l'urine avec les ulcérations du col de la vessie, augmentent dans la station verticale, pendant la marche, l'exercice de la voiture.

Tout à fait au début, le *pus* est peu abondant dans les urines, et il est nécessaire de le rechercher par l'expérience des trois verres ; c'est ordinairement le premier et le troisième verre qui renferment le plus de suppuration. Lorsque la maladie est en pleine évolution, le pus adultère la totalité des urines ; mais, fait curieux à noter, ces urines purulentes subissent rarement la fermentation ammoniacale, sans doute en raison de la diminution de l'azoturie, conséquence du retentissement de l'inflammation de la vessie sur le rein et du ralentissement de la nutrition générale. A ce moment, les tubercules caséifiés et ulcérés déversent dans les urines, en même temps que les leucocytes et des microbes divers de la suppuration, les bacilles de

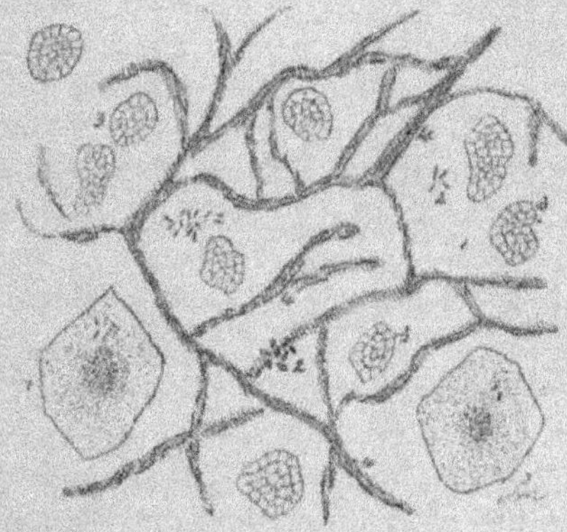

Fig. 175.

Dépôt urinaire dans la cystite tuberculeuse.

Filaments; cellules épithéliales; leucocytes déformés; bacilles de Koch
en petits amas.

Koch, leur constatation est donc précieuse pour le diagnostic dans les cas douteux et leur recherche ne doit jamais être négligée (fig. 175). Malheureusement ici, comme dans la tuberculose pulmonaire, les bacilles n'apparaissent que lorsque les lésions sont assez avancées pour que leurs symptômes ne donnent prise à aucun doute et, de plus, leur recherche étant toujours longue, difficile, laborieuse en raison de leur petit nombre, on ne doit rien conclure de l'examen négatif d'une urine douteuse à ce point de vue. Notons toutefois que la centrifugation a notablement diminué les cas où l'existence des bacilles échappe à l'examen et que d'autre part l'inoculation des dépôts suspects est rarement en défaut.

L'*hématurie*, avons-nous dit, est moins abondante à cette phase de la tuberculisation vésicale qu'à la première. Ce phénomène, en apparence paradoxal, s'explique par le mode pathogénique des hématuries, qui sont essentiellement sous la dépendance des poussées congestives. Le produit des hémorragies, une fois la cystite déclarée, se réduit à quelques caillots filamenteux flottant dans l'urine et striant le dépôt purulent, qui se dépose dans le verre et au sein duquel ils forment comme des stratifications géologiques.

Deux phénomènes, que nous n'avons même pas signalés dans la symptomatologie de la cystite en général et sur lesquels nous n'avons fait que glisser à propos de la cystite blennorrhagique, sont particuliers à la cystite tuberculeuse ; ce sont : le *spasme de l'urètre*, et la *paralysie* ou du moins l'*insuffisance du sphincter interurétral*. Le spasme de l'urètre, sur lequel DOLBEAU et GUYON ont appelé l'attention, est fréquent, et sa constatation a une valeur séméiologique importante. Il ajoute singulièrement à la gravité de l'affection en devenant le point de départ des rétentions complètes ou incomplètes, qui augmentent la congestion vésicale et fournissent de nouveaux éléments à l'inflammation. L'insuffisance du sphincter inter-urétral a pour conséquence l'incontinence. Elle se produit soit parce que le malade urine par regorgement, soit parce que les lésions ulcératives ont intéressé la région cervicale et prostatique. Chose remarquable, cette incontinence n'est jamais définitive, elle cesse si les lésions anatomiques viennent à s'améliorer et à disparaître (GUYON).

c. *Signes physiques*. — La palpation hypogastrique et le toucher rectal ou vaginal isolés ou combinés révèlent une certaine sensibilité du bas-fond, l'induration et la perte de souplesse des parois de la vessie dans cette région. Le toucher rectal en particulier fait souvent découvrir dans la prostate et les vésicules séminales des bosselures indiquant leur infiltration tuberculeuse. A part une grande sensibilité de la région prostatique et cervicale et le spasme de la portion membraneuse, le cathétérisme ne fournit que des données banales et, comme ses manœuvres ne sont pas sans quelque danger, il vaut mieux s'en abstenir si le diagnostic ne les réclame pas absolument ;

on doit les pratiquer dans tous les cas avec la plus grande douceur.

5° Marche, durée, terminaisons. — La tuberculisation de la vessie a une marche lente, progressive en général, et toujours de très longue durée.

Lorsque la cystite s'est installée, son évolution est bien différente, suivant que l'infection a été primitive ou secondaire. La cystite tuberculeuse primitive évolue très lentement avec des rémissions très longues, qui peuvent quelquefois en imposer pour la guérison. Sa durée se chiffre par des années, trois, quatre ans, dix, quinze, et même vingt ans. La cystite tuberculeuse secondaire a une marche constamment progressive et rapide ; ajoutant sa gravité à celle des lésions des autres organes, elle ne dure que quelques mois, un an, rarement davantage.

La mort dans cette forme secondaire est due à l'évolution des tubercules dans les autres organes, au développement d'une méningite, d'une péritonite, etc. Dans la forme primitive, la mort survient à la suite de l'épuisement qu'entraînent après elles les horribles douleurs supprimant le sommeil et l'appétit, les hémorragies et la suppuration vésicale ; elle peut encore être la conséquence de la propagation des tubercules aux uretères et aux reins ; exceptionnellement le malade est emporté par la tuberculisation des poumons, des méninges, etc.

6° Pronostic. — Absolument fatal dans la forme secondaire, le pronostic est aussi très grave dans la forme primitive, mais non pas désespéré, car il existe des cas avérés de guérison (GUYON).

7° Diagnostic. — Aucun des phénomènes qu'on observe dans la période initiale de la tuberculisation de la vessie n'est pathognomonique, et leur groupement même n'a pas une valeur séméiologique absolue. Cependant ce complexus pourra mettre sur la voie du diagnostic, s'il se rencontre chez un individu à antécédents de famille non douteux et ayant eu lui-même des manifestations strumeuses et scrofuleuses dans sa jeunesse. Que si l'examen des organes génitaux externes et en particulier des épididymes et de la prostate y révèle l'existence d'indurations, de bosselures, le doute ne sera guère possible ; de même si l'on trouve des traces de tuberculisations d'autres viscères. Dans le cas contraire, on sera conduit à penser que l'on est en présence de phénomènes nerveux psychopathiques ou neuropathiques caractérisant la grande tribu des faux urinaires. Mais il convient d'être prudent et de se rappeler que nombre de faux urinaires ne sont que de futurs tuberculeux vésicaux.

Le diagnostic de la cystite tuberculeuse secondaire ne présente aucune difficulté, l'existence de tubercules dans le poumon ou autres organes indiquant la spécificité de l'inflammation de la vessie. Cependant, comme un tuberculeux n'échappe pas aux causes de cystite commune, on devra, avant de donner l'épithète de tuberculeux aux phénomènes inflammatoires vésicaux, s'assurer qu'aucune autre circonstance ne peut expliquer l'inflammation de la vessie et étudier avec soin l'allure des symptômes de la maladie si caractéristique dans la cystite bacillaire. La cystite tuberculeuse primitive se reconnaît d'abord à son développement souvent spontané, « les cystites spontanées ne valent guère mieux que les bronchites spontanées, dit Guyon », à sa longue durée, à sa résistance au traitement ; en second lieu, aux signes positifs fournis par l'examen des épididymes, de la prostate, des vésicules séminales, à la constatation du spasme du col, etc. Dans les cas obscurs, la recherche des bacilles resterait comme une précieuse ressource s'il était toujours permis de conclure de ses résultats négatifs ; mais les inoculations révèlent presque à coup sûr la nature de ces cystites, « *cas limites de Guyon* ».

Bien pénétré de l'évolution si caractéristique de la cystite tuberculeuse, un clinicien ne pourra guère commettre l'erreur de confondre ses symptômes avec ceux des calculs de la vessie, des néoplasmes vésicaux, de l'hypertrophie de la prostate, des rétrécissements de l'urètre. L'examen de ces divers organes lèvera d'ailleurs tous les doutes.

8° Traitement. — Il est d'ordre médical ou chirurgical :

A. Médication interne. — Le traitement de la tuberculose de la vessie à quelque période qu'on l'observe doit être avant tout un traitement médical. Il consiste dans une hygiène bien entendue, dans la vie au grand air et dans un climat maritime bien choisi, dans un régime tonique et reconstituant. On prescrira à l'intérieur des frictions sèches et stimulantes, des bains sulfureux ou salés comme ceux de Salies-de-Béarn, et de Briscous-Biarritz ; à l'intérieur, de l'arsenic, des phosphates, de l'huile de foie de morue ou encore des antibacillaires comme la créosote, l'iodoforme, etc.

B. Médication externe. — Elle comprend l'emploi des topiques et les interventions chirurgicales :

a. *Topiques.* — Tant que le malade ne se plaint que de troubles légers des fonctions de la vessie, il faut se garder de le sonder, et si les circonstances y obligent, on ne doit le faire qu'avec une grande légèreté de main et une asepsie des plus rigoureuses, de manière à éviter toutes les chances d'inflammation. Lorsque la cystite est déclarée, l'affection est justiciable d'un traitement topique par la méthode des instillations, destiné à agir sur les exulcérations tuberculeuses pour détruire les bacilles, modifier la muqueuse et calmer les douleurs. Certains médicaments, comme la morphine, la belladone, la cocaïne, l'eucaïne, ont été employés, mais sans résultats durables, car s'ils calment pour un certain temps la douleur, ils sont incapables d'agir sur la vitalité de la muqueuse. Toutes les substances, qui ont été utilisées comme antiseptiques dans le traitement des cystites en général, ont été aussi essayées dans le traitement de la cystite tuberculeuse : parmi elles nous ne retiendrons que le nitrate d'argent, l'iodoforme, le gaïacol iodoformé et le sublimé. Contrairement aux résultats qu'elles fournissent dans les autres variétés de cystites et notamment dans la cystite blennorrhagique, les *instillations de nitrate d'argent* sont plus souvent nuisibles qu'utiles dans la cystite tuberculeuse (Guyon). L'*iodoforme en suspension dans l'huile* à la dose de 4 p. 100 nous a donné des améliorations non douteuses. Le *gaïacol iodoformé* (voir formule p. 418), recommandé par Collin est aussi un excellent topique en raison de son pouvoir analgésiant considérable. Mais la supériorité dans la médication locale revient au *sublimé* que Guyon a préconisé depuis quelques années. Sous son influence les douleurs s'atténuent, la fréquence des mictions diminue, et les bacilles disparaissent en partie. Les solutions doivent être préparées à l'eau distillée et bouillie sans addition d'alcool ; on se sert d'abord d'une solution faible à 1/5000e et on l'élève progressivement suivant la tolérance de la vessie à 1/1000e, titre que l'on peut dépasser rarement. La dose à employer varie de X à XL gouttes, que l'on instille tous les jours ou tous les deux jours au niveau du col, après avoir fait uriner le malade.

b. *Interventions chirurgicales*. — Si le traitement par les topiques n'améliore pas la situation et si la cystite bacillaire revêt la forme douloureuse, l'incision de la vessie s'impose au même titre que dans les autres variétés de cystite douloureuse. Deux voies peuvent être suivies pour remplir cette indication : la voie sus-pubienne et la voie périnéale. La première, qui se prête mieux à l'examen du trigone au niveau duquel siègent, comme nous l'avons dit, les lésions, offre d'incontestables avantages, car elle permet de les curetter, de cautériser leur surface saignante au fer rouge, au chlorure de zinc et de les *panser* avec des substances antibacillaires. Certains chirurgiens ont été plus loin, et Bardenheuer en Allemagne et Delagenière en France ont extirpé totalement la muqueuse de la vessie dans la tuberculose de cet organe. Les malades n'ont pas succombé, il est vrai, à l'intervention, mais ils ont été revus trop peu de temps après pour qu'il soit possible de juger de la valeur thérapeutique de cette opération, que l'on ne peut cependant s'empêcher de trouver rationnelle, si on se rappelle que, d'après Clado, les tubercules évoluent uniquement dans la muqueuse et dans ses couches les plus superficielles.

CHAPITRE VII

LÉSIONS ORGANIQUES DES PAROIS DE LA VESSIE

Nous groupons sous ce titre commun : 1° les ulcérations et perforations spontanées de la vessie; 2° les cellules et poches vésicales; 3° les valvules du col; 4° les varices de la vessie.

§ 1. — ULCÉRATIONS ET PERFORATIONS SPONTANÉES DE LA VESSIE

1° Division. — Les classiques admettent deux grandes catégories d'ulcérations de la vessie : les ulcérations simples et les ulcérations spécifiques.

a. *Ulcérations simples*. — Elles doivent elles-mêmes être divisées en ulcérations mécaniques et ulcérations inflammatoires. — Les ulcérations mécaniques peuvent être déterminées par la pression d'un calcul, d'un corps étranger, d'une sonde à demeure, mais cela est tout à fait exceptionnel, le plus souvent elles sont consécutives à une pression de dehors en dedans, comme celle qu'exerce le segment inférieur de l'utérus gravide en rétroversion. — Les ulcérations inflammatoires très rares, s'observent dans les cystites aiguës intenses ou dans les vieilles cystites chroniques. A côté de cette variété il convient de signaler les perforations dues au processus décrit sous le nom d'*ulcère perforant chronique*, qui, suivant MERCIER, se produiraient toujours au fond d'une cellule et résulteraient des phénomènes inflammatoires provoqués et entretenus par la stagnation des urines. On peut aussi observer des perforations en dehors des cellules vésicales ; elles siègent alors tout près du col, sont uniques, ont leurs bords taillés à pic et se développent très rapidement. Elles ont été décrites par les auteurs anglais LAWSON, BARTHET et en particulier par JAMES OLIVER ; leur mécanisme pathogénique a été assimilé au mécanisme de l'ulcère simple de l'estomac, par embolie ou thrombose, mais rien jusqu'ici ne justifie cette hypothèse.

b. *Ulcérations spécifiques*. — Les ulcérations spécifiques ou diathésiques ne relèvent guère que de la tuberculose vésicale. En effet les autres néoplasies, même les plus malignes, comme les épithéliomas, ne s'ulcèrent qu'exceptionnellement. Quant aux ulcérations syphilitiques, il n'existe jusqu'ici que le cas très contestable de VIDAL DE CASSIS.

2° Symptomatologie. — Les ulcérations de la vessie, qui restent comprises dans l'épaisseur des parois du réservoir, se traduisent, quoi qu'on en ait dit, par des signes bien vagues. L'abondance du pus dans l'urine, les hématuries, n'ont rien de caractéristique ; il en est de même de la douleur provoquée par le contact de la sonde et de la souffrance extrême de la miction notée par LAWSON chez la femme. Jadis ces lésions étaient le plus souvent des trouvailles d'amphithéâtre ; mais, de nos jours la cystoscopie sera d'une ressource précieuse pour leur diagnostic pendant la vie.

Leur gravité dépend de la cystite qu'elles compliquent, et il n'est peut-être pas impossible qu'elles guérissent.

Les ulcérations perforantes déterminent en général la mort au moment même de leur production par péritonite ou infiltration d'urine, mais parfois, à la suite d'adhérences inflammatoires entre la vessie et les organes voisins, il peut s'établir des fistules compatibles avec la vie.

3° Traitement. — Le traitement des ulcérations de la vessie est purement symptomatique et il s'adresse surtout à la douleur et à l'abondance de la suppuration qui en est la conséquence. C'est en somme celui des formes graves de la cystite jusqu'à la cystotomie y comprise ; Lawson et Marion Sims auraient eu recours à cette dernière opération. Dans le cas d'ulcération perforante l'indication formelle serait évidemment de faire la cystotomie et de suturer les bords de la perforation par sa cavité, ou mieux de pratiquer la laparotomie, de laver le péritoine et de fermer la solution de continuité suivant les principes du traitement des plaies chirurgicales au cours des opérations gynécologiques.

§ 2. — Cellules et poches vésicales

Les cellules vésicales sont des dépressions de la muqueuse du réservoir s'enfonçant plus ou moins profondément dans l'épaisseur des parois, entre les faisceaux hypertrophiés de la musculeuse. Lorsque la dépression dépasse l'épaisseur de la paroi, on l'appelle poche. Ce genre de lésions, bien étudiées par les chirurgiens du siècle dernier, a eu dans ces dernières années un regain d'actualité en raison des considérations soulevées par la lithotritie et les calculs enchatonnés ; Robelin y a consacré une thèse intéressante.

1° Anatomie pathologique. — L'anatomie pathologique des cellules et poches vésicales, en révélant leur constitution, permet d'en mieux comprendre la pathogénie et la cause. Les individus chez lesquels on observe les vessies à cellules sont presque exclusivement de vieux urinaires, en particulier des rétrécis et des prostatiques, chez lesquels le viscère par excès de travail s'est hypertrophiée et a augmenté d'épaisseur, mais inégalement, les faisceaux musculaires les plus développés formant par place des reliefs ou colonnes. C'est dans les intervalles circonscrits par ces colonnes se coupant sous différents angles que se trouvent creusées les cellules. Leur siège est très discuté par les auteurs ; des faits réunis par Robelin, il résulte qu'elles peuvent se rencontrer sur toute l'étendue de la paroi vésicale, même sur le trigone, mais elles se voient de préférence sur les parties latérales et au sommet de la vessie. Ordinairement elles sont en petit nombre, une, deux, trois ou quatre, mais parfois

elles sont extrêmement nombreuses et dans une observation de
CIVIALE la vessie, recouverte d'une grande quantité de petites
cellules saillantes à sa surface extérieure, avait l'aspect d'une
grappe de raisin. Leur volume varie de celui d'un pois, d'un
haricot à celui du poing, d'une tête de fœtus et plus. En général leurs dimensions sont telles qu'elles peuvent loger une noix,
une châtaigne, un œuf. Leur forme varie avec leur volume :
petites ce sont des dépressions arrondies, plus souvent ovalaires, peu profondes, s'ouvrant largement dans le réservoir ;
grandes et faisant relief à la surface extérieure de la vessie,
elles sont sphéroïdes, conoïdes, en doigt de gant (CRUVEILHIER).
Parfois elles s'abouchent par un très large orifice dans la vessie,
le plus souvent cette embouchure est rétrécie, en sorte que,
par analogie avec les sacs herniaires, on peut leur considérer
un corps et un collet dont la constitution anatomique offre le
plus grand intérêt pratique.

La structure des cellules et poches vésicales a été étudiée
avec le plus grand soin par ROBELIN. Cet auteur décrit successivement les petites et les grandes cellules. Dans les petites cellules
le collet en général peu marqué, souvent même absent, est
formé par les faisceaux musculaires hypertrophiés lisses et
arrondis des vessies à colonnes et revêtu par une muqueuse
ayant à peu près conservé tous ses caractères normaux. Le
corps est constitué par la superposition des trois tuniques de la
vessie profondément modifiées dans leur structure : la muqueuse est plissée, son chorion est formé de fibres lâchement
unies, séparées par un grand nombre de cellules embryonnaires ; la celluleuse est aussi en voie de prolifération ; la musculeuse existe encore, mais ses faisceaux sont dissociés par la
prolifération interstitielle. En somme, il s'est fait au niveau des
cellules un travail d'inflammation lente, une cystite interstitielle, qui, fait important, n'a pas en général diminué d'une
façon sensible l'épaisseur ou la résistance de la paroi à son
niveau. Dans les grandes cellules, le collet plus ou moins rétréci
est aussi constitué par les faisceaux musculaires hypertrophiés
tapissés par la muqueuse. Bien que les auteurs n'aient guère
appelé l'attention sur l'épaisseur des lèvres de ce collet, il y a

tout lieu de croire qu'elle est assez grande, car, ainsi que nous l'avons démontré ailleurs, dans plusieurs observations de calculs enchatonnés on n'a pu dégager la pierre qu'en incisant profondément comme dans le débridement d'une hernie. Par contre, la paroi du corps des grandes cellules est amincie, réduite à la muqueuse et à la celluleuse ; exceptionnellement cette paroi, chroniquement enflammée, a une certaine épaisseur, mais on n'y trouve pas de fibres musculaires, circonstance qui explique la stagnation de l'urine dans son intérieur avec toutes ses conséquences.

2° Etiologie et pathogénie. — Les auteurs sont en complet désaccord sur le degré de fréquence des cellules vésicales. D'après ROBELIN, tandis que les petites cellules seraient très fréquentes, les grandes seraient très rares. Les unes et les autres se rencontrent surtout dans le sexe masculin, fait qui s'accorde, nous le verrons, avec leur mode de production. Elles sont tout à fait exceptionnelles chez les enfants et les adultes dont les voies d'excrétion de l'urine sont saines.

Les anciens, et parmi eux HOUSTET et CHOPART, avaient bien saisi les conditions de formation des cellules et des poches vésicales, à savoir l'existence d'un obstacle à l'émission des urines (hypertrophie de la prostate, rétrécissement de l'urètre) ; ils l'expliquaient par la pression excentrique de l'urine agissant sur les points affaiblis de la paroi au niveau des espaces interfasciculaires. CRUVEILHIER, frappé du développement exagéré des faisceaux musculaires, établit que ce n'est pas par simple distension, mais par contraction de ses parois, que la vessie augmentant elle-même subitement la pression de l'urine fait faire hernie à ses parois dans les points affaiblis. C'est pour rappeler ce mécanisme qu'il proposa le nom de *hernies tuniquaires*.

3° Symptomatologie. — Les petites cellules ne se révèlent par aucun signe, tout au plus peut-on les soupçonner lorsque le bec de la sonde rencontre le relief des colonnes de la vessie.

Les grandes cellules ou poches peuvent parfois être reconnues du vivant même des malades (CHOPART), par des symptômes physiques et fonctionnels combinés. Par la palpation hypogastrique et le toucher rectal, on sent une tumeur globuleuse, dure, résistante si elle est remplie de liquide, se continuant vers la ligne médiane avec la vessie. L'évacuation du réservoir provoque l'affaissement de la poche, mais le plus souvent, à cause du siège de l'embouchure, elle la laisse subsister et il faut exercer des pressions sur elle pour la vider par l'intermédiaire de la vessie. La miction se fait aussi en deux temps et, chose remarquable et précieuse pour le diagnostic, il arrive souvent que tandis que la première portion d'urine rendue est claire et limpide, la seconde est trouble, purulente, boueuse et fétide.

MERCIER attache une grande importance pour le diagnostic à l'exploration intra-vésicale avec une sonde à bec court et coudé, qui viendrait se loger dans la poche et la ferait reconnaître. Sans doute cette exploration peut être utile, mais pour que ses résultats aient une véritable valeur, il faut qu'ils soient toujours les mêmes à toutes les explorations. En effet, GUYON a surabondamment démontré au lit du malade que les contractions irrégulières, si fréquentes dans les vessies depuis longtemps malades, en gênant les mouvements du bec de la sonde, peuvent en imposer pour une cellule.

4° Complications et accidents. — Les petites cellules ne donnent lieu à aucun accident important. Par contre, les grandes cellules deviennent souvent le point de départ d'accidents graves. Ce sont : la suppuration interminable de la vessie ; l'ulcération du fond de la poche susceptible de produire la perforation du réservoir avec toutes ses conséquences ; l'enchatonnement des calculs. Bien que tout soit au mieux disposé dans les grandes cellules pour la formation des calculs, c'est là en réalité une complication rare. Pendant longtemps les poches vésicales ont servi à expliquer le phénomène bizarre de disparition et de réapparition subites d'un calcul dans la vessie ; on prétendait que le corps étranger voyageait tour à tour de la poche dans la vessie. L'existence de ces calculs migrateurs ne saurait être niée ; mais, étant donnée la rareté des grandes cellules vésicales, c'est là un fait rare et avec lequel on ne doit guère compter dans la pratique. Le phénomène de l'apparition et de la disparition d'un calcul de la vessie trouve une explication beaucoup plus rationnelle et conforme aux données de la clinique dans les contractions irrégulières de la vessie, qui « encellulent » momentanément la pierre (GUYON).

5º Traitement. — Le traitement des cellules et poches vésicales consiste à combattre la stagnation de l'urine par le cathétérisme et, s'il est nécessaire, par des lavages antiseptiques boriqués ou modificateurs, par exemple avec le nitrate d'argent.

Dans les cas où l'existence du diverticule crée des dangers d'infection et expose à la formation itérative de calculs, on pourrait, ainsi que nous l'avons proposé, aviver et suturer les bords du collet de manière à empêcher l'urine de pénétrer dans la cavité de la poche et à l'isoler du reste de la vessie.

§ 3. — VALVULE DU COL DE LA VESSIE

Il se développe parfois à l'embouchure de l'urètre dans la vessie et spécialement sur la lèvre inférieure une saillie plus ou moins prononcée des tissus anatomiques de la région, à laquelle des auteurs comme MERCIER, CAUDMONT, CIVIALE ont rapporté un grand nombre de troubles de la miction. Cette saillie a été désignée sous les noms divers de *valvule*, *barre*, *barrière urétro-prostatique* par THOMPSON, *rétrécissement du col* par LE DENTU. Sans nier son existence, nous ferons remarquer que cette disposition du col vésical est rare. On la trouve par hasard à l'amphithéâtre, et, outre qu'il n'est pas prouvé qu'elle soit seule la cause des troubles de la miction, son diagnostic est à peu près impossible du vivant des malades. Nous serons donc très bref sur son histoire.

1º Anatomie pathologique. — Les valvules du col peuvent avoir trois origines anatomiques. Elles peuvent être formées d'abord par l'hypertrophie du lobe moyen de la prostate ; en second lieu, elles peuvent être constituées par le développement exagéré des fibres musculaires du col ; enfin, elles peuvent résulter du soulèvement d'un pli de la muqueuse tendu entre deux saillies de la prostate. La première et la dernière variété sont réelles, et la barrière due à l'hypertrophie prostatique est encore assez fréquente, quant à la seconde variété, elle est très contestable ; sa pathogénie s'expliquerait, d'après MERCIER, par les contractions violentes dégénérant bientôt en contracture du muscle cervical ; or, la disposition du muscle du col n'est pas celle que pensait MERCIER et ne se prête pas à son interprétation.

2° Symptomatologie. — Les symptômes, attribués à la valvule du col sont : de la douleur continue, de la sensibilité des lobes prostatiques avec irradiation à l'extrémité de la verge, des écoulements muco-purulents, de la difficulté de la miction, qui est lente à se mettre en train et se termine par des contractions répétées et inefficaces de la vessie. MERCIER a prétendu pouvoir reconnaître l'existence de la disposition anatomique en question avec sa sonde coudée, mais il avoue aussi la difficulté de cette exploration.

3° Traitement. — Personne ne songe plus aujourd'hui à inciser, exciser, trouer à l'emporte-pièce les prétendues valvules du col, et les instruments de LEROY D'ETIOLLES, de MERCIER, de MAISONNEUVE, coupe-bride, sécateur, emporte-pièce restent dans l'arsenal simplement à titre de curiosité.

Mais si l'on arrivait à se convaincre que la dysurie ne reconnaît d'autre cause que l'existence d'une valvule au col, on serait, croyons-nous, autorisé à pratiquer la cystotomie sus-pubienne pour inciser l'obstacle s'opposant à l'issue de l'urine.

§ 4. — VARICES DE LA VESSIE

1° Etiologie. — Le développement variqueux des veines de la vessie se rencontre chez les vieux prostatiques à la suite des congestions fréquentes, qui sont la caractéristique de l'évolution de l'hypertrophie de la prostate ; on l'observe encore dans les myélites, les maladies du système nerveux (GUYON, LE DENTU), qui donnent lieu à la paralysie vaso-motrice, mais ce ne sont pas là, à proprement parler, de véritables varices. Cette affection est, en réalité, rarement protopathique ; elle coexiste presque toujours avec d'autres dilatations variqueuses, comme un varicocèle chez deux malades de DUPLAY père, des hémorroïdes chez un malade de BARADUC. Les sujets atteints sont en général âgés. L'arthritisme semble jouer sur le développement des ectasies veineuses de la vessie le même rôle effectif que pour les autres veines du corps.

2° Anatomie pathologique. — Les lésions portent le plus souvent uniquement sur le col, où l'on voit se dessiner de gros bourrelets plus ou moins flexueux, renfermant du sang liquide ou coagulé. La muqueuse qui les recouvre est foncée, ecchymotique ; parfois elle est exulcérée et présente des fissures entre les bourrelets hémorroïdaux.

3° Symptomatologie. — La symptomatologie des varices de la vessie est des plus vagues. En effet, la pesanteur au périnée, les envies fréquentes d'uriner ne traduisent que les phénomènes congestifs du col, phénomènes communs à un grand nombre d'affections ; les hématuries spontanées, abondantes, répétées, n'ont aussi aucune valeur diagnostic, car on les observe avec tous ces caractères dans les néoplasmes de la vessie ; il en est de même des difficultés de la miction, de la rétention d'urine. Cependant si tous ces symptômes, en particulier les derniers, ne trouvent ni dans le passé du malade, ni dans l'état actuel de ses organes une explication rationnelle, on peut songer à l'existence de varices vésicales. Cette présomption approchera de la certitude lorsqu'on constatera chez le sujet des varices sur d'autres régions du corps, en particulier dans la zone génito-rectale, et lorsque les phénomènes morbides (hématurie, rétention) procéderont par crises que sépareront des intervalles de santé parfaite.

4° Traitement. — Le traitement est symptomatique ; il

consiste à remédier à la rétention par le cathétérisme évacuateur et à combattre les hémorragies par les moyens hémostatiques ordinaires. TILLAUX dit s'être très bien trouvé des injections froides dans la vessie et le rectum, des bains de siège froids et du massage du col avec les bougies BÉNIQUÉ. Il attache une grande valeur à ce dernier moyen. Que si l'hématurie par son abondance menace la vie, on devra recourir sans tarder à la cystotomie.

CHAPITRE VIII

CYSTOCÈLE

On désigne sous le nom de cystocèle l'issue hors de l'abdomen ou du bassin d'une portion de la vessie à travers un orifice naturel ou accidentel.

La vessie peut faire hernie par toutes les régions, qui livrent passage à l'intestin et à l'épiploon. Dans un mémoire de AUE portant sur 59 cas, cet auteur relève 43 hernies inguinales, 9 périnéales, 3 obturatrices, 2 crurales, 1 ischiatique, 2 de la ligne blanche. Chez la femme, la vessie peut de plus sortir à travers le vagin et l'urètre. Laissant de côté les cystocèles obturatrice, ischiatique, de la ligne blanche, tout à fait exceptionnelles et qui n'ont pas d'histoire clinique, nous ne nous occuperons que des autres variétés.

§ 1. — CYSTOCÈLE INGUINALE

1° Etiologie, pathogénie. — Cette variété, beaucoup plus fréquente qu'on le croit généralement, s'observe plus souvent chez l'homme que chez la femme (48 hommes contre 5 femmes dans les relevés d'IMBERT). Tout à fait exceptionnelle chez l'enfant, assez rare avant quarante ans, elle atteint son maximun de fréquence au-dessus de cet âge. Toutes les affections déterminant la distension habituelle de la vessie (rétrécissement, hypertrophie de la prostate, atonie et paralysie de la tunique musculaire) y prédisposent, en mettant d'une façon permanente l'organe dilaté au contact de l'orifice péritonéal du canal inguinal. Chez la femme, la grossesse et toutes les affections augmentant le volume de l'utérus, les tumeurs du petit bassin ont le même résultat, car elles étalent la vessie (J.-L. Petit). Feitchenfeld et Kümmer ont démontré l'existence de vessies, qui présentant un diverticule sont par là même très prédisposées aux hernies.

Méry et, de nos jours, Lucas-Championnière ont admis l'origine congénitale de la cystocèle, mais, pour Imbert, elle est acquise dans l'immense majorité des cas. Elle est primitive ou secondaire (Verdier). Lorsqu'elle est primitive (Moxon et Delagenière), l'engagement de la vessie serait toujours précédé d'une lipocèle préparant la voie ; lorsqu'elle est secondaire (Jaboulay et Villard), elle se produirait soit par glissement, une entérocèle inguinale attirant peu à peu le péritoine, qui recouvre les parois latérales de la vessie et entraînant ce viscère avec lui ; soit par bascule, des adhérences entre le sommet de la vessie et l'épiploon ou l'intestin faisant culbuter le réservoir dans le sac, « la tête la première » (G. Marchant, Leroux, Kroenlein).

2° **Anatomie pathologique**. — Toujours unilatérale (deux cas seulement de cystocèle bilatérale, Verdier), la cystocèle siège indifféremment à droite ou à gauche. Son volume est très variable : jamais la vessie n'est herniée en totalité et le trigone ne se déplace pas, de sorte que les uretères ne sont ni infléchis ni tiraillés. L'engagement se fait habituellement dans la fossette externe en dehors de l'épigastrique, mais il peut aussi se faire par les fossettes moyenne et interne.

Dans la cystocèle primitive, la vessie est dépourvue de sac (cystocèle sans sac séreux de Duret, hernie extra-péritonéale de Jaboulay et Villard), ou, s'il existe, il est petit, contenant peu d'intestin ou d'épiploon (entéro-cystocèle avec sac séreux incomplet de Duret ou hernie parapéritonéale de Jaboulay et Villard). La cystocèle secondaire par glissement peut présenter un sac latéral, mais la cystocèle par bascule est tout entière incluse dans un sac (tumeur herniaire avec intus-susception de Duret, hernie intra-péritonéale de Jaboulay et Villard).

Indépendamment de l'intestin grêle hernié, on a encore trouvé à côté de la vessie le cœcum et son appendice, la trompe et l'ovaire (LÆJARS et REYMOND). Quoique fréquente, la lipocèle n'est pas constante (IMBERT, contrairement à MONOD et DELAGENIÈRE). Comme dans les entérocèles, les éléments du cordon peuvent être dissociés et étalés ; mais, le plus souvent, ils restent réunis en bas et en arrière.

Qu'elle soit pourvue ou non de péritoine, la vessie offre, en général, des parois amincies et friables. Ne faisant jamais hernie en totalité, comme nous l'avons déjà dit, le viscère est divisé en deux parties séparées par un goulot plus ou moins long et étroit, qui ne permet qu'une évacuation incomplète de la poche extra-abdominale et peut parfois s'obstruer et engendrer des accidents d'étranglement. L'urine, stagnant dans le diverticule, s'altère et laisse déposer ses sels, qui forment des concrétions souvent multiples.

3° Symptômes. — L'existence de la cystocèle inguinale se traduit par des signes physiques et des troubles fonctionnels.

a. *Signes physiques*. — On trouve dans le pli de l'aine seulement ou se prolongeant jusque dans le scrotum une tumeur plus ou moins volumineuse, indolente, sans changement de coloration de la peau. Elle peut être susceptible de variations de volume revenant à peu près périodiquement dans les vingt-quatre heures et liées à la réplétion et à l'évacuation du réservoir urinaire, mais cela est loin d'être constant. Il en est de même des modifications que lui imprime la station debout ou couchée. Lorsqu'elle est distendue par l'urine, la tumeur peut donner une sensation très nette de fluctuation ; lorsqu'elle ne contient qu'une petite quantité de liquide, elle est molle, pâteuse au toucher. C'est alors que, dans le cas de cysto-entérocèle on peut percevoir de la sonorité et parfois du gargouillement dans le point où se trouve l'intestin. La tumeur n'est jamais réductible en totalité. Lorsque la portion de vessie herniée est considérable, la réduction peut provoquer le besoin d'uriner par suite du reflux de l'urine dans la poche intra-pelvienne. Le cathétérisme avec une sonde souple ou un explorateur métallique ne fournit le plus souvent aucun renseignement utilisable; il n'en serait pas de même très vraisemblablement de la cystoscopie, qui montrerait l'embouchure du goulot inguinal et décèlerait le courant du liquide si on venait à le chasser de la poche extérieure en la comprimant. Si, la tumeur étant réduite, on injecte, à l'exemple de Duplay, une certaine quantité de liquide par l'urètre, on peut souvent, mais non toujours, la voir se reproduire.

b. *Troubles fonctionnels.* — Au nombre des troubles subjectifs les auteurs signalent d'abord des douleurs siégeant au niveau de la cystocèle et survenant parfois sous forme de coliques une ou deux heures après le repas (Bourbon), en s'irradiant vers l'abdomen ou les lombes. Les envies d'uriner sont en général fréquentes; le malade ne rend ordinairement à chaque miction qu'une petite quantité d'urine, mais grâce à certaines attitudes et à certains artifices, pression sur la poche inguinale, soulèvement des bourses chez le malade de Kroenlein, l'urine est rendue en grande quantité. Elle peut être claire, limpide, mais souvent du fait des altérations de la muqueuse vésicale, elle est trouble, purulente, surtout dans la dernière partie de la miction fournie par la portion herniée; elle peut même être sanguinolente.

4° Marche, durée, terminaisons, complications. — La cystocèle inguinale s'accroît lentement. Elle peut rester indéfiniment stationnaire et acquiert exceptionnellement un volume compromettant pour l'existence. Elle n'est pas en général mortelle, mais elle peut par suite des troubles d'excrétion de l'urine résultant pour Leroux de l'étranglement des uretères, de l'aplatissement de la vessie contre la symphyse pour Guelliot et Duret, mais surtout par suite de l'infection de l'appareil urinaire engendrer des lésions rénales de la plus haute gravité.

Un certain nombre d'accidents sont susceptibles, durant la lente évolution de la hernie vésicale, de compliquer simplement la situation et de l'aggraver très sérieusement. Analogues à ceux qui se produisent dans les hernies intestinales, on leur a donné les mêmes dénominations. C'est d'abord l'irréductibilité qui se produit d'autant plus facilement qu'il n'existe pas de sac, la vessie se soudant alors aisément par inflammation aux parois celluleuses du trajet inguinal. Vient ensuite l'engouement que détermine l'obstruction temporaire du goulot par du mucus ou des boues calcaires et qui se traduit par la tension de la poche inguinale et son irréductibilité absolue. Enfin l'étranglement qui se manifeste par un ensemble de phénomènes graves, tels que douleurs, hoquets, vomissements, petitesse du pouls, collapsus, qu'il est bien difficile de différencier, quoi qu'en ait dit J.-L. PETIT, de ceux produits par l'étranglement herniaire. Le développement de calculs dans la portion herniée n'est en général grave que parce qu'ils indiquent une lésion inflammatoire de la vessie; cependant, lorsqu'ils sont volumineux et s'opposent à la réduction, cette complication offre un certain danger.

5° Pronostic. — Ce que nous venons de dire des complications possibles de la cystocèle doit faire réserver le pronostic d'une affection, qui par elle-même offre peu de gravité.

6° Diagnostic. — Le diagnostic de la cystocèle inguinale ne présente aucune difficulté lorsque l'ensemble des signes précédemment énumérés peut être relevé, mais c'est l'exception et le plus souvent la hernie vésicale ne peut qu'être soupçonnée. Le volume anormal de la tumeur, comme le fait remarquer DURET, doit toujours mettre le chirurgien en éveil. Dans les cas de cystocèle simple ou de cysto-entérocèle avec facilité de réduction de l'intestin, la constatation d'un épaississement d'une induration à la partie interne du sac est un signe, qui acquierra une grande valeur, d'après LEJARS, s'il s'y joint quelques-uns des troubles fonctionnels précédemment énumérés. Lorsque l'entéro-cystocèle est irréductible et que les signes fonctionnels font défaut ou sont très frustes, le diagnostic est à peu près impossible, et ce n'est qu'au cours de l'opération que l'on reconnaît, contrairement à son attente, qu'on n'a pas affaire à une entérocèle simple ou à une entéro-épiplocèle. La difficulté est encore plus grande lorsque la cystocèle est étranglée; ce n'est que par la considération des phénomènes, qui ont précédé les symptômes d'étranglement, et par l'analyse sagace de ces derniers qu'on peut espérer arriver au diagnostic avant toute intervention opératoire.

Même au cours de l'opération la reconnaissance de la cystocèle peut être délicate. Bien des moyens ont été recommandés pour distinguer la vessie des autres éléments constitutifs de la tumeur herniaire ; le meilleur est assurément, pour peu qu'on ait quelque doute sur la présence de ce viscère, d'ouvrir largement l'anneau, de faire une hernio-laparotomie, car « toutes les fois qu'on a blessé la vessie, c'est qu'on y voyait mal » (LEJARS).

7° Traitement. — Comme toutes les autres hernies, la cystocèle inguinale compliquée ou non d'entérocèle peut être contenue à l'aide d'un bandage approprié, mais en raison de l'irréductibilité habituelle de la tumeur, cette contention est souvent difficile et péniblement supportée, il en résulte dès lors une menace constante d'accidents graves. Aussi tous les auteurs, qui se sont occupés de la question, HEDRICH, RABINEAU, THIRIAR, BOURBON, IMBERT conseillent-ils l'intervention, qui pour MONOD et DELAGENIÈRE doit être la règle alors même que le diagnostic n'a pu être précisé. Les seules contre-indications opératoires sont fournies par l'âge avancé, le mauvais état général du sujet, et l'existence de lésions rénales anciennes. Au cas de complications, la détermination opératoire ne saurait être différée ; cependant si la vessie est enflammée et infectée, il convient, tout en surveillant les événements, de traiter d'abord ses lésions par une médication interne et des lavages antiseptiques.

L'opération consiste à découvrir la cystocèle, après ouverture du sac s'il existe, à la séparer de ses adhérences avec les organes voisins herniés avec elle, puis à la réduire si ces parois sont saines (DEMOULIN et IMBERT), ou à la réséquer en suturant ensuite les lèvres de la solution de continuité si ces parois sont altérées. MONOD et DELAGENIÈRE, GUELLIOT, recommandent la résection alors même que les parois sont saines.

§ 2. — CYSTOCÈLE PÉRINÉALE

1° Etiologie et pathogénie. — La cystocèle périnéale n'a été observée jusqu'ici que 8 fois suivant HACHE, et 9 fois d'après

ACE : 2 fois chez l'homme et 7 fois chez la femme. Les deux premiers faits déjà anciens ont été rapportés par PIRELET et JACOBSON. La hernie s'était dans les deux cas produite à la suite d'une chute sur le périnée. Dans les six observations féminines, la cystocèle a été rencontrée au cours de la grossesse ou après l'accouchement. VERDIER a expliqué ainsi son mécanisme pathogénique : « La vessie, dit-il, se glisse quelquefois sur un des côtés du vagin et de l'intestin rectum et, pressée par la matrice, elle force quelques-unes des fibres des muscles releveurs de l'anus et vient former une tumeur au périnée un peu latéralement. »

2° Symptomatologie. — Elle se réduit à l'existence d'une tumeur plus ou moins saillante au périnée sur la ligne médiane ou sur l'un des côtés du raphé chez l'homme, dans la grande lèvre chez la femme ; cette tumeur est molle, réductible et après sa réduction on sent avec le doigt son orifice de sortie. Dans un cas fort ancien rapporté par HARTMANN, la cystocèle située à la partie inférieure d'une des grandes lèvres renfermait un calcul pesant 3 onces.

3° Traitement. — A notre connaissance, aucune opération n'a été tentée pour remédier à la cystocèle périnéale ; il ne serait cependant pas impossible, croyons-nous, d'en faire la cure radicale en incisant les téguments au niveau du périnée ou de la grande lèvre chez la femme pour mettre à nu la boutonnière qui livre passage à la vessie et en suturer les lèvres. Dans les cas de non-intervention, on devra conseiller le port d'un bandage approprié pour prévenir toute complication et en particulier la stagnation de l'urine et la formation de concrétions calculeuses.

§ 3. — CYSTOCÈLE CRURALE

La cystocèle crurale est beaucoup moins exceptionnelle qu'on pourrait le croire, d'après HACHE et ACE, car dernièrement FRŒLICH (de Nancy) en a réuni 6 cas, dont un personnel, et

Legrand a pu tracer l'histoire de cette affection en analysant 12 observations.

1° Etiologie, pathogénie. — Contrairement à la cystocèle inguinale, la cystocèle crurale est beaucoup plus fréquente chez la femme que chez l'homme (10 femmes contre 2 hommes). Elle se montre exclusivement dans l'âge adulte au-dessus de vingt-cinq ans et principalement après quarante ans. Les observations sont muettes sur l'influence prédisposante de la grossesse, mais la plupart signalent des affections du petit bassin (hématocèle chez une malade de Jaboulay, abcès stercoral chez une de Güterbock, fibrome utérin chez celle de Escat et Guixard). Quant aux causes déterminantes; ce sont, comme dans toutes les hernies, les efforts, la toux, etc.

Legrand nie la congénitalité de la cystocèle crurale, mais, selon lui, certaines dispositions comme l'inclinaison de l'axe de la vessie à droite, la prédominance de son diamètre transverse chez la femme et enfin une diminution de résistance des tissus fermant le canal crural prédisposent à la hernie de la vessie.

Comme la cystocèle inguinale, la cystocèle crurale est primitive ou secondaire. Dans la première variété, la vessie s'engage d'elle-même dans le canal crural, sous l'influence de l'augmentation de la tension intra-abdominale; dans la seconde c'est à la suite d'une entérocèle ou d'une épiplocèle que le viscère est entraîné dans le sac herniaire; mais, fait important, si l'on observe ce glissement on ne voit jamais se produire la bascule de la vessie, de telle sorte que la cystocèle crurale est extra ou parapéritonéale, mais jamais intrapéritonéale.

2° Anatomie pathologique. — La cystocèle crurale siège toujours à droite. Jamais elle n'est volumineuse et n'est formée par plus du tiers ou de la moitié de la vessie. Comme nous venons de le dire, le viscère n'est jamais renfermé en entier dans un sac péritonéal; celui-ci fait complètement défaut lorsque la hernie vésicale est primitive et sans-entérocèle ou épiplocèle concomitantes; il existe lorsque la vessie a été entraînée par l'intestin ou l'épiploon; il est situé en dehors et en avant et l'adhérence du sac à la paroi vésicale est souvent très grande. Jamais on n'a rencontré de calcul dans le diverticule crural de la vessie.

3° Symptômes. — Les symptômes fonctionnels et les signes physiques de la cystocèle crurale sont les mêmes que ceux de la cystocèle inguinale, à part, bien entendu, le siège de la tumeur. La marche, la durée, la terminaison, les complications sont peu différentes et revenir sur ces points serait nous exposer à des redites sans profit.

4° Diagnostic. — Il présente une très grande difficulté et ne peut être porté que dans les cas où la réunion des phénomènes subjectifs ou objectifs, et en particulier les alternatives de réplétion ou de vacuité de la tumeur en rapport avec la miction, forment un véritable faisceau de preuves en faveur de cette affection ; en dehors de ces cas rares en clinique on ne peut avoir que des présomptions. Faute de penser à la possibilité de la cystocèle, le chirurgien la méconnaît le plus souvent et prend la tumeur régulière, molle, qui reste après le refoulement du liquide, pour un kyste herniaire déshabité, pour « une hernie contenant de l'intestin grêle ou de l'épiploon associé à une portion adhérente du gros intestin ». Le diagnostic est encore plus difficile quand on se trouve en présence d'une cysto-entérocèle étranglée, les envies fréquentes d'uriner et quelques autres troubles vagues du côté de la vessie sont les seuls signes, qui puissent faire soupçonner la présence de la vessie dans la tumeur (GUINARD). Même dans le cours de l'opération, il n'est pas toujours facile de reconnaître la cystocèle crurale, et ici comme dans la cystocèle inguinale il ne faut pas hésiter si les explorations ordinaires restent sans résultats à agrandir largement l'incision.

5° Traitement. — Toute cystocèle crurale, réductible ou non, pouvant s'étrangler, et le diagnostic étant alors à peu près impossible et l'intervention d'autant plus grave, il faut, comme le recommande IMBERT pour la cystocèle inguinale, pratiquer

la cure radicale, à moins de contre-indications tirées de l'état
général. Lorsqu'on est appelé à intervenir pour une hernie crurale étranglée compliquée de cystocèle parapéritonéale, il ne
convient de débrider sur le ligament de GIMBERNAT qu'autant que
celui-ci est bien mis à nu, que si on ne peut insinuer le bistouri
entre ce ligament et la vessie, il faut faire porter le débridement,
soit en haut sur l'arcade crurale avec précaution chez l'homme
pour ne pas blesser le cordon, soit même en bas à la manière de
VERPILLAT. Le débridement effectué, la vessie est séparée du sac
par une dissection attentive, mais si celle-ci présente quelques
difficultés et qu'on craigne de déchirer les parois vésicales, on
réduira les deux organes en même temps après avoir retranché
du sac tout ce qui aura été libéré. Que si la vessie est ouverte
ou que sa vitalité paraît compromise, on la suturera simplement, ou après excision des parties malades, suivant les circonstances; si la réunion par suture paraît devoir ne pas s'effectuer,
on se contentera de fixer l'orifice vésical à l'anneau crural.

§ 4. — CYSTOCÈLE VAGINALE

Rien n'est plus commun que de voir, chez les femmes
atteintes de déchirure du périnée et de prolapsus des organes
génitaux, la paroi antérieure du vagin s'abaisser et se montrer
à la vulve en entraînant la vessie, c'est là la cystocèle des
gynécologistes; plus rarement la vessie fait issue à travers l'anneau vulvaire, de manière à constituer deux poches; plus rarement encore elle fait hernie dans le vagin à travers une boutonnière de la couche musculaire de ce conduit. Ce sont ces
deux dernières variétés que nous aurons surtout en vue dans
notre étude.

1° Etiologie et pathogénie. — Toutes les maladies générales qui diminuent la tonicité des tissus, et toutes celles qui
portent plus particulièrement leur action sur les organes de la
génération et le périnée, comme les métrites, les déviations de
l'utérus, son prolapsus, les déchirures du corps périnéal,
prédisposent à la cystocèle vaginale. Les accouchements répétés

longs et laborieux en sont souvent la cause déterminante ; il en est de même des efforts violents, des travaux pénibles, des coups sur l'abdomen, des chutes sur les genoux et les pieds. Pour toutes ces raisons, l'affection se montre de préférence à l'âge adulte, chez les multipares, et chez les femmes de la classe ouvrière.

Les auteurs ont longuement discuté sur la question de savoir si la cystocèle est la conséquence des divers déplacements de l'utérus et du vagin, ou si elle en est la cause. La première opinion est la plus vraisemblable, et la chute de la vessie n'est le plus souvent que le résultat de l'effondrement du plancher périnéal et du relâchement des ligaments suspenseurs des organes génitaux ; cependant il convient de faire remarquer avec Hégar et Kaltenbach que le prolapsus utérin peut exister sans cystocèle, et avec Scanzoni que la chute de la vessie peut être primitive et reconnaître pour cause la contraction du muscle vésical, dans les cas de gêne apportée à l'émission des urines par l'urètre. On verrait alors se dilater vers le vagin le bas-fond de la vessie, comme il se dilate du côté du rectum chez les prostatiques et les vieux rétentionnistes.

2° **Anatomie pathologique**. — Dans un premier degré, de beaucoup le plus fréquent, la vessie simplement déprimée au niveau de son bas-fond forme une cavité unique qui diffère peu de l'état normal ; à un degré plus avancé le réservoir urinaire est divisé en deux poches par un étranglement plus ou moins étroit correspondant à l'anneau vulvaire si la cystocèle a suivi le prolapsus du vagin, au point où les fibres musculaires du vagin ont été éraillées si elle est primitive. Pendant un certain temps, la cystocèle est constituée par la portion seule de la vessie située en arrière du trigone, mais à la longue celui-ci peut être entraîné et les orifices des uretères s'ouvrir dans le diverticule herniaire ; l'urètre lui-même est abaissé dans sa portion avoisinant le col et décrit une courbe à concavité regardant en bas et en avant. Dans le cas ordinaire où la cystocèle accompagne la colpocèle, on trouve de la muqueuse vaginale à la muqueuse vésicale les divers plans sans autres altérations qu'un certain degré d'amincissement ou au contraire d'épaississement. Dans le cas où la vessie a fait hernie à travers une éraillure de la tunique musculaire du vagin, ses parois sont seulement doublées de la muqueuse vaginale.

On comprend que la vessie ayant subi les déformations que nous venons d'indiquer se vide mal, qu'elle s'enflamme et s'infecte facilement ; aussi la cystocèle s'accompagne-t-elle souvent de cystite. Notons enfin qu'on peut trouver des concrétions calcaires dans sa cavité.

3° Symptômes. — La cystocèle se présente sous l'aspect d'une tumeur, qui d'abord fait saillie dans le vagin dont elle déprime la paroi supérieure, puis a de plus en plus tendance à sortir par la vulve. Constituant tant qu'elle reste vaginale une tumeur mal limitée, sa forme s'accuse davantage et devient globuleuse et vaguement pédiculée au fur et à mesure qu'elle apparaît à la vulve. Son volume est ordinairement celui d'un œuf de poule, mais il peut atteindre celui d'un poing d'adulte, d'une tête d'enfant (ROBERT), d'un fond de chapeau (CHAUSSIER). La muqueuse à sa surface est lisse, quelquefois granuleuse et rosée, mais si la tumeur est volumineuse et reste constamment à l'extérieur, elle peut se cutiser ou s'enflammer et devenir le siège d'ulcérations au contact d'irritants divers et en particulier de l'urine, qui coule sur elle au moment des mictions. De consistance molle, nettement fluctuante, la cystocèle est presque toujours réductible et cette réduction détermine le besoin d'uriner. La toux et les efforts passagers sont sans effet sur sa saillie, mais la station debout, la marche, la fatigue l'augmentent presque toujours ; par contre, le repos horizontal la fait disparaître.

Au début, les phénomènes subjectifs sont peu prononcés, et tiennent plutôt aux déplacements de l'utérus qu'à la cystocèle elle-même ; ce sont des tiraillements dans les aines et les lombes s'accentuant à la suite de la marche, de la station verticale. La miction est gênée et incomplète ; il peut même y avoir rétention absolue : de là des envies fréquentes d'uriner, des douleurs, et bientôt tous les phénomènes de la cystite se déroulent chez ces malades ainsi prédisposés à l'infection.

La marche de la cystocèle vaginale est lente, mais progressive, abandonnée à elle-même, elle n'a aucune tendance à rétrocéder. Par suite des complications qu'elle peut déterminer du côté des reins, son pronostic doit être réservé, mais par elle-même cette affection ne comporte aucune gravité.

4° Diagnostic. — Il est d'une extrême facilité. Les seules affections avec lesquelles on pourrait confondre la cystocèle sont les kystes du vagin et le prolapsus de l'utérus. Il suffira d'introduire une sonde métallique dans la vessie et d'en sentir le bec par le vagin après en avoir relevé le pavillon, pour reconnaître qu'on n'a pas affaire à un kyste ou à une chute simple de l'utérus.

5° Traitement. — A moins de cystocèle récente et peu prononcée, les moyens médicaux et de douceur, comme une médication générale et l'hydrothérapie, des injections astringentes, le décubitus dorsal prolongé, le tamponnement du vagin, l'emploi de pessaires variés, etc., resteront sans effets. Le plus souvent le seul traitement à opposer à cette affection est un traitement opératoire, qui consiste à rétrécir la paroi vaginale antérieure par l'un des procédés nombreux d'élytrorraphie ou de colporraphie antérieure. A cette première opération il ne faudra jamais manquer de joindre celles que commanderont les affections concomitantes et souvent causales de l'utérus et du périnée : curettage et amputation du col, raccourcissement des ligaments ronds, colpopérinéorraphie postérieure, etc.

§ 5. — INVERSION DE LA VESSIE ET CYSTOCÈLE URÉTRALE

Nous réunissons dans un même paragraphe ces deux variétés de déplacement de la vessie : le premier (inversion incomplète des anciens, introversion de Boyer) consiste dans le simple renversement de cet organe sur lui-même et est commun aux deux sexes ; le second (cystocèle urétrale d'Arcey Lucque, exocyste de Boissier de Sauvage) est caractérisée par l'issue à travers l'urètre d'une portion des trois tuniques de la vessie inversée ou de l'une d'entre elles et est spéciale au sexe féminin.

Ces lésions, bien étudiées dans leur ensemble par PATRON (1857) et STAECKEL (1858), ont fait l'objet des travaux récents de WINCKEL et de HACHE, nous-même en avons donné une description didactique il y a quatre ans.

1° Etiologie. — Sur nos 23 observations de déplacement vésical l'affection s'est rencontrée 21 fois chez la femme et 2 fois seulement chez l'homme. Cette énorme proportion en faveur du sexe féminin tient sans doute à la conformation anatomique de son urètre, qui permet à la plupart des inversions vésicales de se compléter et d'apparaître au méat. Cependant il est probable que la brièveté du périnée et l'existence du vagin et de la vulve qui prêtent un appui précaire à la vessie, que la distension de l'ouraque au cours de grossesse, que les phénomènes congestifs cataméniaux et les actes dont le petit bassin est le théâtre pendant la parturition et l'accouchement, doivent prédisposer aux déplacements de la vessie féminine. L'embonpoint excessif, qui relâche les tissus et diminue la capacité abdominale (PERCY); la flaccidité des parois de la vessie longtemps distendue par l'urine chez les prostatiques (VERDIER) ont aussi une influence prédisposante. Parfois le renversement s'effectue lentement, d'autres fois il se déclare brusquement à l'occasion d'un faux pas, d'une chute, d'efforts répétés, de quintes de toux.

2° Anatomie pathologique et pathogénie. — Nous devons étudier séparément les cas d'*inversion proprement dite* dans lesquels toutes les tuniques de la vessie sont retournées, et les cas de *simple déplacement de la muqueuse*.

1° L'*inversion proprement dite* est incomplète ou complète. La première variété, observée une fois chez la femme par LEVRET et deux fois chez l'homme par RUTTY et FOUBERT, consiste en une dépression de la paroi postérieure de la vessie, de manière à former à l'extérieur du réservoir une sorte de capsule qui reçoit l'utérus en antéflexion ou l'intestin et en particulier le

cœcum (fig. 176). La seconde variété moins rare a été mieux
étudiée au point de vue anatomo-pathologique. Sauf dans le
cas de Meckel, la vessie n'est jamais sortie qu'en partie par
l'urètre, à moins qu'il vint s'y joindre des désordres considérables, prolapsus de l'utérus et du rectum, entérocèle vaginale,
etc. Presque toujours le trigone est demeuré en place et rare-

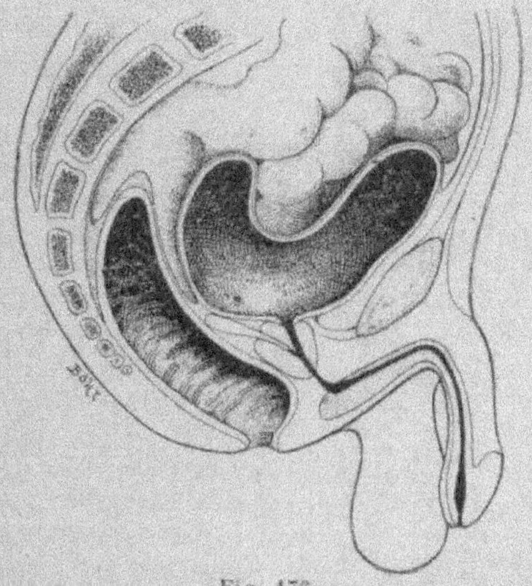

Fig. 176
Inversion incomplète de la vessie.

ment on a vu, comme chez la malade de Green Crosse, les orifices des uretères. Exposée à l'air, au frottement des vêtements,
aux irritations de toutes sortes, la muqueuse de la vessie inversée s'altère parfois profondément ; Haen et Malagodi l'ont
vue tomber en gangrène. Signalons en terminant la possibilité
de la dilatation des uretères, qui prédispose à l'infection rénale
et celle de l'urètre, qui ne manque jamais dans les cas de cystocèle urétrale.

La raison pour laquelle la vessie, qui en temps ordinaire
repousse les viscères de l'abdomen pour se constituer en globe

sous l'influence de l'urine accumulée dans son intérieur, se

laisse tout au contraire déprimer par eux et s'inverse, a été donnée par VERDIER, CHOPART, BOYER, STREUBEL. Pour que ce phénomène se produise, il faut que la cavité vésicale soit spacieuse, que ses parois soient flasques et relâchées, de manière à ce que, en se développant autour de l'obstacle, le cône d'invagination puisse se constituer.

2° Le *déplacement de la muqueuse de la vessie* bien qu'il ait été observé un très petit nombre de fois, puisqu'il n'en existe que cinq faits, a été étudié avec soin et l'on peut tracer de ses lésions une histoire complète, grâce à l'observation de PATRON, à la pièce pathologique de MALHERBE et à celle que j'ai recueillie. A la théorie pathogénique de NOEL et de BOISSIER DE SAUVAGE, qui admettaient le décollement de la muqueuse de la musculeuse par un mécanisme difficile à comprendre, nous avons substitué celle beaucoup plus vraisemblable formulée d'abord par PATRON, à savoir que la hernie de la muqueuse est

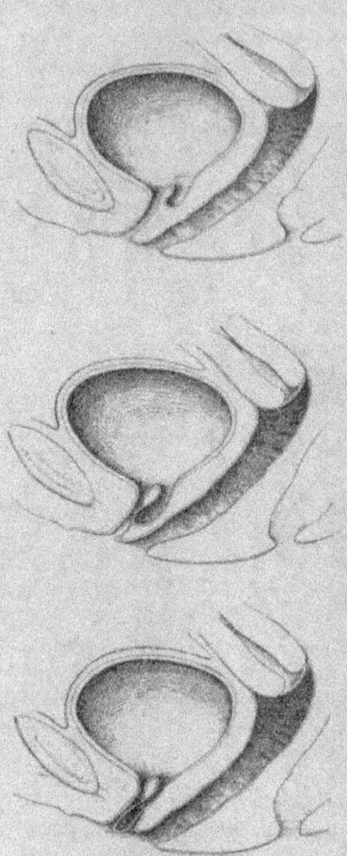

Fig. 177, 178, 179, montrant les divers degrés d'évolution d'une glandule cervicale se développant en diverticule de la vessie.

constituée par la dilatation, sous l'influence de l'urine pénétrant dans son intérieur, d'une des glandules, qui se trouve au voisinage du col de la vessie. Les figures 177, 178, 179 représen-

tent les divers degrés de l'évolution d'une de ces glandes, se
développant peu à peu en poche, en diverticule de la vessie, et
se portant du côté de l'urètre pour venir faire saillie au méat.
Une coupe histologique des parois de la tumeur, montrant la
superposition des diverses couches soulevées et repoussées par
la glandule dilatée dans la pièce de MALHERBE et dans la mienne,
justifie cette interprétation.

3° **Symptomatologie**. — Tant que le cône constitué par la
vessie invaginée ou par sa muqueuse fait seulement saillie dans
la cavité du viscère, les symptômes de l'affection sont des plus
obscurs ; mais lorsque la tumeur sort par l'urètre, il est le plus
souvent aisé de la reconnaître. Dans l'un et l'autre cas, l'affection se traduit par des symptômes fonctionnels et des signes
physiques.

a. *Symptômes fonctionnels*. — Le début de l'affection est rarement brusque et à symptômes bruyants, comme chez les
malades de HAEN et de THOMSON, qui sentirent comme quelque
chose qui tombait et furent prises immédiatement d'une violente
douleur expulsive. Dans la majorité des cas, la maladie s'installe
insidieusement et ne se révèle que par des troubles vagues, tels
que miction fréquente et impérieuse, difficulté à émettre les
urines, arrêt brusque du jet, jet saccadé, etc., qui n'ont de
valeur qu'autant que l'observateur les analyse dans leurs
moindres détails. Certaines malades, se rendant compte que
l'urine ne sort bien que lorsque la tumeur est réduite, usent
d'artifices pour obtenir cette réduction : les unes n'accomplissent la miction que couchées sur le dos ; d'autres n'urinent que
debout ou accroupies, mais ont soin de repousser préalablement la tumeur dans la vessie et de l'y maintenir à l'aide
d'une sonde ou d'une bougie. Pendant longtemps les urines
restent claires et limpides, mais à la longue elles finissent par
s'altérer.

b. *Signes physiques*. — Dans la première phase de l'affection les signes physiques ne sont pas beaucoup plus significatifs
que les symptômes fonctionnels. Ils consistent dans l'existence
d'une partie saillante globuleuse, immobile, rattachée par un

pédicule au corps du réservoir, tomenteuse et ne résonnant pas sous le choc du bec de l'explorateur. Lorsque la tumeur fait hernie par le méat, elle ne dépasse guère le volume d'une noix, d'un œuf de pigeon ou de poule ; elle est ovoïde, réductible et, se rattache aux parties profondes par un pédicule plus ou moins délié. Sa surface est le plus souvent rouge et cette coloration s'accentue encore pendant les efforts de la miction toujours gênée. Elle est peu sensible au toucher ; molle lorsque la malade est calme, elle devient ferme, rénitente ou absolument dure lorsqu'elle se contracte ou fait des efforts. Un stylet ou une sonde introduites entre le pédicule et les parois du canal passe circulairement entre les deux, mais en conduisant profondément l'instrument dans la vessie, on sent qu'il est arrêté dans ce mouvement au point où s'implante le pédicule. Grâce à la grande dilatation et surtout à l'extrême dilatabilité de l'urètre, ce point d'implantation peut presque toujours être reconnu directement par la vue en attirant doucement mais fermement la hernie au dehors.

4° Marche, durée, terminaisons. — Abandonnés à eux-mêmes les déplacements de la vessie ont une marche progressive et très lente, qui se termine parfois par la mort à la suite de la gangrène de la vessie (HAEN et MALAGODI), d'accidents d'infection urinaire. Mais il n'est pas impossible que l'affection guérisse à la suite d'une réduction spontanée ou obtenue par des manœuvres très simples.

5° Diagnostic. — En raison de l'obscurité des symptômes qui accompagnent le premier degré de la hernie de la vessie, le diagnostic présente de réelles difficultés. Faute de savoir reconnaître le relief produit dans la vessie par le cône d'inversion, on pourrait se croire en présence d'une cystalgie, d'un spasme ou d'une contracture du col et du corps de la vessie, d'une cystite lorsque les urines sont purulentes. Mais à part quelques très rares productions de la vessie, tels que les kystes simples ou hydatiques et les tumeurs dermoïdes, les seules maladies susceptibles d'être confondues avec l'inversion sont les calculs enchatonnés ou mieux enkystés et les tumeurs. Les moyens d'investigation que nous avons aujourd'hui de dépister ces deux dernières affections, tant par leurs symptômes subjectifs que par leurs signes objectifs, rendent à vrai dire ce diagnostic relativement facile. L'endoscopie, au besoin, lèvera tous les doutes.

Lorsque la vessie ou sa muqueuse font issue par l'urètre, qu'il y a en un mot cystocèle urétrale, le diagnostic doit se faire d'abord avec les tumeurs prenant naissance dans l'urètre, puis avec celles qui tirent leur origine de la vessie. La possibilité de circonscrire complètement le pédicule de la tumeur à l'aide d'un stylet ou d'une sonde introduits entre ce pédicule et les parois du canal est un signe certain qu'elle prend son attache dans la vessie ; ce n'est qu'en enfonçant l'instrument au delà des limites du col qu'il est arrêté dans son mouvement de circumduction au niveau du point d'implantation. A vrai dire, les caractères des tumeurs urétrales chez la femme, bien étudiées par BLUM, ne permettent guère la confusion, mais il n'en est pas de même du prolapsus de la muqueuse de l'urètre par le méat. FRANCIS VILLAR lui assigne pour caractère essentiel de former « une tumeur qui fait pour ainsi dire partie du méat, de sorte qu'il est impossible d'introduire un stylet entre elle et le méat lui-même ; en outre, au centre de la tumeur se trouve un orifice, l'orifice du canal ». Les néoplasmes de la vessie sortant par le canal se reconnaissent à leur consistance ferme et charnue ; ils ne se flétrissent ni ne se réduisent par la simple palpation.

Un dernier point de diagnostic de la plus haute importance pour la thérapeutique consiste à différencier la hernie de la vessie inversée de l'issue de la simple muqueuse. Formée par les trois tuniques du viscère, l'inversion constitue une tumeur à parois épaisses, fermes, opaques, à pédicule court et volumineux, tandis que la hernie de la muqueuse forme une tumeur à enveloppes minces, d'une très grande mollesse, demi-transparente, à pédicule long et grêle. Dans les cas douteux, on pourra avoir recours, comme le fit PATRON, à la ponction exploratrice, qui ramènera de l'urine dans le cas de hernie de la muqueuse, un peu de liquide péritonéal dans le cas d'inversion. Nous croyons aussi qu'on pourrait sans danger pousser dans la tumeur une injection d'un liquide coloré aseptique et inoffensif. Si l'on avait affaire à une hernie de la muqueuse, le liquide pénétrerait dans la vessie et en colorerait le contenu ; si l'on se trouvait en face d'une inversion, le liquide disparaîtrait dans la cavité du péritoine.

6° Traitement. — La première indication à remplir, en présence d'une inversion ou d'une hernie de la vessie s'accompagnant de gêne de la miction, consiste à assurer l'évacuation complète de l'urine par des cathétérismes méthodiques et répétés avec des instruments appropriés, à combattre la cystite si elle existe par des lavages antiseptiques et à remédier aux phénomènes douloureux par des embrocations, des fomentations chaudes, émollientes et narcotiques, des lavements laudanisés, des suppositoires opiacés, etc.

La seconde indication est d'obtenir la cure radicale du déplacement. Dans certains cas de hernie récente la simple réduction, aidée du décubitus dorsal prolongé et de l'emploi de la sonde à demeure, a suffi ; mais le plus souvent il sera nécessaire de recourir à une opération chirurgicale. Dans le cas d'inversion simple nous avons proposé de pratiquer la cystopexie, ainsi que Tuffier l'a fait pour la cystocèle vaginale. Lorsque l'inversion est complète et que la vessie fait hernie à travers l'urètre, l'ablation déjà proposée par Sauvages est rationnelle. L'excision sera faite à la base du pédicule, après que l'on se sera bien assuré qu'aucun viscère n'est contenu dans le cône d'invagination et que les uretères ne viennent pas s'aboucher à sa surface. La tumeur retranchée, les lèvres de l'ouverture vésicale seront soigneusement suturées. La hernie de la muqueuse seule ne réclame d'autre traitement que l'excision à l'aide d'un simple coup de ciseaux, car ses parois minces et sans vaisseaux importants saignent peu, et comme son pédicule s'ouvre dans la vessie même, aucune crainte d'infiltration d'urine n'est à redouter.

Comme complément à l'ablation de la partie inversée du réservoir urinaire ou de sa muqueuse herniée, il pourra être

bon, lorsque l'urètre ne reviendra pas sur lui-même et que la
malade aura quelque peine à retenir ses urines, de pratiquer
sur le canal l'une des opérations préconisées contre l'incontinence d'origine urétrale. La combinaison des procédés de DURET
(incurvation de l'axe, de l'urètre, relèvement du méat et allongement de la paroi postérieure du canal) et de GERSUNY (torsion
de l'urètre sur son axe) ainsi que je l'ai conseillée, me semble
mériter à cet égard l'attention du chirurgien.

CHAPITRE IX

TROUBLES FONCTIONNELS D'ORIGINE NERVEUSE

Bien qu'avec Tuffier nous reconnaissions qu'à la suite des travaux de Charcot, de Féré et des observations de Fournier et de Guyon, les troubles fonctionnels de la vessie d'origine nerveuse ne peuvent plus être considérés que comme l'expression symptomatique d'un état pathologique du système cérébro-spinal et non comme des entités morbides, nous conserverons cependant les dénominations, qui ont servi à les désigner pendant de si longues années, et nous en ajouterons quelques autres réclamées par les besoins de la clinique.

Les états névropathiques avec ou sans lésions cérébro-spinales pouvant retentir soit sur la sensibilité de la vessie, soit sur sa contractilité, deux grandes classes doivent d'abord être établies : a. *troubles sensitifs* ; b. *troubles moteurs*. A ces deux classes nous en joindrons une troisième comprenant les *troubles psychopathiques de la miction* si bien étudiés par Janet.

ARTICLE PREMIER

TROUBLES SENSITIFS

Les troubles de la sensibilité vésicale déjà entrevus par les anciens, qui leur attribuaient un rôle certainement exagéré en pathologie urinaire, ont été l'objet de travaux nombreux depuis les études de GANT et de MATH DUNCAN, mais tous ces efforts n'ont jeté qu'une vague lueur sur ce point particulièrement obscur. Nous exposerons ce que nous en savons d'après les mémoires de CHALEIX-VIVIE et de HARTMANN. Ils consistent soit dans *un état névralgique de la vessie ou cystalgie*, soit dans son *anesthésie*.

§ 1. — CYSTALGIE

La cystalgie ou névralgie de la vessie est essentiellement caractérisée par des douleurs vésicales, qui accompagnent l'émission des urines ou qui tourmentent les malades en dehors de l'acte de la miction. D'autres troubles se joignent à l'élément douleur pour constituer cet état morbide, mais ils sont secondaires.

1° Etiologie. — Elle est encore entourée de la plus grande obscurité, et les auteurs qui ont le plus creusé le sujet, comme HARTMANN, sont obligés d'admettre des *cystalgies idiopathiques* et des *cystalgies symptomatiques*.

Les *cystalgies idiopathiques* s'observent surtout dans la période moyenne de la vie, c'est-à-dire à l'époque où le système nerveux est le plus impressionnable. La névropathie, l'hypochondrie, l'hystérie, toutes névroses héréditaires ou acquises, ont en effet sur le développement de l'affection la plus grande influence. Certaines maladies diathésiques ou constitutionnelles (arthritisme, rhumatisme, goutte, chlorose) peuvent aussi porter leur action sur la vessie pour y déterminer comme dans tout autre organe un état névralgique. Aussi relève-t-on souvent chez les cystalgiques de la dyspepsie, des migraines, des névralgies.

Les *cystalgies symptomatiques* ont d'abord pour point de départ des lésions de l'appareil urinaire lui-même ; tandis que les affections de la vessie, de la prostate s'accompagnent rarement de névralgies du réservoir, les maladies des reins et de l'urètre les déterminent assez souvent ; tels sont, d'une part, les inflammations rénales, la pyélite, la tuberculose, le cancer et principalement les calculs des reins, et, d'autre part, les rétrécissements de l'urètre (rarement), le phimosis hypertrophique, l'étroitesse du méat chez l'homme, et d'une façon beaucoup plus accentuée chez la femme, les tumeurs, les polypes de l'urètre, les fissures du méat.

Les affections du rectum et de l'anus : hémorroïdes, fissures, ascarides, etc., dans les deux sexes ; les maladies de l'utérus, déviations, prolapsus, métrites, corps fibreux chez la femme, viennent après les lésions de l'appareil urinaire.

Les maladies du système nerveux occupent sans aucun doute la première place dans l'étiologie de la cystalgie symptomatique. Guyon et Fournier ont fait, depuis un assez long temps, des crises cystalgiques un symptôme précurseur de l'ataxie ; on les observerait aussi au début de la paralysie générale, et il est probable que c'est le plus souvent à la faveur de troubles fonctionnels, sinon de lésions anatomiques dûment constatées du système cérébro-spinal, que les horribles douleurs caractérisant la cystalgie élisent domicile dans la vessie.

2° Symptomatologie. — Les phénomènes douloureux, essence même de la maladie qui nous occupe, sont continus, mais ils présentent à de certains moments des recrudescences spontanées ou provoquées par les variations atmosphériques, un excès de table ou de coït, un travail exagéré, une simple impression morale. Ayant son maximum d'intensité à l'hypogastre derrière le pubis, la douleur s'irradie dans la verge à l'extrémité du gland chez l'homme, vers le méat et à la vulve chez la femme ; parfois elle se propage jusque dans les aines, le sacrum, le coccyx, les membres inférieurs. Elle est continue, sourde, gravative ou exacerbante et lancinante ; elle s'exaspère en général au moment de la miction, particulièrement à la fin, mais cela n'est pas constant.

Chez certains cystalgiques les besoins d'uriner n'augmentent pas de fréquence ; cependant, chez le plus grand nombre, on note de la pollakiurie. Ce symptôme comporte d'ailleurs des degrés, et tandis que l'on voit des malades dont les besoins sont seulement un peu plus rapprochés, il en est d'autres qui urinent incessamment et rendent seulement quelques gouttes

au prix de douleurs excessives. A la névralgie vésicale s'ajoute
alors une contracture du corps de l'organe.

Dans la grande majorité des cas, l'exploration de la vessie
reste négative. La palpation hypogastrique, le toucher rectal,
ne déterminent aucun phénomène douloureux ; il en est de
même de la palpation intravésicale exécutée à l'aide d'un
explorateur, qui permet au chirurgien de presser et de percuter
la muqueuse. Enfin la vessie a conservé toute sa capacité normale et n'entre pas en révolte sur le liquide qu'on y injecte.
Tous ces signes négatifs ont une grande importance, car ils permettent aisément de différencier la cystalgie de la cystite.

3° **Marche, durée, terminaisons.** — La marche de la cystalgie est extrêmement capricieuse, comme celle de toutes les
névralgies. Sa durée, variable suivant la cause qui l'a produite
et l'entretient, est en général longue, et parfois la maladie cesse
brusquement, sans que rien puisse expliquer cette guérison
subite. En général, les cystalgies symptomatiques guérissent
rapidement après la suppression de leur cause, mais les cystalgies dites idiopathiques sont particulièrement tenaces et rebelles
à tout traitement.

4° **Diagnostic.** — Le diagnostic ne présente pas de grandes
difficultés et il est particulièrement aisé de différencier la cystalgie de la cystite. C'est cependant avec l'inflammation de la
vessie que l'on confond le plus communément la névralgie de
la vessie. Qu'il nous suffise, pour mettre en garde les praticiens contre cette erreur, de rappeler que si dans la cystalgie il
peut y avoir de la fréquence et de la douleur des mictions, la
sensibilité de la vessie n'est jamais exagérée et que l'urine ne
contient jamais de pus, à moins qu'il existe une suppuration
concomitante de l'appareil urinaire, comme par exemple de la
pyélonéphrite.

La cystalgie reconnue, il faut en rechercher la cause. La tâche
est ardue, mais on ne saurait s'y soustraire, car les indications
thérapeutiques en découlent naturellement. Ce que nous avons
dit de l'étiologie de l'affection montre combien minutieuse est

l'enquête à laquelle doit se livrer le clinicien pour arriver à résoudre ce problème.

5° Traitement. — La cause de la cystalgie découverte c'est contre elle que devra tout d'abord être dirigée l'action thérapeutique ; que si elle échappe, il faudra s'efforcer de combattre la douleur par tous les moyens généraux et locaux mis à notre disposition. Ils sont nombreux, mais échouent malheureusement le plus souvent. Ce sont d'abord des moyens hygiéniques : absence de toute nourriture excitante, proscription de tous liquides alcooliques, usage du lait. On pourra essayer d'agir sur l'hypersensibilité de la vessie par l'intermédiaire des urines en administrant des boissons abondantes, alcalines ou balsamiques (bicarbonate de soude, eau de goudron, eau de pin gemmé, etc.) ; les eaux naturelles de Vichy, Royat, Mont-Dore, de la Bourboule, des Pyrénées pourront aussi être employées avec avantage, suivant les indications tenant à la constitution du sujet. Les préparations diverses d'opium, de belladone, de chloral, de jusquiame, de valériane, d'aconit, les bromures seront utilisés suivant l'intensité des douleurs et administrés par la bouche, par le rectum, et principalement par la voie hypodermique lorsqu'il s'agira de la morphine.

Les cathétérismes répétés destinés à opérer une sorte de massage du col de la vessie, les injections intravésicales ont donné quelques succès, dit-on, mais leur efficacité est loin d'être certaine et parfois leur emploi n'a fait qu'aggraver les phénomènes douloureux. La cautérisation du col avec trois ou quatre gouttes d'une solution forte de nitrate d'argent instillé suivant la méthode de GUYON est plus efficace et doit être préférée. On peut aussi essayer des instillations de cocaïne, d'antipyrine, de gaïacol iodoformé.

Si tout cela échoue, on aura recours à la dilatation du col faite directement par l'urètre chez la femme, indirectement à la faveur de la boutonnière périnéale chez l'homme, en se servant dans les deux sexes d'un dilatateur quelconque, comme celui de GUYON, celui de DOLBEAU, de TRIPIER. La taille hypogastrique dans le sexe masculin et la kolpocystotomie chez la femme, bien que laissant le col de la vessie en dehors des manœuvres chirurgicales, pourraient, sans doute, donner les mêmes résultats, grâce au repos fonctionnel que cette ouverture large assurerait au réservoir, mais les opérations sur le col lui-même ont bien plus de chance de réussir. L'intensité des douleurs de la cystalgie et l'état véritablement lamentable dans lequel cette affection plonge les malades autorisent les diverses opérations que nous venons de signaler ; mais leur résultat thérapeutique est loin de valoir dans l'espèce celui que l'on obtient dans les cystites douloureuses traitées de la même façon.

§ 2. — ANESTHÉSIE DE LA VESSIE

On connaît bien aujourd'hui le mécanisme physiologique de la miction. Contrairement à l'ancienne théorie de Küss et MATHIAS DUVAL, d'après laquelle le besoin d'uriner serait déterminé par la pénétration de quelques gouttes d'urine dans l'urètre prostatique et par l'excitation à son contact de la sensibilité de la muqueuse de cette région, GUYON a depuis longtemps démontré, par l'observasion clinique, que ce besoin résulte de la mise en tension du muscle vésical par l'urine; par leurs expériences de laboratoire MOSSO et PELLACANI sont arrivés aux mêmes conclusions. Les troubles fonctionnels de la vessie, que nous rangeons sous la rubrique anesthésie, relèvent précisément de l'abolition de la sensibilité du muscle vésical et, dans une certaine mesure aussi, de celle de la muqueuse vésico-urétrale.

1° Etiologie et symptomatologie. — Cet état pathologique s'observe principalement chez les ataxiques, chez lesquels il a été signalé d'abord par FOURNIER, plus rarement chez les hystériques d'après LEBRETON, et parfois dans les formes graves, ataxo-adynamiques, de la fièvre typhoïde, au dire de GEFFRIER.

Le résultat de l'abolition de la sensibilité musculaire de la vessie étant d'empêcher le centre vésico-spinal de BUDGE et de KUPRESSOW de recevoir les excitations sensitives parties de la vessie, ce réservoir se distend indéfiniment, et ce n'est que lorsque la tumeur qu'il forme dans l'abdomen détermine une sensation de gêne, que le malade est averti de la réplétion vésicale. Comme chez lui l'arc vésico-cérébral, qui préside aux contractions volontaires, est intact, la miction s'effectuera à partir de ce moment, comme dans les conditions normales. Tel est le phénomène clinique qui caractérise l'anesthésie de la vessie portant seulement sur la sensibilité musculaire.

Lorsqu'il s'y joint l'abolition de la sensibilité de la muqueuse vésico-urétrale, ce qui est fréquent chez les ataxiques et les hystériques, les malades peuvent bien encore être avertis par les sensations vagues de plénitude de l'abdomen de la nécessité de vider leur vessie ; mais, n'éprouvant pas la sensation du passage de l'urine dans le canal, ils ne savent ni quand ils commencent à uriner ni quand ils finissent. Ils sont alors obligés de suppléer par la vue ou par le toucher, s'ils sont dans l'obscurité, en percevant avec le doigt placé près du méat le contact de l'urine, à l'absence des sensations urétrales. Ils sont, à cet égard, dans les conditions des tabétiques qui, ayant perdu le sens musculaire, ne peuvent marcher sans regarder leurs membres inférieurs et sont incapables de déterminer leur position même au repos lorsqu'ils sont dans l'obscurité.

2° Marche et terminaisons. — La marche et les terminaisons des troubles engendrés par l'anesthésie de la vessie dépendent de la cause de cette dernière. Dans les formes graves de la fièvre typhoïde, ils disparaissent avec la cessation des accidents infectieux, dont ils ne sont qu'une des manifestations sur le système nerveux. Chez les hystériques, ils partagent les fluctuations qui caractérisent l'évolution des symptômes de cette névrose. Chez les ataxiques, où ils constituent souvent un des avant-coureurs du tabès, ils disparaissent quelquefois lorsque la maladie est confirmée et sont alors souvent remplacés par d'autres phénomènes, comme la cystalgie, la paresse vésicale.

A côté des ennuis que les malades éprouvent de ne savoir quand leur vessie a besoin d'être évacuée et de ne pouvoir la vider à leur gré, l'anesthésie vésicale constitue un véritable danger, car elle expose à l'infection et au développement de la cystite.

3º Traitement. — C'est particulièrement chez les typhiques que ce danger est imminent ; on y parera par des sondages réguliers pratiqués avec les précautions antiseptiques les plus minutieuses. Suivant GEFFRIER, le cathétérisme n'est pas toujours indispensable chez ces malades, et même, lorsqu'ils sont plongés dans la stupeur, il suffit parfois de leur présenter l'urinal ou le bassin et de leur commander d'uriner pour voir le contenu de leur vessie s'échapper par une miction normale.

L'anesthésie vésicale des hystériques est justiciable des diverses médications employées contre cette névrose et en particulier de la suggestion. Nous avons dit que, malgré la perte de la sensibilité musculaire et muqueuse de la vessie, les tabétiques étaient le plus souvent avertis de la réplétion de leur vessie par la sensation de gêne, de plénitude abdominale ; on utilisera cette sensation et on leur recommandera d'uriner toutes les fois qu'elle se fera sentir. Que si elle manque, il faudra les engager à uriner *par raison*, à heures fixes, quatre à cinq fois dans les vingt-quatre heures.

ARTICLE II

TROUBLES MOTEURS

Les troubles moteurs plus nombreux que les troubles sensitifs comprennent l'*irritabilité vésicale*, la *parésie* et la *paralysie vésicales*, le *spasme* et la *contracture*, l'*incontinence*.

§ 1. — IRRITABILITÉ VÉSICALE

1º Définition symptomatique. — L'état pathologique de la vessie, que l'on désigne ainsi a été décrit en Angleterre par F.-J. GANT en 1872, sous le nom de « irritable bladder », vessie irritable en français, « reizbare Blase » en allemand. Il est caractérisé par la fréquence des mictions qui sont impérieuses, s'accompagnent ou non de douleurs, mais donnent issue à une urine ayant tous ses caractères physiologiques.

2° Pathogénie et étiologie. — On peut expliquer ce phénomène pathologique, que nous rangeons dans la catégorie des troubles moteurs, par une hyperexcitabilité des centres vésicaux et sphinctériens de BUDGE et KUPRESSOW, entrant en jeu à la moindre incitation de l'arc sensitif.

L'irritabilité vésicale reconnaît un très grand nombre de causes, mais il en est une qui les domine toutes et sans laquelle les autres resteraient sans effet, c'est l'impressionnabilité, l'état névropathique du sujet avec ou sans lésions des centres nerveux. Ce sont souvent des lésions insignifiantes de la vessie ou de son voisinage, qui s'accompagnent de ces réactions expultrices, et on peut dire dans ce cas du réservoir urinaire ce que disait BROCA du tubercule sous-cutané douloureux, que ce n'est pas lui qui est irritable, mais bien le malade.

Les affections de l'appareil urinaire susceptibles de déterminer l'irritabilité de la vessie sont, du côté de cet organe lui-même, les calculs, les corps étrangers, les tumeurs, l'hypertrophie de la prostate ; du côté des reins les concrétions, les suppurations, les néoplasies diverses ; du côté de l'urètre, l'urétrite postérieure, les fissures chez la femme, les rétrécissements et particulièrement l'étroitesse congénitale du méat auquel il faut joindre le phimosis. Les Américains et parmi eux OTIS et BEARD attachent une grande importance étiologique à ces deux derniers vices de conformation.

Les altérations de l'urine, leur trop grande acidité, d'après MERCIER, leur dilution extrême, d'après THOMPSON, ou au contraire leur concentration excessive, leur richesse en urates et en phosphates sont aussi susceptibles de provoquer l'irritabilité de la vessie.

Les maladies des organes du voisinage que GANT a signalées dans l'étiologie de l' « irritable Bladder » sont les néoplasmes de l'anus et du rectum, les hémorroïdes, les ulcérations, les fissures, les fistules, etc., et chez la femme toutes les lésions de la vulve, du vagin et de l'utérus. Il a noté également l'influence de certains états morbides qui agissent sans doute soit par la fluxion qu'ils déterminent du côté de la vessie, soit par la modification qu'ils apportent à la composition des urines, tels sont la goutte, le rhumatisme, les dyspepsies.

3° Pronostic. — Le pronostic de l'irritabilité vésicale est peu grave en soi, mais, en raison de l'état névropathique, dont ce phénomène est l'expression, on doit toujours concevoir quelque inquiétude pour l'avenir des malades qui le présente. Il conviendra donc de rechercher chez eux les stigmates de l'hystérie, de la neurasthénie, voire même les symptômes prémonitoires du tabès et autres affections organiques des centres encéphalo-médullaires.

4° Traitement. — Il comporte trois indications : combattre l'état général névropathique par une médication appropriée ; diminuer l'excitabilité des centres spinaux par les narcotiques comme l'opium, et mieux les hyposténisants, comme les bromures, le chloral, le chanvre indien ; enfin supprimer le point de départ du réflexe. Cette indication est la première à remplir et parfois l'incision d'un méat trop étroit, la circoncision d'un prépuce trop long ont suffi à faire disparaître l'irritabilité vésicale.

§ 2. — PARÉSIE ET PARALYSIE VÉSICALES

La parésie et la paralysie vésicales s'observent soit à la suite d'une lésion de structure du muscle vésical, soit à la suite d'une altération du système nerveux commandant à ses contractions. Ne nous occupant ici que des troubles fonctionnels de la vessie d'origine nerveuse, nous laisserons de côté la parésie et la paralysie par lésions des fibres musculaires, affection bien décrite par CIVIALE sous la dénomination, d'ailleurs impropre, de *paralysie essentielle*, car, d'après cet auteur lui-même, elle résulte de la distension exagérée de la vessie à la suite de la rétention aiguë, ou bien de l'inflammation interstitielle du muscle vésical consécutive à la rétention chronique complète ou incomplète.

1° Etiologie. — Les altérations du système nerveux susceptibles de déterminer la paralysie incomplète ou complète de la vessie sont très nombreuses. Ce sont d'abord les traumatismes du cerveau et les affections encéphaliques à grand fracas, tels que l'ictus apoplectique ; puis les lésions de la moelle siégeant au-dessus des centres vésico-urétraux, qui peuvent reconnaître pour cause une fracture, une luxation de la colonne vertébrale, le mal de Pott, les pachyméningites diverses, les plaies de la moelle, l'hémorragie médullaire, etc. Certaines lésions des centres encéphalo-médullaires disséminées sans ordre comme dans la sclérose en plaque ou cantonnées à des régions bien déterminées comme dans la paralysie générale et le tabès peuvent aussi déterminer la paralysie de la vessie. Elle se rencontre encore dans les grandes névroses et particulièrement dans l'hystérie. Signalons enfin certaines intoxications par l'acide phénique, comme chez les malades observés par Cartaz, Nieden, Napier, Segond, et par le phosphore dans un cas rapporté par Hache.

2° Symptômes et évolution de la maladie. — Les troubles fonctionnels revêtent des allures très différentes suivant leurs causes. Dans les cas de traumatismes encéphaliques et d'ictus apoplectique, la paralysie est immédiate et absolue, mais en général elle dure peu et au bout de quelques jours le malade, récupérant le fonctionnement de sa vessie, peut uriner seul ; toutefois il persiste souvent un certain degré de parésie, qui fait que l'urine sort lentement, sans force, et que le viscère se vide incomplètement.

Dans les traumatismes du rachis, la paralysie survient aussi brusquement que la paraplégie qui l'accompagne ; elle peut être définitive, et le malade, si on ne le sonde pas, ne pisse plus que par regorgement ; mais elle peut n'être aussi que passagère suivant le siège des lésions plus ou moins éloigné des centres de Budge et suivant aussi le degré de destruction de la moelle lombaire (Geffrier).

Dans les paraplégies lentes, comme celles qui surviennent à la suite d'une compression progressive de la moelle par une néoplasie inflammatoire ou de toute autre nature, ou qui sont la conséquence d'un processus myélitique, les troubles vésicaux sont très irréguliers, suivant GEFFRIER. On peut bien observer la paralysie vésicale et partant de la rétention, mais elle est en général tardive et souvent précédée d'alternatives de rétention et d'incontinence vraie, qui s'expliquent par l'action exercée sur les centres vésico-sphinctériens avant que leur destruction soit complète. Ce que l'on note plus souvent encore que la paralysie complète de la vessie, c'est la parésie.

Dans la paralysie générale on ne voit se produire la paralysie de la vessie que dans la période de dépression de cette maladie, et encore cette paralysie n'est qu'intermittente, se manifestant tous les trois ou quatre jours et ne durant que fort peu de temps.

Dans le tabès la paralysie complète de la vessie est rare et elle n'est jamais que passagère ; souvent alors la rétention alterne avec l'incontinence, que celle-ci soit due aux contractions réflexes involontaires de la vessie, à l'élasticité de ses parois ou à la paralysie du sphincter. Ce que l'on rencontre beaucoup plus fréquemment chez les ataxiques, c'est un certain degré de parésie vésicale. Le malade est obligé de faire un effort violent pour commencer à uriner, et, malgré cela, le jet est long à se produire ; il peut même faire totalement défaut et la miction doit être renvoyée à un autre moment où, chose remarquable, elle s'effectue parfois dans des conditions presque normales. Pour rendre effectif l'effort nécessaire à l'expulsion du premier jet d'urine, certains malades prennent des positions spéciales et propres à chacun d'eux : les uns s'accroupissent comme pour aller à la garde-robe ; d'autres n'urinent qu'en allant à la selle ; il en est qui ne peuvent le faire que debout, ou à genoux, ou bien couchés. Lorsque la miction est commencée, elle peut s'opérer régulièrement et sans interruption, mais il n'est pas rare que le jet, presque toujours petit, sans force, s'arrête pour reprendre ensuite, et cela plusieurs fois avant que la vessie soit complètement évacuée. Trompés par ces arrêts, les malades croient avoir fini d'uriner, alors qu'il n'en est rien et que leur vêtement refermé le jet d'urine repart à leur insu. A la vérité ces troubles de la miction tiennent bien plus à une perturbation de l'innervation de la vessie, à une sorte d'ataxie vésicale, qu'à une paralysie de cet organe.

La rétention d'urine par suite de paralysie vésicale est relativement rare chez les hystériques ; lorsqu'elle existe elle coïncide souvent avec la paralysie de la tunique musculeuse de l'intestin, se traduisant par du tympanisme, et avec d'autres paralysies motrices, notamment la paraplégie et l'hémiplégie. La paralysie vésicale isolée chez les hystériques est temporaire et de courte durée, mais lorsqu'elle coexiste avec une hémiplégie ou une paraplégie, elle a toute la ténacité de ces variétés de paralysies spéciales à la grande névrose.

3° Diagnostic. — Le diagnostic de la paralysie vésicale ne laisse pas que d'être fort embarrassant dans certains cas, car le spasme du col ou mieux de l'urètre peut donner lieu aux mêmes phénomènes de rétention. Un examen attentif du malade et en particulier la faiblesse de projection du jet en même temps que le défaut de résistance du sphincter interurétral feront néanmoins le plus souvent reconnaître le défaut de contractilité du corps de la vessie. Celle-ci reconnue, il conviendra de rechercher la cause, afin d'en établir le pronostic et d'en déduire, les indications thérapeutiques.

4° Traitement. — La première indication doit être dirigée contre la cause même de la paralysie vésicale, cause en face de laquelle nous sommes le plus souvent désarmés. La seconde consiste à combattre la rétention par des cathétérismes évacuateurs réguliers, méthodiques, aseptiques et antiseptiques. En troisième lieu enfin on doit agir directement ou indirectement sur le muscle vésical pour réveiller sa contractilité, mais il faut pour cela que la fibre musculaire soit encore en état de répondre à la sollicitation thérapeutique. Un des moyens les plus simples pour obtenir cet effet est d'injecter dans la vessie des liquides frais aseptiques. L'électricité sous forme de courants induits, d'après Guyon, ou de courants continus, suivant Le Dentu, un pôle dans la vessie remplie d'eau et l'autre placé sur la colonne vertébrale, a parfois donné de bons résultats. La strychnine à l'intérieur, l'ergotine qu'on peut aussi donner en injections sous-cutanées peuvent être utilement conseillées. L'hydrothérapie et en particulier les douches froides, sulfureuses ou non, sur le périnée ou sur tout le corps rendront dans tous les cas de grands services.

§ 3. — SPASME ET CONTRACTURE DU CORPS DE LA VESSIE

Le spasme et la contracture de la vessie peuvent porter sur le col ou sur le corps.

Le spasme et la contracture du col ont été étudiés par CAUD-MONT et DELEFOSSE. Ne partageant pas les idées de ces auteurs sur la disposition de l'appareil destiné à retenir les urines dans la vessie, nous comprenons autrement qu'eux le siège anatomique du phénomène, qu'ils ont d'ailleurs très bien décrit cliniquement, et nous l'étudierons plus loin sous le nom de spasme de l'urètre.

Le spasme et la contracture du corps sont presque toujours symptomatiques d'une affection de la vessie et s'observent surtout dans les cystites aiguës, de quelque nature qu'elles soient.

Ils se caractérisent par une douleur très violente au moment des mictions, qui se répètent elles-mêmes à des intervalles très rapprochés, en raison de la grande irritabilité du muscle vésical incapable de résister à la sollicitation de la plus minime quantité d'urine déversée dans le réservoir. Cet état de spasme et de contracture du corps vésical constitue l'élément principal des cystites douloureuses, et c'est contre lui que doivent être dirigés les moyens thérapeutiques que nous avons déjà indiqués plus haut. Il consiste d'abord à agir sur l'affection vésicale dont le spasme n'est que la conséquence; que si celle-ci est rebelle au traitement, on aura recours aux narcotiques, en particulier aux opiacés par la bouche, le rectum et mieux la voie hypodermique. LE DENTU recommande l'emploi de révulsifs (sinapismes, teinture d'iode, emplâtre de ciguë) sur le pubis, le périnée, la face interne des cuisses.

A côté du spasme et de la contracture du corps de la vessie symptomatiques d'une lésion matérielle de cet organe doivent prendre place le spasme et la contracture, qui relèvent plus particulièrement d'une affection des centres encéphalo-médullaires. Ce sont les seules variétés que nous devrions envisager ici, mais nous savons peu de chose sur leurs conditions de développement, de même que sur les phénomènes qui les caractérisent, et leur histoire semble se confondre en grande partie avec celle de l'irritabilité vésicale et de la cystalgie.

§ 4. — Incontinence d'urine

L'incontinence est un phénomène consistant dans l'écoulement involontaire et inconscient des urines[1]. Elle peut s'observer chez des malades porteurs de lésions de l'appareil urinaire ou chez des individus ne présentant de ce côté aucun désordre anatomique.

Nous ne nous occuperons ici que de cette dernière variété d'incontinence, qui reconnaît pour cause les altérations somatiques ou simplement fonctionnelles du système nerveux.

Les affections de l'axe encéphalo-médullaire susceptibles de donner lieu au symptôme incontinence sont très nombreuses, et les circonstances dans lesquelles survient l'émission involontaire des urines permettent d'établir quatre types cliniques, qui correspondent chacun à des troubles spéciaux de l'appareil nerveux : *a*, l'incontinence est la conséquence de la réplétion de la vessie et l'urine s'écoule goutte à goutte par regorgement ; *b*, l'incontinence est aussi la conséquence de la réplétion vésicale, mais l'urine ne s'écoule qu'à des intervalles éloignés et souvent réguliers par une miction inconsciente qui évacue complètement le réservoir ; *c*, l'incontinence se produit alors qu'il n'y a qu'une quantité d'urine insuffisante à forcer le sphincter ; *d*, l'incontinence survient dans les mêmes condi-

---

[1] L'incontinence vraie, que nous définissons ainsi d'après Guyon, se différencie de la fausse continence en ce que dans cette dernière le malade perçoit le besoin d'uriner : il est impérieux, irrésistible, mais avant de se sentir mouillé, le patient a été averti qu'il allait pisser. Le type de la fausse incontinence est réalisé dans la cystite aiguë.

tions que précédemment, mais elle est exclusivement nocturne.

Ce dernier type clinique, de beaucoup le plus important, est décrit dans tous les livres classiques sous le nom d'*inconti-nence d'urine essentielle*. Il constitue en effet comme une véritable maladie, qui mérite une description particulière, et nous nous conformerons à l'usage. Les trois autres variétés, qui ne sont que des épiphénomènes survenant au cours de diverses affections du système nerveux, nous occuperont peu.

A) Incontinence par regorgement

Cette variété d'incontinence se rencontre dans toutes les affections du système nerveux déterminant la paralysie vésicale et que nous avons précédemment énumérées.

B) Incontinence par miction inconsciente évacuant la vessie

Ce type clinique, créé par Geffrier, est caractérisé par ce fait que les malades, bien que ne demandant jamais ni le bassin ni l'urinal, évacuent cependant à heure à peu près fixe, environ cinq ou six fois dans les vingt-quatre heures, le contenu de leur vessie en totalité, exactement comme par une miction normale. On l'observe dans les affections comateuses et dans tous les états qui atteignent profondément l'intelligence, comme la sénilité, l'imbécillité, la lypémanie, la paralysie générale à la dernière période, etc. On la rencontre aussi chez certains hémiplégiques et chez les paraplégiques, dont la lésion est située à une certaine distance au-dessus des centres vésico-sphinctériens.

C) Incontinence se produisant alors qu'il n'y a dans la vessie qu'une quantité d'urine insuffisante à forcer le sphincter

Elle se voit principalement dans le tabes et les grandes névroses comme l'épilepsie, l'hystérie et peut-être aussi dans la neurasthénie.

L'incontinence des tabétiques a été signalée par Fournier.

qui en fait un des bons signes précurseurs de l'affection. Les malades, sans aucune espèce de cause ou à la suite d'un léger effort, laissent de temps à autre échapper quelques gouttes d'urine dans leur vêtement ; mais le plus souvent c'est lorsque la vessie contient déjà une certaine quantité d'urine, par exemple pendant le sommeil ou encore le matin au réveil, que se produit le phénomène.

Chez les épileptiques l'incontinence se manifeste à la fin des attaques diurnes ou nocturnes. Lorsqu'elle se montre la nuit elle a pour le diagnostic de cette névrose une valeur considérable que Trousseau a su faire ressortir ; mais il faut pour cela qu'elle se produise à des intervalles assez espacés et qu'elle s'accompagne au réveil, suivant Guyon, de certains autres phénomènes tels que fatigue, abattement, pesanteur de tête, hébétude du facies, morsures de la langue, etc.

Dans l'hystérie l'incontinence est rare, cependant on peut l'observer particulièrement lorsque les attaques sont intenses et se terminent par un état comateux. Pierre Janet l'aurait vu survenir dans un cas avant l'accès.

Guyon, s'appuyant sur quelques faits de sa pratique et sur quelques autres observés par son élève Genouville, est conduit à penser que l'incontinence peut aussi se montrer dans la neurasthénie ; toutefois il ne saurait affirmer l'existence de cette variété. Elle se manifesterait par un écoulement continuel de l'urine ne cessant ni le jour ni la nuit, et de temps à autre les malades évacueraient complètement leur vessie par un petit jet de liquide.

D) Incontinence d'urine essentielle

On désigne sous le nom d'incontinence d'urine essentielle une affection propre à l'enfance et à l'adolescence, caractérisée par l'émission involontaire et inconsciente de l'urine survenant pendant le sommeil. Cette dernière circonstance a fait encore désigner la maladie sous les noms d'incontinence nocturne, d'incontinence soporale (Gaujot). Guyon la décrit sous le nom d'incontinence infantile. A l'étranger elle est désignée sous celui d'énurésie.

1° Pathogénie. — Il est surabondamment démontré aujourd'hui que l'incontinence essentielle relève de conditions pathogéniques diverses, et c'est faute d'avoir su saisir les traits distinctifs, qui caractérisent chacune de ses variétés, que les auteurs ont été conduits à édifier des théories adverses et exclusives. Ces théories, bien exposées par J. JANET, peuvent être rangées sous trois chefs : a. *théories chimiques* ; b. *théories physiologiques* ; c. *théories psychologiques*.

a. *Théories chimiques*. — Nous ne ferons que signaler dans ce groupe celle de LAWRENCE, qui attribue l'incontinence à un excès des lithates urinaires, celle de SMITH qui invoque l'hyperacidité des urines, et celle de ZIEM, qui accuse l'accumulation de l'acide carbonique dans le sang chez les petits malades atteints d'hypertrophie des amygdales, de végétations adénoïdes, etc.

b. *Théories physiologiques*. — Les théories physiologiques sont celles qui font remonter la cause de l'incontinence à un trouble moteur de la vessie. La plus ancienne a été formulée par DESAULT, qui fit jouer à l'irritabilité de la vessie le rôle prédisposant et attribua au défaut de perception du besoin d'uriner la cause déterminante de l'émission des urines. Cette théorie a été reprise avec de légères modifications par TROUSSEAU, THOMPSON et autres auteurs. Ainsi que nous l'avons vu précédemment, l'illustre clinicien de l'Hôtel-Dieu considérait l'incontinence infantile comme « une névrose caractérisée par l'irritabilité excessive et la tonicité exagérée des fibres musculaires de la vessie ». La seconde théorie physiologique invoque avec DUPUYTREN, GUERSANT, MAURICET l'atonie générale et avec MONDIÈRE et LE DENTU un affaiblissement localisé au sphincter de la vessie. C'est cette dernière manière de voir que GUYON a défendu avec des arguments tirés de l'observation clinique. L'atonie du sphincter urétral se trouve en effet justifiée par l'examen d'un bon nombre de malades chez lesquels « le sphincter urétral se laisse traverser sans difficultés ».

c. *Théories psychologiques*. — J.-L. PETIT est le premier auteur, qui fit appel aux données de la psychologie pour expliquer l'incontinence nocturne et formuler en s'appuyant sur elles deux théories, qui dans ces dernières années ont trouvé des défenseurs dans Guinon et J. Janet. La première, déjà acceptée par Valleix et Voillemier, et développée récemment par Guinon, suppose que l'enfant plongé dans un sommeil trop profond ne perçoit pas l'envie d'uriner et que conséquemment le réflexe cérébral, qui fait contracter le sphincter urétral, faisant défaut, l'urine s'échappe. La seconde, admise par Henoch et J. Janet, explique l'incontinence par un rêve mictionnel : le petit malade rêve pisser. J. Janet ne refuse point tout rôle à la profondeur du sommeil, mais cette condition est insuffisante et il faut, pour que l'incontinence nocturne d'urine se réalise, que les petits malades appartiennent à cette tribu des pollakiuriques psychopathiques que nous étudierons dans le paragraphe précédent. Sans cesse préoccupés à l'état de veille de l'idée d'uriner, les malades peuvent dans la journée prendre leurs précautions, mais que durant leur sommeil la pollakiurie, dont ils sont atteints, détermine la sensation du besoin d'uriner, voici ce qui se passe d'après J. Janet : « Comme leur petit cerveau n'est déjà que trop porté à s'appesantir sur les questions urinaires à cause des ennuis que leur cause leur dégoûtante infirmité, ils ne tardent pas à faire pénétrer dans leur rêve cette notion d'envie d'uriner. S'ils rêvent qu'ils se promènent à la campagne, ils se mettent en tête qu'ils vont pisser contre un arbre ; si leur rêve les laisse vaquer à leurs occupations habituelles, ils se figurent qu'ils vont pisser dans leur vase de nuit. Ils se laissent aller à satisfaire ce besoin, et ils urinent copieusement dans leur lit, tandis que leur rêve continue à se dérouler. » Contrairement à Guinon, qui pense que le cerveau est inactif dans l'incontinence nocturne, J. Janet fait du travail psychique, du rêve mictionnel, la première condition de cette infirmité.

En résumé, l'incontinence d'urine essentielle reconnaît trois modes pathogéniques : irritabilité excessive de la vessie ; atonie du sphincter urétral ; trouble psychique.

2° Étiologie. — Nous allons trouver dans l'énumération des causes de l'incontinence nocturne la confirmation des théories précédemment émises.

L'affection atteint exclusivement les enfants et les adolescents ; l'incontinence nocturne des adultes est toujours symptomatique d'une affection de l'appareil urinaire, et ce n'est, suivant GUYON, qu'une incontinence à forme infantile. Elle frappe les deux sexes à peu près dans la même proportion (HAROLD WILLIAMS, sur 62 malades, a noté 34 jeunes filles et 28 garçons). L'hérédité, ainsi que l'a montré TROUSSEAU, joue un rôle très important dans son étiologie, non pas l'hérédité directe, mais l'hérédité d'un tempérament impressionnable et névropathique, et on trouve chez les incontinents les divers stigmates d'un état nerveux héréditaire ou acquis ; ce sont, en particulier, des psychopathes.

Un grand nombre d'autres causes, qui n'ont, sans doute, qu'un rôle secondaire, mais dont il convient de tenir compte en thérapeutique, ont été invoquées. Ce sont : l'anémie, la chlorose, le lymphatisme ; les exercices, les jeux violents, ou, au contraire, les occupations trop calmes et paisibles des petits malades ; les vices de conformation du prépuce, comme le phimosis et les adhérences au gland, la présence d'oxyures du rectum ou de vers intestinaux, la constipation ou la diarrhée, la dentition, etc.

3° Symptomatologie. — Parfois l'incontinence s'établit dès les premières années de l'existence et prolonge ainsi l'habitude qu'ont les enfants de mouiller leur linge ; souvent elle n'apparaît que vers cinq ou six ans, assez souvent aussi plus tard, mais jamais après la puberté. Elle se caractérise par ce fait que l'enfant, pendant la première moitié de son sommeil, a une ou deux mictions qui vident complètement sa vessie, et que, si le contact de l'urine ne le réveille pas, il continue de dormir. L'accident peut se renouveler toutes les nuits durant de longues périodes, ou n'apparaître que de temps en temps pendant quelques semaines, et cela parfois avec une certaine régularité. Certains malades n'urinent dans leur lit qu'à de longs intervalles, à la suite d'une fatigue, d'un travail mental exagéré, d'un changement d'habitude.

Inversement, il en est qui, pissant au lit d'une façon habituelle, cessent de le faire temporairement lorsque leur train de vie se modifie, lorsque, en voyage, ils changent de lit par exemple. Si le sujet vient à s'endormir pendant le jour, il arrive souvent que l'incontinence se produit pendant ce sommeil diurne, ce qui justifie la dénomination d'incontinence soporale de GAUJOT.

A l'état de veille, quelques malades conservent leurs urines et n'ont aucune fréquence des mictions ; mais le plus grand nombre accusent des troubles significatifs. Chez quelques-uns, tout se réduit à une faiblesse du sphincter urétral, de sorte que le plus petit effort, un éclat de rire, un accès de toux, déterminent l'expulsion involontaire de l'urine ; chez d'autres, beaucoup plus nombreux, les envies d'uriner sont fréquentes et impérieuses, au point que souvent ils mouillent leur vêtement ; ce sont des psychopathes pollakiuriques.

Comme signes physiques, notons d'abord que quelle que soit sa nature l'incontinence essentielle ne s'accompagne jamais de modifications des urines. La plupart des malades sont bien développés et ne présentent rien de particulier du côté des organes génitaux externes : quelques-uns cependant offrent de l'infantilisme ; leur verge est petite, le scrotum, comme atrophié ne contient qu'un testicule, ou même en est complètement dépourvu (cryptorchidie) ; quelquefois l'urètre est mal conformé et hypospade. L'examen de la portion membraneuse a, chez ces malades, une grande importance bien mise en valeur par GUYON. Un explorateur à boule même volumineux passe de l'urètre antérieur dans l'urètre postérieur sans le moindre arrêt, sans la moindre sensation indiquant au malade et au chirurgien le moment où le sphincter est franchi. Mais chez le plus grand nombre de ceux, qui ont leurs organes génitaux normalement développés, le sphincter membraneux offre sa résistance habituelle ; il est seulement d'une sensibilité excessive, et au moment où on le franchit, l'urine s'échappe souvent avec une grande violence.

4° Marche et terminaisons. — Comme nous l'avons dit précédemment, l'incontinence essentielle présente souvent des rémissions temporaires, que rien n'explique ou qui sont déterminées par des affections intercurrentes, comme le travail de la dentition, des maladies diverses fébriles ou non. L'infirmité peut disparaître spontanément à l'établissement de la puberté ; mais, d'après Guyon, cette disparition survient en général plus tard vers l'âge de vingt ans. D'après Galliot, cité par Hache, la proportion de sujets de vingt à vingt et un ans atteints d'incontinence infantile prolongée serait de 30 pour 120.000, soit 0,025 p. 100.

5° Pronostic. — La certitude de voir l'incontinence essentielle cesser d'elle-même en diminue considérablement le pronostic, mais si l'on songe que les individus, qui en ont été atteints dans leur enfance, peuvent conserver ultérieurement des troubles des fonctions génito-urinaires et deviennent souvent des pollakiuriques, des spermatorrhéiques, des hypochondriaques urinaires, on ne peut s'empêcher de reconnaître à cette infirmité une signification fâcheuse.

6° Diagnostic. — Inutile de nous attarder à différencier l'incontinence vraie que nous étudions des fausses incontinences. Le fait que l'émission de l'urine a lieu par jet et par une véritable miction distingue l'incontinence essentielle de toutes les incontinences, dans lesquelles la sortie de l'urine est continue et est le résultat de la réplétion excessive de la vessie ou de l'insuffisance absolue du sphincter ; sa manifestation nocturne la différencie également des incontinences, qui surviennent chez les individus atteints d'affections graves des centres encéphalo-médullaires.

La seule maladie, qui détermine une émission inconsciente et nocturne de l'urine pouvant présenter quelque analogie avec l'incontinence infantile, est le tabes, mais l'âge auquel elle survient rend toute erreur impossible. L'incontinence des épileptiques se reconnaît à son irrégularité et à ses intermittences ainsi qu'aux autres phénomènes précédemment signalés : fatigue, abattement, pesanteur de tête, hébétude du facies, morsure de la langue (Guyon). Quant à l'incontinence simulée, que les médecins militaires sont assez souvent appelés à reconnaître, son diagnostic est des plus délicats, et ce n'est souvent que par une observation rigoureuse et prolongée qu'on peut arriver à déjouer la supercherie des simulateurs.

L'incontinence essentielle reconnue, il faut en déterminer la variété pathogénique. Existe-t-il un phimosis, une symphyse balano-préputiale, des oxyures, des vers intestinaux, on sera porté à penser que l'infirmité tient à une irritabilité vésicale, conséquence de ces diverses causes. Ce que nous avons dit plus haut des phénomènes fonctionnels et physiques, qui accompagnent l'incontinence par atonie du sphincter urétral et l'incontinence de cause psychique, nous dispense d'insister sur leur diagnostic différentiel.

7° Traitement. — Grâce aux notions pathogéniques que l'on possède aujourd'hui, il est possible d'instituer un traitement rationnel et efficace de l'incontinence essentielle d'urine. Ce traitement est médical, ou chirurgical, ou psychique et souvent on se trouvera bien de les combiner chez le même malade.

a. *Traitement médical.* — Tout d'abord il faut faire disparaître toutes les causes susceptibles de déterminer les contractions réflexes de la vessie pendant le sommeil ; c'est ainsi que l'on débarrassera l'intestin des helminthes et oxyures qui peuvent s'y trouver, que l'on combattra la constipation et la diarrhée, etc. De même, si le sujet est pâle, affaibli, lymphatique, chlorotique, on relèvera son état général par un régime tonique, la vie au grand air, les bains salés ou sulfureux, l'hydrothérapie, auquel en joindra les préparations martiales, arsenicales et autres, suivant les indications. Tous ces moyens aideront puissamment au traitement pathogénique ; il en est de même des prescriptions, qui consistent à recommander au malade de manger modérément le soir et surtout de boire fort peu, d'uriner en se couchant et d'user d'un lit ni trop mou ni trop dur. Il est bon aussi de le réveiller deux ou trois fois dans la nuit et de le faire uriner, nous verrons que, dans la forme d'incontinence psychique, cette précaution seule peut amener la guérison.

Contre l'incontinence tenant à l'irritabilité vésicale on em ploiera la belladone, le chloral, le bromure de potassium, l'antipyrine, etc. Le premier de ces médicaments préconisé par TROUSSEAU est assez souvent suivi de succès. On doit l'administrer à dose progressive, en commençant par 1 centigramme par jour et en augmentant chaque jour de 1 centigramme jusqu'à concurrence de 15 et même 20 centigrammes.

Les excitants du système nerveux ou de la fibre musculaire lisse, comme la strychnine, le seigle ergoté, la teinture de rhus radicans seront donnés lorsqu'il y aura atonie du col de la vessie. TROUSSEAU, qui reconnaissait que dans certains cas l'incontinence se reliait à une insuffisance de contraction du sphincter, prescrivait un sirop de sulfate de strychnine contenant 1 milli-

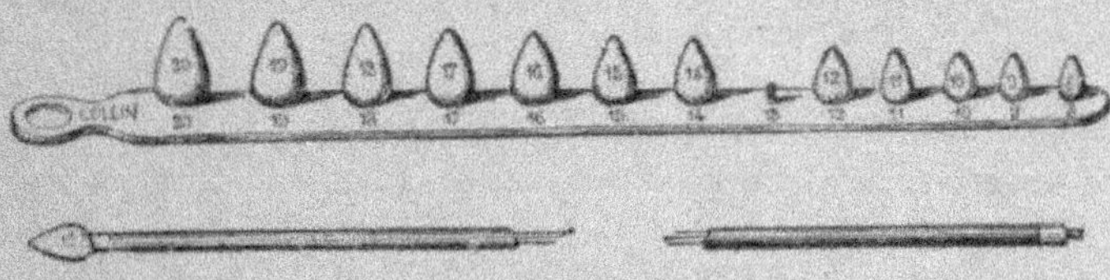

Fig. 180.

Olives métalliques et conducteur pour électriser le sphincter urétral (GUYON).

gramme de cet alcaloïde par cuillerée ; on commençait par une cuillerée et on augmentait la dose suivant les effets produits.

b. *Traitement chirurgical.* — Le traitement chirurgical de l'incontinence comprend un très grand nombre de moyens, qui auront pour but de réveiller la contractilité du sphincter urétral. Déjà LEGROS et ONIMUS avaient employé l'électricité sous forme de courants continus descendants appliqués sur l'extrémité inférieure du rachis ou sous forme de courants induits à la surface de la peau, lorsque GUYON imagina de rendre plus certaine l'action de ce précieux agent en le portant directement au contact du sphincter parésié. A cet effet, il a fait construire une bougie à boule terminale métallique et à tige renfermant dans son intérieur des fils conducteurs entourés d'une enveloppe isolatrice (fig. 180). La boule est portée au niveau de la portion membraneuse dans le sexe masculin, au niveau du col même dans le sexe féminin, l'extrémité de la bougie étant alors mise en relation avec le fil conducteur d'un pôle à induction et l'autre pôle appliqué à l'hypogastre, on fait passer le courant. Chaque séance doit durer de deux à cinq minutes et être répétée tous les jours au début. L'amélioration se fait sentir rapidement et la guérison est en général obtenue au bout de quinze à vingt jours.

Chez un certain nombre de malades la cautérisation du col ou de l'urètre postérieur au nitrate d'argent, comme le recommandaient LALLEMAND, DEMAUX, THOMPSON ; les cathétérismes répétés, comme le faisaient CIVIALE, MONDIÈRE, NÉLATON, voire même une simple exploration instrumentale du canal, ont été suivis de la guérison définitive de l'incontinence.

e. Traitement psychique. — On ne saurait évidemment attribuer ce résultat rapide à la restauration du pouvoir contractile du sphincter, et J. JANET en donne une interprétation ingénieuse, qui vient à l'appui de sa théorie de l'incontinence d'origine psychique. Sous l'influence de l'irritation de la muqueuse urétrale, le petit malade voit pendant le jour ses envies de pisser devenir encore plus impérieuses et sa pollakiurie augmenter. Cette sensibilité excessive de l'urètre persistant la nuit, la douleur que provoque l'urine en pénétrant dans le col le réveille en sursaut et lui donne le temps de se lever et d'uriner dans le vase. Il passe ainsi la nuit sans mouiller son lit. Encouragé par ce résultat, il se couche moins préoccupé la nuit suivante où il se réveille encore une ou plusieurs fois pour uriner ; petit à petit sa confiance en soi-même augmentant, il s'affranchit de ses préoccupations mictionnelles et « s'endort sans plus songer à sa vessie que si elle n'existait pas et il se laisse porter par ses rêves vers un sujet plus riant ». On doit y joindre un traitement moral, au lieu de le railler, de lui faire des reproches et de le menacer de punitions, il faut prendre le petit malade par la douceur, lui affirmer que son affection n'est que la conséquence de son âge, qu'elle disparaîtra sûrement avec le temps et sous l'influence du traitement qu'on applique. On se trouvera souvent bien de la suggestion, et c'est de cette manière que les empiriques ont obtenu et obtiennent des guérisons à l'aide de remèdes toujours anodins et souvent répugnants.

ARTICLE III

TROUBLES PSYCHOPATIQUES DE LA MICTION

Sous ce nom J. Janet a décrit une série de troubles de la miction, qui relèvent de l'état psychique de certains sujets prédisposés héréditaires, sans cesse préoccupés du fonctionnement de leur appareil urinaire. Nous les décrirons d'après cet auteur. L'une des variétés de l'incontinence d'urine essentielle étudiée au paragraphe précédent rentre dans cette catégorie, les autres sont : le bégaiement urinaire, la rétention complète d'origine psychique, le spasme urétral, la pollakiurie psychopathique. Pour bien saisir la physiologie pathologique ou, pour parler plus exactement, la psychologie pathologique de ces perturbations fonctionnelles il importe tout d'abord d'établir : 1° dans quelles conditions se produit chez l'homme la miction volontaire ; 2° par quel mécanisme complexe elle s'effectue.

1° **Psychophysiologie de la miction**. — Contrairement aux animaux, nous n'urinons pas seulement lorsque s'en fait sentir le besoin déterminé, comme on le sait, par la mise en tension des parois de la vessie, mais esclaves des convenances sociales et aussi de nos occupations et de nos goûts, nous évacuons aussi notre vessie à de certains moments, à de certaines heures de la journée, nous créant ainsi des *habitudes urinaires* (Janet). Celles-ci une fois prises, il s'établit peu à peu et à notre insu une corrélation telle entre notre cerveau et notre vessie, que « l'idée simple de miction transmise à nous par la parole ou l'écriture, la vue de quelqu'un qui urine, la vue même d'un urinoir ou d'une table de nuit interviennent comme cause d'excitation pour la vessie ». De cette corrélation naît chez les individus à cerveau débile, incapables de résister à la moindre impulsion organique, mais y obéissant au contraire avec complaisance, la pollakiurie psycho-pathique.

2º Mécanisme de la miction. — Ce mécanisme a été de la part de J. Janet l'objet de remarques psycho-physiologiques fort intéressantes. Selon lui, ce phénomène est à la fois le résultat d'une action dynamogénique excitant la contraction des fibres musculaires lisses du corps de la vessie et d'une action inhibitive relâchant le sphincter strié de la portion membraneuse de l'urètre. La première est régie par un réflexe, dont le centre médullaire n'est autre que celui déterminé par Budge, et dont le point de départ naturel est la distension de la vessie, mais se trouve aussi, par suite de nos habitudes urinaires, dans l'idée cérébrale de miction. La seconde action est d'ordre exclusivement psychique et comme il n'existe point de fibres dilatatrices du col de la vessie, elle ne peut résulter que de la suspension d'effet du sphincter, muscle volontaire. C'est en détachant notre attention que nous l'obtenons : chacun sait en effet que nous urinons d'autant plus vite que nous y pensons moins, et qu'il suffit que nous soyons pressés et préoccupés d'évacuer notre vessie au plus tôt pour une raison ou une autre pour que l'issue de l'urine se fasse attendre et devienne même impossible. L'exagération de cet état psychophysiologique devient précisément l'origine des troubles que nous allons décrire.

§ 1. — BÉGAIEMENT URINAIRE

Sous cette dénomination James Paget a décrit un trouble fonctionnel caractérisé par ce fait que les sujets, qui en sont atteints, sont incapables d'uriner lorsqu'ils se savent observés. La seule pensée qu'on les regarde, qu'on attend qu'ils aient fini pour leur succéder dans les vespasiennes suffit à les empêcher d'uriner; ils ont, comme l'ont dit certains auteurs, l'urètre pudique. Certains ne peuvent pisser que lorsqu'ils sont seuls, certains même ne peuvent le faire que chez eux, dans leur water-closet habituel, ou dans leur chambre en se servant toujours du même vase. On comprend tous les inconvénients d'une pareille « timidité vésicale » et les accidents, qui peuvent en résulter.

§ 2. — Rétention complète d'origine psychique

Le premier de ces accidents est la *rétention complète d'origine psychique*. Il peut survenir, lorsque le malade sans cesse hanté par la crainte de voir s'aggraver son affection, en détermine lui-même les progrès par son observation constante jusqu'à en arriver à un point « où il se gênera lui-même en se regardant pisser, et où il se servira à lui-même d'étranger assistant à sa miction ». Mais le plus souvent la rétention complète psychopathique se produit lorsque au défaut de suspension inhibitoire du sphincter vient s'ajouter quelque cause, qui diminue le pouvoir contractile de la vessie. L'habitude, que prennent certains sujets de retenir volontairement leurs urines dans des buts divers, est une de ces causes affaiblissant la contractilité vésicale ; mais la plus fréquente est constituée par les traumatismes, et en particulier ceux de la zone ano-génitale, agissant soit par le gonflement de la région traumatisée, soit par réflexe prenant naissance dans cette région et aboutissant au centre sphinctérien de Kupaessow. Se fondant sur les remarques d'André Boursier, J. Janet admet que dans les cas où le traumatisme porte sur une région éloignée de l'urètre, la rétention est d'ordre purement psychique ; la malade, car il s'agit le plus souvent de femmes, « se met elle-même en timidité urinaire par le soin et l'attention qu'elle apporte à accomplir sa miction ».

§ 3. — Spasme urétral

Les troubles fonctionnels psychopathiques, que nous avons envisagés jusqu'ici, tiennent bien au défaut de relâchement du sphincter, car un explorateur, une sonde peuvent être conduits dans la vessie sans révéler la moindre résistance de la portion membraneuse de l'urètre. Mais la miction chez les psychopathes peut aussi être empêchée par la contraction spasmodique du sphincter intra-urétral.

Le spasme de l'urètre est une des questions les plus controversées de la pathologie urétrale. Nous en présenterons ici une étude d'ensemble en nous inspirant des travaux de GUYON et de ses élèves SPIRE, GEFFRIER, J. JANET.

1º Siège. — On ne met plus en doute l'existence du spasme urétral, mais on discute encore sur son siège et certains pathologistes pensent à tort qu'on peut l'observer dans les trois grandes régions anatomiques du canal. Par suite de l'absence de toutes fibres musculaires circulaires et de la pénurie de fibres longitudinales, on ne saurait admettre son existence dans la région spongieuse. Peut-il exister au niveau du col de la vessie ? Si tous les anatomistes reconnaissent aujourd'hui que la vessie est pourvue de deux sphincters, l'un à fibres lisses à l'embouchure de l'urètre dans le réservoir et l'autre à fibres striées au niveau de la portion membraneuse, tous reconnaissent également leur communauté d'innervation (plexus hypogastrique), de sorte qu'ils constituent un seul et même appareil physiologique (GUYON). Il semble donc que le spasme devrait siéger à la fois au niveau de la portion membraneuse et de l'orifice de la vessie ; il n'en est rien et l'observation clinique montre que, contrairement à ce qu'avancent CAUDMONT et DELEFOSSE, l'explorateur à boule ne révèle point l'existence d'un double ressaut et que l'urine, pour peu que la vessie soit remplie, jaillit par la sonde aussitôt que la portion membraneuse est franchie. Le spasme de l'urètre siège uniquement au niveau de la portion membraneuse et toutes les preuves s'accumulent pour le démontrer : preuve anatomique, présence et abondance des fibres striées circulaires, auxquelles se joignent les muscles de WILSON et de GUTHRIE ; preuve physiologique, séparation tonique des deux urètres et contraction violente de ce sphincter interurétral provoquée par l'électrisation ; preuve clinique, arrêt temporaire et parfois définitif des instruments à ce niveau.

2º Définition. — D'après ce que nous venons de dire de son siège, on peut définir le spasme urétral une contraction pathologique temporaire et symptomatique du sphincter membraneux interurétral, se traduisant ordinairement pour le malade par de la rétention d'urine et pour le chirurgien par l'arrêt des instruments au collet du bulbe.

3° Pathogénie. — On doit considérer le spasme comme l'exagération pathologique du réflexe, qui retient normalement les urines dans la vessie. Il peut s'observer chez les individus dont les fonctions cérébrales ne laissent rien à désirer, et reconnaître alors des causes diverses facilement appréciables, mais le plus souvent on le rencontre chez des psychopathes sans cesse préoccupés du fonctionnement de leur appareil urinaire ; il se montre alors à l'occasion de lésions minimes de l'appareil urinaire, souvent même en dehors de toutes lésions, son origine étant purement psychique. Il rentre ainsi dans la catégorie des spasmes fonctionnels d'AXENFELD, dont la caractéristique est de se produire toutes les fois que nous voulons nous servir des muscles atteints.

4° Etiologie. — Les causes du spasme sont très nombreuses ; on peut les grouper en deux classes : a, *causes centrales* cérébrales ou médullaires, qui agissent soit en provoquant directement la contraction du sphincter urétral, comme les psychopathies et les grandes névroses ; soit en exagérant le pouvoir excito-moteur de la moelle, comme les myélites aiguës ou chroniques, totales ou systématiques ; b, *causes périphériques*, qui mettent en jeu les cellules du centre sphinctérien chez des individus particulièrement excitables. Nous avons essayé de grouper méthodiquement dans le tableau suivant ces diverses causes.

5° Symptomatologie. — Deux ordres de phénomènes constituent la symptomatologie du spasme urétral : les caractères de la miction et la difficulté de franchir la portion membraneuse.

La miction peut être absolument empêchée, mais cette rétention n'est que passagère et, après un certain temps très variable, un jet se produit, d'abord petit, filiforme, puis de plus en plus volumineux au fur et à mesure que le patient rassuré détache son attention de l'acte qu'il accomplit. Mais qu'un acci-

TABLEAU RÉSUMANT LES CAUSES DU SPASME URÉTRAL

Causes centrales.

Psychopathie : nosomanie, hypochondrie, neurasthénie, grandes névroses (hystérie).

Encéphale. — Lésions organiques : anémie, congestion, inflammation, hémorragies, etc. (*produisent très rarement le spasme, ce sont plutôt les troubles fonctionnels de l'encéphale précédemment énumérés*).

Moelle. — Traumatismes : plaies de la moelle, luxation, fracture du rachis (*déterminent plus souvent la paralysie de la vessie que le spasme urétral*). Myélites aiguës ou chroniques. (*Le spasme peut être un signe prémonitoire de l'ataxie locomotrice.*)

Causes périphériques.

Zone génito-urinaire.

Urètre postérieur et col de la vessie. — Corps étrangers ; traumatismes, ruptures ; inflammation ; cystite du col ; tubercules ; prostatite ; hypertrophie de la prostate (?).

Urètre antérieur. — Corps étrangers ; plaies, ruptures ; blennorrhagie, rétrécissement (??) ; atrésie du méat, étroitesse du prépuce ; phimosis ; cathétérisme.

Corps de la vessie. — Pierre, traumatisme, cystite, néoplasmes.

Urètres et reins. — Calculs, urétérite, pyélonéphrite, néoplasmes.

Altérations des urines. — Ammoniacales, acides, trop chargées de sels (goutte-Thompson), contenant des principes étrangers ; (cantharides, térébenthine, épices, condiments, etc.).

Excitations fonctionnelles. — Abus du coït, onanisme, érections prolongées non satisfaites, miction différée.

Zone ano-rectale. — Prurit anal, fissure à l'anus, inflammation de l'anus et du rectum, corps étrangers du rectum, opérations diverses sur l'anus et le rectum.

Surface des téguments et lésions de tous les organes et tissus. — Contusion du bassin, de la hanche, luxation coxo-fémorale ; amputation des membres, froid à la surface du corps, brûlures, etc.

dent se produise, comme un bruit quelconque, un appel, l'arrivée d'une personne étrangère, et tout aussitôt le sphincter urétral se contracte et interrompt brusquement la sortie de l'urine. Si la miction s'accomplit dans son entier, au lieu de se terminer par l'issue de ce jet d'urine pour ainsi dire spasmodique, elle finit lentement par un jet fin, auquel succède un écoulement prolongé goutte à goutte, qui mouille le malade lorsqu'il a fermé son vêtement, le coup de piston terminal produit normalement par la contraction instantanée des muscles striés du périnée manquant. JANET attribue ce défaut de contraction expulsive à l'épuisement des muscles péri-urétraux, qui fortement contractés et d'une façon intempestive au début de la miction sont incapables de tout effort utile à la fin.

Lorsqu'on sonde un malade atteint de spasme avec un explorateur à boule, qui est l'instrument de choix pour reconnaître le phénomène soupçonné, on est arrêté à la portion membraneuse; mais si l'on insiste, en appuyant d'une façon progressive et continue sans agacer le sphincter par des mouvements de va et vient, on sent tout à coup que le canal s'entr'ouvre largement et que l'instrument pénètre librement jusqu'à la vessie. Quelquefois cependant il est impossible de franchir le sphincter. Si alors, changeant d'instrument, on prend une petite sonde, on passe encore moins aisément, tandis qu'une grosse franchit souvent l'obstacle avec la plus grande facilité.

L'évolution du spasme se lie à la cause dont il dépend; cependant la contraction du sphincter ne suit pas servilement l'affection dont elle relève, et elle conserve une liberté d'allure qui aide à la faire reconnaître : elle est essentiellement capricieuse.

Le spasme est incapable d'engendrer les complications notées par certains auteurs et en particulier par DELEFOSSE, qui pense qu'il peut déterminer la cystite, la transformation ammoniacale des urines, le priapisme, la formation de valvule au col, etc.; et jamais il ne devient l'origine de ce dramatique tableau que DOLBEAU a tracé dans ses leçons cliniques. Il n'est lui-même qu'une des expressions de l'état nerveux héréditaire du sujet, chez lequel se déroule peu à peu toute la gamme des accidents psychopathiques urinaires et génitaux pour aboutir à l'hypochondrie.

6° Diagnostic. — Si l'on se rappelle que le spasme siège uniquement au niveau de la région membraneuse et que tout obstacle au passage des instruments en ce point ne peut être produit que par une contraction spasmodique, on ne confondra pas cette affection avec le rétrécissement de l'urètre. Cependant comme c'est ordinairement tout près de la région membraneuse, au bulbe, que siègent d'habitude les strictures, on sera encore assez souvent embarrassé pour affirmer la nature de l'obstacle. Le rétrécissement organique donne, il est vrai, une sensation particulière à la boule qui le franchit, mais elle ne peut être différenciée de celle du spasme que par une longue habitude de l'exploration du canal. Ce moyen de diagnostic est donc exceptionnel ; le suivant est plus pratique, tandis que les petites bougies habilement maniées finissent presque toujours par crocheter les strictures les plus étroites, elles ne pénètrent que rarement au delà du sphincter contracté, par contre on voit une grosse bougie, par exemple un Béniqué, le franchir sans difficulté. Le passé urétral est aussi un élément de diagnostic précieux, car on sait qu'il ne saurait y avoir de rétrécissement sans blennorrhagie ou traumatisme antérieur. D'après Verneuil, il existerait chez la plupart des malades porteurs de rétrécissement un spasme de la région membraneuse, et c'est à son existence que seraient dues la rétention d'urine et la difficulté à pénétrer dans la vessie. Otis, qui a repris cette théorie, compare ce spasme symptomatique au vaginisme et a proposé de le désigner sur la dénomination d'*urétrisme*. Nous avons vu à propos des rétrécissements, combien erronée est cette doctrine, que combat Guyon.

7° Traitement. — Il doit avant tout s'adresser à la cause provocatrice du spasme et à l'état général du malade, dont on combattra les tendances psychopathiques par un traitement moral et dont on relèvera les forces physiques, s'il y a lieu, par la vie au grand air, l'hydrothérapie et une médication tonique ; dans le cas d'éréthisme du système nerveux, on aura recours suivant les besoins, aux narcotiques, aux antispasmodiques et aux hyposténisants, comme l'opium, la belladone, les bromures, etc. Ces médicaments seront administrés de préférence par la voie rectale, sous forme de lavements ou de suppositoires, et l'introduction de ces derniers sera avantageusement précédée d'un copieux entéroclysme d'eau très chaude. On a aussi conseillé le massage et la dilatation forcée de la région membraneuse à l'aide de bougies et particulièrement des cathéters de BÉNIQUÉ. Cette pratique peut exceptionnellement donner des résultats : le plus souvent elle irrite le sphincter et aggrave l'affection. Il va sans dire que la rétention réclame d'urgence l'évacuation de la vessie avec la sonde.

§ 4. — POLLAKIURIE PSYCHOPATHIQUE

1° Psychophysiologie. — Comme le fait fort judicieusement remarquer JANET, tous les hommes sont pollakiuriques du fait de leurs habitudes et des convenances sociales. En effet, si nous n'urinions que toutes les fois que notre vessie est sous tension, l'expérience montre que nous n'accomplirions cet acte que trois fois dans les vingt-quatre heures, 500 grammes étant environ la quantité d'urine nécessaire à déterminer l'envie d'uriner ; or ce nombre de mictions est plus que doublé chez nous tous en temps ordinaire, et les préoccupations cérébrales, les émotions chez les gens d'affaires comme les banquiers, les boursiers, les spéculateurs l'augmentent très considérablement, ainsi que l'a noté ULTZMANN. Les expériences de MOSSO et de PELLACANI donnent l'explication du phénomène : ces auteurs ont en effet noté que « tout fait psychique, tout travail mental est toujours accompagné d'une contraction de la vessie ».

Cette pollakiurie normale s'exagère chez les psychopathes urinaires sans cesse préoccupés du fonctionnement de leur appareil urinaire et devient pathologique.

2° Etiologie. — Ce trouble fonctionnel peut se montrer déjà chez les enfants et devenir le point de départ de l'incontinence nocturne d'urine par le mécanisme que nous avons exposé ; mais il se déclare plus souvent au moment de l'adolescence ou un peu plus tard vers vingt ans. La continence, ou au contraire les excès vénériens et surtout la blennorrhagie en est souvent

le point de départ : il peut aussi débuter à la suite de la
lecture de ces publications à l'usage des gens du monde, où le
tableau des affections des voies urinaires est poussé au noir
dans un but intéressé. Atteints ou non de lésions matérielles,
ces malades ne cessent après leur lecture d'avoir leur pensée
portée vers ces organes et dans leur désir de surprendre à leur
début les accidents, qui dans leur esprit ne peuvent manquer de
se produire, ils urinent à tout instant, surveillant la force d'impulsion, le volume, la régularité de leur jet, la couleur et les
divers caractères de leurs urines sans en omettre le goût. Cette
répétition des mictions volontaire d'abord devient bientôt irré-
fléchie et irrésistible. La pollakiurie psychopathique est dès lors
constituée.

3º Symptomatologie. — Elle se traduit par des besoins
d'uriner, qui se font sentir toutes les heures, toutes les demi-
heures ou bien plus souvent encore. Ces besoins sont impérieux,
non pas que le malade souffre précisément, mais parce qu'il ne
peut se soustraire à l'envie dont est assailli son cerveau. Qu'une
distraction survienne, qu'une occupation absorbante détourne
son attention, le pollakiurique peut être des heures entières
sans uriner : il en est de même pendant le sommeil, qui supprime
toute activité psychique, mais pendant les insomnies nocturnes
la pollakiurie réapparaît (ULTZMANN).

L'urine des pollakiuriques est limpide, en général pâle et
aqueuse, mais exempte de toutes altérations témoignant d'une
lésion de l'appareil urinaire : elle ne contient ni leucocytes, ni
hématies. Ces caractères différencient de suite les psychopathes
urinaires des malades atteints de cystite. L'absence de douleur
pendant et à la fin de la miction est encore un fait distinctif
de la pollakiurie psychique. Si certains d'entre eux souffrent,
leurs souffrances, également d'ordre psychique, sont continues,
ne s'exagérant que faiblement au moment de l'émission des
urines. Enfin, tandis que dans la cystite la vessie ne peut recevoir qu'une faible quantité de liquide, il est possible d'injecter
200, 300 grammes et plus chez les pollakiuriques sans déterminer le besoin d'uriner.

4° Diagnostic et pronostic. — Inutile d'insister d'après ce qui vient d'être dit sur le diagnostic de la pollakiurie psychopathique. S'il est facile au médecin de la reconnaître au récit prolixe que les malades ne manquent jamais de faire des troubles qu'ils éprouvent, il est plus difficile de convaincre ceux-ci de la bénignité de leur affection et de les empêcher de verser dans l'hypochondrie qui les guette.

Cette éventualité constitue le seul danger de la pollakiurie psychopatique, qui par elle-même est d'un pronostic dénué de gravité.

5° Traitement. — Comme les spasmophiles, les pollakiuriques psychopatiques sont avant tout justiciables d'un traitement moral et d'un traitement général dirigé contre leur névropathie, mais il ne faut pas manquer d'y joindre une médication topique, car l'état du canal et du col de la vessie est pour eux le point de départ de tous leurs maux et l'on perdrait la confiance, dont on a tant besoin pour les soulager, si l'on négligeait d'y remédier. De fait, en insensibilisant à la cocaïne leur urètre postérieur toujours très sensible, on arrive à éloigner ainsi peu à peu les envies d'uriner, et le malade, qui renaît à l'espoir, aide lui-même à sa guérison en détachant son attention de sa vessie et en espaçant chaque jour ses mictions à son insu. Tel est le traitement recommandé par J. Janet, qui se sert à cet effet d'une solution de 5 à 10 p. 100 de chlorhydrate de cocaïne, dont il injecte une vingtaine de gouttes dans l'urètre postérieur et un plus ou moins grand nombre également au niveau du sphincter membraneux et de l'urètre antérieur.

CHAPITRE X

EXSTROPHIE DE LA VESSIE

Sous la dénomination d'exstrophie de la vessie créé par CHAUSSIER ou encore d'extroversion, on désigne un vice de conformation congénital de ce réservoir, ayant pour caractères essentiels l'absence plus ou moins complète de sa paroi antérieure et l'arrêt de développement de la paroi abdominale à son niveau, et pour caractères accessoires l'épispadias, l'abaissement ou l'absence de l'ombilic et l'écartement du pubis.

§ 1. — ÉTIOLOGIE ET PATHOGÉNIE

Cette malformation est rare, puisque, d'après PUECH, elle n'aurait été rencontrée que 7 fois sur 700.000 naissances et que, d'après NEUDORFER, on ne l'observerait que 2 fois sur 100.000 nouveau-nés. Elle serait beaucoup plus fréquente chez les garçons que chez les filles. Ses causes nous sont complètement inconnues, en vain a-t-on invoqué les émotions morales au cours de la grossesse, les traumatismes intra-utérins, les maladies générales de la mère, telle que la syphilis, etc. L'hérédité ne semble jouer aucun rôle, car on a vu des femmes atteintes d'exstrophie engendrer des enfants à vessie régulièrement conformée, tels sont les cas cités par HUNHAM, Cl. THIÉBAULT, AYRES, BURTON DE WALSAL, LITZMANN. Il n'existe à ma connaissance qu'une observation de VIGNEAU, dans laquelle l'hérédité de l'exstrophie pourrait être relevée, et encore est-elle bien vague.

Moins obscure que l'étiologie, la pathogénie s'est dans ces dernières années éclairée d'un jour nouveau à la lumière de l'embryologie, qui permet de reléguer au second plan les théories mécanique et pathologique imaginées pour expliquer ce vice de conformation, et que nous ne ferons que rappeler.

1° Théorie mécanique. — La théorie mécanique explique la production de la difformité par un éclatement de la vessie sous la pression du liquide contenu dans son intérieur. Cet excès de pression pourrait d'ailleurs survenir dans différentes circonstances, soit consécutivement à l'imperforation de l'urètre, suivant BONN, DUNCAN, ROSE, MULLER et ROKITANSKY, soit par suite de l'hydropisie de l'allantoïde, d'après FORSTER et LANCEREAUX. Si l'on se rappelle l'énorme distension que la vessie fœtale peut atteindre sans se rompre lorsque l'urètre est imperforé, ainsi que l'a démontré DEPAUL, et surtout si l'on considère ce fait que l'épispadias accompagne toujours l'exstrophie et, partant, que l'urine ne saurait s'accumuler dans un réservoir largement ouvert en bas, on n'attachera que bien peu de foi à cette théorie mécanique. Pour l'admettre il faudrait supposer que la pression de l'urine a fait éclater à la fois et la vessie et l'urètre, mais alors comment expliquer l'absence de la paroi abdominale ? S'est-elle donc elle aussi déchirée en même temps que la vessie, ou faut-il penser avec CHAUSSIER et BRESCHET que le réservoir vésical distendu a empêché par sa saillie les lames ventrales de se réunir et s'est rompu dans la suite ?

2° Théorie pathologique. — La théorie pathologique invoque successivement avec ROSE le traumatisme intra-utérin, avec VELPEAU une maladie du bas-ventre que cet auteur ne détermine pas, avec DE QUATREFAGES et STEINER la production d'adhérences unissant le placenta ou le chorion à la paroi antérieure du fœtus du côté de son extrémité pelvienne, avec LECOUTEUX et HERGOTT l'absence de soudure des pubis. Les trois premières explications s'accordent mal avec la régularité des caractères anatomiques fondamentaux de l'exstrophie, qui n'a dans son aspect rien qui rappelle une maladie intra-utérine. Quant à l'écartement primitif du pubis admis par LECOUTEUX et HERGOTT, il ne résout pas la question, car en supposant que cet écartement entraînât un défaut de résistance de la paroi abdominale et exposât à la rupture de la vessie, il resterait toujours à interpréter la cause de l'absence de la symphyse pubienne.

3° Théorie embryogénique. — La théorie embryogénique, qui fait remonter l'exstrophie de la vessie à un arrêt de développement de cet organe, a été nettement formulée pour la première fois par JAMAIN. S'appuyant sur ce principe de SERRES, qui

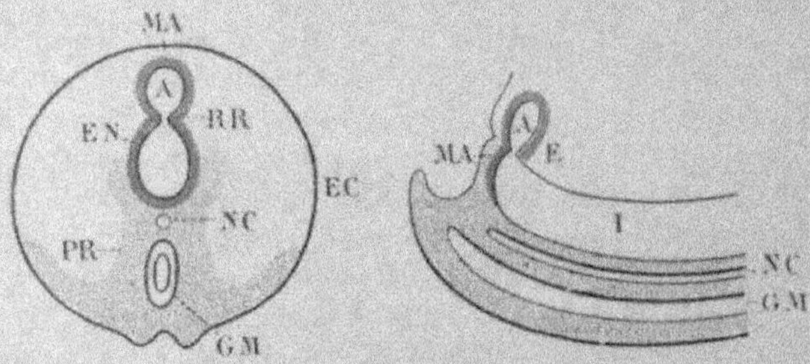

Fig. 181 et 182.

Coupes schématiques transversales et longitudinales de l'extrémité caudale de l'embryon au moment où prend naissance par évagination de l'intestin postérieur l'allantoïde.

A, allantoïde. — I, intestin. — MA, membrane anale. — E, éperon périnéal. — RR, replis de Ratke. — NC, notocorde. — GM, Gouttière médullaire. — EC, ectoderme. — EN, entoderme. — PR, masses proto-vertébrales. — LM, lames mésodermiques.

régnait alors en maître, à savoir que tout organe médian résulte de la fusion de deux organes primitivement latéraux et symétriques, JAMAIN émit l'idée que l'exstrophie tenait à l'absence de réunion des deux bourgeons allantoïdiens arrêtés en même temps que les lames ventrales dans la marche, qu'ils effectuent normalement l'un vers l'autre. Cette conception pathogénique a été acceptée avec quelques modifications de détail par DEMERRE et par RETTERER dans leurs travaux respectifs, qui datent de moins de six ans. Depuis, les recherches de KEIBEL en Allemagne et de VIALLETON en France, en infirmant le principe de la dualité de l'allantoïde, ont réduit à néant la théorie de JAMAIN en

même temps qu'elles ont permis à leurs auteurs d'en édifier
une nouvelle, qui paraît devoir être définitive.

C'est celle que nous allons exposer en suivant les principales
étapes du développement de la vessie et de l'urètre postérieur.

Sans remonter aux origines de l'extrémité caudale de l'embryon en grande partie constituée par la *ligne primitive*, nous la
prendrons au moment où se trouve formé l'intestin postérieur
dont la paroi, simplement réduite à une couche endodermique
doublée d'une couche ectodermique, est connue sous le nom de

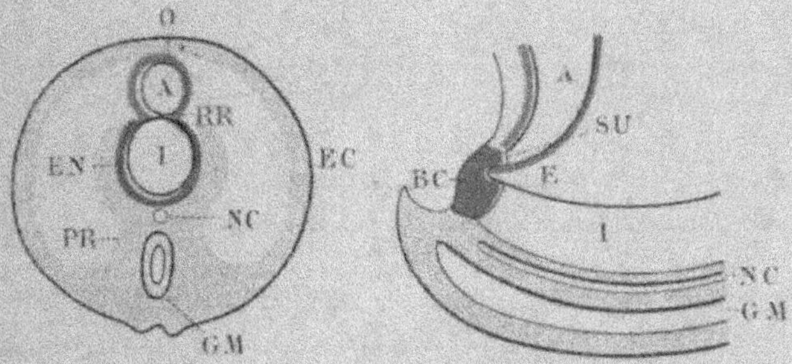

Fig. 183 et 184.

Mêmes coupes au moment où se sont formés l'éperon et les replis
de Ratke divisant le cloaque en deux étages et où s'est constitué le
bouchon cloacal.

A, allantoïde. — I, intestin. — BC, bouchon cloacal. — E, éperon périnéal. —
RR, replis de Ratke. — NC, notocorde. — GM, gouttière médullaire. — EC, ectoderme. — EN, ectoderme (en O ces deux membranes sont dédoublées par la lame
mésodermique. — PR, masses protovertébrales. — LM, lame mésodermique.

membrane anale (fig. 181 et 182). C'est aux dépens de cet intestin postérieur que naît par évagination un diverticule unique
et médian, l'allantoïde. Au fur et à mesure que s'incurve l'extrémité caudale et que s'accroît la vésicule allantoïde, on voit se
former entre cette dernière et l'intestin, dont elle se sépare, un
éperon qui, pénétrant dans le cloaque interne, le divise en deux
étages, un inférieur (sur nos figures), qui sera le rectum, et un
supérieur ou sinus uro-génital, qui deviendra la vessie (fig. 183
et 184). Suivant RETTERER, la séparation du cloaque ne se
ferait pas seulement par la formation de l'éperon, mais par la

réunion de deux replis latéraux, replis de RATKE, se rapprochant l'un de l'autre à la façon de deux rideaux pour se souder sur la ligne médiane. Quoi qu'il en soit de ce détail, qui cependant a bien son importance puisque l'arrêt des replis de RATKE dans leur évolution explique la formation des fistules congénitales vésico-intestinales, le pédicule de l'allantoïde ou vessie future est à ce moment constitué, quant à sa paroi postérieure par l'éperon seul ou doublé des replis de RATKE, quant à sa paroi antérieure par la membrane anale réduite, comme nous l'avons dit, aux deux seuls feuillets ento et ectodermique et constituant à cette phase du développement la paroi primordiale de l'abdomen, de telle sorte qu'on peut avec KEIBEL lui donner le nom de paroi vésico-abdominale.

C'est dans l'évolution ultérieure de la membrane anale servant, nous le répétons, de paroi commune à la vessie et à l'abdomen que se trouve la genèse des diverses variétés d'exstrophie.

Si en effet, suivant TOURNEUX, les éléments cellulaires de la membrane anale prolifèrent d'abord avec intensité au niveau du point où elle ferme le cloaque et prend le nom de membrane cloacale ou bouchon cloacal, bientôt ces mêmes éléments se désagrègent et cette désagrégation met en communication avec l'extérieur l'étage inférieur du cloaque interne ou rectum par le conduit anal, et l'étage supérieur ou sinus uro-génital par l'urètre postérieur. Entre ces deux perforations de la membrane cloacale s'avance l'éperon intermédiaire au sinus uro-génital et au rectum et aux dépens duquel se forme le périnée. Que devient la membrane anale dans sa portion supérieure, c'est-à-dire au niveau du point où elle forme à la fois et la paroi antérieure de la vésicule allantoïde et la paroi primordiale de l'abdomen ? Normalement elle se renforce des éléments mésodermiques provenant des protovertèbres pour constituer les aponévroses et muscles abdominaux, de telle sorte que la conformation des parois de la vessie et de l'abdomen ne laisse rien à désirer. Mais si les lames mésodermiques sont arrêtées dans leur évolution, la membrane anale se résorbe au niveau de l'allantoïde, comme elle l'a fait au niveau du cloaque, dès lors l'exstrophie de la vessie est constituée. Tandis que pour KEIBEL cette fissuration est la conséquence de l'arrêt de développement des masses protovertébrales, pour VIALLETON elle résulterait du développement exagéré de la membrane anale elle-même, qui empêcherait la membrane primordiale abdominale d'arriver à coalescence dans toute la hauteur de la région infra-ombilicale.

Pour être complet nous devons rappeler une autre manière d'interpréter la genèse de l'exstrophie et qui a été formulée aussi par KEIBEL. Elle consiste à considérer la fissuration de la paroi antérieure de la vessie comme la persistance de l'ouverture intestinale en arrière, à la partie postérieure de la ligne primitive, c'est-à-dire du blastopore. Cette explication phylogénétique n'est pas inadmissible, mais étant donnée la précocité de la soudure de la ligne primitive en arrière, elle ne peut être acceptée que dans bien peu de cas.

§ 2. — VARIÉTÉS ANATOMIQUES DE L'EXSTROPHIE

Les diverses phases du développement de la vessie, que nous venons de rappeler, permettent de comprendre sans peine la genèse de la plupart des vices de conformation que la vessie peut présenter.

Commençons par le plus complexe et le plus rare. Supposons que l'éperon intermédiaire à l'allantoïde et au rectum et que les replis de RATKE fassent défaut, la vessie et l'intestin s'ouvriront largement dans un même cloaque, qui lui-même communiquera à l'extérieur par un seul orifice ; dès lors le périnée antérieur et partant les organes génitaux externes seront absents. Dans ce cas la paroi vésico-abdominale pourra faire saillie par l'orifice cloacale et l'on aura l'exstrophie du cloaque interne, si bien étudiée par VIALLETON chez le fœtus de CURTILLET.

Que si, fait beaucoup moins rare, les replis de RATKE se rejoignent dans la plus grande partie de leur étendue, notamment dans leur partie inférieure, et laissent seulement entre eux une sorte de boutonnière, il persistera dans la paroi recto-vésicale une fistule mettant en communication le réservoir de l'urine et

celui des matières stercorales : le périnée et les organes génitaux externes existeront, mais seront aussi souvent atteints de
malformations concomitantes. Ces vices de conformation rentrent dans l'étude des abouchements anormaux du tube digestif, dont nous n'avons pas à nous occuper dans cet ouvrage.

Du côté de la paroi antérieure de la vessie, on peut trouver
dans les divers degrés de désagrégation de la membrane anale
ou paroi vésico-abdominale et d'évolution des lames mésodermiques protovertébrales toute la série des variétés d'exstrophie,
que l'on rencontre en clinique et qui ont été ainsi classée, par
HACHE : 1° exstrophie avec éventration ; 2° exstrophie et épispadias ; 3° fissure urétrale complète et fissure hypogastrique
limitée ; absence partielle de la paroi antérieure de la vessie,
fissure vésicale inférieure (cas de DE QUATREFAGES) ; 4° fissure
urétrale incomplète et fissure hypogastrique complète, hernie
de la vessie dont la paroi antérieure est amincie et d'aspect
cicatriciel (cas de KUSTER) ; 5° fissure urétrale incomplète et
fissure hypogastrique complète ; hernie de la vessie dont la
paroi antérieure est intacte ; ectopie de la vessie sans division
de ses parois (cas de LICHTHEIM et de WROLIK) ; 6° fissure urétrale complète et fissure hypogastrique incomplète, la paroi
abdominale étant remplacée à ce niveau par une membrane
mince et d'aspect cicatriciel (cas de WILLAUME) ; 5° épispadias
chez la femme avec aspect cicatriciel de la peau prépubienne
(cas de GUYON) ; 8° fissure limitée à la paroi supérieure de
l'urètre.

§ 3. — SYMPTOMATOLOGIE

1° Signes physiques. — La description des signes physiques
de l'exstrophie de la vessie nous dispensera de l'étude de l'anatomie pathologique.

On voit un peu au-dessus du pubis ou à son niveau même une
tumeur ronde ou ovalaire, à grand axe transversal, faisant, le
plus souvent, un relief plus ou moins considérable, mais quelquefois de niveau avec les parties voisines ou même déprimée
au-dessous d'elles (fig. 185). Les cris, la toux, les efforts augmen-

tent la saillie de la tumeur ; cependant, chez un malade que nous avons observé, les efforts de la défécation provoquaient la réduction de la tumeur, qui rentrait dans le petit bassin. Lorsque la paroi postérieure de la vessie proémine, elle peut toujours être réduite par pression à sa surface, et il n'est pas rare, alors que cette réduction s'accompagne d'un bruit de gar-

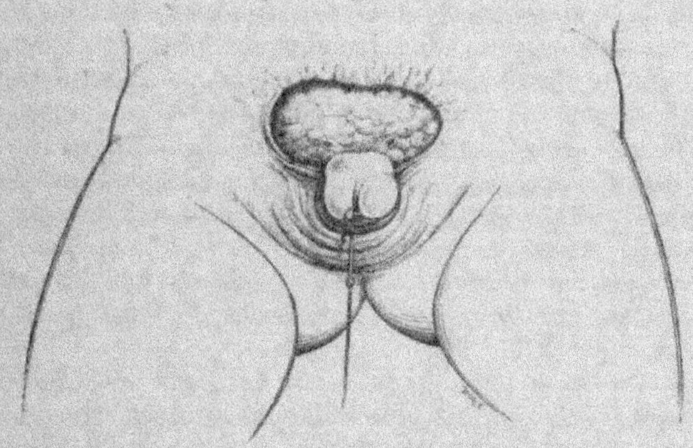

Fig. 185.
Type de l'exstrophie complète.

gouillement indiquant, qu'au-dessous d'elle et la repoussant il existe des anses intestinales. La surface atrophiée est d'un rouge plus ou moins vif, quelquefois cramoisie, d'autres fois à peine rosée. Elle est irrégulière, tomenteuse, mamelonnée, comme fongueuse. Constamment humide et baignée par les urines que distillent les uretères, elle se recouvre d'un enduit glaireux, blanchâtre, résultant de l'altération de ce liquide. Si la muqueuse à nu est saine, elle est parfaitement insensible au contact, mais elle devient douloureuse lorsqu'elle s'enflamme, remarque qui confirme l'exactitude des faits avancés par GUYON sur la sensibilité de la vessie à l'état normal et pathologique. Les uretères s'abouchent à la partie inférieure de la tumeur et à chacune des extrémités de son grand diamètre, soit au niveau d'un mamelon, soit au fond d'une dépression, d'où sourd l'urine, non goutte à goutte, mais par un jet que provoque la titillation.

A sa périphérie, la muqueuse se continue directement et brusquement avec les téguments. Ces téguments sont, en général, normaux ; parfois cependant ils sont lisses, d'apparence cicatricielle, semblant ainsi donner raison à la théorie pathologique de DE QUATREFAGES et de STEINER ; mais, même dans ce cas, ils sont souples, non adhérents aux parties sous-jacentes dont on les sépare facilement. C'est principalement au-dessus de l'exstrophie que la peau revêt cet aspect, et, ce qui frappe à ce niveau, c'est la situation et la forme de l'ombilic, qui souvent fait défaut. Lorsqu'elle existe, la cicatrice ombilicale est placée plus bas qu'à l'ordinaire, très près des limites de la tumeur et se confondant quelquefois avec elle. Il en résulte des modifications dans les éléments du cordon : tandis que les artères ombilicales et l'ouraque sont raccourcies, la veine ombilicale s'est allongée.

Au-dessous, la verge, fendue sur le dos jusqu'à l'urètre (épispadias), est atrophiée, rudimentaire, réduite parfois à un simple tubercule aplati verticalement et représentant le gland au-dessous duquel le prépuce, très développé dans la majorité des cas, forme un appendice fort ingénieusement utilisé dans certains procédés de restauration.

Le scrotum peut être normal et muni de ses deux testicules, mais, le plus ordinairement, il en est dépourvu, ceux-ci ayant été retenus à l'anneau dans le canal ou dans l'abdomen ; il est alors aplati, ratatiné, comme collé sur les plans profonds. Du côté des organes génitaux externes de la femme, on observe des difformités analogues : le clitoris est aplati, séparé en deux par une fente plus ou moins profonde qui peut s'étendre jusqu'à l'urètre, lequel semble alors faire défaut ; les grandes et les petites lèvres sont écartées, et tandis que les premières sont comme atrophiées, les secondes acquièrent un développement inusité.

Outre ces lésions visibles à première vue et qui constituent les signes physiques de l'affection, il existe des lésions profondes, très intéressantes à connaître et que révèle le toucher rectal. Ce sont, chez l'homme, l'absence ou l'état rudimentaire de la prostate et des vésicules séminales ; les canaux éjaculateurs peuvent aussi manquer, et lorsqu'ils existent, ils s'ouvrent à la base de la gouttière urétrale. Chez la femme, le vagin et l'utérus sont souvent bifides. Dans les deux sexes, les uretères allongés plongent souvent dans le petit bassin avant d'atteindre la vessie, et assez souvent ils sont dilatés à leur point de réflexion. Enfin, fait très important, les pubis sont écartés dans des limites variant de 3 à 12 centimètres et réunis à distance par une bandelette fibreuse.

Assez souvent, d'autres difformités, soit du côté de la zone génito-anale, soit du côté d'organes plus éloignés, se joignent à la malformation vésicale : tels sont, dans la première série : la communication du rectum avec la vessie, l'imperforation de l'anus, l'absence du rectum, des hernies, la chute de l'utérus ; dans la seconde série, le spina-bifida, la fissure du sacrum, les pieds bots, le bec-de-lièvre, etc.

2° Symptômes fonctionnels. — Le trouble fonctionnel le plus important offert par les exstrophiés est l'écoulement permanent de l'urine, qui, coulant sur le scrotum et la racine des cuisses, provoque et entretient des excoriations, des incrustations calcaires, qui sont une source de gêne et de douleur constante pour le malade. L'odeur urineuse ajoute à cet état lamentable. En raison de l'écartement du pubis, qui projette en dehors les cavités cotyloïdes, la démarche est particulière et les exstrophiés marchent en se dandinant à la manière des canards. Par suite de l'épispadias concomitant et de l'atrophie de la verge, les individus du sexe masculin sont inaptes à la copulation et partant à la fécondation, mais plusieurs d'entre eux présentent des spermatozoïdes vivaces quelques-uns ont des désirs vénériens prononcés, et, suivant les expressions énergiques de Peacy, « leur passion s'irrite par l'impuissance désespérante et la honteuse nullité de leurs organes, et chez eux l'amour est un délire et une vraie fureur ». Les femmes, par contre, peuvent accomplir le coït, concevoir et accoucher.

Simple et sans complication d'autres anomalies graves,

l'exstrophie est compatible avec l'existence, et on a vu de ces mal conformés atteindre un âge avancé. Cependant, on comprend que l'ouverture directe des uretères à l'extérieur prédispose aux urétérites et aux pyélonéphrites, qui, en effet, emportent un certain nombre de patients.

§ 4. — Traitement

Pendant longtemps on s'est exclusivement contenté de remédier à l'infirmité que crée l'exstropie par le port d'appareils destinés à protéger la surface vive de la muqueuse vésicale contre les frottements et à collecter les urines. Tels sont les appareils de Juraine (de Genève) et de Boxn (d'Amsterdam), consistant essentiellement en un réservoir, qui embrasse avec la vessie les organes génitaux externes et déverse les urines par un tube dans une poche fixée à la jambe du patient.

Depuis un certain nombre d'années, de nombreux efforts ont été tentés pour arriver à un résultat palliatif meilleur au prix d'une intervention opératoire, et même quelques chirurgiens ont essayé de guérir radicalement ce vice de conformation. Les opérations proposées pour atteindre ce but sont très nombreuses, et dans deux mémoires où je les ai exposées et étudiées dans tous leurs détails, j'ai cru pouvoir les rapporter toutes aux trois grandes méthodes suivantes : 1° *méthode de dérivation du cours de l'urine* ; 2° *méthode de suture des deux marges de la vessie* ; 3° *méthode autoplastique*.

1° Méthode de dérivation du cours de l'urine. — Cette méthode comprend deux classes d'opérations ; les unes dérivent l'urine du côté de l'intestin transformé ainsi en *réservoir d'occasion* ; les autres abouchent directement les uretères dans un endroit déclive de la région pubienne, de façon à rendre plus facile l'application d'un appareil collecteur de l'urine.

a. *Abouchement des uretères à l'intestin*. — Simon (de Saint-Thomas-Hospital) fut le premier auteur qui conçut et exécuta l'opération consistant à établir entre les uretères et le rectum une fistule bimuqueuse. Son petit malade échappa d'abord

aux accidents opératoires, mais succomba au neuvième mois
à la pyélo-néphrite. Aujourd'hui que TUFFIER nous a appris
les dangers d'infection rénale, que fait courir la greffe des
uretères à l'intestin toutes les fois que l'on ne conserve pas
leur extrémité vésicale jouant le rôle de sphincter, cette terminaison fatale n'a pas lieu de nous surprendre, et le procédé de
SIMON, comme celui de THOMAS SMITH, qui sutura chacun des
uretères au côlon correspondant, doit être rejeté. Moins dangereuse à ce point de vue est la création d'une fistule vésico-
rectale, ainsi que le firent LLOYD, ATHOL JOHNSON et HOLMES. Les
deux premiers chirurgiens, ayant transpercé dans ce but à l'aide
d'un trocart armé d'un écheveau de fil les parois antérieure du
rectum et postérieure de la vessie, perdirent leur malade de
péritonite ; le troisième fut plus heureux en se servant pour
provoquer la mortification des tissus d'une pince analogue à l'en-
térotome de DUPUYTREN, dont l'une des branches fut introduite
dans le rectum et l'autre appliquée sur la muqueuse de la vessie
exstrophiée. Plus récemment TUFFIER a établi cette fistulisation
vésico-rectale à l'aide du bistouri, ainsi que je l'avais indiqué
théoriquement, et a complété son opération en extirpant, à
l'exemple de SONNENBURG, la presque totalité de la vessie, puis en
suturant les bords des parties restantes au-dessus de la fistule.

   b. *Abouchement des uretères à la paroi abdominale.* — Si
parfait que puisse être, au point de vue de la dérivation du
cours de l'urine, le résultat des opérations précédentes, le vice
de conformation, c'est-à-dire l'exposition à l'air libre de la
paroi postérieure de la vessie, n'en persiste pas moins, sauf
dans le procédé de TUFFIER, avec ses nombreuses incommodités
autres que l'écoulement de l'urine ; c'est pour y remédier que
SONNENBURG a proposé de pratiquer l'extirpation extra-péritonéale
de la vessie exstrophiée et de suturer l'extrémité des uretères
dans la gouttière creusée à la face supérieure de la verge rudimentaire. Outre cette supériorité, l'opération de SONNENBURG a
encore les avantages suivants sur la dérivation de l'urine dans
le rectum ; elle diminue les chances de néphrite ascendante et
n'expose pas aux accidents résultant du contact de l'urine avec
la muqueuse rectale, accidents qui d'ailleurs, d'après HARVEY

Reed et Chaput, seraient bien moindres que je l'avais redouté *a priori* dans mon premier mémoire.

2° Méthode de suture des deux marges de la vessie.

— La méthode de suture des deux marges de la vessie, si les opérations qu'elles réclament n'étaient difficilement réalisables, serait féconde dans ces résultats, car elle réparerait par synthèse simple et sans emprunt de tissus étrangers la malformation, obéissant ainsi à cette loi fondamentale de la chirurgie anaplastique qui, suivant Verneuil, prescrit de réparer le déficit avec des tissus analogues d'aspect et de structure. Trois grandes catégories de procédés lui appartiennent : la première comprend ceux où l'on se contente d'affronter par la suture les bords rafraîchis du réservoir ; la seconde ceux où l'on suture ses bords après dissection et renversement de la partie supérieure de la vessie sur le bas-fond et la gouttière pénienne ; la troisième ceux où l'on arrive à ce résultat après rapprochement préalable des pubis.

a. *Affrontement simple des bords de la vessie.* — La première catégorie de procédés, consistant dans le simple affrontement des bords avivés de la vessie, ne peut s'appliquer, on le comprend, qu'aux cas exceptionnels, où la paroi postérieure de la vessie est peu saillante, facilement réductible et où les os du pubis sont très rapprochés, sinon au contact. C'est cette opération que se proposait de faire Gerdy, que Rigaud (de Strasbourg) tenta vingt ans après sans succès, et que C. Wyman réussit en 1885, grâce à l'antisepsie.

b. *Suture des bords après dissection et renversement de sa partie supérieure.* — Il y a quelques années, P. Segond a agrandi, par un procédé ingénieux, le champ d'application de la méthode de suture des bords de la vessie. Ce procédé consiste à pratiquer la dissection extra-péritonéale de la surface exstrophiée à la manière de Sonnenburg et à *conserver*, au lieu de *sacrifier*, le lambeau ainsi obtenu pour le rabattre sur la gouttière pénienne aux lèvres avivées de laquelle il est suturé. Cela fait, le prépuce perforé à sa base et ramené au-dessus du gland, ainsi que l'a proposé Le Fort, recouvre par sa face cruentée le lambeau vésical. Finalement des lambeaux d'emprunt, taillés suivant les besoins, comblent la surface saignante résultant de la dissection de la vessie. A. Poncet (de Lyon), dans le but de donner plus d'ampleur au canal vésico-pénien ainsi formé et de le rendre plus susceptible de remplir les fonctions de réservoir, au cas où il serait possible de suppléer par un artifice quelconque le sphincter absent, a légèrement modifié la taille du lambeau vésical de Segond. Au lieu de réduire la largeur de ce lambeau aux dimensions de la gouttière pénienne, il la conserve tout entière et l'utilise dans sa totalité. La seule objection qu'on peut faire au procédé de Segond et de Poncet, est la difficulté de conserver au lambeau muqueux de la vessie ainsi disséqué une épaisseur suffisante pour assurer sa vitalité. Mon expérience m'a prouvé que cette objection n'est pas sans fondement, ayant vu par deux fois le lambeau vésical se sphacéler chez deux petits malades que j'avais opérés, voici dès lors la modification que j'ai proposé de faire subir au procédé de Segond. Au lieu de pratiquer la dissection extra-péritonéale de la paroi de la vessie, je conseille de l'inciser de part en part jusques et y compris le péritoine qui y adhère toujours très fortement. On a ainsi un lambeau dont la nutrition ne laisse rien à désirer. Quant à la large brèche de la paroi abdominale, elle est comblée par le rapprochement et la suture de ses différents plans fibro-musculaires, ainsi que l'a fait Maydl (de Prague). J'ai eu récemment occasion de mettre en pratique cette modification au procédé de Segond.

c. Suture des bords de la vessie après rapprochement du pubis. — C'est à Dubois et Dupuytren qu'appartient l'idée de fermer chirurgicalement l'hiatus vésical après rapprochement du pubis; bien longtemps après, Froedinger fit la même proposition, mais elle n'a été réalisée que dans ces quinze dernières années par Trendelenburg et G. Passavant. Le rapprochement du pubis peut être obtenu lentement à l'aide d'une ceinture ou d'un appareil approprié, ou rapidement au moyen de la symphyséotomie sacro-iliaque à ciel ouvert avec le bistouri, le ciseau et le maillet, comme l'ont pratiquée Trendelenburg et Makins, ou au moyen de l'ostéotomie iliaque verticale passant par la partie la

plus élevée de la grande échancrure sciatique, comme le fit
Berg, ou encore au moyen de la section des branches horizontales du pubis, comme le propose Neudorfer. La résistance
des tissus fibreux et osseux, qui réunissent le sacrum à l'os
iliaque ne permet l'application des procédés de douceur que
chez les jeunes enfants ; quant aux procédés sanglants, leur
gravité, malgré les beaux succès que leurs auteurs ont obtenus,
ne saurait être niée.

3° Méthode autoplastique. — La méthode autoplastique, créée par J. Roux (de Toulon) et que l'on appelle avec
raison méthode française à cause de son origine, se propose de
recouvrir la surface de la vessie exstrophiée à l'aide de lambeaux
empruntés aux parties voisines. Elle comprend un nombre considérable de procédés opératoires que l'on doit grouper en deux
classes : ceux qui s'adressent principalement, sinon exclusivement, à l'exstrophie ; ceux qui s'adressent à la fois à l'exstrophie et à l'épispadias.

a. *Procédés s'adressant principalement à l'exstrophie.* — Ces
procédés comprennent au nombre des opérations à simple plan
de lambeaux, d'abord l'opération *princeps* de J. Roux, qui
rabat sur la surface exstrophiée un grand lambeau périnéo-scrotal et un petit lambeau abdominal ; celle de Hirschberg, qui la
recouvre avec un lambeau latéral pris sur le côté gauche ; celle
de Pancoast, qui utilise deux lambeaux latéraux rabattus en
volet sur l'exstrophie ; celle de Thiersch, qui, après avoir disséqué de chaque côté de la vessie à recouvrir deux lambeaux
rubanés et les avoir laissés adhérents environ trois semaines
par leurs deux extrémités, ne les met en place que lorsque leur
surface profonde a bourgeonné. Parmi les opérations à double
plan de lambeaux, nous signalerons les opérations de Richard,
qui superpose un lambeau scrotal à un lambeau abdominal
carré préalablement ramené sur la vessie ; celle d'Alquié,
qui, après avoir recouvert l'exstrophie avec deux lambeaux
abdomino-inguinal et inguino-scrotal, double leur surface
cruentée à l'aide de deux lambeaux abdominaux transportés
par glissement ; celle de Holmes, un lambeau scrotal recouvrant

un lambeau inguinal ; celle de MICHEL (de Strasbourg), un lambeau abdominal recouvert par deux lambeaux inguinaux ; celle de WOOD, qui offre peut-être les meilleures conditions pour la vitalité et la soudure des lambeaux et dont nous indiquons le tracé dans la figure suivante, enfin celle assez compliquée d'AYRES (de Brooklyn).

b. *Procédés s'adressant principalement a l'exstrophie et à l'épispadias.* — Les premiers chirurgiens, qui s'occupèrent de la cure de l'exstrophie vésicale, en avaient bien saisi les principales

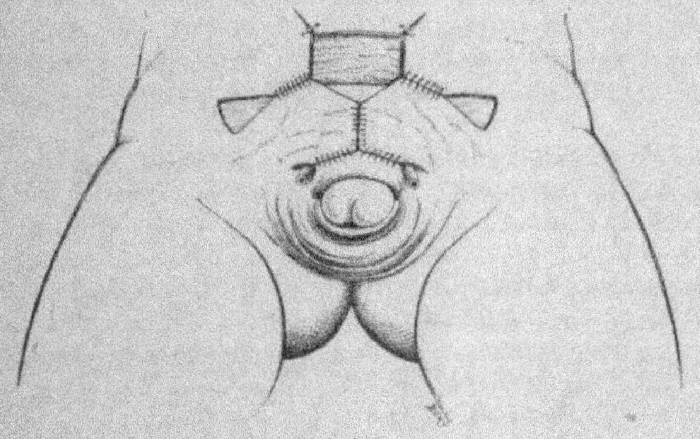

Fig. 186.
Procédé de WOOD combiné à celui de LE FORT.

indications opératoires, qui étaient moins de refaire une paroi antérieure à la vessie, que d'établir un rudiment de canal déversant les urines dans un appareil collecteur commode et portatif. Tel était le but poursuivi par J. ROUX et RICHARD et qu'oublièrent après eux les autres opérateurs. A L. LEFORT revient le mérite d'avoir dégagé cette indication capitale et d'avoir donné les moyens de la remplir, en utilisant à cet effet le prépuce toujours très développé au-dessous de la verge et en le ramenant au-dessus d'elle pour faire une paroi supérieure à la gouttière urétrale et former la partie basse de la paroi antérieure de la vessie. Cette utilisation du prépuce constitue le pivot de toutes les opérations autoplastiques s'adressant à la fois à l'exstrophie et à l'épispadias. P. SEGOND, PONCET ont aussi mis à contribution de la même manière le prépuce dans leurs opérations. THIERSCH, HIRSCHSBERG, GREIG SMITH, RICHELOT, en combinant divers procédés autoplastiques de recouvrement de la vessie au recouvrement de la gouttière pénienne par le prépuce, ont obtenu d'excellents résultats. Moi-même y ai eu recours avec succès. La figure 186 donne une idée du résultat que m'a fourni chez un malade le procédé de WOOD combinée à celui de LE FORT. Dans le sexe féminin, GREIG SMITH et G. RICHELOT se sont servis pour remédier à l'épispadias compliquant l'exstrophie des grandes lèvres, dont l'ampleur est dans ce vice de conformation chez la femme ce qu'est le prépuce exubérant chez l'homme.

4° Appréciation des méthodes et procédés opératoires, choix de l'opération. — Dans mon premier mémoire sur le traitement chirurgical de l'exstrophie, le dépouillement de 95 opérations faites par les diverses méthodes et procédés me donnait une mortalité générale de 15, que je crus pouvoir réduire à 8 après défalcation des décès non directement imputables à l'intervention ; dans mon second mémoire embrassant 52 nouvelles opérations, elle est encore de 4. C'est la méthode de suture des marges de la vessie après rapprochement du pubis qui endosse à elle seule ces 4 cas malheureux. La méthode de dérivation du cours des urines et la méthode autoplastique, qui en 1888 comportaient une mortalité de 30 p. 100 et de 6,33 p. 100, n'enregistrent, depuis cette époque, aucun décès à leur passif, grâce aux perfectionnements de la chirurgie moderne. Les dangers que courent les exstrophiés sont donc actuellement réduits au *minimum*, et le chirurgien ne saurait baser son choix pour telle ou telle méthode sur la gravité comparative qu'elle offre.

Ce choix devra lui être dicté par la considération des résultats éloignés de l'opération et de la façon plus ou moins parfaite, dont elle remplit les trois indications fondamentales suivantes : protection de la surface muqueuse, collection des urines, restauration des organes externes de la génération au point de vue de la forme sinon de la fonction.

Il n'est pas douteux, pour qui lit attentivement les observations des malades opérés par la méthode autoplastique et considère les dessins qui y sont souvent annexés, que la vieille méthode française, incessamment perfectionnée, donne des résultats orthomorphiques et fonctionnels très satisfaisants. Le seul grave reproche qu'on peut lui faire, c'est qu'elle expose à la formation de concrétions calculeuses par suite du contact des urines avec la face épidermique des lambeaux. Cet inconvénient, dont la gravité a été peut-être exagérée par SEGOND notamment, doit être pris en considération, et la méthode autoplastique, malgré ses précieux avantages, au nombre desquels se place en première ligne sa facilité d'exécution, doit céder le pas aux méthodes n'offrant au contact des urines que des tissus qui lui sont physiologiquement prédestinés. Que si on croit devoir recourir à la méthode autoplastique, il faudra se rappeler que les procédés à double plan de lambeaux et parmi eux celui de WOOD l'emporte de beaucoup sur tous les autres, et que l'on doit toujours joindre, suivant la manière de L. LE FORT chez l'homme et celle de GREIG SMITH et de G. RICHELOT chez la femme, à l'opération d'exstrophie, l'opération de l'épispadias par l'utilisation du prépuce et des grandes lèvres.

La méthode de suture directe des bords de la vessie sans rapprochement préalable du pubis est l'opération idéale de l'exstrophie, mais malheureusement elle ne peut être mise en œuvre que dans un très petit nombre de cas, alors que la difformité se réduit à une simple fissure. C'est pour élargir le champ d'application de cette méthode que SEGOND a imaginé son procédé de dissection extra-péritonéale du viscère. Si, comme nous l'avons dit, la paroi vésicale ainsi disséquée n'était exposée à ce sphacéler, c'est évidemment à ce procédé qu'il faudrait donner le choix. Chez les jeunes enfants et chez tous les exstrophiés, dont la paroi postérieure de la vessie est mince et fortement repoussée par les intestins sous-jacents, nous le croyons difficilement réalisable. Que si on voulait dans ces cas avoir recours au principe de l'opération de SEGOND, nous pensons que la dissection totale de la vessie suivie de la fermeture de la brèche abdominale, serait préférable à la dissection extra-péritonéale, ainsi que je l'ai conseillé et exécuté.

Quant aux procédés de TRENDELENBURG et de PASSAVANT, qui ressortissent à cette même méthode, nous pensons que, si le rapprochement lent du pubis par les moyens de douceur peut être essayé chez les enfants jusque vers la sixième année, les délabrements nécessités par l'obtention de ce résultat chez les exstrophiés ayant dépassé cet âge nous paraissent faire courir des dangers que ne compense pas le but atteint. En effet, malgré l'espoir nourri par TRENDELENBURG, le rapprochement du pubis, s'il permet de restaurer la forme anatomique de la vessie, ne lui restitue en rien ses fonctions de réservoir et les malades demeurent incontinents comme après les autres opérations.

La méthode de dérivation du cours de l'urine par l'abouchement des uretères dans la gouttière pénienne ou à la paroi abdominale après extirpation de la vessie, selon le procédé de SONNENBURG, supprime, il est vrai, radicalement les inconvénients de l'exposition de la vessie à l'extérieur, mais elle ne met pas les malades dans de meilleures conditions au point de la collection des urines que les autres méthodes. Elle ne constitue donc pas un progrès bien sensible dans la cure de l'exstrophie et elle doit être mise sur le même pied que les autres relativement à sa valeur thérapeutique.

Il n'en est pas de même du procédé de dérivation de l'urine dans l'intestin et en particulier dans le rectum. Lui seul assure la rétention des urines et s'il était cliniquement démontré, ainsi que les observations de HARVEY REED et de CHAPUT tendent à le prouver, que le contact de l'urine avec la muqueuse du rectum n'entraîne aucun accident pour l'avenir et que l'ampoule rectale puisse faire fonction de réservoir pour ce liquide, le problème du traitement chirurgical de l'exstrophie serait définitivement résolu, aujourd'hui que nous savons après les recherches expérimentales de TUFFIER et autres, quelles sont les conditions de réussite opératoire et postopératoire de la greffe des uretères à l'intestin.

CINQUIÈME PARTIE

MALADIES DES URETÈRES ET DES REINS

CHAPITRE PREMIER

LÉSIONS TRAUMATIQUES ET FISTULES
DES URETÈRES

Nous réunissons dans ce même chapitre les lésions traumatiques et les fistules des uretères, bien qu'un très grand nombre de ces dernières reconnaissent d'autres causes que la blessure du conduit urétéral par les agents externes.

§ 1. — LÉSIONS TRAUMATIQUES DES URETÈRES

En raison de leur situation profonde, de la petitesse de leur calibre, de leur mobilité sous-péritonéale, les uretères sont rarement atteints par les agents vulnérants.

1° Étiologie. — Il y a tout d'abord lieu de distinguer, leurs traumatismes en : 1° contusion ; 2° plaies proprement dites, et 3° ruptures sous-cutanées.

A. Contusion. — Son existence a été péremptoirement établie par une observation de Vigneron. Elle est déterminée par la pression d'un heurt extérieur quelconque sur l'uretère, l'atteignant ordinairement au point où ce conduit croise le détroit supérieur.

Ses lésions consistent très vraisemblablement en érosions de la muqueuse, tandis que la musculeuse demeure indemne. Le tissu périurétéral est aussi dilacéré et du sang s'épanche dans ses interstices.

Elle se traduit symptomatiquement par une douleur spontanée et provoquée par la pression au point contus, par une ecchymose au même niveau, par une hématurie de courte durée.

Le pronostic ne présente aucune gravité immédiate, mais il y a lieu *à priori* de redouter le rétrécissement ultérieur de l'uretère et des accidents de rétention rénale.

B. PLAIES PROPREMENT DITES. — Les plaies proprement dites sont *accidentelles* ou *opératoires*.

a. *Plaies accidentelles.* — Les plaies accidentelles résultent d'un coup de couteau dans le flanc, les lombes, la partie inférieure du thorax (DEMONS). NEPVEU rapporte une observation curieuse de blessure de l'uretère par une tige d'acier ayant pénétré par le pli fémoro-périnéal à travers le plancher du bassin. Comme exemple de plaie par armes à feu, citons avec le cas rapporté par RAYER celui de l'archevêque de Paris AFFRE.

b. *Plaies opératoires.* — Les observations de plaies opératoires des uretères sont nombreuses aujourd'hui en raison des interventions chirurgicales si fréquentes sur l'abdomen. L'uretère est atteint surtout au cours de l'ovariotomie, de l'hystérectomie et principalement de l'hystérectomie vaginale. TUFFIER n'en a pas relevé moins de 40, dues à d'habiles chirurgiens. Des dispositions anatomiques inattendues, tels que l'inclusion d'une tumeur dans le ligament large, des adhérences ou des rapports connus mais dangereux, comme la connexion de la portion terminale de l'uretère avec le col utérin, rendent ces blessures imminentes.

C. RUPTURES. — Les ruptures de l'uretère peuvent être produites théoriquement par un *choc direct* atteignant ce conduit à travers les parties molles, ou par un *choc indirect*, comme dans une chute sur les pieds, les ischions. De l'analyse des rares faits qu'on possède, il n'est pas possible de savoir la part qui revient à chacun de ces mécanismes. On comprend aisément comment agit le choc direct, il étire ou froisse l'uretère et le rompt au point atteint en le comprimant sur les parties sous-jacentes, particulièrement sur l'apophyse transverse de la première vertèbre lombaire. Le mode d'action du choc indirect est plus difficile à interpréter. D'après LE DENTU, le rein entraîné violemment en bas en raison de son poids tirerait sur l'uretère qui se romprait.

2° Anatomie pathologique. — Le siège des plaies des uretères est commandé par leur cause. Celle-ci est-elle accidentelle, c'est la portion abdominale du conduit qui est ordinairement intéressée ; est-elle opératoire c'est la portion terminale et le côté droit, 20 fois sur 27 d'après TUFFIER.

Comme les plaies, les ruptures directes siègent au niveau du point où s'est exercé le traumatisme. Les ruptures indirectes doivent théoriquement se faire, si la pathogénie émise par LE DENTU est vraie, au niveau du point d'union de l'uretère et du bassinet. C'est précisément ce qui fut constaté à l'autopsie des blessés observés par POLAND, STANLEY, HILTON,

Inutile d'insister sur les caractères anatomiques des lésions traumatiques des uretères. La section est nette, complète ou incomplète, longitudinale, oblique ou transversale, si la plaie est produite par un instrument tranchant ; ses bords sont mâchés, si elle est déterminée par un instrument contondant comme un projectile ; ils sont irréguliers, déchiquetés, s'il s'agit d'une rupture.

L'uretère ouvert, il se produit dans les tissus ambiants un épanchement de sang et d'urine constituant un foyer traumatique rétro ou intrapéritonéal, dont l'évolution varie suivant les circonstances, que nous allons indiquer à propos de la symptomatologie.

3° Symptomatologie. — Les symptômes des plaies et ruptures de l'uretère sont vagues, à moins que l'urine s'écoule à l'extérieur. Cependant en dehors même de cette issue de l'urine, les lésions urétérales entraînent un certain nombre de phénomènes, dont le groupement peut servir à les faire reconnaître. Ce sont : 1° des symptômes fonctionnels ; 2° des signes physiques.

a. *Symptômes fonctionnels*. — Le premier des symptômes fonctionnels consiste en une douleur au point de l'uretère lésé, douleur augmentant par la pression et s'irradiant dans les régions voisines. Viennent ensuite des troubles de la miction. Les envies d'uriner sont plus fréquentes qu'à l'état normal; la quantité des urines est quelquefois diminuée et parfois complètement supprimée, soit que le sang accumulé dans la vessie obstrue l'embouchure de l'urètre, soit qu'il se produise une anurie réflexe. Le sang déversé par le bout inférieur de l'uretère peut donner lieu à une simple coloration rosée de l'urine, ou déterminer une vraie hématurie.

b. *Signes physiques.* — Au nombre des signes physiques se place tout d'abord l'écoulement de l'urine par la plaie tégumentaire, lorsqu'elle est assez large et directe. Lorsqu'elle est étroite, anfractueuse, ou n'existe pas comme dans les ruptures, il se fait un épanchement d'urine dans le tissu périurétéral.

Cet épanchement affecte d'ailleurs une marche différente suivant le cas. L'ouverture de l'uretère est-elle petite, l'urine pénétrant lentement dans les tissus les enflamme, il se fait des adhérences, qui enkystent les liquides et donnent lieu à une tumeur urineuse rentrant dans la catégorie des hydronéphroses traumatiques ou mieux pseudo-hydronéphroses, étudiées dans ces dernières années par Ch. Monod et Tuffier. L'existence de cette tumeur se traduit par une tuméfaction plus ou moins accentuée, pâteuse, rarement fluctuante, qui occupe le flanc, est immobile et fait corps avec la fosse lombaire. Si l'ouverture est large, l'urine s'épanche rapidement et en grande abondance dans les tissus, où elle forme une vaste tumeur, mal limitée, diffuse et empâtée. La suppuration s'en empare vite si le foyer s'infecte; les téguments à son niveau prennent une coloration rouge, livide, des phlyctènes, puis des eschares s'y forment, qui à leur chute mettent en communication le foyer traumatique avec l'extérieur. Parallèlement à ces phénomènes locaux, se développent des phénomènes généraux sur l'intensité et la gravité desquels il n'est pas besoin d'insister.

On doit rapprocher de ces épanchements purement urineux, les collections uro-hématiques périrénales, qui paraissent survenir plus particulièrement lorsque à la solution de continuité de l'uretère se joint une rupture du rein, donnant lieu à une hémorragie abondante dans l'atmosphère celluleuse ambiante. Ces collections, auxquelles TUFFIER et LÉVI ont consacré une description intéressante, ne se distinguent guère des épanchements urineux par leurs signes physiques, mais leur évolution clinique spéciale est bien caractéristique. Le rein et l'uretère rompus, le sang et l'urine s'épanchent d'abord dans le tissu périrénal en même temps que le blessé présente une hématurie primitive. Qu'un caillot ou un débris des parois de l'uretère faisant clapet ferme la communication entre ce conduit et la collection uro-hématique, l'urine s'écoulera incolore; mais bientôt la tension de la poche périrénale ayant augmenté sous l'influence de l'urine qui y est déversée par la plaie rénale, la fermeture de l'uretère sera forcée et le sang réapparaîtra dans le produit de la miction. Alors cette hématurie tardive des épanchements uro-hématiques est constituée par l'écoulement d'un sang brun foncé, renfermant des globules sanguins déformés. Elle dure huit à quinze jours et coïncide avec l'affaissement de la tuméfaction lombaire, qui peu à peu disparaît. Comme les épanchements urineux, les épanchements uro-hématiques peuvent s'infecter et suppurer.

4° Marche, durée, terminaisons, pronostic. — La marche, la terminaison et le pronostic des plaies et ruptures de l'uretère sont faciles à comprendre d'après ce qui vient d'être dit. Lorsque la plaie est directe, large, il s'établit d'emblée une fistule, qui laisse sans peine écouler l'urine à l'extérieur, et le malade échappe le plus souvent à la mort. Lorsque la plaie est indirecte, étroite, ou qu'il y a rupture sous-cutanée, l'urine s'épanchant lentement et en petite quantité dans les tissus, une inflammation préventive et limitatrice a le temps de se faire au-devant d'elle. Il se forme alors une tumeur urineuse, dont la guérison peut être obtenue par simple ponction si, le bout supérieur de l'urètre venant à s'oblitérer, le rein s'atrophie consécutivement (cas de STANLEY, JOEL, HICKS), ou par incision et drainage (cas de CABOT, DUMÉNIL). Si en même temps qu'existe une plaie indirecte ou une rupture de l'uretère, ce conduit est largement ouvert, l'infiltration d'urine est rapide, fatale, et la mort s'ensuit presque toujours, surtout si le foyer vient à s'infecter.

Lorsque à la blessure de l'uretère se joignent des lésions du péritoine permettant l'irruption de l'urine dans cette séreuse, le pronostic, on le comprend, est de la plus grande sévérité.

5° Diagnostic. — Le diagnostic des lésions traumatiques des uretères, à moins d'issue de l'urine à l'extérieur, est toujours difficile et même lorsqu'il y a issue de l'urine, ce liquide pouvant provenir du rein, du bassinet, de la vessie, l'hésitation peut encore être fort grande. Les anamnestiques, le siège de la blessure, la nature, la longueur, la direction de l'instrument pourront faire naître de vagues présomptions, mais n'entraîneront jamais la certitude. Le cathétérisme de la plaie, qu'on pourrait être tenté de pratiquer, ne fournira jamais de renseignements bien précieux, et comme il pourrait devenir dangereux, mieux vaut s'en abstenir.

6° Traitement. — Le traitement idéal des plaies et ruptures complètes et transversales de l'uretère serait l'abouchement des deux bouts du conduit, malheureusement, outre que cette conduite nécessite un diagnostic prompt et précis, les expériences de POGGI et TUFFIER ont montré que cette intervention est entourée de si grandes difficultés, que sa réussite est à peu près impossible. Parviendrait-on à suturer bout à bout les deux segments, qu'on courrait les risques de voir ultérieurement se produire un rétrécissement très étroit, sinon une oblitération du calibre urétéral, d'après les travaux de WELLER VAN HOOK (de Chicago). Aussi cet auteur, pour éviter cet accident, conseille-t-il d'implanter le bout supérieur dans une boutonnière latérale du segment inférieur. Si la solution de continuité siège à quelques centimètres au-dessous de son origine, il y aura avantage à greffer l'uretère à la paroi postérieure du bassinet, ainsi que le fit KÜSTER dans un cas de résection de la partie supérieure de ce conduit oblitéré.

Dans les plaies transversales incomplètes le chirurgien américain conseille de ne point tenter la suture, mais d'établir un drainage extra-péritonéal.

Seules les plaies longitudinales peuvent être suturées avec chance de succès, mais à condition qu'elles soient aseptiques. Si elles sont infectées, il faut encore se contenter du drainage.

Ces conseils du chirurgien américain ne peuvent être mis en pratique que si l'on est appelé aussitôt après l'accident, car lorsqu'on voit tardivement le blessé, il s'est développé le plus souvent des complications qui obligent à courir au plus pressé. On doit alors se contenter de prévenir par de larges incisions la stagnation des urines dans les tissus et d'assurer par le drainage leur large écoulement. Au besoin, l'uretère sera fixé à la paroi abdominale, si le foyer est anfractueux, et plus tard cette fistule chirurgicale sera combattue comme les fistules accidentellement constituées par les moyens appropriés.

§ 2. — FISTULES DES URETÈRES

L'histoire des fistules urétérales, à peine esquissée dans les livres classiques, a été bien faite dans la thèse de BIAR (de Bordeaux) et dans l'article du *Dict. encyclop.* d'Eugène MONOD (de Bordeaux). En 1895 une discussion des plus fertiles a eu lieu à la Société de Chirurgie sur les fistules urétérovaginales opératoires, à la suite d'une communication de TUFFIER.

1° Etiologie. — On peut relativement à leur étiologie, admettre trois grandes classes : 1° des fistules traumatiques, 2° des fistules spontanées ou mieux pathologiques, 3° des fistules puerpérales.

a. *Fistules traumatiques*. — Inutile d'insister sur les causes des fistules traumatiques après ce qui vient d'être dit des causes des plaies et ruptures de l'uretère. Comme celles-ci elles sont accidentelles ou opératoires. Elles s'établissent surtout à la suite des solutions de continuité complètes ou incomplètes de l'uretère, lorsque leur direction est transversale ou oblique ; elles sont plus rares dans les plaies longitudinales, dont les lèvres, n'ayant aucune tendance à l'écartement, se cicatrisent parfois sans intervention. Lorsqu'elles sont consécutives à l'hystérectomie vaginale, elles siègent le plus souvent sur l'uretère droit en raison

de la plus grande difficulté que le chirurgien a à placer sa pince
au début de l'opération sur le ligament large droit (TUFFIER-
SEGOND, fig. 187).

b. *Fistules spontanées*. — Les fistules spontanées ou pathologiques peuvent être le résultat de l'évolution de certaines affections des uretères eux-mêmes, comme la tuberculose, l'épithé-

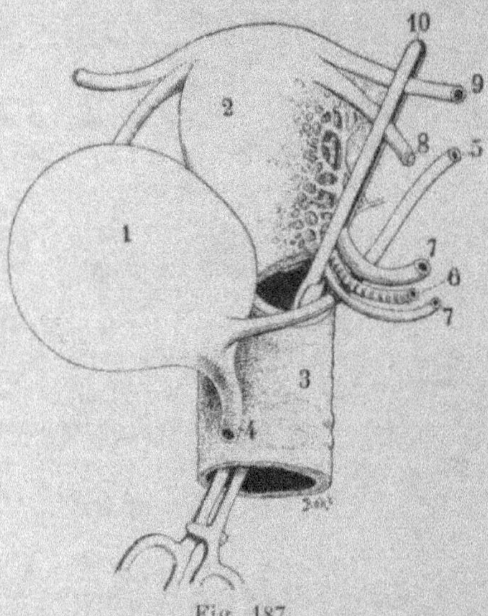

Fig. 187.

Rapports de l'uretère avec l'artère et les veines utérines au niveau
du col de l'utérus.

1, vessie. — 2, utérus. — 3, vagin. — 4, urètre. — 5, uretère. — 6, artère
utérine. — 7, 7, veines utérines. — 8, ligament rond. — 9, trompe utérine. — 10,
pince enserrant le ligament large en laissant au-dessus de ses mors l'uretère.

lioma, la présence d'un calcul ou d'un corps étranger, ainsi que
LITTRÉ en cite un cas. D'autres fois se sont des lésions d'organes
voisins, qui par extension ont déterminé l'ulcération de l'uretère,
tels sont par exemple le cancer de l'intestin, de l'utérus, un
phlegmon iliaque, une paramétrite (CRÉDÉ, CHOPART).

c. *Fistules puerpérales*. — Entre les fistules traumatiques et
spontanées doivent se placer les fistules puerpérales ou post

partum. Elles tiennent des premières par la cause, qui les produit et qui peut être assimilée à un vrai traumatisme, elles se rapprochent des secondes par le processus, qui mine insensiblement les parois du conduit urétéral. Elles sont le résultat de la compression de l'uretère par l'utérus gravide dans les accouchements laborieux, et se rencontrent principalement chez les multipares, atteintes antérieurement d'inflammations pelviennes ayant immobilisé dans leurs reliquats les uretères et les empêchant ainsi de fuir devant la pression des parties fœtales. D'après BIAR, elles siègent surtout sur l'uretère gauche, sans doute en raison de la position ordinaire du fœtus dans l'utérus.

2° Anatomie pathologique. — Nous étudierons successivement : *a*, l'orifice externe ; *b*, le trajet intermédiaire ; *c*, l'orifice interne.

a. *Orifice externe.* — L'orifice externe s'ouvre soit à l'extérieur,

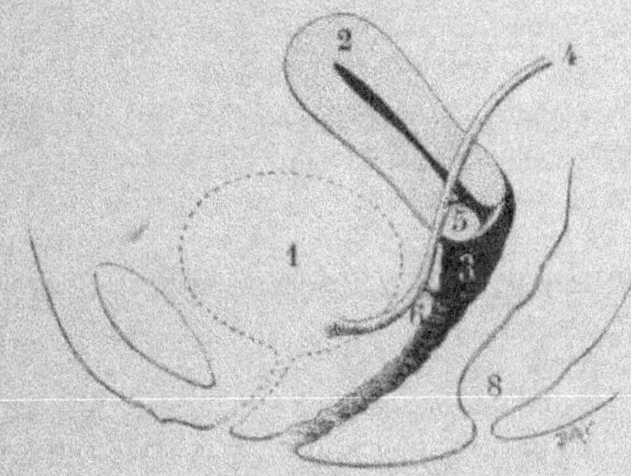

Fig. 188.

Fistules urétéro-utérine (5) et urétéro-vaginale (6).

soit dans l'un des organes avoisinant l'uretère, de là deux sortes de fistules.

Les fistules externes ou cutanées s'ouvrent dans des points très divers de la paroi abdominale, savoir : sur la paroi antérieure, *fistule abdominale proprement dite*, à la région postérieue, *fistule lombaire*, à l'ombilic, *fistule ombilicale*, dans l'aine, *fistule inguinale*.

Les fistules internes ou muqueuses ou encore viscérales s'ouvrent dans l'intestin, *fistules urétéro-intestinale*, dans le duodénum, dans le rectum, dans l'estomac (cas unique de MARQUÉZY) ou dans les organes génitaux, *fistules urétéro-génitales* (vagin, utérus), (fig. 188).

b. *Trajet intermédiaire.* — Le trajet intermédiaire peut manquer, par exemple dans les fistules urétéro-vaginales, urétéro-utérines, urétéro-intestinales. La muqueuse de l'uretère se continuant immédiatement avec celle de ces divers viscères, on observe cette variété désignée par Pozzi sous le nom de fistule ostiale ou encore bimuqueuse. Mais, le plus souvent, il existe un trajet plus ou moins long, direct ou tortueux, présentant des diverticules, des clapiers, dans lesquels l'urine stagne et se mêle au pus sécrété par la paroi, dont elle entretient d'ailleurs l'inflammation.

Il y a au point de vue de la façon, dont l'uretère s'ouvre directement ou indirectement à la paroi abdominale, un rapprochement à faire avec ce que l'on observe lorsque l'intestin communique avec l'extérieur. L'abouchement direct de l'uretère sans trajet intermédiaire répond à l'anus contre nature, aussi serait-il rationnel de l'appeler méat contre nature ; l'ouverture de l'uretère par l'intermédiaire d'un trajet plus ou moins long est l'analogue de la fistule pyo-stercorale, et l'on pourrait l'appeler fistule pyo-urinaire.

c. *Orifice interne.* — L'orifice interne peut se présenter sous deux aspects. Lorsque l'uretère a été sectionné entièrement, le bout supérieur reste béant et laisse écouler l'urine en totalité et à plein canal, tandis que le bout inférieur se rétrécit et peut même parfois, mais exceptionnellement, s'oblitérer définitivement. Lorsque l'uretère a été sectionné incomplètement, la forme de l'ouverture qu'il présente varie, suivant que la plaie est longitudinale, oblique ou transversale ; l'urine sort incomplètement et une partie passe par le bout inférieur jusque dans la vessie.

3° **Symptomatologie.** — Le symptôme essentiel de toute

fistule urétérale est l'écoulement permanent et continu de l'urine. Ce phénomène est facile à constater pour les fistules dont l'orifice externe s'ouvre à la surface des téguments ; on peut encore le mettre en évidence à l'aide d'artifices simples pour les fistules s'ouvrant dans le vagin, l'utérus ; mais il échappe à nos moyens d'investigation pour les fistules s'ouvrant dans l'intestin et les autres portions du tube digestif, à l'exception du rectum où il n'est pas impossible de le dépister.

Lorsque la fistule urétérale s'ouvre à la peau, l'odeur, la coloration, les divers caractères physiques et chimiques de l'urine feront le plus souvent reconnaître ce liquide sans hésitation. Au besoin, l'administration à l'intérieur d'une substance rapidement éliminée et se retrouvant facilement dans l'urine, comme le salicylate de soude, aideront à surprendre l'origine et la nature du liquide suspect. D'après A. Bérard, l'urine fournie par les fistules urétérales serait plus claire, plus limpide, moins dense que celle qui s'écoule par les mictions naturelles. Plus récemment Biard a avancé que la teneur de ces urines était moins riche en urée. Multiples sans doute sont les causes, qui modifient ainsi la composition des urines ; elles tiennent à l'affection même, qui a provoqué la formation de la fistule et qui retentit sur la sécrétion du rein ; car, avec Sébilleau, Le Dentu nous ne pensons pas qu'on doive attribuer, comme le fait Biard, la diminution de l'urée à la seule contraction du bout supérieur de l'uretère suffisante pour troubler la sécrétion rénale. Cette interprétation ne pourrait d'ailleurs s'appliquer qu'à la diminution de l'urée qu'on observe dans les premiers jours de l'accident, et elle viendrait ainsi confirmer les expériences de Guyon et d'Albarran, qui ont démontré que toutes les fois qu'il y a de la rétention rénale l'urine est pauvre en urée ; mais lorsque la fistule est définitivement constituée, que l'écoulement de l'urine est libre, ce liquide doit récupérer tous ses caractères chimiques, et notamment sa teneur normale en urée.

Malgré la sortie d'une certaine quantité d'urine par la fistule, le malade éprouve la sensation du besoin d'uriner ; mais les mictions sont moins fréquentes que normalement, et la quantité du liquide émise moindre.

Les fistules internes urétéro-génitales, s'ouvrant soit dans le vagin, soit dans l'utérus, seront reconnues comme les fistules externes par la constatation de l'écoulement de l'urine, recherché, cela va sans dire, par les moyens appropriés. Mais le voisinage du réservoir urinaire et de l'uretère rend ici possible l'erreur entre les fistules vésicales et uretérales.

Pour distinguer l'une de l'autre ces deux variétés de fistules, il suffira de pousser dans la vessie une injection colorée, du fait par exemple. Si elle ressort par le vagin ou l'utérus, on conclura à une fistule vésico-vaginale ou utérine (fig. 189). Si elle reste tout entière dans la vessie, on diagnostiquera une fistule urétéro-vaginale ou utérine. On pourra aussi avoir recours à l'exploration avec le stylet ou mieux avec de fines bougies. A cet effet la malade étant placée dans la position genu pectorale et la paroi supérieure du vagin soulevée avec une valve de Sims, le stylet ou la bougie sera introduit dans la fistule où il pénétrera profondément en suivant la direction de l'uretère, s'il s'agit d'une fistule uretérale. Sa pénétration sera moins aisée, moins profonde au cas de fistule vésicale; en introduisant dans la vessie une sonde, on y rencontrera l'instrument explorateur. La cystoscopie, que recommande Tuffier, rendra les plus grands services dans les cas difficiles, car elle permettra de faire aisément le cathétérisme rétrograde de l'uretère et de déterminer ainsi et l'existence et la variété de la fistule.

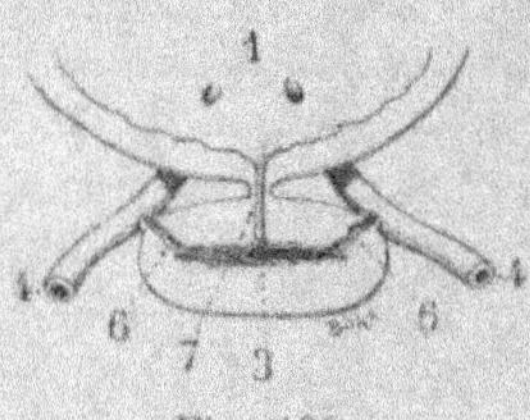

Fig. 189.

Schéma pour le diagnostic des fistules vésico-vaginales et urétéro-vaginales à l'aide des liquides colorés.

Les fistules internes urétéro-intestinales sont exceptionnelles, et leur histoire n'a pas jusqu'ici trouvé place dans les livres classiques.

4° Marche, durée, terminaison. — Des faits nombreux prouvent qu'un grand nombre de fistules uretérales récentes et incomplètes s'oblitèrent spontanément (Tuffier); une fois constituées, les fistules urétérales, qu'elles soient externes ou internes, ne guérissent jamais spontanément ; mais, en général, en dehors de l'infirmité déplorable qu'elles entraînent, elles ne déterminent pas d'accidents graves. Parfois cependant, si le trajet intermédiaire aux deux orifices est long, indirect, anfractueux, on peut voir survenir de temps en temps des poussées inflammatoires résultant de la stagnation des urines et s'accompagnant de douleurs, de suppuration, d'accès de fièvre capables par leur répétition et leur durée de ruiner la santé des malades les plus robustes. Ils succombent le plus souvent à des accidents de néphrite infectieuse ascendante, particulièrement lorsque l'uretère s'ouvre dans l'intestin ou les organes génitaux ; mais lorsque la fistule est cutanée, il est remarquable de voir quelle résistance le rein offre à l'infection.

5° Diagnostic. — Ce que nous avons dit des symptômes des fistules urétérales nous permettra d'être bref sur leur diagnostic. Ce n'est pas cependant que celui-ci ne présente de grandes difficultés, lorsqu'il s'agit par exemple de distinguer une fistule de l'uretère d'une fistule du rein ou du bassinet. Il n'y a, en effet, d'autres moyens de différencier les fistules rénales et les fistules du bassinet que les anamnestiques, le siège de l'orifice extérieur, la nature, la direction de l'instrument vulnérant ; la petite quantité d'urine s'écoulant par la plaie est plutôt en faveur d'une fistule rénale. Quant aux fistules urinaires s'ouvrant dans le vagin ou l'utérus chez la femme, nous avons vu comme il est possible de reconnaître celles qui ont pour point de départ la vessie ou l'uretère.

6° Traitement. — La thérapeutique des fistules urétérales comporte un grand nombre d'indications et de procédés opératoires.

Tout d'abord il est évident que les fistules pathologiques, néoplasiques (tuberculeuses, cancéreuses) échappent à toute intervention. Mais les fistules pathologiques simplement inflammatoires et ulcératives sont justiciables de l'opération au même titre que les fistules traumatiques et puerpérales.

La méthode et les procédés opératoires variant suivant le siège des fistules on doit les envisager dans les deux variétés : fistules urétéro-cutanées, fistules urétéro-génitales ; les fistules urétéro-intestinales n'ont encore fait l'objet d'aucun traitement spécial.

a. *Fistules urétéro-cutanées.* — Il y a quelques années à peine, Eug. Monod et Le Dentu considéraient l'extirpation du rein comme la méthode de choix dans le traitement des fistules urétéro-cutanées, et le premier de ces auteurs faisait ressortir l'excellence des résultats de la néphrectomie, qui, pratiquée 12 fois depuis Simon pour obéir à cette indication, avait donné 9 guérisons et 3 morts. D'autres chirurgiens moins entreprenants avaient conseillé d'avoir recours à la ligature du bout supérieur de l'uretère, afin de provoquer l'atrophie du rein. Ce que nous ont appris les expériences de Conheim, de Strauss et Germont et de bien d'autres expérimentateurs, sur les conséquences de cette ligature, démontre que cette méthode ne peut être efficace que dans les cas où les voies supérieures de l'urine sont parfaitement aseptiques, et qu'elle serait suivie de graves accidents dans le cas contraire.

Aujourd'hui, grâce aux perfectionnements réalisés dans la chirurgie des uretères, il est permis de penser que la suppression anatomique ou physiologique du rein n'est pas le dernier mot du traitement des fistules urétéro-cutanées. L'opération idéale serait évidemment d'aller à la recherche des deux bouts de l'uretère par un large débridement fait sur leur trajet et de les aboucher l'un à l'autre par une suture circulaire ou mieux, pour éviter le rétrécissement ultérieur qui ne manquerait pas de se produire suivant Weller Van Hook, d'implanter le bout supérieur dans une boutonnière latérale du segment inférieur, comme le recommande cet auteur. Cette opération, dont le plan a été tracé par Tuffier, n'a pas été réalisé jusqu'ici, mais elle est rationnelle ; nous ne pouvons cependant nous empêcher de faire remarquer que les lésions inflammatoires péri-urétérales, qui existent presque constamment dans les fistules un peu anciennes, rendront toujours délicates et laborieuses la découverte et la dissection de l'uretère. Si la fistule siégeait à la partie supérieure de l'uretère, on pourrait avec avantage greffer

le bout inférieur au bassinet au lieu de l'anastomoser au bout
supérieur. Les recherches expérimentales, que nous avons exposées à propos du traitement de l'exstrophie vésicale touchant
l'abouchement de l'uretère à l'intestin, ouvrent aussi une nouvelle voie à la thérapeutique conservatrice des fistules urétéro-
cutanées.

b. *Fistules urétéro-génitales.* — Plus que les précédentes elles
ont bénéficié des progrès de la chirurgie réparatrice, et ce n'est
que pour mémoire que nous rappellerons les opérations, qui
naguère encore étaient considérées comme les seules ressources
mises à notre disposition pour les combattre. C'est d'abord la
néphrectomie pratiquée par CRÉDÉ et ZWEIFEL ; puis la suture
du col, de manière à ce que l'urine, remplissant la cavité utérine, reflue ensuite dans la vessie par le bout inférieur de
l'uretère demeuré perméable ; l'oblitération du vagin après
création d'une fistule vésico-vaginale destinée à assurer le passage de l'urine dans la vessie. Malgré quelques succès dus à ces
cléisis génitaux, on comprend qu'ils ne sont ni sans inconvénient, ni sans dangers et qu'ils ne peuvent guère être entrepris
que chez la femme ayant dépassé l'âge de l'activité sexuelle.
Ce ne sont en un mot que des procédés de nécessité.

Les seuls procédés, que l'on doive aujourd'hui employer pour
le traitement des fistules urétéro-génitales, sont ceux qui ont
pour objet de rétablir la continuité de l'uretère en suturant les
lèvres de l'orifice, ou d'aboucher le bout supérieur de ce conduit
en un point voisin de celui où s'ouvre le bout inférieur devenu
inutile. SIMON, et après lui LANDAU, ont eu recours au premier
procédé d'une exécution à la vérité facile ; il consiste dans le
cathétérisme du bout inférieur à l'aide d'une sonde molle que
l'on fait sortir par l'urètre, puis on introduit l'autre extrémité
de la sonde restant libre dans le vagin dans le segment supérieur de l'uretère, après quoi on avive les lèvres de la fistule
et on les suture transversalement. L'emploi de ce moyen suppose la perméabilité du bout vésical de l'uretère ; si celui-ci est
oblitéré, SIMON conseille de le fendre dans toute sa longueur de
manière à créer une fistule vésico-vaginale, que l'on ferme aussitôt par des sutures en insérant dans son angle postérieur le

bout rénal de l'uretère. Cette opération a été comme le germe de l'urétéro-cysto-néostomie qui, depuis les faits heureux de Novaro en Italie et de Bazy en France, bientôt suivis de ceux de Tuffier, de Penrose, de Rouffart, etc., tend à devenir l'opération de choix des fistules urétéro-génitales. Elle consiste essentiellement à greffer le bout rénal de l'uretère libéré en un point voisin de la vessie ouvert en triangle, en prenant soin, pour éviter le rétrécissement ultérieur et partant un retentissement fâcheux sur le rein, de fendre l'orifice de l'uretère ou de le réséquer, puis de suturer en étage les deux muqueuses et les deux musculeuses. Deux voies peuvent être suivies pour son exécution, la voie vaginale, qui a les préférences non exclusives de Tuffier, et la voie abdominale, que défend contre tout autre Bazy. A la vérité, la greffe de l'uretère à la vessie par le vagin convient aux cas où l'uretère accessible peut être facilement mobilisé et abaissé ; dans les cas contraires, mieux vaut opérer par l'abdomen.

CHAPITRE II

MALADIES INFLAMMATOIRES ET ORGANIQUES
DES URETÈRES

Tandis que l'urétérite et l'urétéro-pyélite ont une importance considérable dans la pathologie de l'uretère, les lésions organiques de ce conduit sont rares et leur histoire clinique n'a pas encore été écrite ; nous résumerons néanmoins les quelques notions que nous en avons.

§ 1. — URÉTÉRITE ET URÉTÉRO-PYÉLITE

L'urétérite n'est souvent qu'un épisode survenant au cours de l'évolution des phlegmasies rénales et vésicales, mais son importance est telle qu'elle imprime une allure spéciale à l'expression symptomatique des maladies qu'elle vient compliquer et qu'elle fait naître des indications thérapeutiques particulières. A ce double titre, elle mérite donc la description que GUYON et LE DENTU et leurs élèves HALLÉ et TOURNEUR lui ont consacrée. Mais s'il est rationnel de décrire l'urétérite comme entité morbide, on ne saurait distraire de son étude celle de la pyélite, voilà pourquoi nous tracerons ici l'histoire de l'urétéro-pyélite.

1° Pathogénie et bactériologie. — L'inflammation de l'uretère, comme celle de tous les organes et tissus de l'économie, est le résultat d'une infection de ce conduit par des micro-organismes. Ceux-ci sont de diverses espèces, mais le plus fréquent est le bactérium coli commune, *aliàs* bactérie septique de la vessie de CLADO, bactérie pyogène d'ALBARRAN et HALLÉ, etc., etc.

Cela n'a rien qui puisse surprendre, étant donné que l'urétéro-pyélite n'est, le plus souvent, que l'extension à ce conduit de l'infection du rein ou de la vessie, qui reconnaît pour cause presque exclusive cette bactérie.

On peut par analogie avec ce que l'on observe dans l'infection vésicale admettre quatre voies de pénétration des microbes dans l'uretère : ils peuvent : 1° passer de la vessie dans ce conduit à travers le méat urétéral ; 2° provenir de collections microbiennes voisines et contaminer l'uretère soit par effraction, soit en cheminant dans l'interstice des éléments anatomiques des tissus ; 3° être apportés par le sang dans les vaisseaux des parois de l'uretère et s'y développer en colonies ; 4° enfin y être déversés par le rein sain ou lui-même infecté. Le premier et le dernier mode de pénétration sont de beaucoup les plus fréquents.

Il est facile de concevoir le mécanisme, qui préside à l'infection de l'uretère, dans les cas de pyélonéphrite infectieuse et de passage des microbes pathogènes dans le rein chez les individus atteints de maladies générales : ces microbes s'ensemencent, sur la muqueuse urétérale, pour ainsi dire, au cours de leur migration. D'après ce mécanisme, l'urétérite descendante devrait être, *a priori*, fréquente ; il n'en est rien, car, de même que la vessie, l'uretère sain est réfractaire à la contamination (HALLÉ).

Le mode de pénétration dans l'uretère des micro-organismes infectant la vessie est plus difficile à interpréter. Si, en effet, dans la majorité des cas l'inflammation de la vessie, localisée le plus souvent, comme on le sait, aux angles du trigone, gagne la muqueuse urétérale par simple continuité, ce mode d'infection ne saurait être invoqué, lorsque la phlegmasie de la vessie, est discrète et qu'elle respecte les angles du trigone. HALLÉ, reprenant une idée émise par J.-L. PETIT, pense que, dans ce cas, la tension intravésicale s'opposant au déversement de l'urine dans le réservoir, il se produirait dans l'uretère une stase du liquide urinaire capable, à la longue, d'annihiler les effets de son abouchement oblique et de permettre le reflux. Les travaux de REYNAUD et de WREDEN font comprendre comment, en dehors de toute effraction, l'uretère peut s'infecter au simple contact des collections purulentes de voisinage, si communes dans le bassin de la femme, les microbes cheminant dans les interstices des tissus. Nous ne croyons pas que l'inoculation de l'uretère par la voie sanguine ait été jusqu'ici nettement démontrée, mais il ne répugne nullement de l'admettre, et c'est peut-être là la raison d'être des uretérites primitives *a frigore* admises par Robin, Rosenstein, Lecorché, Reliquet, et provisoirement par N. Hallé.

2° Etiologie. — Il y a lieu de distinguer étiologiquement deux grandes variétés d'uretéro-pyélites : 1° les *uretero-pyélites primitives*; 2° les *uretéro-pyélites secondaires*, celles-ci subdivisées en *descendantes* et en *ascendantes*.

a. *Uretéro-pyélites primitives*. Les uretéro-pyélites primitives sont celles, qui se développent en dehors de toutes affections de la vessie, des reins et des organes voisins. Elles sont très rares. Ce sont d'abord celles ayant pour origine le froid, qui ne joue d'autre rôle, croyons-nous avec Le Dentu, que celui de favoriser l'action des microbes pathogènes. Viennent ensuite celles déterminées par les traumatismes, tels que : plaie, rupture, contusion (observations de West citée par Brodeur et de Bardenheuer). Quant aux corps étrangers, caillots sanguins, calculs, ils sont bien plus souvent la conséquence que la cause de l'inflammation urétérale.

b. *Uretéro-pyélites secondaires descendantes*. — Parmi les uretéro-pyélites secondaires, les descendantes sont rares, comme nous l'avons fait remarquer précédemment. Elles se rencontrent bien plus souvent dans le cours d'une tuberculose, d'une carcinose du rein, que dans celui d'une néphro-pyélite inflammatoire franche.

c. *Uretéro-pyélites secondaires ascendantes*. — Les uretéro-pyélites secondaires ascendantes, variété de beaucoup la plus fréquente, reconnaissent pour causes : α. les maladies de la vessie et de l'urètre; β. les affections de l'appareil génital; γ. les lésions des viscères pelviens.

α. Au premier rang des maladies de la vessie et de l'urètre se placent d'abord les cystites, particulièrement les cystites chroniques, généralisées, douloureuses et, en premier lieu, celles qui ont pour origine la blennorrhagie (HALLÉ). Les calculs vésicaux, les rétrécissements de l'urètre en deviennent rarement le point de départ, car, dans ces cas, l'hypertrophie de la tunique musculaire de la vessie, en assurant l'évacuation totale de l'urine, prévient l'infection des parties supérieures de l'arbre urinaire. Par contre, dans l'hypertrophie de la prostate, la stase de l'urine dans le bas-fond, son altération permettent un accès facile des uretères aux microbes pathogènes, dont l'action est d'autant plus certaine que le terrain est tout préparé pour leur pullulation du fait de l'artério-sclérose.

β. Les uretéro-pyélites de cause génitale, sur lesquelles CHAMBERLAIN, en Amérique, a attiré l'attention, se rencontrent presque exclusivement chez la femme, et N. HALLÉ n'en rapporte que deux cas chez l'homme consécutifs à un cancer de la prostate. Elles s'expliquent par les connexions étroites que l'uretère, dans sa portion convergente, contracte avec le ligament large, le col utérin, le cul-de-sac du vagin et les vaisseaux veineux et lymphatiques efférents de l'utérus.

En dehors des infections d'origine puerpérale, toutes les suppurations des annexes et de l'utérus lui-même, phlegmon du ligament large, pelvi-péritonite, salpingite, hématocèle, métrites peuvent retentir sur l'uretère. Il en est de même des dégénérescences diverses de l'utérus : cancer, tuberculose, corps fibreux (CARON, FÉRÉ, POZZI).

γ. Chez l'homme, la rectite, les adénites pelviennes peuvent aussi déterminer l'uretéro-pyélite (LE DENTU).

3° Anatomie pathologique. — L'inflammation des uretères est aiguë ou chronique, et on doit étudier successivement ces deux formes.

A. URETÉRO-PYÉLITE AIGUË. — Les lésions de l'uretéro-pyélite aiguë ont moins attiré l'attention que celles de l'uretéro-pyélite chronique, car elles coïncident en général avec des lésions graves de la vessie et des reins, qui les ont fait négliger. Elles consistent dans l'augmentation de volume de l'uretère dont les parois sont épaisses, œdémateuses, ecchymotiques par places. La muqueuse est le siège d'exulcérations, de desquamation épithéliale. Dans la cavité, on trouve du mucus souvent mélangé à du pus et à du sang. Parfois, la muqueuse tuméfiée détermine des rétrécissements inflammatoires qui, entravant le cours de l'urine, deviennent le point de départ de ses altérations.

B. Uretéro-pyélite chronique. — L'*uretéro-pyélite chronique* s'accompagne de lésions revêtant deux types distincts : l'un caractérisé par la dilatation de l'uretère, l'autre par la conservation de son calibre normal.

a. *Premier type.* — Dans le premier type, l'uretère, en même temps qu'il est dilaté, est augmenté de longueur. Il se présente sous la forme d'un long cordon flexueux, offrant, groupés à chacune de ses extrémités, des étranglements, entre lesquels se voient des bosselures fluctuantes, de sorte que ce conduit revêt l'aspect du gros intestin. Ces bosselures se laissent vider par la pression et déversent alors dans la cavité centrale de l'uretère leur contenu formé d'un liquide salé, grisâtre, mélangé de pus et d'urine. A l'ouverture de l'uretère, on constate qu'au niveau des ampoules la paroi a conservé son épaisseur normale ou qu'elle est amincie, tandis qu'au niveau des étranglements la ouche musculeuse est très hypertrophiée et forme des brides, des valvules circulaires ou disposées en spirales, obstruant plus ou moins complètement la lumière du conduit (fig. 190). La muqueuse, dans toute sa longueur, est tomenteuse, l'épithélium est desquamé par place, et en certains endroits se voient des exulcérations, des ecchymoses, des taches grisâtres et ardoisées. Un point très intéressant à retenir, c'est que, dans ce type d'uretéro-pyélite, le conduit uretéral n'adhère ni au péritoine, ni aux organes voisins, sur lesquels il glisse ; il n'y a pas de périuretérite.

b. *Second type.* — Dans le second type d'uretéro-pyélite, caractérisé par la conservation du calibre de l'uretère, ce qui frappe tout d'abord, c'est l'abondance du tissu fibro-adipeux réunissant l'uretère aux parties voisines. Lorsqu'on est parvenu à isoler le conduit de cette gangue, on constate qu'il s'étend

vertical et rectiligne du rein à la vessie sans décrire aucune
flexuosité et qu'il est plutôt raccourci. Ses parois sont épaissies,
doublées, triplées même, mais son diamètre intérieur n'est pas
augmenté, souvent même il est rétréci. Les coarctations qu'on

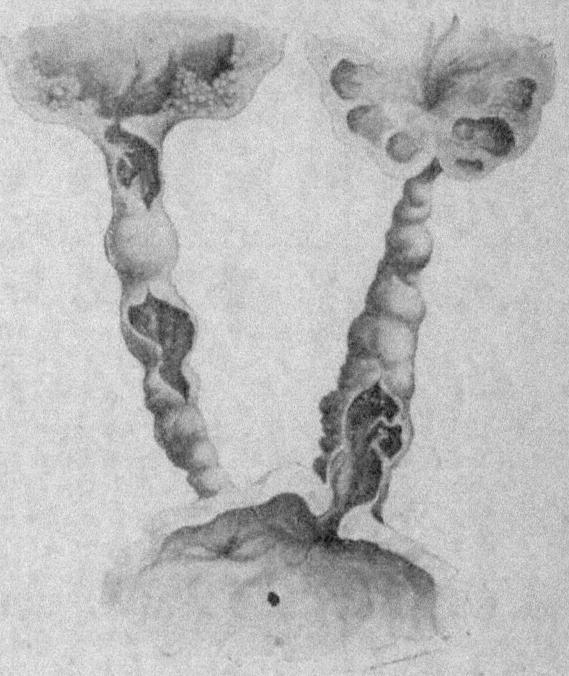

Fig. 490.
Uretéro-pyélite chronique double.

observe parfois ne sont pas, comme dans le type précédent,
dues à l'existence de valvules, mais bien à des anneaux épais,
circonférentiels, en nombre variable et disposés sans ordre.
Cette forme d'uretéro-pyélite, que l'on observe surtout à la suite
des phlegmasies des organes avoisinant l'uretère, est, en général, unilatérale.

Les bassinets subissent dans les deux variétés des altérations analogues à celles des uretères. Ils sont distendus, formant des tumeurs irrégulières bosselées à leur surface. En général, le rein repoussé par la pression excentrique du liquide s'atrophie, s'étale en une lame plus ou moins mince, qui prend part à la formation de la paroi de la tumeur pyélo-rénale. Plus rarement cet organe conserve ses dimensions, son épaisseur, et la tumeur constituée par les calices et le bassinet le déborde de tous côtés. Dans sa cavité se trouve un mélange de pus et d'urines altérées, sale, épais, répandant une odeur ammoniacale, fétide. Les parois internes de la poche, comme sa surface extérieure, sont irrégulières, anfractueuses, présentant à la partie inférieure des loges résultant de la distension des calices, et à la partie supérieure des cavités plus larges séparées par des éperons, vestiges des colonnes de Bertin ayant résisté à la pression du liquide.

4° Symptomatologie. — L'uretéro-pyélite revêt deux formes cliniques : une *forme aiguë* et une *forme chronique*.

A. Forme aiguë. — La forme aiguë se confond avec celle de la néphrite aiguë suppurée, qui emporte presque toujours le malade en quelques jours, ainsi que nous le verrons.

B. Forme chronique. — Le début de la forme chronique est variable ; parfois elle succède à l'aiguë et s'annonce alors bruyamment ; le plus souvent elle s'installe lentement, sourdement. Une fois constituée, elle se révèle par des symptômes fonctionnels, des signes physiques et des phénomènes généraux.

a. *Signes fonctionnels.* — Les *signes fonctionnels* sont au nombre de trois principaux : la douleur, le pissement de pus ou pyurie, la polyurie.

La *douleur*, qui peut faire défaut, est spontanée, ou se réveille seulement par la pression. Peu vive en général, elle a pour siège principal la fosse iliaque, d'autres fois la région rénale elle-même, et se propage par en haut vers l'hypochondre et les lombes, par en bas vers l'aine, la vessie, la cuisse. Elle apparaît souvent pour la première fois ou s'exagère si elle existe déjà, à la suite d'une poussée inflammatoire déterminée par une fatigue, un excès, un refroidissement, un simple cathétérisme. La douleur provoquée est plus intense et plus constante ; elle se manifeste à la pression du rein soit à travers la paroi antérieure de l'abdomen, soit au niveau de l'échancrure costo-iliaque, et dans toute l'étendue du trajet de l'uretère.

Le *pissement de pus* ou *pyurie* est un symptôme si constant et si caractéristique que GUYON a l'habitude de désigner ces malades sous le nom de « pisseurs de pus ». Cette pyurie est intermittente, et ces intermittences, signalées par tous les auteurs depuis RAYER, ont une durée très variable qui va de quelques heures à plusieurs jours ; elles s'expliquent par les flexuosités, les valvules que présente l'uretère et derrière lesquelles le pus peut être retenu pendant un certain temps, tandis que l'autre uretère demeuré sain continue à déverser dans la vessie une urine non adultérée. Certaines positions, la marche le mouvement, rétablissant tout à coup le cours de l'urine du côté malade, sont les causes habituelles de la réapparition de la purulence des urines.

L'aspect que présente l'urine des urétéro-pyélitiques est tout à fait caractéristique. A l'émission elle est opaline, lactescente, uniformément trouble, parfois épaisse, mais par le repos elle laisse déposer au fond du vase une couche épaisse, dont la hauteur peut atteindre la moitié de la masse liquide, la partie supérieure ne s'éclaircissant jamais malgré cela et demeurant trouble. Presque toujours la réaction est alcaline et l'on constate rapidement la fermentation ammoniacale. Toutefois, ainsi que RAYER l'avait déjà observé, la réaction peut être acide (ROSENSTEIN, OPPOLZER). Suivant HALLÉ, l'urine au début de l'affection conserverait sa réaction normale pendant un certain temps après l'émission ; plus tard elle serait à la sortie de la vessie tout au moins neutre sinon alcaline ; enfin, d'après ULTZMANN, « l'urine est acide quand la pyélite est primitive, neutre ou alcaline si elle est d'origine vésicale ou ascendante ». L'urine étant purulente contient naturellement de l'albumine, mais la proportion de cette dernière est supérieure à celle qu'indiquerait la teneur en pus ; outre la pyine il y a aussi de la sérine. Au microscope on constate la présence de leucocytes

altérés dans leur forme et, de quelques hématies, de cellules épithéliales provenant des bassinets et des uretères et souvent agglo-
mérées et imbriquées d'après ROSENSTEIN, de cristaux de phosphates ammoniaco-magnésiens. L'examen bactériologique y fait

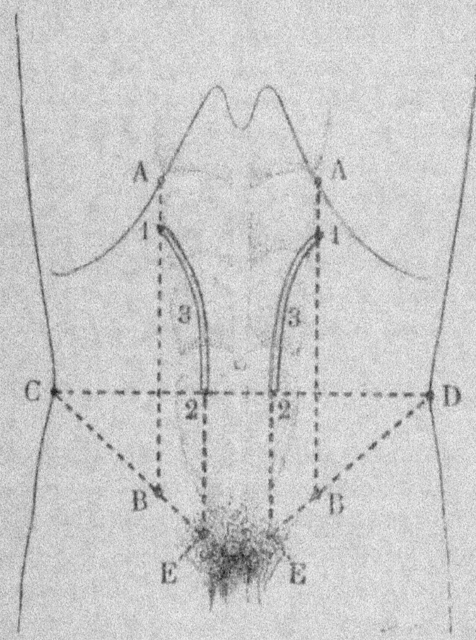

Fig. 191.

Projection de l'uretère sur la paroi abdominale.

1, extrémité supérieure à 6 centimètres du point où une ligne verticale passant
à l'union du tiers interne avec les deux tiers externes de l'arcade de Fallope (B)
vient couper en haut l'arc des fausses côtes A. — 2, extrémité inférieure située à
l'intersection de deux lignes, dont l'une réunit les deux épines iliaques antérieures
et supérieures (C, D) et dont l'autre monte verticalement en partant de l'épine du
pubis (E).

découvrir un très grand nombre de microorganismes, bactéries,
cocci et bacilles, et parmi eux le colibacille plus spécialement.

La *polyurie trouble* (GUYON) est un phénomène aussi constant que la pyurie. Les malades rendent 2, 3, 4 litres d'urine
et plus ; mais dans les derniers temps, il est ordinaire de voir
la quantité des urines diminuer.

b. *Signes physiques.* — Les signes physiques sont fournis par l'exploration du bassinet et de l'uretère. Le bassinet distendu par le pus fait saillie du côté de la paroi abdominale antérieure et non du côté des lombes, formant une tumeur profonde, débordant les fausses côtes et remplissant le flanc. Pour bien le sentir il convient de porter la main de bas en haut en l'engageant sous le rebord costal. La palpation lombo-abdominale opérée avec les deux mains, suivant un manuel opératoire sur lequel nous reviendrons à propos des tumeurs du rein, permettra de mieux apprécier encore son volume, sa forme, sa consistance, la fluctuation s'il en existe.

La palpation de l'uretère, déjà proposée par Rayer, pratiquée suivant les règles posées par Le Dentu fournira également des renseignements précieux pour reconnaître l'uretérite. Chez les personnes à paroi abdominale pas trop épaisse et suffisamment souple, l'uretère enflammé, induré et déformé se révèle à la palpation pratiquée sur le trajet indiqué par la figure 191 sous la forme d'un cordon faisant suite à la tumeur pyélo-rénale, allongé de haut en bas, profond, dur, bosselé, surtout perceptible au point où il croise le détroit supérieur du bassin. Presque toujours cette palpation s'accompagne d'une certaine douleur. Le palper de la portion convergente ou pelvienne, par le toucher rectal chez l'homme et vaginal chez la femme, ne doit pas être plus négligé que le palper abdominal. On combinera avec avantage, ainsi que le recommandent Hallé et Desnos, le toucher vaginal de Sænger à la palpation hypogastrique.

c. *Phénomènes généraux.* — Nuls pendant un certain temps ou à peine marqués, ils ne manquent jamais de se produire à une certaine période. Ils débutent par la perte des forces, et un amaigrissement progressif; la face prend une coloration jaunâtre, gagnant bientôt tout le corps, en même temps que la peau devient sèche, aride. Les malades sans appétit ont un dégoût prononcé pour tous les aliments solides, mais acceptent volontiers les substances liquides, qu'ils ne digèrent malheureusement guère mieux que les premiers. En effet, les digestions sont extrêmement pénibles : l'estomac se gonfle sitôt l'ingestion des aliments, le malade est pris de chaleur à la tête, d'étouffements, d'aigreur. La constipation est opiniâtre, mais parfois il survient de temps à autre une abondante diarrhée. Dans la dernière période les patients ne peuvent plus avaler aucun aliment solide ni liquide tant est grande la sécheresse de la bouche et du pharynx (dysphagie buccale et pharyngienne de Guyon), et cette difficulté augmente encore dans les derniers jours par suite des exulcérations et du muguet, qui se développe dans ce milieu acide.

A cette phase de l'uretéro-pyélite, où coexistent l'intoxication urémique et l'infection septique, la fièvre est constante et continue, bien peu intense, le thermomètre ne dépassant guère 38°. Mais pendant assez longtemps l'apyrexie est complète, ou ce n'est que de temps à autre, à la suite de la rétention aiguë et rapide du pus dans le bassinet et l'uretère (Guyon), ou bien à l'occasion d'un refroidissement, d'une fatigue, d'un simple cathétérisme que la fièvre s'allume brusquement.

5° Marche, durée, terminaison. — La marche de l'uretéro-pyélite chronique est irrégulière, susceptible d'épisodes aigus provoqués par les causes que nous venons de signaler. La durée est en général très longue, même lorsque la suppuration est très abondante. Si les deux côtés sont pris, la terminaison plus ou moins tardive est toujours fatale, et c'est à l'occasion d'une cause presque insignifiante, troublant brusquement le fonctionnement précaire du filtre rénal, que la mort survient inopinément. Lorsque l'affection est unilatérale ou que le rein du côté opposé est atteint à un faible degré, la guérison peut avoir lieu. Elle s'obtient par des mécanismes divers : tantôt le rein miné par la suppuration subit une fonte totale et est éliminé par les urines ; tantôt l'uretère s'oblitère, le rein cesse de fonctionner et le contenu du bassinet et de l'uretère s'enkystant subit diverses transformations, qui permettent à l'organisme de le tolérer ; d'autres fois, le tissu périrénal et périurétéral subissant la transformation fibro-lipomateuse étouffe les reins et leur conduit excréteur ; enfin la collection purulente uretéro-pyélitique peut s'ouvrir sans danger, grâce à la formation d'adhérences préalables, dans le côlon, l'intestin grêle, l'estomac, la plèvre, le poumon ou plus directement à l'extérieur par l'intermédiaire d'un phlegmon périnéphrétique ou périurétérique.

6° Diagnostic. — Il est facile lorsque existe la triade symptomatique : douleur sur le trajet de l'uretère, pyurie et polyurie. Dans ce cas la cystite seule peut prêter à confusion, mais le caractère des urines dans cette dernière affection, qui troubles à l'émission s'éclaircissent par le repos, la douleur à la fin de la miction, la sensibilité de ce viscère à la pression feront aisément reconnaître l'inflammation de la vessie. Lorsque urétéro-pyélite et cystite coexistent, c'est par une analyse minutieuse du malade que le clinicien pourra reconnaître l'inflammation de l'uretère et du bassinet cachée derrière les phénomènes vésicaux. Au nombre de ces moyens se place en première ligne la palpation des conduits excréteurs du rein. La rétention du pus dans le bassinet et la partie supérieure de l'uretère, par la distension qu'elle produit, pourrait faire prendre une pyonéphrose pour une tumeur du rein, en l'absence de tous renseignements sur l'évolution de la maladie. L'observation un peu suivie du malade, la recherche de certains signes, en quelque sorte pathognomoniques des tumeurs du rein, préviendront cette erreur. Une remarque pratique que l'on doit faire à propos du diagnostic de l'urétéro-pyélite, c'est qu'il faut toujours la soupçonner chez un vieil urinaire et chercher à la dépister, au cas où son existence serait voilée par la série des autres symptômes, avant d'entreprendre une opération même légère sur les voies urinaires et même sur un organe éloigné de cet appareil. On sait en effet combien est instable l'équilibre de la santé de ces malades ne possédant plus qu'une faible partie de leur filtre rénal.

7° Traitement. — Il doit être avant tout *préventif*. Si la thérapeutique est à peu près impuissante à empêcher le développement de l'urétéro-pyélite descendante, elle peut jusqu'à un certain point prévenir l'urétéro-pyélite ascendante. C'est par un traitement rationnel des affections de la vessie, de la prostate, de l'urètre, assurant le libre écoulement de l'urine et empêchant la pénétration et la pullulation des germes pathogènes dans l'arbre urinaire, que l'on s'opposera à l'extension de l'inflammation à l'uretère et au bassinet. Au nombre des mesures prophylactiques qu'il convient de prendre chez les urinaires et même chez les individus atteints de maladies infectieuses générales, il ne faut pas oublier celles qui ont pour but d'éviter les refroidissements et toutes les causes capables de congestionner le rein et l'uretère. On recommandera donc aux malades de ne pas s'exposer aux courants d'air, de se vêtir chaudement et de porter une ceinture de flanelle, de bannir de leur alimentation tous les mets et boissons excitantes, tels que viande noire, gibier, salaisons, oseille, tomates, thé, café, alcools. Pour la même raison on s'abstiendra d'abuser de certaines tisanes et médicaments diurétiques susceptibles de fatiguer les épithéliums du rein et de son conduit excréteur, tels que les balsamiques, le scille, la digitale, le nitrate de potasse, etc.

L'uretéro-pyélite déclarée est justiciable d'un *traitement médical* et d'un *traitement chirurgical*.

La première des *indications médicales* consiste à réaliser l'antisepsie des voies urinaires par la médication interne. Deux sortes de médicaments peuvent être employés à cet effet. Les premiers agissant tout simplement en entraînant avec les urines sécrétées en abondance les microorganismes, qui pullulent dans le rein et le bassinet, sont représentés par les boissons abondantes, les tisanes émollientes et diurétiques, les eaux minérales naturelles de Vittel, Contrexéville Capvern, Évian, etc. ; les seconds, qui visent à les détruire sur place, sont l'acide benzoïque (GOSSELIN), les benzoates en particulier de soude (A. ROBIN), l'acide salicylique et les salicylates, l'acide borique (E. GAUCHER) et le biborate de soude (TERRIER), enfin le salol (SAHLI de Berne), qui est admirablement supporté par l'estomac et possède une puissance antiseptique incontestable. Signalons aussi les bons effets du régime lacté absolu ou mitigé, à la fois diurétique et nutritif. Le quinquina, les amères rendront de grands services dans le relèvement du pouvoir digestif. Des laxatifs, de légers purgatifs concourront au même but et auront de plus pour résultat de favoriser l'élimination des produits toxiques ; il en sera de même des frictions sèches et aromatiques. Un moyen très puissant, dont les recherches de RENAUT, TUFFIER et LEJARS sur les connexions vasculaires existant entre la circulation rénale et celle des téguments de la région lombaire permettent de bien saisir l'action physiologique, consiste dans l'application de révulsifs, tels que ventouses sèches ou scarifiées, pointes de feu, badigeonnages de teinture d'iode, cataplasmes sinapisés.

Les moyens médicaux précédents conviennent aux premières périodes de l'uretéro-pyélite, mais lorsqu'ils demeurent inefficaces, un traitement plus actif et *d'ordre chirurgical* s'impose. Comme ses indications ne diffèrent pas sensiblement dans le cas de pyélo-néphrite et d'uretéro-pyélite, nous renvoyons son étude au chapitre des *Néphrites chirurgicales*.

§ 2. — TUBERCULOSE DE L'URETÈRE

Bien que jusqu'ici il n'existe aucun cas authentique de tuberculose isolée et primitive de l'uretère, il n'est pas contraire aux lois de la pathologie générale d'en concevoir l'existence.

La tuberculose uretérale secondaire est fréquente, mais elle n'a pas d'histoire clinique, qui lui soit propre.

Son étude anatomo-pathologique elle-même est englobée dans celle de la tuberculose rénale et vésicale. Car lorsque les malades succombent à l'une ou l'autre de ces manifestations bacillaires dans les voies de l'urine, les lésions uretérales sont le plus souvent trop avancées pour résoudre la question de savoir si l'infection est descendante ou ascendante. Assurément les deux processus existent, et notons qu'un seul des uretères est ordinairement pris.

Quoi qu'il en soit de son mode d'envahissement, l'uretère tuberculeux se présente sous deux aspects, correspondant assez bien aux variétés d'uretérite inflammatoire commune : dans l'une le conduit est dilaté irrégulièrement, en chapelet ; ses parois, bien qu'infiltrées de tubercules, ne sont pas épaissies, la muqueuse offre par place des ulcérations irrégulières, à bords festonnés, à fond grisâtre ou jaunâtre : dans l'autre, l'organe, moins gros de calibre, plus régulier à sa surface, forme un cordon plein ou à lumière très rétrécie, soit que ses parois farcies de tubercules l'aient effacée soit que des masses caséeuses l'oblitèrent.

Nous pensons, avec TUFFIER, que ces deux variétés d'urétérite tuberculeuse retentissent sur l'évolution des lésions rénales et sur leur expression symptomatique, mais il est impossible actuellement de décrire l'urétérite tuberculeuse.

§ 3. — KYSTES DE L'URETÈRE

1° Anatomie pathologique. — Ce n'est que pour mémoire que nous signalerons cette singulière altération anatomique de l'uretère, consistant dans le développement à la surface de sa muqueuse d'un plus ou moins grand nombre de petits kystes, dont le volume varie de celui d'un grain de mil à celui d'un grain de chènevis. Ils sont formés d'une membrane propre, très mince, et remplis d'un liquide clair, transparent, légèrement citrin. Dans un cas récent observé par V. KAHLDEN (de Fribourg) l'examen microscopique du contenu montra l'existence de productions particulières se colorant très vivement par le picro-carmin. Certaines étaient limitées par une membrane hyaline ; d'autres étaient privées de toute enveloppe ; d'autres enfin étaient ramifiées. Leurs dimensions étaient très variables et tandis que les plus petites présentaient une structure homogène, les plus grosses offraient au centre un amas pigmentaire jaune doré avec des granulations se colorant au picro-carmin et des corps ovalaires entourés d'une capsule rouge.

Ces productions kystiques de l'uretère ne donnent lieu à aucun symptôme, mais presque tous les malades, à l'autopsie desquels on les a trouvées jusqu'ici, avaient offert durant leur vie le tableau clinique de l'urétéro-pyélite non suppurée et en présentaient les lésions anatomiques.

2° Pathogénie. — Plusieurs hypothèses ont été émises touchant la pathogénie de ces productions kystiques depuis que RAYER les a décrites. Pour les uns, elles se formeraient aux dépens des follicules glandulaires signalés dans l'épaisseur de la muqueuse urétérale par EGLI, HAMBURGER, ROKITANSKY ; mais les discussions, qui se sont élevées entre anatomistes au sujet de l'existence de ces glandes, que KÖLLIKER, SAPPEY et autres ont formellement niée, ne permettent pas d'admettre cette hypothèse sans contrôle ultérieur. Pour les autres, elles proviendraient des vides épithéliaux de BRUNN. LIMBECK, cité par LE DENTU, explique leur développement : « *a*, par l'agglutination de replis muqueux hypertrophiés englobant entre eux de l'épithélium ; *b*, par le bourgeonnement en profondeur de l'épithélium lui-même et par la liquéfaction secondaire du centre des bourgeons. » Enfin V. KAHLDEN tend à les considérer comme d'origine parasitaire et analogues aux myxosporides de la vessie du brochet.

§ 4. — NÉOPLASMES DE L'URETÈRE

On peut encore assez souvent observer la propagation à l'uretère d'un néoplasme du rein ou de la vessie, de même les dégénérescences cancéreuses des organes voisins et notamment de l'utérus peuvent se propager exceptionnellement à l'uretère, mais les néoplasies primitives de ce conduit sont extrêmement rares et attendent encore leur historien. En dehors des deux cas de myxosarcome rapportés l'un par CATTANI et l'autre par RIBBERT, encore ce dernier est-il contestable au point de vue de l'origine première du mal, toutes les autres observations de cancer primitif de l'uretère sont loin d'être démonstratives. Par exemple, dans le fait de WISING et BLIX, la dégénérescence qui avait envahi le rectum pouvait bien avoir eu son point de départ dans cet organe plutôt que dans l'uretère ; même réflexion peut être faite à propos du cas de HARTMANN, dans lequel on trouva le bassinet dégénéré ainsi que la plèvre gauche et le foie.

CHAPITRE III

LÉSIONS TRAUMATIQUES DES REINS

En raison de leur situation profonde dans l'abdomen et de leurs connexions avec de nombreux organes voisins (fig. 192), les reins sont rarement atteints isolément par les agents vulnérants, cependant il y a lieu de consacrer un chapitre spécial à leurs traumatismes.

Les lésions traumatiques des reins doivent être divisées en : 1° lésions sous-cutanées comprenant les contusions, les déchirures et ruptures ; 2° en lésions communiquant avec l'extérieur ou plaies proprement dites ; 3° en plaies par armes à feu.

§ 1. — CONTUSIONS, DÉCHIRURES ET RUPTURES

1° Étiologie. mécanisme. — Ces divers traumatismes reconnaissent des *causes indirectes* et des *causes directes*.

Parmi les *causes directes* on relève : les chutes sur les pieds, les genoux, les ischions, à califourchon, les secousses de l'équitation (RAYER ALBAN), etc. Pour le professeur LE DENTU, le mécanisme de ces ruptures est le suivant : la partie inférieure du rein mal soutenue est violemment entraînée en bas et se sépare de la partie supérieure adhérente à la capsule cellulo-adipeuse.

Les *causes directes* sont tous les heurts plus ou moins violents portés sur la région rénale, soit par devant, soit par derrière : par exemple un coup de bâton, un coup de pied de cheval, une chute sur un corps orbe saillant, un écrasement par une roue de voiture ou de charrette, un tamponnement, etc. Le mode d'action de ces divers traumatismes est le suivant : si l'agent vulnérant est de petit volume il rompt le rein au point précis où il l'atteint à travers les parties molles, qui le recouvrent aussi bien en avant qu'en arrière ; s'il est large et volumineux et qu'il atteigne la paroi antérieure de l'abdomen, il repousse violem-

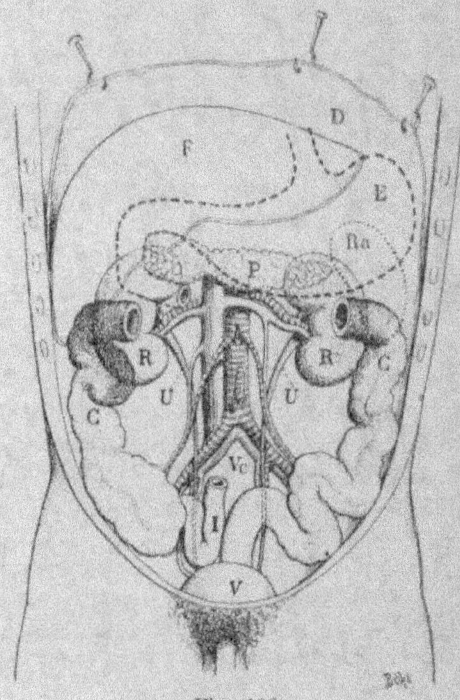

Fig. 192.
Rapports des reins avec les organes voisins.

ment le rein vers la paroi postérieure des lombes constituée par la colonne vertébrale, ses apophyses transverses et les deux dernières côtes, et l'écrase sur ces parties résistantes ; s'il frappe le blessé par derrière sans pouvoir se loger tout entier dans l'échancrure costo-iliaque, il brise l'os coxal et les côtes infé-rieures déterminant des délabrements considérables, qui ajoutent singulièrement à la gravité du traumatisme rénal (TUFFIER).

Les contusions du rein s'observent surtout chez les hommes et les enfants en raison des travaux et des jeux violents des uns et des autres. On les rencontre rarement chez les femmes (17 fois contre 136). Le rein droit est plus souvent atteint que le gauche et très rarement les deux sont contusionnés simultanément (TUFFIER).

Dans un travail récent GUTERBOCK, sans nier les autres mécanismes de la contusion du rein, pense que le plus souvent elle résulte de la diminution brusque de la cavité abdominale exerçant sur le parenchyme rénal une compression soudaine, qui rapproche violemment ses deux extrémités. Suivant l'intensité du traumatisme, le rein éclate et subit un véritable broiement, ou bien il se déchire simplement au point le plus étroit, c'est-à-dire au niveau du hile.

2º Anatomie pathologique. — Nous distinguerons avec RAVEL et après lui TUFFIER trois degrés dans la contusion du rein :

a. *Premier degré*. — Le premier degré est caractérisé par l'ecchymose sous-capsulaire, qui se présente sous la forme d'un piqueté rouge, ou plus rarement d'un épanchement sanguin en nappe, provenant de la rupture des veines très friables constituant les étoiles de VERHEYEN.

b. *Deuxième degré*. — Dans le second degré il existe des déchirures sous-corticales atteignant les vaisseaux de la voûte vasculaire rétiforme, d'où petits foyers hémorragiques du volume d'une tête d'épingle, d'un pois, dont le sang peut filtrer à travers la substance médullaire jusqu'au hile.

c. *Troisième degré*. — Dans le troisième degré la capsule est rompue et il existe à la surface du rein des fissures pénétrant plus ou moins profondément dans le parenchyme. La direction de ces fissures est en général, transversale et très rarement verticale; assez souvent elles sont multiples, irradiant pour ainsi dire d'un centre commun, ce qui leur donne un aspect étoilé. Ces fissures irradiées siègent de préférence au voisinage du hile, sur la face postérieure du rein.

Contrairement aux déchirures sous-corticales, qui ne s'accompagnent que d'hémorragies interstitielles peu abondantes, les fissures caractérisant le troisième degré de la contusion donnent lieu à des hémorragies plus considérables. Limitées dans le rein, elles constituent l'hématonéphrose, fusant dans l'atmosphère cellulo-adipeuse ; elles forment des collections considérables qui, décollant le péritoine, s'étendent au loin (DUMESNIL, LETULLE) et sont susceptibles de déterminer la mort par leur abondance.

A ce troisième degré on pourrait, à l'exemple de GARGAM et de LE DENTU, en ajouter un quatrième caractérisé par l'attrition complète de la totalité ou d'une partie du rein.

Lorsque le rein a subi le choc d'un corps volumineux animé d'une grande force de projection, aux lésions que nous venons de signaler s'en ajoutent souvent d'autres, comme la déchirure du bassinet (LUCAS-CHAMPONNIÈRE, GARGAM), l'arrachement de l'uretère, la rupture de l'artère rénale (ROUFFA et REEVEL). D'après certains auteurs et parmi eux POIREAULT, la déchirure du péritoine ne s'observerait guère que chez les enfants, où elle serait favorisée par l'absence de la couche graisseuse, qui sépare à partir de dix à douze ans la séreuse de la face antérieure du rein. Signalons encore à titre de lésions concomitantes la rupture du foie, de la rate. Les fractures de côtes sont fréquemment elles-mêmes cause de la déchirure du rein.

3° Physiologie pathologique. — Les phénomènes organiques, qui se passent dans le foyer de contusion du rein, sont extrêmement remarquables. Ils ont été étudiés expérimentalement par MAAS en Allemagne il y a déjà quelques années, et plus récemment par TUFFIER chez nous. A moins de désordres considérables produits au sein du parenchyme rénal et provoquant la nécrose, les déchirures et ruptures du rein guérissent vite et bien. Le sang se résorbe très rapidement en une huitaine de jours ou, s'il reste des caillots, ils s'organisent bientôt et donnent lieu à un tissu conjonctif de néoformation, au sein duquel, d'après TUFFIER, les éléments normaux du tissu rénal peuvent se reproduire. Lésions sous-cutanées et par conséquent à l'abri de toute infection microbienne, les déchirures du rein limitées à son parenchyme ne suppurent jamais, à moins de pénétration par des voies détournées d'agents septiques. Autre remarque :

elles ne s'accompagnent que rarement des accidents de l'infiltration d'urine, fait inattendu et qui trouve son explication
dans la suspension complète de la sécrétion urinaire à la
surface de la solution de continuité produite par la contusion.
Les expériences ingénieuses de TUFFIER l'ont surabondamment
démontré, et les examens histologiques qu'il a pratiqués lui ont
révélé une dégénérescence aiguë de l'épithélium des canaux contournés et une oblitération des canaux excréteurs par un coagulum fibrineux, toutes lésions incompatibles avec le fonctionnement de l'organe, à ce niveau du moins. Le reste du rein continue en effet à sécréter.

4° Symptomatologie. — La contusion du rein étant en
général produite par un violent traumatisme, qui ébranle fortement le système du grand sympathique et donne lieu parfois
à d'abondantes hémorragies, les premiers symptômes de l'accident sont très alarmants, mais très vagues. Ce sont ceux du
choc traumatique : pâleur de la face, sueurs froides, lipothymies,
syncope, vomissements, petitesse et rapidité du pouls, nausées,
hoquets. La mort peut surprendre le blessé dans cet état. S'il
survit, on voit se dérouler, une fois l'orage apaisé, un certain
nombre de symptômes, qui permettent de reconnaître la lésion
du rein. Ces symptômes sont : la *douleur*, *l'hématurie*, les
troubles de la sécrétion et de l'émission de l'urine, les *ecchymoses
lombaires et à distance*.

a. *Douleur.* — La douleur est en général très vive. Localisée
dans la profondeur des lombes, elle s'irradie parfois à l'aine, à
la racine de la cuisse, au testicule. Continue, elle subit souvent
des exacerbations spontanées, qui revêtent le caractère des coliques néphrétiques, et sont déterminées très vraisemblablement
par la migration des caillots dans les uretères. Les mouvements,
les manœuvres d'exploration de la région rénale augmentent les
phénomènes douloureux ; par contre, le repos, certaines positions
les calment. La persistance des douleurs est en raison de la
violence de la contusion ; elle se prolonge parfois des semaines
et même des mois.

b. *Hématurie.* — L'hématurie est un symptôme important à

cause de sa constance ; elle n'a fait défaut que six fois sur soixante-onze cas de contusion rénale rassemblés par MAAS. En général, le pissement de sang est immédiat, mais il peut ne survenir que deux ou trois jours après l'accident. Souvent il est intermittent à cause de l'oblitération momentanée de l'uretère par des caillots (MAUNOURY, GELLY). Sa durée moyenne est de dix à douze jours ; mais elle peut être moindre ou plus longue suivant la gravité des lésions rénales. Dans certains cas le sang, après avoir disparu des urines, y réapparaît subitement et constitue une hématurie secondaire. Bien que l'hématurie soit toujours abondante, il est exceptionnel qu'elle entraîne la mort, comme dans le cas de BARRU. Le sang est intimement mélangé à l'urine et se précipite rarement dans la vessie, constituant des caillots capables de produire la rétention des urines ; parfois il sort de l'urètre sous forme de longs caillots cylindriques reproduisant le moule des uretères (HARRISON, BRYANT).

c. *Troubles urinaires.* — Les troubles de la sécrétion et de l'émisssion de l'urine sont variables. Parfois on observe une anurie absolue tenant soit à l'existence d'un rein unique, soit à un arrêt réflexe de la sécrétion du rein sain, soit enfin, mais très rarement, à une contusion simultanée des deux reins. Ordinairement on constate pendant quelques jours une diminution de la quantité d'urine sécrétée ; puis soit que les lésions du rein se soient rapidement réparées, soit qu'il se soit fait une hypertrophie compensatrice, cette oligurie cesse. Il est des malades qui accusent de la difficulté à uriner, une certaine paresse, quelques douleurs. Lorsque la présence de caillots et l'altération des urines ne suffit pas à expliquer ces troubles dysuriques, on doit les mettre sur le compte d'une perturbation réflexe des contractions de la vessie.

d. *Ecchymose lombaire.* — L'ecchymose de la région lombaire n'a de signification symptomatique que si elle revêt certains caractères. Apparaît-elle de suite, elle traduit simplement l'existence d'une contusion des parties molles de la région. Se montre-t-elle vers le quatrième ou le cinquième jour, elle acquiert déjà une certaine valeur, mais qui est loin d'être absolue, car elle peut provenir d'une fracture de côte, de la colonne vertébrale aussi bien que d'une rupture du rein. L'ecchymose n'est réellement pathognomonique que lorsqu'elle se montre dans l'aine sept ou huit jours après le traumatisme. A DUMÉNIL (de Rouen) revient le mérite d'avoir montré toute l'importance de ce signe indiqué dans la thèse de GARGAM. Cette tache ecchymotique inguinale est produite par la filtration du sang le long des vaisseaux spermatiques.

L'exploration méthodique de la région lombaire ne doit jamais être négligée. Au début de l'accident elle ne révèle le plus souvent rien et exagère seulement les douleurs, mais dans les jours qui suivent, elle peut faire reconnaître l'existence d'une tuméfaction limitée, globuleuse, faisant corps avec le rein, auquel on peut imprimer des mouvements de ballottement, si l'on a affaire à une hématonéphrose. S'agit-il d'un hématome périrénal, la palpation fait constater une tuméfaction diffuse, un empâtement mal limité qui peut s'étendre vers la fosse iliaque et jusque dans la cavité du petit bassin, où le sang a pu fuser ; aussi ne doit-on pas oublier de pratiquer le toucher rectal chez l'homme, vaginal chez la femme, pour se rendre un compte exact de l'importance de l'hémorragie.

5° Marche et terminaisons. — La marche varie avec le degré des lésions. On peut à cet égard distinguer avec TUFFIER trois types cliniques : des cas légers dans lesquels la douleur est plus ou moins vive, l'hématurie dure deux ou trois jours, puis tout rentre dans l'ordre ; des cas moyens dans lesquels la douleur est violente, l'hématurie abondante et prolongée, la quantité des urines momentanément diminuée ; enfin des cas graves caractérisés par du collapsus, des nausées, des sueurs froides, etc.

Dans ce derniers cas, la mort est certaine et elle survient rapidement deux ou trois jours au plus tard après l'accident. Dans les cas moyens et les cas légers la guérison est la règle, à moins qu'il ne survienne des complications inflammatoires et suppuratives, comme un phlegmon périnéphrétique, un abcès du rein, de la pyélo-néphrite.

Mais ces complications immédiates elles-mêmes peuvent guérir.

6° Complications tardives. — Lorsque le malade a échappé aux premiers dangers de la rupture ou de la déchirure du rein, il peut encore être après un temps plus ou moins long victime d'accidents tardifs que je ne ferai que signaler. C'est d'abord la production d'un néphrite, soit interstitielle, soit épithéliale, présentant tous les caractères cliniques de ces deux variétés d'inflammation chronique du rein, c'est-à-dire la polyurie avec albuminurie légère comme dans l'artério-sclérose rénale, ou bien des œdèmes partiels et l'anasarque comme dans le mal de Bright. Potain a relevé par trois fois un fait extrêmement curieux dans la distribution de l'œdème symptomatique de ces néphrites traumatiques, à savoir qu'il était unilatéral et correspondait au côté du rein blessé.

La formation des calculs consécutivement aux contusions du rein est un accident assez rare, mais ne saurait être niée.

7° Pronostic. — Le pronostic de la contusion du rein est grave. D'après Maas, près de la moitié des malades succomberaient. Elder, dans un travail plus récent, a également établi que la mortalité des ruptures et déchirures du rein était de 50 p. 100. D'après Tuffier, les déchirures simples détermineraient la mort dans 43 p. 100 des cas, les ruptures compliquées de lésions d'autres organes l'entraîneraient dans 87 p. 100. Ce sont donc les complications immédiates et tardives, qui font le danger des déchirures et ruptures rénales.

8° Diagnostic. — Il est aisé, lorsque l'ensemble des symptômes que nous avons énumérés se déroule sous les yeux du clinicien. Il est entouré de grandes difficultés, lorsqu'il manque plusieurs traits au tableau et lorsque des complications viennent encore l'obscurcir. C'est en se fondant sur les anamnestiques, en analysant judicieusement les phénomènes morbides et en particulier la douleur avec ses irradiations, l'hématurie et la tuméfaction lombaire, que le chirurgien pourra avoir des présomptions sur l'existence des lésions du rein, présomptions qui dans bien des cas ne pourront se changer en certitude.

Quant au degré des lésions, l'intensité des symptômes pourra jusqu'à un certain point le faire soupçonner.

La contusion rénale reconnue et son degré déterminé, il faut encore s'assurer de ses complications et les surprendre, si possible à leur début, afin de les enrayer dans leur marche; de ce nombre sont en première ligne les accidents infectieux.

9° Traitement. — Le traitement des ruptures et déchirures du rein doit s'adresser d'abord aux phénomènes généraux éprouvés par le blessé, puis à la douleur et à l'hématurie.

On combattra le collapsus et on s'appliquera à relever les forces du malade par des boissons stimulantes (éther, acétate d'ammoniaque), par des frictions excitantes sur les membres, par des injections d'éther, par le réchauffement à l'aide de boules d'eau chaude, etc.

Pour apaiser la douleur, on prescrira le repos complet au lit, dans le décubitus horizontal. On appliquera sur la région des lombes une épaisse couche d'ouate, après avoir fait, si on le juge convenable, une onction calmante. On donnera à l'intérieur des préparations opiacées, et au besoin on pratiquera des injections sous-cutanées de morphine.

Lorsque l'hématurie n'est pas trop abondante, l'application de glace sur la région des lombes, les médicaments propres à ralentir la circulation, comme la digitale, ou à faire contracter les petits vaisseaux, comme l'ergot de seigle (LE DENTU) et ses préparations, ou à augmenter le pouvoir coagulant du sang comme le perchlorure de fer, suffiront parfois à arrêter l'hémorragie. Si, malgré tout, elle continue, nous verrons à quels moyens directs le chirurgien devra avoir recours; mais il est d'autres indications que l'irruption du sang dans les canaux urinaires fait naître. C'est en premier lieu la désobstruction de l'uretère rempli de caillots, à l'aide de boissons diurétiques susceptibles d'augmenter la pression intra-urétérale et de diluer le sang coagulé. Ces boissons seront avantageusement additionnées de substances propres à rendre les urines aseptiques, tels que l'acide borique, le biborate de soude, le salol. L'expulsion hors de la vessie du sang qui y est déversé, devra en second lieu préoccuper, mais on n'aura recours au cathétérisme qu'autant que des caillots s'opposeront à l'émission des urines, et on agira alors en s'entourant de précautions antiseptiques les plus rigoureuses ; car le foyer de la contusion rénale à l'abri de l'air n'ayant, nous l'avons dit, aucune tendance à la suppuration, on doit éviter de lui en fournir les éléments.

Si l'hématurie continue et met en danger la vie du malade, l'hésitation n'est pas permise et, depuis la première intervention chirurgicale pratiquée pour obéir à cette indication par G. SIMON en 1869, on ne compte plus les opérations de ce genre. Le chirurgien doit par une incision lombaire mettre le rein à nu et, se comportant suivant l'état du foyer traumatique, pratiquer la ligature de gros vaisseaux, aveugler les sources d'hémorragies moins importantes par la compression, enlever les fragments de tissus désorganisés, extirper même au besoin la totalité de l'organe. Mais il ne faut pas oublier que cette néphrectomie est une opération grave, et dont les dangers sont d'autant plus grands, qu'elle est pratiquée à une période plus rapprochée de l'accident. Que si la suppuration s'empare du foyer, il convient, comme dans le cas d'hémorragie persistante et ainsi que l'a conseillé MAUNOURY, d'ouvrir largement la collection et de préférer la simple incision du rein, ou néphrotomie, avec excision des lambeaux mortifiés ou compromis dans leur vitalité, à son extirpation totale ou néphrectomie.

§ 2. — PLAIES DU REIN PROPREMENT DITES

1° Étiologie. — Le rein peut être atteint par des instruments piquants, tranchants et contondants.

En raison de la situation profonde de l'organe et des parties qui le recouvrent, les plaies par instruments tranchants sont rares. Beaucoup plus fréquentes sont les plaies par des instruments piquants proprement dits, tels qu'épée, lance, baïonnette, ou des instruments tranchants agissant par leur pointe seule comme un sabre, un couteau (GARENGEOT, BOYER, SIMON, SÉBILEAU, LE DENTU).

Les plaies par instruments contondants sont exceptionnelles.

Le rein peut cependant être atteint par un pieu, un échalas, une corne d'animal, qui pénètre dans son tissu en le dilacérant.

2° Anatomie pathologique. — Avec LE DENTU nous diviserons les plaies du rein en : plaies simples et plaies compliquées.

a. *Plaies simples.* — Les plaies simples sont celles dont le trajet étroit et direct n'intéresse ni le péritoine, ni la plèvre, ni aucun des viscères qui avoisinent le rein. Elles sont presque uniquement produites par des instruments pénétrants par la région lombaire.

Lorsque le rein est blessé par un instrument tranchant, la direction de la plaie peut être longitudinale, oblique ou transversale et plus ou moins profonde dans chacun de ces cas ; elle peut à l'extrême diviser l'organe de part en part en deux morceaux. Tandis que les plaies longitudinales, surtout si elles siègent sur la ligne médiane, n'intéressent qu'un petit nombre de vaisseaux en les coupant obliquement, les plaies transversales sectionnent toujours perpendiculairement de grosses artères.

b. *Plaies compliquées.* — Les plaies compliquées sont celles dont le trajet plus ou moins long et direct ouvre le péritoine, la plèvre, traverse le poumon, le foie, la rate, l'intestin, et s'étend jusqu'au hile du rein lésant le bassinet, les calices, l'uretère et les gros vaisseaux voisins.

Ces plaies compliquées déterminent en général rapidement la mort en donnant lieu à des hémorragies abondantes dans le tissu périrénal, dans le péritoine, dans la plèvre, ou en provoquant de la péritonite, de la pleurésie, des suppurations étendues et très graves, etc. De là des désordres considérables constatés à l'autopsie, et sur lesquels il nous paraît inutile d'insister. Comme accident possible mais rare des plaies compliquées, signalons la hernie du rein à travers la solution de continuité des lombes (MARCHAND). Cette hernie est immédiate ou consécutive ; elle est complète ou le plus souvent incomplète.

3° Physiologie pathologique. — Lorsque les plaies sont simples, les lésions beaucoup moins graves sont susceptibles de guérison, et le processus de leur réparation a été étudié expérimentalement par TILLMANNS et plus récemment par TUFFIER.

S'agit-il d'une piqûre ? l'épanchement de sang est peu considérable et il se forme un caillot qui ne tarde pas à s'organiser. S'agit-il d'une plaie par instrument tranchant ? l'écoulement de sang est plus abondant, surtout si le réseau artériel suspyramidal a été intéressé, toutefois il finit par s'arréter par coagulation, et contrairement à ce que l'on pourrait croire *a priori*, l'urine s'écoule en faible quantité et le plus souvent même ne fait nullement issue à la surface de section pour les raisons que nous avons déjà rappelées (voir p. 677).

D'après TILLMANNS, la réparation des plaies des reins, une fois l'écoulement de sang suspendu, se ferait non pas aux dépens des cellules du parenchyme rénal lui-même, mais par prolifération des cellules des tissus voisins, comme cela se passe pour le foie, la rate et les autres parenchymes. TUFFIER pense au contraire que les éléments de réparation sont fournis par le rein lui-même. Sur la tranche de la plaie, on voit d'abord les glomérules se mortifier et bientôt après l'épithélium des tubes contournés devenir granuleux et leur calibre se remplir de globules sanguins et de fibrine. Après le deuxième jour, les cellules embryonnaires, qui entourent les tubes et les vaisseaux, prolifèrent et s'organisent en tissu conjonctif de manière à former une membrane cicatricielle, dans laquelle on ne trouve plus que des vestiges des éléments nobles du rein, tubes et glomérules. Il va sans dire que la condition primordiale de ce processus réparateur est l'asepsie parfaite du foyer traumatique. S'il est infecté, la suppuration et toutes les complications, qui en découlent, sont inévitables.

4° Symptomatologie. — Comme les ruptures et les déchirures du rein, les plaies de cet organe peuvent s'accompagner de symptômes généraux graves, dus surtout ici à la perte de sang qui, parfois dans les plaies compliquées, foudroie le malade.

Ces phénomènes généraux dissipés, on voit se dérouler une série de symptômes analogues à ceux des ruptures et déchirures à savoir : la *douleur*, l'*hématurie*, les *troubles de la sécrétion et de l'émission des urines*, série à laquelle vient s'ajouter l'écoulement de *sang et d'urine par la plaie*.

a. *La douleur* a les mêmes caractères que dans la contusion ; elle est vive, localisée ou irradiée, spontanée ou provoquée. Parfois elle fait complètement défaut. Souvent elle se confond avec celle que provoque la section des parties molles recouvrant le rein.

b. *L'hématurie* des plaies du rein ressemble aussi à l'hématurie des ruptures et déchirures. En général elle est moins abondante que dans ces dernières lésions, et elle peut même faire complètement défaut, par exemple, dans les plaies superficielles (TUFFIER).

c. *Les troubles de la sécrétion et de l'excrétion des urines* sont les mêmes que dans la contusion rénale et reconnaissent les mêmes causes.

d. *L'écoulement de sang à l'extérieur* varie en quantité, suivant l'étendue de la solution de continuité, sa profondeur, son siège, sa direction. Si la substance corticale seule est intéressée, il est modéré ; il est plus abondant si la voûte vasculaire est atteinte ; il est considérable si les gros vaisseaux du hile sont lésés. Dans tous les cas, lorsque le rein est atteint, l'hémorragie est toujours plus abondante et de plus longue durée que lorsque les parties molles sont seules intéressées. En général, l'écoulement sanguin s'arrête de lui-même par la formation d'un caillot, que l'on doit bien se garder de déplacer par une recherche intempestive du trajet et de la profondeur de la plaie avec un stylet. Les hémorragies secondaires ne sont pas rares et se déclarent souvent plusieurs jours après le traumatisme, d'après SIMON.

e. *L'issue de l'urine par la plaie* est tout à fait exceptionnelle, nous avons vu pour quelle raison la fonction rénale peut cesser. Dans les cas où l'urine sort par la plaie, elle est en petite quantité et se trouve dans les premiers jours mélangée au sang, auquel elle communique son odeur particulière. Lorsque l'écoulement d'urine est abondant et persistant, on doit songer à l'existence d'une plaie des calices ou du bassinet.

5° Marche, complications, terminaisons. — La marche et

les terminaisons varient suivant que les plaies sont simples ou compliquées. Les plaies compliquées guérissent rarement ; dans la grande majorité des cas, le blessé succombe rapidement à l'hémorragie, à l'infiltration d'urine, à la péritonite, ou, un peu plus tard, à des accidents septicémiques, ayant leur point de départ dans le foyer rénal. Les plaies simples aseptiques guérissent avec une étonnante rapidité, surtout si elles sont étroites et petites ; mais lorsque la suppuration s'en empare, la guérison est longue à se produire. On peut voir survenir de la pyélite, de la pyélonéphrite, de l'urétérite, de la cystite, etc., qui viennent compliquer et aggraver la situation. Le plus commun des accidents engendrés par la suppuration du foyer traumatique est la formation d'une fistule rénale urinaire ou seulement purulente.

6° Pronostic. — D'après ce qui vient d'être dit de la marche et des terminaisons des plaies du rein, on peut en déduire le pronostic. Il est variable et en rapport avec les conditions diverses que présente la blessure. Sur 31 plaies par instruments tranchants relevées par TUFFIER, cet auteur note 8 morts, soit une mortalité de 25, 8 p. 100, mais sur ces 8 cas malheureux 6 fois la lésion rénale se compliquait d'autres lésions viscérales.

7° Diagnostic. — Le diagnostic ne présente le plus souvent aucune difficulté. Il repose sur la constatation d'un ensemble de phénomènes, dont la signification ne peut échapper à un observateur attentif. Parmi ces phénomènes, l'hématurie et la sortie de l'urine par la plaie sont seules pathognomoniques. Mais l'hématurie peut faire défaut et l'écoulement de l'urine est exceptionnelle. Ces deux signes n'ont ainsi qu'une valeur relative pour le diagnostic. Dans certains cas douteux, l'essai du liquide s'écoulant par la plaie, soit par le papier de tournesol rougissant sous l'influence de l'acidité de l'urine, soit par le papier amidonné après administration de l'iodure de potassium à l'intérieur (LE FORT), soit par l'analyse chimique pourra éclairer la religion du praticien. Que si toutefois l'expérience demeure négative, il ne faudra pas en conclure à l'intégrité du rein, puisque nous avons vu que l'issue de l'urine à la surface des plaies de cet organe est rare.

8° Traitement. — Le traitement des plaies du rein reconnaît les mêmes indications que celui des ruptures et déchirures. Il faut tout d'abord combattre les phénomènes du choc traumatique par les moyens précédemment rappelés, puis apaiser la douleur par le repos et les calmants divers.

Dans les cas simples, où l'hématurie, l'hémorragie par la plaie, l'infiltration d'urine font défaut, il n'y a d'autre souci que d'appliquer sur la blessure un pansement antiseptique. Si l'hématurie devient inquiétante par son abondance et surtout par les accidents, qu'engendre la coagulation du sang dans la vessie, on y remédiera par les divers moyens indiqués à propos des ruptures du rein.

Mais c'est surtout l'hémorragie par la plaie, qui est la source d'indications thérapeutiques utiles à connaître. Si la solution de continuité est étroite, la compression, l'application de glace sur la région, aidée de l'administration à l'intérieur de divers hémostatiques, et en particulier, suivant Le Dentu, de l'ergotine et de la digitale, suffiront presque toujours à arrêter l'écoulement du sang. Si la plaie est large, ces mêmes moyens pourront exceptionnellement réussir. Dans l'immense majorité des cas, il faudra soit tamponner méthodiquement le trajet à l'aide de substances antiseptiques, si l'écoulement se fait par des vaisseaux de minime importance, soit supprimer hardiment les sources de l'hémorragie par la forcipressure, la néphrectomie partielle (Tuffier, Czerny) ou exceptionnellement totale si le sang s'échappe à flots.

§ 3. — Plaies par armes à feu

1° Étiologie. — Si les plaies du rein par armes à feu ne sont pas rares, elles ont été du moins très peu étudiées, sans doute en raison des circonstances où elles se produisent. C'est en effet en temps de guerre qu'on les observe surtout, et bien des cas échappent alors à l'attention, c'est ainsi dans l'histoire chirurgicale de la guerre de Sécession, elles ne figurent qu'au nombre de 78.

Le Dentu leur a consacré un paragraphe très intéressant, et Tuffier, qui en a rassemblé 38 observations publiées depuis les documents de la grande guerre américaine, les décrit à propos des plaies par instruments contondants.

2° Anatomie et physiologie pathologiques. — Les lésions produites du côté du rein par les projectiles lancés par la poudre sont très variables, suivant qu'il s'agit d'une arme de chasse chargée de plombs, d'un fusil de guerre à balles, d'un éclat de biscaïen, de bombe ou d'obus, mais un point commun les réunit toutes, à savoir qu'elles sont rarement limitées au parenchyme rénal et qu'elles se compliquent presque toujours de blessures des organes voisins : gros vaisseaux, tube digestif, foie, rate et squelette ; dans un certain nombre de cas, ce sont des fragments de côtes, des apophyses vertébrales, qui ont seuls atteints le rein ou l'ont blessé simultanément avec le projectile. Sur les 78 blessures de cet organe au cours de la guerre de Sécession, 33 fois d'autres viscères avaient été concomitamment atteints, et, sur ses 38 observations, Tuffier relève 12 fois des lésions du foie et du tube digestif.

Les plombs, les balles creusent, en général, dans le tissu du rein des trajets plus ou moins profonds, souvent le perforant de part en part, et dont les parois sont noirâtres et infiltrées de sang. D'autres fois, ces mêmes projectiles font éclater le viscère en fragments multiples, le dilacèrent en le réduisant en une sorte de magma, ou bien le sectionnent nettement. Mais ce sont surtout les débris de mitraille, qui produisent ce genre de lésions. La déchirure des calices, du bassinet et de l'uretère accompagnent ordinairement ces vastes délabrements et ajoutent à leur gravité.

Les plaies régulières en séton ou en fissures, qui ne privent pas les fragments de leurs éléments de nutrition, se réparent sans accident dans la majorité des cas, mais ordinairement il y a suppuration et réunion par seconde intention. Lorsque le rein est fragmenté en plusieurs morceaux sans connexion avec le reste de l'organe, les parties détachées suppurent, se nécrosent et sont éliminées plus ou moins tardivement. Il n'est pas absolument rare de voir se déclarer à ce moment des hémorragies abondantes.

La présence de corps étrangers, lambeaux de vêtement, débris d'équipement, favorisent aussi la suppuration et autres accidents : les éclats métalliques, les balles et les grains de plomb sont mieux tolérés et s'enkystent assez souvent, comme dans les faits de NAUWERCK, de SIMON, SOCIN, etc.

3° Symptomatologie. — Les plaies du rein par armes à feu donnent lieu tout d'abord aux phénomènes généraux de shock, que nous avons signalés à propos des contusions ; mais aussi ils peuvent faire défaut, lorsque la plaie est produite par une balle, qui ne fait que traverser le parenchyme rénal, sans déterminer d'ébranlement nerveux ni d'hémorragie abondante.

Les symptômes, douleur, hémorragie extérieure, écoulement de l'urine par la plaie, hématurie, troubles de la miction, diffèrent peu de ceux qu'on observe dans les contusions et les plaies.

4° Complications. — Ce qui fait la caractéristique de la variété de plaies que nous étudions, ce sont les complications immédiates résultant des lésions des organes voisins, ou celles qui sont la conséquence tardive de l'évolution de la plaie du parenchyme rénal.

Parmi les premières signalons les hémorragies dues à la déchirure des vaisseaux du pédicule rénale, de l'aorte, de la veine cave toujours mortelles ; les accidents le plus souvent aussi hémorragiques de la blessure du foie et de la rate ; la péritonite, suite de perforation du tube digestif ; les inflammations de la plèvre, du poumon, dont la gravité est bien moins grande qu'on pourrait se l'imaginer *a priori*.

Les complications retardées ou tardives sont l'infection du foyer traumatique directement par la plaie ou indirectement par l'intermédiaire de l'uretère, s'il vient à se développer de la cystite. Cette inflammation de la vessie, cause de l'urétéro-pyélite, est le plus souvent le résultat d'un cathétérisme septique. Les fistules réno-cutanées sont rares, puisqu'il n'en est mentionné qu'une seule dans la statistique de la guerre de Sécession et dans celle dressée plus récemment par Tuffier.

Le blessé, qui a échappé à toutes ces complications, resterait assez fréquemment sous le coup d'infirmités graves, si l'on s'en rapporte à l'histoire de la guerre américaine, car sur 26 des individus qui ne succombèrent pas, 11 seulement se rétablirent complètement ; les 15 autres conservèrent des troubles dysuriques, des urines troubles purulentes et avec dépôts phosphatiques, des douleurs dans les lombes, des contractures, des paralysies et des parésies des muscles des gouttières vertébrales et des membres inférieurs.

5° Pronostic. — Sur les 38 plaies par projectiles relevées par Tuffier, 16 se terminèrent par la mort, ce qui donne une mortalité de 42,1 p. 100, mais 11 de ces blessés offraient d'autres lésions viscérales. Ce sont en effet ces complications, qui règlent le pronostic immédiat. La possibilité de voir ultérieurement se développer les accidents précédemment indiqués l'assombrit encore.

6° Traitement. — Les indications à remplir vis-à-vis d'une plaie du rein par armes à feu sont celles des ruptures et des plaies par armes blanches. Mais il en surgit souvent une nouvelle, lorsqu'un corps étranger est enclavé dans le tissu rénal, c'est son extraction. La conduite que le chirurgien doit tenir en pareil cas est loin d'être fixée par les classiques, et Le Dentu avoue lui-même que les conseils qu'il donne à cet égard dans son livre « sont encore tout théoriques ». Si le corps étranger est volumineux et irrégulier comme un éclat d'obus, il recommande d'en pratiquer l'extraction immédiate. S'il s'agit d'un projectile de petit volume logé dans la substance rénale, il émet l'avis de n'intervenir qu'au cas où surviendrait une complication, comme une hémorragie grave, qui forcerait la main.

CHAPITRE IV

MALADIES INFLAMMATOIRES DES REINS

(NÉPHRITES CHIRURGICALES)

Les néphrites chirurgicales se différencient des néphrites dont les médecins ont plus particulièrement à s'occuper, par leur tendance à la suppuration et à l'extension de leur processus aux autres départements de l'appareil urinaire, que ceux-ci se prennent secondairement ou soient malades primitivement.

Elles comprennent un assez grand nombre de variétés cliniques, mais au point de vue pathogénique, il convient de les diviser en deux grandes espèces : *a*, les *néphrites primitives*, qui peuvent se développer en dehors de toute affection des voies urinaires ou *néphrites descendantes*; *b*, les *néphrites secondaires* consécutives à une affection antérieure de l'appareil urinaire remontant jusqu'au rein ou *néphrites ascendantes*.

Sans étudier séparément ces deux variétés, nous ne perdrons pas de vue cette division fondamentale.

§ 1. — PATHOGÉNIE ET BACTÉRIOLOGIE

Nou sexaminerons successivement dans ce paragraphe : 1° les organismes susceptibles de déterminer l'inflammation des reins ; 2° leur mode de pénétration dans ces organes ; 3° les conditions qui assurent leurs effets pathogènes ; 4° enfin la façon dont ils agissent sur les éléments anatomiques.

1° Organismes susceptibles de déterminer l'inflammation des reins. — L'existence de colonies microbiennes dans le rein

a été constatée pour la première fois par HÜTER et TOMMASI dès
1868 chez des sujets morts de diphtérie (?); quelques années après
RECKLINGHAUSEN, WALDEYER et KLEBS trouvèrent des organismes
dans des foyers rénaux de suppuration chez des individus emportés par des maladies infectieuses et en particulier par la
pyohémie. Depuis une quinzaine d'années, les travaux sur cette
question se sont multipliés et les bactériologistes ont décelé
dans le rein la plupart des microbes spécifiques des maladies
infectieuses. Ainsi il n'est pas douteux que les microorganismes
charriés par le torrent circulatoire soient susceptibles de s'arrêter dans le rein et d'y coloniser, mais les néphrites qu'ils provoquent arrivent exceptionnellement à la suppuration et sont
rarement du domaine chirurgical. Ces dernières sont déterminées surtout par la bactérie la plus ordinaire de l'infection
vésicale, qui après avoir été décrite sous différents noms ainsi
que nous avons eu l'occasion de le dire, a été définitivement
identifiée au bacterium coli commune. ALBARRAN dans 25 cas
de néphrites infectieuses a rencontré dans les reins le coli-
bacille 15 fois à l'état de pureté, 8 fois associé à d'autres
microcoques et 1 fois au streptocoque; 2 fois le streptocoque
était l'unique agent pathogène. Le même auteur a déterminé
des néphrites expérimentales en injectant dans l'uretère du
lapin des cultures pures de streptocoque pyogène, ou de staphylocoque doré, ou des cultures mixtes de staphylocoque doré
et d'un bacille pathogène pour l'animal en expérience.

**2° Modes de pénétration des microbes pathogènes dans
les reins**. — On comprend aisément de quelle façon les micro-
organismes charriés par le sang pénètrent dans le rein; c'est dans
la substance corticale contenant le peloton glomérulaire qu'ils
stagnent d'abord, ainsi que le montre la distribution des lésions
toujours plus avancées en ce point. Le mode de pénétration par
la voie urétérale est plus difficile à expliquer; à moins de
supposer avec KLEBS que les bactéries sont douées d'un mouvement propre de translation, il n'est pas possible d'admettre
qu'elles passent de la vessie dans les uretères lorsque l'abouchement de ces conduits est normal. Alors même que le

méat uretéral est forcé, leur ascension jusqu'au rein ne peut s'accomplir que dans certaines conditions bien mises en lumière par l'expérimentation. Pour VIRCHOW, GOLDSMITH et LEWIN, COURTADE et J.-F. GUYON, cette ascension ne se produirait dans une vessie normale qu'à la suite de contractions brusques et violentes de la vessie surprenant le sphincter urétéral; pour ZEMOLINOFF, elle serait déterminée par les contractions antipéristaltiques des uretères; pour GUYON et ALBARRAN, elle serait le résultat de la diffusion, qui dans une vessie à musculature affaiblie s'exerce entre le contenu urétéral et vésical, lorsque la tension de ce dernier devient prédominante. Quoi qu'il en soit du mécanisme, les expériences de GUIARD, de LÉPINE et ROUX, de BARETTE, d'ALBARRAN et de HALLÉ ne permettent pas de révoquer le fait en doute. Cependant, d'après BAZY, ce mode d'infection du rein est rare et même chez les vieux urinaires la contamination rénale se fait par la voie sanguine ou descendante, à la suite de la pénétration dans le sang des micro-organismes vésicaux. ALBARRAN fait aussi remarquer que, au cours d'une cystite, l'infection rénale peut être mixte : urétérale et hématogène.

3° Conditions de réceptivité des reins. — Les reins étant ainsi menacés de toutes parts au cours des maladies infectieuses générales et des inflammations septiques de l'appareil urinaire inférieur, on pourrait s'étonner que les néphrites ne soient pas plus fréquentes, si l'on ne se souvenait que, pour qu'un organe s'infecte, il est nécessaire qu'il offre des conditions de réceptivité. Cette remarque s'applique d'autant mieux au rein que d'après certains expérimentateurs CORNIL et BRAULT, PHILIPPOWICZ et FINKLER PRIOR, CONHEIM TRAMBUSTI et MAFFUCCI, cet organe même sain serait un émonctoire physiologique, qui débarrasserait l'économie des poisons même figurés entraînés dans le torrent circulatoire, en les déversant dans les urines. Bien que cette opinion ait été rectifiée par KOCH, STRAUSS et CHAMBERLAND, WYSSOKOWITSCH, SCHWEIZER et autres, pour qui le rein ne laisserait passer les bactéries que lorsqu'il présenterait des lésions, elle méritait d'être rappelée. Ces conditions de réceptivité du rein à l'infection se trouvent dans les modifications anatomiques et physiologiques imprimées à son parenchyme par les causes prédisposantes que nous énumérerons à l'étiologie.

4° Modes d'action des microbes pathogènes sur les éléments anatomiques des reins. — Une dernière question nous reste à résoudre avant de terminer ce paragraphe : c'est celle de savoir de quelle manière les microbes pathogènes agissent sur les éléments anatomiques du rein pour en déterminer l'inflammation. On sait, depuis les recherches de BOUCHARD, de CHARRIN sur la maladie pyocyanique, de ROUX et YERSIN sur la néphrite diphtéritique, que les lésions rénales peuvent être déterminées par les produits virulents solubles sécrétés par les microbes et constituer des néphrites toxiques en général diffuses ; mais on sait aussi depuis les travaux de WEIGERT, BARTELS et autres que les microbes pathogènes se multipliant dans le rein sont susceptibles d'y déterminer, par des mécanismes divers, des lésions infectieuses en foyers généralement suppurés. Ces deux processus se rencontrent dans les néphrites chirurgicales, mais le second est bien plus fréquent que le premier ; la néphrite microbienne septique est la règle dans les salles de chirurgie, tandis que la néphrite toxique est l'exception.

§ 2. — ÉTIOLOGIE

Comme nous l'avons fait pour la cystite, nous diviserons les causes des néphrites en causes prédisposantes, causes occasionnelles et causes déterminantes.

1° Causes prédisposantes. — Les causes prédisposantes sont d'abord relatives au sexe et à l'âge. Il n'est pas douteux que l'homme soit plus souvent atteint de néphrite que la femme, et la raison en est dans la grande fréquence de la cystite chez lui. Elle s'observe surtout à l'âge moyen de la vie et dans la vieillesse. Les altérations anatomiques de l'appareil urinaire et en particulier l'artério-sclérose, qui rend imminentes les poussées congestives du côté de ces organes, expliquent la fréquence de cette affection dans les dernières années de l'existence (TUFFIER). A cela viennent s'ajouter les effets de la rétention d'urine complète ou incomplète, septique ou aseptique, qui retentit sur le rein soit pour en déterminer la congestion subite, soit pour engendrer à la longue cette forme de néphrite aseptique, si bien décrite par STRAUSS et GERMONT, et après eux par ALBARRAN.

Les états constitutionnels, les grandes diathèses ont un rôle assez effacé dans l'étiologie des néphrites ; cependant on ne saurait dénier à l'irritation entretenue par l'élimination de sables uriques chez les goutteux une certaine part de responsabilité, de même pour les concrétions retenues dans le parenchyme rénal, dans les calices ou le bassinet. GUYON a décrit sous le nom de pyélites diathésiques des inflammations de l'appareil rénal, qui surviennent sans cystite chez des sujets jeunes, lymphatiques, suspects au point de vue de la tuberculose.

La grossesse et toutes les tumeurs du bassin ou de l'abdomen susceptibles de dévier ou de comprimer l'uretère sont encore des causes prédisposantes à la néphrite par le mécanisme précédemment indiqué de la distension aseptique. Notons enfin les lésions de la moelle, qui agissent en déterminant des troubles vaso-moteurs et trophiques dans le rein comme dans la vessie.

2° Causes occasionnelles. — Au nombre des causes occasionnelles viennent d'abord le froid, les brûlures et toutes les circonstances, qui, par l'intermédiaire d'un réflexe parti des terminaisons nerveuses cutanées ou par suite de la constriction généralisée des vaisseaux intradermiques, provoquent l'hyperhémie du filtre rénal. ROSENSTEIN, ROBERTS insistent sur l'influence des conditions climatériques sur le développement de certaines formes de pyélo-néphrites en apparence spontanées ; FISCHL a aussi décrit des formes rhumatismales de pyélite à la suite du refroidissement et de l'humidité ; en France, LE DENTU, A. ROBIN, LÉCORCHÉ ont également incriminé le froid. A la congestion réflexe déterminée dans le rein par les brûlures étendues, se joint sans doute aussi l'apport de germes pathogènes puisé à la surface du derme dénudé et infecté.

Les anciens, CHOPART, RAYER, CIVIALE et plus près de nous BOUILLAUD, GUBLER ont signalé les inflammations des reins à la suite de l'absorption de la cantharide. L'abus des balsamiques (térébenthine, cubèbe, copahu, santal) et des diurétiques, soit végétaux (scille et digitale), soit minéraux (nitrate de potasse et de soude), a les mêmes effets.

3° Causes déterminantes. — Le cadre des causes déterminantes comprend d'abord la plupart des maladies infectieuses générales : les fièvres éruptives graves, le choléra, la fièvre jaune, le typhus, la fièvre typhoïde, la diphtérie, l'endocardite ulcéreuse, l'infection purulente, la fièvre puerpérale, l'ostéomyélite, l'anthrax, le furoncle. Mais de toutes les causes déterminantes des néphrites chirurgicales les plus fréquentes sont assurément les affections de la vessie, de la prostate et de l'urètre. Les affections de la prostate (en particulier l'hypertrophie sénile) et de l'urètre retentissent sur le rein en raison de l'obstacle plus ou moins prononcé qu'elles apportent à l'émission des urines. Quant aux maladies de la vessie et principalement son inflammation, elles menacent encore bien plus le rein, car aux troubles apportés à la miction se surajoute le danger des germes pathogènes pullulant dans l'urine. La cystite blennorrhagique est plus particulièrement susceptible de se compliquer de pyélonéphrites, puisque, d'après FINGER, on l'observerait 18 fois sur 100. La variété clinique, décrite sous le nom de cystite douloureuse par GUYON, se complique aussi souvent de pyélo-néphrite, en raison du reflux des urines dans les uretères au moment des contractions violentes et subites de la vessie.

Nous avons dit que la grossesse, les tumeurs pelviennes et abdominales étaient des causes prédisposantes aux néphrites ; les chances de voir le rein s'enflammer augmentent encore lorsqu'une collection purulente tels qu'un abcès froid, un phlegmon du ligament large, une suppuration pelvienne quelconque détermine la déviation ou la compression des conduits excréteurs du rein. Il est en effet probable que le mécanisme, invoqué par

Raymond pour expliquer l'infection de la vessie à travers ses parois par les germes de voisinage, s'applique également au bassinet et à l'uretère. Les néoplasmes de l'intestin, de l'utérus et de ses annexes, et de tous les organes avoisinant les voies d'excrétion rénale sont aussi susceptibles par compression ou ulcération de ces conduits de donner lieu à la pyélonéphrite.

§ 3. — Anatomie pathologique

Nous étudierons successivement : 1° les lésions de la néphrite descendante ; 2° celles de la néphrite ascendante.

1° Néphrite descendante. — Albarran divise en trois groupes les lésions produites dans le rein par les microbes ou leurs ptomaïnes lorsqu'ils y sont apportés par la voie sanguine, et il fait remarquer que chacun de ces groupes correspond à une forme clinique de la fièvre des urinaires.

a. *Forme hémorragique*. — Dans la première forme, qui emporte le malade en quelques heures, les reins sont surtout congestionnés ; ils offrent une coloration foncée et présentent des ecchymoses sous-capsulaires ; à la coupe on voit des hémorragies interstitielles siégeant surtout dans la substance corticale entre les tubes et les glomérules et dans leur intérieur, où elles forment des cylindres hématiques et de petits infarctus intraglomérulaires.

Lorsque l'infection a mis quelques jours à se terminer par la mort, les lésions rénales plus nettement accusées présentent trois variétés en général concomitantes : la variété à prédominance hémorragique, que nous venons de décrire, et deux autres variétés où domine dans l'une les lésions épithéliales dans l'autre la diapédèse.

b. *Forme épithéliale*. — Dans les reins à lésions épithéliales l'endothélium capsulaire des glomérules prolifère abondamment, des noyaux interstitiels bourrent le paquet vasculaire, qui s'applique contre la capsule ou en est séparé par un épanchement sanguin. Dans l'intérieur des tubes contournés l'épithélium est trouble, et le protoplasma rempli de granulations graisseuses voile le noyau. Les canalicules de la substance médullaire restent presque indemnes.

c. Forme diapédétique et suppurative. — C'est surtout dans les reins déjà atteints de néphrite scléreuse (scléro-glomérulite), ainsi que Bazy en avait fait la remarque, que l'on voit se produire la forme diapédétique. L'exode des leucocytes atteint son maximum en amont des glomérules sclérosés, et l'on peut voir au niveau de ceux qui ne sont pas altérés les leucocytes traverser la capsule et s'infiltrer aussi dans la lumière des tubes contournés.

La suppuration, qui résulte de la diapédèse bien étudiée par Cornil et Ranvier, peut se présenter suivant son ancienneté sous trois modalités : 1° abcès miliaires, disséminés à la surface du rein sous la capsule et échelonnés le long des vaisseaux dans son parenchyme ; 2° foyers purulents à pus épais, crémeux, par fusion des abcès miliaires pouvant se résorber complètement ou se transformer en kystes séreux, ou en troisième lieu s'ouvrir dans le bassinet ou dans le tissu périrénal, d'où pyélite et péri-néphrite ; 3° suppuration diffuse, résultant de l'extension à la totalité du rein ou à un de ses départements des abcès miliaires et des foyers purulents, et simulant, lors de la disparition de tous les éléments rénaux, une pyonéphrose.

2° Néphrite ascendante. — Presque toujours préparée par des lésions scléreuses non inflammatoires, analogues à celles obtenues par la ligature aseptique de l'uretère par Suauss et Germont et dont Albarran a suivi le processus chez les vieux urinaires non infectés, elle revêt deux formes : 1° *néphrite infectieuse non suppurée ou scléreuse rare* ; 2° *néphrite infectieuse suppurée* se compliquant presque toujours de pyélite *fréquente*.

a. *Néphrite infectieuse scléreuse.* — Dans la néphrite infectieuse scléreuse le rein plongé dans une couche lipomateuse épaisse est diminué de volume pour peu que la lésion soit ancienne. Sa capsule est mince et peu adhérente ; sa surface est irrégulière, bosselée, divisée par des saillies et des dépressions et présentant très souvent de petits kystes contenant un liquide transparent ou piriforme par transformation graisseuse de leur épithélium. A la coupe le tissu est ferme et résistant : la couche corticale est très amincie et l'on voit des travées cellulo-graisseuses s'enfoncer dans la couche médullaire entre les pyramides, qui ont conservé leur aspect ordinaire, contrairement à ce que l'on dit communément. Les calices et le bassinet, dont les parois sont plus ou moins altérées, contiennent de l'urine trouble, purulente, acide ou tout au moins neutre.

Les préparations histologiques montrent les tubes de la substance corticale d'abord dilatés et remplis d'épithélium granulo-graisseux, puis bientôt étranglés par la prolifération conjonctive péri-canaliculaire. Le glomérule, dont la capsule se sclérose en même temps que les cellules interstitielles du bouquet vasculaire étouffent ses éléments en proliférant, ne représente plus qu'un petit fibrome se confondant avec le tissu voisin. Dans la substance médullaire les canalicules disparaissent sous l'influence du même processus scléreux. Fait important, noté par ALBARRAN, les lésions sont inégalement réparties et çà et là on rencontre des territoires où les glomérules et les tubes présentent une sorte d'hypertrophie compensatrice.

b. *Néphrite infectieuse suppurée.* — Les lésions de la néphrite infectieuse suppurée ascendante offrent bien des points de ressemblance avec celles de la néphrite descendante, car chez les vieux urinaires, nous l'avons dit, l'infection est à la fois urétérale et hématogène. Le rein entouré d'une couche adipeuse épaisse est augmenté de volume et pèse jusqu'à 200 grammes et au delà. Sa surface est lisse ou bosselée par le relief de petits abcès développés sous la capsule rénale ou dans son épaisseur. En général, la capsule se laisse facilement décoller, sauf près du bassinet et au niveau des abcès. A la coupe le tissu du rein présente tantôt des stries grisâtres se dirigeant en rayonnant du hile à la périphérie, c'est la *néphrite rayonnante* ; tantôt des ecchymoses, de petits foyers hémorragiques ou purulents disséminés en plus ou moins grand nombre surtout dans la substance corticale et à la base des pyramides, c'est la *néphrite diffuse infiltrée* (fig. 193). Le sommet des pyramides conserve le plus souvent sa forme, mais il peut être détaché par la violence du processus microbien en partie ou en totalité et flotter dans le liquide contenu dans le bassinet.

Celui-ci est toujours dilaté, mais à des degrés variables ; l'accumulation du pus et de l'urine en quantité donne lieu à la pyélonéphrite avec distension. Le volume de la tumeur peut alors être considérable, atteindre celui d'une tête de fœtus d'adulte et au

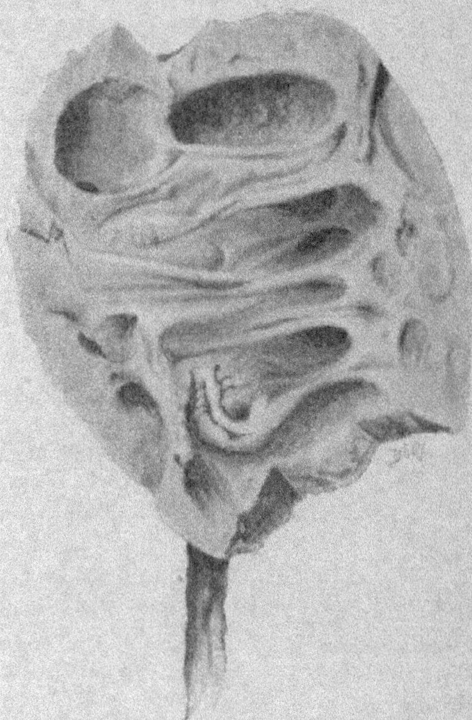

Fig. 193.
Néphrite diffuse infiltrée.

delà, car dans un cas de RAYER elle renfermait 45 litres de pus. Entourée d'un tissu scléro-lipomateux abondant, elle adhère par son intermédiaire aux organes voisins : péritoine, intestin, gros vaisseaux. Isolée, la tumeur est globuleuse et bosselée ; à la coupe il s'en échappe un pus bien lié ou séreux et putride, exceptionnellement il est mélangé d'urine : dans deux cas il y avait des gaz (LE DENTU) ; parfois on y trouve des concrétions secondaires phosphatiques ou de carbonate de chaux légères, poreuses et ayant, d'après RAYER, l'aspect de craie délayée. Les parois du bassinet sont épaissies, indurées, veloutées, blanchâtres ou ardoisées à leur surface interne ; quelquefois semées d'ulcérations pouvant devenir perforantes. Le rein fortement incurvé (GUYON) rentre aussi dans la constitution de la poche, et son parenchyme refoulé est réduit à une mince membrane fibroïde d'où partout des cloisons résistantes, vestiges des colonnes de BERTIN.

§ 4. — SYMPTOMATOLOGIE

1° Néphrites primitives ou descendantes. — Elles revêtent dans leur expression symptomatique trois formes : 1° forme suraiguë ; 2° forme aiguë ; 3° forme chronique.

a. *Forme suraiguë*. — La forme suraiguë, que l'on voit par exemple se déclarer brusquement à la suite d'un coup de froid, d'une intervention minime sur les voies urinaires, débute par un frisson violent ou une série de frissons légers, erratiques, une élévation subite de la température qui s'élève à 40° et au-dessus, un pouls petit, serré, souvent irrégulier, intermittent et fréquent, battant 120 à 140. La peau est chaude, âcre et sèche ; les traits sont tirés et contractés, le nez pincé, les yeux éteints, et le visage pâle, terreux, parfois violacé, exprime la plus grande anxiété. La respiration est pénible, dyspnéique, sans phénomène stéthoscopiques ; le malade éprouve un malaise général indéfinissable. Les urines sont rares, foncées, épaisses. La langue est sèche, rouge, la soif inextinguible ; il y a parfois des nausées et des vomissements. Assez souvent le malade est pris de délire tranquille ; il perd connaissance et succombe en quelques heures, sans même que les stades de chaleur et de sueur aient eu le temps de se produire. Cette forme suraiguë, foudroyante, correspond à la variété hémorragique des lésions rénales décrites par ALBARRAN.

b. *Forme aiguë*. — En réalité, la variété clinique de néphrite qui précède est rare ; le plus souvent au stade de frisson succèdent le stade de chaleur et celui de sueur, mais ils sont longs, irréguliers dans leur allure ; la fièvre au lieu de tomber complétement persiste, ainsi que les troubles des grands appareils organiques, qui vont s'accentuant de jour en jour. La forme aiguë, second type de la fièvre urineuse, est dès lors constituée ; elle répond à la variété anatomique épithéliale et diapédétique.

Ce qui caractérise le plus cette forme cliniquement, c'est la marche de la température. Sans atteindre en général le niveau très élevé de la néphrite suraiguë, le thermomètre oscille entre 38 et 40°, et, fait en quelque sorte caractéristique, alors que la température semble devoir se maintenir dans les environs de 38°, on voit tout à coup des ascensions à 39, 39°,5 accompagnées de frissons, puis l'état fébrile revient à son degré habituel jusqu'à une nouvelle poussée d'augment. Le pouls est irrégulier et intermittent et la respiration est gênée non seulement du fait de l'intoxication urémique, mais encore parce que les poumons sont le siège de congestion hypostatique et même de vraies poussées de pneumonie.

Un très petit nombre de malades accuse des douleurs spontanées dans les reins ; chez la plupart il faut pour les mettre en évidence les chercher par la palpation méthodique. Il est digne de remarque que la néphrite aiguë ne se traduit par aucune modification dans la quantité ou dans la qualité des urines, ainsi que l'affirment GUYON et ROSENSTEIN.

Il n'est pas impossible que la néphrite aiguë se termine par la guérison, mais le plus souvent la mort arrive vers le quatrième ou cinquième jour et emporte le malade au cours d'un accès aigu greffé sur l'état fébrile préexistant.

c. *Forme chronique.* — D'autres fois aussi, la maladie passe à l'état chronique, et son évolution clinique ne diffère pas alors de celle de la néphrite suppurée ascendante que nous décrivons ci-dessous.

2° Néphrites secondaires ou ascendantes. — Elles peuvent être aussi : 1°, suraiguës ; 2°, aiguës ou 3°, chroniques, mais tandis que les néphrites descendantes sont presque toujours aiguës à leur début, les néphrites ascendantes sont le plus souvent chroniques d'emblée, et les symptômes d'acuité subite qu'elles présentent ne sont que des épisodes passagers ou terminaux, survenus au cours de leur lente évolution.

1° et 2° *Formes aiguës et suraiguës*. — Les formes suraiguës et aiguës se traduisant par le même appareil symptomatique que celles des néphrites descendantes, nous ne répéterons pas leur description.

3° *Formes chroniques*. — Prenant pour guide les variétés anatomo-pathologiques que nous avons admises, nous étudierons la symptomatologie des formes chroniques : 1° de la néphrite ascendante non infectieuse ; 2° de la néphrite infectieuse non suppurée et enfin 3° de la néphrite infectieuse suppurée.

A et *B*. Néphrite ascendante non infectieuse et néphrite infectieuse non suppurée. — Nous réunissons ces deux formes en raison des points communs de leur symptomatologie, et parce que la seconde succède souvent à la première sans transition sensible.

a. *Symptômes fonctionnels*. — Leurs symptômes purement fonctionnels doivent être recherchés avec soin. Le premier de ces symptômes par son importance est la *polyurie*. Sans être aussi abondante que dans certaines néphrites médicales, elle va jusqu'à 4 et 5 litres dans les vingt-quatre heures. L'urine rendue est parfaitement limpide, pâle, aqueuse ne laissant rien déposer dans le vase où elle est recueillie (*polyurie limpide* Guyon). Sa densité diminuée tombe à 1006, à 1004. La réaction est acide et, fait remarquable, cette acidité se maintient après son émission plus longtemps que l'acidité de l'urine normale, en raison de la faible teneur du liquide polyurique en urée, qui devient dès lors peu propre à la fermentation. L'urée peut en effet descendre à 15, 12, 10 grammes et au-dessous par jour et les autres matières fixes, tels que l'acide urique, les phosphates, sulfates et chlorures, sont également diminuées. L'analyse chimique ne décèlerait jamais la présence de l'albumine dans la néphrite non infectieuse.

Il n'en serait pas de même dans la néphrite infectieuse non suppurée d'après Albarran, où l'on rencontrerait toujours une légère albuminurie ne dépassant que très rarement 1 gr. 50 par litre. Comme toute albumine de provenance rénale elle est rétractile, et la proportion dans laquelle on la trouve est pour ainsi dire fixe et invariable. Un autre caractère particulier à cette forme de néphrite, c'est la présence à peu près constante de cylindres rénaux granulo-graisseux, ou colloïdes et hyalins dans les urines.

b. *Signes objectifs.* — Les signes objectifs font absolument défaut dans ces deux variétés de néphrite.

c. *Phénomènes généraux.* — Les phénomènes généraux eux-mêmes manquent souvent ou sont peu prononcés. S'ils existent ils portent avant tout sur l'appareil digestif et consistent en soif habituelle, langue pâteuse, inappétence, digestion lente et pénible, constipation. La fièvre fait ordinairement défaut ou est peu intense, le thermomètre ne dépassant la température normale que de quelques dixièmes à un degré. Le pouls est peu fréquent, mais présente souvent des irrégularités que l'on retrouve à l'auscultation du cœur, en même temps mais très exceptionnellement qu'un bruit de galop. Du côté de la respiration il peut exister une certaine gêne tenant à l'intoxication urémique, et parfois on observe le type bien connu des médecins de la respiration de Cheyne-Stokes. Les accidents du système nerveux se réduisent à une céphalalgie frontale, lourde, gravative.

La durée des formes chroniques des néphrites ascendantes non infectieuse et infectieuse non suppurée est toujours longue. Leur marche est souvent entrecoupée d'épisodes aigus, qui aggravent de plus en plus l'état du sujet quand ils ne l'emportent pas. Dans ce cas, les malades succombent rapidement à une poussée de néphrite infectieuse aiguë. Dans d'autres cas, leur néphrite non suppurée jusqu'alors se transforme en néphrite purulente, en pyélonéphrite.

C. Néphrite infectieuse suppurée ou pyélonéphrite. — Comme nous venons de le dire elle peut succéder à la néphrite ascendante infectieuse non suppurée, mais on peut la voir aussi survenir à la suite d'une attaque aiguë de néphrite descendante; enfin elle peut s'installer d'emblée, soit bruyamment par des accès fébriles, soit insidieusement. Il convient, dans la description des symptômes de la néphrite suppurée, de distinguer : 1° les cas de pyélonéphrite sans distension ; 2° ceux de pyélonéphrite avec distension ou pyo-néphrose.

a. *Pyélonéphrite sans distension*. — La pyélonéphrite sans distension une fois confirmée se révèle par des symptômes, qui reproduisent le tableau déjà tracé de l'urétéro-pyélite et auquel nous renvoyons. Ajoutons seulement que l'extension de l'inflammation du conduit excréteur au rein se caractérise par des modifications de quelque importance dans la constitution des urines et de son dépôt. Tout d'abord d'après ULTZMANN et FISCHL, la proportion d'albumine est plus considérable, fait contesté par FÜRBRINGER. On y trouve au microscope des cylindres épithéliaux reproduisant la forme des canalicules du rein et souvent aussi des cylindres microbiens (KLEBS). Le pus peut aussi former des bouchons cylindriques représentant le moule des conduits papillaires (DITTEL).

b. *Pyélonéphrite avec distension* ou *pyonéphrose*. — Elle fait suite à la forme précédente et *s'établit peu à peu sans bruit ou se développe rapidement et avec fracas*.

Dans ce dernier cas on voit, en même temps que des accès fébriles plus ou moins intenses et répétés éclatent soudainement et que la polyurie trouble diminue, apparaître dans la région rénale *une tumeur*. Cette tumeur de volume variable est parfois considérable et occupe à la fois l'hypochondre, le flanc et la fosse iliaque. A ce degré extrême elle est facilement reconnue. Elle est globuleuse et revêt rarement la forme du rein ; sa surface présente des bosselures surtout à la partie inférieure ; sa consistance est ferme, rénitente, exceptionnellement fluctuante ; mate en arrière, où elle fait dans des cas très rares bomber l'échancrure costo-iliaque, elle est presque toujours sonore en avant, des anses intestinales venant s'interposer entre elle et la paroi abdominale. Non développée, la tumeur est plus difficile à reconnaître, et c'est alors qu'il faut avoir recours aux procédés de fouille de la région lombaire imaginés par le professeur GUYON, GLÉNARD (de Lyon) et ISRAEL (de Berlin). La constatation du ballottement rénal est particulièrement précieuse pour surprendre la distension du rein et du bassinet à ses débuts. Un fait capital et d'une valeur séméiologique considérable consiste dans les intermittences d'apparition et de disparition de la tumeur pyonéphrotique, en rapport avec l'obstruction ou la désobstruction de l'uretère.

Les modifications observées du côté des urines sont celles signalées dans l'urétéro-pyélite et la pyélonéphrite sans distension.

Les *troubles généraux* de la pyélonéphrite avec ou sans distension ne sont que la continuation de ceux qu'on observe dans la néphrite infectieuse non suppurée, mais ils sont singulièrement exagérés. La fièvre est loin d'être constante et lorsqu'elle existe elle est en général peu intense ; mais ce qui est caractéristique dans la courbe thermométrique, ce sont des ascensions subites, ordinairement provoquées par une cause en apparence minime, tels qu'un écart de régime, une fatigue, un léger refroidissement, un simple cathétérisme, et qui font monter la colonne mercurielle à 39° et 40°. Le pouls est dépressible mais régulier ; son rythme ne se modifie que dans les dernières périodes de l'affection où il devient irrégulier et intermittent. Les troubles de la respiration sont également tardifs, ce sont ceux que nous avons rappelés à propos des formes de néphrites chroniques ascendantes non infectieuse et infectieuse non suppurée. Les forces nerveuses sont épuisées ; les malades affaissés, sans énergie, sont assez souvent subdélirants à l'état de veille et presque toujours agités par des cauchemars pendant leur sommeil. C'est surtout autour du tube digestif que gravite la symptomatologie de la pyélonéphrite avec ou sans distension. Les troubles gastriques et intestinaux ne font en effet jamais défaut, mais ils sont plus ou moins accentués, et GUYON, qui les a étudiés avec le plus grand soin, les divise en deux catégories, ceux à manifestations atténuées et ceux à accidents graves. Les premiers se réduisent à un léger état dyspeptique avec anorexie et difficulté des digestions. Les seconds consistent dans une perturbation complète des fonctions digestives se traduisant par la sécheresse de la langue, qui devient collante, lisse, vernissée, rouge foncé ou vif et écarlate ; cet état s'étendant au pharynx le malade ne peut ni mastiquer ni avaler (*dysphagie buccale et pharyngienne*) et la parole elle-même est gênée. Les vomissements vrais sont rares, il y a plutôt de la régurgitation, des renvois acides et brûlants. L'estomac et l'intestin sont flatulents. La constipation opiniâtre est à peine interrompue de loin en loin par des crises de diarrhée, véritables décharges de l'organisme. Dans la dernière période la sécheresse de la langue augmente encore : elle se fissure, devient cornée, ligneuse : tout le milieu buccal est acide et le muguet ne tarde pas à apparaître. L'amaigrissement est extrême, la peau sèche, squameuse, est jaune blafarde sur le corps et terreuse et décolorée au niveau des plis du visage : c'est *un jaunissement* qui ne tient ni du cancer, ni de la pyohémie. Épuisé le malade succombe enfin à la dépression progressive de ses forces ou est emporté par une complication, tels que congestion pulmonaire, pleurésie purulente, péritonite, abcès périnéphrétique. La mort n'est cependant pas fatale. Lorsque la lésion est unilatérale et que l'affection qui a déterminé l'infection du rein et l'entretient est curable, la guérison peut s'observer ; le rein et le bassinet se vident peu à peu de leur contenu purulent, leurs lésions ulcéreuses se cicatrisent, leurs cavernes s'effacent par suite de la rétraction nodulaire, tandis que les points non complètement détruits se remettent à sécréter de l'urine à la suite de la répression de l'inflammation interstitielle. Lorsque l'uretère est imperméable ou fortement rétréci, l'évacuation du pus ne pouvant avoir lieu la guérison peut encore survenir par son enkystement et sa transformation, mais alors le plus souvent la poche va grossissant de jour en jour, et finit dans des cas heureux par s'ouvrir à la région lombaire.

Après la description des symptômes que nous avons donnée des diverses formes cliniques des néphrites chirurgicales, depuis leur début jusqu'à leur fin, il ne nous paraît pas nécessaire d'écrire un paragraphe sur leur marche, leur durée et leurs terminaisons.

§ 5. — PRONOSTIC

Il varie pour chacune des variétés de néphrite. La forme suraiguë, soit ascendante, soit descendante, pardonne rarement,

et si le malade échappe à son atteinte, il court encore le risque
d'être emporté vers le quatrième ou cinquième jour par la
forme aiguë. Celle-ci peut guérir, mais souvent aussi elle passe
à la forme suppurative chronique. Le degré de gravité de cette
dernière est d'abord commandé par l'unilatéralité ou la bilatéralité de l'inflammation rénale, puis par l'état de distension ou
de non-distension du rein et du bassinet. Tant que la suppuration
s'évacue librement à l'extérieur par la vessie et l'urètre, l'existence, bien que menacée, est possible, il n'en est pas de même
lorsque le pus est retenu dans le rein.

La notion de causes des néphrites fournit un élément précieux
à l'appréciation de leur pronostic. Les néphrites hématogènes
des maladies infectieuses générales sont presque toujours mortelles : par contre, celle qui complique la blennorrhagie guérit
le plus souvent ; il en est de même de la pyélonéphrite calculeuse, soit que les calculs s'évacuent spontanément, soit qu'ils
soient extraits par une opération chirurgicale ; enfin celles qui
sont la conséquence d'une maladie de la vessie, de la prostate
et de l'urètre voient leur gravité étroitement liée à la gravité de
ces affections causales.

§ 6. — DIAGNOSTIC

Contrairement à ce qu'enseignait il y a quelques années
H. THOMPSON, grâce aujourd'hui aux travaux de GUYON et de ses
élèves, les néphrites chirurgicales peuvent être reconnues dès
leur début par une étude attentive des moindres symptômes ;
lorsque la polyurie trouble et les autres signes objectifs de la
suppuration rénale existent, le diagnostic devient même réellement facile.

La néphrite infectieuse suppurée sans distension ne peut être
prise pour de la cystite que par un clinicien ignorant l'importance que la fréquence des mictions, la douleur en urinant, et la
sensibilité de la vessie à la pression ont pour établir la provenance du pus. Lorsque le rein et le bassinet sont distendus par
la suppuration, la tumeur lombaire ne pourrait en imposer
pour un néoplasme que si on négligeait l'étude des troubles

urinaires si différents dans les deux cas. La pyélonéphrite commune présentant avec la pyélonéphrite tuberculeuse la plus grande analogie sera différenciée surtout par l'étude des anamnestiques, bien plus sûrement que par la recherche des bacilles souvent absents des urines ; au besoin on aurait recours à la tuberculine. Inutile d'insister sur la différenciation clinique de la pyonéphrose avec l'hydronéphrose, affection essentiellement aseptique.

La néphrite suppurée reconnue, le diagnostic doit être complété par la détermination de la *cause de la maladie* et par celle de la *bilatéralité* ou de *l'unilatéralité de la lésion*. Les antécédents du malade, les circonstances qui ont précédé l'affection serviront à résoudre la première question, malheureusement destinée à rester obscure dans bien des cas. L'intermittence de la pyurie a une valeur considérable pour le diagnostic de l'unilatéralité de la néphrite, et, lorsque ce phénomène bien établi, l'on trouve dans l'une des régions lombaires le rein augmenté de volume, ballottant et sensible à la pression, il ne saurait subsister de doute sur le côté malade. Par contre, la pyurie est-elle constante, le malade éprouve-t-il quelques douleurs dans l'une et l'autre région lombaire, on devra soupçonner une néphrite bilatérale, principalement chez les vieux urinaires cystiques, dont les deux reins présentent, on le comprend, une égale prédisposition à l'infection. Dans les cas où le doute subsisterait sur le côté affecté, on sera autorisé à avoir recours aux manœuvres et opérations préconisées pour reconnaître l'uretère bloqué au cours de la lithiase ; le cathétérisme des uretères pratiqué avec ou sans la cystoscopie nous semble le moyen auquel on doive donner la préférence.

§ 7. — Traitement

Le traitement des néphrites chirurgicales est, comme celui des urétéro-pyélites, *préventif* et *curatif*, ce dernier étant lui-même *médical* ou *chirurgical*.

1° Traitement médical. — Les moyens, dont nous dispo-

sons pour prévenir l'infection des reins au cours d'une affection
des voies urinaires ou d'une septicémie générale, et, ceux que
nous avons de l'enrayer une fois produite par une médication interne, ont été suffisamment étudiés à propos des uretéro-pyélites.

2° Traitement chirurgicale. — Lorsque la pyélonéphrite est
constituée, la question de l'*intervention chirurgicale* se pose :
facultative et discutable tant que la permanence de la pyurie et
le bon état général indiquent que la suppuration s'évacue à l'extérieur, elle devient obligatoire dès que le pus est retenu et que
des phénomènes généraux se déclarent. Cette intervention comporte cinq modes : 1° le cathétérisme de l'uretère et le lavage
de ce conduit et de la poche pyélorénale, 2° la ponction, 3° l'uretéro-pyélonéostomie, 4° la néphrotomie et 5° la néphrectomie.

a. *Cathétérisme de l'uretère*. — Le cathétérisme permanent de
l'uretère et les lavages antiseptiques de la cavité uretéro-pyélo-
rénale proposés par EMMET ont été employés par BOZEMAN après
ouverture de la vessie. Plus récemment ALBARRAN y a eu recours
en introduisant la sonde urétérale par les voies naturelles à
l'aide de son endoscope cathétériseur des uretères. Ce moyen
encore à l'étude pourra rendre de grands services particulièrement dans les cas d'uretéro-pyélite simple et de pyélonéphrite
récente, alors que les lésions rénales ne sont pas trop avancées
et que les parois encore souples et non dégénérées sont susceptibles de revenir sur elles-mêmes.

b. *Ponction*. — La ponction aspiratrice, malgré les succès de
DIEULAFOY, de POZZI, de CL. LUCAS et autres n'est qu'une opération d'exception, qui assure rarement la guérison et que l'on
doit seulement pratiquer à titre palliatif.

c. *Uretéro-pyélonéostomie*. — La transplantation de l'uretère
à la partie la plus déclive du bassinet dilaté par le pus est une
opération, qui ne s'adresse, on le comprend, qu'à un très petit
nombre de cas. Elle a été recommandée par KUSTER et TRENDE-
LENBURG ; CRAMER y a eu recours avec succès et tout dernièrement
BAZY en a rapporté une observation.

d. *Néphrotomie*. — La néphrotomie lombaire est incontestablement le moyen de beaucoup le plus recommandable dans le

traitement de la pyélonéphrite, sauf les restrictions que nous avons faites en faveur du cathétérisme et des lavages. S'appliquant à la généralité des cas, elle ne fait pas courir les risques de la néphrectomie en cas d'adhérences aux organes voisins et de bilatéralité des lésions : de plus, c'est une opération qui, en raison de sa rapidité d'exécution peut être entreprise chez des malades même très affaiblis. La mortalité opératoire, qui était de 21,8 p. 100 au moment où écrivait BUREAU, est tombée à 13,3 p. 100, d'après TUFFIER. Le seul inconvénient de la néphrotomie est d'exposer à une fistule rénale (1 fois sur 2 1/2), d'après HARTMANN et BERGMANN. Mais outre que cette fistule peut guérir spontanément (GUYON), on sera toujours à même de l'oblitérer par la suture du parenchyme rénal ou de la supprimer en pratiquant la néphrectomie secondaire, dont la mortalité de 5,9 p. 100, suivant TUFFIER, est bien inférieure à celle de la néphrectomie primitive.

e. *Néphrectomie*. — La néphrectomie primitive recommandée à l'étranger par KNOWSLEZ, THORNTON, MORRIS, BRUCE, CLARKE, IMLACH, est rejetée par le plus grand nombre des opérateurs français, en raison de ses dangers, qui ne tiennent pas seulement aux difficultés opératoires provenant des adhérences aux viscères voisins, mais reconnaissent surtout pour cause l'existence de lésions concomitantes de l'autre rein ne permettant pas à l'hypertrophie compensatrice de s'effectuer (TUFFIER). Les résultats déplorables des premières statistiques de BRODEUR, OTIS, NEUMANN ne sont pas meilleurs dans les plus récentes (37,5 p. 100 de mortalité, TUFFIER). Que si le chirurgien se croyait autorisé à pratiquer la néphrectomie, il devrait avoir recours à la voie lombaire, qui donne une mortalité de 34 p. 100 de préférence à la voie abdominale, dont la léthalité est de 47,3 p. 100, d'après TUFFIER. Lorsque la poche est volumineuse et adhérente aux organes voisins au lieu d'enlever le rein et sa capsule on laissera celle-ci en place en pratiquant la néphrectomie sous-capsulaire d'OLLIER.

CHAPITRE V

LITHIASE RÉNALE ET SES ACCIDENTS

La description des phénomènes morbides déterminés par la présence des calculs dans le rein nous occupera d'abord ; nous décrirons ensuite les accidents produits par leur migration et leur arrêt dans l'uretère.

§ 1. — LITHIASE RÉNALE PROPREMENT DITE

Nous étant suffisamment étendu au chapitre consacré à l'étude des calculs de la vessie sur la pathogénie et l'étiologie de la lithiase urinaire en général et sur la composition chimique de ses concrétions, nous ne revenons pas sur ces points et nous entamons de suite la description de l'affection calculeuse du rein par l'anatomie pathologique.

1° Anatomie pathologique. — A. CARACTÈRES EXTÉRIEURS ET COMPOSITION DES CALCULS. — Siégeant le plus souvent dans les calices et le bassinet, les calculs rénaux, pour peu qu'ils soient volumineux, sont ordinairement uniques, d'après MELCHIOR TORRÈS. Suivant le même auteur et LEGUEU, dans la moitié des cas il y a plusieurs calculs, et dans un tiers environ il y en a plus de deux. Très souvent, à côté d'une concrétion volumineuse, il y en a une série de petites, et lorsque toutes sont petites, leur nombre peut être considérable et dépasser plusieurs centaines (cas de CHOPART et de J.-L. PETIT, de CIVIALE, qui en compta 100, de MORRIS 200, de KEETLEY 150 et de SAMUEL GÉE, qui en trouva dans un seul bassinet plus

d'un millier). Le volume, inversement proportionnel au nombre,
varie depuis celui d'un grain de millet, d'un pois, d'une ave-
line, d'une noix, jusqu'à celui d'un œuf de poule et au delà.
Le poids, qui résulte à la fois et du volume et de la composition chimique de la concrétion, est en moyenne de 10 à
20 grammes, mais il peut atteindre 50, 100 grammes et même
les dépasser (CIVIALE, LEROY D'ÉTIOLLES). Comme le fait
remarquer LE DENTU, le volume et le poids des calculs ne sont
pas toujours en rapport avec l'âge des sujets, car RUYSCH,
REICHEL en auraient observé de très volumineux chez des
enfants de trois et de neuf ans.

Le caractère le plus remarquable et le plus important chirur-

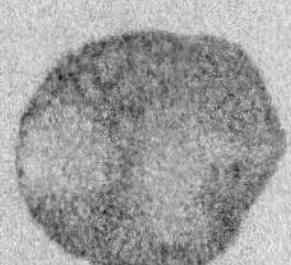

Fig. 194.

Calcul sphérique extrait du rein
aseptique d'un homme de vingt-
huit ans.

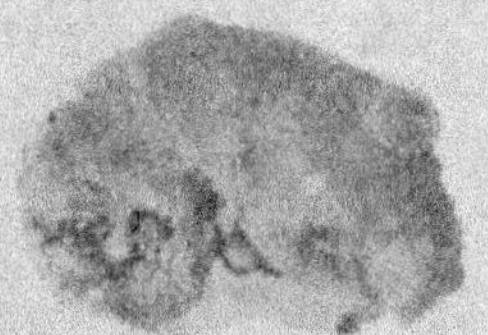

Fig. 195.

Calcul rhomboïdal extrait du rein
septique d'une femme de trente-
deux ans.

gicalement des calculs rénaux est, sans contredit, la multiplicité de leur configuration, que l'on trouve figurées en fort
belles planches dans les ouvrages de RAYER, de LEROY D'ÉTIOL-
LES, de MELCHIOR TONNÉS. Les musées, celui de DUPUYTREN, celui
de GUYON à l'hôpital Necker, en renferment de très curieux
spécimens. Après avoir étudié les uns et les autres, nous
croyons pouvoir ramener à deux types principaux la configuration des calculs rénaux. Au premier type se rattachent les concrétions, qui affectent une forme géométrique plus ou moins
régulière, calculs arrondis, ovalaires, prismatiques, cylindriques, réguliers ou renflés à une de leurs extrémités, polygonaux,
etc. (fig. 194 et 195). Le second type comprend des concrétions
irrégulières, comparées plus ou moins heureusement à un frontal

de bœuf avec ses deux cornes, un poignard, un cornichon, une bouteille, une corne, un petit chat, une souris, un éléphant, etc., etc. Une forme extrêmement fréquente, c'est la forme ramifiée, qui les a fait assimiler à une tête de cerf armée de son bois, à un corail, à un madrépore, à un arbre, etc. (calculs coraliformes de LEROY D'ÉTIOLLES) (fig. 196). L'espace étroit, dans lequel prennent naissance et s'accroissent les calculs du rein, c'est-à-dire le bassinet et les calices, explique leur configuration. Pendant longtemps les concrétions respectent le parenchyme du rein et se contentent de se mouler sur les saillies et les dépressions des pyramides ; mais à la longue,

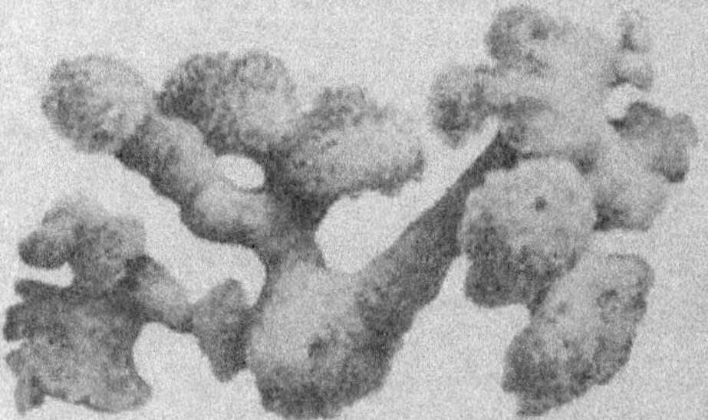

Fig. 196.
Calcul coralliforme.

elles envahissent, incrustent la substance rénale comme dans le fait cité par CHOPART, dans lequel « on ne put obtenir le calcul entier qu'en coupant toutes les chairs ».

Les divers autres caractères des concrétions rénales sont sensiblement les mêmes que ceux des pierres vésicales et en rapport aussi avec leur composition chimique, qui n'est pas non plus différente. Toutes les variétés de calculs primaires (calculs d'acide urique et d'urates, d'acide oxalique et d'oxalates, de cystine) et toutes celles de calculs secondaires (calculs de phosphate tribasique, de phosphate ammoniaco-magnésien) sont susceptibles de se trouver dans les reins. Certaines variétés exceptionnelles, comme les calculs de carbonate de chaux, s'y rencontrent plus souvent, et d'autres, comme les concrétions d'urostéalithe n'y ont jamais été constatées. L'unique spécimen de calcul d'indigo rapporté par Bloxam-Ord provenait du rein.

Les prétendus calculs fibrineux, signalés par Marcet, Prout, Scot, Alisen, Roberts et autres auteurs, ne sont, comme le fait remarquer Méhu, que des caillots sanguins plus ou moins dépouillés de leurs hématies.

B. Situation et rapports des calculs dans le rein. — Après Hoffmann, Morgagni et autres pathologistes, tous les auteurs ont répété que, dans la majorité des cas, les calculs rénaux ne frappent qu'un seul de ces organes et que le gauche est plus souvent atteint que le droit. Melchior Torrès conclut de ses recherches que le rein droit parait être plus souvent atteint que le gauche dans la proportion de $\frac{36}{26}$, une fois et demie environ, et que les deux reins sont presque aussi souvent calculeux que le rein gauche : $\frac{24}{26}$, mais moins souvent que le rein droit : $\frac{24}{36}$. D'après Tuffier, les deux reins sont également sujets aux calculs, et, remarque fort importante pour le pronostic et les indications thérapeutiques, la lithiase occuperait simultanément les deux reins dans la moitié des cas, suivant les relevés de Legueu.

Sans parler des infarctus uratiques du rein chez le nouveau-né, affection si bien étudiée au point de vue pathogénique par Virchow et Parrot, il peut se développer dans les tubes du rein, c'est-à-dire en pleine substance rénale, soit médullaire ou corticale, de véritables concrétions calculeuses, mais le plus souvent les calculs se forment dans les calices et les bassinets. Lorsque, dans un même rein, on rencontre à la fois des calculs dans le parenchyme rénal et dans les calices et le bassinet, les premiers ont un volume généralement bien inférieur aux seconds, quoiqu'ils soient contemporains d'origine ; ce qui s'expliquerait, d'après Le Dentu, par la petite quantité d'urine qui passe par les tubes du rein relativement à celle qui, dans le même temps, coule à travers les calices et le bassinet.

Très souvent les concrétions intra-parenchymateuses se creusent une sorte de loge à parois conjonctives, dans laquelle elles sont mobiles ou peu adhérentes et partant faciles à extraire ; exceptionnellement, du moins tant que le rein demeure indemne de toute inflammation septique, elles poussent des prolongements dans la substance rénale. Il n'en est pas de même des calculs se développant dans les calices et le bassinet, qui se moulent rapidement sur leurs anfractuosités et qui, lorsque le rein est infecté, pénètrent au sein de sa substance à laquelle ils adhèrent intimement. Le rein, d'après la remarque de Guyon, prend alors la forme d'un fer à cheval, et c'est à ses deux extrémités que l'on trouve réunis les calculs.

C. Lésions rénales déterminées par des calculs. — Le processus des lésions anatomiques, que le séjour des calculs détermine dans le tissu rénal, n'est bien connu que depuis l'avènement de l'histologie et de la bactériologie. Il a fait l'objet d'un travail très intéressant de Jaader. Il convient d'envisager séparément les cas où l'affection calculeuse évolue aseptiquement, et ceux où elle se développe dans un rein infecté.

Lorsque l'affection calculeuse est aseptique, le rein peut demeurer longtemps et même indéfiniment sain aussi bien au point de vue microscopique que macroscopique. Cette tolérance du parenchyme rénal pour les corps étrangers aseptiques est bien connue depuis les expériences de Tuffier. Elle cesse lorsque le calcul, par sa situation entrave, en partie ou en totalité l'excrétion de l'urine par oblitération soit du bassinet à son embouchure à l'uretère, soit d'un calice, soit d'un tube collecteur, soit même en remontant plus haut d'un des tubuli. Les lésions, qui en sont alors la conséquence, sont : ou l'atrophie ou la dilatation du département rénal bloqué. L'atrophie, qui survient de préférence dans les cas où l'oblitération est d'emblée hermétique, se produit par un processus analogue à celui qu'ont étudié expérimentalement Strauss et Germont à la suite de la ligature aseptique de l'uretère ; processus qui commence par une prolifération embryonnaire abondante autour des tubes et des glomérules et aboutit à la sclérose. De même la dilatation, qui succède surtout aux oblitérations incomplètes, se constitue par un mécanisme semblable à celui que nous aurons à discuter à propos de l'hydronéphrose. Con-

trairement à ce que l'on a cru pendant longtemps, l'hydronéphrose calculeuse est rare et le liquide, qui distend le rein et
ses annexes au cours de la lithiase, est bien plus souvent du
pus que de la sérosité ; en réalité, il s'agit de pyonéphrose.

Lorsque la lithiase rénale évolue dans un rein infecté, ce sont
les lésions de la pyélonéphrite suppurée, qui se déroulent plus
ou moins rapidement et menacent à échéance variable la vie
du malade. Ces lésions d'origine lithiasique ne diffèrent pas de
celles des pyélonéphrites suppurées en général, et nous renvoyons pour leur description au chapitre qui leur est consacré.
Faisons seulement remarquer que la pyélonéphrite calculeuse
ne se propage que rarement à l'uretère, et que parfois les lésions
infectieuses sont limitées à la portion du parenchyme rénal
entourant le calcul.

Que le rein calculeux soit atteint de néphrite aseptique ou
septique, il n'est pas rare de le voir plonger au sein d'une masse
adipeuse considérable ou disparaître dans une gangue de tissu
scléreux.

Que devient le rein sain pendant que les lésions que nous
venons d'étudier se développent dans le rein malade ? Tout
d'abord il s'hypertrophie, mais à la longue, et en dehors de
tout retentissement de la maladie générale, comme la diathèse goutteuse ou de toute autre cause directe, l'organe exempt
de calcul peut être aussi atteint de néphrite interstitielle réflexe, d'après SIMON. Cette action morbigène du rein primitivement malade sur le rein sain peut être comparée à celle
qu'exerce un œil lésé sur son congénère dans l'ophtalmie sympathique.

2° Symptomatologie. — L'expression symptomatique de la
lithiase rénale est très variable et, pour bien saisir ces variétés,
il convient de considérer les cas où les concrétions sont retenues dans le rein, les calices ou le bassinet ; ceux où elles che-
minent dans l'uretère vers la vessie ; ceux enfin où elles s'arrêtent dans le canal urétéral en l'obstruant en partie ou en totalité.
Nous décrirons ici seulement l'histoire des calculs séjournant
dans le rein, et nous étudierons à part les accidents produits par

leur migration ou leur arrêt dans l'uretère sous les rubriques de *colique néphrétique* et *anurie calculeuse*.

On doit distinguer la symptomatologie de la lithiase rénale aseptique de celle qui est septique.

A. Symptômes de la lithiase rénale aseptique. — La présence de concrétions dans le rein peut revêtir deux formes cliniques : une forme latente ou mieux fruste, car il existe presque toujours quelques linéaments symptomatiques qui permettent de dépister l'affection, et une forme dans laquelle, bien qu'il n'y ait aucun signe véritablement pathognomonique, se déroule un ensemble de phénomènes suffisamment expressifs.

a. *Forme fruste.* — Cette évolution silencieuse, signalée déjà par Baglivi, s'observe aussi bien pour des calculs volumineux et multiples que pour de menues gravelles et même des sables très fins. Il importe toutefois de faire remarquer que, si chez ces malades aucun trouble fonctionnel n'attire l'attention, une analyse minutieuse des urines vient parfois révéler d'une façon imprévue l'affection des reins.

Fig. 497.

Cristallisations irrégulières de l'acide urique chez les calculeux.

Les urines des lithiasiques confirmés ou en imminence de le devenir sont en effet de coloration foncée, leur densité augmentée dépasse le chiffre habituel de 1020. Elles sont très acides et font virer au rouge vif le papier de tournesol. Lorsqu'elles sont très riches en acide urique, ce dernier se montre sous forme de grains rougeâtres aussitôt après leur émission et lorsqu'elles sont encore chaudes ; mais le plus souvent elles le laissent se déposer en se refroidissant sur les parois

du vase en couches jaunâtres ou rougeâtres, à cristallisations
irrégulières en massues, en clous, en sphères épineuses au lieu
de la forme losangique normale (fig. 197); d'autres fois les dépôts
formés d'urates sont plus longs à se produire et ne se constituent
qu'après que l'urine plus ou moins trouble, épaisse et même
boueuse, les a laissés précipiter en couches de couleur rouge
brique, brunâtre, et parfois blanchâtre, mais toujours très
adhérentes. A vrai dire la grande teneur des urines en acide
urique et en urates n'est qu'un signe de présomption de la lithiase
rénale; mais d'après ROSENSTEIN, elle aurait presque la valeur
d'un signe de certitude lorsque s'ajouteraient aux sédiments urinaires des globules rouges en plus ou moins grande quantité,
de petits caillots fibrineux, indices d'hémorragies capillaires.
LE DENTU attache une certaine importance à l'existence d'une
légère albuminurie. En fouillant avec sagacité le passé d'un
sujet présentant ces diverses altérations de l'urine, on trouvera
presque toujours trace de quelque autre phénomène morbide,
qui accroîtra leur signification symptomatique : tels qu'un
endolorissement passager de la région lombaire, des douleurs
et de la fréquence des mictions, la présence d'une petite quantité de sang dans les urines, etc.

b. *Forme à expression symptomatique*. — La douleur, certains
troubles de la miction, des altérations de l'urine et en particulier l'hématurie sont les symptômes caractéristiques de cette
deuxième forme clinique.

La *douleur* a son siège principal dans la région lombaire du
côté malade et s'étend de la dernière côte à l'épine iliaque
antérieure et supérieure verticalement, et de la masse sacro-
lombaire au flanc transversalement. Semblant pour le malade
siéger dans les masses musculaires, elle occupe en réalité les parties profondes. Ses caractères sont variables : tantôt c'est une
sensation d'endolorissement, de douleur sourde; tantôt c'est
une douleur vive et aiguë. Le volume de la concrétion, sa mobilité, l'inflammation du bassinet suivant LEGUEU, paraissent être
les conditions pathogéniques de sa production. D'après JACOB-
SON chez certains malades les souffrances seraient exclusivement
nocturnes, mais dans la majorité des cas, elles sont diurnes et

provoquées ou exagérées par la marche, la course, le saut, la
voiture. Le simple redressement de la colonne vertébrale serait
assez douloureux chez certains lithiasiques rénaux, au dire de
Paulet, pour devenir le point de départ d'une scoliose. La palpation du rein et en particulier la pression ferme et brusque de
la région lombaire avec les doigts repliés en crochet dans le
sinus costo-vertébral est un bon moyen de mettre en jeu la sensibilité du rein calculeux ; dans un cas Tuffier aurait pu
ainsi sentir dans un rein abaissé le choc de plusieurs calculs
mobiles dans le bassinet ? Il est rare que la douleur reste localisée à la région lombaire et à son voisinage, presque toujours
elle irradie plus ou moins loin. Ces irradiations ont lieu le
plus souvent le long de l'uretère, dans l'aine, vers le testicule
et la grande lèvre, quelquefois dans la vessie, l'urètre et la
verge. Elles sont d'ordre réflexe et tout à fait indépendantes de
la migration des concrétions. Les anciens, Morgagni, Vasalva
avaient déjà signalé le retentissement du rein calculeux sur
les fonctions de la vessie, mais c'est à Verneuil et Guyon
que l'on doit de bien connaître les douleurs réflexes réno-vési-
cales, qui peuvent faire prendre pour une affection de la
vessie une affection du rein à ses débuts. Parfois la douleur
réflexe se fait sentir dans le rein adelphe, ainsi que Guyon l'a
démontré, réflexe réno-rénale. Les irradiations douloureuses
peuvent encore s'étendre en dehors de l'appareil urinaire dans
la fesse, à la partie postérieure de la cuisse, tout le long du sciatique jusqu'à la plante du pied. Exceptionnellement elles se
font vers les régions hépatique, splénique et gastrique, vers la
poitrine et les épaules.

Les *troubles de la miction* symptomatiques de la lithiase
rénale consistent dans la fréquence des besoins d'uriner, dans
la dysurie, la polyurie, quelquefois l'oligurie. La fréquence exagérée des mictions et les difficultés, qui les accompagnent,
rentrent dans la catégorie des phénomènes réflexes que nous
venons de signaler. Il en est de même de la polyurie et de l'oligurie passagères ; cependant lorsque l'abondance ou au contraire la
diminution des urines deviennent permanentes, on devrait penser, d'après Le Dentu, à l'existence d'une néphrite interstitielle.

Au nombre *des altérations de l'urine* nous trouvons d'abord un phénomène, qui n'a de valeur que par l'allure qu'il revêt. Il consiste dans la présence dans l'urine de sables et de concrétions de volume divers. Lorsqu'un malade après avoir rendu pendant longtemps à chaque miction une plus ou moins grande quantité de sables fins, de menues concrétions ou de calculs de quelque volume, voit ses urines redevenir normales, il y a lieu de songer à la rétention de ces substances solides dans les reins ou dans un autre point de l'appareil urinaire, mais ce ne peut être là qu'une présomption.

La *présence du sang* dans les urines a une bien plus grande valeur symptomatique, mais elle est loin d'être constante et elle est surtout très variable quant à la quantité. Il convient à cet égard de distinguer les cas où le sang, devant être recherché avec soin dans les urines par le repos et l'examen au microscope du dépôt, ne constitue pas une véritable hémorragie, et ceux où il est déversé en assez grande abondance pour donner lieu à l'hématurie. Dans le premier cas, la recherche des hématies a pour nous une grande importance, lorsqu'elles sont groupées en cylindres reproduisant la forme des tubuli elles sont presque pathognomoniques. Même lorsqu'il y a hématurie proprement dite, le sang est exceptionnellement abondant dans les urines des lithiasiques rénaux. Les éléments colorants donnent à ce liquide des teintes diverses, suivant leur nombre, leur ancienneté et leurs altérations. C'est ainsi que tantôt l'urine a simplement l'aspect fumé, tantôt elle ressemble à du jus de pruneaux, du café noir, plus rarement elle est franchement rouge, et il est tout à fait exceptionnel que le sang soit déversé en si grande proportion que le malade semble rendre du sang pur. C'est dans ces conditions qu'il peut expulser des caillots allongés reproduisant le moule de l'uretère. Qu'elle soit minime ou abondante, la présence du sang dans les urines est en général intermittente, et se manifeste à la suite d'une fatigue, d'un exercice un peu violent, d'une marche prolongée, d'une course en voiture, à cheval, etc. On a vu cependant l'hématurie survenir chez des malades confinés au lit, et RAYER a cité des cas où le travail de la digestion avait sur leur production une influence non douteuse. Mais en général l'hématurie cesse dès que le malade se met au repos. Elle se reproduit d'abord à de longs intervalles et à la suite de causes faciles à découvrir, puis devient plus fréquente et apparaît à la moindre occasion au fur et à mesure que progresse le calcul et avec lui les lésions rénales.

C'est à dessein que nous passons sous silence la présence du pus dans les urines. Ainsi que l'enseigne Guyon, le processus calculeux primitif dans quelque point de l'appareil urinaire qu'il évolue est essentiellement aseptique, et la pyurie n'est qu'un accident résultant de l'infection du rein, de la pyélonéphrite. Loin d'éclairer le diagnostic, la purulence des urines l'obscurcit le plus souvent.

B. Symptômes de la lithiase rénale septique. — La présence d'un calcul dans le rein, les calices ou le bassinet crée des conditions favorables à l'infection de ces organes, cependant la pyélonéphrite calculeuse considérée par les anciens et en particulier par Rayer comme une étape de l'évolution de la lithiase est en réalité relativement rare.

Les symptômes de l'inflammation lithiasique du rein ne différant pas de ceux de la pyélonéphrite en général, nous renvoyons à l'étude de cette affection.

3° Exploration chirurgicale du rein. — L'analyse minutieuse et raisonnée des symptômes offerts par les malades soupçonnés atteints de calcul rénal ne pouvant presque jamais donner un degré de certitude absolue, on comprend que l'on soit dans certains cas autorisé à pratiquer l'exploration chirurgicale du rein. Rappelons seulement pour le condamner le procédé de Simon (de Heidelberg), qui consiste à introduire la main et l'avant-bras dans le rectum pour aller palper le rein. La ponction de l'organe à travers les téguments et les parties molles de la région lombaire proposée par Barker, à peu près sans danger, est si infidèle que la plupart des chirurgiens lui préfèrent l'incision exploratrice. Celle-ci consiste à découvrir le viscère comme dans les premiers temps de toute néphrotomie, puis à l'explorer par la palpation, l'acupuncture, l'incision du bassinet ou pyélotomie, l'incision du rein lui-même ou néphrotomie. La palpation ne peut révéler que l'existence de concrétions siégeant dans le bassinet ou les calices, ou distendant le parenchyme rénal par leur volume. L'acupuncture préconisée par Simon et réglementée par Le Dentu, qui conseille de faire d'abord une série de piqûres sur le bord convexe, puis deux autres séries sur la face postérieure, est recommandable mais peut laisser ignorés de petits graviers. La pyélotomie, d'après Legueu, ne permettrait qu'une exploration très incomplète, que l'on se serve pour cela du doigt à la manière de Le Dentu ou des explorateurs de Bance Clarke, de Lloyd, et de plus elle exposerait à des fistules ; aussi la rejette-t-il. Il recommande la néphrotomie et, au lieu de l'incision postérieure de Morris, il conseille de fendre le rein sur son bord convexe, de manière que la section parallèle à la direction des gros vaisseaux et des canalicules excréteurs ne soit suivie ni d'hémorragies graves, ni de sclérose ultérieure des glomérules.

4° Exploration radiographique. — La plupart sinon la totalité des concrétions urinaires, contrairement aux concrétions biliaires, étant imperméables aux rayons X (Morris, Chapuis et Chauvel, Beguet et Gascart), on a songé à appliquer au diagnostic des calculs rénaux la découverte de Rœntgen ; Macintyre et James Swains (de Clifton) ont ainsi découvert des calculs rénaux, dont l'existence a été confirmée par l'opération ultérieure. Tout récemment Gaimard a fait à ce sujet des expériences cadavériques intéressantes dans le laboratoire des cliniques de la faculté de Bordeaux sous la direction de Sabrazès et Rivière.

5° Marche, durée, terminaisons. — La description précédente des symptômes de la lithiase rénale nous dispense d'entrer dans de longs détails sur son évolution. Tant que le rein demeure aseptique, la marche de l'affection est essentiellement lente ; loin d'être continue, elle subit souvent des temps d'arrêt pendant lesquels les sables et les graviers disparaissent des urines et les phénomènes douloureux se calment.

La durée est indéterminée. Si par exception un traitement approprié parvient à modifier les tendances de l'organisme à fabriquer des concrétions rénales et si l'arbre urinaire se débarrasse de celles qui l'encombrent, la guérison définitive et spontanée peut être obtenue. Mais le plus souvent la diathèse persistant, le malade finit par succomber à l'un des accidents ou complications que nous étudierons, et alors même qu'aucune de ses terminaisons, qui, on le comprend, assombrissent singulièrement le pronostic, n'a lieu, la lithiase rénale détermine chez certains sujets un état douloureux du rein continu, qui s'aggrave par la marche, le mouvement, s'accompagne de légères hématuries et de troubles dysuriques peu graves en soi, mais qui finissent par inquiéter les malades, par leur enlever tout entrain et les conduire peu à peu à la neurasthénie.

6° Diagnostic. — Rien n'est plus facile que de reconnaître la lithiase rénale chez un patient, qui rend des sables ou qui a été atteint d'une colique néphrétique bien caractérisée. Mais en l'absence de ces phénomènes et lorsque le malade ne peut fournir sur ce qui s'est passé antérieurement aucun renseignement, le diagnostic devient extrêmement difficile et parfois même impossible. Laissant de côté les cas de lithiase simulée étudiés par CIVIALE et plus près de nous par BROXGNIART, cas que l'analyse chimique des concrétions présentées fera aisément reconnaître, nous passerons en revue les affections, qui donnent lieu aux deux symptômes douleur rénale et hématurie soit isolés, soit associés, et partant sont susceptibles d'en imposer pour la maladie calculeuse du rein.

Parmi les affections déterminant seulement de la douleur, nous signalerons le lumbago, la lumbalgie symptomatique d'une affection de l'utérus ou du rectum, la névralgie lombo-abdominale, la névralgie rénale. Le *lumbago* est en général facile à reconnaître par la diffusion de la douleur, qui s'étend *également* des deux côtés et siège dans les masses sacro-lombaires, ainsi que le révèle la pression et les mouvements. La *lumbalgie*, outre qu'elle présente les points douloureux bien connus, lombo-iliaque, hypogastrique et vaginal, se lie presque toujours à des lésions

de l'utérus, de ses annexes et du rectum, que l'examen méthodique de ces organes laissera rarement échapper. La *névralgie
lombo-abdominale*, lorsqu'elle occupe à la fois les branches antérieures et postérieures des nerfs lombaires, se distingue aisément
par la multiplicité de ses points douloureux, hypogastrique,
inguinal, scrotal, labial chez la femme, lombaire et iliaque ;
lorsque les branches postérieures sont seules prises et qu'il
n'existe qu'un point lombaire et iliaque, il est plus difficile de
la distinguer de l'état douloureux engendré par la lithiase rénale.
D'après Le Dentu, le point douloureux lombaire dans la lithiase
siégerait en dehors de la masse sacro-lombaire ou sous la
douzième côte. La percussion de la région des lombes en déterminant une douleur profonde, rénale, fournirait dans les cas
particulièrement difficiles un moyen précieux de reconnaître la
localisation de la douleur (Lloyd). La *névralgie rénale*, qu'il
convient de distinguer de la *néphralgie* ou état douloureux du
rein malade (Rayer), ainsi qu'a pris soin de le faire Leguec
dans un travail fort intéressant, existe bien réellement. Elle est
idiopathique ou symptomatique. Idiopathique, elle s'observe
dans l'âge moyen, particulièrement dans le sexe masculin chez
les névropathes ; chez la femme les troubles de la menstruation et la grossesse la déterminent ; on l'a vue engendrée par
un traumatisme (Kendel, Francks, Rafle), par la malaria
(Kirkhan, Harrison, Young, Texier) ; symptomatique, elle traduit l'état pathologique de la vessie (Morris, Leguec), de la
prostate, du rein congénère, et survient encore dans une foule
d'autres affections (ataxie locomotrice, Maurice Raynaud, hystérie, Sabatier). C'est donc par une étude attentive, et en passant en revue presque tous les organes et appareils, que l'on
arrivera à différencier la douleur symptomatique de la lithiase
rénale ou néphralgie de la névralgie de cet organe.

Les affections rénales, qui s'accompagnant d'hématurie peuvent donner le change avec la lithiase, sont la tuberculose et
les néoplasies malignes du rein, auxquelles on peut joindre
l'hémophilie rénale. L'hématurie de la *tuberculose rénale* peut
parfois être profuse, mais cette forme clinique, plus particulièrement en relation avec l'infection bacillaire par la voie san-

guine, est rare et le plus souvent l'urine est faiblement teintée et d'une façon passagère par le sang. Lorsqu'elle est susceptible de simuler l'hématurie calculeuse par ses caractères, elle s'en distingue par ce fait qu'elle est spontanée et d'ordre congestif survenant au repos aussi bien qu'après le mouvement. A défaut de la présence des bacilles dans les urines, que l'on ne trouve qu'exceptionnellement à cette période précoce de l'affection, les phénomènes vésicaux, l'état de la prostate, des vésicules séminales et des épididymes et les antécédents révéleront la genèse de l'hémorragie. Les *tumeurs malignes du rein* ne s'accompagnent d'hématurie qu'assez tardivement et alors que le néoplasme est suffisamment développé pour que la palpation bimanuelle permette d'apprécier ses caractères. Le pissement de sang est spontané et procède par crises de plusieurs jours, séparées par des intervalles de quelques mois, d'une année et même davantage. Quant à l'*hémophilie rénale* de SENATOR et des auteurs allemands, l'abondance du sang mélangé à l'urine et son apparition subite et sans cause sont de nature à ne point la faire prendre pour une hématurie calculeuse du rein.

7° Traitement. — La lithiase rénale comme celle des autres portions de l'appareil urinaire comporte avant tout un traitement *préventif* ou *prophylactique*. Nous renvoyons, pour l'étude des ressources que nous offrent à cet égard le régime diététique, l'hygiène et les diverses médications, au début du chapitre que nous avons consacré à la thérapeutique des calculs de la vessie. Le traitement *curatif* des concrétions lithiasiques des reins est médical ou chirurgical.

A. TRAITEMENT MÉDICAL. — Les concrétions rénales de quelque volume ne sont pas plus susceptibles de se dissoudre sous l'influence d'une médication interne que ne le sont les concrétions de la vessie, et le traitement par les dissolvants ou lithontriptiques, repris dans ces dernières années par E. PFEIFFER, POSNER et MORNHORST, a fait peu de prosélytes. Mais il n'est pas irrationnel d'admettre que les sables fins uriques, qui encombrent les canalicules du rein dans certaines formes de lithiase acide, puissent être dissous par une médication alcaline, et nous croyons pour notre part à l'efficacité d'un traitement hydrominéral par les eaux bicarbonatées sodiques, comme Vichy, Royat, Brides, Vals, Pougues en France, et par les eaux chlorurées sodiques comme Carlsbad, Marienbad, Kissingen, à l'étranger. Les effets obtenus par cette médication sont peut-être plutôt d'ordre mécanique que chimique, mais ils sont réels. Quant à l'expulsion des graviers à la suite de l'ingestion d'une grande quantité de liquide, elle est sans doute le résultat de plusieurs facteurs, qui se succèdent et se complètent, mais dont les principaux seraient de débarrasser la concrétion des déchets épithéliaux et des mucosités, qui la recouvrent, de manière à l'amoindrir et à la mobiliser, et de provoquer par suite de l'hyperhémie fonctionnelle du rein des contractions réflexes de l'uretère. Pour obtenir ce résultat, l'eau ordinaire, en raison des troubles digestifs que l'ingestion de l'eau potable la meilleure ne manquerait pas de provoquer, sera remplacée par diverses tisanes au goût du malade, telles que les tisanes de graine de lin, d'orge, de chiendent, de pariétaire, de stigmates de maïs, de queue de cerises, d'uva ursi, etc. Mais rien ne vaut l'administration d'eaux naturelles faiblement minéralisées, comme celles d'Évian, Vittel, Contrexéville, Capvern, toujours admirablement bien tolérées par l'estomac. Que si l'acidité des urines est excessive, on substituera aux eaux sulfatées calciques précédentes, qui n'agissent que comme diurétiques les eaux bicarbonatées sodiques de Vichy, Pougues, Néris, Royat, Vals, dont il conviendra toutefois de surveiller avec soin l'administration en raison des poussées inflammatoires, qui pourraient en être la conséquence. C'est ainsi que l'existence d'une pyélite ou d'une pyélonéphrite contre-indique l'emploi des eaux fortement alcalines. On se gardera également de les prescrire aux malades atteints de lithiase phosphatique, non seulement parce qu'elles introduiraient dans l'organisme un excès de carbonate de soude, mais encore parce que, en rendant les urines alcalines, elles favoriseraient la précipitation des phosphates calcique et ammoniaco-magnésien et aussi du carbonate de chaux. Se fondant sur la propriété qu'a la glycérine de dis-

soudre l'acide urique et de passer en nature dans les urines.
HERMANN (de Carlsbad) a conseillé d'administrer cette substance
à la dose de 50 à 100 centimètres cubes dans la matinée.

La douleur, en dehors des crises de colique néphrétique, atteint
parfois une telle intensité qu'elle devient une indication du
traitement chirurgical, mais elle peut aussi être atténuée par
des moyens médicaux : topiques émollients, embrocations calmantes d'huile laudanisée et chloroformée sur la région lombaire, révulsifs tels que teinture d'iode, pointes de feu, cautères,
à l'exclusion, cela va sans dire, des vésicatoires. On se trouvera
bien aussi de prescrire des narcotiques à l'intérieur et en particulier l'opium et ses dérivés. LE DENTU dit avoir obtenu de bons
effets de l'antipyrine, mais en raison des constatations de A. RO-
BIN, qui a trouvé que le médicament augmente les proportions
d'acide urique dans les urines, il fait des réserves sur son emploi.

B. TRAITEMENT CHIRURGICAL. — Étant donnés les dangers que
crée pour l'avenir un calcul rénal, l'intervention chirurgicale est
indiquée dès que le diagnostic est fait, et elle s'impose absolument
toutes les fois que la douleur et les hématuries rendent insupportable la vie et la mettent en péril. Cette formule, qui s'applique
à la néphrolithiase aseptique, ne saurait encore moins être discutée lorsque le rein est infecté et qu'il existe de la pyélonéphrite.

Les opérations dirigées contre le rein calculeux sont la
néphrotomie ou mieux *néphrolithotomie* et la *néphrectomie*.

a. *Néphrolithotomie*. — Elle est pratiquée soit sur le rein aseptique, soit sur le rein suppuré.

α. *Rein aseptique*. — L'ouverture du rein pour calcul ou
néphrolithotomie, conseillée déjà au siècle dernier par HEVIN,
pratiquée d'abord par DURHAM en 1870, puis par MORRIS en 1880
en Angleterre et importée en France l'année suivante par LE
DENTU, se fait par la voie lombaire beaucoup plus facile et
beaucoup moins dangereuse (mortalité 5 p. 100 d'après LEGUEU
et 6 p. 100 d'après TUFFIER), de préférence à la voie abdominale
infiniment plus meurtrière. Le rein à nu est ouvert sur son
bord convexe et le calcul enlevé dans son entier, on peut à la
manière de TUFFIER le fermer avec une suture au catgut ou se

contenter de bourrer la plaie de gaz iodoformée laissant à la réunion secondaire le soin de se faire. Le rein étant aseptique, les fistules sont infiniment rares.

β. *Rein suppuré*. — Lorsque le rein est suppuré, la néphrolithotomie incomparablement plus difficile, surtout au point de vue de l'extraction des calculs presque toujours enclavés dans des loges charnues ou fibreuses et dissimulés dans les cornes du rein courbé en fer à cheval (GUYON), peut être encore tentée, mais une fistule, sinon intarissable, puisque GUYON l'a vue se fermer spontanément plusieurs années après, du moins longuement persistante, en est la conséquence. Quant à sa mortalité, qui était de 43,3 p. 100 dans la statistique déjà ancienne de NEUMANN, elle est encore de 34,2 p. 100 et de 33,3 p. 100 dans celles de LEGUEU et de TUFFIER, mais elle est notablement inférieure à celle de la néphrectomie.

b. *Néphrectomie*. — Cette dernière opération, que l'on ne peut conseiller que lorsque le rein est infecté, donne, d'après LEGUEU, une léthalité de 42,7 p. 100 par la voie lombaire et de 41,4 p. 100 par la voie abdominale et, d'après TUFFIER, de 37,3 p. 100 pour la première et de 39,2 p. 100 pour la seconde. Aussi bien que la néphrolithotomie, en cas d'infection, expose à laisser des concrétions et à voir se produire une fistule consécutive, la presque unanimité des chirurgiens français et étrangers lui donne la préférence sur la néphrectomie primitive, et cela avec d'autant plus de raison que la néphrectomie secondaire, à laquelle on peut toujours avoir recours ultérieurement, a une mortalité sensiblement inférieure 16,6 p. 100, suivant LEGUEU, et 9,3 p. 100 seulement, d'après KOLACZECK.

§ 2. — ACCIDENTS DE MIGRATION : COLIQUE NÉPHRÉTIQUE

Si des sables fins et de menus graviers peuvent cheminer sans réaction douloureuse du bassinet à la vessie, si même des calculs assez gros (noyau de cerise, petit haricot) peuvent parcourir toute la longueur de l'uretère, le plus souvent le passage des productions lithiasiques détermine des douleurs d'intensité et de durée variables constituant le syndrome colique néphrétique.

1° Pathogénie et étiologie. — Ce sont les contractions spasmodiques de l'uretère sur le calcul, bien plus que la distension de ces parois, qui engendrent la douleur (GOUBEAUX, VULPIAN, SOKOLOFF et LUCHSINGER).

Bien d'autres corps étrangers que les sables, graviers ou calculs peuvent donner lieu à la colique néphrétique, tels sont des caillots sanguins, des fausses membranes, des amas caséeux, des débris de néoplasme, des hydatides. Nous n'envisagerons ici que les crises produites par les produits lithiasiques.

La nature chimique et la conformation des sables et graviers sont des facteurs plus importants de la réaction douloureuse de l'uretère que leur volume : les sables d'acide urique et les fines gravelles uratiques contenus dans une urine hyperacide, les concrétions anguleuses et épineuses d'acide oxalique et d'oxalates la provoquent bien plus souvent que les calculs arrondis et volumineux comme des grains de plomb, des petits pois, de petits haricots.

L'âge, le sexe, la nervosité des malades jouent aussi un certain rôle. La colique néphrétique s'observe surtout, entre quarante et soixante ans ; elle est rare dans l'enfance et la vieillesse ; elle est sensiblement aussi fréquente chez l'homme que chez la femme, mais l'intensité des crises est incontestablement plus grande chez cette dernière. D'après la statistique de DURAND-FARDEL, le côté gauche serait plus souvent affecté que le côté droit. Il n'est pas rare de rencontrer des malades, chez lesquels la crise se produit tantôt d'un côté, tantôt de l'autre, sans régularité dans l'alternance, et parfois elle éclate coup sur coup ou même simultanément des deux côtés.

C'est en général à la suite d'une fatigue, d'une marche prolongée, d'une course à cheval, d'un voyage en voiture, d'un exercice violent quelconque que la crise se produit. Signalons aussi comme cause déterminante l'ingestion de liquides en abondance (particulièrement des diurétiques), le cathétérisme explorateur de la vessie, une séance de lithotritie.

2° Symptomatologie. — Assez souvent la colique néphrétique survient brusquement au milieu de la santé la plus parfaite ou bien après avoir été annoncée par une sensation vague de gêne, de pesanteur dans les lombes, par un faux besoin d'aller à la garde-robe (LE DENTU).

La forme clinique la plus commune est caractérisée principalement par une douleur vive, aiguë, térébrante et véritablement atroce, qui a son maximum habituel dans la région lombaire et le flanc, parfois dans l'abdomen et la vessie, selon le point d'arrêt du calcul, mais qui s'irradie presque toujours le long de l'uretère jusque dans le réservoir urinaire, et suivant le cordon spermatique dans l'aine, dans le testicule rétracté et gonflé chez l'homme, dans la grande lèvre chez la femme. L'hypogastre, le périnée, le rectum, le membre inférieur peuvent être aussi endoloris et le siège d'hyperesthésie ou de paresthésie.

Le paroxysme douloureux est en général de courte durée, mais il se répète souvent au cours d'une même crise, qui peut se prolonger de quelques heures à un ou plusieurs jours. A la souffrance lente, continue, mais en somme tolérable, s'ajoutent à intervalle plus ou moins rapprochés à l'occasion d'un mouvement ou sans cause des douleurs horribles, qui arrachent des cris aux malades les plus courageux, les font se tordre et prendre les positions les plus bizarres, et déterminent enfin par action réflexe la pâleur de la face, le refroidissement et la cyanose des extrémités, des sueurs profuses, en même temps que le pouls devient petit et fréquent ou au contraire se ralentit, sans qu'il y ait jamais d'élévation de température. Certains malades ont des nausées, des vomissements alimentaires et bilieux, du hoquet, des convulsions et du délire.

Le patient est presque toujours tourmenté par le besoin fréquent d'uriner, mais il ne rend qu'une petite quantité d'urine trouble, épaisse, souvent sanguinolente, tandis que la fin de la crise est annoncée ou suivie par une abondante polyurie, qui entraîne souvent avec elle mais non toujours le corps du délit.

Le ballonnement du ventre presque constant ne permet qu'une exploration insuffisante du flanc et du trajet de l'uretère ; cependant on peut parfois constater une augmentation de volume du rein et surtout son état douloureux à la pression, ainsi que celui de son conduit excréteur. Le toucher rectal, qui ne doit jamais être négligé pour la recherche du point d'arrêt du calcul, peut révéler l'existence d'une douleur vive à l'embouchure de l'uretère à la vessie.

3° Marche, terminaisons, pronostic. — Entre la colique néphrétique franche et bruyante, dont nous venons d'esquisser le tableau, et celle qui est caractérisée par un léger et fugace endolorissement de la région lombaire et du flanc tous les intermédiaires s'observent, or comme l'existence de ces crises a pour le diagnostic de la lithiase rénale une valeur des plus grandes, on ne saurait attacher trop d'importance à les rechercher dans les anamnestiques.

La terminaison habituelle de la colique néphrétique est la guérison, elle n'a donc pas par elle-même un pronostic grave, mais la possibilité de voir lui succéder une attaque d'anurie ou survenir une hydronéphrose ou une inflammation du rein et du bassinet assombrit son pronostic.

Rarement l'accès de colique néphrétique reste unique et il est presque de règle de voir les crises se reproduire chez les lithiasiques à des intervalles plus ou moins longs et parfois réguliers. L'hygiène a sur leur éloignement ou leur rapprochement des crises une influence facile à comprendre.

4° Diagnostic. — Nous avons dit que la migration dans l'uretère d'un caillot, d'un débris de néoplasme, d'un magma caséeux, d'une hydatide, etc., pouvait donner lieu au même syndrome douloureux que la migration d'un calcul. L'expulsion du corps du délit avec les urines, si elle a lieu, et l'examen des autres phénomènes offerts par le patient feront le plus souvent faire le diagnostic de la cause de la colique néphrétique. Les crises douloureuses d'hydronéphrose intermittente, auxquelles peut donner lieu le rein mobile, se reconnaîtront précisément à la mobilité de cet organe. La colique hépatique non suivie d'ictère, les coliques intestinales, la colique appendiculaire, les entéralgies, les coliques utérines ne sont point en général difficiles à reconnaître lorsque l'on assiste à leur évolution, mais on comprend à quelles erreurs on s'expose lorsque au récit du malade on fait un diagnostic rétroactif.

5° Traitement. — Le traitement comporte deux indications, calmer les souffrances et favoriser la progression du calcul migrateur.

Pour remplir la première on aura recours aux applications émollientes et révulsives, aux frictions et aux embrocations calmantes opiacées et belladonées, aux ventouses, aux grands bains tièdes, aux grands lavements d'eau chaude, et à l'administration à l'intérieur de substances narcotiques, anti-spasmodiques et hyposthénisantes, comme l'opium et ses dérivés, le chloral, l'antipyrine, la belladone, la jusquiame, les bromures. Ces médicaments peuvent être administrés à l'intérieur par la voie stomacale, mais en raison de l'intolérance gastrique qui, le plus souvent, ne permet pas de conserver la plus petite quantité de liquide, il est préférable de les donner sous forme de lavements : les lavements de laudanum et d'antipyrine sont particulièrement recommandables. Un moyen très précieux aussi est l'injection hypodermique de morphine et d'antipyrine. On a conseillé aussi les pulvérisations d'éther ou de chloroforme sur les régions traversées par les uretères : les inhalations de chloroforme, déjà préconisées par Trousseau, sont assurément plus efficaces que ces pulvérisations.

La plupart des moyens que nous venons de rappeler ne sont pas seulement propres à calmer les douleurs, mais ils aident aussi à la migration du calcul en faisant cesser le spasme, qui plus que le volume de la concrétion, nous l'avons dit, est cause des accidents. L'ingestion de grandes quantités de liquide comme l'eau pure ou les tisanes diurétiques additionnées de lactose, ou plus ou moins minérales et alcalines, comme Evian, Vittel, Contrexéville, Capvern, Vals, Pougues, Vichy, etc.), se recommandent évidemment à l'attention. Si l'intolérance de l'estomac rend leur emploi impraticable, on doit chercher à la combattre par l'administration de petits fragments de glace, de boissons gazeuses, de la potion antiémétique de Rivière. Les substances diurétiques, digitale, nitrate de potasse, doivent plutôt être déconseillées, car par l'hyperhémie qu'elles déterminent du côté du rein, elles tendent à augmenter le spasme urétéral.

Dans le but d'augmenter la sécrétion de l'urine et partant la pression dans le bassinet et l'uretère, RELIQUET a employé un expédient, qui lui a donné un succès : c'est la compression élastique des membres inférieurs qui, faisant refluer le sang dans la partie supérieure du corps augmente la tension intra-rénale. L'application de ce moyen doit être surveillée, car il n'est pas sans danger chez les cardiaques et les athéromateux par exemple. Les vomitifs et les purgatifs, donnés dans le but de provoquer par les efforts la progression des calculs dans l'uretère, nous semblent plutôt de nature à accentuer les accidents. La marche dans la chambre et un exercice modéré peuvent être de quelque utilité ; certains auteurs ont même conseillé les courses en voiture, les voyages en chemin de fer, et jusqu'à des exercices violents comme l'équitation. Les massages de l'abdomen lorsque le malade peut les supporter, et que d'ailleurs on peut toujours essayer sous le chloroforme, méritent plus de confiance. Ils ont été recommandés par ROBERTS, et SIMPSON a proposé de les pratiquer après avoir mis le malade la tête en bas de manière à faire retomber le calcul dans le bassinet. La galvanisation de l'uretère offre enfin un moyen qu'on ne doit point négliger d'employer. Au lieu d'appliquer les réophores à l'extérieur sur le trajet de l'uretère, il serait peut-être avantageux d'en appliquer un sur la région lombaire et l'autre dans la vessie au voisinage de l'embouchure de l'uretère, ou dans le rectum si le cathétérisme offrait quelque impossibilité.

En présence des douleurs atroces de la colique néphrétique, on peut se demander en dernier lieu si le chirurgien ne serait pas autorisé à intervenir ; nous n'hésiterions pas pour notre part.

§ 3. — ACCIDENTS D'OBSTRUCTION : ANURIE

Les accidents produits par l'obstruction complète ou incomplète de l'uretère par un calcul sont l'anurie et l'hydronéphrose. Nous ne traiterons ici que de l'anurie.

L'anurie était considérée par les anciens comme une entité morbide ; RAYER fut un des premiers, qui s'appliqua à en déterminer la séméiologie, et ROBERTS fit faire un grand pas à la

question en établissant les deux variétés : anurie non obstructive et anurie obstructive. MERKLEN y consacra sa thèse et, dans
ces dernières années, LEGUEU et notre élève DONNADIEU ont fait
sortir son étude du domaine spéculatif, en montrant que l'anurie calculeuse est justiciable d'une intervention chirurgicale.

1° **Étiologie.** — L'anurie calculeuse s'observe rarement aux
deux extrêmes de la vie : elle frappe surtout les adultes de
trente à cinquante ans et principalement les hommes (62 hommes contre 17 femmes d'après DONNADIEU). Ce n'est presque
jamais une manifestation première de la lithiase rénale. Elle
se répète parfois chez le même malade et certains sujets y semblent pour ainsi dire prédisposés ; tels sont les goutteux, les
obèses, les diabétiques. Les exercices violents, les marches
prolongées, les courses en voiture et à cheval, les traumatismes
de la région lombaire, les écarts de régime, les émotions violentes et des accès de colère en sont les causes déterminantes
ordinaires.

2° **Anatomie et physiologie pathologiques**. — Le calcul
obturateur ne s'arrête pas indifféremment dans tous les points
de l'uretère, mais de préférence à ses deux extrémités au voisinage du bassinet et de la vessie, et plus rarement dans sa portion moyenne (MORRIS, RALFE et GODLEE, LAGUENS, DONNADIEU).
Ce n'est pas le plus souvent parce qu'il distend le conduit
urétéral par son volume que le corps étranger l'oblitère, mais
parce qu'il irrite la muqueuse et détermine la contracture des
fibres musculaires lisses sous-jacentes ; c'est ainsi que de menues
concrétions anguleuses et même un conglomérat de sables
produisent l'oblitération (fig. 198).

En amont de l'obstacle, l'uretère est très modérément dilaté,
le bassinet n'est pas distendu et ne contient qu'une très petite
quantité d'urine sanguinolente très vraisemblablement pauvre
en urée (DONNADIEU). Le rein est considérablement augmenté de
volume, d'abord parce que, son congénère étant presque toujours
malade depuis longtemps, il s'est hypertrophié par suractivité
fonctionnelle et ensuite parce qu'il est fortement hyperhémié.

A la coupe la substance médullaire est rouge foncé, ecchymotique, ses vaisseaux droits sont dilatés et parfois même rompus, tandis que la substance corticale est pâle et anémiée. L'absence de distension du bassinet et du rein par l'urine limpide ou purulente est la caractéristique des lésions anatomiques dans l'anurie calculeuse, car les conditions premières de l'hydronéphrose sont, nous le verrons, l'oblitération brusque et totale de l'uretère et l'évolution aseptique du processus.

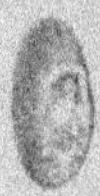

Fig. 198.

Petit calcul ayant déterminé l'anurie calculeuse chez une femme de quarante-deux ans et ayant été expulsé le troisième jour après une néphrotomie d'urgence.

Il est exceptionnelle de trouver chez un malade, qui a succombé à l'anurie calculeuse, le rein du côté opposé dans son état d'intégrité : il est soit atrophié, scléreux, réduit au volume d'une noix, soit hydronéphrotique, soit pyonéphrotique. Suivant la plupart des auteurs, la suppression partielle anatomique ou physiologique du rein adelphe ainsi altéré est la condition *sine quâ non* de l'anurie calculeuse, mais il n'est pas douteux qu'elle puisse se produire aussi lorsque les deux uretères sont bloqués simultanément ou lorsque le rein sain du côté opposé est inhibé par voie réflexe. D'après DONNADIEU, ces deux derniers mécanismes de la suppression de la sécrétion rénale sont rares mais réels, sur 46 cas, dont 29 reconnaissaient pour cause l'absence d'un rein ou sa désorganisation complète, 13 fois l'anurie tenait à une obstruction bilatérale et 4 fois à un réflexe inhibitoire.

La lumière de l'uretère étant oblitérée, la suppression de la fonction sécrétoire du rein s'explique par l'augmentation brusque de la tension dans les tubuli, qui, faisant équilibre et dépassant même la tension des vaisseaux glomérulaires et de tout le système vasculaire intrarénal, supprime la condition essentielle de la sécrétion urinaire. Bientôt à ces troubles mécaniques se joignent des altérations des épithéliums rénaux, qui vont en s'accentuant très rapidement, si l'excès de pression dans les canalicules persiste, et qui aboutissent en quelques jours à leur dégénérescence complète et irrémédiable. Cette manière de comprendre la physiologie pathologique de l'anurie calculeuse, repose sur les expériences bien connues de CHARCOT et GOMBAULT, de STRAUSS et GERMONT, d'ALBARRAN.

3° Symptomatologie. — Dans la grande majorité des cas l'anurie calculeuse se déclare à la suite d'une colique néphrétique franche, soit immédiatement, soit seulement quelques jours après. D'autres fois, l'engagement du calcul dans l'uretère n'est marqué que par une douleur lombaire sourde et contuse avec ou sans irradiation, ou bien encore par une de ces hématuries prémonitoires signalées par GUYON. Il peut enfin se faire que l'accident survienne au milieu de la santé la plus parfaite.

L'anurie constituée évolue en deux périodes : une période de tolérance et une période urémique, entre lesquelles il convient d'admettre, avec DONNADIEU, pour les besoins de la pratique, une période intermédiaire.

a. *Période de tolérance.* — Dans cette période l'euphorie est parfaite, suivant EGER ; le malade va, vient, se livre à ses occupations habituelles. Quelques-uns cependant sont tourmentés par de faux besoins d'uriner, par des picotements au bout de la verge, leur hypogastre est douloureux ; un petit nombre, bien que ne souffrant pas, sont inquiets, préoccupés, anxieux, et leur état mental est mauvais. Cette première phase a une durée très variable ; chez certains, elle n'existe pas, pour ainsi dire, ou est très courte ; chez le plus grand nombre, elle se prolonge dix, quinze jours et plus ; en moyenne, elle est de cinq à six jours, d'après DONNADIEU. On trouve dans la manière d'être de l'anurie l'explication de cette variabilité. La suppression de la sécrétion urinaire peut être, en effet, absolue, mais souvent aussi elle est incomplète, et, de temps en temps, le malade rend quelques cuillerées d'urine, ou a même une véritable débâcle, qui retarde l'échéance des accidents urémiques. La production d'un commencement d'hydronéphrose, bien que tout à fait exceptionnelle, peut avoir le même effet. Enfin, peut-être y a-t-il lieu d'invoquer, avec PREDVACHE et DIEULAFOY, l'influence de la résorption des produits de la sécrétion interne du rein, suivant la doctrine de BROWN-SÉQUARD.

b. *Période intermédiaire*. — Dans cette période qui pourrait être appelée chirurgicale, car c'est pendant qu'elle se déroule que la question de l'intervention opératoire se pose, le malade présente des phénomènes d'urémie atténués, mais non douteux. Il se sent affaibli, manque d'entrain, se fatigue vite et cherche la tranquillité ; ou au contraire il s'agite, va, vient, sans se reposer ni dormir. Certains ont une céphalalgie légère ; le plus grand nombre présentent des troubles digestifs : perte d'appétit, nausées, vomituritions, langue saburrhale, constipation ou diarrhée, d'après les observations analysées par DONNADIEU.

c. *Période urémique*. — Elle est caractérisée par des troubles qui portent sur tous les appareils organiques. Ils frappent d'abord le tube digestif et consistent dans des vomissements incoercibles : le malade, tourmenté par une soif horrible, passe son temps à réclamer des boissons qu'il rend aussitôt. La langue, d'abord humide, se sèche peu à peu, devient rugueuse, fendillée et noirâtre. Les sécrétions intestinales se tarissent ; la constipation est opiniâtre ; le ventre est ballonné. La peau, qui au début de la période urémique est parfois le siège d'une suractivité fonctionnelle compensatrice, se traduisant par des sueurs abondantes, devient à la fin d'une sécheresse extrême. Dans certains cas, elle est le siège de démangeaisons insupportables, d'éruptions diverses, comme de l'érythème papuleux (DE LAUNAY), du purpura chez un malade que nous avons observé, du gonflement érysipélateux (RAYER, d'après CIVIALE). On a signalé des œdèmes généralisés ou localisés aux malléoles, aux jambes, aux mains, au cou, des épistaxis, des expuitions sanguinolentes. La respiration intacte pendant assez longtemps devient gênée, le malade a une sensation de « barre épigastrique » ; il présente le phénomène de CHEYNE-STOKES et la dyspnée croissante aboutit à de véritables accès de suffocation. Le cœur n'est nullement atteint au début, et ce n'est que lorsque l'intoxication est profonde et ancienne que le pouls faiblit et devient irrégulier. La température reste aussi longtemps normale, mais dans les derniers jours elle s'abaisse et tombe à 36°,6 et au-dessous.

Du côté du système nerveux outre la céphalée, les anuriques se plaignent de sensations de paralysie douloureuse des membres inférieurs (de WEBER), de froid aux jambes avec douleurs intolérables aux genoux et aux mollets (GAULTIER DE CHAMBRY), de crampes, etc. Les tressaillements musculaires du tronc, des membres ou de la face, signalés par ROUEARS, ont une valeur considérable, car ils sont un des premiers symptômes de l'urémie confirmée. Il en est de même du rétrécissement pupillaire.

Certains malades conservent toute leur intelligence jusqu'à la période ultime de l'intoxication, mais la plupart voient leurs facultés intellectuelles faiblir peu à peu ; ils deviennent indifférents à ce qui les entoure et sont plongés dans un état de demi-coma ou de délire tranquille, dont il est facile de les tirer, mais dans lesquels ils retombent aussitôt après. Rarement ils sont pris de délire bruyant et de convulsions.

4° Marche, durée, terminaisons. — La marche de l'anurie calculeuse est progressive et les accidents se succèdent dans l'ordre que nous venons d'exposer. La mort est la terminaison la plus fréquente ; elle surviendrait lorsque la malade est abandonnée à elle-même : d'après MERKLEN, dans 82 p. 100 des cas, d'après LEGUEU, dans 71,42 p. 100, d'après DONNADIEU dans 67,64 p. 100. L'échéance fatale a lieu du dixième au douzième jour, à partir du début de l'obstruction urétérale, et vers le deuxième ou troisième jour après l'apparition des accidents urémiques ou plus exactement des troubles nerveux et en particulier des tressaillements musculaires. Certains malades succombent en pleine connaissance, d'autres dans le coma, un petit nombre dans une crise convulsive, un accès de suffocation. FÉRÉOL a signalé la mort dans un accès d'angine de poitrine et nous l'avons vu déterminée par une syncope.

Lorsque la guérison survient, elle a lieu du huitième au neuvième jour à la fin de la période de tolérance ou au début de la période d'urémie ; mais elle peut aussi se produire au cours de la phase d'intoxication, surtout lorsque dominent les troubles gastro-intestinaux. Le retour des douleurs, une diarrhée profuse, la disparition du tympanisme présagent cette heureuse issue.

5e Diagnostic. — On doit d'abord distinguer l'anurie de la rétention d'urine : le simple cathétérisme y suffit.

Lorsque la suppression des urines survient chez un individu convaincu de lithiase, qu'elle débute bruyamment à la suite d'une colique ou qu'elle s'établit insidieusement, on sera naturellement conduit à soupçonner l'obstruction urétérale par un calcul.

Dans le cas où les anamnestiques font défaut, le diagnostic est des plus difficiles. Ne rappelant que pour mémoire, à l'exemple de DONNADIEU, les anuries toxiques, l'anurie traumatique, l'anurie des maladies générales (scarlatine, diphtérie, fièvre jaune, ictère grave, choléra) et l'anurie de certaines affections gastro-intestinales (dysentérie grave, cancer de l'estomac, péritonite, obstruction intestinale), nous insisterons seulement sur les signes, qui permettent de distinguer l'anurie calculeuse de l'anurie des néphrites, de l'anurie par compression des uretères et de l'anurie hystérique.

Le cortège des symptômes du mal de Bright fera aisément reconnaître l'anurie terminale de la néphrite interstitielle, et la fièvre en même temps que les phénomènes généraux précoces (vomissements, diarrhée, etc.), mettront sur la voie de l'anurie de la néphrite parenchymateuse aiguë.

Les tumeurs abdominales et pelviennes, et en particulier le cancer de l'utérus comprimant les uretères, déterminent bien plus souvent l'hydronéphrose que la suspension de la sécrétion rénale ; lorsque celle-ci se produit, elle s'établit lentement, progressivement, alors que depuis longtemps d'autres symptômes ont attiré l'attention sur la néoplasie.

L'anurie hystérique, en raison des douleurs du côté de la vessie et des reins qui l'accompagnent le plus souvent, est véritablement difficile à reconnaître. Cependant si l'on se rappelle qu'elle survient presque toujours à l'occasion d'une crise caractéristique de cette névrose, qu'elle n'est jamais absolue et ne dure guère plus de dix jours, on aura là des éléments précieux de diagnostic.

L'anurie calculeuse reconnue, il faut encore déterminer le *côté bloqué et l'état du rein du côté opposé*. Les renseignements fournis par le malade et son entourage sur les phénomènes subjectifs de la crise actuelle et sur ceux des crises antérieures, s'il y en a eu, fournissent des indications précieuses lorsqu'ils sont positifs. Lorsque ces moyens rationnels de diagnostic font défaut, la recherche de signes objectifs du côté des uretères doit être mise à contribution.

Les procédés d'exploration de ces organes sont nombreux, mais bien peu sont fidèles. On peut les diviser en trois catégories : ceux qui par leur simplicité sont à la portée de tous les praticiens et ne réclament aucune manœuvre particulière, aucun outillage spécial ; ceux qui nécessitent pour être mis en valeur un tour de main et des instruments spéciaux ; et ceux qui exigent une véritable opération préalable.

Dans la première catégorie rentrent : 1° le *palper abdominal de l'uretère* pratiqué sur la ligne indiquée par les recherches de TOURNEUR, HALLÉ et PEREZ et avec toutes les précautions recommandées par LE DENTU en s'aidant au besoin du chloroforme ; 2° le *toucher rectal chez l'homme*, qui permet d'atteindre la portion convergente du trajet pelvien et de la portion terminale ; 3° le *toucher vaginal chez la femme*, imaginé par HEGAR et bien réglé par SÆNGER, HALLÉ, PAWLIK, BOZEMANN, qui recommandent de porter la pulpe du doigt dans le cul-de-sac antéro-latéral et de chercher ainsi à dédoubler le ligament large. Une douleur vive éprouvée par le malade, parfois la sensation d'un corps dur perçu par le chirurgien relèveront la présence du calcul.

L'*examen cystoscopique de l'embouchure des uretères* et le *cathétérisme de ce conduit*, sans éclairage de la vessie suivant le manuel opératoire de PAWLIK et WARNOTS chez la femme, ou avec éclairage dans les deux sexes avec les instruments de NITZE, de CASPER et d'ALBARRAN (fig. 199) constituent la deuxième catégorie des moyens d'exploration. GUYON et NOGUES virent au cystocope « une boursouflure œdémateuse » correspondant à un calcul arrêté au niveau du méat urétral.

Au nombre des moyens exigeant une opération préalable se trouve d'abord le *toucher intravésical par l'urètre de la femme*

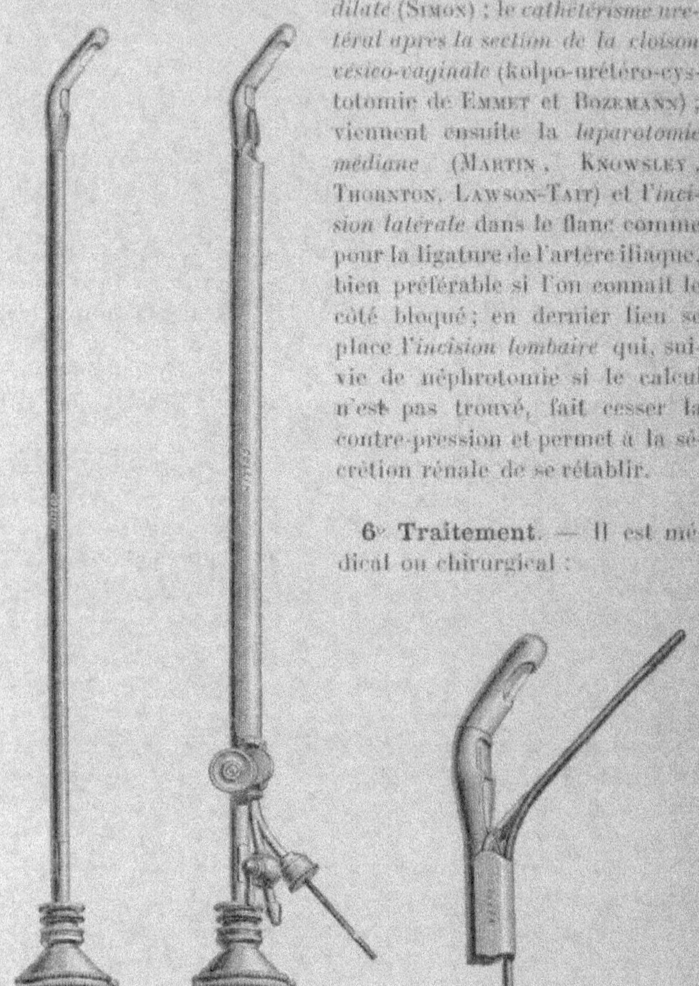

dilaté (SIMON) ; le *cathétérisme urétéral après la section de la cloison
vésico-vaginale* (kolpo-urétéro-cys-
totomie de EMMET et BOZEMANN) ;
viennent ensuite la *laparotomie
médiane* (MARTIN, KNOWSLEY,
THORNTON, LAWSON-TAIT) et l'*incision latérale* dans le flanc comme
pour la ligature de l'artère iliaque,
bien préférable si l'on connaît le
côté bloqué ; en dernier lieu se
place l'*incision lombaire* qui, suivie de néphrotomie si le calcul
n'est pas trouvé, fait cesser la
contre-pression et permet à la sécrétion rénale de se rétablir.

6° Traitement. — Il est médical ou chirurgical :

Fig. 199.

Cystoscope d'ALBARRAN pour le cathétérisme des uretères.

a. *Traitement médical*. — DONNADIEU classe ainsi les indications thérapeutiques d'ordre médical : lutter contre la douleur du début, combattre l'anurie en dissolvant le calcul ou en facilitant sa progression ; lutter contre l'intoxication. Les moyens, que nous venons de passer en revue à propos du traitement médical de la colique néphrétique, sont rigoureusement applicables aux deux premières indications. Les moyens destinés à s'opposer à l'intoxication consistent d'abord à bannir de l'alimentation toutes les substances capables d'engendrer des toxines. Le lait pur ou mélangé de liquides acidulés ou gazeux rend de grands services, lorsque le malade peut le tolérer. Les purgatifs salins ou drastiques ont un double effet, ils combattent à la fois et la constipation et les effets de l'urémie en déterminant des selles copieuses chargées d'urée. C'est dans le même but qu'on a conseillé de provoquer du côté de la peau une diaphorèse abondante par l'élévation de température du milieu ambiant, des bains très chauds, des sudorifiques. Comme les selles et les sueurs, les vomissements contribuent à pallier à l'intoxication urémique, mais par les efforts incessants qu'ils provoquent, ils épuisent les malades et empêchent toute alimentation ; il y a donc plutôt intérêt à les enrayer ; malheureusement l'opium et en particulier les injections de morphine, les pulvérisations d'éther à l'épigastre, la glace, les boissons gazeuses, la potion de RIVIÈRE n'y parviennent pas toujours.

b. *Traitement chirurgical.* — Lorsque tous les moyens médicaux ont échoué, il ne saurait plus y avoir de doute aujourd'hui après les travaux de DEMONS, POUSSON, LEGUEU, DONNADIEU, l'intervention chirurgicale s'impose dans l'anurie calculeuse au même titre que dans l'obstruction intestinale. Sans doute la mortalité après l'opération est grande (soit 45,45 p. 100, DONNADIEU), mais elle incombe moins à l'intervention qu'à l'état irrémédiable du malade au moment où elle a été faite. D'ailleurs il convient de rappeler que la maladie abandonnée à elle-même tue 82 p. 100 des malades, d'après MERCKLEN ; 71,42 p. 100, d'après LEGUEU, et 67,64 p. 100, d'après DONNADIEU. Le moment favorable à l'intervention est délicat à fixer ; il est compris dans cette période intermédiaire à la période de tolérance et à la période d'urémie, période chirurgicale qui s'étend du cinquième au dixième jour.

Plusieurs opérations s'offrent au choix du chirurgien : ce sont les opérations sur la terminaison de l'uretère : les *urétérotomies vraies* ; la *pyélotomie* ; les *opérations sur le rein*.

Les premières conviennent aux cas où le calcul est arrêté dans la portion terminale de l'uretère (Morris). L'urétérotomie vraie, c'est-à-dire l'incision de l'uretère dans sa portion abdomino-pelvienne, a été pratiquée deux fois (W. Kirkham et Ralfe et Godlee) et les deux malades guérirent. La pyélotomie a été faite quatre fois (Thelen, Lange et Israel deux fois) ; elle a donné 3 guérisons et 1 mort. La néphrotomie pratiquée 15 fois a été suivie de 7 succès et de 8 insuccès. Ces résultats sont peu encourageants *a priori*, mais si l'on examine les causes de mort, on s'aperçoit bien vite que l'opération n'y est pour rien et c'est à ce mode d'intervention que l'on tend aujourd'hui à donner la préférence dans le traitement de l'anurie calculeuse.

En effet, le rein fendu sur son bord jusqu'au bassinet, le chirurgien peut par cette voie extraire le calcul obturateur lorsqu'il siège dans l'infundibulum, et même le faire rétrograder, comme le fit Legueu vers le bassinet par des pressions douces lorsqu'il siège dans la partie supérieure de l'uretère : il peut aussi le faire progresser vers la vessie soit par des injections, soit par le cathétérisme de l'uretère. Alors même que l'obstacle au cours de l'urine ne pourrait être levé, l'incision simple du rein peut encore sauver la malade en s'opposant aux effets de la contre-pression dans les canaux excréteurs de l'urine et en permettant ainsi la reprise de la fonction urinaire. C'est en nous appuyant à la fois sur les faits cliniques et sur les données de la physiologie pathologique que le professeur Demons et moi avons proposé la néphrotomie systématique dans l'anurie calculeuse. Cette opération, autrement simple que l'urétérotomie et la pyélotomie, a surtout le grand avantage de pouvoir s'appliquer aux cas fréquents où le point d'arrêt du calcul demeure indéterminé.

CHAPITRE VI

HYDRONÉPHROSE

(URONÉPHROSE)

Sous cette dénomination d'hydronéphrose, employée pour la première fois par RAYER, on doit entendre une affection consistant dans la distension aseptique des calices, du bassinet et du rein par l'urine plus ou moins modifiée dans sa composition chimique. C'est une des grandes espèces des rétentions rénales que GUYON divise en rétention aseptique ou uronéphrose et rétention septique ou pyonéphrose. KUSTER et avec lui un certain nombre de pathologistes allemands ont confondu sous la même appellation de rein kystique, de rein sacciforme (*Sackniere*) ces deux processus pourtant si différents.

1° Pathogénie. — Pendant longtemps on a admis avec RAYER que la distension du rein, du bassinet et des calices se produisait toutes les fois qu'un obstacle s'opposait au cours de l'urine vers la vessie. Cette conception pathogénique de l'hydronéphrose était par trop simpliste, et les recherches expérimentales sur l'obstruction des uretères ont montré que le problème était autrement complexe.

a. Nécessité de l'asepsie du processus oblitérateur. — Et tout d'abord on sait aujourd'hui, après les expériences de CONHEIM, de STRAUSS et GERMONT, de CORNIL et BRAULT, d'ALBARRAN, que la première condition requise pour qu'un obstacle détermine l'accumulation de l'urine aseptique dans le bassinet réside dans l'évolution amicrobienne du processus. Dans le cas contraire, on assiste au développement soit d'une pyélonéphrite sclérotique simple, soit d'une pyélonéphrite suppurée aboutissant ordinairement à la pyonéphrose, suivant la virulence des organismes pathogènes.

Personne ne conteste plus la nécessité de ce processus aseptique ; mais où la divergence commence, c'est lorsqu'il s'agit de savoir à quel degré l'oblitération urétérale doit être portée pour que se réalise la dilatation hydronéphrotique : tandis que, pour les uns, elle peut s'observer lorsque le calibre de l'uretère vient à être obstrué d'une façon brusque et complète ; pour les autres, elle n'est susceptible de se produire que lorsqu'il s'oblitère d'une manière lente et progressive.

b. *Oblitération brusque et complète de l'uretère*. — Ce premier mode de conception de *l'hydronéphrose primitivement fermée* est le plus ancien. Comme le font très justement remarquer ALBARRAN et LEGUEU, c'est pour avoir lu incomplètement et n'avoir pas su interpréter les résultats des expériences de CONHEIM et de STRAUSS et GERMONT, que l'on crut y voir la condamnation de ce mode pathogénique. Si en effet, au bout d'un certain temps, la ligature aseptique et complète de l'uretère produit une atrophie du rein, dans les premières semaines l'urine, continuant à être sécrétée, s'accumule dans le bassinet et détermine de l'hydronéphrose. Plusieurs autres expérimentateurs, parmi lesquels BAZY, ont fait les mêmes constatations et nous les avons faites nous-même bien des fois au cours des expériences de DONNADIEU sur l'anurie calculeuse. Niée formellement par LE DENTU, l'hydronéphrose par oblitération brusque et complète de l'uretère trouve ainsi des preuves expérimentales de son existence, mais elle est certainement plus rare, que la variété pathogénique suivante.

c. *Oblitération lente et progressive de l'uretère*. — Depuis l'observation de TELPIUS, qui avait remarqué que chez son sujet l'hydronéphrose se reproduisait « à chaque époque de pleine lune », un très grand nombre d'observations de ces rétentions rénales dénommées *intermittentes* par COLE, ont été publiées, mais il appartenait à NEWMANN et à LANDAU de pressentir le rôle joué par ces alternatives de rétentions et de décharges urétérales dans la pathogénie de l'hydronéphrose, et à TERRIER et Baudoin d'en établir la réalité. Produite le plus souvent par le *déplacement pathologique du rein* pour Morris et Newmann, toujours pour Landau, Terrier et Baudoin, Tuffier et autres, l'hydronéphrose intermittente se constitue par le mécanisme suivant. Le rein en se déplaçant en avant et en dedans, tandis que l'uretère reste fixé par les tractus celluleux, qui l'unissent au psoas, détermine *une coudure et une torsion* de ce conduit, qui en diminue d'autant la lumière. Le filtre rénal continuant à sécréter, car la tension du bassinet est insuffisante à en suspendre la fonction, il en résulte une rétention partielle, qui peu à peu dilate les réservoirs rénaux. Le rein vient-il pour quelque cause que ce soit à reprendre sa place, la coudure se redresse, le calibre de l'uretère se rétablit et l'urine accumulée dans le bassinet s'évacue en vraie débâcle. Pendant un certain temps ces alternatives de coudure et de redressement de l'uretère restent possibles, et le type *d'hydronéphrose intermittente* se trouve réalisé, mais à la longue, soit que le rein pour une cause quelconque ne puisse réintégrer sa loge, soit que la coudure demeure fixée par des adhérences produites dans son angle de flexion, soit enfin que la muqueuse de l'uretère enflammé se soit développée en manière de valvule à son point d'inflexion, le type *d'hydronéphrose fermée consécutive* est constitué.

Bien d'autres causes que la mobilité anormale du rein sont susceptibles sinon de déterminer une distension rénale si régulièrement intermittente, du moins de provoquer lentement, progressivement, la dilatation par l'urine des calices, du bassinet et du rein. Le Dentu a bien su interpréter cette condition pathogénique de la tumeur hydronéphrotique, et à une époque où l'hydronéphrose intermittente était à peine connue en France, il en a donné une explication, qui s'applique à toutes les causes, y compris celle de l'hydronéphrose intermittente proprement dite. La conception que cet auteur se fait de cette affection se trouve résumée dans les deux passages suivants : « l'hydronéphrose commence par une distension graduelle du bassinet, en corrélation avec l'obstruction incomplète de l'uretère et la gêne de l'écoulement urinaire. Elle n'est réellement constituée qu'à partir du jour où l'urine est retenue d'une façon permanente ou presque permanente dans les réservoirs du rein ».

En résumé, la première condition requise pour les productions de l'hydronéphrose est l'évolution aseptique du processus ; quant à la seconde relative au degré de l'obstruction urétérale, il convient d'être éclectique.

2º Étiologie. — La pathogénie de l'hydronéphrose ainsi entendue, on comprend que cette affection ne puisse jamais être que le résultat d'une des nombreuses causes, qui entravent l'écoulement de l'urine dans la vessie, aussi la variété dite *essentielle* attribuée à la paralysie de la couche musculaire du bassinet et de l'uretère n'est rien moins que démontrée.

La division en *hydronéphrose congénitale* et en *hydronéphrose acquise*, admise par les auteurs depuis longtemps, doit être conservée.

a. *Hydronéphrose congénitale*. — Avec TUFFIER on doit distinguer les *hydronéphroses congénitales* au point de vue de l'époque de leur apparition en deux variétés : celles qui existent à la naissance et celles qui n'apparaissent que plus tard.

La première variété plus fréquente que la seconde, d'après ROBERTS, reconnaît pour cause l'absence de l'uretère (MADGE et ENGLISCH) et son imperforation soit totale (THURNAM), soit à l'une de ses extrémités (supérieure dans le cas de BILLARD). Elle peut encore être sous la dépendance d'un rétrécissement susceptible d'occuper son point d'abouchement au bassinet, sa continuité, ou son orifice dans la vessie, comme chez le malade cité par STEINER. D'autres fois la gêne au cours de l'urine est engendrée par le trajet du conduit urétéral à travers une grande longueur de la paroi de la vessie ou dans l'épaisseur de la prostate. Les vices de conformation de l'urètre et en particulier les imperforations (BILLARD), les atrésies circonférentielles (ENGLISCH) ou valvulaires (PORAK, JOHNSON) sont aussi susceptibles de déterminer la production d'une hydronéphrose congénitale. Enfin A. JAMES, H. SCHMIDT, W. MULLER ont signalé l'influence du phimosis congénital.

La seconde variété d'hydronéphrose congénitale, apparaissant plus ou moins tardivement, peut être engendrée par l'une des causes que nous venons de rappeler pourvu que celles-ci soient compatibles avec l'existence. Mais il est certaines disposition, de l'uretère qui y prédisposent plus particulièrement, tels sont, pour VIRCHOW, l'ouverture de ce canal en un point trop élevé du bassinet ; son abouchement à angle aigu, sa coudure, sa torsion (ROBERTS, THOMPSON, DAMREICHER). Mais ces dispositions non douteuses de l'uretère chez les hydronéphrotiques sont bien plutôt la conséquence que la cause de la rétention dans un rein primitivement mobile (MORRIS, NEUMANN, LANDAU, TERRIER et BAUDOIN). Il en est de même de l'existence d'un repli valvulaire à l'orifice uretéro-pyélitique, contrairement à ce que pensent VIRCHOW, SIMON, KUSTER et ISRAEL. On a vu dans certains cas une branche de l'artère rénale (BOOGARD), une veine (DECRESSAC), la persistance du canal de MULLER devenu kystique (RELIQUET), comprimer l'uretère et devenir le point de départ de l'hydronéphrose.

b. *Hydronéphrose acquise.* — L'hydronéphrose acquise a une étiologie des plus variées. Une de ses causes les plus fréquentes est la mobilité anormale du rein, et c'est pour cette raison pathogénique que cette affection est plus souvent observée chez la femme, qu'elle est unilatérale, et qu'elle siège à droite.

A l'exemple de TUFFIER et de LEGUEU les autres causes peuvent être classées en trois catégories suivant qu'elles agissent : 1º dans le calibre de l'uretère pour l'oblitérer ; 2º dans l'épaisseur de ses parois ; 3º en dehors d'elles pour en effacer la lumière. Une quatrième catégorie comprend les faits dans lesquels la distension rénale est consécutive à des obstacles à l'émission de l'urine, siégeant dans les départements inférieurs de l'appareil urinaire.

Dans la première et la seconde catégorie rentrent les obstructions par calculs, caillots, hydatides, végétations inflammatoires ou néoplasiques, rétrécissements cicatriciels de l'uretère, toutes affections produisant bien plus souvent une pyonéphrose qu'une uronéphrose, suivant la remarque de MORRIS, ARNAULD, HARTMANN, LEGUEU. Dans la troisième se trouvent d'abord signalés chez la femme, la grossesse, les prolapsus et antéversion de l'utérus (VIRCHOW, PHILIPPI, FÉRÉ), les rétroflexions (HILDE-

BRAND), les latéroflexions (SCHOTTELIUS), les fibromes et toutes les tumeurs inflammatoires ou néoplasiques de l'utérus et de ses annexes ; chez l'homme, les inflammations et tumeurs des vésicules séminales, de la prostate et des organes du petit bassin. Dans la quatrième catégorie se placent du côté de la vessie les tumeurs végétant au voisinage du méat uretéral, des calculs le comprimant, l'hypertrophie de la prostate; du côté de l'urétre les rétrécissements, les corps étrangers, etc.

Le rôle du traumatisme mis en lumière par MOSER (de Bâle), qui considère que l'hydronéphrose est alors produite par la compression de l'uretère par un épanchement sanguin péri-uretéral, sans être absolument nié par Ch. MOXON (cas incontestables de PYE SMITH et de SOLLER), est exceptionnel, et la plupart des faits publiés, comme tels, ne sont que des pseudo-hydronéphroses résultant de l'épanchement de l'urine dans le tissu rétropéritonéal.

3° Anatomie pathologique. — L'hydronéphrose peut être unilatérale ou bilatérale. Suivant ROBERT, elle serait plus souvent bilatérale lorsqu'elle est congénitale (13 fois sur 20) que lorsqu'elle est acquise (7 fois sur 32). Sur 142 hydronéphroses acquises, MORRIS en aurait trouvé 106 bilatérales contre 36 unilatérales. Lorsqu'elle siège d'un seul côté, l'uronéphrose affecte de préférence le côté droit.

Parfois la distension par le liquide ne porte que sur un ou seulement sur quelques calices, c'est l'hydronéphrose partielle ; mais dans la majorité des cas tous les calices et le bassinet sont dilatés et l'hydronéphrose est dite générale. Au début, la poche est uniquement constituée par les calices et le bassinet (fig. 200) mais à la longue le rein repoussé excentriquement s'aplatit (fig. 201), s'étale, disparaît pour ainsi dire se réduisant à une coque d'apparence fibreuse. Alors le rein considérablement augmenté de volume, au point d'atteindre les dimensions d'une tête d'adulte et bien au delà (SAMUEL GLASS) et de contenir jusqu'à 10, 20 et 30 litres de liquide, se présente sous la forme d'une tumeur ayant grossièrement conservé la configuration de l'organe primitif, mais irrégulière à sa surface, bosselée, mamelonnée. Ces bosselures sont transparentes, ayant parfois l'aspect bleuâtre de la sclérotique dans les staphylomes de cette mem-

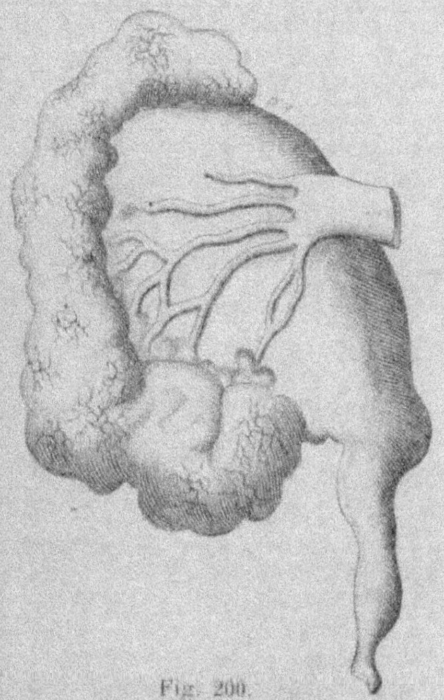

Fig. 200.
Hydronéphrose à ses débuts, constituée par la seule dilatation du bassinet et des calices.

brane de l'œil, et sont séparées par des tractus blanchâtres, fibreux et résistants.

Lorsqu'on a incisé la tumeur et laissé échapper le liquide, l'intérieur apparaît divisé en un certain nombre de cavités conoïdes à base périphérique et à sommet ouvert dans le bassinet. Les cloisons, qui les séparent, sont formées de tissu fibreux au sein duquel se trouvent encore quelques vestiges du parenchyme rénal rappelant les colonnes de BERTIN. Le fond des loges lorsqu'il est très mince peut être uniquement constitué par du tissu fibreux, mais en général, même dans les hydronéphroses les plus volumineuses, on y trouve une certaine quantité de parenchyme rénal apte encore à sécréter. Les lésions histologiques qu'offre le parenchyme, bien étudiées par ARTAUD, sont

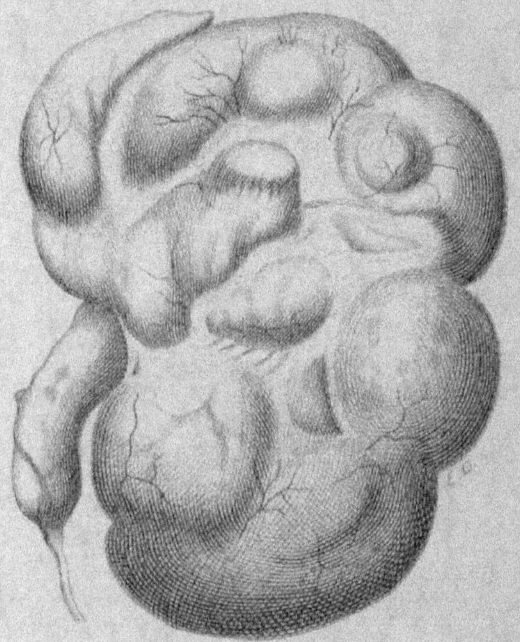

Fig. 201.

Hydronéphrose à son complet développement, la substance rénale étant réduite à une mince couche fibreuse.

celles décrites par STRAUSS et GERMONT, ALBARRAN, à la suite de la ligature aseptique de l'uretère : elles consistent en une sclérose atténuée sans infiltration embryonnaire du tissu interstitiel.

L'apect physique et la composition chimique du liquide hydronéphrotique varient suivant qu'il existe ou non une certaine quantité de tissu rénal continuant à sécréter, et suivant aussi que l'uretère est encore ou n'est plus perméable. Dans le premier cas, le liquide peut être tout à fait semblable à l'urine par sa couleur, sa limpidité, son odeur et sa teneur en principes salins, mais en général l'urée et les sels sont diminués dans de notables proportions, aussi sa densité est-elle plus faible et son acidité moindre. Dans le second cas, l'urine cessant complètement d'être sécrétée et excrétée ses éléments constitutifs sont peu à peu repris par l'absorption au niveau du bassinet ou des tubes urinifères d'après HUBER, et après un certain temps on ne trouve plus dans le liquide hydronéphrotique ni urée, ni acide urique, ni aucun des matériaux extractifs de l'urine. Dans ces conditions la poche ne contient plus qu'un liquide presque purement aqueux, renfermant rarement de l'albumine et des éléments figurés, tels que cellules épithéliales, leucocytes et hématies, et conservant une asepticité complète. Quelques auteurs y ont signalé la présence de paralbumine, de cristaux de cholestérine, de matière colloïde (DICKINSON).

Sans nous arrêter à tous les détails, dans lesquels est entré SIMON au sujet des connexions de la tumeur, faisons simplement remarquer que la poche liquide repoussant le gros intestin et l'intestin grêle en dedans finit à la longue par passer au-dessus d'eux pour se mettre en contact direct avec la paroi abdominale, avec ou sans interposition du péritoine. Dans ce cas on peut voir les deux feuillets de la séreuse se souder ensemble. Notons enfin les adhérences avec les viscères rétropéritonéaux et la paroi postérieure de l'abdomen, qui peut rendre si laborieuse l'extirpation de l'hydronéphrose.

4° Symptomatologie. — L'*hydronéphrose congénitale*, constituée au moment de la naissance, est du ressort de l'obstétrique. Elle ne se traduit par aucun autre symptôme que celui qui résulte de la tumeur abdominale qu'elle forme et qui peut devenir une cause de dystocie. Quant à l'hydronéphrose congénitale, qui apparaît ultérieurement, ses symptômes se confondent avec ceux de l'hydronéphrose acquise.

L'*hydronéphrose acquise* se développe silencieusement. Les malades se plaignent à peine de sensations vagues de pesanteur, de douleur dans la région lombaire, presque jamais ils n'accusent de troubles de la miction et les urines conservent tous leurs caractères. A ce moment, la dilatation du bassinet étant très minime, la palpation rénale est négative.

Lorsque la tumeur a acquis un certain volume, elle se révèle par des symptômes fonctionnels et des signes physiques caractéristiques.

a. *Troubles fonctionnels.* — Le premier des symptômes fonctionnels est la *douleur*. D'abord et pendant longtemps peu accusée, consistant en sensations obtuses de malaise, de lourdeur dans la région des lombes, la douleur va progressivement en s'accentuant, devient gravative, continue avec des exacerbations paroxystiques survenant sans cause ou provoquées par la marche, une fausse position du tronc, l'ingestion de certains aliments, la constipation. Ces crises douloureuses paroxystiques s'observent plus particulièrement dans la variété dite hydronéphrose intermittente et la caractérisent. Elles traduisent la distension du rein et de ses réservoirs par l'urine, et sont la conséquence de la mise en tension de ces organes ; mais elles peuvent aussi, au dire d'ALBARRAN, au début de la maladie, ne reconnaître d'autre cause que l'énorme congestion du rein qui, sans dilatation du bassinet, arrive à augmenter de plus d'un tiers de volume.

Quoi qu'il en soit de sa pathogénie, la crise débute brusquement par une douleur lombaire des plus vives, susceptible de provoquer un état nauséeux, sinon des vomissements, d'altérer le faciès qui devient grippé comme dans le péritonisme, en même temps que le pouls s'accélère, mais sans que le thermomètre indique la plus petite élévation de température. La douleur s'irradie vers la fosse iliaque et l'aine, le testicule, dans le membre inférieur, dans la région dorsale. La palpation, la pression au niveau du rein exaspèrent quelquefois la souffrance, d'autres fois ils la calment. Cet état véritablement pénible dure quelques heures, une demi-journée ; puis, brusquement, tout s'apaise et le malade éprouve une sensation de bien aise indéfinissable.

En général, le rein congénère suppléant à la sécrétion du rein malade, la *quantité d'urine* émise dans les vingt-quatre heures ne subit *aucune diminution*, même dans les cas d'hydronéphrose fermée. Il peut en être de même dans les cas d'hydronéphrose bilatérale ouverte. Dans la forme intermittente la *polyurie* est manifeste. Elle résulte de l'évacuation brusque de l'urine accumulée dans les réservoirs rénaux, au-dessus de la coudure de l'uretère, ou de tout autre obstacle temporaire, et constitue une véritable débâcle de plusieurs litres d'urine en l'espace de quelques heures. À côté de cette polyurie en quelque sorte mécanique, ALBARRAN pense qu'il y a une autre variété causale due à l'hypersécrétion du rein après la crise. Tandis que la première forme de polyurie se rencontrerait dans les hydronéphroses intermittentes anciennes très volumineuses, ne déterminant pas de souffrances aiguës et disparaissant brusquement, la seconde s'observerait dans les hydronéphroses à leur début, peu développées, et s'accompagnant des phénomènes douloureux précédemment signalés. Un fait des plus curieux, qui depuis l'observation d'*ischurie lunatique* de TULPIUS, a suscité bien des interprétations et qui de nos jours s'explique bien simplement, c'est la régularité de ces débâcles, de ces crises polyuriques se produisant chez certains malades à intervalles fixes. Ainsi que TUFFIER l'a démontré, le mécanisme de cette intermittence réside soit dans le déplacement du rein permettant à la coudure de l'uretère de se redresser, soit dans la distension de la poche, qui venant à forcer la coudure amorce le siphon urétéral.

D'après certains auteurs, l'urine évacuée à flot, à la fin de la crise de rétention rénale, serait concentrée en raison de la résorption de sa partie aqueuse, tandis que celle qui suivrait serait au contraire pauvre en urée et matières salines, ce qui serait en contradiction avec les résultats obtenus par GUYON et ALBARRAN dans leurs expériences sur l'anatomie et la physiologie pathologiques de la rétention d'urine.

b. *Signes physiques.* — Pendant un certain temps, l'hydronéphrose ne se révèle par *aucun signe* perceptible à la palpation de la région lombo-abdominale, mais plus ou moins tard, suivant la rapidité de son évolution, elle forme *une tumeur* appréciable au toucher et même à la vue. Occupant tout d'abord la partie la plus externe de l'hypochondre, elle descend au fur et à mesure de son développement dans le flanc et la fosse iliaque, et, après avoir repoussé en avant d'elle les côlons, elle les dévie en dedans pour se mettre en contact avec la paroi abdominale. Elle se dessine à la palpation sinon à la vue sous la forme d'un ovoïde ou d'un sphéroïde lisse ou mamelonné à sa surface, mate à la percussion, sauf dans les points où elle se trouve encore recouverte par l'intestin, en général peu mobile aussi bien dans le sens vertical que dans le sens latéral, mais présentant toujours, comme toutes les tumeurs rénales, le phénomène du ballottement signalé par GUYON. A moins qu'elle soit de petit volume et à paroi très épaisse ou très distendue par le liquide, l'hydronéphrose est fluctuante. C'est, dit LE DENTU, « de toutes les tumeurs liquides du rein la plus constamment et la plus franchement fluctuante ». Sa consistance est égale dans tous ses points, exceptionnellement on sent des brides résistantes au niveau des cloisons fibreuses que nous avons notées précédemment.

5° Marche, durée, terminaison. — La marche de l'hydronéphrose est toujours *chronique*, et la forme dite *aiguë* ne doit plus être considérée que comme une crise de rétention rénale interrompant bruyamment le cours lent et tranquille de l'affection. C'est dans l'hydronéphrose intermittente, que l'on voit se produire plus particulièrement ces épisodes aigus.

Ordinairement la tumeur se développe d'une façon lente et continue et son accroissement peut être indéfini, au point de remplir toute la cavité abdominale et en distendre fortement la paroi (cas de NICAISE, de TERRIER et de GLASS). Dans ces conditions, elle détermine des troubles de compression qui se traduisent par des vomissements, de la diarrhée ou de la constipation, des phénomènes digestifs variables, de la dyspnée, etc.

Même lorsque la poche rénale atteint des dimensions colossales, il est rare qu'elle éclate et s'ouvre soit à l'extérieur, soit dans le péritoine comme chez le malade de JOHN-W. TAYLOR. On comprend toute la gravité de la rupture intrapéritonéale, bien que le sujet de TAYLOR ait guéri grâce à la laparotomie d'urgence. Le plus souvent, lorsque l'hydronéphrose se rompt, c'est qu'elle s'est préalablement infectée par l'un des mécanismes indiqués à l'article *Pyélonéphrite*, et qu'elle s'est transformée en pyonéphrose. Lorsque l'hydronéphrose est bilatérale la mort peut survenir par urémie : soit que l'oblitération progressive des uretères détermine de l'oligurie puis de l'anurie, soit que la substance rénale complètement détruite ne suffise plus à son rôle dépurateur. Des accidents urémiques peuvent aussi éclater dans le cas d'hydronéphrose unilatérale, si le côté opposé voit sa fonction se suspendre. En réalité ces terminaisons fatales sont rares ou tout au moins ne surviennent que tardivement, et l'hydronéphrose est pendant des années compatible avec l'existence ; sa guérison spontanée n'est même pas impossible. La forme intermittente plus que toutes les autres offre cette chance de terminaison heureuse, qui s'explique sans doute par la réintégration définitive du rein à sa place normale.

6° Pronostic. — Le pronostic se déduit de ce que nous venons de dire des terminaisons de l'hydronéphrose. La bilatéralité de l'affection, l'état morbide du rein adelphe dans les cas d'unilatéralité, les conditions pathogéniques irrémédiables de la rétention sont autant d'éléments qui l'aggravent. Mais, grâce aux progrès de la chirurgie rénale, le pronostic est de nos jours beaucoup moins sombre qu'autrefois, même dans ces cas.

7° Diagnostic. — La première question à résoudre pour établir le diagnostic de l'hydronéphrose est de reconnaître que la tumeur a bien pour point de départ le rein, et de la distinguer des tumeurs de la rate, du foie, du mésentère, de l'intestin, voire même de l'utérus et des ovaires. On ne saurait nier les difficultés qu'on éprouve parfois à se prononcer sur ce sujet. Cependant par un interrogatoire bien conduit, qui révélera l'absence ou l'existence de troubles urinaires antérieurs ou présents, et par l'examen des caractères de la tumeur, on arrivera le plus souvent à acquérir la présomption qu'elle s'est développée aux dépens du rein. Rappelons que les tumeurs rénales, quelle que soit leur nature, conservent toujours un point d'attache dans les lombes, qu'elles se développent en bas et latéralement, qu'elles repoussent devant elles, pendant la première phase de leur développement, le côlon, qu'elles ne se mettent que tardivement en contact avec la paroi abdominale, et qu'elles présentent le ballottement ou signe de GUYON. C'est incontestablement avec les kystes de l'ovaire que les grosses hydronéphroses sont le plus souvent confondues. La ponction exploratrice, qu'on a conseillée en dernier ressort, ne peut pas toujours elle-même élucider le diagnostic, car il peut se faire que l'acidité du liquide hydronéphrotique soit remplacée par son alcalinité, que sa teneur en urée soit extrêmement faible, qu'il contienne de l'albumine et même de la paralbumine et simule ainsi le liquide ovarique. Il est nombre de cas en un mot où le chirurgien n'a d'autres ressources pour éclairer sa religion que la laparotomie ou l'incision de la poche kystique, ainsi que le conseille SIMON. Il va sans dire que lorsqu'on en est réduit là, il faut être prêt à transformer, séance tenante, l'opération exploratrice en opération curative.

Le diagnostic de tumeur rénale acquis, il convient de différencier l'hydronéphrose des autres tumeurs de cet organe. Les néoplasmes sont plus durs, non fluctuants, ils s'accompagnent d'altérations des urines et en particulier d'hématurie, et s'ils sont malins, ils ne tardent guère à retentir sur la santé générale. Les tumeurs rénales liquides sont plus difficiles à distinguer à part, bien entendu, la pyonéphrose. Il n'y a guère que la ponction hypogastrique, qui puisse servir à reconnaître les kystes hydatiques et certains grands kystes du rein, et encore les modifications subies à la longue par le liquide de l'hydronéphrose ne permettent pas toujours de le différencier du liquide de ces dernières grandes collections rénales.

Reste enfin un dernier problème à résoudre pour que le diagnostic soit complet : il est relatif à la cause de l'hydronéphrose. Sa solution, on le comprend, est capitale au point de vue des indications thérapeutiques. Les anamnestiques, l'évolution symptomatique de l'affection, au besoin le cathétérisme de l'uretère sont les moyens, malheureusement dans trop de cas insuffisants, que nous possédons de savoir si l'hydronéphrose est ouverte, intermittente ou fermée, si elle reconnaît pour cause une oblitération de l'uretère par calcul, bride cicatricielle, compression, etc.

8° Traitement. — Le traitement idéal de l'hydronéphrose consiste dans la levée de l'obstacle, qui s'oppose en partie ou en totalité au cours de l'urine vers la vessie ; et voilà pourquoi il importe tant de préciser le diagnostic de l'affection, car la reprise du cours normal de l'urine peut être suivie de la guérison définitive. Ainsi on n'en est plus à compter les résultats fournis par la fixation du rein dans le traitement de l'hydronéphrose intermittente, lorsqu'elle est due à la mobilité de cet organe. Malheureusement un grand nombre de cas se soustraient à cette intervention indirecte.

Lorsque la cause de l'affection échappe et lorsqu'elle est elle-même inattaquable, le chirurgien est en droit et, bien plus, a pour devoir de s'adresser directement à la tumeur hydronéphrotique. Rappelons pour mémoire le procédé des *malaxations* destinées à désobstruer l'uretère, procédé détestable, exposant à la rupture, à l'inflammation de la poche, malgré le succès enregistré par ROBERTS. La *ponction simple aspiratrice* peut être employée sans risques si l'on se conforme aux règles de l'antisepsie, mais ce n'est que tout à fait exceptionnellement et à la condition d'être fréquemment répétée qu'elle amènera la guérison définitive. A titre palliatif, lorsque la tumeur par son volume détermine des troubles graves de compression, la ponction peut rendre de réels services. Quant à la *ponction suivie d'injection iodée*, elle ne mérite aucune confiance et expose à de redoutables accidents.

A tous ces moyens timides et insuffisants les progrès de la chirurgie contemporaine ont substitué des opérations hardies mais rationnelles et efficaces : la *néphrotomie* et la *néphrectomie*. LE DENTU, discutant les indications et les contre-indications de ces deux opérations, a donné des règles qui guideront dans leur choix.

a. *Néphrotomie.* — Dans les cas d'hydronéphrose double on doit intervenir en raison des accidents urémiques imminents, mais il est évident qu'au lieu d'avoir recours à l'extirpation complète d'une des tumeurs, on se contentera d'inciser la poche soit à travers le péritoine dans son point le plus saillant, soit bien préférablement au niveau des lombes en suturant la capsule du rein à la peau pour obtenir la fistulisation. Cette néphrotomie fistulaire sera pratiquée d'un seul côté ou des deux côtés, et l'on devra au cours de l'opération s'assurer de la cause de la distension rénale et la combattre si possible, par exemple par le cathétérisme de l'uretère s'il s'agit d'un calcul enclavé.

b. *Néphrectomie*. — A-t-on affaire à une hydronéphrose unilatérale à ses débuts, Le Dentu conseille de pratiquer l'extirpation du rein avec la poche hydronéphrotique. Cette *néphrectomie primitive* relativement facile est préférable à la *néphrectomie retardée* à un moment où la poche très volumineuse adhère fortement aux organes voisins (Simon, Billroth, Landau Furbringer la déconseillent alors à cause de ses dangers), mais on ne doit la pratiquer que si l'état général du malade permet de l'entreprendre, et se contenter dans le cas contraire de la néphrotomie fistulaire, quitte à pratiquer plus tard la néphrectomie totale ou partielle. En dehors de ces conditions particulières la plupart des chirurgiens de nos jours sont d'avis de pratiquer la néphrectomie primitive, qui met à l'abri de fistules intarissables, supprime les causes d'infection du rein malade et par extension de son congénère et guérit en un mot radicalement le patient. Les statistiques actuelles bien supérieures à celles données par Brodeur plaident en faveur de cette intervention, car Tuffier enregistre 87 p. 100 de succès et Hartmann, 93 p. 100.

c. *Uretéro-néostomies*. — Dans ces derniers temps quelques opérateurs se sont efforcés de substituer à ces opérations radicales sacrifiant l'un des reins des opérations conservatrices. C'est ainsi que Le Dentu a conseillé de fixer le segment de l'uretère situé au-dessus de l'obstacle au cours de l'urine à la région lombaire, et que mieux inspiré Bazy a recommandé et exécuté l'abouchement chirurgical de l'uretère en un point nouveau de la vessie dans un cas de rétrécissement du méat urétéral (*uretéro-cysto-néostomie*), et au point le plus déclive du bassinet chez un malade atteint d'hydronéphrose reconnaissent pour cause l'implantation de l'uretère à la partie supérieure du bassinet distendu (*uretéro-pyélo-néostomie*).

CHAPITRE VII

TUBERCULOSE RÉNALE

Naguère étudiée seulement dans les traités de pathologie
interne, la tuberculose rénale doit être rattachée aujourd'hui à
la pathologie chirurgicale.

1° Étiologie. — La tuberculose du rein est rare. À défaut
de documents permettant d'établir quelle part lui revient dans
la mortalité générale, nous pouvons donner quelques statistiques indiquant son degré de fréquence par rapport aux autres
localisations tuberculeuses. Leurs résultats diffèrent assez sensiblement. Tandis que les relevés de King et Chambers en Angleterre, cités par Fürbringer, accusent une proportion de 18 p. 100,
Dickinson ne trouve que 17 reins bacillaires sur 300 malades
morts tuberculeux, soit un peu plus de 5 p. 100, et Morris dans
le même pays n'en aurait rencontré que 44 sur 2.640 autopsies,
soit 1.67. À l'Institut anatomo-pathologique de Prague, sur 1317
décès par tuberculose, les reins n'ont été atteints de cette infection que 74 fois, soit 5,6 p. 100 ; et Fürbringer rapporte que dans
le service médical de l'hospice de Friedrichshain la proportion
n'atteint pas 1 p. 100.

La tuberculose du rein se développe de préférence chez les
enfants et les adolescents ; elle est moins fréquente chez les
adultes et rare chez les vieillards. C'est ainsi que, tandis que
Louis sur 178 autopsies d'adultes tuberculeux ne trouve que
5 fois le rein envahi par ce même processus, Rillet et Barthez
l'ont noté 49 fois sur 72 autopsies d'enfants. Le sexe masculin

fournit un contingent bien supérieur au sexe féminin d'après
LANCEREAUX, GUYON, LE DENTU et la plupart des auteurs ; cependant TUFFIER pense que l'affection est plus fréquente chez la
femme (43 cas : 14 hommes et 29 femmes).

Quant aux causes essentielles de la tuberculose rénale, ce sont
celles de toutes les tuberculoses en général, c'est-à-dire celles
qui avec la contagion créent un milieu favorable au développement du bacille de KOCH, par exemple l'hérédité, la déchéance
organique, etc.

2° **Pathogénie**. — La condition première de la tuberculose
rénale est la pénétration et la colonisation des bacilles de KOCH
dans le parenchyme de cet organe [1]. Quelles voies suivent-ils
pour arriver au rein, et quelles sont les conditions que cet organe
doit remplir pour les retenir au passage et s'infecter ?

Pendant longtemps on a admis que la tuberculisation du rein
était dans la grande majorité des cas, sinon toujours, consécutive à l'envahissement par les tubercules des autres départements de l'appareil urinaire et qu'elle résultait de l'ascension
des bacilles par la voie urétérale, qu'en d'autres termes elle
était *secondaire* ou *ascendante*. Telle est l'opinion de GUYON et
de ses élèves, de LE DENTU, de TUFFIER et de la plupart des
chirurgiens à l'exception de DICKINSON.

Mais depuis longtemps les médecins, mieux placés pour observer la période pendant laquelle le rein est seul envahi par le
processus bacillaire, avaient reconnu que bien souvent les
tubercules évoluent d'abord dans cet organe et ne gagnent que
plus tard les départements inférieurs de l'appareil urinaire ; que

[1] Il y a lieu de distinguer le rein tuberculeux du rein des tuberculeux : il s'agit bien dans les deux cas d'une infection, d'une
néphrite infectieuse, mais tandis que les lésions du rein tuberculeux
sont produites par l'évolution des bacilles au sein du parenchyme
rénal, les lésions du rein des tuberculeux résultent de l'irritation
déterminée par les produits d'excrétion, les toxines des bacilles, et
ces microorganismes ne se retrouvent pas dans son tissu. Nous ne
nous occuperons pas ici de cette variété de néphrite infectieuse des
tuberculeux.

l'ensemencement bacillaire du rein se fait par la voie sanguine ; que la tuberculisation est *primitive* ou *descendante*. Cette manière de voir, défendue par RAYER, ROKITANSKY et autres anatomo-pathologistes par les seules observations nécroscopiques antérieures à la découverte du bacille, a été reprise de nos jours à la suite des autopsies pratiquées par STEINTHAL (de Genève) et ISRAEL (de Berlin) et des recherches microbiologiques expérimentales de CORNIL, DURAND-FARDEL, CAYLA, DU PASQUIER dans notre pays. A ces travaux déjà suffisamment démonstratifs se sont ajoutés tout récemment les expériences de BORREL dans le laboratoire de METCHNIKOFF, heureusement complétées par celles de notre élève LAROCHE, qui est parvenu à injecter des cultures de bacilles directement dans l'artère rénale du lapin.

Un grand nombre de causes favorisent sans doute la colonisation des bacilles dans le rein, tels sont les coups, les chutes de la région lombaire et tous les traumatismes, les inflammations rénales, etc., et en particulier, suivant JACCOUD, la néphrite toxique des alcooliques. Il existe quelques faits, qui tendent à prouver la concomitance de la lithiase et de la tuberculose rénales et il est le plus souvent impossible, même pièces en main, de dire quelle est celle de ces lésions, qui a engendré l'autre. Il n'est cependant pas irrationnel de penser que la lithiase peut créer un état de réceptivité du rein pour l'infection bacillaire, et LAROCHE, après avoir irrité les reins de deux lapins en leur faisant ingérer pendant un certain temps de l'oxamide, y a déterminé la colonisation de bacilles injectés dans la circulation générale.

3° Anatomie pathologique. — Les lésions anatomiques de la tuberculose rénale revêtent soit *a*, la forme aiguë, soit *b*, la forme chronique.

A. FORME AIGUË. — La forme aiguë, qu'on observe surtout chez les enfants et les adolescents, résulte de l'ensemencement du rein par les bacilles entraînés dans la circulation générale. Elle est essentiellement d'origine vasculaire et les lésions microscopiques, qui la caractérisent, sont corticales, glomérulaires disposées en convergeant de la périphérie au centre, en suivant les vaisseaux (CORNIL et RANVIER, LANCEREAUX, DURAND-FARDEL, BAUMGARTEN). Comme ces lésions s'étendent rapidement à une grande partie du parenchyme rénal, et qu'elles frappent presque toujours les deux reins le malade est emporté avant que les granulations aient eu le temps de passer de l'état cru au ramollissement caséeux. Cette *tuberculose miliaire aiguë* du rein ressortit à la médecine.

B. FORME CHRONIQUE. — Nous étudierons successivement les lésions du rein de l'uretère et du tissu périrénal.

a. *Lésions du rein.* — Qu'elles soient consécutives à l'infection bacillaire du rein par voie sanguine discrètement répartie, ou qu'elles résultent de la propagation ascendante des lésions tuberculeuses des départements inférieurs de l'appareil urinaire, les altérations anatomiques distinctes à leur début ne le sont plus au bout d'un certain temps. En effet, dans les deux cas, le processus aboutit au rein tuberculeux, caséeux, caverneux, chirurgical, que nous allons décrire.

Dans la majorité des cas, la tuberculose rénale chronique est unilatérale et affecte le côté droit. Sur un total de 205 tuberculoses rénales, VIGNERON a trouvé 99 fois l'unilatéralité des lésions soit approximativement 1 fois sur 2. D'après le même auteur, lorsque les lésions sont très avancées dans leur évolution les deux reins ne sont pris qu'environ 17 fois seulement sur 100 malades, et dans ce cas le dernier atteint est beaucoup moins altéré que le premier. En dehors de la tuberculose, le second rein affecté peut présenter des lésions de toute autre nature, l'urétéro-pyélite ascendante non bacillaire, la dégénérescence amyloïde, la pyélite calculeuse, etc.

Lorsqu'on est parvenu à extraire le rein tuberculeux de sa capsule cellulo-graisseuse, qui est toujours fortement épaissie soit par le développement du tissu adipeux périrénal (HALLÉ et HARTMANN), soit par l'hyperphasie scléreuse du tissu conjonctif (ALBARRAN), on le trouve en général modérément augmenté de volume, et peu déformé dans son ensemble. Sa surface est lisse, mais parfois bosselée au niveau des cavernes sous-jacentes.

Sa couleur est jaunâtre ou grisâtre. La capsule propre sclérosée peut atteindre plusieurs millimètres d'épaisseur et s'opposer ainsi à l'ouverture des foyers caséeux ; tandis qu'elle adhère à l'atmosphère cellulo-adipeuse, elle se détache facilement du rein. Fendu sur son bord convexe l'organe présente des aspects différents, suivant l'ancienneté et le mode d'évolution des

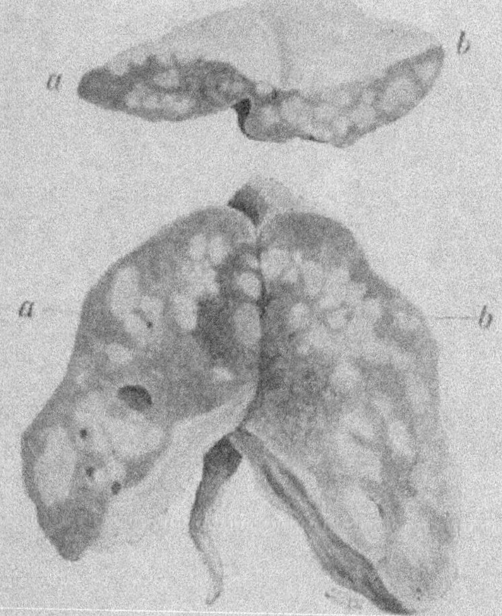

Fig. 202.
Infiltration tuberculeuse nodulaire.

lésions. On peut avec TUFFIER les ramener aux quatre formes suivantes : infiltration nodulaire, pyélonéphrite tuberculeuse, dégénérescence massive du rein ; hydronéphrose tuberculeuse.

Dans l'*infiltration nodulaire* on trouve disséminés dans le parenchyme de gros noyaux gris jaunâtres (fig. 202), de consistance plus ou moins dure suivant leur degré d'ancienneté et dont quelques-uns sont ramollis par la caséification. Ce sont ces noyaux, qui en se ramollissant forment des cavernes d'abord intra-rénales et isolées les unes des autres par du tissu à peu près sain et qui finissent tôt ou tard par communiquer les unes avec les autres et par s'ouvrir dans le bassinet.

La *pyélonéphrite tuberculeuse* est dès lors constituée. Elle se distingue anatomiquement de la pyélonéphrite simple en ce que

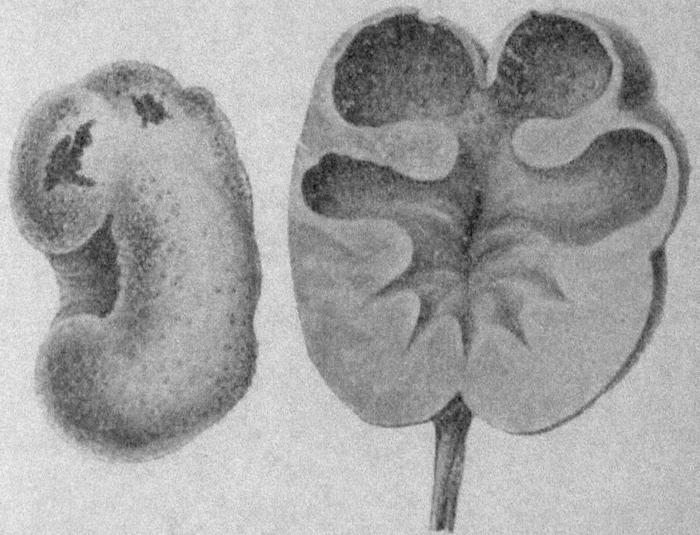

Fig. 203 et 204.
Pyélonéphrite tuberculeuse (néphrectomie primitive. Guérison).

la tumeur, au lieu d'être formée par le bassinet et les calices distendus et dilatés, résulte du creusement en plein tissu rénal de cavités irrégulières, anfractueuses, à parois déchiquetées et fongueuses (fig. 203 et 204). Ces parois à la coupe sont dures, d'aspect lardacé et l'examen histologique montre qu'elles ont dans leur constitution une grande analogie avec la paroi des abcès froids, avec leurs trois zones de ramollissement caséeux, d'infiltration tuberculeuse et de défense embryonnaire. Dans le bassinet et les cavernes on trouve un pus rarement épais, visqueux et d'apparence phlegmoneuse, mais plus souvent séreux, mal lié, mélangé d'urine et dans lequel nagent des grumeaux caséeux, des débris de tissu rénal profondément altéré, des concrétions secondaires phosphatiques ou de carbonate de chaux. Les bacilles de Koch font presque constamment défaut à cette phase de la tuberculose rénale, mais on trouve une grande quantité de microbes divers de la suppuration.

Dans la *dégénérescence massive*, le rein réduit à sa capsule

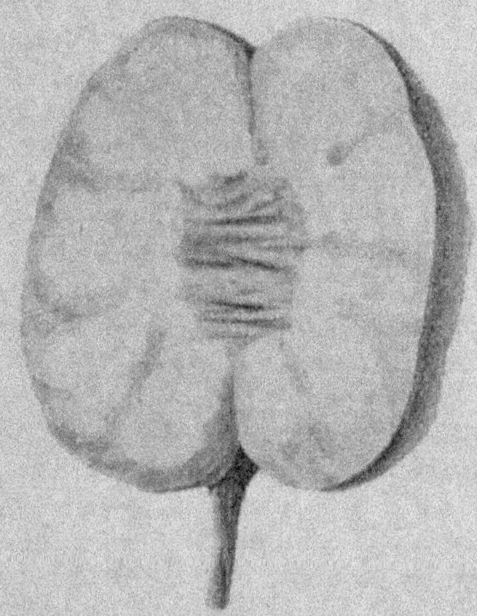

Fig. 205.
Dégénérescence tuberculeuse massive.

est rempli d'une masse pâteuse, semblable à du mastic de vitrier ou encore au contenu de certains kystes dermoïdes (fig. 205). Suivant TUFFIER, cette masse remplissant le rein et le bassinet peut se prolonger dans l'uretère, qui est constamment oblitéré. Cette oblitération peut être un mode de terminaison heureuse, le rein devenant, comme le dit VIGNERON, « une poche morte ».

L'*hydronephrose tuberculeuse* peut être aussi un de ces

modes de terminaisons. L'uretère venant à s'oblitérer, le bassinet et le rein se laissent peu à peu distendre par un liquide analogue par ses caractères physiques et chimiques au liquide hydronéphrotique vulgaire, mais dans lequel se trouvent quelques rares bacilles et qui inoculé reproduit la tuberculose.

b. *Lésions de l'uretère.* — Ce n'est que dans les cas de tuberculose primitive du rein que les lésions spécifiques restent exclusivement cantonnées dans ce département de l'appareil urinaire, mais même dans ces cas le processus envahissant le plus souvent à la longue tout l'arbre urinaire, on trouve des altérations de l'uretère.

L'uretère toujours atteint dans la forme secondaire l'est presque toujours aussi dans la forme primitive. Ce conduit est induré et augmenté de volume par suite de la sclérose périphérique, dont il est le siège, et qui peu à peu l'a enserré et s'y est substituée, tandis que le processus bacillaire détruisait la muqueuse et la musculeuse, de sorte que son calibre, au lieu d'être dilaté, est au contraire resserré. A ce degré l'uretère n'est plus qu'un cordon volumineux, tendu du rein à la vessie, le plus souvent sans flexuosités et adhérent en arrière à l'aponévrose du psoas, en avant au péritoine et à l'intestin et dans le petit bassin avec de gros vaisseaux de la région. Cette péri-urétérite adipo-scléreuse est l'analogue de la périnéphrite scléro-adipeuse, et s'oppose souvent à l'extirpation de l'uretère, comme cette dernière s'oppose à l'extirpation du rein.

c. *Lésions du tissu périrénal.* — Outre la périnéphrite purement inflammatoire il existe exceptionnellement (GUYON) de l'infiltration tuberculeuse périrénal, qui se développe soit par le passage des bacilles du rein à travers sa capsule propre, soit par leur migration dans les espaces lymphatiques, soit enfin par rupture d'une caverne intra-rénale. Cette périnéphrite tuberculeuse revêt deux formes : la forme suppurée de beaucoup la plus fréquente et la forme fongueuse plus rare, décrite par TUFFIER. Pour terminer ce qui a trait aux lésions périrénales, disons enfin que les ganglions du hile et de la chaîne lombaire peuvent être infiltrés et former des tumeurs plus ou moins volumineuses.

Nous n'avons pas à décrire ici les lésions concomitantes de la vessie, de la prostate, des vésicules, des épididymes et des testicules, et dont il est à peu près impossible d'établir la chronologie, en raison du développement qu'elles ont acquis lorsque le malade a succombé aux progrès de l'affection.

4° Symptomatologie. — La tuberculose rénale revêt deux formes cliniques : une *forme aiguë* et une *forme chronique*.

La *forme aiguë*, correspondant à l'infiltration miliaire du parenchyme rénal, passe le plus souvent inaperçue en clinique et dans tous les cas ressortit à la médecine.

La *forme chronique* se traduit par des symptômes différents, suivant que la tuberculisation rénale est *a*) primitive ou descendante, ou bien qu'elle est *b*) secondaire ou ascendante. — La *tuberculose primitive*, décrite par Brissaud, du Pasquier, Laroche, détermine surtout des phénomènes congestifs, douleurs vives, hématuries abondantes, résultant du cantonnement des bacilles dans la zone corticale essentiellement vasculaire. — La *tuberculose secondaire*, moins douloureuse et ne donnant lieu qu'à des hématuries modérées, se caractérise par la pyurie, à laquelle il convient de joindre la polyurie et la pollakiurie.

Étudions les modalités de ces divers symptômes dans les deux variétés anatomiques.

a. *Douleur*. — La douleur, qui fait rarement défaut et est exceptionnellement tardive, précède assez souvent de plusieurs mois et même de quelques années la tuberculisation de l'organe, aussi Vigneron tend-il à l'attribuer à ce moment à une tout autre altération rénale, telle que la lithiase préparant le terrain à l'infection. A peine marquée chez certains malades et consistant dans une sensation vague et obtuse dans la région lombaire, elle revêt chez d'autres une intensité intolérable procédant parfois par véritables crises aiguës. Aucune cause, le plus fréquemment, n'influence la douleur, mais parfois elle se réveille, à l'occasion de la marche, d'un exercice violent ; le simple décubitus latéral peut l'exagérer. Ayant son maximum au niveau des lombes, elle s'irradie souvent vers l'épigastre, la fosse iliaque, l'aine, les organes génitaux, les membres inférieurs. Ces irradiations, réalisant le syndrome de la colique néphrétique, reconnaissent en général pour cause la migration dans l'uretère de produits purulents et caséeux, mais ils peuvent être aussi, au début de l'affection, d'ordre réflexe. Parmi ces phénomènes douloureux réflexes les spasmes du corps de la vessie, la contracture du col, la fréquence des mictions, qui deviennent impérieuses et souvent atrocement pénibles, ont une valeur séméiologique importante. Tandis que Neumann, Clarke, Roberts, Le Dentu en France et la plupart des auteurs anglais les attribuent à un réflexe rénovésical, Guyon pense qu'ils sont la conséquence de l'infiltration bacillaire concomitante de la muqueuse vésicale.

b. *Hématurie.* — L'hématurie, essentiellement précoce et en quelque sorte prémonitoire, est tout à fait exceptionnelle dans la période d'état, revêtant ainsi la même allure que l'hémoptysie dans la phtisie pulmonaire. En général peu abondante, transitoire et de courte durée, apparaissant et disparaissant sans cause, elle peut être considérable et durer des semaines et des mois au point de mettre par elle-même la vie en danger (obs. de Brissaud, Czerny, Habershonn, Mac Cornac, Tuffier, Routier, Pousson). C'est la *forme hématurique* de la bacillose rénale particulière à l'infection primitive hématogène.

c. *Fréquence de la miction.* — La fréquence des mictions et la polyurie claire au début de la tuberculose rénale peuvent être le résultat d'un réflexe réno-vésical, mais on peut aussi les attribuer à la suractivité fonctionnelle du rein déterminée par les bacilles infiltrant la zone glomérulaire. Quoi qu'il en soit de leur pathogénie, ces deux symptômes sont constants, surtout au début de l'affection, mais ils sont souvent intermittents. L'urine conserve tous ces caractères physiques, notamment sa limpidité (polyurie limpide), et l'examen chimique et bactériologique n'y révèle la présence ni d'albumine, ni de bacilles.

d. *Purulence des urines.* — La purulence des urines est toujours un phénomène tardif ou plutôt, qui n'apparaît qu'à la période d'état de la maladie. Elle contraste ainsi avec l'hématurie, mais au lieu d'être, comme cette dernière, intermittente et transitoire, la pyurie est continue jusqu'à la fin de la maladie. Le pus contenu dans l'urine est toujours très abondant et forme dans le vase ou on a recueilli une couche mesurant plusieurs centimètres d'épaisseur et atteignant parfois le cinquième, le quart de la hauteur totale du liquide. Ce dépôt est grisâtre ou verdâtre, quelquefois fluide et pulvérulent, mais plus souvent compact et gluant. Les urines au-dessus de lui ne se clarifient jamais par le repos, elles demeurent troubles, louches, lactescentes ici comme dans toutes les pyuries d'origine rénale et pyélitique (*polyurie trouble* GUYON). Il arrive parfois qu'un bouchon purulent ou caséeux obstruant l'uretère du côté malade, les urines sécrétées par le rein congénère se déversent seules claires et limpides dans la vessie jusqu'au moment où la désobstruction venant à se produire la purulence reparaît.

e. Altérations chimiques et bactériologie des urines. — L'urine est le plus fréquemment acide et sa densité est sensiblement normale. L'urée demeure longtemps dans les limites physiologiques, grâce à la suractivité compensatrice du rein sain ; les phosphates et les urates sont souvent augmentés. Au microscope on trouve dans le dépôt avec quelques rares hématies des leucocytes abondants altérés dans leur forme et leur structure, des globules graisseux, des cellules épithéliales du rein, du bassinet et de l'uretère en général déformées et peu caractéristiques, des débris de parenchyme rénal contenant des fibres élastiques et des grumeaux caséeux, qui pour EBSTEIN, VOGEL, ROSENSTEIN ont pour le diagnostic de la nature de la lésion une grande importance. Cependant les bacilles caractéristiques sont rares, quelquefois même ils font défaut complètement. Dans tous les cas ils sont difficiles à différencier des autres microbes (coli-bacilles, staphylocoques, streptocoques), qui pullulent et notamment du bacille smegmatique d'ALVAREZ TAVEL (LUSTGARTEN et MANNABERG).

f. Signes physiques. — Pendant assez longtemps le rein tuberculeux *conservant son volume normal* ne peut être perçu à l'exploration, mais lorsque l'organe est tuméfié par les produits caséeux infiltrant son parenchyme et distendu au niveau de ses calices et de son bassinet par la suppuration, il se révèle à la palpation méthodique de la loge rénale sous la forme d'une tumeur, ayant tous les caractères que revêt les pyonéphroses de quelque origine qu'elles soient et sur lesquelles nous ne reviendrons pas.

g. Fièvre et phénomènes généraux. — Contrairement à ce qu'on observe dans la tuberculose des autres viscères, la *fièvre*, suivant Guyon, n'apparaîtrait que tardivement dans la tuberculose rénale et semblerait être la conséquence des infections secondaires. Lorsqu'elle s'allume, elle éclate tout à coup par un frisson violent ou s'établit lentement et sans bruit, mais quel que soit son début, elle n'abandonne plus le malade. Miné par des accès intermittents ou progressivement consumé par un état fébrile rémittent, il maigrit, perd l'appétit, est pris de vomissements, a une constipation opiniâtre ou au contraire présente une diarrhée colliquative, et finalement succombe à la cachexie urinaire ou à l'une des complications que nous allons signaler.

5° Marche, durée, terminaisons. — La marche de la tuberculose rénale est essentiellement chronique.

La durée se chiffre par six mois, un ou deux ans et plus.

La terminaison, le plus souvent mortelle, peut exceptionnellement se faire par la guérison. Étant donné le mode tout différent d'évolution des tubercules dans le rein, suivant qu'ils y ont été ensemencés par la voie sanguine ou qu'ils y ont été apportés par la voie urétérale, il n'est pas irrationnel d'admettre que la durée et la terminaison de l'affection varient dans l'une ou l'autre forme. Se développant dans la profondeur du parenchyme, à l'abri des infections mixtes, la tuberculose primitive du rein a sans doute une marche plus lente et offre plus de chance de guérison que la tuberculose secondaire, qui envahit toujours les canalicules urinifères en même temps qu'un grand nombre de microbes pyogènes.

La guérison s'obtient par la transformation fibreuse des tissus infiltrés, par la crétification des produits caséeux, par l'évacuation totale du pus dans les urines suivie du bourgeonnement vivace des parois des cavernes et de leur cicatrisation.

Lorsque le malade succombe, il s'éteint lentement épuisé par la cachexie urinaire ou par la généralisation de la tuberculose aux autres organes, ou il est rapidement emporté par des accidents aigus, tels que l'ouverture des cavernes rénales dans le tissu périnéphrétique, dans l'intestin, le péritoine, la plèvre, etc.

6° Pronostic. — Après ce qu'il vient d'être dit de la marche et de l'issue de la tuberculose rénale, il nous paraît inutile d'insister sur son pronostic, qui est toujours grave.

7° Diagnostic. — A la période d'état, le diagnostic n'offre pas de grandes difficultés : l'abondance de la pyurie, sa persistance, les caractères physiques de l'urine altérée, et en particulier ce fait qu'elles ne s'éclaircissent pas par le repos, attireront l'attention du côté du rein, que l'on trouvera augmenté de volume. Ainsi sera reconnue l'existence d'une pyélonéphrite, dont la spécificité sera démontrée moins souvent par la constatation des bacilles dans les urines que par l'examen des autres parties de l'appareil génito-urinaire (vessie, vésicules, prostate, épididyme) et des autres organes de l'économie.

A ses débuts, la tuberculose rénale est difficile à diagnostiquer et elle peut en imposer d'abord par ses hématuries pour la néphrolithiase, les néoplasies rénales, l'hémophilie rénale.

La néphrolithiase se différencie par ses hématuries, nettement influencées par les mouvements, par la présence de formes cristallines irrégulières d'acide urique dans les urines (MÉRC), par les antécédents du malade.

Les néoplasmes du rein saignent, en général tardivement alors que la tumeur est depuis longtemps développée, et s'observent chez des malades déjà âgés et présentant des antécédents de famille.

L'hémophilie rénale, étudiée par BROCA après SENATOR, est impossible à distinguer de la forme hémorragique de la tuberculose en l'absence des bacilles, et bon nombre de ces hémorragies rénales essentielles ne sont sans doute dans certains cas que des tuberculisations méconnues de cet organe. Peut-être serait-il indiqué d'avoir recours à l'épreuve de la tuberculine.

Les douleurs lombaires prémonitoires de la tuberculose rénale ne pourraient être confondues avec un lumbago, une névralgie lombo-abdominale, que si l'on négligeait les troubles urinaires, pollakiurie et polyurie avec légère albuminurie. Quant à la cystalgie, au lieu d'être une cause d'erreur, elle peut devenir un des éléments de diagnostic pour celui, qui se rappelle sa fréquence au début de la tuberculose rénale. Souvent la pyurie tuberculeuse rénale est prise pour l'effet d'une cystite, mais l'absence de la fréquence des mictions et de la douleur, le fait que l'urine ne s'éclaircit pas par le repos feront assez aisément reconnaître la provenance du pus.

La tuberculisation du rein reconnue, il faut en déterminer le siège. Les deux reins, avons-nous vu, sont rarement pris simultanément et le droit est beaucoup plus souvent atteint que le gauche, mais ces présomptions ne suffisent pas, si l'on croit devoir entreprendre un traitement chirurgical. En l'absence de tuméfaction de l'organe, de douleur bien localisée à l'une des régions lombaires, le clinicien devra mettre à contribution pour la solution de ce problème préjudiciel toutes les ressources actuelles de l'exploration : palpation méthodique des uretères, exploration endoscopique de leurs méats, cathétérisme de leur canal, etc.

8° Traitement. — Il est médical ou chirurgical :

a. *Traitement médical*. — La thérapeutique de la bacillose rénale, comme celle de toutes les bacilloses en général, doit être avant tout médical. On doit soumettre tout d'abord le malade à une hygiène bien comprise, à une alimentation abondante et réparatrice, à une médication antibacillaire réglée sur l'état du tube digestif qu'il ne faut jamais altérer dans son fonctionnement.

Dans le même ordre d'idées, il faut surveiller avec soin l'emploi des médicaments trop irritants pour le rein, comme les balsamiques et les diurétiques, qui, sous le prétexte d'antisepsie interne, congestionnent le filtre rénal et augmentent son opportunité morbide à l'endroit des bacilles qui circulent dans le sang.

b. *Traitement chirurgical*. — Lorsque la tuberculose rénale à un degré avancé de son évolution retentit sur la santé générale, l'*intervention chirurgicale n'est pas discutable* et le désaccord n'existe entre les chirurgiens que sur le mode d'intervention : néphrotomie ou néphrectomie. Tandis que Vigneron, et plus récemment Facklam, dans leurs statistiques, trouvent une mortalité générale à peu près égale pour ces deux opérations (38,18 à 33,33 p. 100 pour la néphrotomie et 38,40 à 30 p. 100 pour la néphrectomie), ils relèvent une mortalité opératoire très différente (12,72 p. 100 pour la néphrotomie et 29,80 p. 100 pour la néphrectomie). Ainsi se trouve justifiée la préférence accordée par Guyon et Le Dentu, à l'incision du rein sur son extirpation. Mais le rein ouvert et suffisamment drainé, si la fièvre cesse et l'état général s'améliore, le processus tuberculeux local n'en continue pas moins son effet, et dans tous les cas il reste une fistule, de telle sorte que souvent on sera conduit à pratiquer la néphrectomie secondaire, dont la mortalité encore grande (36,8 p. 100, Vigneron) est cependant inférieure à la néphrectomie primitive (38 p. 100, Vigneron).

Quant à la voie la plus propice à l'ablation rénale, il n'est pas douteux que l'incision lombaire l'emporte sur la laparotomie en raison de ses moindres dangers, d'après Vigneron. Tuffier a trouvé une léthalité de 36,3 p. 100 pour la néphrectomie abdominale et de 28,2 p. 100 pour la néphrectomie lombaire. Quoique moindre dans les statistiques de Facklam, (30 p. 100 contre 28 p. 100), l'écart est encore en faveur de la voie lombaire. Il faut, quelle que soit la voie suivie, s'attacher à faire l'extirpation complète du rein, que si les adhérences avec les organes voisins s'y oppose, on aura recours à la néphrectomie sous-capsulaire d'Ollier (de Lyon).

Au début de la tuberculose rénale, *l'intervention par la néphrectomie est-elle légitime ?* Nous avons discuté ailleurs cette question ; nous pensons que si, alors que le malade ne présente aucun phénomène alarmant, on peut se conduire ici comme dans les autres tuberculoses locales et différer une opération grave en soi, et ne mettant point en garde contre l'infection générale de l'économie, on a le devoir d'agir lorsque le malade souffre d'une façon intense et à des hématuries menaçantes, ainsi firent Tuffier, Routier.

CHAPITRE VIII

NÉOPLASMES DU REIN

TUMEURS BÉNIGNES. TUMEURS MALIGNES

Comme tous les autres organes de l'économie le rein peut
être atteint de *tumeurs bénignes* et de *tumeurs malignes*.

Nous décrirons parallèlement l'histoire de ces deux variétés,
car si les premières (tumeurs bénignes) sont rares, elles ont
dans leur expression symptomatique bien des points communs
avec les secondes, et en ce qui concerne leur traitement opératoire plus d'un trait les unit : quant à la différence qui les sépare
au point de vue de l'étiologie, de la marche et du pronostic, elle
ressortira de la sorte d'une façon plus éclatante.

1° Étiologie. — Les notions que nous possédons à cet égard
sont bien plus précises pour les tumeurs malignes que pour les
tumeurs bénignes.

A. TUMEURS MALIGNES. — Les tumeurs malignes du rein sont
relativement rares, car leur proportion par rapport aux dégénérescences de même nature des autres organes serait, d'après
FURBRINGER, de 1,7 p. 100 à Berlin et de 3,8 p. 100 à Prague.
Dans les relevés de H. MORRIS portant sur 2.610 autopsies, on
trouve 30 cas de néoplasmes malins du rein, dont 25 secondaires
et 5 primitifs, ce qui infirme l'opinion de FURBRINGER, qui avance
que la forme primitive est la plus fréquente. La forme secondaire peut succéder aux dégénérescences de tous les organes,
mais on la rencontre surtout consécutivement à celles du testi-

cule, la propagation se faisant par l'intermédiaire des ganglions du hile, rendez-vous des lymphatiques de ces organes.

Elles s'observent de préférence aux deux extrêmes de l'existence, l'enfance (avant cinq ans) et la vieillesse (vers soixante ans) ; Kühn, Weigert en ont observé de congénitales ; exceptionnelles dans l'adolescence, on les rencontre encore assez souvent dans l'âge adulte (vers quarante ans).

Le sexe masculin, du moins en ce qui concerne les vieillards, leur paierait un tribut plus considérable que le sexe féminin. L'hérédité joue dans leur développement le rôle qu'elle joue dans tous les néoplasmes malins.

L'influence du traumatisme est discutée ; contrairement aux auteurs anglais, Guillet ne lui accorde qu'une importance relative, mais il attache par contre une certaine valeur étiologique à la lithiase urinaire.

B. Tumeurs bénignes. — Les conditions étiologiques des tumeurs bénignes nous échappent à peu près complètement.

2° Anatomie pathologique. — Les tumeurs malignes, beaucoup mieux étudiées à ce point de vue, nous occuperont d'abord.

A. Tumeurs malignes. — Nous envisagerons successivement leurs variétés histologiques et leur point de départ, puis leurs caractères microscopiques.

a. *Variétés histologiques et point de départ.* — Toutes les formes histologiques des néoplasmes compris en clinique sous la dénomination générique de cancer peuvent être observées dans le rein : sarcomes, carcinomes, lymphadénomes avec leurs diverses variétés (sarcome à petite cellule, ou sarcome embryonnaire, sarcome à cellules fusiformes ou sarcome fasciculé, myxosarcome, myosarcome ; carcinomes encéphaloïde, squirrheux, colloïde, mélanique). Les sarcomes prennent naissance dans le tissu conjonctif interstitiel du rein, étouffent ses éléments propres ou les détruisent en se les assimilant. Les carcinomes se développent aux dépens de l'épithélium des tubes primitifs uriniferes lui-même, d'après Waldeyer et Brault, et envahis-

sent bientôt tout l'organe après avoir rompu leur enveloppe
s'il s'agit d'une dégénérescence primitive : ils résultent de la
prolifération morbide des éléments péri-vasculaires s'il s'agit
d'une dégénérescence secondaire. Les lymphadénomes, affection
rare, ne se rencontrent dans le rein que chez les gens atteints de
leucocythémie et coexistent avec des tumeurs de même nature
dans d'autres viscères. Les tumeurs mélaniques sont tout à fait
exceptionnelles.

A côté de ces néoplasies ayant leur point de départ dans le
parenchyme du rein, il y en a d'autres qui évoluent d'abord dans
les parois du bassinet, ainsi qu'en font foi les observations de
GUYON, HARTMANN, ISRAEL. Les unes sont de véritables carcinomes, les autres beaucoup plus fréquentes ressemblent par leur
aspect macroscopique et leurs caractères histologiques aux papillomes qu'on rencontre dans la vessie, ce sont les tumeurs
villeuses déjà signalées par RAYER et ROKITANSKY et bien étudiées
depuis en Angleterre.

b. *Caractères macroscopiques.* — Les tumeurs malignes secondaires sont en général bilatérales ; les tumeurs primitives n'occupent presque toujours qu'un seul rein et indifféremment le
droit ou le gauche.

Très variable de volume et de poids, les cancers du rein ont
parfois des dimensions telles qu'ils remplissent toute la cavité
abdominale ; tels sont les sarcomes si fréquents chez les enfants.
Certaines variétés envahissant à la fois tout l'organe ne modifient
que médiocrement sa forme ; d'autres, au contraire, se développant en un point limité, poussent des bourgeons, des prolongements ramifiés à sa surface et en altèrent la configuration.

Reposant sur des plans qui lui résistent, le rein dégénéré et
augmenté de volume a toujours de la tendance à se porter en
avant dans la cavité abdominale, en repoussant devant lui les
anses intestinales sans abandonner jamais complètement la
fosse lombaire. En même temps la tumeur rénale remonte à
gauche sous les fausses côtes en arrière de la rate, mais à
droite, où l'hypochondre est occupé par le foie, elle gagne de
suite la région ombilicale. Grâce à sa grande mobilité, l'intestin
grêle est fréquemment repoussé sur les côtés du néoplasme,

mais par contre les côlons, plus ou moins fixés à la face antérieure des reins, le recouvrent habituellement.

Le rein dégénéré peut contracter des adhérences inflammatoires avec tous les viscères voisins et comprimer les gros
vaisseaux, l'aorte, la veine cave inférieure à droite en particulier. La dégénérescence peut envahir aussi ces organes eux-
mêmes et des bourgeons cancéreux, pénétrant dans la lumière
de la veine cave ou des veines rénales, deviennent le point de
départ d'embolie néoplasique.

A la coupe la dégénérescence maligne du rein se présente
sous deux formes à peu près aussi communes l'une que l'autre :
la forme nodulaire, dans laquelle un ou plusieurs noyaux néoplasiques sont plongés au sein du parenchyme rénal et la forme
infiltrée dans laquelle le tissu morbide est disséminé dans tout
le rein. Ce tissu a, suivant la variété histologique du cancer,
tantôt l'aspect d'une substance molle, cérébriforme, d'un blanc
grisâtre, tachetée par place de points rougeâtres dus à l'existence
de petits épanchements sanguins, ou creusée de vastes cavernes
irrégulières et remplies d'une bouillie fétide, c'est la forme
encéphaloïde ; tantôt il est ferme, consistant, composé de travées
fibreuses circonscrivant de petites loges remplies d'un tissu plus
mou ; c'est la forme squirrheuse.

Dans l'immense majorité des cas, la néoplasie envahit les
calices, le bassinet et même les uretères.

B. Tumeurs bénignes. — A l'exemple de ce que nous avons vu
pour les tumeurs malignes, toutes les variétés de tumeurs
bénignes peuvent s'observer dans le rein. On y a rencontré des
adénomes, des fibromes, des lipomes, des myomes, des myxomes,
des angiomes, des lymphangiomes, des chondromes, des
ostéomes. Toutes ces tumeurs sont rares, et plusieurs d'entre
elles constituent de véritables trouvailles d'amphithéâtre.

Insister sur les caractères anatomiques de chacune d'elles est
inutile, qu'il nous suffise de savoir que ces néoplasies bénignes ne
déterminent aucun retentissement fâcheux, soit du côté du rein
lui-même, soit du côté des organes voisins, tant qu'elles demeurent petites, et que, lorsqu'elles ont acquis un volume considé-

rable, elles n'occasionnent d'autres troubles que ceux qui résultent de la compression qu'elles exercent sur les viscères voisins.

3° Symptomatologie.

— Au point de vue symptomatologique, il convient encore d'envisager successivement les tumeurs malignes et les tumeurs bénignes.

A. TUMEURS MALIGNES. — On peut ranger sous trois chefs les divers symptômes que présentent les tumeurs malignes du rein : des troubles fonctionnels, des signes physiques et des phénomènes généraux.

a. *Troubles fonctionnels.* — Parmi les troubles fonctionnels le premier en date et le plus constant est la *douleur* ; cependant elle peut manquer dans le quart des cas, d'après GUILLET. Elle siège dans la région lombaire et l'hypochondre et s'irradie par moment à l'aine, à la vessie, au testicule, principalement aux membres inférieurs ; quelquefois elle remonte par en haut du côté du thorax ; elle est spontanée, continue, s'exaspère parfois par intervalles irréguliers, et cela sans raison : la pression, la marche, les mouvements, les efforts n'ont aucune influence sur sa production et ses exaspérations. Elle reconnaît pour cause, soit la distension rénale lorsqu'un caillot, un débris de tissu vient à oblitérer l'uretère, soit la compression ou la dégénérescence des nerfs voisins par périnéphrite cancéreuse, suivant BRAULT.

L'*hématurie*, contrairement à ce que l'on pourrait croire *à priori*, n'est pas un symptôme constant des tumeurs malignes du rein : elle ne s'observait chez l'adulte que dans un peu plus de la moitié des cas ; chez l'enfant dans le tiers seulement, d'après GUILLET. Exceptionnellement elle est précoce ; elle ne survient le plus souvent que lorsque le néoplasme a acquis un certain développement. Aucun de ses caractères isolés, n'est pathognomonique ; mais, pris dans leur ensemble, ils acquièrent une certaine valeur pour le diagnostic. Elle se produit brusquement, sans cause, et disparaît de même, les mouvements n'ont pas plus d'influence sur son apparition que le repos sur sa disparition. Le sang est intimement mélangé à l'urine, et le produit d'une même miction conserve une couleur uniforme, variant du rouge noirâtre au brun, suivant l'abondance du liquide hématique. Lorsque l'exhalation sanguine est considérable, il se forme des caillots que le malade rend en urinant, et dont la forme allongée, cylindrique, vermiforme, n'a qu'une importance relative en clinique. Leur émission, précédée du syndrome de la colique néphrétique, indique simplement leur provenance rénale. Lorsqu'ils s'accumulent dans la vessie, ils peuvent déterminer de la rétention d'urine. Chaque attaque d'hématurie a une durée variant de trois à six jours, et ces attaques reviennent par intervalles variables et inégaux, en général de moins en moins considérables au fur et à mesure que la tumeur s'accroît.

À part son mélange avec le sang, *l'urine ne présente*, quoi qu'on en ait dit, *aucune modification caractéristique*. Sa quantité est normale grâce à l'hypertrophie compensatrice du rein opposé et au bon fonctionnement des portions du rein malade demeurées saines; parfois même il y a de la polyurie, mais par contre on a signalé de l'oligurie et de l'anurie temporaire à la suite de l'obstruction de l'uretère par un caillot et de la suspension réflexe de la sécrétion urinaire dans l'autre rein. Dans certains cas on a constaté l'existence de l'albumine, mais il est tout à fait exceptionnel qu'on y ait trouvé du pus. Quant à la valeur symptomatique des éléments cellulaires trouvés dans le dépôt urinaire associés aux leucocytes et hématies, elle a été beaucoup exagérée. Les cylindres épithéliaux, les cellules en raquette, en massues n'ont aucune signification, de l'avis de tous les auteurs; la constatation de grosses cellules polymorphes et de lambeaux présentant dans leur épaisseur des amas épithéliaux, serait plus significative, mais l'examen histologique n'est véritablement démonstratif que s'il est pratiqué sur des débris volumineux de néoplasmes évacués avec l'urine.

Contrairement à ce que l'on voit relativement assez souvent dans d'autres maladies des reins, les tumeurs malignes ne déterminent que rarement des troubles réflexes du côté de la vessie. La fréquence des mictions n'est pas augmentée, l'émission des urines se fait sans hésitation, sans épreintes, sans douleurs.

b. *Signes physiques*. — Les signes physiques des tumeurs

malignes du rein sont mis en valeur par l'inspection, la percussion de la région occupée par cet organe et par sa palpation elle-même. Tout à fait au début, lorsque le rein est encore peu augmenté de volume, la dégénérescence de l'organe ne se révèle que par le signe du *ballottement rénal* découvert par GUYON. Plus tard ce phénomène tend à disparaître, mais alors la palpation au niveau du flanc met pour ainsi dire entre les mains du chirurgien une tumeur volumineuse, ayant la forme du rein, régulière ou bosselée à sa surface, de consistance uniforme ou dure et ramollie par place, en général immobile surtout dans le sens vertical. L'échancrure costo-iliaque peut être effacée et une voussure remplacer l'excavation qu'on y rencontre normalement. A la percussion en arrière la matité lombaire est augmentée et s'étend jusqu'à la colonne vertébrale, mais en avant, à moins que la tumeur très volumineuse repoussant en dedans toutes les anses intestinales vienne s'appliquer immédiatement à la paroi abdominale, il y a toujours un certain degré de sonorité, d'autant plus que souvent une anse du gros intestin adhère au néoplasme.

Dans ces derniers temps, GUYON a enrichi la symptomatologie des tumeurs du rein d'un signe précieux, à savoir le *varicocèle symptomatique*, produit par la compression des veines spermatiques par le néoplasme à leur embouchure dans la veine rénale à gauche et par la compression de la veine cave à droite. D'une grande valeur pour le diagnostic lorsqu'il siège à droite, il a encore son importance clinique lorsqu'il siège à gauche, pourvu que son apparition soit récente, sa marche progressive, rapide, et son indolence absolue, etc.

c. *Phénomènes généraux.* — Les phénomènes généraux sont ceux des cancers des autres organes. Mais dans la plupart des cas ils apparaissent tardivement ; pendant longtemps, les malades conservent les apparences de la meilleure santé et leurs fonctions digestives en particulier restent intactes. A la longue cependant ils maigrissent, perdent leur appétit, et leurs forces les abandonnent ; mais, fait à noter, il est rare qu'ils offrent à la période de la cachexie la plus avancée la teinte jaune paille caractéristique.

B. Tumeurs bénignes. — Les tumeurs bénignes du rein, qui passent presque toujours inaperçues lorsqu'elles sont de petit volume, sont remarquables par la pénurie des symptômes, qui les accompagnent, même lorsqu'elles ont atteint une certaine grosseur. Par exemple elles ne déterminent ni hématurie, ni aucun autre trouble des urines ; elles sont indolentes, pendant la plus grande partie de leur évolution, et ne provoquent d'autres souffrances que celles résultant de la compression et des tiraillements qu'elles exercent sur les organes voisins.

Lorsqu'elles ont déterminé une augmentation nettement appréciable de l'organe, elles se distinguent des tumeurs malignes par une plus grande mobilité, par la régularité de leur surface et leur consistance uniforme.

4° Formes cliniques : marche, durée, terminaisons. —

Nous avons précédemment décrit la série des symptômes observés chez les individus atteints de *tumeurs malignes* du rein, lorsque la maladie a son expression clinique complète. A côté de cette *forme complète*, il y a lieu à l'exemple de Guillet d'admettre une *forme incomplète* dans laquelle l'hématurie et exceptionnellement la tumeur abdominale peuvent faire défaut : Rayer et après lui Tuffier ont même décrit une forme plus silencieuse encore forme *latente*, dans laquelle aucun phénomène rénal physique ou fonctionnel ne traduit la dégénérescence de l'organe. Cette forme appartiendrait surtout aux cancers secondaires.

Quoi qu'il en soit de leur physionomie clinique, la marche des *tumeurs malignes* du rein est essentiellement progressive.

La durée, variable suivant la nature de la néoplasie, serait, d'après Guillet, de trois ans et demi environ pour le carcinome, et inférieure à un an pour le sarcome, du moins chez l'enfant, car chez l'adulte le sarcome a une évolution manifestement plus lente que le carcinome.

La mort a lieu par cachexie et généralisation par les voies lymphatiques ou veineuses, dans la grande majorité des cas. S'il est rare que les hémorragies soient assez abondantes pour emporter le malade, les pertes de sang profuses peuvent déterminer parfois des accidents mortels, telle par exemple que la rétention d'urine résultant de l'accumulation de caillots dans la vessie. La terminaison par urémie est exceptionnelle. La rupture de kyste hématique dans le péritoine, la perforation intestinale, la péritonite suraiguë, sont des accidents terminaux possibles des tumeurs malignes du rein ; mais en raison de leur rareté il n'y a guère à compter avec elle dans la pratique.

Les *tumeurs bénignes* du rein ont une marche indéfinie, elles ne sont graves que par les phénomènes de compression qu'elles exercent sur les organes voisins et n'occasionnent la mort que tout à fait exceptionnellement.

5° Diagnostic. — Le diagnostic des tumeurs du rein n'offre aucune difficulté lorsqu'elles présentent la réunion des symptômes fonctionnels et des signes physiques précédemment énumérés, en particulier l'hématurie avec ses caractères si spéciaux et l'augmentation de volume du rein.

Il n'en est pas de même lorsqu'elles offrent la forme incomplète. Si elles ont pour toute expression symptomatique des troubles purement fonctionnels (douleurs, hématurie), on pourra les confondre avec certains traumatismes de l'appareil urinaire, avec la lithiase et la tuberculose rénales, la pyélonéphrite, les calculs de la vessie, la cystite, la tuberculose vésicale et surtout les néoplasmes vésicaux. Mais ce que nous savons des caractères des douleurs dans les néoplasmes du rein, de l'allure de leur hématurie et des symptômes propres aux différentes affections avec lesquelles on pourrait les confondre, ne laisseront pas longtemps le diagnostic en suspens.

Quand la tuméfaction du rein est le seul symptôme de la dégénérescence de l'organe, le diagnostic est encore possible grâce à la forme que revêt la tumeur, à son ballottement, à l'existence d'un varicocèle symptomatique, etc. Cependant dans les dernières périodes, lorsque la masse néoplasique a modifié la forme du rein, qu'elle a envahi les régions limitrophes, qu'elle est immobilisée par ses adhérences aux organes voisins, on peut la confondre aisément avec des tumeurs du foie, de la rate, du mésentère, de l'épiploon, de l'ovaire, de l'utérus. Nous avons suffisamment indiqué les caractères différentiels de ces diverses tumeurs voisines du rein à propos de la tumeur rénale constituée par l'hydronéphrose pour ne pas y insister à nouveau.

L'existence d'une tumeur rénale reconnue, reste à résoudre la question de savoir si elle est bénigne ou maligne. La pénurie de symptômes fonctionnels, jointe à la lenteur de l'affection à l'intégrité de la santé générale, fera assez facilement distinguer la première de la seconde. Quant à la nature histologique du néoplasme, on ne peut avoir sur elle que des présomptions. Cependant ce que nous avons dit, de la plus grande fréquence du sarcome dans l'enfance et l'adolescence, de la rareté relative des hématuries, de l'apparition très tardive de la cachexie, fera encore assez souvent reconnaître au lit du malade la dégénérescence sarcomateuse du véritable cancer.

6° Traitement. — Le traitement des tumeurs malignes du rein est demeuré pendant longtemps entre les mains des seuls médecins, il était seulement *palliatif*. La douleur était l'indication qu'ils remplissaient le mieux, grâce à la série nombreuse des calmants que possède la thérapeutique médicale. Ils étaient moins puissants en face des hématuries, et les hémostatiques les plus renommés, aidés de la révulsion sur la région lombaire, échouaient souvent.

Depuis quelques années, la chirurgie a attaqué de front les néoplasmes malins du rein et en a pratiqué l'*extirpation*. Mais c'est une opération grave, dont la mortalité est de 65 p. 100, d'après GUILLET et de 62,5 p. 100 d'après TUFFIER et CHEVALIER. Ce sont les interventions pour carcinomes, qui fournissent la plus grande léthalité. GUILLET trouve, en effet, 64,2 p. 100 de morts pour carcinomes contre 45,7 p. 100 pour sarcomes. Les résultats éloignés ne contre-balancent point cette gravité excessive, la plupart des opérés succombant rapidement à la récidive et à la généralisation, car les succès définitifs de TERRILLON, ISRAEL, KUESTER sont exceptionnels.

L'extirpation des tumeurs malignes, du rein ne saurait cependant pas être condamnée, mais elle doit être précoce avant que la tumeur ait contracté des adhérences et surtout qu'elle ait retenti sur le système lymphatique et altéré la santé générale. Les adhérences, la généralisation, la cachexie sont des contre-indications formelles à l'opération : de même le jeune âge (malgré l'opinion de TAYLOR) et la vieillesse. Dans ces cas, la néphrectomie partielle, voire même une simple incision de la tumeur (RELIQUET) peuvent mettre un terme aux hématuries et à la douleur.

L'opération résolue quelle voie suivre ? Ici encore les statistiques affirment la supériorité de l'incision lombaire sur l'incision transpéritonéale (SIEGRIEST note 77 p. 100 de succès par la voie lombaire et 43 p. 100 par la voie abdominale, et CHEVALIER trouve sensiblement les mêmes chiffres, 76 p. 100 pour la première voie, et 41 p. 100 pour la seconde), mais les récidives seraient plus à redouter par cette voie. Grâce à l'incision curvo-rectiligne de GUYON et à l'incision transversale de PÉAN, de volumineuses tumeurs peuvent être enlevées par les lombes et la méthode du morcellement de TUFFIER en étend encore le champ.

L'intervention pour les tumeurs bénignes est bien moins meurtrière (2 morts sur 10 néphrectomies BRODEUR), mais étant donné le peu de gravité de leur pronostic, elle n'est justifiée que lorsque leur volume entraîne des troubles de sérieuse importance. A l'extirpation totale on devra préférer, lorsque la néoplasie est bien limitée, la simple résection du tissu morbide.

CHAPITRE IX

KYSTES DU REIN

Outre les petits kystes qu'on rencontre souvent à l'autopsie des individus, qui ont succombé à la néphrite interstitielle, on peut trouver dans le rein trois variétés de productions kystiques intéressant le chirurgien. Ce sont : 1° les *kystes isolés*; 2° les *kystes conglomérés*; 3° les *kystes hydatiques*.

§ 1. — Kystes isolés

1° Pathogénie. — Leurs causes nous échappent complètement et leur pathogénie est des plus obscures. Ils seraient engendrés pour les uns par la dilatation des tubes urinifères étranglés en un de leur point par la sclérose, pour les autres par la distension de la capsule de Bowmann; pour d'autres ils se formeraient de toutes pièces dans le tissu conjonctif périvasculaire. Tout cela est hypothétique.

2° Anatomie pathologique. — En égard à leur contenu, il y a lieu de distinguer deux variétés de kystes isolés dans le rein, des *kystes séreux* et des *kystes hématiques*.

a. *Kystes séreux*. — Les kystes séreux les plus fréquents siègent sur un seul rein et sont souvent multiples. Cette multiplicité ne saurait les faire confondre avec les kystes conglomérés que nous étudierons dans un instant. Leur volume varie depuis celui d'une noix, d'un œuf, du poing à celui d'une tête d'enfant et au delà. Il est rare toutefois que les plus gros kystes

isolés du rein acquièrent les dimensions des kystes de l'ovaire.
Plus ou moins saillants à la surface lorsqu'ils sont de volume
moyen, ils forment, lorsqu'ils sont plus volumineux de véritables
tumeurs surajoutées au rein (fig. 206). Leur conformation est
régulière, globuleuse, d'autrefois bosselée. Leur paroi mince,

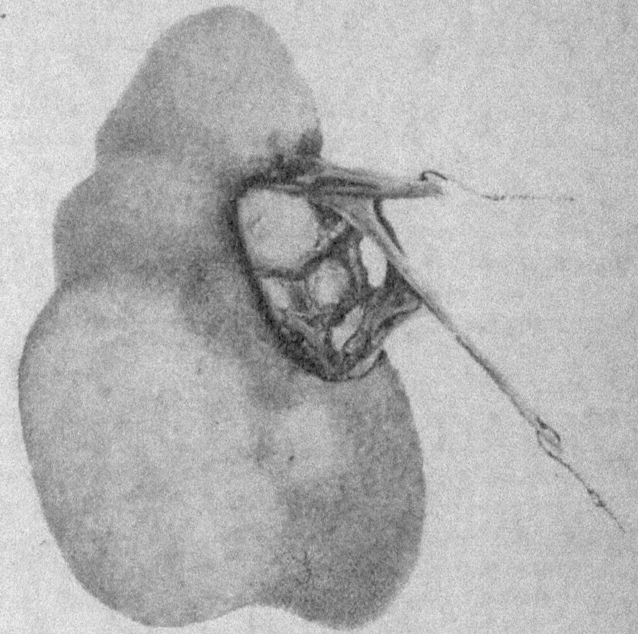

Fig. 206.
Kyste séreux trouvé à l'autopsie d'une femme de 71 ans.

translucide, de structure conjonctive ne présente pas de revêtement épithélial rappelant celui des canalicules urinifères.
Leur contenu est un liquide clair, transparent incolore, d'autres
fois jaune citrin, rarement trouble. Sa composition chimique
est variable : parfois constitué par de l'eau sans albumine, ni
sels, le liquide renferme d'autres fois de l'albumine avec quelques sels tels que des phosphates et des carbonates alcalins ;

exceptionnellement on y rencontre de l'urée et les autres éléments constitutifs de l'urine.

b. *Kystes hématiques*. — Les kystes hématiques sont probablement des kystes séreux transformés par un processus analogue à celui qui produit l'hématocèle dans la vaginalite chronique. Mais ce mode d'origine ne saurait être invoqué dans tous les cas, et rappelons que, d'après Cornil, certains kystes hématiques ne sont autres que des épithéliomas, des adénomes au sein desquels s'est faite une collection sanguine. Quoi qu'il en soit de leur pathogénie, les kystes hématiques ont une paroi épaisse fibroïde. Leur contenu est un liquide visqueux, granuleux, renfermant des grumeaux et des caillots de coloration rouge, rouge brun, chocolat. Le microscope y décèle la présence de globules sanguins altérés, de grains d'hématosine, de cristaux d'hématoïdine, etc.

3° Symptomatologie. — Les symptômes des kystes isolés du rein font complètement défaut tant que ces productions sont de petit volume; lorsque leurs dimensions sont assez considérables elles traduisent leur présence par des troubles fonctionnels et des signes physiques.

Les *troubles fonctionnels* consistent dans une douleur obtuse, une sensation de pesanteur, de tiraillements profonds et sourds. Parfois les malades ont de la dyspepsie, de la constipation, du météorisme par suite de la compression de la tumeur rénale sur les viscères abdominaux.

Chose remarquable, à part les kystes hématiques, qui assez souvent s'accompagnent d'hématurie, les kystes isolés du rein ne donnent lieu à aucun trouble de la fonction urinaire.

Les *signes physiques* sont ceux des tumeurs rénales en général. Si le kyste a un certain volume, la tumeur que l'on rencontre par la palpation méthodique du rein peut offrir le phénomène de la fluctuation; si elle est plus petite et remplie de liquide elle est rénitente. Il sera quelquefois bon de s'aider du chloroforme pour parfaire cette exploration.

4° Marche, durée, terminaison. — La marche est lente et

progressive, quelquefois elle procède par poussées. La durée est indéterminée.

Longtemps compatibles avec une santé parfaite, les kystes isolés peuvent à un moment donné entraîner des accidents graves par la compression qu'ils exercent sur les viscères voisins, ou même déterminer rapidement la mort à la suite de leur rupture ou de leur suppuration.

Diagnostic. — Le diagnostic des kystes isolés du rein est très difficile. Il comprend, comme d'ailleurs le diagnostic de toutes les tumeurs de cet organe, trois points : 1° préciser le siège de la tumeur dans le rein ; 2° reconnaître qu'il s'agit d'une tumeur liquide ; 3° déterminer la nature de ce liquide. La ponction exploratrice est seule capable d'éclairer ce dernier point, et encore l'analyse chimique ne suffit pas toujours pour déterminer la nature et l'origine du liquide obtenu par la ponction.

6° Traitement. — L'indication opératoire ne se pose véritablement que lorsque par leur volume les kystes isolés provoquent des accidents de compression pénibles, compromettent l'existence, ou encore lorsqu'ils sont enflammés et suppurent.

Les *ponctions simples* ou *suivies d'injections irritantes* ou *modificatrices* sont le plus souvent impuissantes, et peuvent parfois devenir le point de départ de complications. Elles doivent céder le pas à l'*incision avec drainage* et mieux encore à la *kystotomie avec suture des parois* de la poche aux lèvres de l'incision lombaire ou abdominale, suivant la voie suivie pour atteindre la tumeur. Cette opération peu dangereuse, car elle n'a jusqu'ici donné aucun décès, a l'inconvénient de se terminer fréquemment par un fistule, aussi certains chirurgiens ont-ils conseillé d'avoir recours à l'extirpation du kyste et du rein, c'est-à-dire à la *néphrectomie totale*. La mortalité énorme de cette intervention, 11 p. 100 de morts lorsqu'on suit la voie lombaire, 40 p. 100 lorsqu'on attaque par la voie transpéritonéale, a engagé TUFFIER à pratiquer l'extirpation du kyste en disséquant sa paroi et à fermer ensuite la plaie du rein par la suture. Ce mode d'intervention mérite de passer dans la pratique.

§ 2. — KYSTES CONGLOMÉRÉS
(MALADIE KYSTIQUE DU REIN)

Cette curieuse affection a été décrite pour la première fois par RAYER sous le nom de dégénérescence kystique du rein. Depuis, un grand nombre d'auteurs en ont étudié surtout l'anatomie pathologique et la pathogénie, et dans ces derniers temps LEJARS a consacré sa thèse à l'histoire complète du *gros rein polykystique de l'adulte*.

Les kystes conglomérés du rein s'observent de préférence à deux époques bien différentes de l'existence, chez le fœtus et plus tard dans la deuxième moitié de l'âge adulte, entre quarante et cinquante ans. Les hommes en seraient plus fréquemment atteints que les femmes.

1° **Pathogénie**. — Leur formation s'expliquerait par la distension hydropique des glomérules de MALPIGHI ou par l'oblitération des tubes urinifères à la suite de la lithiase rénale pour LÉCORCHÉ, à la suite d'une néphrite interstitielle pour CORNIL et BRAULT.

D'autres auteurs, rapprochant le rein polykystique de certaines dégénérescences kystiques des ovaires, du testicule, du foie, de la rate, en font une variété d'épithélioma, épithélioma mucoïde de MALASSEZ. Si l'on songe que souvent le foie, la rate, certains autres viscères présentent chez l'individu atteint de rein polykystique les mêmes formations, on accordera quelque raison d'être à cette hypothèse, qui cependant ne s'accorde pas avec tous les cas.

2° **Anatomie pathologique**. — Presque toujours les deux reins sont atteints, mais en général l'affection est plus prononcée sur l'un que sur l'autre. L'aspect de l'organe est tout à fait remarquable et caractéristique. Il est très augmenté de volume,

acquiert parfois les dimensions d'une tête de fœtus et pèse
120 grammes et plus. Sa surface est lobulée, recouverte d'un
nombre infini de kystes, lui donnant l'apparence d'une grappe de
raisin (fig. 207). Ces kystes de volume variable se groupent en
nombre considérable au niveau du hile et y sont beaucoup plus

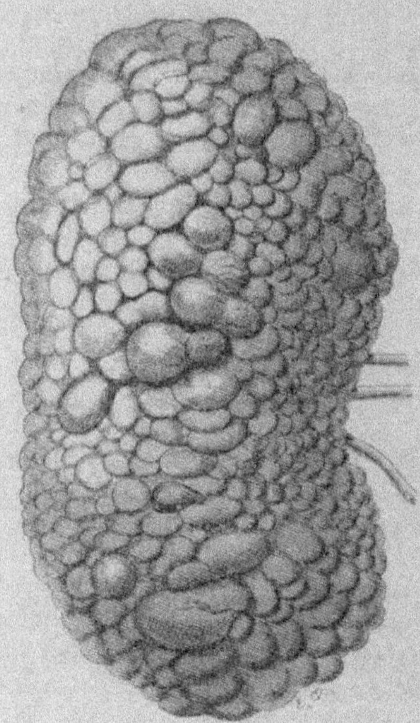

Fig. 207.
Rein polykystique.

petits. Suivant leur contenu, ils sont transparents, rosés, bruns
ou noirâtres. Leur paroi est formée d'une membrane conjonctive, tapissée intérieurement d'un épithélium pavimenteux.

La nature du liquide contenu dans chaque kyste varie ; dans
le plus grand nombre il est limpide et se rapproche, du moins
au début de l'affection, de l'urine normale ; dans les autres il

est citrin ou trouble ou sanguinolent ; certains renferment une matière plus ou moins épaisse, gélatiniforme, caséeuse.

Le tissu rénal interposé conserve ses caractères anatomiques pendant un certain temps, mais à la longue il disparaît soit par atrophie, soit par prolifération conjonctive et ainsi peu à peu est détruit le parenchyme rénal.

3° Symptomatologie. — Les symptômes des kystes conglomérés du rein sont très obscurs. Ce sont des douleurs sourdes contusives dans la région lombaire, se manifestant assez souvent sous forme de crises (LEJARS).

Souvent il n'existe aucun trouble de la miction, mais dans certains cas on a signalé la fréquence des mictions, de la polyurie de l'hématurie. Ces deux derniers symptômes sont souvent intermittents. Presque toujours il y a de l'albuminurie. On peut observer tout le cortège symptomatique des maladies chroniques du rein, mais le développement et la succession des phénomènes ne présentent pas la constance et la régularité qu'on trouve habituellement dans les affections rénales.

A la fin les malades affaiblis et amaigris tombent dans un état cachectique, qui les conduit insensiblement à la mort ou que termine brusquement une attaque d'urémie. Une maladie intercurrente grave ou parfois insignifiante, un traumatisme, un simple cathétérisme peuvent devenir les causes provocatrices de ces accidents urémiques.

4° Marche, durée, terminaison. — La marche est toujours lente, mais progressive. Elle peut durer de longues années, mais se termine toujours par la mort du patient.

5° Diagnostic. — Dans la majorité des cas l'affection passe inaperçue, car pendant la plus grande partie de son évolution, rien n'attire l'attention du côté des reins. Il existe toutefois certains signes capables de conduire au diagnostic le clinicien, qui serait amené à explorer la région des reins chez ces malades. C'est la présence dans la région lombaire, explorée méthodiquement par la face antérieure, d'une tumeur irrégulière, bosselée existant également des deux côtés. Cette bilatéralité de l'affection a une grande importance, car elle est propre à la dégénérescence polykystique des reins et ne s'observe pas dans les cancers, qui restent cantonnés sur un seul organe.

6° Traitement. — La thérapeutique est complètement désarmée. Si on se rappelle que les lésions portent sur les deux reins, que les malades peuvent encore vivre longtemps à la faveur des portions de parenchyme rénal conservé, à condition que rien ne vienne rompre chez eux l'équilibre instable de dépuration rénale, on comprendra qu'aucune intervention chirurgicale ne doive être tentée. Les faits de guérison de Roswell Park, de Monod peuvent être considérés comme les résultats d'un heureux hasard.

§ 3. — Kystes hydatiques

Les kystes hydatiques des reins sont rares, ainsi qu'il résulte des observations de Davaine, qui sur un total de 566 cas d'échinocoques n'en a rencontré que 30 occupant les reins : cette opinion est corroborée par les recherches de Neisser et de Thomas. Cependant leur histoire clinique est assez bien connue, grâce aux travaux de Béraud, d'abord puis de Dickinson, de Morris et de celui tout récent de Jules Bœckel.

1° Étiologie. — La cause première des kystes hydatiques du rein est l'ingestion des œufs du ténia et leur transport à la faveur de la circulation dans le filtre rénal. D'après Bœckel, c'est sans doute le chemin assez long, qu'ils doivent parcourir pour y arriver, qui rend si rare leur développement dans cet organe.

2° Anatomie pathologique. — Le plus souvent un seul rein est atteint, et d'après Lancereaux, ce serait le rein droit ; d'après Bœckel, le rein gauche. Ces deux auteurs diffèrent encore d'opinion sur la question de savoir dans quelle partie du rein prend tout d'abord naissance le kyste : tandis que pour le premier il

se développerait indifféremment dans la substance corticale ou
médullaire, pour le chirurgien de Strasbourg il naîtrait d'abord
dans la substance corticale.

La structure anatomique du kyste est celle de tous les kystes
hydatiques. La paroi se compose d'une membran externe adven-
tice fibro-vasculaire et d'une membrane interne, membrane
fertile à la surface de laquelle prolifèrent les échinocoques. Le
liquide limpide est dépourvu d'albumine et le microscope y fait
aisément constater la présence des crochets caractéristiques.

Le volume de la tumeur est souvent considérable : la production écarte alors le parenchyme rénal, le repousse et en détermine l'atrophie. Au fur et à mesure qu'il se développe, le kyste
tend à se porter en avant vers la cavité abdominale et à contracter des adhérences avec le mésentère, le gros intestin, l'intestin grêle, parfois même avec la rate, le foie, l'estomac. On a
vu ainsi de ces kystes s'ouvrir dans les organes creux de l'abdomen et même exceptionnellement dans les bronches à travers
le diaphragme ; mais, le plus souvent, la poche se rompt dans
les calices, le bassinet et l'uretère.

3° **Symptomatologie**. — Au début les symptômes font complètement défaut, et ce n'est que lorsque la tumeur a atteint un
certain volume qu'elle détermine des troubles dus à la compression des organes voisins. Ces troubles sont d'ailleurs très
vagues ; ce sont : une sensation de pesanteur, de gêne dans la
région rénale, des phénomènes dyspeptiques et une perturbation
des fonctions digestives, tenant non seulement à la compression
par la tumeur des organes de la digestion, mais encore à leur
irritation.

Si l'on vient alors à examiner la région rénale, on y trouve
une tumeur sphérique, régulière, mate, rénitente. Le frémisse-
ment hydatique, ici comme ailleurs, est un signe tout théorique.
En général, la tumeur est mobile dans l'abdomen, mais comme
toutes les autres tumeurs du rein, elle présente une sorte de
pédicule qui la rattache dans la fosse rénale et elle offre le
phénomène du ballottement.

Chose digne d'être notée, les malades porteurs de kystes

hydatiques du rein ne présentent aucun trouble de la sécrétion urinaire, à moins d'accidents et de complications.

4° Marche, durée, terminaisons. — La marche de l'affection est extrêmement lente, elle dure des années. A la longue le patient peut succomber aux troubles digestifs et autres qu'entraîne la tumeur par son développement, mais le plus souvent la maladie se juge, soit favorablement, soit défavorablement par un des accidents ou complications qui suivent. Tout d'abord la suppuration peut s'emparer du sac ; dans ce cas se déroule tout le cortège des symptômes de la septicémie, qui finit presque fatalement par emporter le malade. D'autres fois, la poche se rompt dans un des organes creux voisins et cette terminaison loin d'être aussi favorable qu'on le croyait autrefois est souvent mortelle, d'après les relevés de Boeckel. Que le kyste vienne à se rompre dans l'intestin, la plèvre, le poumon, la mort est aussi certaine dans un cas que dans l'autre. L'ouverture de la poche dans les calices ou le bassinet est un peu moins meurtrière, seule l'expulsion des hydatides à travers les plans musculaires et aponévrotiques des lombes est favorable.

5° Pronostic. — Le pronostic des kystes hydatiques des reins est grave, car abandonnée à elle-même l'affection finit par entraîner des accidents mortels. Il est juste de reconnaître cependant que dans ces dernières années les progrès de la thérapeutique chirurgicale ont amendé ce pronostic.

6° Diagnostic. — Le diagnostic est hérissé de grandes difficultés. Non seulement la nature hydatique du kyste est impossible à affirmer sans une ponction préalable, mais même il il peut arriver que le clinicien le plus expérimenté soit incapable de préciser le point de départ de la tumeur. L'expulsion des vésicules hydatiques par l'urètre a sans doute une grande valeur diagnostique, mais elle n'est pas absolument pathognomonique, des kystes à échinocoques voisins des voies urinaires pouvant déverser leur contenu dans la vessie. A *fortiori* leur sortie par les voies aériennes, l'intestin, n'a aucune valeur.

7° Traitement. — La thérapeutique chirurgicale possède un certain nombre de moyens propres à assurer la cure des kystes hydatiques du rein. Ce sont l'*électrolyse*, la *ponction simple*, la *ponction suivie d'injections modificatrices et parasiticides* (l'iode, le sublimé), l'*ouverture par le procédé de* Récamier ou celui de la *double ponction de* Simon, la *laparotomie extrapéritonéale* suivie soit simplement de l'incision du kyste avec suture de sa paroi à la paroi abdominale, soit de l'extirpation totale de la poche avec ou sans la portion du rein demeurée saine.

On peut toujours, sous le couvert de l'antisepsie parfaite, essayer des premiers moyens : électrolyse, ponction simple ou suivie d'injections diverses, mais on échouera souvent. Le procédé de Récamier n'est guère recommandable, il en est de même de la double ponction avec incision, qui a donné, d'après Bœckel, 3 morts sur 5 opérés. C'est l'ouverture franche du kyste, avec drainage consécutif, par la voie lombaire de préférence et exceptionnellement par la voie abdominale, qui aujourd'hui rallie le plus grand nombre de chirurgiens. Cette opération pratiquée 9 fois aurait fourni 9 succès, d'après Le Dentu. Elle est tout aussi efficace au point de vue de la guérison définitive que la néphrectomie et bien moins meurtrière, car cette intervention a donné, d'après Bœckel, 3 décès sur 3 cas. L'extirpation du rein sera donc pratiquée tout à fait exceptionnellement, par exemple, lorsque le rein sera absorbé dans sa totalité par le kyste, lorsqu'il sera très mobile et que cette mobilité rendrait infidèle et périlleuse sa suture à la paroi abdominale.

CHAPITRE X

ANOMALIES ET DÉPLACEMENTS DES REINS

§ 1. — ABSENCE DES DEUX REINS OU D'UN SEUL

L'*absence des deux reins* peut tenir au défaut de formation de ces organes (*agénésie rénale*) ou bien à l'arrêt de développement des vaisseaux rénaux (*atrophie rénale*). Dans le premier cas, qui ressortit complètement à la tératologie, et est incompatible avec l'existence, il existe simultanément d'autres vices de conformation en particulier du côté du système nerveux ; dans le second les autres anomalies ne sont pas rares non plus et la survie est de courte durée.

L'*absence d'un seul rein*, permettant à l'individu de vivre dans les conditions normales, intéresse le chirurgien, car on comprend la gravité des affections de ce viscère unique et les dangers que son extirpation fait fatalement courir. Cette anomalie est loin d'être rare. Le rein occupe le plus souvent sa situation normale et il est hypertrophié par suractivité fonctionnelle. Ordinairement pourvu d'un seul uretère, il peut parfois en présenter deux faisant suite chacun à un bassinet et s'ouvrant dans la vessie aux angles postérieurs du trigone, comme dans le cas figuré ci-joint 208, que nous avons observé chez un enfant de dix ans atteint en outre d'une fistule urétro-rectale congénitale. Si dans ces dernières années l'exploration des uretères par la cystoscopie et le cathétérisme de ces conduits a permis de s'assurer presque à coup sûr de l'existence des deux reins, ses données seraient donc

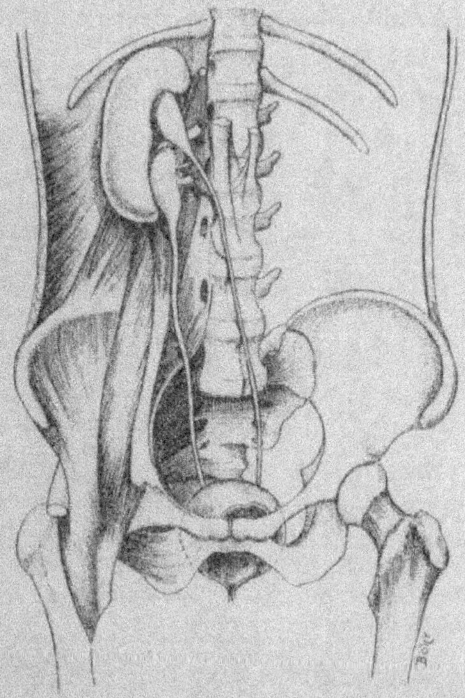

Fig. 268.

Rein unique muni de deux bassinets et de deux uretères venant
s'ouvrir normalement à chacun des angles du trigone.

mises en défaut dans les cas analogues à celui que nous venons
de rapporter.

§ 2. — FUSION ET SYMPHYSE RÉNALES

La fusion complète des deux reins en un seul est rare.
L'organe est placé alors sur la ligne médiane en avant de la
colonne vertébrale ; il possède presque toujours un double

pédicule vasculaire et deux uretères, mais un unique bassinet.

La fusion incomplète ou symphyse est beaucoup plus fréquente : elle est constituée par la soudure des reins par l'une de leurs extrémités (les inférieures le plus souvent), de manière que les deux viscères forment un fer à cheval embrassant la colonne lombaire dans sa concavité.

La fusion et la symphyse rénales ne déterminant aucun trouble fonctionnel passent inaperçues pendant la vie ; toutefois chez les personnes amaigries la palpation profonde de l'abdomen pourrait révéler l'existence de cette anomalie.

Chaque organe conservant ses vaisseaux et ses uretères propres, la fusion et surtout la symphyse n'offriraient, ainsi que nous l'avons fait remarquer ailleurs, aucun obstacle à l'intervention au cas où l'un des reins serait seul malade.

§ 3. — ECTOPIE CONGÉNITALE

L'ectopie congénitale du rein est presque toujours unilatérale et porte indifféremment sur l'un et l'autre organe. Le rein déplacé peut se rencontrer dans toutes les régions de l'abdomen, région ombilicale en avant de la colonne lombaire, région iliaque, détroit supérieur, angle sacro-vertébral, mais jamais on ne l'a trouvé dans les hypochondres et à l'épigastre. Chose remarquable et qui fait toujours distinguer à l'amphithéâtre le déplacement rénal congénital du déplacement accidentel, les artères du rein ectopié proviennent du tronc artériel le plus voisin et ses veines se déversent dans le tronc veineux le plus rapproché. Autre remarque : le rein en ectopie congénitale est absolument fixe dans la position qu'il occupe.

Grâce sans doute à la disposition de ses vaisseaux lui assurant un régime circulatoire parfait et à sa fixité, le rein en ectopie congénitale ne donne lieu à aucun des phénomènes, qui caractérisent l'ectopie acquise. Aucun trouble ne trahit l'existence de cette anomalie, qui passe le plus souvent inaperçue ou est découverte par hasard au cours d'une exploration minutieuse de l'abdomen pour un tout autre état. Dans les cas d'inflammation ou de néoplasie du rein déplacé, l'embarras du

chirurgien pourrait être grand à se rendre compte de la nature
de l'organe malade. Il suffira de songer à l'ectopie pour reconnaître à la forme, à la consistance de la tumeur et aux troubles
urinaires que le rein est en cause.

§ 4. — Ectopie acquise, rein mobile, néphroptose

L'ectopie rénale acquise ou accidentelle est connue depuis fort
longtemps. Les anciens la désignaient sous les noms de dislocation ou de luxation des reins, et elle se trouve décrite dans les
livres classiques actuels sous la dénomination de rein mobile,
rein flottant, néphroptose.

1º Mécanisme et pathogénie. — On sait, d'après les recherches de SAPPEY et celles plus récentes de ZUCKERKANDL, de
GÉROTA, de GLANTENAY et de GOSSET que les reins, situés de chaque
côté de la colonne vertébrale, sont enfermés dans une loge cel-
lulo-fibreuse résultant d'un dédoublement du fascia propria,
doublée à sa face interne d'une couche de graisse plus ou moins
abondante et constituant la capsule de HALLER. Tandis que cette
capsule est fermée du côté du bord convexe, au niveau du hile
et au-dessus de l'organe, en bas elle reste ouverte et c'est par là
que se fait le déplacement. Cette tendance du rein à s'échapper
par ce point est encore augmentée du côté droit par l'existence
d'un repli du péritoine suspendant le cœcum à l'atmosphère
graisseuse du rein, repli signalé et décrit par TUFFIER sous le nom
de ligament du cœcum. L'intégrité de la capsule de HALLER, avec
conservation de son tissu adipeux ferme et serré et des tractus
conjonctifs et vasculaires qui rayonnent dans son épaisseur vers
la surface rénale, est donc la première condition de la fixité normale du rein, il faut y joindre le rôle joué par les vaisseaux
artériels et veineux de son pédicule et par les viscères abdominaux avec lesquels l'organe est en connexion, viscères qui
exercent sur lui une pression favorable (DELETZINE et VOLKOFF).

Ainsi maintenu dans la place qu'il occupe, le rein peut être
chassé soit de vive force, à la suite d'un traumatisme ou de tout
autre cause violente, soit lentement par relâchement de ses divers

moyens de contention. De là deux sortes d'ectopies rénales acquises comparées avec juste raison aux *hernies de force* et de *faiblesse*. La première, qui justifie les dénominations anciennes de *dislocation*, de *luxations rénales* est en réalité rare et toujours préparée par un relâchement des moyens de fixation. La seconde, beaucoup plus fréquente, n'est que la conséquence de l'état bien décrit par GLÉNARD sous le nom d'*entéroptose*. TUFFIER généralisant les idées de GLÉNARD considère « que l'entéroptose comme la mobilité du rein, ne sont que des expressions localisées d'une véritable affection générale caractérisée par une mauvaise nutrition, une déchéance vitale, une véritable dystrophie spéciale, portant sur la majorité des tissus ». Rappelons enfin que, d'après CH. BOUCHARD, à la suite de l'ectasie gastrique, il se ferait dans l'estomac des fermentations pathologiques, dont les produits toxiques, à leur passage dans le foie, irriteraient ce viscère, le congestionneraient, augmenteraient son volume et forceraient ainsi le rein à sortir de sa loge.

2° Étiologie. — Les causes de la mobilité anormale du rein doivent être classées en causes prédisposantes et causes efficientes.

a. *Causes prédisposantes.* — La fréquence de l'ectopie rénale acquise est beaucoup plus grande qu'on ne l'a cru longtemps, mais les auteurs ne sont pas d'accord à ce sujet : tandis que EBSTEIN sur 3.658 corps autopsiés à la Charité de Berlin ne trouve que 5 reins mobiles et NEWMANN 11 sur 11.000, ROLLET à la clinique d'OPPOLZER en trouve 22 sur 5.500 autopsies et SCKOCKEWSKY 32 sur 1.422 malades vivants.

KEPPLER, LINDER ont peut-être exagéré son importance dans la pathologie féminine. Tous les auteurs sont cependant d'accord pour reconnaître que l'affection est beaucoup plus commune chez la femme que chez l'homme. D'après ROLLET et SCHULTZE cités par FURBRINGER on l'observerait six ou huit fois plus souvent dans le sexe féminin que dans le sexe masculin; sur 314 cas LANDAU trouve 273 femmes et 41 hommes, sur 64 cas LANCEREAUX 55 femmes et 9 hommes, sur 30 cas GUYON 27 femmes et 3 hommes.

Dans l'immense majorité des cas le déplacement est unilatéral et porte sur le rein droit. Sur les 91 cas d'EBSTEIN, où le côté était mentionné, la proportion en faveur du rein droit était de 65 contre 14; et FÜRBRINGER écrit que dans 90 p. 100 des cas, la mobilité affecte le rein droit, et que les 10 p. 100 restants se répartissent entre l'ectopie du rein gauche et l'ectopie double.

Très rare dans l'enfance, bien que STEINER l'ait observée chez des sujets de six, neuf et dix ans, l'ectopie rénale est l'apanage de l'âge moyen, et c'est de vingt à quarante ans, pendant la période d'activité sexuelle, qu'on la rencontre de préférence.

ALBARRAN incline à considérer l'affection comme un signe de dégénérescence à l'exemple de l'ectopie testiculaire, des hernies et autres malformations et pour lui elle serait héréditaire.

b. *Causes efficientes*. — Toutes peuvent se ramener à deux catégories : celles qui chassent de vive force le rein de sa loge, et celles qui, affaiblissant ses divers moyens de contention, le laissent tomber et vaguer dans la cavité abdominale.

Au nombre des premières se trouve d'abord le traumatisme sous toutes ses formes, mais plus particulièrement les chutes à la renverse (GUYON, FORBER), sur les genoux (HENOCH), les efforts violents, la toux, les éternuements, les vomissements. Le travail de l'accouchement est une de ces causes les plus fréquentes, et cela d'autant plus aisément que la cessation subite de la pression abdominale à laquelle les organes sont soumis pendant le cours de la grossesse, le relâchement du périnée et les modifications subies par tous les tissus de l'économie ont puissamment préparé la ptose rénale. Le décubitus horizontal insuffisamment prolongé et la reprise hâtive de leurs occupations et travaux habituels chez les femmes du peuple et de la campagne deviennent, non moins souvent que les efforts de la parturition, l'origine de l'ectopie rénale. Les grossesses répétées, les accouchements laborieux jouent un rôle considérable.

Nous rapprocherons de la grossesse, en raison de la perturbation qu'elles apportent dans l'équilibre intra-abdominal, les tumeurs volumineuses saillant dans cette cavité splanchnique : fibrome de l'utérus, kyste de l'ovaire, ascite.

Dans un autre ordre d'idées on a voulu faire jouer un rôle à l'amaigrissement rapide de sujets primitivement obèses, chez

lesquels la disparition du tissu adipeux remplissant la capsule
de Haller laisse le rein flotter dans son atmosphère raréfiée
(Oppolzer, Lancereaux). Cette cause est contestée par Fürbringer, Senator et formellement niée par Keen.

L'augmentation du volume et partant du poids du rein
lithiasique ou néoplasique est évidemment une condition qui
favorise le déplacement de l'organe, car tout rein qui augmente
de volume se mobilise, mais l'observation démontre que les
maladies du rein en ectopie sont bien plus souvent la conséquence que la cause du déplacement. Suivant Lancereaux, la
congestion cataméniale serait capable de déterminer le déplacement du rein en augmentant son poids.

Sans nier que les divers prolapsus génitaux peuvent par l'intermédiaire de l'uretère tiraillé par le trigone de la vessie abaissée déterminer la ptose rénale, nous croyons cette complication
rare. Rare aussi est l'influence des hernies intestinales, à part
la hernie du cæcum reliée au rein par le ligament de Tuffier.

Il nous reste à mentionner l'influence du vêtement féminin
trop serré à la taille, et en particulier du corset, qui, incriminé
par Cruveilhier, Senator, Quincke, Leube, Guyon, ne jouerait,
d'après Lancereaux et Tuffier qu'un rôle bien effacé.

3° Anatomie pathologique. — Le rein ne s'échappant de sa
loge que par sa partie inférieure se porte d'abord dans l'espace
rétro-péritonéal, mais au fur et à mesure que son déplacement
s'accuse il repousse devant lui la séreuse et finit par s'en coiffer
complètement en formant au niveau du hile un véritable méso-
néphron. A ce degré extrême le rein, au début simplement
déplacé puis mobile, devient véritablement flottant, et a parcouru les trois étapes admises par Newmann. Il peut alors se
porter dans tous les points de la cavité abdominale, mais peut
aussi se fixer d'une façon définitive dans un de ces points par
suite du développement de brides inflammatoires. Si le rein en
ectopie ne présente pas toujours de lésions anatomiques, il en
offre cependant d'assez fréquentes pour que certains auteurs les
aient considérées à tort, suivant Brodeur, comme la condition
première du déplacement.

Les constatations faites au cours d'opérations de fixation du rein avaient déjà permis aux chirurgiens et notamment à TUFFIER de compléter ces vagues données d'anatomie pathologique, lorsque récemment une autopsie faite par LEGUEU leur a donné une plus grande précision. Les vaisseaux très allongés mesuraient 11 centimètres à droite et 13 à gauche, de sorte que ces organes décrivaient un arc de cercle considérable ayant pour centre leur point d'attache à l'aorte et à la veine cave. Le péritoine se soulevait au fur et à mesure qu'on déplaçait les reins mais ceux-ci ne présentaient pas le moindre méso. La graisse périrénale avait disparu complétement, ce qui n'a pas lieu de surprendre, car il s'agissait d'une phtisique, et le feuillet antérieur du fascia propria en bas et en avant était très aminci. Quant à l'uretère très mobile dans une longueur de 6 à 7 centimètres, il présentait dans toute cette étendue des coudures transitoires et demeurait fixe dans sa partie inférieure non mobilisée. Les capsules surrénales étaient à leur place et les côlons n'étaient pas déplacés.

4° Symptomatologie. — Les symptômes, qui caractérisent cliniquement la mobilité anormale du rein peuvent débuter brusquement à la suite d'un coup, d'une chute, d'un effort violent. Il semble à la malade que quelque chose se rompt, se décroche dans le côté (*Sinking sensation* des Anglais), puis à la douleur initiale aiguë et intense succède une sensation de pesanteur, d'endolorissement. A côté de ce début bruyant de l'affection le plus fréquent, il en est un autre mode lent et insidieux dans lequel tout se réduit à une sensation vague de tiraillement dans la région lombaire.

La maladie confirmée s'accuse par des symptômes subjectifs ou fonctionnels et des signes physiques, auxquels il convient d'ajouter des troubles généraux surtout marqués du côté système nerveux.

a. *Symptômes subjectifs*. — Le premier des symptômes subjectifs est la douleur. D'intensité très variable suivant les individus et nullement en rapport avec l'étendue de la mobilité rénale, elle est continue ou se manifeste seulement par crises, et dans la plupart des cas, ces paroxysmes aigus se greffent tout à coup sur l'état douloureux chronique. La douleur continue consiste parfois dans une simple sensation de gêne dans le flanc, d'autre fois c'est un tiraillement pénible s'exagérant et devenant intolérable dans la marche, la station debout, et au moindre mouvement du tronc même dans le décubitus horizontal, en sorte que les malades n'osent plus se remuer et se confinent au lit. Plus grande encore sont les souffrances lorsque surviennent les crises paroxystiques. Tout à coup éclate dans la région lombaire une douleur véritablement atroce, qui s'irradie à l'aine, au testicule, à la fesse et à la partie postérieure de la cuisse ; le malade est pâle, ses traits sont tirés, ses extrémités froides, son pouls petit et fréquent, il est anxieux, a des vomissements et des lipothymies. En un mot on voit se dérouler chez lui le syndrome de la colique néphrétique, y compris la diminution de la sécrétion rénale, le ténesme vésical, la micturition et la polyurie incolore terminale. Cette crise dure plus ou moins longtemps, quelques heures, une demi-journée, un jour et plus, puis elle cesse tout à coup et tout rentre dans l'ordre habituel. Survenant parfois sans cause appréciable et à intervalles irréguliers, les accidents douloureux sont souvent déterminés par la congestion cataméniale et reviennent à chacune des époques menstruelles.

On a donné plusieurs explications de ces crises douloureuses : dues à des phénomènes de péritonisme pour les uns (DIELT, ROLLER), à la traction et à la torsion des plexus nerveux pour les autres, elles sont attribués par LANDAU à la coudure des vaisseaux du rein et à la congestion qui en résulte, et par SENATOR et LINDNER à la coudure de l'uretère et à la distension rénale par l'urine qui en est la conséquence. Il se peut que chacune de ces explications soit vraie, mais l'exactitude de la dernière a été vérifiée bien des fois par les constatations faites au cours d'intervention opératoire, notamment par ALBARRAN ; bien plus SINITZINE a pu provoquer expérimentalement la crise douloureuse chez un malade atteint d'extrophie vésicale en obturant un des uretères.

b. *Troubles fonctionnels des grands appareils.* — Indépendamment des phénomènes réflexes et fugitifs que les paroxysmes douloureux provoquent du côté du tube digestif et du système nerveux (nausées, vomissements, pâleur de la face, lipothymie, etc.), la néphroptose s'accompagne de troubles permanents dans le fonctionnement de ces grands appareils.

Du côté des organes digestifs, EBSTEIN, BARTELS, STILLER ont signalé la dilatation de l'estomac qu'ils attribuent à la compression de la deuxième portion du duodénum et à l'insuffisance de la valvule pylorique; HALE WHITE et ALBARRAN ont noté de l'ictère produit par la même cause mécanique; KIDD, GILFORD ont observé des phénomènes d'obstruction intestinale par effacement d'une anse par le rein déplacé. A côté de ces troubles d'ordre mécanique relativement rares, on observe bien plus fréquemment des troubles simplement nerveux consistant dans une dyspepsie habituelle, avec dilatation, flatulence et clapotement de l'estomac, paresse de l'intestin, tympanisme, constipation. Ces phénomènes pour être plus fréquents lorsque le déplacement du rein coexiste avec l'entéroptose s'observent encore assez souvent lorsque le rein seul est mobile (ALBARRAN).

Les troubles nerveux, présentés par les malades porteurs de reins mobiles, peuvent être suivant leur intensité et la variabilité de leurs formes qualifiés de nervosisme, de neurasthénie ou d'hystérie, ainsi que le fait remarquer ALBARRAN. Ils s'observent surtout dans le sexe féminin. Les malades sont impressionnables et irritables, elles se plaignent de palpitations du cœur, de bouffées de chaleur, de gonflement de l'estomac, de lenteur des digestions, de douleurs névralgiques vagues dans le cas de simple nervosisme. Ce sont souvent les mêmes phénomènes, qui tourmentent les femmes atteintes de lésions de l'utérus ou de ses annexes et, comme il n'est pas rare de voir ces dernières coïncider avec le déplacement rénal, il est difficile de faire la part, qui revient à l'un ou à l'autre état pathologique dans la genèse des troubles morbides. Il est probable que leurs effets s'ajoutent, mais il est impossible de savoir si, comme le prétend THIRIAR, les désordres de l'utérus et des annexes sont la conséquence du déplacement des reins ou si, comme le soutient LANDAU, elles en sont la cause. La neurasthénie et l'hystérie se

développent parfois de toutes pièces à la suite de la néphroptose
(SEHLFLER, MARFAN), chez les individus héréditairement prédisposés ; mais le plus souvent ces névroses préexistent et ne font
que s'aggraver sous l'influence de la mobilité du rein, qui
engendre ainsi l'hystéro-traumatisme de cause interne signalée
par POTAIN (ALBARRAN).

c. *Signes physiques*. — Les signes physiques doivent être
recherchés par l'inspection, la percussion et la palpation.

LE DENTU attache une grande importance à l'examen *de visu*
de la région lombaire. Le malade étant bien mis en lumière
devant une fenêtre dans la position genu-pectorale, on verrait
chez les sujets d'un embonpoint modéré une dépression de la
région des lombes dans les cas où le rein a quitté sa loge, et,
s'il s'agit d'un sujet du sexe masculin, la taille prendrait d'un
côté l'aspect d'une taille de femme.

La percussion postérieure de la région lombaire, bien étudiée
par PANSCH et RIESS en Allemagne, GUYON, RÉCAMIER et TUFFIER
en France, est généralement considérée comme un moyen de
diagnostic de bien faible valeur dans la néphroptose, toutefois
LE DENTU fait remarquer que la zone de sonorité est manifestement élargie dans le sens transversal lorsque le rein est déplacé.
La percussion antérieure est aussi négative dans ses résultats,
car le rein mobile n'étant que peu augmenté de volume, lorsqu'il l'est, reste toujours séparé de la paroi abdominale par
le côlon et partant la sonorité normale n'est pas modifiée.

C'est par la palpation, surtout par la palpation bimanuelle,
que les signes physiques du rein déplacé sont mis en valeur.
Sans nier l'utilité dans certains cas de la palpation pratiquée
dans le décubitus latéral sur le côté sain à la manière de GLÉ-
NARD et d'ISRAEL, et aussi dans la position genu-pectorale, nous
pensons que la meilleure attitude à donner au malade pour
explorer la région rénale est ici, comme dans les tumeurs du
rein, le décubitus dorsal sur un plan horizontal, les épaules et le
tronc très légèrement relevés et les membres inférieurs allongés
sans raideur. La main, qui explore la paroi abdominale antérieure dans cette position chez un malade dont le rein est en
ectopie, rencontre dans le flanc une tumeur dure, régulière,

réniforme, mobile, indolente chez certains, sensible et douloureuse chez d'autres. Accidentellement le rein déplacé peut être
fixé par des adhérences aux organes avec lesquels il vient se
mettre en contact, mais cela est tout à fait exceptionnel. Le
degré de mobilité est en quelque sorte proportionnel au degré
de déplacement de l'organe par rapport à sa loge, et NEWMANN
a admis à cet égard trois variétés d'ectopie rénale : les *reins
déplacés mais non mobiles*, les *reins mobiles*, les *reins flottants*.
Le sens dans lequel s'exercent les mouvements varie également
suivant le degré de déplacement. Au premier degré le rein se
mobilise des lombes vers la paroi antérieure de l'abdomen,
(*mobilité lombo-abdominale* de GUYON) donnant lieu au phénomène du *ballottement rénal* ; au second degré le rein se mobilise de l'abdomen vers la fosse lombaire qu'il peut réintégrer,
(*mobilité abdomino-lombaire*) ; enfin lorsque l'organe flotte dans
l'abdomen il peut être mobilisé dans tous les sens (*mobilité
abdominale*).

5° Marche, durée, terminaison. — L'évolution de l'affection est lente et indéterminée, et son allure clinique est très
irrégulière. Ne s'accompagnant parfois d'aucune espèce de
troubles local ou général, l'ectopie rénale mérite à peine le nom
de maladie ; d'autres fois, c'est par crises paroxystiques que procèdent les phénomènes morbides qu'elle détermine et en particulier la douleur ; enfin les troubles qu'elle occasionne peuvent
être continus et constituer une maladie des plus pénibles. Cette
dernière éventualité se rencontre surtout dans les déplacements
du rein, qui se lient au relâchement dystrophique des viscères
abdominaux, à l'entéroptose de GLÉNARD, et suivant la prédominance de ses troubles organiques sur tel ou tel appareil, elle a
été décrite sous la dénomination de *forme douloureuse, dyspeptique,* et *nerveuse.*

Le rein migrateur peut chez certains malades réintégrer d'une
façon définitive la fosse lombaire, par exemple à la reprise de
l'embonpoint du sujet, ou encore à la suite d'une grossesse, de la
disparition d'une tumeur abdominale, d'une inflammation péritonéale. Un autre mode également favorable s'observe chez la

femme à la ménopause, non pas que le rein se fixe, mais parce que tous les accidents s'atténuent et disparaissent.

En dehors de l'intensité des phénomènes douloureux et autres, qui peuvent à la longue compromettre la vie du sujet, l'ectopie rénale se complique rarement d'accidents sérieux. Notons seulement l'hydronéphrose intermittente, qui peut devenir permanente, la pyélonéphrite signalée par ALBARRAN, et à titre tout à fait exceptionnel l'oblitération de la veine cave inférieure (GIRARD) et l'occlusion intestinale par compression de l'intestin.

6° Pronostic. — Il découle de ce que nous venons de dire des terminaisons de la maladie. Si pénibles que soient les phénomènes provoqués par le rein déplacé, il est rare qu'ils entraînent la mort par eux-mêmes, mais ils empoisonnent à ce point l'existence de certains malades que le pronostic doit être très réservé.

7° Diagnostic. — Le diagnostic de l'ectopie du rein, peu facile au premier degré de l'affection, ne laisse pas encore que de présenter de grandes difficultés à un degré plus avancé, le rein mobile pouvant simuler alors toutes les tumeurs de l'abdomen.

Faute de songer à la ptose rénale et de procéder méthodiquement à l'examen de la région, les douleurs continues ou paroxystiques peuvent être attribuées à un lumbago, à une névralgie lombaire, à des coliques intestinale, hépatique ou néphrétique.

Lorsque le rein, devenu tumeur abdominale, flotte dans cette cavité, le diagnostic est presque impossible, si la forme de l'organe est altérée. Tous les viscères et organes abdominaux et même pelviens, susceptibles de devenir le point de départ de tumeur, peuvent alors donner le change avec le rein flottant : mais ce sont les tumeurs du foie, de la rate, du pancréas et du mésentère, qui ont été l'objet des méprises les plus fréquentes. Le mode de développement des néoplasmes du foie, de la rate, du pancréas, qui s'accroissent de haut en bas, leur mobilité moins grande, leur continuité avec les viscères dont elles émanent, leur configuration, leur indolence sont les prin-

cipaux caractères qui aideront à les faire reconnaître. Les
tumeurs du mésentère (AUGAGNEUR) sont celles, qui conduisent
le plus souvent à l'erreur, lorsqu'elles ont approximativement
la forme et le volume du rein ; mais la tumeur mésentérique
est médiane, elle paraît rattachée par en bas à la colonne vertébrale et ne se réduit pas franchement, ni ne s'échappe une
fois réduite avec ce mouvement de déclenchement si caractéristique du rein ectopié (GUYON, LE DENTU). Les kystes de l'ovaire
à pédicule très long ne pourraient être confondus qu'avec un
rein ectopié et hydronéphrosé, mais outre les renseignements
sur le mode de développement de bas en haut de la tumeur, la
ponction exploratrice lèvera tous les doutes. Nous ne ferons
que signaler les causes d'erreur provenant de la coprostase
dans les côlons, pour rappeler l'importance d'un purgatif avant
toute exploration rénale.

8° Traitement. — Il est symptomatique, palliatif ou curatif :

A. TRAITEMENT SYMPTOMATIQUE. — Indiquons d'abord le traitement symptomatique des crises : repos horizontal après réduction du rein dans sa loge et compression pour l'y maintenir ;
embrocations calmantes, bains chauds, calmants à l'intérieur
et par-dessus tout injections de morphine : faisons remarquer
en second lieu qu'une médication appropriée doit être dirigée
contre les formes dyspeptiques et névropathiques ; disons enfin
qu'il ne faut pas manquer d'instituer un traitement général
s'il y a lieu : alimentation raisonnée, toniques, bains, douches,
massages, électricité.

B. TRAITEMENT PALLIATIF. — Il consiste dans l'emploi de bandages et d'appareils contenant le rein dans sa loge : appareils à
ressorts, à pelotes, ceintures ventrières, corsets spéciaux, etc.
Chaque cas est pour ainsi dire justiciable d'un appareil particulier : lorsque les parois abdominales sont flasques, pendantes,
et que le déplacement rénal n'est qu'un élément de l'entéroptose,
on se trouvera bien des ceintures de GLÉNARD, de PETER ; lorsque
le rein mobile constitue toute la maladie, les bandages en pelote
peuvent suffire. Bien construits et bien appliqués, les appareils

orthopédiques rendent des services et peuvent même amener la guérison définitive, le rein venant à contracter des adhérences adventices.

C. Traitement curatif. — Il est obtenu : 1° par la *néphrectomie* ; 2° par la *néphrorraphie* ou *néphropexie*.

a. *Néphrectomie.* — La néphrectomie dans la néphroptose, pratiquée d'abord par Gilmore en 1870 et préconisée par Keppler en 1877, est une opération grave (9 morts sur 36 cas Lindner, 27 morts sur 100 Tuffier), qui ne doit être proposée que lorsque le rein déplacé est malade, dégénéré, ou atteint de pyonéphrose, et lorsque la néphrorraphie ayant échoué il est bien prouvé que l'ectopie est la seule cause des accidents offerts par le sujet.

b. *Néphrorraphie.* — La néphrorraphie ou néphropexie (fixation du rein) imaginée par Hahn (de Berlin) en 1881, est l'opération de choix. Presque dénuée de danger (mortalité variant de 4 à 3 p. 100 d'après les statistiques de Lindner, W. Keen, Tuffier, et même seulement de 1 p. 100 d'après celle d'Albarran), elle donne une grande proportion de succès thérapeutique (78 p. 100 Albarran) ; cependant tous les symptômes ne sont pas également combattus ; la douleur est celui qui cède le plus souvent (88 p. 100), les troubles dyspeptiques sont plus rebelles (14 p. 100 d'amélioration et 36 p. 100 d'insuccès complet) (Albarran) ; de là indication de n'opérer les malades atteints d'accidents nerveux et de troubles tenant à l'entéroptose qu'après échec des bandages et appareils.

La néphrorraphie trouve encore son indication dans les cas où l'ectopie se complique d'hydronéphrose intermittente et de pyélonéphrite commençante.

En considération de l'innocuité presque complète de la fixation opératoire du rein et des dangers permanents que crée l'ectopie, Albarran a conseillé de faire préventivement la cure radicale de la néphroptose comme on fait la cure radicale de l'entérocèle.

Quant au procédé opératoire, on devra préférer à la néphrorraphie transpéritonéale la néphrorraphie extrapéritonéale par la voie lombaire, et pour fixer le rein à la paroi au lieu de passer les fils dans la seule capsule propre ou dans son enveloppe graisseuse, à la manière de HAHN, BASSINI, DURET, on leur fera traverser le parenchyme rénal suivant la pratique de GUYON, TUFFIER, ALBARRAN, se rappelant que, d'après ce dernier chirurgien, tandis que la néphrorraphie capsulaire ne donne que 40 p. 100 de guérisons et 77 p. 100 avec décortication, la néphrorraphie parenchymateuse sans décortication ne donne pas moins de 81 p. 100 de guérisons définitives.

CHAPITRE XI

PÉRINÉPHRITE ET PHLEGMON PÉRINÉPHRÉTIQUE

À l'exemple d'ALBARRAN, HALLÉ et HARTMANN, TUFFIER, nous décrirons une périnéphrite scléreuse, une périnéphrite lipomateuse et une périnéphrite suppurée, ou phlegmon pépinéphrétique.

§ 1. — PÉRINÉPHRITE SCLÉREUSE

La périnéphrite scléreuse se rencontre dans un grand nombre de pyélonéphrites et se caractérise par la transformation de l'atmosphère graisseuse périrénale en une gangue blanche, fibroïde, dure et criant sous le scalpel, qui, se continuant pour ainsi dire sans ligne de démarcation avec le rein lui-même dégénéré, soude ce viscère aux organes voisins : péritoine, intestin, aorte, veine cave, et à la paroi lombaire, que peut envahir aussi la sclérose jusques et y compris la peau. Étranglés par le tissu fibreux au niveau du hile, les vaisseaux sont diminués de calibre au point de ne donner lieu qu'à une faible hémorragie après la néphrectomie (TRÉLAT).

Cliniquement, la périnéphrite scléreuse se reconnait lorsque, au cours d'une pyélonéphrite, on sent, dans la région lombaire, une tuméfaction dure, immobile, faisant corps avec la paroi abdominale postérieure.

La tranformation fibreuse du tissu périrénal n'a aucune tendance à rétrocéder, et, comme elle traduit presque toujours un état anatomique grave du rein, elle devient presque une indication à l'intervention. Malheureusement, par la fusion qu'elle amène du rein aux organes voisins, son existence complique et rend périlleuse la néphrectomie.

§ 2. — PÉRINÉPHRITE FIBRO-LIPOMATEUSE

Déjà signalée après RAYER par GODARD et CRUVEILHIER, cette variété de périnéphrite a été bien étudiée, dans ces dernières années, par HALLÉ et HARTMANN. Elle se rencontre principalement dans la pyélo-néphrite calculeuse. L'atmosphère cellulo-adipeuse du rein, au lieu d'être diminuée d'épaisseur comme dans la forme précédente, est considérablement augmentée, mais elle a perdu sa consistance lâche et lamelleuse pour devenir homogène, dense et ferme. La dégénérescence peut porter sur toute cette atmosphère de sorte que le rein disparaît au centre de la masse fibro-lipomateuse, mais elle peut aussi n'occuper qu'une de ses extrémités, ou bien le hile où elle constitue les lipomes péri-pyélitiques d'HARTMANN, se continuant souvent autour de l'uretère et jusqu'à la périphérie de la vessie. Suivant cet auteur, le tissu adipeux, en pénétrant avec les vaisseaux dans le parenchyme rénal, s'y substitue peu à peu, en sorte que le rein n'est plus qu'un vrai lipome.

La périnéphrite fibro-lipomateuse se caractérise en clinique par une augmentation considérable du volume du rein, qui a une consistance ferme et élastique. A vrai dire, ces caractères sont vagues et la lipomatose rénale ne peut, le plus souvent, qu'être soupçonnée.

Son existence apporte une gêne parfois considérable à la néphrotomie, en raison de la profondeur à laquelle le rein est repoussé. Elle rend aussi plus difficile la néphrectomie.

§ 3. — PÉRINÉPHRITE SUPPURÉE; PHLEGMON ET ABCÈS PÉRINÉPHRÉTIQUES

L'inflammation suppurée du tissu cellulo-adipeux périrénal est relativement rare, étant donné le très grand nombre d'affections au cours desquelles elle est susceptible d'éclater à titre de complication.

1° Etiologie et pathogénie. — Ses causes, très variées peuvent être groupées en deux grandes classes : 1° *causes prédisposantes* ; 2° *causes déterminantes*.

A. CAUSES PRÉDISPOSANTES. — Les causes prédisposantes sont d'abord relatives à l'âge et au sexe. D'après HALLÉ, le phlegmon périnéphrétique s'observe surtout de trente à quarante ans ; il est exceptionnel chez les adolescents et les enfants ; cependant GIBNEY en rapporte des exemples chez de tout jeunes enfants de cinq semaines, et WEBER, d'après FURBRINGER, en aurait vu un cas chez un fœtus. Suivant LANCEREAUX, les deux sexes y sont également prédisposés ; mais, d'après DUPLAY, NIEDEN, TUFFIER, l'affection serait plus commune chez l'homme que chez la femme. Cette prédisposition s'expliquerait par la grande fréquence de la lithiase rénale dans le sexe masculin. Quant à la puerpéralité, elle est réduite, aujourd'hui que les accidents infectieux ont à peu près disparu, à un rôle étiologique bien effacé.

Certaines professions, comme celles de maçons, de manœuvres, de chauffeurs de locomotive, au dire de LANCEREAUX, auraient une influence incontestable sur le développement de la périnéphrite, en raison du froid humide auquel elles exposeraient : on doit y joindre la mauvaise hygiène, l'insuffisance de l'alimentation, les fatigues excessives et le surmenage, qui sont le partage de ces classes ouvrières.

En dehors de la tuberculose, qui produit des périnéphrites que nous avons étudiées avec la tuberculisation rénale, la constitution et les diathèses sont sans effets ; seule la diathèse goutteuse est relevée par les auteurs, mais elle agit en raison des inflammations du rein d'origine calculeuse.

B. CAUSES DÉTERMINANTES. — Les causes déterminantes peuvent être classées en trois catégories : 1° le traumatisme et le froid ; 2° les inflammations des organes voisins ; 3° les maladies infectieuses. La périnéphrite est *primitive* lorsqu'elle est déterminée par la première catégorie de causes ; elle est *secondaire* ou *consécutive* lorsqu'elle succède aux deux autres. Quant au phlegmon *périnéphrétique idiopathique*, *spontané*, nous ne saurions l'admettre.

a. *Traumatisme et froid.* — Les plaies par instruments piquants, tranchants, contondants, par projectiles, produisent l'inflammation du tissu périnéphrétique toutes les fois qu'elles sont septiques. Les contusions violentes, capables de déterminer dans le rein les lésions si intéressantes que nous avons étudiées, ne se compliquent pas toujours de suppuration : celle-ci ne survient que lorsque le rein est antérieurement infecté, que l'épanchement sanguin est considérable, et que les désordres sont tels que la réparation ne puisse se faire rapidement. La pathogénie de l'inflammation est facile à interpréter dans ces cas, elle est plus difficile à comprendre lorsque le traumatisme peu intense n'a porté que sur l'atmosphère cellulo-adipeuse périrénale. Il est infiniment probable que ce genre de traumatisme détermine dans l'enveloppe cellulo-graisseuse de petites ruptures vasculaires, de petites extravasations sanguines, de minuscules foyers hémorragiques, qui, à la faveur d'un microbisme latent, sont le point de départ de colonisation microbienne et de suppuration consécutive. C'est ainsi qu'on peut expliquer les phlegmasies périnéphrétiques, ne se déclarant que plusieurs mois et même plusieurs années après l'accident primitif, rapportées par GUÉNEAU DE MUSSY, CESCO, CHASSAIGNAC.

Le froid a dans l'éclosion du phlegmon périnéphrétique un rôle réel dont TROUSSEAU et GUÉNEAU DE MUSSY n'avaient pu, à leur époque, interpréter l'influence pathogénique. Il est permis, de nos jours, d'expliquer son mode d'action, qui est de mettre l'organisme en état de réceptivité morbide. ROSENSTEIN, FISCHER, ELIAS, FENWICH insistent sur l'action du froid dans la périnéphrite suppurée.

b. *Inflammations des organes voisins.* — Les maladies du rein tiennent le premier rang dans cette deuxième catégorie de causes ; parmi elles se placent d'abord les néphrites et pyélonéphrites calculeuse et blennorrhagique (FISCHER). Cette infection du rein propagée à son atmosphère cellulo-graisseuse,

constatée par BERGMANN, ISRAEL, STONE CROFT, DEMONS, PÉAN, se
fait de diverses manières : tantôt par contiguïté, les microbes
pathogènes cheminant, suivant STEVEN et ALBARRAN, dans les
espaces lymphatiques à travers la capsule propre du rein ; tantôt
par continuité ; tantôt enfin par effraction, un abcès du rein, une
collection pyélitique rompant son enveloppe et venant se déverser
dans le tissu périrénal, comme cela se voit fréquemment dans
la pyélo-néphrite calculeuse. C'est par ce dernier mécanisme
qu'agissent les kystes hydatiques du rein (JANNIN et DE FARRA-
DESCHE-CHAURASSE), le strongle géant (CHOFART, MAUBLET,
LAPEYRE), le cancer (CORNIL).

Les affections des autres viscères abdominaux peuvent aussi
déterminer l'inflammation du tissu péri-rénal. Citons la cholé-
cystite calculeuse terminée par perforation, signalée par TROUS-
SEAU et EBSTEIN, les abcès du foie, de la rate, les perforations
accidentelles ou pathologiques du côlon. Exceptionnellement la
maladie a été déterminée par l'extension à la loge rénale d'une
psoïtis (ROSENSTEIN), d'une carie vertébrale, d'un phlegmon des
ligaments larges, d'une périmétrite (KŒNIG, OLSHAUSEN), d'une
typhlite, d'une périprostatite. Les inflammations du poumon et
de la plèvre peuvent enfin, elles aussi, se propager au tissu adipeux périrénal : d'après TUFFIER, les veines et les lymphatiques
serviraient alors de conducteur au pus et aux germes infectieux.

c. Maladies infectieuses. — L'idée que nous nous faisons aujourd'hui des états généraux mauvais de l'organisme et des
maladies infectieuses, permet de comprendre la pathogénie des
inflammations du tissu circumrénal au cours d'affections diverses. L'infection puerpérale, la variole, la scarlatine, la diphtérie, le typhus abdominal et le typhus exanthématique, la
pyohémie, la septicémie sont ainsi susceptibles de provoquer
dans le tissu cellulaire de la fosse lombaire des phlegmasies
microbiennes suppuratives. Il en est de même de la « maladie
des docks », dont parle TROUSSEAU, sorte de septico-pyohémie
d'après la description de BUTTLER.

Le cathétérisme, l'urétrotomie, la lithotritie, l'opération du
phimosis et toutes les autres interventions sur les organes
génito-urinaires ont été également invoquées au nombre des

causes du phlegmon périnéphrétique. Elles agissent non en provoquant un état congestif du côté de la fosse lombaire, comme le croyaient les anciens, mais en ouvrant la porte à l'infection, voilà pourquoi nous les indiquons dans ce paragraphe.

2° Anatomie pathologique. — Inutile d'insister sur les modifications subies par le tissu cellulo-adipeux périrénal au début de l'affection : elles ne diffèrent pas de celles qui se passent dans toutes les autres phlegmasies du tissu conjonctif et sont susceptibles de se terminer par résolution ou par suppuration.

a. *Constitution du foyer périrénal*. — Arrivé à ce stade qu'il atteint presque toujours, le processus pathologique produit des désordres divers. Le pus peut être infiltré dans les mailles du tissu cellulaire périrénal qu'il indure et épaissit sans que l'incision puisse y donner issue, mais cette forme anatomique est rare. Le plus souvent la suppuration se collecte en foyers multiples (ROBERTS, TUFFIER, LE DENTU), occupant par ordre de fréquence la face postérieure du rein ou lombaire, son extrémité inférieure ou colique, son extrémité supérieure ou diaphragmatique enfin tout à fait exceptionnellement sa face antérieure. Ces foyers primitifs isolés ne tardent pas en général à se réunir et à former un abcès unique, dont les parois formées par le tissu cellulaire condensé et les organes voisins (muscles, foie, rate, côlon, péritoine) tapissés de fausses membranes sont rigides, déchiquetées, capricieusement corrodées par la suppuration.

b. *Caractère du pus, bactériologie*. — Le pus contenu dans cette cavité en plus ou moins grande quantité peut être phlegmoneux et de bon aloi si la périnéphrite est primitive ; mais le plus souvent celle-ci étant secondaire à une lésion du rein ou des organes voisins, il est mal lié, séreux, mélangé d'urine, contenant des grumeaux, des lambeaux de tissu sphacélé, des graviers, des matières intestinales, des vésicules d'hydatides, etc. Dans ces conditions, il a presque toujours une odeur fortement urineuse, plus souvent encore fécaloïde par osmose gazeuse et en l'absence de toute perforation intestinale. Chose remarquable, d'après FÉRON et LANCEREAUX, dans les cas où le côlon est perforé consécutivement à la périnéphrite, on n'observerait jamais le mélange des matières stercorales avec le pus.

La bactériologie de la suppuration périnéphrétique a à peine été ébauchée : ALBARRAN a trouvé dans un cas le coli bacille, TUFFIER le pneumocoque et FISCHER cité par FÜRBRINGER l'actinomycose.

c. État du rein et des organes voisins. — Pendant très longtemps le rein protégé par la capsule de MALPIGHI reste indemne. A la longue, il se forme de petits abcès sous-capsulaires ou intra-parenchymateux, qui peuvent devenir confluents, mais le plus souvent les lésions rénales sont primitives et ont été la cause du phlegmon périrénal. Une seule fois la capsule surrénale a été trouvée ramollie et en bouillie (LANCEREAUX). Comme celles des reins, les altérations du foie, de la rate, du pancréas sont plus souvent la cause que la conséquence des abcès périnéphrétiques. Le grand cul-de-sac de l'estomac peut être baigné par la suppuration, mais il reste intact : il n'en est pas de même des côlons ascendant et descendant qui sont fréquemment perforés. Le péritoine se laisse refouler, devient le point de départ d'une péritonite adhésive prévenant l'irruption du pus dans sa cavité, exceptionnellement il est perforé (GARDIEN-LEMOINE).

d. Migration du pus. — Dans la majorité des cas le pus a une tendance naturelle à se frayer une voie à la région lombaire, où il arrive sous la peau en suivant les interstices musculaires et le trajet des vaisseaux dans le triangle de J.-L. PETIT. Ainsi est constitué une fois le pus réuni en foyer, une variété d'abcès périnéphrétiques dits en bissac, en bouton de chemise. Il peut aussi fuser par en bas dans la fosse iliaque et dans le petit bassin, et se faire jour dans le pli de l'aine, la fosse ischio-rectale, à travers la grande échancrure sciatique. HALLÉ, FÉRON, A. GUÉRIN et plus récemment GUYON, TUFFIER, LE DENTU, ont étudié le mécanisme de l'extension du pus vers la partie supérieure, du côté du thorax. Grâce au développement d'une pleurésie adhésive, la suppuration pénètre rarement dans la plèvre, mais elle fait le plus souvent irruption dans les bronches. On l'a vue passer entre les fibres du diaphragme et remonter entre la plèvre pariétale et les parois costales en constituant un pyothorax extra-pleural.

3° Symptomatologie. — Lorsque la phlegmasie périnéphrétique est consécutive à une maladie des reins ou des autres organes voisins, les symptômes de cette complication se confondent avec ceux de la maladie première; aussi le début et même une grande partie de l'évolution clinique peuvent passer inaperçus. Dans toutes les autres circonstances, l'affection s'annonce bruyamment par un appareil fébrile intense ou se caractérise par des troubles locaux, qui éveillent l'attention du malade et du médecin. La maladie confirmée se traduit par des phénomènes locaux et des phénomènes généraux.

a. Phénomènes locaux. — Parmi les symptômes locaux vient en premier lieu la *douleur* constante et de longue durée, aiguë ou sourde; elle est profonde, diffuse, son centre siégeant en général le long du bord externe de la masse sacro-lombaire. Assez souvent les malades se plaignent de la rate lorsque la phlegmasie siège à gauche, du foie et du côté correspondant de la poitrine lorsqu'elle siège à droite. Il ne faut pas confondre ces douleurs de voisinage avec les irradiations douloureuses, qui, suivant les ramifications des nerfs abdomino-génitaux, se propagent à la paroi abdominale et surtout à la fosse iliaque, l'aine, le testicule, la racine du membre inférieur. Présentant parfois des rémissions plus ou moins longues, qui peuvent être régulières et affecter chez certains individus le type tierce, au dire d'ELIAS, la douleur lombaire est ordinairement continue et va en s'accentuant jusqu'à ce que le pus soit évacué. Le moindre mouvement, le plus petit effort pour fléchir ou étendre le membre inférieur exaspèrent la douleur, aussi le malade se tient-il dans le décubitus dorsal, le tronc incliné de côté, la cuisse en légère flexion et abduction, attitude qui peut en imposer pour une coxalgie. La plus simple pression réveille aussi la souffrance, il en est de même de la toux et de tous les actes qui ébranlent le corps.

Pendant quinze ou vingt jours, en moyenne, cette douleur

est le seul signe local du phlegmon périnéphrétique. A ce moment, un peu plus tôt ou un peu plus tard, elle change de caractère et devient aiguë et lancinante; alors ne tarde pas à se dessiner à la région lombaire *un gonflement* vague d'abord, qui peu à peu se précise et se délimite nettement, envahissant parfois la fosse iliaque et même la partie supérieure de la fesse. A la vue on constate un effacement de l'échancrure costo-iliaque, et si l'on glisse une main au-dessous des lombes, tandis que l'autre s'applique sur la partie antérieure correspondante de l'abdomen, on reconnaît l'existence d'une tuméfaction rénitente, difficile à circonscrire, se continuant avec le tissu cellulaire sous-cutané, nullement influencée par les mouvements respiratoires, ce qui la distingue des tumeurs dépendant du foie.

Bientôt apparaît de l'*œdème* prononcé au niveau de la tuméfaction, mais pouvant s'étendre dans les régions voisines au thorax, à la fesse et même à la hanche. Pour LANCEREAUX cet œdème étendu a une signification séméiologique importante, car il ne se rencontrerait guère que dans l'inflammation du tissu circumrénal. Cependant le processus suppuratif, qui se passe dans la profondeur des tissus, tend à gagner la superficie, la tuméfaction devient plus saillante en son centre, la peau se tend, se vascularise et devient chaude. C'est alors qu'avec les deux mains embrassant la région malade, comme on doit les placer pour toute exploration de la fosse lombaire, on peut sentir une *sensation de rénitence*, de *fluctuation vague* lorsque l'abcès est très profond, mais qui s'accuse plus nette quand le pus s'étant fait jour à travers les interstices vasculaires, au niveau du triangle de J.-L. PETIT, est devenu sous-cutané et forme l'abcès dit en bouton de chemise.

Chose bien digne de remarque, il n'existe aucun trouble de la sécrétion urinaire, aucune altération de l'urine lorsque le phlegmon périnéphrétique est indépendant d'une lésion du rein. Cependant, dans un cas, FÜRBRINGER observa une abondante bactériurie, qui s'accompagna de cystite.

b. *Phénomènes généraux*. — La *fièvre*, qui en général existe lorsque quelque altération organique a précédé l'éclosion des accidents phlegmasiques périrénaux, redouble au moment de leur invasion, et s'allume franchement lorsqu'elle ne préexistait pas. Elle débute par du frisson, suivi des stades de chaleur et de sueurs comme dans la fièvre intermittente avec ascension thermométrique de 39 à 40°, mais elle est dans la suite continue avec rémissions matinales et exacerbations vespérales. Il n'est pas rare que la réaction fébrile cesse après quelques jours pour reprendre avec une acuité nouvelle au moment de la formation du pus. Parfois la fièvre entre le début de l'inflammation et la période de suppuration revêt le caractère intermittent.

Parmi le cortège habituel des troubles digestifs, nous devons insister plus particulièrement sur les nausées, les vomissements, la constipation et la diarrhée. L'invasion de la fièvre explique les phénomènes gastriques du début, mais lorsque ces deux phénomènes se montrent tardivement et persistent, on doit redouter la propagation de la phlegmasie au péritoine. La constipation opiniâtre n'a pas lieu de surprendre, si on se rappelle combien les côlons sont voisins du foyer périnéphrétique. Elle cède lorsque le pus collecté s'est fait jour quelque part, et est remplacée par un flux diarrhéique muco-purulent très abondant, quand la collection s'est ouverte dans l'intestin. La diarrhée colliquative s'observe encore lorsque se déclarent, faute de soins convenables, des accidents septicémiques.

4° Marche, durée, terminaisons. — La marche est en général aiguë, parfois cependant elle affecte une allure lente et chronique, particulièrement lorsque la phlegmasie est sous la dépendance d'une maladie des reins. La durée varie de trois à cinq mois en moyenne, d'après LANCEREAUX. D'après ce même auteur, les phlegmons circumrénaux primitifs et ceux qui reconnaissent pour origine une maladie infectieuse générale évoluent en quelques semaines et sont complètement guéris en un mois, un mois et demi ; ceux qui ont pour origine un pyélo-néphrite, ceux dont les lésions sont très étendues et envoient des fusées purulentes au loin de la fosse lombaire, ceux enfin qui se développent chez des gens âgés ou débiles peuvent se prolonger pendant plusieurs années.

La terminaison a lieu rarement par résolution et l'on cite à cet égard les cas de Trousseau et de Hallé. Le fait rapporté par Guyon d'une périnéphrite, ayant donné lieu à une induration des régions des lombes et du flanc persistant pendant plus de six mois, doit être aussi considéré comme exceptionnel. Exceptionnelle encore la terminaison par gangrène signalée dans les observations de Turner, de Blaud et de Friedländer citées par Le Dentu. Dans l'immense majorité des cas, l'inflammation du tissu cellulo-adipeux du rein se termine par la suppuration.

Une fois collecté, le pus, si on ne lui donne pas issue par une incision lombaire, suit des voies diverses avant de s'évacuer à l'extérieur. Le plus souvent il tend à se faire jour du côté des lombes au niveau du triangle de J.-L. Petit. Grâce à la déclivité de la région, l'abcès ouvert en ce point se vide aisément, et si la suppuration n'est pas entretenue par un état difficilement curable du rein ou des organes voisins, la guérison survient rapidement ; dans le cas contraire, on peut voir s'établir des fistules intarissables.

L'envahissement de la fosse iliaque par la suppuration n'est pas absolument rare lorsque la maladie est abandonnée à elle-même, et on peut voir le pus poindre au-dessus du ligament de Fallope, à la base du triangle de Scarpa, le long de la gaine des vaisseaux fémoraux, faire irruption dans la gaine du psoas iliaque, descendre jusqu'au petit trochanter, et pénétrer dans l'articulation coxo-fémorale. D'autres fois c'est dans la cavité du bassin que fuse le pus pour s'ouvrir dans les viscères où l'on s'attendait le moins à le voir : l'urètre dans le cas de Guarval, la vessie dans celui de Rayer, le vagin dans celui de Féron.

Comme nous l'avons dit à propos de l'anatomie pathologique l'ouverture de l'abcès périnéphrétique dans le péritoine est rare. Lorsque le travail de défense par péritonite adhésive fait défaut, l'irruption du pus dans la séreuse détermine presque fatalement une péritonite foudroyante, car le fait de Lemaire, dans lequel le péritoine supporta la présence du pus sans réaction est absolument exceptionnel.

L'ouverture dans les côlons est moins rare que celle dans le péritoine. Elle constitue assez souvent une terminaison heureuse, mais parfois aussi il résulte du passage incessant du pus dans l'intestin une diarrhée, qui épuise et emporte le malade, ou encore une infiltration de toute la région dorsale par les gaz intestinaux et les matières pyo-stercorale (TROUSSEAU).

La propagation du pus en haut du côté de la poitrine serait une des plus fréquentes, car elle se rencontrerait 24 fois p. 100 suivant TUFFIER. Plusieurs cas peuvent alors présenter d'inégale gravité. Quelquefois le travail de perforation du diaphragme et de la plèvre pariétale est si rapide, que le pus se précipitant dans la cavité pleurale détermine la mort en très peu de temps ou devient l'origine d'une pleurésie purulente. Lorsque le processus est plus lent, il se forme des adhérences et l'abcès se faisant jour dans les bronches peut être évacué par une vomique : c'est là une des terminaisons les plus favorables. On a enfin signalé l'ouverture de la collection purulente dans le péricarde.

5e Diagnostic. — Très difficile au début même de l'affection, le diagnostic ne laisse pas d'être encore très délicat alors même que s'est manifestée la triade symptomatique : douleur, tumeur à la région lombaire, fièvre et phénomènes généraux.

Lorsque la douleur seule existe, la périnéphrite à ses débuts peut en imposer pour un lumbago, une névralgie iléo-lombaire, une néphralgie. Même avec beaucoup d'attention le praticien le plus sagace peut se méprendre sur l'invasion de la maladie, qu'il ne reconnaîtra qu'une fois la fièvre déclarée avec sa marche particulière.

L'appareil fébrile peut aussi induire en erreur dans les premiers jours, et TROUSSEAU rapporte un cas de phlegmon périnéphrétique, qui fut pris à ses débuts pour une fièvre typhoïde.

Si l'on se rappelle que les affections du rein s'accompagnant d'augmentation de volume de cet organe, tels que la pyélonéphrite suppurée avec distension, l'hydronéphrose, les kystes hydatiques, le cancer, ont une plus grande tendance à se porter en avant du côté de la paroi abdominale qu'en arrière dans la région des lombes, comme l'a fait très justement remarquer ROSENSTEIN, on commettra difficilement l'erreur de les prendre pour un phlegmon circumrénal. Dans les cas très difficiles il faudra savoir analyser avec soin le processus pathologique et tenir grand compte en particulier des symptômes urinaires. Qu'il nous suffise d'énumérer certaines tumeurs ou tuméfactions d'organes plus ou moins limitrophes de la région lombaire sans insister sur leur diagnostic différentiel : à savoir les abcès et les kystes du foie, les tumeurs de la vésicule biliaire à droite ; les lésions de la rate à gauche ; les accumulations de matières fécales dans les côlons ; les anévrismes de l'aorte abdominale et de ses branches, etc.

C'est surtout avec les affections déterminant une tuméfaction à la région lombaire que le diagnostic offre le plus de difficulté. Citons pour mémoire la hernie lombaire, qui dans le cas classique de Trousseau faillit être incisé comme abcès périrénal. Les phlegmons et collections purulentes développés dans l'épaisseur de la paroi lombaire se distinguent par leur situation superficielle, leur irréductibilité, l'impossibilité de les sentir à travers la paroi abdominale antérieure et enfin par la réaction générale moindre, qui accompagne leur développement. Les abcès ossifluents d'origine vertébrale offrent dans la marche de leur contenu aussi bien que dans leurs signes physiques la plus grande analogie avec certains abcès périnéphrétiques ; mais les antécédents, l'examen du rachis, les troubles nerveux concomitants feront le plus souvent reconnaître cette manifestation du mal de Pott. Delorte, qui après Eichhorst a bien étudié la migration de l'empyème dans la région lombaire, a donné les moyens de différencier ces collections migratrices des collections primitivement développées dans le tissu périrénal. En général consécutives à des pleurésies diaphragmatiques, elles s'accompagnent à leur début de phénomènes thoraciques graves et la persistance de quelques-uns d'entre eux, tels que élargissement du thorax a sa base, abaissement du diaphragme, sera le plus souvent reconnaître leur origine dans la suite. Dans les cas très obscurs on a conseillé la ponction exploratrice. Hartmann, dans ces annotations de la traduction française de Furbringer, la rejette comme inutile et dangereuse. Nous ne voyons pas, quant à nous le danger de cette ponction faite suivant toutes les règles de l'antisepsie et avec un appareil aspirateur ; nous y avons eu recours quelquefois. Quant à l'utilité de la ponction, elle est plus contestable. Elle renseigne seulement sur l'existence ou l'absence de pus dans la fosse lombaire, mais elle ne peut en indiquer l'origine que dans les cas où l'on trouve avec le pus des matériaux de l'urine, des débris de tissus du rein, etc.

Il importe pour établir le pronostic et le traitement du phlegmon périnéphrétique d'en déterminer la cause. Cette dernière partie du diagnostic constitue parfois une tâche ardue, que facilitera la connaissance de toutes les conditions étiologiques méthodiquement classées plus haut.

6° Pronostic. — La gravité de la périnéphrite a pour premier facteur la cause, qui lui a donné naissance : la périnéphrite primitive, déterminée par un traumatisme, offre peu de danger et guérit rapidement ; celle qui survient au cours ou au déclin de certaines maladies infectieuses générales, est plus grave ; celle qui reconnaît pour cause une pyélonéphrite calculeuse, comporte un pronostic très sérieux, surtout en raison des lésions rénales, qui entretiennent la suppuration et facilitent la formation de clapiers, de fusées purulentes, source fréquente de septicémie. L'étendue, l'irrégularité du foyer purulent sont des facteurs qui assombrissent aussi considérablement le pronostic. Enfin si l'on s'en rapporte à la statistique de POLAND, reproduite par beaucoup d'auteurs, l'époque plus ou moins hâtive à laquelle on intervient pour donner issue au pus doit être également prise en considération. En effet sur 28 cas de phlegmons périnéphrétiques suppurés sans calculs ni pyélo-néphrite, 8 cas non opérés ont donné six morts, 5 cas ponctionnés un mort, et 15 cas largement incisés, une mort également.

7° Traitement. — Les indications thérapeutiques varient suivant les périodes de la maladie, ses causes, ses complications. On peut les ranger sous deux chefs : traitement médical et traitement chirurgical.

a. *Traitement médical.* — Au début, si tant est que la maladie puisse se terminer par résolution, il est rationnel de mettre tout en œuvre pour empêcher la suppuration. A cet effet on emploiera les antiphlogistiques et révulsifs (sangsues, ventouses scarifiées, onguent napolitain belladoné), et on y joindra les calmants et narcotiques (bromure, chloral, opium et ses dérivés, et parmi eux la morphine en injections hypodermiques) pour apaiser les douleurs parfois très vives.

Aussitôt que les premiers signes de suppuration se manifesteront on devra, par l'usage de cataplasmes émollients, de bains prolongés, activer la formation de la collection purulente.

b. *Traitement chirurgical.* — Dès que la présence du pus peut être soupçonnée, il ne faut pas tarder un seul jour à intervenir. A l'emploi des *caustiques* préconisés par DENONVILLIERS et GUÉNEAU DE MUSSY, à la *ponction* et au *drainage imaginé* par CHASSAIGNAC, à l'*aspiration* qui ne peut que servir de moyen de diagnostic, on doit, aujourd'hui préférer l'*incision franche au bistouri.*

Cette incision sera faite verticalement le long du bord externe de la masse sacro-lombaire et non en travers, comme le recommandait DEMARQUAY et comme le font encore quelques chirurgiens de nos jours; elle aura 6 ou 8 centimètres de longueur et intéressera d'emblée la peau et le tissu cellulaire sous-cutané. Les parties sous-jacentes seront ensuite divisées avec la sonde cannelée et le doigt dans une étendue aussi longue que l'incision superficielle. Le pus évacué et les cloisons que peut présenter la cavité soigneusement détruites, le foyer sera largement lavé avec une solution antiseptique, puis drainé ou tamponné à la gaze antiseptique si l'on redoute quelque hémorragie. Il va sans dire qu'avant d'établir ce drainage ou ce tamponnement, le chirurgien devra s'assurer de la cause qui peut avoir provoqué la suppuration périrénale en explorant particulièrement le rein avec ses doigts. Du résultat de cette exploration naîtront, on le comprend, des indications nouvelles, telles qu'extraction simple de calcul, néphrotomie, néphrolithotomie, néphrectomie même, qui assureront la cure rapide et radicale de la suppuration périrénale.

TABLE DES MATIÈRES

DEUXIÈME PARTIE
MALADIES DE L'URÈTRE

TROISIÈME PARTIE

MALADIES DE LA PROSTATE

QUATRIÈME PARTIE

MALADIES DE LA VESSIE

CHAPITRE II. — **INFLAMMATION DE LA VESSIE** (Cys-

CINQUIÈME PARTIE

MALADIES DES URETÈRES ET DES REINS

CHAPITRE I. — LÉSIONS TRAUMATIQUES ET FISTULES DES URETÈRES

CHAPITRE II. — MALADIES INFLAMMATOIRES ET ORGANIQUES DES URETÈRES